만성질환 영향과 중재

제11판

CHRONIC ILLNESS
IMPACT AND INTERVENTION

11TH EDITION

사이플러스
Science plus

11TH EDITION

CHRONIC ILLNESS
IMPACT AND INTERVENTION

제 11판

만성질환
영향과 중재

PAMALA D. LARSEN 지음

공은숙 · 김남초 · 김춘길 · 김희경 · 송미순 · 안수연 · 이영휘 · 장성옥 · 조명옥 · 최경숙 옮김

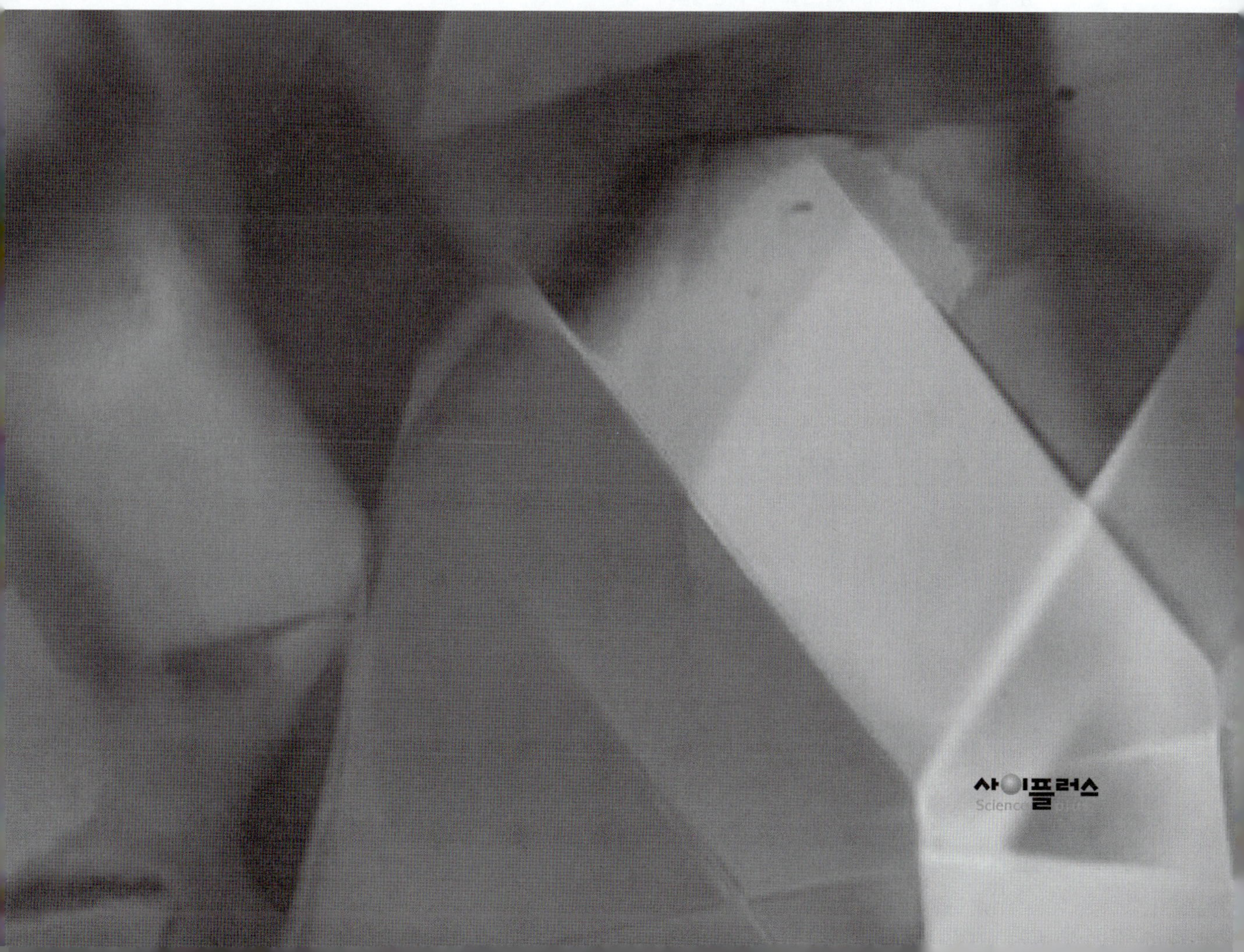

옮긴이 소개

공 은 숙 예수대학교 간호학과 명예교수

김 남 초 가톨릭대학교 간호학과 명예교수

김 희 경 공주대학교 간호학과 명예교수

김 춘 길 한림대학교 간호학과 명예교수

송 미 승 서울대학교 간호학과 명예교수

안 수 연 한림대학교 간호학과 명예교수

이 영 휘 인하대학교 간호학과 명예교수

장 성 옥 고려대학교 간호학과 명예교수

조 명 옥 동의대학교 간호학과 명예교수

최 경 숙 중앙대학교 간호학과 명예교수

지은이 머리말

개인과 그 가족에게 미치는 만성질환의 심리사회적 영향은 이미 잘 확립된 개념이지만, 과학은 우리가 알고 있는 것에 항상 새로운 것을 더하고 있다. 이번 11차 개정판도 예외가 아니다. 이 새로운 개정판은 이번에도 질환경험과 사회적 고립(두 개념 모두 코로나19 팬데믹 기간에 다시 정의되었다), 건강행위 준수, 가족 돌봄, 대상자와 가족 교육 등과 같이 잘 연구된 많은 개념을 포함하고 있다. 또한 이 개정판에는 새로운 장이 포함되었고, 기존 개념에 대한 다른 견해를 갖고 있는 새로운 저자들이 포함되었다. 11차 개정판에 포함된 새로운 장은 제6장 대처, 제10장 사회적 지지, 제15장 일차 의료, 제16장 지역사회 돌봄, 제17장 급성기 후 돌봄이다.

심리사회적 적응에 대한 내용은 지난 개정판들에 포함되었는데, 이 폭넓은 상위주제는 지금 시험기에 들어 있다. 하지만 대처는 적응 면에서 주요한 요소로 여겨져 이전의 심리사회적 적응을 대체해 왔다. 또 다른 새로운 장인 제16장 지역사회 돌봄은 가정건강관리, 건강증진, 지역사회 건강의 중재체계를 아우른다. 사회적 지지에 관한 정보는 이전의 사회적 고립 내용에 포함되었었지만, 오래 전에 독립된 장으로 다루었어야 했다. 제15장 일차의료는 이전 개정판에서 상급전문간호사의 역할이라는 장에서 진전되었다. 일차의료는 상급전문간호사(APN)나 정식간호사(RN)에 의해 돌봄이 제공되는 만성질환자를 위한 돌봄 환경이다. 제17장 급성기 후 돌봄은 이전의 재활과 장기적인 건강관리의 개념들을 통합하였고, 만성질환을 가진 대상자를 위한 돌봄 선택지가 계속 증가하여 새로운 개념을 추가하였다. 무력감과 영성을 포함하여, 본 개정판의 다른 장들은 주제에 대한 새로운 저자들의 다른 접근을 보여준다.

비록 개인과 그 가족에게 미치는 만성질환과 심리사회적 영향은 나의 지속적인 열정이 되고 있으나, 이제는 새로운 편집인이 이 책을 넘겨받아 새로운 발전을 할 때이다. 나는 지난 27년 동안, 1994년부터 2021년까지, 이 책과 함께 시간을 보냈다. 나는 그런 일을 상상할 수조차 없었다. 나는 만성질환을 가진 개인과 그 가족과 함께 일하는 것에 대해 그들의 열정을 나눔으로써 이 책에 공헌한 모든 기부자에게 깊은 감사를 드린다. 또한 나는 이 책의 신실한 독자들에게 감사를 드린다. 여러분 대다수는 여러분이 가르치는 학생을 위해 오랫동안 이 책을 선택했다. 나는 이 책에 대해 여러분과 서신왕래를 원한다. 우리가 또 다른 만성질환인 코로나19와 그 질환의 질질 끄는 영향을 받는 오랜 후유증을 가진 사람들을 다루면서, 만성질환의 심리사회적 영향을 이해하는 중요성이 다시금 맨 앞으로 왔다. 하나의 국가로서 그리고 하나의 세계로서 우리는 유사하게 사회적 고립과 무력감에 봉착하였고, 우리의 대처기술들을 극단적으로 부과하였다. 이제는 아마도 이러한 사건들로부터 조금 회복이 되었을 것이다.

지난 27년 동안 만성질환을 가진 개인과 그 가족의 이야기를 말하도록 따라온 여러분께 감사한다. 그것은 선물이었다.

Pamala D. Larsen, PhD, MS, RN

옮긴이 머리말

한국과 마찬가지로 세계적으로도 만성질환자의 수가 지속적으로 급증하고 있다. 세계에서 매년 약 4,000만 명 정도가 심혈관계, 암, 당뇨, 만성폐질환, 치매 및 뇌질환 등의 비감염성 질병으로 일상생활의 기능장애나 다양한 만성질환의 증상으로 인해 극심한 신체적·정신적 고통을 겪다가 사망하고 있다. 이들은 신체적 고통뿐만 아니라 사회경제적인 고통도 같이 겪는다. 매년 만성질병으로 죽는 사망자는, 세균성, 바이러스성, 감염성 질병으로 사망하는 수백만 명보다 몇 배나 많다. 만성질병으로 인한 사망자 수는 세계 전체 사망자 수의 약 71%를 차지하고 있는 실정이다.

만성질환은 비감염성 질병이지만 다양한 건강 위험요인이 복잡하게 연관되어 있고, 원인이 불명확한 경우가 많다. 또한 만성질병 발생시점을 정확하게 파악하기도 어렵고, 증상이 나타나기까지 오랜 시간이 걸리며, 치료에도 오랜 시간이 소요되거나 완치가 어렵다. 이런 특징을 고려하여, 2011년 유엔총회 고위급 회담에서는 "만성질환 예방과 관리를 위한 정치적 선언문"을 채택하여 전 세계 각국이 만성질환 관리에 대한 국가적 책임과 의무를 다할 것을 촉구하면서, 전 세계국가가 만성질환 관리를 위해 공조해 나가기로 결의했다. 그리고 세계보건기구(WHO)에서도 "비감염성 질환의 예방과 관리를 위한 범세계적 실행계획 2013−2020"을 수립했고, 2014년 제67차 세계보건기구 총회에서는 각 국가는 만성질환 예방과 관리에 관한 정책을 수립하여 성과지표에 의해 관리할 것을 촉구했다.

우리나라는 1995년 국민건강증진법과 지역보건법을 제정하여 국민의 건강증진을 체계적으로 관리하기 시작했고, 2000년 국민건강보험법을 제정하여 건강진단보험을 확대했으며, 2002년 국민 건강수명 연장을 목표로 한 제1차 국민건강증진종합계획을 수립하여 노년까지 건강하게 살기 위한 노력을 하고 있다. 2005년부터는 만성질환자 관리 및 전 국민을 대상으로 한 만성질환의 예방을 위한 다양한 보건의료방안을 수립하여 실행하고 있다. 특히 금연, 절주, 운동, 그리고 영양과 관련된 만성질환의 예방사업과 성과에 집중해오고 있다. 또한 급증하는 치매노인의 증가에 대처하기 위해 2008년부터 노인장기요양보험제도를 실시하고 있고, 2011년 제3차 국민건강증진종합계획을 수립하고 건강수명 연장과 건강형평성 제고를 목표로 다양한 만성질환관리 분야와 사업을 진행해오고 있다. 특히 국가와 지방자치단체가 치매환자를 그 가족과 지역사회에 연계하여 돌보는 사업을 확대해오고 있다.

그러나 아직 가야할 길이 멀다. 우리나라에서 만성질환으로 인한 연간 사망자 수는 약 23만 5,000명 정도로 우리나라 전체 사망자의 약 80%를 차지한다. 이는 전 세계 평균보다 높은 것으로 개선해야 할 점이 많다. 또한 우리나라 만성질환자의 진료비는 총 진료비의 약 41%를 차지하고 있어 의료비에 대한 대책도 필요하다. 만성질환자의 증가를 초래하는 주요 요인인 고령층 인구의 증가속도가 우리나라는 세계에서 가장 빨라, 향후 만성질환자의 급증과 이로 인한 사망률의 급증이 나타날 것으로 보인다. 만성질환이 장기적이고 지속적인 관리를 필요로 한다는 점을 고려하면, 만성질환을 앓는 개인과 그 가족만으로 대처하기에는 한계가 크다. 국가와 지역사회가 만성질환에서 파생하는 다양한 문제를 효율적으로 대처할 수 있는 방안을 찾아서 적극적으로 실천할 필요가 있다.

특히 건강관리전문가인 의료인과 간호인 그리고 관련 전문가와 종사자에게는 만성질환을 앓는 대상자와 그 가족이 최대한 건강하게 지낼 수 있도록 도와야 할 책임과 의무가 있다. 먼저 장기간 투병생활을 해야 하는 대상자에게 만성질병의 병태생리나 치료에 대해 돕는 면이 가장 중요하지만 만성질환은 환자와 그 가족에 만성적인 부담을 주기 때문에 병리적 지원을 넘어서는 다양한 돌봄과 지원을 필요로 한다. 장기적으로 만성질환에 시달리는 당사자와 그 가족의 경험을 이해하고, 그들이 인지하는 장기적 고통과 문제의식을 공감하고, 경제적·인적·물리적 환경, 특히 심리사회적인 면에서 전인적인 건강관리 및 돌봄을 제공하는, 종합적인 접근의 중요성이 부각되고 있다. 이들에게 질병을 넘어서는 전인적인 건강관리와 돌봄을 제공하는 것은 만성질환자와 그 가족의 건강상태와 삶의 질이 전인적으로 접근해야 개선이 가능하기 때문이다.

이러한 상황에 도움을 주기 위하여 역자들은 만성질환과 관련된 보건, 의료, 건강관리 문제를 함께 계속 논의해왔다. 이러한 작업의 하나로 전문가나 종사자에게 만성질환에 대한 지식을 제공하고 이를 효율적으로 관리하는 방안을 제공하기 위해 관련 서적을 같이 검토해왔다. 그 결과의 하나로서 지난 2016년과 2021년에 미국 저서인 "만성질환: 영향과 중재"의 제9차 개정판과 제10차 개정판을 번역하여 소개했었다. 좀 더 개선된 내용을 담은 개정판이 출간되어, 이제 제11차 개정판을 번역하여 소개하고자 한다. 본 저서는 미국에서 만성질환이 어떻게 인식되고 있으며, 개개인과 가족의 삶에 어떤 영향을 끼치는지, 그리고 주요 문제점은 무엇이며 역사적으로 또는 현실적으로 어떻게 대처해 왔는지를 기술하고 있다. 또한 이 저서는 만성질환을 가진 개인과 가족 또는 그들을 둘러싼 다양한 사람과 환경에 관련된 사회문화적, 경제적, 그리고 돌봄의 지속성 등 보다 폭넓은 건강의 이슈를 다루고 있어, 의학과 간호학뿐 아니라 공중보건학, 사회복지학, 재활의학 등 다양한 분야의 건강 관련 전공자를 위한 교재나 지침서, 참고도서로도 널리 활용되고 있다.

본 저서의 내용은 미국의 만성질환과 관련된 상황을 중심으로 전인적인 접근을 하고 있다. 따라서 당연히 우리나라의 정치, 경제, 사회, 문화, 법률, 보건의료 및 간호의 체계와 다른 측면이 많이 포함되어 있다. 하지만 대부분의 내용은 한국에서도 잘 적용될 수 있고, 만성질환과 이에 대한 중재와 관련된 기본적인 지식을 학습하는 데 많은 도움을 준다. 한국 내에서의 관련 연구가 축적되면 우리나라의 상황에 보다 적합한 내용으로 발전시킬 수 있을 것이다.

2부 24장으로 구성된 10차 개정판과 달리, 11차 개정판인 본 저서는 3부, 20장으로 구성되었다. 10차 개정판은 만성질환이 환자와 가족에 미치는 영향과 체계의 개입 2부분으로 다루었으나, 11차 개정판에서는 만성질환이 환자와 그 가족에게 미치는 영향, 그들을 위한 중재방안, 그리고 체계를 통한 중재의 3부분으로 나누어 다루고 있다. 즉, 통합할 필요성이 있는 개념은 통합하여 다뤘고, 새롭게 부상되는 개념은 새로운 내용으로 추가하거나 또는 이전보다 자세하게 다루었다. 제1부는 개인과 가족에게 만성질환이 끼치는 영향에 대한 부분이다. 질환경험, 사회적 고립, 건강과 관련된 삶의 질, 무력감, 친밀감에 대한 내용을 다루고 있다. 제2부는 개인과 가족 중재에 대한 부분으로 대처, 자가-관리, 영성, 대상자와 가족 교육, 사회적 지지, 건강행위 준수, 문화와 건강불평등, 가족 돌봄에 대한 내용을 다루고 있다. 그리고 제3부는 시스템 중재를 통해 어떻게 체계적으로 중재할 것인가를 다루고 있으며, 돌봄 모델, 일차 의료, 지역사회 돌봄, 급성기-후 돌봄, 완화돌봄, 보완통합건강, 건강정책에 대한 내용들이 포함되어 있다.

역자들은 저서의 모든 내용을 그대로 충실하게 완역하는 데 집중했으므로 미국의 상황에 적합한 내용으로 제시되어 있다. 그러나 앞에서 말했듯이 한국에도 잘 적용될 수 있는 내용이 많다. 또한 책의 내용을 적용할 때 자신이 돌보는 대상자나 그 가족 그리고 의료보건 상황을 고려해보면 어떻게 적용해야 할지가 어느 정도 드러날 것으로 생각한다. 자신이 처한 상황에서 대상자나 가족이 처한 만성질환과 중재의 성격 그리고 관련된 의료나 돌봄 환경과 맥락을 고민해보면, 각자의 실정에 더 적합한 적용방법을 찾을 수 있을 것이다. 교육이나 임상 그리고 연구 등의 활동을 하는 데 본 역서가 많은 도움이 되기를 고대하며, 앞으로 보다 더 한국적 상황을 고려한 만성질환의 이해와 중재를 개발하는 데도 도움이 되기를 바란다.

마지막으로 본 역서가 출판되기까지 물심양면으로 모든 지원을 해주신 사이플러스 출판사 임직원 여러분께 깊은 감사를 드린다.

2025년 가을

옮긴이 적음

차례

제1부 질병이 개인과 가족에 미치는 영향

제2부 개인과 가족 중재

제 1 부

질병이 개인과 가족에 미치는 영향

Impact of the Disease to the Individual and Family

제 1 장

질환 경험 The Illness Experience

Pamala D. Larsen

만성질환은 … 정확하게는 일상 속 삶의 구조와 이 구조의 바탕이 되는 지식의 형태가 파괴되는 일종의 경험이다. 만성질환은 정상적으로는 발생 가능성이 매우 낮고 타인의 일로 여겨지는 통증과 고통의 세계, 그리고 죽음의 세계에 이르기까지의 인식을 포함한다. 게다가 견고한 형태의 관계를 특성으로 하는 개인, 가족, 그리고 사회적 관계망에서 정상적인 상호지지와 호혜의 규칙이 완전히 파괴되는 상황에 직면한다. (Bury, 1982, p. 169)

개요

40년 전 Bury의 말은 지금도 여전히 유효하다. 삶은 더 이상 예측할 수 없고, 변화는 지속된다. 환자와 가족 모두에게 '새로운 정상'의 삶이 주어졌다.

환자의 시각에서:

일요일 오전 2시 8분, 나는 휠체어에 실려 새하얀 멸균 검사실로 들어갔다. 그곳에서는 나와 같은 환자에게 매우 심각한 문제를 가진 환자 "코드"를 붙였다. 나는 다른 공간과 내 방을 구분해주는 강화유리를 바라보았다. 커튼이 드리워져 있어서 밖을 볼 수 없었으나, 창문 유리에 비치는 글자를 읽을 수 있었다.

O_2___ L-m___ by___
투약량과 시간
정맥 수액 투여속도
제세동
Beth는 두 팔로 나를 감싸 안았다. 나는 생각했다. 그녀는 이 일을 겪지 않아야 한다. 왜 그녀가 이 모든 일을 다시 겪어야만 하는가? (His et al., 2004. pp. 164-165)

가족 돌봄제공자의 시각에서:

2110실 Code Blue 방송이 있을 때 나는 병원의 가족대기실에 있었다. 나는 비명을 질렀다. 그곳은 Randy의 병실이었다. 그의 맥박과 혈압이 정지되었다. 그는 몇 분 내에 치료에 반응했다. 그 이후 모든 것이 암흑이었다. 정맥 수액이 빠르게 투입되고, 인공호흡기의 압력이 계속 조정되었으며, 검사를 위해 채혈을 했다. 눈물이 흘러내렸다. 예상치 못한, 아니 어쩌면 암 환자에게는 예측될 수도 있던 일이 다시 일어났다. (Larsen, 2013, p. 31)

흔히 질병(disease)과 질환(illness)을 구별하지 않고 사용하지만, 이 두 용어는 명확한 차이가 있다. '질병'이 건강상태의 병태생리를 지칭하는 반면, '질환'은 질병에 대한 사람들의 경험으로, 개인과 가족 및 건강관리자가 어떻게 질병을 인식하고 더불어 살아가며 반응하는가를 지칭한다. 즉, 질환은 질병의 사회적 의미이다(Conrad & Barker, 2010). 치료에 있어서는 질병의 병태생리학과 의학적 치료모델이 중요하지만, 전인간호를 제공하기 위해서는 환자와 가족의 질환경험을 인식하고 이해해야 한다.

만성질환의 정의는 복잡하다. 미국 만성질환위원회(Commission on Chronic Illness)에서 초기에 정의한 만성질환(chronic illness)은 영구성, 장애의 잔재, 비병리적 변화, 장기간의 재활과 감독 혹은 관찰과 간호의 필요성 등 이러한 특성 중 한 가지 이상을 지닌 정상으로부터의 이탈과 장애를 말한다(Mayo, 1956). 장애는 건강상태의 종류와 심각성뿐 아니라 당사자가 이에 대해 지닌 함의에 따라 달라진다. 전통적인 정의의 일부인 장애의 정도와 생활양식의 변화 정도는 질병 자체보다는 질병에 대한 환자의 인식, 신념과 연관이 더 깊다.

만성질병(chronic disease)의 정의가 중요하기는 하나, 우리는 간호학적 관점에서 이 질병이 환자와 가족에게 심리사회적으로 어떻게 영향을 미치는가에 관심을 둔다. 환자와 가족의 질환경험은 무엇인가? 만성질환과 삶의 질을 정의할 책임은 환자에게 주어져야 한다. 이는 환자만이 질환의 경험을 이해하고 '알기' 때문이다. 그렇기는 하나 다음과 같이 만성질환을 정의하고자 한다.

> 만성질환은 만성질병을 진단받은 개인과 그 가족의 살아 있는 경험이다. 개인과 가족의 가치는 그들의 건강상태에 대한 인식과 신념에 영향을 미치고, 이어서 그들의 질환행위와 안녕행위에 영향을 미친다. 이들의 가치는 인구학적·사회경제적·공학적·문화적·환경적 요인에 영향을 받는다. 살아 있는 경험은 오로지 개인과 가족에게만 '알려져' 있다. (Larsen, 2016, pp. 5-6)

질환경험, 즉 만성질환자와 가족의 생생한 경험에는 건강상태에 대한 신념과 인식, 질환에 대한 신체적·심리적·사회적·정서적 반응, 그리고 그 경험과 관련된 건강행위와 질환행위가 포함된다. 질환인식은 개인과 가족의 건강과 질환행위에 관한 이해의 기초가 된다. 인식은 주관적이며 고유하다. 만성질환을 앓고 있는 개인은 건강상태에 대해 가족구성원과 다르게 인식할 수 있다. 환자와 가족의 이야기는 만성질환을 인식하고 질환과 더불어 살아가는 당사자로서의 질환경험을 기록한 연대기이다. 건강관리전문가는 이 경험에 일부 역할을 담당하지만, 일차적인 행위자는 환자와 가족이다.

이 장은 만성질병을 지닌 개인과 가족이 드러내는 인식, 신념, 행동을 포함하는 질환경험에 대한 개요를 제공한다. 질환경험은 개인과 가족이 경험하는 것이므로 의학적 관점이 아니라 질환에 대한 사회학적 관점을 대변한다. 질환경험에 관한 지식체는 방대하며, 대부분 심리학 분야에 속한다. 이 장은 포괄적 검토가 아니라 개요에 해당한다.

이 장은 또한 배우자의 식도암에 대한 저자의 질환경험을 추적하면서 진행할 것이다.

> 암. 식도암, IIIB기. 실수는 없었다. 병리검사 결과는 다른 사람의 결과와 뒤바뀌지 않았다. Randy는 암을 앓고 있다. Randy와 아들 Brett 그리고 나, 우리는 종양 전문의의 진료실에 조용히 앉아 있었다. 모두 아무 말도 하지 않았다. 이제 할 말도 없고, 우리가 답변을 들어야 할 어떤 질문도 없다. 우리는 망연자실했다. 과거의 우리의 삶은 정상이었다. 암이 있기 전에는…. (Larsen, 2013, p. xv).

살아 있는 경험

살아 있는 경험(lived experience)에는 환자와 가족의 질환인식, 질환신념, 질환행위가 포함된다. 그러나 이 경험에는 그 밖의 더 많은 것이 있다. 환자와 가족이 바로 그 상황, 장소, 시점에서 경험하는 것이며, 일어나고 있는 것에 대한 해석이다. 그것은 외로움, 오명, 상실, 무력감일 수 있고, 그 외의 수많은 느낌과 신념 그리고 신체 증상일 수도 있다. 환자와 가족은 언제 다음 나락으로 떨어질지 모르는 롤러코스터 위에서의 삶을 살아간다. 이것이 질환이 악화되어 나타나는 새로운 증상인가? 나는 치료 중에 나타나는 정상적인 경험을 하고 있는 것인가? 무엇이 정상인가?

> 우리 간호사는 질환이 개인의 삶의 전부가 되어서는 안 되고, 개인은 질환 그 이상의 존재임을 옹호한다. 그러나 현실은 질환이 곧 그 개인의 삶이 되기도 한다. 삶이 진료예약, 검사, 구토횟수, 피로, 신체 어딘가의 감염에 대한 항생제 수액 투여 등으로 점철될 수 있다. (Larsen, 2013, p. 37)

만성질환 연구는 변수 간의 관계를 검토하는 경험적·분석적 방법론에 기반을 두고, 건강이나 질병의 사회적 결정요인을 규명한다. 이 연구들은 자아개념, 삶의 질, 희망, 질환인식, 질환행위 등을 측정하는 도구를 사용한다. 그러나 우리 건강관리 전문가가 만성질환 환자의 행동을 '통계적으로 유의미한 결과' 또는 'p값'이나 '피어슨 상관계수'로 간주한다면, 우리는 환자와 그 가족에게 불친절한 것이다. 연구조사에서는 환자를 하나의 집합체로 환원하기 때문에 우리는 대부분의 환자와 가족의 질환인식이나 질환행위는 이러저러하다고 말할 수 있다. 그러나 우리는 의식적이든 무의식적이든 환자 및 가족과의 관계에서 만성질환의 영향이 숫자를 훨씬 넘어서는 것임을 알고 있다.

만성질환을 안고 살아가는 것은 복잡하고 역동적인 과정이다. Ambrosio 등은 2003년부터 2013년까지의 연구를 검토하여 '만성질환을 안고 사는 삶'에 대한 개념분석을 실시했다. 이들은 만성질환을 안고 살아가는 것이 수용, 대처, 자가관리, 통합, 조정이라는 다섯 가지 속성을 통합하는 과정이라고 결론지었다(Ambrosio et al., 2015). 결과는 환자가 이러한 과업을 어떻게 진행했는지에 따라 달라질 수 있다. 또한 문헌고찰을 통해 만성질환을 안고 살아가는 네 가지 방식을 제시했다.

> 부인(disavowal): 수용하지 않음, 통제와 균형 부족, 장기화
> 가성 정상화(false normality): 수용하지 않음, 부분적 통제와 균형, 장기화 및 파괴에 취약
> 새로운 정상(the new normal): 발전 수용, 완전 통제와 균형, 장기화 및 파괴에 덜 취약
> 파괴(disruption): 수용이 다시 필요, 통제와 균형 파괴, 일시적(고통스러운 요인에 의해 발생)
> (Ambrosio et al., 2015, p. 2364)

만성질환자 가족의 삶은 가족구성원이 다른 사람들과 함께 살기 위한 환경을 공동으로 만들어가는 지속적인 과정이다. 그들은 또한 대안적인 삶의 방식을 위한 맥락을 공동으로 창조한다. 가족은 일상생활의 '흐름'을 찾고 새로운 상황을 관리할 수 있도록 전력을 다한다(Arestedt et al., 2014). 가족의 안녕을 위해서는 가족 내 및 가족 외부와 의사소통의 균형을 맞추는 것이 중요하다. 각 가족구성원은 의사소통에 대한 관점이 서로 다르다. 가족이 함께 만성질환을 다루는 것에 대해 자주 이야기할 필요가 있는 사람도 있고, 또 일부는 한 번에 모든 것을 다 이야기하기를 선호할 수도 있다.

Arestedt 등(2015)은 만성질환자 가족과의

업무에서는 질환만이 아니라 질환과 관련된 가족의 신념이 더 중요하다고 언급했다. 이들은 (1) 질환에 관한 신념, (2) 가족에 관한 신념, (3) 건강관리에 관한 신념을 확인했다. 질환에 관한 신념에는 질환이 삶의 일부라는 견해와 질환이 삶에 위협이 된다는 견해가 포함된다. 가족에 관한 신념은 가족이 질환에서 중요하다는 견해이다. 마지막으로 건강관리에 관한 신념은 건강관리에 직면하는 일은 투쟁이라는 견해이다.

두경부암과 그 치료는 환자와 가족의 삶에 중대한 영향을 미친다. 다양한 신체적 문제가 발생하지만 자존감의 손상과 신체상의 변화가 더 어려운 문제일 수 있다. Isaksson 등은 독특한 질적 연구에서 두경부암 환자 56명을 대상으로 그들이 어떻게 삶을 살았는지 평가하기 위해 치료 후 6, 12, 24개월에 면담했다. 56명의 환자에게서 4가지 질환경로가 나타났다. 15명으로 구성된 첫 번째 그룹은 질병을 그동안 자신의 삶에서 제쳐 놓은 기간으로 여겼다. 그들은 질병에 대해 거의 생각하지 않았고, 질병이 정신상태에 영향을 미치지 않았으며 삶은 이전처럼 지속되었다. 두 번째 그룹은 현재 상황을 '큰 일은 아니'라고 생각했다. 그러나 9명의 환자로 구성된 이 그룹은 자신의 경험을 감출 수는 없었다. 12명의 환자로 구성된 세 번째 그룹은 자신이 다른 삶을 살고 있으며 이전보다 '그리 나쁘지 않다'고 생각했다. 20명의 환자로 구성된 네 번째 그룹은 자신의 삶이 더 나빠졌다고 생각했다. 그룹 간에 연령이나 성별의 차이는 없었으며, 카이제곱 검증에서 종양 단계와 다양한 질환경로 간에 유의미한 차이가 나타나지 않았다(Isaksson et al., 2016).

상실은 만성질환에 대한 살아 있는 경험의 일부이다. 그러나 상실과 그것이 환자와 가족에게 미치는 영향을 설명하는 전문적인 문헌은 드물다. 만성질환에서는 상실이 당연한 것으로 받아들여지는가? 가동력, 식사 문제, 피로, 의사소통장애 등과 같은 신체적 상실이 있다. 그러나 우리는 각각의 신체적 상실에 수반되는 심리사회적 반응이나 만성질환을 앓으면서 경험할 수 있는 일반적인 심리사회적 반응을 인식하지 못한다. 예를 들어, 다른 사람과 함께 식사하는 것은 사회적 활동이다. 특별히 식당에서 혼자 식사하는 것을 좋아하는 사람이 얼마나 될까? 대화와 친목은 식사 경험의 일부이므로 혼자 식사하기를 즐기는 사람은 거의 없다. 그런데 만약 누군가가 먹을 수 없다면 어떻게 될까? 아마도 영양공급 튜브를 삽입하고 있거나 메스꺼움이 심하여 식사를 하지 못할 수 있다. 개인은 먹을 수 없다는 문제뿐 아니라 이러한 사회적 활동도 상실한다. 그리고 심리사회적 상실은 신체적 상실보다 환자의 안녕에 더 큰 영향을 미칠 수 있다.

Fife는 1994년의 고전 연구에서 중증질환의 의미를 개념화하고, 이 의미가 자아에 어떤 영향을 미치는지 설명했다. 중증질환에 부여된 의미는 개인이 대인관계에서의 정체성, 사건, 미래에 대해 이득 혹은 상실로 인식해온 것과 관련이 있다. 질환이 발생하면 역할이 변경되고 변화가 일어난다. 통제력 상실은 아마도 생명을 위협하는 질환으로 인해 발생하는 자아와 관련된 가장 중요한 측면 중 하나일 것이다(Fife, 1994). 삶이 예측 가능하다는 생각을 잊어버린다. 미래는 불분명하다. 갑자기 자아가 취약해진다. 환자는 자신의 삶이 아무에게도 가치가 없다고 느낄 수 있다.

삶은 자신과 자신의 삶에 대한 통제력을 유지하기 위한 투쟁이 된다. 질병이 완화되거나 악화됨에 따라 자신과 질환에 대한 의미가 변화한다. 만성질환을 경험하면 개인의 자아개념이 과거, 현재 또는 미래에 얽매일 수 있다. 시간은 자아개념 형성에 중추적인 역할을 한다(Charmaz, 1991). 삶이 순조롭게 흘러갈 수도 있지만, '나쁜 소식'을 듣게 되면 위기에 빠질 수도 있다. 악화는 '좋은 날'을 '나쁜 날'로 바꾸고 고유한 규칙, 리듬 및 속도를 갖춘, 이전과는 다른 새로운 현실을 만든다.

미국 문화에서는 고통을 숨긴다. 아픈 사람, 노인, 장애인, 죽어가는 사람을 눈에 띄지 않게 함으로써 우리는 손상된 신체, 신체 허약, 또는 짧은 팔에 대한 이야기를 가두어 두려 한다. 사회는 모든 것에 대해 긍정적인 이야기를 만든다. Margaret Edson의 연극 Wit에서 주인공은 말기 난소암으로 입원한 영문학 교수이다. 연극은 주인공 Vivian이 청중을 향해 이야기하면서 시작된다.

> 안녕하세요, 오늘 기분이 어떤가요? 좋아요. 아주 좋아요… 물론 기분 좋게 느끼는 경우는 그리 흔하지 않아요. 세숫대야에 토하고 있을 때 "오늘 기분이 어떠세요?"라는 질문을 받아왔지요. 4시간의 수술을 마치고 모든 구멍에 튜브를 꽂고 돌아왔을 때 "오늘 기분이 어떠세요?"라는 질문을 받았어요. 누군가 나에게 이런 질문을 하고 있을 때 나는 죽음의 순간을 기다리고 있었어요. 내가 그 일을 불만스러워 하는 것이 하나도 미안하지 않아요. (Edson, 1999, p. 5)

위 예문의 "기분이 어떠세요?"라는 문장이 친숙하게 들리는가? 그것이 환자에게 질문할 내용인가? 건강관리전문가인 우리가 다른 사람에게 그렇게 인식되고 있는 것인가?

> Randy의 간호사가 병실에 들어와 Randy가 어떻게 지내는지 물었다. 간호사에게 Randy가 구토 통에 계속해서 녹색 물질을 토하는 모습이 보이지 않는가? 간호사는 15분 전 그녀가 병실에 있었을 때 Randy가 토하는 동안 같은 질문을 한 것을 기억하지 못하는가? 왜 내가 이 간호사의 멍청하고 수사적인 질문에 대답해야 하는가? 왜 이 간호사는 무슨 일이 일어나고 있는지 '파악'하지 못하는가?
>
> -Pamala

만성질환을 앓고 있는 환자의 배우자는 환자만큼 자기상실감을 느낀다. 그들은 배우자가 악화되고 있다는 것을 인식할 뿐만 아니라 배우자로서의 자신에 대한 내면화된 기대에 대처해야 한다. 내가 해야 할 일을 다 했는가? 나는 배우자에게 도움이 되고 있는가? 무엇을 더 할 수 있는가? 배우자는 자신의 실패감에도 대처해야 한다(Weingarten, 2013).

중증질환과 이에 대한 적응은 개인에 따라 그 의미가 다양하게 나타난다. 의료사회학자는 두 가지 다른 관점에서 만성질환이 자아에 미치는 영향을 기술했다. 첫 번째 관점이자 가장 지배적인 사고방식은 만성질환이 '일대기적 붕괴(biographical disruption)'라는 것이다. Reeve 등(2010)은 일대기적 붕괴의 핵심 가정으로, 질환이 개인적인 의미와 세계, 미래, 그리고 가장 중요한 자아에 대한 핵심 전제를 흔들어 놓는다고 주장한다. 이러한 상황에서 일관된 자아를 유지하는 것은 환자 개인의 책임이다. 돌봄제공자의 역할은 붕괴 과정보다는 개인의 창의적 역량에 주목하는 데 있다. 삶의 가치와 의미는 죽음이라는 궁극적인 일대적 붕괴 앞에서 위협받는다. 이러한 관점은 주로 Bury와 Charmaz의 고전 연구에 기반한다. 두 번째 관점은 Williams(2005)의 연구에 기반한 것으로, 그는 일부 개인에게는 심각한 질환이 정상적인 일상생활의 일부가 되는 적정 시기와 목적, 헌신, 기대의 개념을 추가하여 '정상 질환(normal illness)'이라는 용어를 개념화했다(p. 61).

만성질환을 앓는다는 것은 '그 질병과 함께 살아가는 법을 배우는 것' 이상으로, 이는 자신과 자신의 삶에 대해 규정된 이미지에 대한 통제력을 유지하려는 투쟁을 의미한다. Charmaz(1983)는

1980년대에 만성질환을 앓고 있는 개인과의 면담을 통해서 '자아상실(loss of self)'이라는 용어를 만들었다. 만성질환과 그 질환에 대한 경험은 자아상실에 영향을 미친다. Charmaz는 환자의 질환경험을 제한된 삶을 살고, 사회적 고립을 경험하며, 불신을 받고, 다른 사람에게 부담을 주는 것으로 묘사한다. 만성질환을 앓고 있는 개인은 자신의 자아상이 서서히 사라짐을 느끼고, 이러한 자아상실은 동일 가치를 지닌 새로운 자아가 발달하지 않은 채 일어나기도 한다.

만성질환에서는 개인이 신체로부터 소외감을 느낄 때가 있는데, 이는 상실에 대한 인식으로부터 자신을 보호하려는 지적인 노력 때문일 것이다. Conway(2013)는 이러한 상태를 손상된 자아(damaged self) 또는 위협받은 자아(threatened self)라고 칭하기도 한다(Nanton et al., 2016).

미국 문화는 흔히 직업에 따라 개인을 정의하고 규정한다. 친목모임에서 "어떤 일을 하시나요?", "어디서 일하세요?"라는 질문을 받는다. 이러한 질문은 처음 만나는 사람 사이에서 대화를 시작하는 쉬운 방법이다. 그러나 장애가 있거나 만성질환을 앓고 있는 경우 이러한 질문에 대답하기가 쉽지 않다. 대답을 망설이다가 결국 "만성폐쇄폐질환(COPD) 때문에 조기 퇴직했어요."라고 말하는 사람도 있다. 직업은 많은 사람의 삶에서 중심적인 위치를 차지하며, 대부분의 성인은 유급 고용을 통해 삶을 유지한다. 유급 고용은 하나의 사회적 정체성을 제공한다.

매년 얼마나 많은 사람이 만성질환이나 부상으로 퇴사하는지를 추산하기는 어렵다. 급성, 만성, 불치병 등 중증질환 때문에 직장생활에 영향을 받는 사람 대부분은 직업이 자신의 삶에서 중추적 역할을 하는지 여부; 질환이 그들의 미래에 어떻게 영향을 미칠지에 대한 불확실성, 그리고 질병 공개를 포함한 필수 단계를 협상하는 방법에 대한 불확실성; 직장에 남을 것인지, 휴직을 할 것인지, 퇴사를 할 것인지에 대한 결정(Walker, 2010) 등과 같은 문제에 직면한다. 만성질환의 발병이나 진행으로 인해 일을 그만두는 것은 개인의 삶에 막대한 영향을 미친다. 소득에 대한 실질적인 영향과는 별개로, 개인의 직장생활이 끝난 후 발생하는 정체성 변화는 또 다른 중요한 영향이다. 은퇴 후에는 개인의 사회적 정체성이 변한다. 그러나 질환으로 인한 퇴직은 비자발적인 행동이며, 이는 원치 않는 사회적 정체성을 동반하기도 한다.

Dowling 등(2013)은 암 생존자의 하위 그룹에 따라 고용, 생산성 상실, 질병 부담이 크게 다름을 관찰했다. 이는 다른 연구에서도 일관된 결과이다. 예상할 수 있듯이, 생존율이 낮은 암이나 여러 암을 앓고 있는 환자는 단일 부위의 암 환자에 비해 가장 높은 수준의 부담을 지속적으로 경험한다.

18개 연구에 대한 체계적 분석에서 연구자들은 배우자가 만성질환을 앓고 나서 직장에 복귀하는 환자에게 미치는 영향을 연구했는데, 복직에 긍정적인 유인 또는 장벽이 될 수 있는 27가지 인지적 요인과 행동적 요인을 확인했다. 인지적 요인의 예는 일이 질병의 원인이라는 인식, 복직이 환자의 건강상태를 악화시킨다는 믿음, 과장된 방어적 태도 등이 포함된다. 행동적 요인의 예는 복직에 대한 논의 가능성 제공, 환자가 여전히 할 수 있는 일 강조, 모호한 지지 제공 등이 있다(Snippen et al. 2019).

노동 연령대의 환자와 가족은 흔히 재정적 손실을 입는다. 환자는 직장에 복귀할 수도 있고, 복귀하지 못할 수도 있다. 환자의 근로복지에 장애보험과 건강보험이 보장받을 수도 있고 보장받지 못할 수도 있으며, 보장받는 경우에도 재정적 보상이 매우 적을 수 있다. 환자를 돌보기 위해 가족구성원이 직장을 그만둘 수도 있다. 이와 유사하게 은퇴했거나 무직인 사람도 재정적 손실이 파멸적일 수 있다. 치료비 지불로 인해 생명보험금이 바닥날 수도 있다. 노인의 경우 도움을 줄 수 있는 가족 돌봄제공자가 없으면 유급 돌봄제공자가 필요하고, 이로 인해 질병관리비용이 추가될 수 있다. 이렇듯 장기질환은 가족에게 재정 파탄을 초래할 수 있다.

만성질병에는 수많은 신체적 상실이 동반되고, 이러한 상실은 질환에 따라 매우 다르다. 예를 들어 청력상실이나 시력상실과 같은 감각상실; 메스꺼움과 구토로 인한 음식 섭취 불능; 만성 통증; 요실금과 변실금; 장루, 절단, 안면 변화 등의 신체 변화; 기동성 상실; 친밀감 상실; 피로; 치료효과의 상실 등이 있다. 마지막으로 아마도 가장 중요한 것은 이러한 신체적 상실이 독립성 상실을 초래할 수 있다는 것이다.

이 책은 만성질환으로 인한 사망에는 거의 초점을 두지 않는다. 그러나 사망은 많은 환자와 가족에게 현실이다. 사랑하는 사람의 죽음은 애착 대상, 즉 이제까지 그리고 지금도 깊은 정서적 유대감을 갖는 사람의 상실을 의미한다. Tie와 Poulsen(2013)은 임종질환을 애착 유대에 대한 위협으로 간주한다. 임종환자와 건강한 배우자 모두에게 부담이 주어지면 적응 손상이 발생할 가능성이 높다.

영구적인 이별은 절망, 외로움, 상처, 분노와 같은 무수한 반응을 초래한다. 제일 먼저 '왜'라는 질문이 격하게 제기된다. 왜 그들에게? 왜 지금? 이웃 마을 Joe는 치료가 되었는데, 왜 내 배우자는 낫지 않았는가? 왜 나에게는 작별인사를 할 기회조차 없었는가? 왜 그녀는 죽기 전에 그토록 많은 고통을 겪어야 했는가? 그다음 공정성 문제가 발생한다. '공정하지 않아.' 그러고 나서 그들은 인생이 공정하지 않으며, 이제까지 공정한 적이 전혀 없었음을 다시금 깨닫게 된다.

> 우리가 올 것이라고 예상했던 날이 어제 왔다. Randy의 흉통은 암보다 더 심했다. 선택은 임상시험과 호스피스 두 가지 뿐이다. 결과가 누군가에게 도움이 될 것이라는 것을 알았지만, 피곤해서 더 이상 이 일을 하고 싶지 않다면서 임상시험에 참여하지 않기로 한 것은 Randy의 결정이었다. (Larsen, 2013, p. 42)

임종경험에는 궁극적인 언어의 한계에 직면하는 경험이 포함된다. 한 사람이 만성질환으로 사망하는 경험을 어떻게 묘사할 수 있는가? 자신이 겪게 될 고통을 어떻게 설명하고 이에 어떻게 반응하는가? 그들은 애도한다. 환자와 가족은 앞으로는 존재하지 않을 삶을 슬퍼한다.

> 지난 밤 Randy는 2012년 가을 선거에 관해 이야기하면서 "내가 결과를 알 수 없다는 것이 믿기지 않아."라고 말했다. (Larsen, 2013, p. 47)

죽음이 예상되고 육체적 고통이 심하지 않을 때, 개인은 죽음과 임종에 대한 자신의 감정을 생각하고 묘사할 수 있다. 최근 몇몇 저자는 건강 실패와 임박한 죽음에 대해 기술했다. 이 저자들과 그들의 저서는 Hsi(2004) 등의 Closing the Chart, Kalanithis(2016)의 When Breath Become Air, Yip-Williams(2019)의 The Unwinding of the Miracle; A memoir of Life, Death, and Everything That Comes After 등이 있다. 그러나 약물을 사용해도 통증이 심해지거나 진정제를 투여받은 사람은 대부분 인지기능이 저하되어 자신의 생각을 표현하기 어렵거나 불가능해지기도 한다.

* 질환인식

사람들은 자신에게 알려진 것에 대해 각각 다르게 인식한다. 이는 축구시합이나 새로 이사온 이웃, 자녀가 다니는 초등학교와 같이 사소한 것일 수 있다. 만일 10명에게 이 사소한 사건이나 사물에 대한 지각을 질문하면 각각 다른 인식을 보일 것이다. 이 상황은 만성질환과 유사하다. 각 개인과 가족구성원은 질병에 대해 자신만의 인식을 지닌다.

환자와 가족은 진공상태에서 자신의 질환신념과 질환인식을 발달시키는 것이 아니라 일상의 사회적 상호작용, 과거 경험, 사회인구학적 요인, 문화에 의해 인식의 틀을 구성한다. 질환을 앓고 있는 중에 어떻게 행동하고, 대처전략을 실천하며, 질환에 전반적으로 어떻게 반응하는가는 그 개인의 인식에 근거한다. 이 인식은 비합리적이거나 타당하지 않을 수 있다. 옳고 그름을 떠나서 만성질환에 직면했을 때, 이 인식이 환자와 가족의 행동에 기초를 형성한다.

문헌에서는 동일 구성에 대해 질환표현(illness representations), 질환인식(illness perceptions), 질환 내러티브(illness narrative), 질환에 관한 신념(beliefs about illness) 등 여러 용어를 사용한다. 이 모든 용어는 질환에 대한 주관적 경험에 관한 인식의 모음을 지칭한다(Cameron et al., 2016). 즉, 환자와 가족이 질환과 이를 둘러싼 사건을 어떻게 보는가를 지칭한다. 질환표현은 개인에 속한 것으로, 개인이 통합하며, 과학적이지 않을 수 있다. 만성질환의 진단이 환자와 가족에게 '이치에 맞는' 경우는 거의 없으므로 적어도 마음속으로는 어느 정도 명확성, 근거, 감각, 의미를 살펴보기 위해 그들만의 모델을 창조한다. 그러므로 환자와 가족의 입장에서 건강위협을 이해할 필요가 있다. 이 모델은 진단, 질환경험, 치료 및 결과에 대한 환자와 가족의 인식을 기반으로 하며, 이는 다시 그들의 반응과 행동에 기초가 된다. 건강관리 전문가를 포함한 외부인에게는 이러한 모델이 이해되지 않을 수 있다. 때때로 이 모델은 부정확한 정보를 기반으로 한다. 모델은 새로운 자료를 이용할 수 있게 되면서 질환과정 전반에 걸쳐 역동적으로 변화한다.

> 나는 Randy가 의료서비스를 받기 시작하면서부터 체중, 구강섭취, 위관영양, 투약 등의 전 과정에 대한 일기를 매우 상세하게 작성했다. 이 모든 일을 종이에 상세히 기록하면 무엇이 진행되고 있는지에 대한 감을 잡을 수 있다고 믿는다. 나는 이 상황을 그려낼 수 있을 것 같다. -Pamala

Arat 등(2018)의 체계적 분석은 환자의 질환인식을 변화시킬 수 있는 수정 가능한 요인을 밝혔다. 이러한 요인을 규명하고 수정할 수 있으면 환자와 가족의 만성질환의 의미와 질환행위가 변화될 수 있을 것이다. 15개 연구에 대한 체계적 분석에서 질환 관련 요인, 사회심리적 요인, 약물에 대한 신념, 정보영역 및 제공받은 정보와 돌봄의 질에 대한 만족 등 5가지 범주가 확인되었다.

약물에 대한 신념은 정서적 질환표현과 상관관계가 있으나 인지적 신념과는 상관관계가 없었다. 환자는 약물 사용에 따른 잠재적인 위험이나 약물의 과잉 처방에 대해 염려했다. 질병과 그 치료법에 대한 정보를 제공받는 경우 환자가 상황에 대한 개인적 통제력을 더 높게 지각하는 데 도움이 되었다. 당뇨병 환자의 경우, 치료의 질에 대한 인식이 높으면 건강상태에 대한 이해가 증가했다. 질환인식과 심리사회적 요인의 상관관계에서는 우울과 불안이 질환에 대한 부정적 인식과 강한 연관이 있었다.

질환인식이 왜 건강관리전문가의 관심을 끄는가? 일차적인 이유는 질환인식이 환자와 가족의 질환에 대한 정서적 반응, 때로는 신체적 반응에 직접적인 영향을 미치기 때문이다. 환자의 인식은 치료 이행 혹은 비이행으로 이어진다. 그러므로 환자의 인식에 대한 이해는 환자와 가족의 요구를 이해하고 치료 처방을 개발하는 데, 그리고 왜 처방이 성공하거나 실패하는지를 이해하는 열쇠가 된다(Petrie & Weinman, 2006). Micelli 등(2019)은 이에 더하여 의료전문가가 환자의 진단에 대한 교육을 제공할 수 있고, 그 이후에 환자의 질환인식에 도전이 되는 중재를 개발할 수 있다고 주장했다.

Leventhal 등은 1980년대에 개인과 가족이 건강위협에 대응하기 위해 거치는 여러 단계를 설명하기 위해 '자가조절의 상식모델(common-sense model of self-regulation, CSM)'을 개발했다. 질환인식은 건강위협에 직면하여 일어나는 자가조절 과정의 일부이다. 질환인식은 질병이나 건강상태가 여러 단계를 거치면서 변화한다. CSM에 의하면 증상은 인지적 반응과 정서적 반응을 유발하며, 이 두 반응은 평행하게 진행된다(Anisman, 2016). 정서적 표현은 인지적 표현에 통합되어 있다. 확인된 인지적 표현의 5가지 구성요소는 다음과 같다.

- 질환의 정체성(Identity of the illness): 증후를 질환에 연계하고 질환을 이해한다. 질병명이나 질병부호가 쉽게 규명되지 않거나 진단이 증상과 들어맞지 않으면 어떻게 되는가?
- 시간성(Timeline): 질환의 기간과 진행. '새로운' 만성질환자는 그들의 만성질병에 대해 급성 질환관리 틀을 지니게 되는 반면, 기존의 만성 질환자는 만성적 관점을 유지한다.
- 원인(Causes): 질환의 원인에 대한 인식. 환자는 질병을 우발적 사건으로 믿기보다는 '원인'을 필요로 한다. 대부분 환자는 '내가 운동을 충분히 하지 않았는가?', '20년 전 담배를 끊었지만, 그 이전에 담배를 너무 많이 피웠는가?', '환경이 내 질병 발생에 기여했는가?'를 질문하면서 질환의 원인에 대한 가설을 형성한다.
- 결과(Consequences): 질환이 환자와 가족에게 미치는 신체적·심리사회적·경제적 영향. 이 요소는 질환의 심각성에 대한 환자 자신의 전반적인 평가이다.
- 지각된 통제(Perceived control): 이 질병이 완치되거나 관리될 수 있을 것인지에 대한 신념. (Hagger et al., 2017)

CMS는 질환에 대한 개인의 정서적 반응이나 행동에 영향을 미치는 정서적 표현도 포함한다. 정서적 반응은 긍정적 반응뿐 아니라 분노, 고통, 공포와 같은 부정적 반응으로 구성된다.

Leventhal 등(2012)의 인식이 행동을 이끈다는 설명은 인지적·정서적 반응이 마치 퍼즐조각처럼 들어맞고, 질환의 정체성부터 통제 가능성 혹은 치료 가능성에 이르기까지 5가지 구성요소가 직선적으로 진행된다고 생각하게 만든다. 그러나 실제로 그렇게 단순하지 않다. 당신이나 가족 중 누군가에게 만성질병이 발생했다고 생각해보자. 당신은 진단을 받기 전에 그 질병에 대해 어느 정도의 지식을 가지고 있을 수도 있겠지만, 이제 그 건강문제가 바로 '자신'의 문제가 되었고, 당신의 인식은 바뀔 것이다. 아울러 당신은 더 많은 정보를 찾기 위해 인터넷을 검색할 것이고, 거기서 자신이 받아들일 수 있는 양보다 훨씬 많은 정보를 발견할 것이다. 당신은 이 건강문제를 통제할 수 있고 어쩌면 치료도 가능할 것이라고 생각하기 시작하지만, 온라인상에서 이와 반대되는 자료를 매우 많이 발견하게 될 수도 있다. 그리하여 그 질환에 대한 당신의 인식은 밤새도록 변하고, 이에 따라 당신의 정서적 반응과 행동도 더불어 변화될 것이다.

*** 환자와 파트너의 질환인식**

만성질환을 앓고 있는 동안 배우자의 지지와 영향력을 과대평가할 수는 없다. 그러나 환자와 배우자의 질환인식이 다르다면 어떻게 될 것인가? 이는 환자의 반응과 질환행위에 어떤 영향을 미칠 것인가?

전립샘암 환자와 배우자의 질병통제 가능성 및 지속기간에 대한 신념 간의 연관성을 조사한 연구에서, 질병의 지속시간이 짧을 것이라는 배우자의 신념이 환자의 오래 지속될 것이라는 신념의 효과를 매개하는 것으로 나타났다. 이는 6개월 후에 환자의 삶의 질을 향상하는 결과를 가져왔다(Wu et al., 2013).

Twiddy 등은 뇌졸중 환자와 돌봄제공자의 질환표현 간의 불일치가 발병 3개월과 6개월 후 고통에 미치는 영향을 연구했다. 돌봄제공자는 뇌졸중의 증상, 진행 및 결과에 대해 환자보다 비관적이었다. 질환인식의 이러한 불일치는 환자와 배우자 모두의 적응에 영향을 미친다. 질환인식의 불일치는 신체적 장애만큼이나 환자와 돌봄제공자의 고통과 밀접한 관련이 있으므로, 이 연구 결과는 환자와 배우자의 질환인식의 중요성을 강조하고 있다(Twiddy et al., 2012).

심근경색(MI) 환자 111명과 그 배우자를 대상으로 실시한 연구 결과에 따르면 일반적으로 배우자는 MI의 증상 및 결과에 대해 동일한 질환인식을 공유하는 것으로 나타났다. 그러나 환자의 질병이 진행되면서 그들의 질환인식은 이전과는 확연히 달라진다. 배우자는 환자보다 질병이 훨씬 더 길게 지속되는 것으로 인식했다. 또한 환자보다 더 비관적이었고 MI의 통제 가능성을 낮게 인식했다(Qin et al., 2019).

연구자들은 임상진단과 선별검사를 통해 2형당뇨병을 진단받은 환자와 그의 배우자의 질환인식을 비교 검토했다. 40~75세의 환자와 배우자는 단축형 질환인식 설문지를 작성했다. 진단경로가 환자의 질환인식에 미치는 영향은 미미했다. 그러나 선별검사를 통해 진단을 받은 환자의 배우자와 임상진단을 통해 진단받은 환자를 비교했을 때에는 질환인식이 현저히 달랐다. 진단을 받고 나서 3년 후에도 배우자는 진단에 압도된 상태가 지속되었다(Woolthuis et al., 2013).

질환인식은 만성질환자의 재입원 증가와 관련될 수 있다. 병원 재입원 감소 프로그램(Hospital Readmissions Reduction Program, HRRP)에 포함된 6가지 의학진단과 질환인식에 관한 연구에서 우호적인 질환인식은 좋은 건강성과와 관련이 있는 반면, 비우호적인 질환인식은 불량한 건강성과 및 더 많은 재입원과 관련이 있음을 발견했다(Sawyer et al., 2019). HRRP에 포함된 6가지 진단은 심부전, 만성폐쇄폐질환, 심근경색, 관상동맥우회술, 폐렴, 고관절 및/또는 슬관절 전치환술이다. 연구자들은 질환인식을 더 긍정적이고 덜 위협적으로 개선하기 위해서는 중재 연구가 필요하다고 결론지었다.

* 환자와 의사의 질환인식

만성질환에 대한 환자의 인식 형성은 복합적이고 다차원적인 과정으로, 신체증상 외에도 많은 것을 포함한다. 이러한 복합성이 환자의 질환인식과 일치하지 않는 전문가적 인식을 지닌 의사와 간호사가 환자를 관리하기 어렵게 만든다. 이 경우 의사, 환자, 가족 간의 의사소통은 즉시 차단되기 쉽다.

최근 연구에 의하면 의사와 환자 사이의 더 좋은 의사소통은 환자의 질환인식에 영향을 미치고, 이어서 질환행위와 적응에도 영향을 미친다. Karademas 등(2016)의 연구에서 의사가 제공한 정보의 양이(예를 들어 정보가 증가하면) 전반적인 부적응적 신념 및 부적응적 질환표현과의 관계를 중재하고, 결과적으로 건강행위와 적응의 관계를 중재하는 것으로 밝혀졌다(Karademas et al., 2016).

이와 유사한 연구에서 Paschali 등(2015)은 의사로부터 질환과 치료에 관한 정보를 많이 받을수록 질환인식이 긍정적이라고 결론지었다. 긍정적 질환인식은 더 좋은 신체기능 및 암에 대한 긍정적 적응과 관련이 있다(Paschali et al., 2015).

캐나다 6개 지역에서 다발경화증 환자 33명을 대상으로 재발빈도, 전반적 건강상태, 삶의 질을 측정했다. 8개의 건강영역에 대한 진술을 검토하여 가장 중요한 3개 영역을 선정하여 분석하고 유용성을 평가했다. 환자치료를 담당하는 신경과 전문의도 같은 도구를 이용하여 설문을 완성했다. 신경과 전문의는 신체기능 영역을 중요한 영역으로 지적한 반면, 환자는 정신건강 영역을 중요하게 평가했다. 임상성과(악화 혹은 급성 발작) 및 전반적 건강과 삶의 질에 대한 신경과 전문의와 환자의 평가점수는 일치도가 낮았다. 급성 발작의 빈도는 신경과 전문의가 환자보다 과소평가하고, 신경과 전문의가 환자의 건강상태에 대해 더 좋다고 생각하며, 환자의 삶의 질에 대해 더 높게 평가했다. 이 결과는 신경과 전문의가 환자의 인식을 불완전하게 이해했음을 의미한다(Kremenchutzky & Walt, 2013).

과민대장증후군(Irritable bowel synderom, IBS), 염증장질환(Inflammatory bowel disease, IBD) 환자와 위장 전문의의 인식에 대한 비교연구에서는 질환의 만성적 특성, 개인적 관리, 질환의 신체적 원인과 심리사회적 원인에 대한 견해에서 차이를 보였다. 이러한 인식의 차이는 환자-의사 관계에 영향을 미치고, 치료이행과 환자의 건강성과에 부정적 영향을 미칠 수 있다(Levy et al., 2014).

질환행위

질환행위(illness behavior)는 질환 관련 변수, 환자 관련 변수, 의사 관련 변수 및 이들 변수의 복합적인 상호작용에 따라 매우 다양하다(Sirri et al., 2013). 질병모델(disease model)은 환자치료의 기초가 될 수는 있으나, 이 모델은 환자와 가족의 행동반응을 고려하지 않는다. 질환행위 개념은 질병모델에는 적합하지 않은 임상현상에 대한 설명을 제공한다(Sirri et al., 2013).

초기의 질환행위 개념은 1929년 Henry Sigerist의 글에 설명되어 있다. 이 글은 '병에 대한 특수한 입장'을 묘사한다(Young, 2004에서 재인용). Talcott Parsons는 1951년 The Social System 연구에서 이 개념을 '환자 역할(sick role)'로 발전시켰다. Parsons는 건강을 사회의 기능적 필수요건으로 간주했다. 그의 관점에 의하면 병(sickness)은 비기능적인 것이며 일종의 사회적 이탈이다(Williams, 2005). Parsons에 의하면, 병은 개인이 그들의 사회적 역할과 책임에서 벗어나도록 허용해준다. 그러나 환자는 의학적 도움을 받아야 하는 의무를 지닌다.

* 질환행위의 정의

Mechanic은 Parsons(1962)의 작업에 기초하여 실시한 고전적 연구에서 질환행위의 개념을 제안했는데, 사람마다 증상을 다르게 지각하고 평가하며, 이에 근거하여 행동하거나 혹은 행동하지 않는다는 것이다. 그는 질환을 지닌 사람이 어떻게 행동하는가를 확인하기 위해서는 개인의 규범, 가치, 공포, 보상과 처벌에 대한 기대 등을 포함하는 주관적 인식에 대한 이해가 필수적이라고 믿었다. Mechanic(1995)은 "질환행위는 개인이 신체지표에 대해 반응하는 다양한 방식으로, 어떻게 자신의 내적 상태를 감시하고, 증상을 정의하고 해석하며, 그 원인을 찾고, 처방 행위를 취하며, 각종 공식적·비공식적 건강관리자원을 활용하는가를 의미하는 것"이라고 정의했다(p. 1208).

좀 더 최근에 제시된 질환행위에 대한 정의는 '기능과 활동의 변화를 포함한 질환경험에서 파생된 개인의 모든 삶, 그리고 건강서비스 및 그 이외의 복지혜택의 수용을 포함한다'이다(Wainwright, 2008, p. 76). 간단히 말하면, 개인은 자신이 아프다고 정의할 때, 서로 다른 행위를 표출한다. 이 행위는 의학적 처치를 받는 간단한 행위일 수 있고, 개인의 치료에 대한 정서적 반응과 같이 복잡한 행위일 수도 있다. 일부 건강관리 전문가는 질환행위를 질환에 대한 부정적 반응으로 간주하기도 한다. 그러나 질환행위는 폐암 환자의 금연과 같이 건강을 지향하는 행위이기도 하다.

＊ 질환행위에의 영향

만성질환은 치료처방의 요건을 충족하기 위해서 다양한 과업을 완수할 것을 요구한다. 그러나 만성질환자를 위한 규범은 부족한 실정이다. 암수술 후 회복 중인 환자에게 무엇을 기대하는가? 류마티스성 관절염이 악화된 환자에게는 무엇을 기대하는가? 염증장질환의 급성 발작에 대해서는? 환자역할 행위를 권장해야 하는가, 아니면 권장하지 않아야 하는가? 이 환자들은 일종의 장애 '고위험 역할'에 진입하고 유지한다. 그러나 고위험 역할의 명확한 행위가 잘 규명되어 있지 않았으므로 역할 혼란이 발생한다. 규범 부족이 환자에게 미치는 영향으로는 장애의 수준(장애의 속성에 따라 다른 결과를 초래), 장애의 가시성(장애가 눈에 덜 뜨일수록 정상에 더 가까운 반응), 장애에 대한 자기수용(장애에 대한 수용을 호혜적으로 교환하게 됨), 경제적으로 의존적이라거나 생산적이라는 등의 장애에 대한 사회적 시각이 있다. 장애가 있든 없든 역할 정의가 없으면 개인은 최고 수준의 역할 기능을 성취할 수 없다. 이 경우 사람들은 자아에 대한 과거의 정의에서 제약이 있는 사람으로 정의를 변경하고, 그들의 미래에 어떻게 영향을 미칠 것인가를 주시하게 된다.

노인 암 환자의 내러티브를 검토한 연구에서 암의 영향은 젊은 성인과 달랐다. Hannum과 Rubinstein(2016)은 암을 진단받은 노인은 질병의 부정적인 사회심리적 영향을 매개하는 개인 정체감과 역량에 대한 지각을 수정한다고 제시했다. 이 연구에서, 노인에게는 시간을 작은 단위로 재구성하는 일이 중요했다. 노인의 시간은 좀 더 분할되고 구분된다. 자료 분석에서 노인에게 회상된 과거(과거 시간), 지각된 현재(질환 시간), 예상된 미래(미래 시간) 등 3가지 시기가 있는 것으로 드러났다. 시간성은 자가조절의 상식모델(CSM)의 한 영역이다.

다양한 만성질병을 지닌 환자 300명에 관한 연구에서 연구자들(Janowski et al., 2013)은 성별 건강행위 빈도에서 여성이 남성보다 건강습관을 더 많이 지니고 있음을 발견했다. 아울러 노인이 젊은이보다 건강증진 행위를 많이 실천했다. 고등교육은 건강증진 행위와 관련성이 낮았으며, 결혼상태(예: 미망인)는 건강증진 행위 빈도와 연관성이 있었다.

개인의 사회문화적 배경 중 교육, 사회화, 과거 경험은 질환행위를 매개한다. 예를 들어, 아플 때도 일을 하러 가고 의학적 도움을 피하는 금욕적인 부모와의 경험은 자녀의 미래 반응에 영향을 미친다. 주로 일에 전념하고 질환에는 관심을 두지 않는 행위에 보상이 주어지는 것을 보면서 성장한 자녀는 이 경험에 동화되고 이를 삶의 거울로 삼게 된다.

개인과 가족의 경험이 자신 그리고 자녀, 부모, 형제의 만성질환을 다루는 방식에 미치는 영향을 축소하지 말아야 한다. 각각의 경험은 개인과 가족이 현재의 건강상의 난제를 어떻게 인식하는지에 영향을 미친다. 이러한 경험은 긍정적일 수도 있고 부정적일 수도 있다. 때로는 비교적 경미한 손상이나 질환에 관련된 부정적 건강관리 경험이 중증질환에 대한 긍정적 경험보다 더 큰 영향을 미칠 수 있다. 건강관리전문가는 환자와 가족의 질환인식과 이러한 질환이 신체적·사회심리적 예후에 미치는 영향에 대한 인식을 과소평가하지 않아야 한다.

성인이 된 내 아이들이 64세 아버지의 암과 지금의 사망에 대해 겪은 과정은 어떠한 것일까? 아이들은

> 아버지의 질환을 어떻게 바라볼까? 아버지의 죽음을 자신의 삶에 어떻게 동화시킬 것인가? 그의 암과 사망은 이제 아이들에게는 만성질환에 대한 한 가지 '과거 경험'이 되었다. 기대수명은 계속 늘어나고, 그 어느 때보다도 암 생존자가 증가했지만, 아이들의 아버지는 여기에 속하지 않았다. 아이들의 증조부는 80대에 뇌졸중으로 사망했고, 조부는 73세에 급성 백혈병으로 사망했으며, 아버지는 64세에 암으로 사망했다. 증조부와 조부의 사망은 국가통계를 반영하지 못한다. 아이들은 '우리 중 누군가는 50대에 암으로 사망할 수도 있을 것'이라고 생각하지는 않을까? -Pamala

* 만성질환의 합법화

만성질환은 대부분 질병의 존재를 확증하는 특정 진단기준과 적정 치료에 대한 지표가 있다. 증상이 잘 규명되어 있지 않고 진단검사가 모호한 일부 질환을 지닌 사람은 의사나 그 밖의 건강관리전문가로부터 합법적으로 질병을 인정받기가 어렵고 좌절하기 쉽다. 환자는 자신의 건강상태를 규명해줄 누군가를 찾기 위해 '의사 쇼핑'을 시작한다. 결국 이 증상을 지닌 사람은 자신의 질환인식에 대한 진실성에 대해 의심을 받게 된다.

건강관리전문가와 사회가 당신의 증상에 대해 회의적이라면 당신은 문제해결의 기초가 되는 질환에 대한 정신적 모델을 어떻게 구축할 것인가? 그리고 당신의 질환인식이 사실과 어긋나 있다면 당신은 어떤 행동을 할 것인가? 섬유근육통에 관한 두 개의 논문은 종종 진단에 대한 요구와 질병에 대한 '살아 있는 경험'이 잘못 이해되고 있음을 반영한다.

연구자들은 섬유근육통 환자의 진단경험을 탐구했다. 이 질병은 진단을 확인하기 위해 의사와 수년 동안 상담을 해야 한다. 이 기간 내내 환자는 자신이 정말로 아픈 것인지, 자신의 질병이 심리적인 것은 아닌지, 그리고 진심으로 회복을 원하는지에 대한 질문을 지속적으로 받았다. 섬유근육통 진단이 확정된 후에도 환자는 건강관리전문가로부터 계속 경시와 비난을 받는다는 느낌을 받는다. 이 환자에게, 진단은 그들의 고통에 대한 의미 있는 설명을 제공하지 못했고, 질병을 합법화하는 능력은 제한적이었다(Mengshoel et al., 2018).

Sim과 Madden(2008)은 섬유근육통 환자의 질환경험에 관한 질적 연구를 메타분석했다. 대부분의 연구에서 가장 자주 언급되는 증상으로 통증을 논했다. 통증은 몇 가지 이중적 특성이 있는데, 이동하면서 확대되는 특성, 지속되면서 변화하는 특성, 활동하거나 휴식 중에 나타나는 등 모호하거나 상충하는 특성이 있다. 환자들은 아프면서도 동시에 건강하다고 보고했다. 통증이 일상생활에 큰 영향을 미쳤지만, 피로가 더 힘들다고 보고하는 환자도 있었다.

진단을 찾고 확진을 받는 것은 환자의 질환경험에서 중추적인 단계였다. 일반적으로 섬유근육통이 있는 사람은 진단을 받아들였고 증상이 검증되었음에 안도했다. 그러나 이러한 초기의 안도감은 효과적인 치료법을 찾는 데 실패하면서 빠르게 사라졌다. 진단을 확인한 후에도 건강관리전문가, 가족, 친구로부터 질병의 합법성을 찾는 일은 오랫동안 계속되었다.

질환인식/행위와 만성질병

질환인식과 질환신념이 질환행위와 치료에 미치는 영향에 관한 문헌이 계속 증가하고 있다. 다음은 이 분야에서 현재 연구되고 있는 몇 가지 대표적 연구이다.

* 심혈관질병

Pickett 등(2013)은 혈압조절에 필수요소인 고혈압에 대한 신념과 자가관리행위의 관계를 검토했다. 지역사회에 거주하는 아프리카계 미국인 111명에 대한 조사를 통해 다음 세 가지 결론을 도출했다. (1) 상당한 수의 환자가 고혈압의 일차적인 원인이 스트레스라고 믿고 있다. (2) 스트레스를 고혈압의 원인으로 지적한 것과 의사와의 약속이행은 부정적인 연관이 있었다. (3) 고혈압이 만성 건강문제라는 환자의 신념은 의사와의 약속이행 및 약물이행과 긍정적 연관이 있었다. 건강식이 섭취, 신체활동 참여, 건강 체중 유지는 질환표현과 유의한 상관관계를 나타내지 않았다. 연구자들은 건강관리 전문가가 혈압을 효과적으로 치료하고 조절하기 위한 노력의 일환으로 환자의 고혈압에 대한 신념을 주의 깊게 평가할 것을 제안했다.

Greco 등(2015)의 연구목적은 질환인식과 자기효율성에 대한 신념이 심장질환자의 질환 중등도와 건강만족도의 관계에서 갖는 역할을 조사하는 것이었다. 연구에 참여한 환자들은 심장재활 프로그램에 참여하고 있었고 만성질환을 5년 이상 앓고 있었다. 질병의 중등도는 건강만족도와 관련성이 없었다. 이 결과는 환자의 질환인식에 대한 관리가 개인의 통제감과 높은 삶의 질을 유도함을 제시한다(Greco et al., 2015).

고혈압을 앓고 있는 흑인 여성 204명에 대한 연구에서 이 여성들의 고혈압에 대한 인식과 그들의 생활양식이 어떻게 연관되는가를 파악하고자 했다. 연구결과 이 여성들은 고혈압과 자신의 제한된 신체활동이나 식이와의 관계를 인식하지 못했다. 이 결과는 앞서 제시한 연구의 결과를 지지한다(Stallings, 2016).

Pai 등(2019)은 뇌졸중 생존자의 질환표현(인식)과 심리적 고통 간의 관련성을 검토한 메타분석 연구에서 부정적 질환표현은 우울 및 불안과 긍정적 관계가 있음을 발견했다. 그러나 이 메타분석에 포함된 7개 연구에서 질환인식이 우울 및 불안의 매개요인이 되지 않았다.

* 암

Richardson 등(2016)은 질환표현의 상식모델(common-sense illness representation model, CMS)과 암 환자의 건강 및 대처 성과와의 관계에 관한 체계적 고찰과 메타분석 결과를 제시했다. 38개의 연구를 메타분석한 결과 질환인식과 대처행동(특히 통제인식, 문제중심 인식, 인지적 재평가) 간의 효과 크기는 낮은 수준에서 중간 수준이었고, 질환표현과 질환성과(특히 정체성 결과, 정서적 질환표현, 심리사회적 고통) 간의 효과 크기는 중간에서부터 다소 높은 수준이었다. 연구자들은 질환표현과 인지행동 간의 인과관계를 정확하게 추적하기 위해서는 좀 더 수준 높은 연구가 필요하다고 제언했다(Richardson et al., 2016).

Freeman-Gibb 등(2017)은 질환표현과 유방암 생존자의 암 재발에 대한 공포와의 관계를 밝혀내고자 했다. 유방암에 대한 3개의 인터넷 토의방에서 연구표본을 선정했다. 연구에 참여한 여성 117명은 적어도 치료 후 1년간 재발에 대한 공포에서 유의한 변이를 설명하지 못했다.

Kaptein 등(2015)은 2012년부터 2015년까지 실시된 유방암 여성의 질환인식에 관한 12개 연구에 대해 체계적 분석을 실시했다. 분석 결과 유방암을 지닌 여성의 질환인식은 질병 과정에서의 주요 성과와 연관성이 있었다. 이러한 성과에는 재발에 대한 공포, 고통, 삶의 질, 의학적 관리에 대한 만족, 전통 치료자 이용, 고위험 인식 등의 의학적 성과와 행동적 성과가 포함된다. 연구자들은 결론에서 "환자의 이야기를 경청하라. 그래야만 당신은 그녀를 가장 잘 도울 수 있을 것이다."(p. 123)라고 했다.

Micelli 등(2019)의 연구에서 말기 위장암 환자에게 자신의 질환에 대한 스트레스를 어떻게 인식하는지 질문했다. 미혼, 사별 또는 이혼한 참여자는 유배우자 참여자에 비해 스트레스를 더 많이 느꼈다. 이 결과는 앞서 제시한 연구결과를 지지한다. 부정적 질환인식은 더 많은 스트레스 인식과 연관된다는 CMS 모델과 일치한다. 마지막으로 나이가 많은 참여자는 스트레스 수준이 낮았고 자신의 질환에 대해 더 긍정적으로 인식했다.

*** 만성 신체질병**

일부 연구자는 행위에 대한 신념이 질병에 대한 질환인식만큼 중요할 수 있다고 주장한다. 혈당 자가 모니터링에 관한 무작위 임상시험에서 2형당뇨병 환자 453명의 표본을 추출했다. 이 연구는 2형당뇨병 환자의 자가관리행위에 대한 신념과 질환인식이 당뇨병 자가관리행위를 촉진하는 정도를 비교했다. 연구자들은 행위에 관한 신념이 건강 관련 행위 촉진에 중요하다고 결론지었고, 당뇨병 환자의 행위변화 중재는 질환에 대한 신념보다는 행위에 대한 신념에 초점을 둘 때 더 효과적일 것이라고 제안했다(French et al., 2013).

Achstetter 등(2019)의 천식환자 113명에 대한 연구에서 질환인식이 천식 조절에서의 변화를 예측한다는 것을 발견했다. 자신의 질환에 대해 더 잘 이해하고 천식을 조절할 수 있는 능력이 있다고 믿는 환자의 경우 천식 조절능력이 더 크게 향상되었다. 연구자들은 중재 시작 시 질환에 대한 신념을 평가하는 것이 치료 성공확률이 낮은 환자를 규명하고, 이에 따라 중재를 수정하는 데 도움이 될 수 있다고 결론지었다.

말기 신장질병(End-stage renal disease, ESRD)은 유병률과 사망률이 높다. Parfeni, Nistor, Covic(2013)은 말기 신장질환자의 질환인식과 생존에 관한 연구를 검토했다. 체계적 고찰 기준에 부합하는 5개 연구를 분석했는데, 4개 연구에서 부정적 질환인식이 높은 사망위험과 연관되는 것으로 나타났으나 1개 연구에서는 연관성을 확인하지 못했다. 연구자들은 환자의 질환인식 변화가 질환의 성과를 개선할 수 있을 것으로 결론지었다.

건강관리전문가에게는 환자와 가족의 질환 경험이 여전히 신비스럽다. 이 둘의 관계에 관한 문헌이 방대하고 계속 증가하고 있다. 이는 이 개념이 치료계획 수립과 환자의 치료계획 수용에 중요하다는 의미이다. 이러한 연구에서 분명한 것은 환자와 가족의 시각으로 질환을 바라보는 것이 질환경험 전반에 걸쳐 이들을 지지하고 환자의 신체적·심리사회적 성과를 개선하는 데 절대적이라는 것이다.

질환 행위에 대한 전문가의 반응

건강관리전문가는 환자가 급성기 의료시설에 들어오면 적어도 초기에는 환자 역할을 수용하기를 기대한다. 처음 병원을 방문하는 대부분의 사람에게 건강관리시스템에 신속히 사회화되고 치료, 회복 및 가정에서 정상 역할로 복귀하는 데 협조할 것을 기대한다. 건강관리전문가의 기대와 환자의 반응은 사회적 기대와 그 맥을 같이하며, 급성 및 치료 가능한 질병에 대한 전통적인 의학적 모델에 적합하다. 건강관리전문가는 자신의 치료에 대해 의심하지 않고 잘 따르고 협조하는 환자를 선호한다. 환자가 덜 협조적이거나 의문을 표하면 의료인은 환자를 문제 환자 또는 불이행 환자로 간주한다.

만성질환자가 급성 건강문제로 입원하면 환자는 이 상황을 건강관리전문가와는 매우 다르게 인식한다. 만성 복합 건강문제를 지닌 환자는 불필요한 증상을 예방하기 위해 자신의 만성 건강문제를 안정적으로 유지하는 데 초점을 둔다. 반면 건강관리전문가는 현재의 급성 장애를 관리하는 데 초점을 두기 쉽다. 아울러 과거에 여러 번 입원한 경험이 있는 환자는 자신이 원하는 것이나 필요한 것을 얻기 위해 병원에 대한 자신의 육감을 활용할 것이다. 이들은 공식적·비공식적인 병원 '규칙'을 습득해왔다. 이러한 환자는 어느 간호사와 간호조무사가 간호를 잘하고 못하는지를 알고 있다. 예를 들어, 환자가 과거에 자신의 요구를 충족시켜주지 못했던 간호사에게 배정된다면, 입원 중에 보호자가 더 경계하고 자주 방문하거나 그 간호사의 간호를 거부할 것이다.

2011년 여름, Randy의 전반적인 상태가 악화되어 중환자실에 있는 동안, 나는 중환자실에 있는 다른 환자의 가족을 알게 되었다. 우리는 가족대기실, 카페테리아, 홀에 모여서 자주 이야기했다. 중환자실은 가족에게는 외로운 곳이다. 나는 중환자실에서 일하는 간호사가 이 사실을 깨달아주기를 바랐다. 유난히 내 기억에 남은 환자가 있었다. 사고로 외상성 뇌손상을 입은 20세 대학생으로, 예후를 알 수 없었다. 환자의 어머니는 플로리다주에서 와서 사회적 지지가 전혀 없었고, 콜로라도주와 그 병원에 익숙하지 않았다. 그녀는 나에게 이 병원이 좋은 병원이었는지 질문했다. 나는 이 보호자와 한 간호사가 하는 대화를 듣게 되었다. 간호사는 그녀에게 불쑥 다가와서 강의하는 말투로 준엄하게, 의사가 지금까지 다른 환자를 진찰했고, 시간이 나면 의사가 당신을 만나줄 것이므로 참으라고 말했다. 나는 간호사의 이 행동에 충격을 받았다. 간호사는 이 보호자가 무슨 일을 겪고 있는지를 알고 있기나 한 것인가? 간호사는 그녀의 질환경험을 인식하지 못한다는 말인가? 나는 즉시 중환자실 환자관리 전담자를 찾아가 이 간호사에게 Randy의 간호를 배정하지 말라고 요구했다. 그 간호사의 행동을 받아들일 수 없었고, 나는 그 간호사가 내 남편을 간호하기를 원하지 않았다.

-Pamala

만성질환자는 건강관리전문가와 다른 유형의 관계, 즉 한편으로는 서로 '주고받는' 관계와, 다른 한편으로는 환자의 역량을 북돋아주는 그런 관계를 원한다. 만성질환자가 자신의 치료계획 수립에 참여하는 정도는 그 계획의 성공에 영향을 미친다. 급성질환에서는 의료전문가가 치료에 대한 희망을 제공하고 환자는 의존적 환자역할을 담당하는 것이 적응적 행위이지만 만성질환에서는 그렇지 않다. 만성질환자는 자신의 질환에 대해서는 '전문가'이고 시간이 지나면서 자신의 질환관리에 대해 궁극적인 권위를 갖는다.

환자, 가족, 의사 간의 관계를 과소평가할 수 없다. 심부전 환자와 의사의 상호작용과 자가관리에 관한 체계적 고찰에서 24개 연구 중 22개 연구에서 건강관리전문가와의 불량한 상호작용이 환자의 자가관리에 부정적인 영향을 미치는 것으로 나타났다(Curie et al., 2015, p. 528). 부족한 투약 정보는 특히 환자에게 문제시되었다. 환자는 '팸플릿(pamphlet)'을 읽는 것 그 이상을 원했다. 연구자는 환자-건강관리전문가의 전문적 관계는 심부전 자가관리에 절대적이라고 결론지었다.

중재

질환을 경험하는 환자와 가족을 지지하고 도울 수 있는 '마법의' 중재 목록은 없다. 오늘날의 건강관리시스템은 급성기 환자의 건강관리에 중점을 둔 교정-치료 모델로, 각 증상에 대한 투약을 특징으로 한다. 이 시스템은 장기간 관리가 필요한 사람에게는 적합하지 않다. 만성질환자의 질환행위는 '교정'이나 '완치'가 필요하지 않다. 대신 이들에게 필요한 것은 질환경험을 이해하고, 귀 기울여주는 건강관리전문가이다.

중재를 계획할 때 질환역할과 질환행위를 이해하면, 환자와 지내는 시간의 가치를 극대화할 수 있다. 이러한 중재 중 하나인 환자와 가족에 대한 교육은 환자의 지각과 역할에 대한 지식을 통합함으로써 개선할 수 있다. 아직 의존도가 높은 시기의 환자는 교육을 통해 효과를 거둘 수 없다. 간호사는 교육이 가장 핵심이라고 생각할 수 있지만, 교육의 시기가 절대적임을 염두에 두어야 한다. 신체상태가 개선되면 정상 역할로 복귀하려는 욕구를 강조한다. 이는 건강상태와 최적의 건강을 위한 적정 간호에 대한 학습동기를 유발한다. 환자가 '고위험' 역할에 진입하여 자신의 잠재력을 최대한 발휘할 필요성을 인식하기 시작하면, 병원과 가정에서의 교육 모두 가장 성공적인 도구가 된다. 그 이후에 환자와 가족을 지지하고 돕는 중재가 이어져야 한다.

우리는 질환인식과 질환신념이 질환행위와 대처에 연관된다는 것을 알고 있다. 그러나 Simpson 등(2013)은 질환신념만을 목표로 하면 그 과정에 영향을 미치는 수많은 인구통계학적·사회문화적·심리사회적 요인을 고려할 때 어떠한 심리적 변화에도 의미 있는 영향을 미치지 못할 것이라고 주장한다. 이 저자들은 중재 목표에 질환신념과 그 외의 다양한 요인을 포함하는 형성적 접근방식을 지지한다. 예를 들어, 정보제공, 지지그룹, 그룹치료, 자존감 향상 기술 등이 유용할 것이다.

*** 사회적 매체**

사회적 매체(social media)가 사회에 미치는 영향을 과소평가할 수 없다. 사회적 매체가 환자와 가족의 질병 자가관리에 어떻게 도움이 되는가를 기술한 문헌은 방대하다(제7장 자가관리 참조). 사회적 매체를 통해 만성질환의 '살아 있는 경험'을 공유하는 것은 질병 자가관리의 한 부분을 차지한다.

이 초연계망 세계에서 외로움과 사회적 고립감을 느끼는 사람이 있다고 믿기는 어렵다. 그러나 만성질환자는 그렇게 느낄 수 있다. 사회적 매체는 만성질환자에게 정서적 공동체를 형성해줄 수 있다(Petersen et al., 2020). 유사한 건강문제를 지닌 타인과 상호작용할 수 있음은 이들이 느끼는 외로움을 경감하는 데 도움이 된다. 온라인 건강 커뮤니티(Online health community, OHC)는 건강문제가 있는 사람을 지원하기 위한 온라인 자원을 기술하는 데 사용하는 용어이다. 온라인 건강 커뮤니티에는 리스트 서브, 토론 포럼, 비공개 메시징, 채팅방, 블로그, 페이스북, 트위터, 인스타그램 및 기타 플랫폼 등이 있다(Wang et al., 2017).

Petersen 등(2020)은 환자의 건강상태와 이와 관련된 사회적 고립을 관리하기 위해 사회적 매체의 의미와 그 사용을 이해하고자 했다. 만성질환자 50명을 대상으로 한 표본조사에서 사회적 매체 사용에 있어 다소간 양면적인 태도가 나타났다. 50개의 반구조적 질적 면담에서 얻은 자료를 통해 OHC 참여에 따른 위험을 확인했는데, 특히 만성질환자는 트롤링(trolling), 부적절한 게시글, 명의도용 등을 염려했다. 부정확하거나 신뢰할 수 없거나 편향된 정보 또한 염려사항이었다. 이러한 위험에도 불구하고 참여자는 온라인 커뮤니티의 일원이 되는 것은 연계감을 제공하고 자신과 다른 환자의 삶을 개선했다고 느꼈다.

한 만성질병협회에서 자체 온라인 커뮤니티를 구축했다. COPD360 소셜은 만성폐쇄폐질환(COPD)을 앓고 있는 사람을 증거기반 자원에 연결하는 데 기여하는 상호작용적이고 질병에 특화된 온라인 커뮤니티이자 소셜 네트워크이다. 회원에게 블로그, 이미지, 비디오를 통해 자신의 이야기를 공유하도록 권장한다. 2014년에 개발된 이후 120개국에서 3만 명 이상의 회원이 모인 커뮤니티로 성장했다. 이 커뮤니티의 구성요소 중 하나는 유사한 경험이나 흥미를 지닌 구성원과 연결하기 위해 나와 같은 사람을 찾는 것(Find People Like Me)이다(Stellefson et al., 2018).

당뇨병 온라인 커뮤니티(Diabetes Online Communities, DOC)는 전 세계적으로 존재한다. 2013년에 실시한 대규모 당뇨병 페이스북 그룹에 게시된 1,352개의 포스터에 관한 연구에 3만 명 이상의 회원이 11개 언어로 참여했다. Oser 등(2020)은 DOC 참여의 주된 이유는 동료 지지와 건강정보의 필요성이었다고 보고했다. 연구자들은 사회적 매체를 심리사회적 욕구가 충족되지 않은 개인을 돕는 방법으로 간주했다.

페이스북(facebook)은 페이스북 그룹을 위한 플랫폼을 갖추고 있는데, 이를 '공유된 관심사에 대해 특정 사람들과 소통하는 공간'으로 정의한다(Partridge et al., 2018). 이 그룹 기능을 이용하면 환자 및/또는 건강관리전문가가 게시물을 통해 상호작용할 수 있다. 그룹은 공개, 비공개 또는 사적일 수 있다. 공공으로 이용 가능한 페이스북 그룹을 분석한 결과, 다수의 그룹이 건강상태를 자각하는 데 중점을 두고 있는 것으로 나타났다.

환자 주도의 블로그는 개인의 질환경험을 기술하고, 유사한 경험이 있는 다른 사람과 소통하는 인기 있는 수단이 되었다. 블로그가 하나의 의사소통 도구이기는 하나, 단순한 의사소통 역할을 넘어서 더 중요한 역할을 하게 된 것이다. 개인의 경험을 다른 사람과 나누면서 심리사회적 이득을 얻고, 자신이 겪은 만성질환자로서의 경험이 다른 사람과 유사하다는 것을 알게 된다. 경험을 글로 적는 행동 자체가 그 사람에게는 일종의 치료이며, 정서적 카타르시스가 된다. 자신에게 무슨 일이 일어났는가를 글로 적을 수 있다면, 그 사람은 자신의 경험을 좀 더 쉽게 들여다볼 수 있게 되고, 문제해결의 쟁점을 파악하게 될 것이다.

인스타그램(instagram)은 섬유근육통이 있는 사람에게 '당신의 여행을 게시'하는 장소를 제공했다. 섬유근육통은 낙인이 찍힌 건강문제로 간주되기도 한다. 인스타그램은 환자에게 수용, 지지, 지침을 제공하는 온라인 공간을 제공하도록 도왔다(Berard & Smith, 2019).

중국의 한 온라인 건강 커뮤니티는 가상 무드 월(Virtual Mood Wall)을 개발했다. 이 벽의 목적은 개인의 감정과 부정적인 생각을 공유하는 것이다. 사용자 구성원은 무드 월에 짧은 메시지와 함께 간단한 글을 게시한다(Liu et al., 2019).

* 마음을 챙기며 함께함

건강관리전문가가 환자를 돌볼 때 통증, 메스꺼움 또는 기타 만성질환의 바람직하지 않은 증상을 완화하기 위해 할 수 있는 일이 거의 없는 경우가 많다. 건강관리전문가는 환자를 '기분 좋게' 만들고 싶지만 유용하거나 도움이 될 만한 어떤 일도 할 수 있는 능력이 거의 없다. 우리는 건강관리전문가로서 무언가, 무슨 일이라도 해야 한다고 믿는다. 이 경우, 마음을 챙기며 함께함(mindful presence)이 환자에게 제공해야 하는 몇 안 되는 중재 중 하나일 수 있다.

마음챙김(mindfulness)은 자신과 타인에 대한 심층적인 인식과 그 순간을 살아가는 것으로 정의할 수 있다(Prince-Paul & Kelley, 2017). 마음챙김은 공존, 공감, 자신과 타인에 대한 인내와 같은 치료적 간호중재의 기초를 이루는 개념으로 제시되었다. White(2013)는 마음챙김을 수용, 주의집중, 인식을 통해 '현존'을 발전시키는 변형과정으로 간주했다(p. 282).

마음을 챙기며 함께함은 반응하지 않으면서 의도적으로 현재 순간에 주의를 기울이는 것이다. 이는 서두르지 않으면서 그곳에 있는 것이다(Beng et al., 2015). 간호사의 모든 관심을 환자에게 집중한다. 그러나 이는 의무와는 관련이 없다. Fahlberg와 Roush(2016)는 마음을 챙기며 함께하는 완전한 상황을 '우리가 아무것도 할 수 없게 되었을 때, 완수할 수 있는 임무가 없을 때, 우리는 환자 및 가족과 함께 앉아 시간을 보낼 수 있다. 지켜봄. 경청. 주목. 학습. 되어감'(p. 14)이라고 했다. 마음을 챙기며 함께함을 간호에 통합하는 데 도움이 되는 몇 가지 전략은 마음을 가라앉히고, 앉아서, 초점을 맞추고, 인간으로서 가족과 환자가 누구인지 그리고 그들의 우선순위는 무엇인지를 배우고 공감하는 것이다(Fahlberg & Roush, 2016).

Benner(1984)는 '함께함(presences): 환자와 함께 있는 것'을 도움 역할과 관련된 활동 중 하나로 언급한다(p. 57). '함께함… 현재의 시간과 현존재, '지금'과 그에 대한 집중된 자각을 모두 전달한다. 함께함은 훈련이 필요하며 개인적인 경험을 강조한다. 당신은 거기에 있어야 한다'(Childs, 2007, p. 369).

마음을 챙기며 함께함 안에서 환자 중심의 의사소통이 일어날 수 있다. 환자는 말을 할 것인지, 하지 않을 것인지 선택할 수 있다. 환자는 자신의 생각을 표현할 안전한 장소를 가지게 된다. 환자는 충고나 교육적 중재를 원하지 않을 수 있고, 판단 없이 의견을 들어줄 기회만을 원할 수도 있다. 간호사 측의 침묵도 의사소통에 포함된다.

자, 이제 우리의 식도암과의 여정으로 돌아가 보자…

이건 우리의 이야기이다. Randy와 나의 이야기. 남편은 2012년에 떠났지만 지금도 여전히 나만의 이야기가 아니라 우리의 이야기이다. 그리고 내 일기가 이 이야기를 하게끔 용기를 준다. 비록 바보처럼 보일 수 있을지라도 나는 내 생각을 표현하기가 훨씬 편해졌다. 나는 왜 이 일기 쓰기가 나를 변화시켰는지 설명할 수 없다. 내가 나의 일기를 출판하는 데 관심을 가지기 시작했을 때, 사람들은 왜 내가 나의 개인적인 생각을 담고 있는 이 일기를 출판하고자 하는지를 물었다. 나는 그때, 그리고 지금도 이 글을 출판함으로써 누군가 이 글을 읽을 사람에게 도움이 되기를 희망한다. 아마도 다른 사람들이 유사한 생각을 지니고 있으면서도 그것을 표현하기를 두려워할 수도 있을 것이다. 2018년 베트남 선교여행 중, 최근 미망인이 된 한 자원봉사자가 우리 지역 병원의 종양학과에 관해 읽은 책과 그녀의 남편이 암으로 죽어갔을 때 그것이 얼마나 도움이 되었는지 이야기하기 시작했다. 나도 그런 책을 썼다고 조심스럽게 말했다. 잠시 후 그녀가 내 책을 언급하고 있다는 것이 분명해졌다.

그러나 나는 이 일기를 건강관리전문가를 위해서도 출판하고자 한다. 그들은 환자와 가족을 제한된 방식으로 바라보고 환자와 가족의 질환경험 전체를 인식하지 못한다. 나는 Randy가 질환을 앓기 전에는 내 환자에게 무슨 일이 일어나고 있는지를 알고 있다고 생각했다. 이제 나는 내가 얼마나 순진무구했었는지를 안다. 질환경험은 내가 상상했던 것 이상이었다. 전문간호사들이 더 많이 듣고 덜 말해야 한다는 점은 아무리 강조해도 지나치지 않다. 만성질환에서 전문가는 건강관리팀이 아니라 환자와 가족이다. -Pamala

* 연구

질환경험과 변수, 궁극적으로 질환행위와 심리사회적 적응의 관계를 규명하는 연구가 꾸준히 발표되고 있다. 그러나 환자와 가족의 질환경험이나 질환에 대한 정신모델을 변경하거나 수정하기 위한 중재는 부족하다. 많은 관계가 규명되어왔지만, 각 논문은 '이제 우리는 이 문제에 초점을 둘 중재를 개발할 필요가 있다'는 진술로 마무리한다. 불행하게도 연구자들은 이 책의 10판에서 같은 진술을 반복했었다. 이전의 출판본 이후부터 같은 현상이 지속된다. 중재연구는 없고 단지 제안만 있을 뿐이다. 만성질환자와 가족은 여전히 기다리고 있다.

성과

질환경험은 모든 환자와 가족에게 고유하다. 이 장에서 이제까지 설명해왔듯이 많은 변수가 이 경험에 영향을 미친다. 그러나 심리사회학자들이 아직 규명해내지 못한 또 다른 영향력이 있다. 만성질환 중에 나타나는 질환행위는 일탈행위가 아니며, 교정할 필요도 없다. 질환행위는 질환의 위협과 질환인식에 대한 반응이다. 건강관리전문가는 환자와 가족을 지지하고, 그들의 살아 있는 질환경험을 좀 더 충분히 이해해야 한다.

우리 건강관리전문가는 질병모델에 근거하여 일을 효과적이고 효율적으로 처리한다. 그러나 환자와 가족은 질병모드뿐만 아니라 질환모드 안에서 기능하고 있다. 만성질환자 및 가족과의 간호를 위해서는 간호예술을 간호과학과 같은 수준에 둘 필요가 있다. 간호예술은 환자와의 관계형성과 그들의 질환경험 이해에 절대적이다.

근거기반실무

의학적 진단의 관점에서 섬유근육통은 논쟁의 여지가 있는 장애의 예로 간주되기도 한다. 섬유근육통은 중추신경계의 비정상적인 자극이 증폭하여 발생하며, 만성 근골격통증과 과도한 피로를 동반한다. 진단경로는 거의 명확하지 않다. 이 연구의 목적은 환자에게 섬유근육통의 진단이 갖는 역할을 검토하고 이 진단을 받는 과정과 그 결과를 더 잘 이해하는 것이다. 연구자들은 이 경험을 기술한 질적 연구에 대해 메타-문화기술지 분석을 실시하였다. 28개 연구를 분석했을 때, 환자는 증상의 실재를 확인하고 질환을 이해하기 위한 의사와의 상담에 수년이 소요되었다. 최종 진단을 받은 것에 안도감을 느꼈다. 그러나 치료가 비효과적이라는 것이 증명되고 건강관리전문가가 환자가 정말 아픈 것인지를 질문하면서 이 안도감은 곧 사그라졌다. 섬유근육통 진단은 환자에게 어떤 의미도 제공하지 못했고, 환자는 '회복'되지 못했을 때 비난을 받았다고 느꼈다. 연구자들은 이 진단은 환자의 질환경험을 검증하고 의미를 부여하는 데 한계가 있으며, 진단이 이 질환의 사회적 합법성을 제공하지 못했다고 결론지었다.

출처 Mengshoel, A. M., Sim, J. Ahlsen, B., & Madden, S.(2018). Diagnostic experience of patients with fibromyalgia: A meta-ethnography. Chronic Illness, 14(3), 194-211. doi:10.1177/17423953

사례 연구

01 Sharon은 수술 후 난소암 Ⅲc 진단을 받았다. 그녀는 6개월의 항암화학요법을 마쳤다. 이제 진단을 받은 지 1년이 지났다. 그러나 그녀의 건강은 좋지 않고, 그녀가 들었던 것보다 더 많은 합병증을 앓고 있다. 가장 최근의 검사에서 간과 우측 폐에 여러 개의 점이 나타났다. 치료 선택안은 줄어들어 2차 약물로 항암화학요법을 지속하거나 인근 지역에서 임상시험에 참여하는 안이 남아 있다. Sharon과 Dan은 황폐화되었다. Sharon은 당신에게 "당신은 무엇을 할 예정인가요?" 질문한다.

토론 문제

01 당신은 무슨 말을 할 것인가? 당신은 어떻게 전문가적인 자세를 지키면서 이 부부에게 정직하게 말할 것인가?
02 이 와중에 당신은 어떻게 진심의 마음을 챙기며 함께함 중재를 적용할 수 있을 것인가?

사례 연구

02 Sharon은 46세이고 아내이자 어머니이며 변호사이다. 지난 몇 주 동안 그녀는 간헐적인 복통과 복부팽만감에 시달렸고, 전반적인 몸 상태가 좋지 않다고 느꼈다. 2주 전, 그녀는 몸무게를 측정한 결과 최근에 거의 먹지 않았음에도 8파운드가 늘었다는 사실을 발견했다. 며칠 전 가정의를 방문하여 간단한 병력청취와 신체검사를 받은 후 산부인과 전문의에게 의뢰되었다. 그곳에서 산부인과 검진을 받은 뒤 혈액검사와 질 초음파검사를 받았다. Sharon과 그녀의 남편 Dan은 결과를 듣기 위해 병원에 방문했다. 초음파검사 결과 복부에 난소암으로 의심되는 큰 덩어리가 발견되었다. 그녀의 CA-125는 700이었다(정상은 35 이하). Sharon과 Dan은 기절초풍했다. 그들은 가능한 한 빨리 수술일정을 잡고, 암으로 확인되면 항암화학요법을 받을 것이라는 말을 들었다. 의사가 퇴실한 후 수술일정을 정하고 환자에게 교육 및 후속 조치에 관한 정보를 제공할 간호사가 상담실에 들어왔다. 부부는 잠시 침묵하고 있었고, 이후 Dan은 진단이 틀렸으며 다른 소견이 필요하다고 비명을 질렀다. Sharon은 그 자리에 앉아서 눈을 감고 아무 말도 하지 않았다.

토론 문제

01 간호사인 당신은 Dan과 Sharon에게 어떤 반응을 보일 것인가? 이 상황에서 당신은 마음을 챙기며 함께함 중재와 의사소통을 어떻게 적용할 것인가?

02 이 부부에게 수술과 항암화학요법에 대해 설명을 시작하는 것이 너무 빠른가?

03 부부는 난소암에 대해 그들의 이러한 질환인식을 부추기는 어떤 종류의 정보를 가지고 있을 것인가?

학습문제

01 많은 만성질환자는 '전문가(expert)' 환자이다. 이러한 '전문가' 환자를 다루기 어려울 수 있고, 종종 건강관리전문가로서의 권위를 위협받는다. 당신은 어떻게 이 전문가 환자를 다루고 협력관계를 수립할 것인가?

02 만성질환을 지닌 사람을 위한 규범은 없다. 이것이 의미하는 바는 무엇이며, 어떻게 당신이 간호하는 환자에게 이를 적용할 것인가?

03 건강관리전문가는 어떤 방식으로 환자와 가족의 질환인식에 긍정적 · 부정적 영향을 미치는가?

04 자신의 건강경험과 질환경험을 성찰한다. 무엇이 만성질환에 관한 당신의 지각과 행동에 영향을 미쳤는가?

참고문헌

Achstetter, L. I., Schultz, K., Fuller, H., & Schuler, M. (2019). Leventhal's common-sense model and asthma control: Do illness representations predict success of an asthma rehabilitation? Journal of Health Psychology, 24(3), 327–336. https://doi.org /10.1177/1359105316651332

Ambrosio, L., Garcia, J. M. S., Fernandez, M. R., Bravo, S. A., Ayesa, S. D., Sesma, M. E. U., Caparros, N., & Portillo, M. C. (2015). Living with chronic illness in adults: A concept analysis. Journal of Clinical Nursing, 24, 2357–2367. https://doi.org/10.1111/jocn.12827

Anisman, H. (2016). Health psychology. Sage.

Arat, S., De Cock, D., Moons, P., & Vandenberghe, J. (2018). Modifiable correlates of illness perceptions in adults with chronic somatic conditions: A systematic review. Research in Nursing and Health, 41, 173–184. https://doi.org/10.1002/nur21852

Arestedt, L., Persson, C., & Benzein, E. (2014). Living as a family in the midst of chronic illness. Scandinavian Journal of Caring Sciences, 28, 29–37. https://doi.org/10.1111/scs.12023

Arestedt, L., Persson, C., & Benzein, E. (2015). Families living with chronic illness: Beliefs about illness, family and health care. Journal of Family Nursing, 21(2), 206–231. https://doi.org/ 10.1177/1074840715576794

Beng, T. S., Chin, L. E., Guan, N. C., Yee, A., Wu, C., Jane, L. E., & Meng, C. B. C. (2015). Mindfulness-based supportive therapy (MBST): Proposing a palliative psychotherapy from a conceptual perspective to address suffering in palliative care. American Journal of Hospice & Palliative Medicine, 32(2), 144–160. https://doi.org/10.1177/1049909113509640

Benner, P. (1984). From novice to expert: Excellence and power in clinical nursing practice. Addison Wesley

Berard, A. A., & Smith, A. P. (2019). Post your journey: Instagram as a support community for people with fibromyalgia. Qualitative Health Research, 29(2), 237–247. https://doi.org/ 10.1177/1049732318789102

Bury, M. (1982). Chronic illness as biographical disruption. Sociology of Health and Illness, 4, 167–182.

Cameron, L. D., Durazo, A., & Rus, H. M. (2016). Illnessrepresentations. In Y. Benyamini, M. Johnston, & E. C. Karademas (Eds.), Assessment in health psychology(pp. 45–59). Hogrefe.

Charmaz, K. (1983). Loss of self: A fundamental form of suffering in the chronically ill. Sociology of Health and Illness, 5(2), 168–195.

Charmaz, K., (1991). Good days, bad days: The self in chronic illness and time. New Brunswick, NJ: Rutgers University Press.

Childs, D. (2007). Mindfulness and the psychology of presence. Psychology and Psychotherapy: Theory, Research and Practice, 80, 367–376.

Conrad, P., & Barker, K.K. (2010). The social construction-of illness: Key insights and policy implications. Journal of Health and Social Behavior 51(S), S67–S79. https://doi.org/ 10.1177/0022146510383495

Conway, K. (2013). Beyond words: Illness and the limits of expression. University of New Mexico Press.

Currie, K., Strachman, P. H., Spaling, M., Harkness, K., Barber, D., & Clark, A. M. (2015). The importance of interactions between patients and healthcare professionals for heart failure self-care: A systematic review of qualitative research into patient perspectives. European Journal of Cardiovascular Nursing, 14(6), 525–535. https://doi.org/10.1177/1474515114547648

Dowling, E. C., Chawla, N., Forsythe, L. P., deMoor, J., McNeil, T., Rozjabek, H. M., Ekweme, D. U., & Yabroff, K. R. (2013). Lost productivity and burden of illness in cancer survivors with and without other conditions. Cancer, 119(18), 3393–3401. https://doi.org/ 10.1002 /cncr.28214

Edson, M. (1999). Wit. Faber and Faber.

Fahlberg, B., & Roush, T. (2016). Mindful presence: Being "with" in our nursing care. Nursing 2016, 46(3), 14–15.

Fife, B. (1994). The conceptualization of meaning in illness. Social Science and Medicine, 38(2), 309–316.

Freeman-Gibb, L. A., Janz, N. K., Katapodi, M. C., Zikmund-Fisher, B. J., & Northouse, L. (2017). The relationship between illness representations, risk perception and fear of cancer occurrence in breast cancer survivors. Psycho-Oncology, 26, 1270–1277. https://doi.org/ 10.1002/pon.4143

French, D. P., Wade, A. N., & Farmer, A. J. (2013). Predicting self-care behaviours of patients with type 2 diabetes: The importance of beliefs about behavior, not just beliefs about illness. Journal of Psychosomatic Research, 74, 327–333.

Greco, A., Steca, P., Pozzi, R., Monzani, D., Malfatto, G., & Parati, G. (2015). The influence of illness severity on health satisfaction in patients with cardiovascular disease: The mediating role of illness perception and self-efficacy beliefs. Behavioral Medicine, 41, 9–17. https://doi.org/10.1080/08964289.2013.855159

Hagger, M. S., Koch, S., Chatzisarantis, N. L. D., & Orbell, S. (2017). The common sense model of self-regulation: Meta-analysis and test of a process model. Psychological Bulletin, 143(11), 1117–1154. http://dx.doi.org/10.1037/bul0000118

Hannum, S. M., & Rubenstein, R. L. (2016). The meaningfulness of time: Narratives of cancer among chronically ill older adults. Journal of Aging Studies, 36, 17–25.https://doi.org/10.1016/j.jaging.2015.12.006

Hsi, S. D., Belshaw, J., & Corbin-Hsi, B. (2004). Closing the chart: A dying physician examines family, faith and medicine. University of New Mexico Press.

Isaksson, J., Salander, P., Lillilehorn, S., & Laurell, G. (2016). Living an everyday life with head and neck cancer 2–2.5 years post-diagnosis: A qualitative prospective study of 56 patients. Social Science & Medicine, 154, 54–61. https://dx.doi.org/10.1016/j.socscimed.2016.02.031

Janowski, K., Kurpas, D., Kusz, J., Mroczek, B., & Jedynak, T. (2013). Health-related behavior, profile of health locus of control and acceptance of illness in patients suffering from chronic somatic diseases. PLoS One, 8(5), e63920. https://doi.org/10.1371/journal. pone.0063920

Kalanithi, P. (2016) When breath becomes air. Random House.

Kaptein, A. A., Schoones, J. W., Fischer, M. J., Thong, M. S. Y., Kroep, J. R., & van der Hoeven, K. J. M. (2015). Illness perceptions in women with breast cancer: A systematic literature review. Current Breast Cancer Report, 7, 117–126. https://

doi.org/10.1007/s12609-015-0187-y

Karademas, E. C., Paschali, A., Hadjulis, M., & Papadimitriou, A. (2016). Maladaptive health beliefs, illnessrelated self-regulation and the role of information provided by physicians. Journal of Health Psychology, 21(6), 994–1003. https://doi.org/10.1177/13591053.4544072

Kremenchutzky, M., & Walt, L. (2013). Perceptions of health status in multiple sclerosis patients and their doctors. Canadian Journal of Neurological Science, 40, 210–218.

Larsen, P. D. (2013). Finding a way through cancer, dying and widowhood: A memoir. Archway Publishing.

Larsen, P. D. (2016). Chronicity. In P. D. Larsen (Ed.) Lubkin's chronic illness: Impact and intervention (9th ed., pp. 3–19). Jones & Bartlett Learning.

Leventhal, H., Bodnar-Deren, S., Breland, J., Hash-Converse, J., Phillips, L., Leventhal, E., & Cameron, L.(2012). Modeling health and illness behavior. In A. Baum, T. Revenson, & J. Singer (Eds.), Handbook of health psychology (2nd ed., pp. 3–35). Psychology Press.

Levy, S., Segev, M., Reicher-Atir, R., Steinmetz, A., Horev, N., Niv, Y., & Dickman, R. (2014).. Perceptions of gastroenterologists and patients regarding irritable bowel syndrome and inflammatory bowel disease. European Journal of Gastroenterology & Hepatology, 26(1), 40–46. https://doi.org/10.1097/MEG.0b013e328365ac70

Liu, X., Pan, M., & Li, J. (2019). Does sharing your emotion make you feel better? An empirical investigation on the association between sharing emotions on a virtual mood wall and the relief of patients' negative emotions. Telemedicine and e-Health, 25(10). https://doi.org/10.1089/tmj/2017.0327

Mayo, L. (Ed.) (1956). Guides to action on chronic illness. Commission on Chronic Illness. National Health Council.

Mechanic, D. (1962). The concept of illness behavior. Journal of Chronic Diseases, 15, 189–194.

Mechanic, D. (1995). Sociological dimensions of illness behavior. Social Science and Medicine, 41(9), 1207–1216.

Mengshoel, A.M., Sim, J., Ahlsen, B., & Madden, S. (2018). Diagnostic experience of patients with fibromyalgia: A meta-ethnography. Chronic Illness 14(3), 194–211. https://do.org/10.1177/1742395317718035

Micelli, J., Geller, D., Tsung, A., Hecht, C., Wang, Y., Ritambhara, P., Cheng, H., Marsh, W., Antoni, M., Panedo, F., Burke, L., Ell, K., Shen, S., & Steel, J. (2019). Illness perceptions and perceived stress in patients with advanced gastrointestinal cancer. Psycho Oncology 28(7), 1513 1519. https://doi.org/10.1002/pon.5108

Nanton, V., Munday, D., Dale, J., Mason, B., Kendall, M., & Murray, S. (2016). The threatened self: Considerations of time, place, and uncertainty in advanced illness. British Journal of Health Psychology, 21, 361–373.

Oser, T. K., Oser, S. M., Parascando, J. A., Hessler-Jones, D., Sciamanna, C. N., Sparling, K., Nease, D., & Litchman, M. L. (2020). Social media in the diabetes community: A novel way to assess psychosocial needs in people with diabetes and their caregivers. Current Diabetes Reports, 20(10). https://doi.org/10.1007/s11892-020-1294-3

Pai, H.-C., Li, C.-C., Tsai, S.-M., & Pai, Y.-C., (2019). Association between illness representation and psychological distress in stroke patients: A systematic review and meta-analysis. International Journal of Nursing Studies, 94, 42–50. https://doi.org/10.1016/j.ijnurstu.2019.01.015

Parfeni, M., Nistor, I., & Covic, A. (2013). A systematic review regarding the association of illness perception and survival among end-stage renal disease patients. Nephrology Dialysis Transplant, 28, 2407–2414. https://doi.org/10.1093/ndt/gft194

Parsons, T. (1951). The social system. Free Press.

Partridge, S. R., Gallager, P., Freeman, B., & Gallagher, R. (2018). Facebook groups for the management of chronic diseases. Journal of Medical Internet Research, 20(1), e21. https://doi.org/10.2196/jmir.7558

Paschali, A. A., Hadjulis, M., Papadimitriou, A., & Karademas, E. C. (2015). Patient and physician reports of the information provided about illness and treatment: What matters for patients' adaptation to cancer during treatment? Psycho-Oncology, 24(8), 901–909. https://doi.org/10.1002/pon.3741

Petersen, A., Schermuly, A., & Anderson, A. (2020). Feeling less alone online: Patients' ambivalent engagements with digital media. Sociology of Health and Illness, 42(6), 1441–1455. https://doi.org/10.1111/1467-9566.13117

Petrie, K. J., & Weinman, J. (2006). Why illness perceptions matter. Clinical Medicine, 6(6), 536–539.

Pickett, S., Allen, W., Franklin, M., & Peters, R. (2013). Illness beliefs in African Americans with hypertension. Western Journal of Nursing Research, 36(2), 152–170. https://doi.org/10.1177/0193945913491837

Prince-Paul, M., & Kelley, C. (2017). Mindful communication:Being present. Seminars in Oncology Nursing, 33(5), 475–482.

Qin, X., Chen, J., Suo, R., Feng, L., Zhang, Y., & Jun, Y.(2020). The dissimilarity between myocardial infarction patients' and spouses' illness perception and its relation to patients' lifestyle. Journal of Clinical Nursing, 29, 887–898. https://doi.org/10.1111/jocn.15132

Reeve, J., Lloyd-Williams, M., Payne S., & Dowrick, C. (2010). Revisiting biographical disruption: Exploring individual embodied illness experience in people with terminal cancer. Health, 14(2), 178–195. https://doi.org/10.1177/1363459309353298

Richardson, E. M., Schuz, N., Sanderson, K., Scott, J. L., & Schuz, B. (2016). Illness representations, coping and illness outcomes in people with cancer: A systematic review and meta-analysis. Psycho-Oncology, 26, 724–737. https://doi.org/10.1002/pon.4213

Sawyer, A. T., Harris, S. L., & Koenig, H. G. (2019). Illness perception and high readmission health outcomes. Health Psychology Open, January–June 2019. https://doi.org/10.1177/2055102919844505

Sim, J., & Madden, S. (2008). Illness experience in fibromyalgia syndrome: A metasynthesis of qualitative studies. Social Science & Medicine, 67, 57–67. https://doi.org/10.10o16/j.socscimed.2008.03.003

Simpson, J., Lekwuwa, G., & Crawford, T. (2013). Illness beliefs and psychological outcomes in people with Parkinson's disease. Chronic Illness, 9(2), 165–176.

Sirri, L., Fava, G. A., & Sonino, N. (2013). The unifying concept of illness behavior. Psychotherapy and Psychosomatics, 82, 74–81. https://doi,org/10.1159/000343508

Snippen, N. C., deVries, H. J., van der Burg-Vermeulen, S. J., Hagedoorn, M., & Brouwer, S. (2019). Influenceof significant others on work participation of individuals with chronic diseases: A systematic review. BMJ Open, 9, e021742. https://doi.org/10.1136/bmjopen-2018-021742

Stallings, D. T. (2016). Illness perceptions and health behaviors of black women. Journal of Cardiovascular Nursing, 31(6), 492–499. https://doi.org/10.1097JCN.0000000000000276

Stellefson, M., Paige, S. R., Alber, J. M., & Stewart, M. (2018). COPD360social online community: A social media review. Health Promotion Practice, 19(4), 489–491.

Tie, S., & Poulsen, S. (2013). Emotionally focused couple therapy with couples facing terminal illness. Contemporary Family Therapy, 35, 556–567.

Twiddy, M., House, A., & Jones, F. (2012). The association between discrepancy in illness representations on distress in stroke patients and carers. Journal of Psychosomatic Research, 72, 220–225. https://doi.org/10.1016/j.jpsychores.2011.12.004

Wainwright, D. (2008). Illness behavior and the discourseof health. In D. Wainwright (Ed.), A sociology of health(pp. 76–96). Sage.

Walker, C. (2010). Ruptured identities: Leaving work because of chronic illness. International Journal of Health Services, 40(4), 620–643.

Wang, X., Zhao, K., & Street, N. (2017). Analyzing and predicting user participations in online health communities:A social support perspective. Journalof Medical Internet Research, 19(4). https://doi.org/10.2196/jmir.6834

Weingarten, K. (2013). The "cruel radiance of what it is": Helping couples live with chronic illness. Family Process, 51(1), 83-101. https://doi.org/10:1111/famp.12017

White, L. (2013). Mindfulness in nursing: An evolutionary concept analysis. Journal of Advanced Nursing, 70(2), 282–294. https://doi.org/10.1111/jan.12182

Williams, S. J. (2005). Parsons revisited: From the sick role to . . .? Health, 9, 123–144.

Woolthuis, E., deGrauw, W., Cardol, M., van Weel, C., Metsemakers, J., & Biermans, M. (2013). Patients' and partners' illness perceptions in screen-detected versus clinically diagnosed type 2 diabetes: Partners matter! Family Practice, 30(4), 418–425. https://doi.org/10.1093 /fampra/cmt003

Wu, L. M., Mohamed, N. E, Winkel, G., & Diefenbach, M. A. (2013). Patient and spouse illness beliefs and quality of life in prostate cancer patients. Psychology and Health, 28(4), 355–368. https://doi.org/10.1080/08870446.2012.72219

Yip-Williams, J. (2019). The unwinding of the miracle: A memoir of life, death and everything that comes after. Random House.

Young, J. T. (2004). Illness behavior: A selective review and synthesis. Sociology of Health and Illness, 26(1), 1–31.

제2장

사회적 고립 Social Isolation

Nicholas R. Nicholson, Jr.

개요

인간이 사회적 존재라는 생각은 거의 논쟁의 여지가 없는 개념이다. 그러나 사회적 고립이 인간, 가족, 공동체에 미치는 영향은 과학 연구에서 비교적 새로운 주제이다. 이제 인간의 건강과 복지를 총체적으로 바라볼 필요가 그 어느 때보다 중요해졌다. 세계보건기구(WHO)는 건강을 단순히 질병이나 허약함이 없는 상태가 아니라 신체적·정신적·사회적으로 완전한 안녕 상태로 정의한다(WHO, 2003). 신체적·심리적·사회적 건강의 교차점에 대한 관심을 높이는 것은 만성질환 관리에 매우 중요하다.

만성질환의 성격이 변화하고 관리가 점점 복잡해짐에 따라 사회적 건강을 유지하는 능력이 무엇보다 중요해졌다. 개인의 사회화 능력 또는 부족은 수많은 부정적인 건강결과를 예측하는 중요한 인자이다. 사회적으로 고립된 사람, 특히 노인(65세 이상)은 부정적인 건강결과를 초래할 위험이 높다.

또한 세계는 신종 코로나바이러스를 새로운 감염병의 관점에서 이해할 필요를 넘어, 코로나19로 인해 새로운 도전에 직면해 있다. 코로나19 확산을 막기 위한 노력이 부작용을 낳을 수 있는 범위를 세계사회도 인식하고 있다. 구체적으로는 코로나19 확산 방지를 위해 사회적 거리두기를 통해 의도적으로 사회적 분리와 해체를 진행하고 있다. 이 전략은 단기적으로 엄청난 결과를 가져오며(Carvalho Aguiar Melo & de Sousa Soares, 2020; Galea et al., 2020), 장기적인 효과도 유발할 가능성이 높다.

사회적 고립이 존재하면 인간이 배려나 분노와 같은 감정을 특징으로 하는 진정한 친밀한 관계에서 서로 연관되어야 한다는 필요에 대한 인식이 높아진다. 사회적 고립에 관해 말할 때 우리는 먼저 피해를 입은 사람을 생각한다. 그런 다음 거의 즉시 우리는 그 개인의 관계를 고려하게 된다. 이 장에서는 사회적 고립이 생애주기 전반에 걸쳐 다양한 만성질환과 장애의 두드러진 특징임을 보여준다.

사회적 고립이 무엇인지에 관해 개념적 모호성이 상당히 많았다. 그러므로 이론적 토대를 개괄적으로 설명하고, 명확하게 정의하는 것이 중요하다. 건강관리전문가로서 우리는 사회적 고립의 심리사회적 구문(construct)을 이해해야 한다. 이는 환자가 치료의 모든 측면에 반응하는 방식에 영향을 미치기 때문이다.

사회적 고립의 본질

이 장에서는 사회적 고립의 알려진 측면과 사회적 고립에 대한 논의에서 고려해야 할 중요한 관련 개념을 확인한다. 이러한 관련 개념은 부정적인 사회관계망 구성원과 개인에 대한 잠재적 영향으로 구성된다. 또한 홀로 있음(aloneness), 외로움(loneliness), 고독(solitude) 등 인간의 소외와 유사한 상태와 관련하여 사회적 고립을 제시하는 것이 중요하다.

* 사회적 고립의 정의

사회적 고립은 개인이 다른 사람과 원하거나 필요한 관계망으로부터 심리적 및/또는 육체적으로 거리를 두는 것이다. 구체적으로 정의하면, 사회적 고립은 '개인이 사회적으로 소속감이 부족하고, 다른 사람과의 관계가 부족하며, 사회적 접촉 수가 적고, 만족스럽고 질 높은 관계가 부족한 상태'이다(Nicholson, 2009, p.1346). 그러므로 사회적 고립은 자신의 집단 내에서 설 자리를 잃는 것이다. 이러한 격리는 자발적일 수도 있고, 비자발적일 수도 있다. 인지적으로 손상되지 않은 사람의 경우 사회적 고립은 고립된 개인에 의해 식별될 수 있다. 사회적 고립은 개인 건강의 주관적 측면과 객관적 측면이 합쳐진 것으로 설명할 수 있다.

사회적 고립 상태는 사회통합(Nichols-onet al., 2020)의 부적응(Roy & Andrews, 1999)으로 생각할 수 있다. 사회적 고립은 개인의 통제를 벗어난 비효율적인 적응 과정이라고 볼 수 있겠다. 사회적으로 고립된다는 것은 사회적 접촉횟수의 부족뿐만 아니라 이러한 연결의 질에 대한 인식 부족으로 인해 발생하는 모든 것을 포괄하는 상태이다. 이 정의는 개인이 인지한 경험(주관적 측면)과 실제 사회적 접촉 수(객관적 측면)를 모두 포함한다.

* 사회적 고립 대 인간 소외의 유사한 상태

과거에는 사회적 고립이 인간의 소외와 관련된 다른 상태와 결합되거나 동일시되었다. 문헌은 사회적 고립에 대한 다양한 정의로 가득 차 있으며, 그 중 다수는 서로 연관되어 있거나 동의어이거나 다른 뚜렷한 연관된 현상과 혼동되어 있다. 개념적 명확성을 위해 문헌에서 자주 중복되는 몇 가지 개념을 여기에서 설명한다. 사회적 고립은 별개의 현상으로 취급되어야 한다.

사회적 고립 대 홀로 있음

홀로 있음(aloneness)에 대해 Killeen(1998)은 "누군가는 혼자 있기 때문에 외로울 수도 있지만 전혀 그렇지 않을 수도 있다."라고 말했다(p. 764). 홀로 있음 개념은 개인의 관점에 따라 긍정적이거나 부정적인 경험으로 볼 수 있다. 혼자라는 것은 혼자 있기로 한 결정과 관련된 통제나 선택이 있음을 의미한다(Killeen, 1998). 절대적인 관점에서 혼자라는 것은 자신의 선택(또는 선택하지 않음)에 따라 혼자 있는 것으로 생각될 수 있으며, 본질적으로 주관적이지 않다. 만성질환과 관련하여 외로움을 조사한 개념 분석에서는 개인이 어느 치료 단계에 있는지에 따라 외로움의 속성이 달라지는 것으로 나타났다(Pierce et al., 2003).

홀로 있음으로 인한 감정은 취약성, 두려움, 무력감, 자기통제력 상실, 정체성 혼란에서 자립, 희망, 수완, 자기결정 및 자기반성으로 바뀔 수 있다(Pierce et al., 2003). 이는 개념의 이중적 특성을 반영한다. 즉, 긍정적이고 자기치유가 분명할 수도 있고, 부정적이며 통제력 상실의 증상이 될 수도 있다. 분명히 개인의 객관적인 외로움에 대한 경험과 그와 관련된 상황은 홀로 있음에 대한 느낌에 심각한 영향을 미칠 수 있다. 이러한 감정은 사회적 지원 관계망의 결핍, 이런 관계망이나 사회적 관계에 대한 참여 감소, 또는 거부나 소외감과 관련이 있을 수 있다.

사회적 고립 대 외로움

Hagerty, Lynch-Sauer, Patusky, Bouwseema 및 Collier(1992)에 따르면 외로움(loneliness)은 "혼란을 겪고 있는 다른 사람이나 그룹의 요구를 의미하며, 부재나 상실의 맥락에서 논의된다"(p. 175). 원하는 수준과 달성된 사회적 접촉 수준 사이의 불일치 느낌은 외로움의 특징적인 징후이다(Perlman, 1987). 외로움에는 부정적인 의미가 부여되어 원하는 상호작용에 도달할 수 없음을 나타낸다. 이에 대한 예는 '외로운 경험은 목적 없음과 지루함뿐만 아니라 완전한 외로움의 느낌'(Younger, 1995, p. 58)이다. 개인이 외로움을 경험할 때 부정적인 주관적 감정이 있음은 분명하다. 외로움은 외로움이라는 주관적인 느낌에 초점을 맞춘 주관적 구성요소로, 사회적 고립과 구별된다(Perissinotto & Covinsky, 2014).

사회적 고립 대 고독

우리가 다양한 관계를 맺을 때 생명이 귀중한 만큼, 휴식이나 사색의 기회를 찾을 때 고독(solitude)을 위한 시간도 필요하다. 우리만의 공간, 사회적 참여 또는 고독을 위한 개인의 가능성을 함께 엮는 것은 개인 및 공동체 관계에서 특정한 독특함과 질감을 발전시킨다. 참여와 분리의 이러한 독특한 개인적 구성은 우리의 일과 사회생활에 영향을 미친다. 그러므로 건강관리전문가가 사회적 고립과 고독의 차이를 이해하는 것이 중요하다. 종종 고독으로 묘사되는 의도적인 분리는 자신의 사회적 관계망으로부터 거리를 두는 것이다. 그러나 이 상태는 일반적으로 긍정적인 감정을 동반하며, 자발적으로 시작할 수도 있다.

사회적 고립이 긍정적이고 유익할 수 있으며, 어떤 경우에는 개인이 추구한다는 개념은 오해이다. 이 장에서 정의된 사회적 고립은 사회적 관계와 관련된 충족되지 않은 욕구와 감정에 기초한 부정적인 경험이다. 개인은 기분이 나아지거나 긍정적인 것을 경험하기 위해 사회적 고립을 추구하지 않는다. 다시 말하지만, 이러한 경우에는 개념적 모호성이 작용할 수 있으며, 이는 결국 개념과 구성을 명확하게 해야 할 필요성을 강조한다. 사회적 관계망 내에 부정적인 것으로 간주되는 사람이 1명 이상 있는 사람은 고립을 추구하는 것이 도움이 될 수 있다. 부정적인 사회적 관계망 구성원은 개인과의 사회적 상호작용이 슬픔, 두려움, 위협 또는 좌절과 같은 부정적인 감정 상태를 생성하거나 지원하는 사람이다. 특정 사회적 관계망 구성원에 대한 의무감을 느끼는 개인은 휴식을 위한 시간이 필요할 수 있다. 치매 환자와 같이 복잡한 요구가 있는 사람에게 지속적인 돌봄을 제공하는 사람의 경우 돌봄을 제공한다는 것은 사회적 고립으로 이어질 수 있다(Kovaleva et al., 2000). 그러한 사람은 스스로 격리를 하지는 않는다. 그러나 고독은 그들이 관계를 계속 유지하면서 신체적·정서적으로 재충전할 수 있는 시간을 제공할 수 있다.

* 사회적 고립과 만성질환

만성질환은 다차원적이며, 만성질환을 앓고 있는 사람과 그들의 사회적 관계망은 치료요법 관리, 증상 조절, 위기 예방 및 관리, 시간 재정렬, 질병 궤적 관리, 의료전문가 상대, 삶의 정상화, 합리적인 자아상, 감정적 균형 유지, 의료비 조달, 불확실한 미래에 대한 준비와 같은 다양한 임무를 맡는다(Strauss et al., 1984). 만성질환을 앓고 있는 사람은 자신의 신체기능 장애를 이해하고 개인적·사회적 정체성을 유지하는 데 어려움을 겪으면서 피로해지고, 병이 더 심해지거나, 희망을 쉽게 잃을 수 있다. 이런 일이 발생하면 그 사람은 사회적 관계에서 벗어나는 것을 고려할 수 있다. 사회적 고립은 만성질환 진단의 위험을 증가시킨다. 따라서 개인의 사회적 활동이 더욱 활발해지면 질병위험이 줄어들 수 있다(Cantarero-Prieto, et al., 2018).

사회적 관계망 구성원은 만성질환을 앓고 있는 개인의 동반질환이 악화되는 동안 해당 개인을 지속적으로 지원하기가 어려울 수 있는데, 이는 헌신 수준에 따라 차이가 있을 수 있다. 이는 각 개인이 자신의 동반질환을 다루고 있으며, 다른 사람을 돕는 것이 점점 더 어려워지는 노년기에 특히 그렇다. 따라서 이러한 개인은 자신의 필요를 충족하기 위해 더 많은 지원을 찾을 수 있다.

우울증과 같은 많은 만성 정신질환과 마찬가지로 사회적 고립은 개인을 사회적으로 통합하기 위해 평생 지속적인 노력이 필요하다. 사회적 고립에 대해 알려진 바에 따르면, 고립된 사람을 '치료'할 수 있는 단일 해법은 없다. 오히려 사회적 고립을 완화하는 데 가능성이 있는 중재는 개인이 사회적으로 재통합되도록 돕는 생활/사회적 기술을 가르치는 데 초점을 둔 집단행동치료로 구성된다(Dickens et al., 2011; Fakoya et al., 2020). 이 경우 특정 집단에 최대한 맞춰 중재하는 것이 중요하다. 노인 집단의 중재 구조는 청년 집단의 중재 구조와 많이 다르기 때문에 맥락이 중요하다.

많은 부정적인 건강결과는 만성질환으로 분류될 수 있다. 관상동맥심장병(CHD) (Peçanhaet et al., 2020; Valtorta et al., 2016), 뇌졸중(Hakulinen et al., 2018), 인지 저하(Franck et al., 2016; Kelly et al., 2017; Lara et al., 2019), 치매(Biddle et al., 2019; Penninkilampi et al., 2018), 기분장애(Golden et al., 2009), 비활동(Christiansen et al., 2016), 흡연(Christiansen et al., 2016), 영양 부족(Boulos et al., 2017), 우울증(Taylor et al., 2018), 낙상 증가(Hayashi et al., 2020; Pohl et al., 2018)는 모두 본질적으로 만성적인 동반질환이다. 이러한 각 질환은 관리를 위해 복잡한 치료요법이 필요하다.

사회적 고립 자체가 만성질환이다. 이는 이 본문에 설명된 만성질환의 정의(제1장, 질병경험 참조)에 아주 잘 들어맞는다. 사회적 고립과 같은 심리사회적 질환은 만성질환으로 간주되지 않는 경우가 많다. 예를 들어, 만성질환은 일반적으로 당뇨병, 심장병 또는 암을 말한다. 이러한 만성질환은 모두 자가관리가 필요하며, 물론 질병을 성공적으로 헤쳐나가기 위해서는 인간의 반응도 필요하다. 마찬가지로 사회적 고립에는 발병으로 이어지는 선행요인이 있으며, 일단 존재하면 성공적으로 헤쳐나가기 위해 자가관리가 필요하다. 예를 들어 당뇨병 환자의 경우 혈당 수준을 일정한 범위 내에서 유지하면 수명과 삶의 질이 크게 향상될 수 있다.

당뇨병을 만성질환으로 비교해보면 진단 전에 개인은 고혈당증이 발생한다. 그러나 그들은 그 상태를 인식하지 못하므로 치료를 진행하지 않는다. 당뇨병 진단을 받고 적절한 치료와 교육이 제공되면 개인은 부적응 상태에서 벗어날 수 있다. 마찬가지로, 사회적으로 고립된 개인은 해당 상태에 대해 평가를 받고 그들이 사회통합 상태를 관리하고 앞을 향해 나아갈 수 있도록 돕는 목표로 치료를 받아야 한다. 사회적 고립은 개인, 공동체, 사회 차원에서 발생하는 일련의 복잡한 상황이 상호작용한 결과이므로, 개인적 요인을 고려하면서 사회적 고립을 줄이는 데 도움이 되는 구조가 필요하다. 개인이 자신의 사회적 고립과 이를 완화하기 위해 무엇을 할 수 있고, 무엇을 해야 하는지 이해하면 만성질환을 적절한 방법으로 관리할 수 있고, 사회적 고립 상태에서 사회통합 상태로 이동할 수 있다.

모호함에서 명확함으로: 사회적 고립의 진화

자신의 사회적 관계망 구성원과의 접촉이 부족한 것은 개인의 건강 저하의 다양한 중요한 측면을 설명하는 심리사회적 현상으로 제안되었다(Cobb, 1979). 사회적 관계가 개인의 건강과 복지에 중요한 측면일 수 있다는 현대적 개념은 Berkman과 Syme(1979)의 주요 연구에서 명확하게 입증되었으며, 이 연구에서는 사회적 관계망이 작은 사람의 사망률이 증가한다는 사실을 확인했다. 이들의 연구 결과가 발표된 이후 수많은 반복 연구를 통해 사회적 관계망이 건강의 중요한 측면이라는 일반적인 결과가 재확인되었다. 인간이 서로 연결되는 것의 중요성과 그러한 관계의 건강상 이점, 그리고 그러한 연결 부족과 관련된 건강위험을 시사하는 40년 이상의 연구를 무시하기는 어렵다.

이러한 사고방식의 발전을 통해, 문헌은 사회적 네트워크 부족, 즉 사회적 고립이라는 용어가 더 이상 이 개념을 제대로 표현하지 못한다는 것을 시사한다. 사회적 고립은 단순히 소수의 사회적 네트워크 구성원을 지칭하는 용어에서 훨씬 더 견고한 개념으로 변화했다. 이 개념은 이제 사회적 네트워크뿐만 아니라 그 네트워크와의 연결까지 포괄한다(Cornwell & Waite, 2009; Nicholson, 2009). 사회적 고립이 주관적 요소와 객관적 요소를 모두 포함하는 복잡한 개념이라는 인식이 확산됨에 따라, 초점은 개념적 모호성에서 벗어나 최적의 측정 방법 평가로 이동하게 되었다.

* 사회적 고립 유형

사회적 고립을 겪고 있는 노인에 대한 이해는 우리가 사회적 고립을 겪고 있는 사람의 경험을 이해하는 데 도움이 되며, 서비스 제공자는 고객에게 더 나은 맞춤형 중재를 제공할 수 있다. 맞춤형 중재를 돕기 위한 시각으로 이 집단을 바라볼 때, 사회적 고립에 대한 전체적인 관점을 갖는 것이 중요하다. 사회적 고립을 느리고 서서히 시작되는 복잡한 상태로 취급하는 것은 향후 치료 및 중재에 대한 기대치를 결정하기 때문에 중요하다. 사회적 고립을 겪고 있는 사람에 대해 가능한 한 많이 이해하면 특정 하위 집단(예: 노인, 퇴역 군인 또는 인종/민족 집단)을 도울 수 있는 방식으로 중재를 맞춤화할 수 있는 기회가 제공된다.

사회적으로 고립된 노인의 유형을 구성하는 세 가지 중요한 차원이 있다(Machielse, 2015). 이 유형은 지속성(지속기간), 행동 지향(동기부여) 및 대처전략으로 구성된다. 유형론은 첫 번째 차원인 지속성에는 두 가지 유형의 사회적으로 고립된 노인이 있다고 한다. 즉, 상황적 고립 또는 구조적 고립이 있다. 전자는 특정 사건 이후에 발생하는 사회적 고립의 급격한 시작으로 생각할 수 있다. 반면 구조적 고립은 좀 더 만성적인 것으로 볼 수 있으며, 서서히 시작되어 장기간에 걸쳐 발생하며, 시작을 알리는 단일한 사건이 없다.

다음 차원은 사회적 맥락에 참여하려는 노인의 동기와 직접적으로 관련된 행동 지향이다(Machielse, 2015). 행동 지향은 중재 생성 및 치료계획을 의미하며, 사회적으로 고립된 것으로 확인된 사람을 위해 다음 단계를 권장할 때 고려해야 할 사항이다. 개인이 사회적 맥락에서 높은 동기를 부여받은 것으로 간주되는 경우와 그렇지 않은 경우 사회적 고립을 완화하기 위한 다양한 전략을 권장할 수 있다.

마지막으로, 개인의 대처전략은 수동적이거나 능동적인 것으로 볼 수 있다. 이 정보는 사회적 건강을 회복하기 위한 적절한 중재를 개발하는 데 도움이 될 수 있다.

* 사회적 고립과 노인

신체적·정신적 건강, 사회적 역할, 이동성, 경제

적 지위, 신체적 생활방식의 상실로 인해 노년기가 되면 사회적으로 고립될 가능성이 높아질 수 있다(Iliffe et al., 2007). 노화 자체인지 아니면 노화가 가져오는 조건이 사회적 고립에 기여하는지에 대한 질문에는 여전히 답이 없다. 문헌적으로 연령이 사회적 고립으로 이어지는 독립적인 위험요소라는 결론을 내리는 확실한 검토가 없다. 그럼에도 불구하고 노화는 상실(주택, 가족, 친구), 배우자의 사망, 청력/시력 상실, 치매 위험 증가(인지 능력 상실)와 같이 많은 위험요소를 수반하는 경향이 있다. 이러한 모든 요인으로 인해 노인은 사회적으로 고립될 위험이 커진다. 게다가 노인은 만성질환을 앓을 가능성이 매우 높다. 질병통제예방센터(CDC)에 따르면 연령은 만성질환의 위험을 증가시킨다(CDC, 2020). 노인이 4개 이상의 만성질환을 앓고 있는 경우 사회적 고립 위험이 더욱 높아진다(Havens et al., 2004).

향후 20년 동안 노인 인구가 산술적으로나 비례적으로 증가할 것으로 예상되기 때문에 이러한 요인은 앞으로 훨씬 더 큰 문제가 될 것이다. 현재 사회적 고립의 확산은 지역사회에 거주하는 성인의 약 24~50%에게 영향을 미치는 것으로 나타났다(Cudjoe et al., 2020; Ibrahim et al., 2013). 사회적 고립의 발생률은 100인-년(person-years)당 4.5건이다(Nicholson et al., 2010). 미국 인구조사국에 따르면, 2034년까지 65세 이상 인구는 7,700만 명으로 2016년 4,920만 명에 비해 2,780만 명 증가할 것으로 예상된다. 또한 미국 인구의 평균 연령은 현재 38세에서 2060년까지 43세로 증가할 것으로 예상된다(미국 인구조사국, 2018).

기능장애와 독립

건강문제 증가는 사회적 고립과도 관련이 있다(Havens et al., 2004). 예를 들어, 사회적 고립은 기능적 장애와 연관되어 있다. 기능적 장애의 한 가지 정의는 '일상활동(ADL) 또는 독립적인 생활에 필수적인 기타 작업을 독립적으로 수행하는 데 어려움이 있거나 무능력한 정도'이다(Mendes de Leon et al., 2001, p. S179). 결과적으로, 기능장애는 노인과 다른 구성원의 교류를 방해함으로써 사회적 관계망에 영향을 미칠 수 있다.

신체기능을 유지하지 못하는 것도 마찬가지로 사회적 고립과 관련이 있다(Sawada et al., 2011). 사회적으로 고립된 노인은 사회적으로 통합된 노인에 비해 기능장애가 더 많다고 보고되었다(Mendes de Leon et al., 2003). 관계망 규모와 사회적 상호작용 역시 기능장애의 위험과 상당한 연관이 있다(Mendes de Leon et al., 2001). 사회적으로 더 많이 참여하는 노인은 기능장애가 더 적었다(승산비[OR] = 0.84; 95% 신뢰구간[CI]: 0.75-0.95)(Mendes de Leon et al., 2003).

사회적 고립은 노인에게 심각한 건강위험으로 나타났으며, 연구에 따르면 사회적 고립과 전 인구 사망률(Gilmour & Ramage-Morin, 2020; Leigh-Hunt et al., 2017; Tanskanen & Anttila, 2016), 관상동맥심장병(CHD)(Peçanha et al., 2020; Valtorta et al., 2016), 뇌졸중(Hakulinen et al., 2018), 인지장애(Franck et al., 2016) 간의 관계가 있다. 마찬가지로 뇌졸중 후 결과(예: 추가 뇌졸중 재발, 심근경색 또는 사망)는 뇌졸중 전 고립으로 예측할 수 있다(Boden-Albala et al., 2005). 뇌졸중 전 사회적 관계망이 클수록 뇌졸중 후 신체기능이 더 좋다(Dhand et al., 2019).

별도의 연구 결과에서는 광범위한 사회적 관계망을 갖춘 노인이 치매 유병률이 낮았다(Biddle et al., 2019; Penninkilampi et al.; Casey et al., 2018). 앞에서 설명한 것처럼 낮은 사회적 참여가 그 자체로 사회적 고립의 한 형태는 아닐 수 있지만, 이는 심리적 고립을 유발하며, 따라서 사회적 고립의 위험요소이다(Howat et al., 2004).

유방암 생존자의 경우 사회적 지원 관계망이 더 큰 여성은 유방암 관련 생존율과 전체 생존율이 더 높았다(Kroenke et al., 2017). 노년층에만 국한되지 않는 또 다른 연구에서는 지원 수준이 낮고 사회적 관계망 구성원 수가 적은 여성의 사망률이 증가했다(Kroenke, Quesenberry et al., 2013). 더욱 강력한 사회적 관계망과 상당한 양의 사회적 지원은 진단 후 삶의 질 향상과 관련이 있었다(Kroenke, Kwan et al., 2013). 마지막으로, 아마도 건강 및 비용 결과와 가장 관련이 있을 수 있는 것은 사회적으로 고립된 노인이 입원 후 1년 이내에 재입원할 가능성이 훨씬 더 높은 것으로 나타났다는 것이다(Giuli et al., 2012). 사회적 고립은 응급 병원 방문을 포함한 의료이용 증가에 영향을 미친다(Mosen et al., 2020). 고관절 골절로 병원에서 치료를 받고 있는 사회적으로 고립된 노인은 퇴원 지연을 경험할 가능성이 3.5배 더 높아 병원에 평균 2.6일 더 입원했다(Landeiro et al., 2016).

엄밀히 말해서, 사회적 고립은 장소에 국한되지 않는다. 사회적으로 고립된 개인은 반드시 집에 갇히거나 장소에 갇힌 것은 아니지만, 일반적으로 그렇다. 즉, 대부분의 지역사회에서 떨어진 환경(예: 시골 지역)이나 안전에 도움이 되지 않는 환경(예: 범죄율이 높은 지역)은 사회적 고립에 영향을 미칠 수 있다(Beer et al., 2016; Winterton & Warburton, 2011).

위치에 따른 사회적 고립은 미국 외 여러 국가에서 도시화된 환경에 사는 노인에게 특히 두드러지게 나타나고 있다(Beer et al., 2016; Winterton & Warburton, 2011). 이러한 경우 노인은 교통수단이 없거나 폭행을 두려워하여 집밖을 나갈 수 없으므로 점점 더 고립될 수 있다. 이러한 상황은 불신, 낮은 사회경제적 지위 또는 지역에 의해 심화되며, 노인이 제약이 가중되는 만성질환을 앓고 있는 경우 더욱 악화된다. 운전 중단은 사회적 고립의 더 높은 위험과 관련이 있는 것으로 나타났다. 지난해에 비운전자로 분류된 사람은 가장 높은 수준의 사회적 고립을 경험할 가능성이 두 배 더 높았다(Qin et al., 2020).

* 사회적 고립의 위험요인 및 예측요인

사회적 고립에 관한 연구는 지난 몇 년 동안 상당히 축적되어 왔지만, 코로나19 팬데믹과 바이러스 확산을 방지하는 데 필요한 사회적 고립을 감안할 때 2020년에 기하급수적으로 증가했다. 사회적 고립의 원인을 이해하는 것은 무엇이 사회적 고립을 초래하는지 완전하고 총체적으로 이해하는 데 중요하다. 진정한 이해는 상황에 대응하기보다는 예방에 초점을 맞춘 더 높은 수준의 사고를 가능하게 한다.

사회적 고립으로 인해 부정적인 건강결과가 나타나면 개인의 건강상태는 현저히 악화된다. 또한 사회적 고립과 관련된 부정적인 건강결과는 사회적 고립의 위험요소가 될 가능성이 높다. 즉, 개인이 사회적 고립으로 인해 부정적인 건강결과를 경험하면 그 결과는 더 많은 사회적 고립으로 이어지며, 이는 더 부정적인 건강결과로 이어진다. 이 부정적인 순환고리 또는 사회적 고립의 악순환은 표적화된 중재가 이루어지지 않는 한 계속될 가능성이 높다. 사회적 고립과 관련된 위험 및 보호 요소는 Howat 등(2004)이 설명하는 범주에 따라 설명된다. (1) 신체적, (2) 심리적, (3) 경제적, (4) 직장/가족의 변화, (5) 환경적. 이 다섯 가지 범주 외에도 인구통계학적 요인 범주가 포함된다.

신체적 요인

과체중인 개인은 사회화 활동에 대한 자의식 수준이 높아져 사회적으로 고립될 수 있다고 제안되었다(Nicholson & Shellman, 2013). Christakis와 Fowler(2007)는 체중 증가에 사회적 요소가 포함되어 있음을 보여준다. 구체적으로 살펴보면, 한 사람의 체중 증가는 해당 개인의 친구, 형제자매, 배우자로 구성된 사회적 관계망의 체중 증가와 관련이 있다. 아동의 경우에도 사회적 고립은 체중 증가 및 체중 감소를 포함하여 건강에 해로운 체중 조절 관행과 관련이 있는 것으로 나타났다(Okada et al., 2019).

흡연과 같은 위험한 건강행동을 하는 개인은 사회적으로 고립될 가능성이 더 높은 것으로 보인다(Ikeda et al., 2020; Nagarajan et al., 2020; Pantell et al., 2013). 흡연은 위험을 증가시키거나 미래의 사회적 고립을 예측할 수도 있다(Choi & DiNitto, 2015; Nicholson et al., 2014). Christakis와 Fowler(2008)는 흡연하는 개인이 동일한 소규모 사회적 관계망에 함께 모이는 경향이 있는 현상을 확인했다. 또한 흡연자는 많은 사회에서 계속해서 소외되고 있기 때문에 흡연자는 일반적으로 사회적 관계망의 주변에 머무는 것으로 나타났다.

개인이 자신의 건강을 직접 평가하는 방식은 사회적 고립을 예측하는 것으로 입증되었다(Ibrahim et al., 2013; Wilson et al. 2011). 자신의 건강이 좋지 않다고 평가하는 사람은 시간이 지남에 따라 사회적으로 고립될 가능성이 훨씬 더 높다(Nicholson et al., 2014). 또한 낙상에 대한 심리적 두려움으로 인해 활동을 크게 제한하는 개인은 사회적으로 고립될 위험이 높아진다(Finch et al., 2014; Parry et al., 2016)

수면과 개인관리습관은 전 생애에 걸쳐 인간의 건강과 복지에 중요한 부분이다. 수면주기가 교란되면 여러 가지 결과가 뒤따를 수 있다. 낮 동안 피곤한 개인은 사회적 관계망에 참여할 가능성이 낮고, 따라서 사회적 고립의 위험이 증가한다(Lee et al., 2013). 휴식 부족은 사회적 참여가 줄어들어 사회적 고립으로 이어지는 연쇄 현상의 전조이다(Ben Simon & Walker, 2018).

사람이 일상적인 사회활동을 하면서 자유로운 움직임, 보고 듣는 것의 중요성은 고려되지 않을 수 있다. 그러나 건강의 사회적 측면과 관련하여 이러한 감각 기능은 매우 중요하다. 이동성, 시력 또는 청각 장애는 사회적 고립으로 이어지는 것으로 나타났다(Mick et al., 2014; Wenger & Burholt, 2004). 청력 상실의 연관성과 그것이 사회적 고립에 미치는 영향을 조사한 체계적인 고찰에서는 청력 상실이 사회적 고립의 높은 위험과 연관되어 있는 것으로 나타났다. 흥미롭게도 여성의 청력 상실은 남성보다 사회적 고립과 더 강한 상관관계가 있었다(Shukla et al., 2020).

심리적 요인

사회적 고립에 대한 수많은 심리적 예측변수가 있다. Blazer(2005)에 따르면, 우울증은 사회적 고립과 '분명하지만 명백하지는 않은 관계'를 가지고 있다(p. 497). 이 진술은 밀접하게 관련된 개념의 복잡성을 보여준다. 사회복지사는 우울증을 사회적 고립의 핵심요소로 식별한다(McCrae et al., 2005). 우울증과 불안 증상 수준이 높은 사람은 사회적 고립 위험이 높은 것으로 나타났다(Nagarajan et al., 2020). 우울증 증상이 있는 사람은 우울증 증상이 없는 사람에 비해 사회적으로 고립될 가능성이 거의 두 배(OR = 1.8) 더 높다(Nicholson et al., 2014). 성격장애 진단을 받거나 정신과 시설에 수용된 사람도 사회적으로 고립될 가능성이 더 높다(Smith & Hirdes, 2009).

종교적 참여 부족은 사회적 고립의 요인이 될 수 있다. 사회적 관계망의 측정은 개인이 사회적으로 고립되었는지 여부를 결정하기 위한 점수의 일부로 교회 구성원인지를 사용했다(Berkman & Syme, 1979). 종교적 참여가 부족하거나 종교활동에 드물게 참여하는 것은 사회적 고립을 예

측하는 것으로 나타났다(Nicholson et al., 2014; Pantell et al., 2013)

경제적 요인

고용 상태나 은퇴 등 사회경제적 상태의 변화는 사회적 고립과 상관관계가 있다. 돌봄제공자와 돌봄대상자 모두의 고용 부족은 건강에 부정적인 영향을 미칠 수 있다. 은퇴는 인생을 바꾸는 사건이며 많은 개인에게 스트레스의 원인이 되는 경향이 있다. 일부 노인은 기꺼이 퇴직하는 반면, 다른 노인은 젊은 직원을 위해 퇴사해야 한다는 압력을 받는다. 소규모 사회적 관계망과 조기 은퇴 사이에는 연관성이 있다(Elovainio et al., 2003). 직장 동료와 긴밀한 사회적 관계를 맺고 있는 사람은 갑자기 이러한 사람들과 일상적인 상호작용을 통해 접촉할 수 없게 되어 사회적 고립 위험이 높아질 수 있다. 제한된 재정과 사회적 지위는 사회적으로 고립될 위험을 결정하는 중요한 변수이다(Iliffe et al., 2007; Shankar et al., 2013; Wilson et al., 2011).

낮은 사회경제적 지위, 특히 교육 수준이 낮을수록 건강 상태에 부정적인 영향을 미치고, 사회적 관계망의 제한, 고립감 증가와 관련되어 있으며, 이는 건강 상태와 사회적 고립에 영향을 미친다. 취업 가능성 문제뿐만 아니라 경제적·사회적 문제로 의료비용, 고용차별, 그에 따른 보험 보장 불가능, 직장 내 잠재적인 친구 관계망 상실 등으로 인한 문제가 발생할 수 있다. 이 모든 것은 사회적 고립을 증가시키거나 사회적 상호작용을 감소시키는 요인이 된다.

직장/가족의 변화

친척이나 배우자의 죽음과 같은 인생 사건은 노인의 사회적 고립을 증가시키는 것으로 나타났다(Beer et al., 2016). 고인과 생존자가 같은 사회적 관계망을 갖고 있는 경우 이러한 상실로 인해 생존자가 사회적 관계망에 참여하지 못할 가능성이 높다. 기혼자나 사별한 여성은 사회적으로 고립될 가능성이 적다(Smith & Hirdes, 2009). 어떤 사람이 가족으로부터 고립되면 그 사람은 사회적으로 고립될 가능성이 더 높다(Longman et al., 2013).

환경적 요인

환경과 관련된 요인은 사회적 고립을 예측하는 것으로 나타났다. 농촌 주택이 아닌 도시 주택에 거주하는 개인은 사회적으로 고립될 가능성이 더 높다(IIbrahim et al., 2013). 마찬가지로 Henning-Smith 등(2019)은 농촌 환경에 사는 사람이 도시 환경에 비해 사회적으로 고립되지 않고 관계가 더 많음을 발견했다.

인구통계학적 요인

남성은 여성보다 사회적으로 고립될 가능성이 더 높다(Iliffe et al., 2007). 나이가 들수록 사회적 고립의 위험도 높아진다(Havens & Hall, 2001; Iliffe et al., 2007). 일부 연구는 인종 또는 민족이 사회적 고립과 연관될 수 있음을 시사했다(Ibrahim et al., 2013). Alcaraz 등(2019)의 연구에 따르면 흑인(남성과 여성 모두)으로 식별되는 개인은 사회적으로 고립될 가능성이 가장 높았다. 낮은 교육 수준도 사회적 고립과 관련이 있는 것으로 나타났다(Iliffe et al., 2007).

* 사회적 고립의 부정적인 결과

지난 40년 동안 많은 연구를 통해 사회적 고립이 부정적인 결과를 초래한다는 사실이 입증되었다. 사회적 고립이라는 심리사회적 현상은 일반적으로 의료환경에서 대상자의 면담 중이나 지역사회에 거주하는 개인과 협력할 때 고려해야 하는 중요한 위험요소이다. 사회적 고립의 부정적인 결과는 (1) 신체적, (2) 심리적, (3) 사회적이라는 세 가지 범주로 구성된다.

신체적 결과

이 문헌의 상당 부분은 사회적 고립의 궁극적인 부정적 결과로서 모든 원인에 의한 사망에 초점을 맞춘다(Holt-Lunstad et al., 2015; Steptoe et al., 2013; Tanskanen & Anttila, 2016). CHD와 그에 따른 사망률은 문헌에서 쉽게 확인할 수 있다(Boden-Albala et al., 2005). 사회적으로 고립된 개인의 경우 전반적인 안녕이 저하되는 것으로 나타났다(Golden et al., 2009). 또한 사회적으로 고립된 노인은 영양실조 위험이 증가하고(Boulos et al., 2017), 낙상의 횟수나 위험이 증가하였다(Hayashi et al., 2020; Petersen et al., 2020; Pohl et al., 2018).

심리적 결과

심리적·인지적 안녕의 감소는 사회적으로 고립된 결과이다. 인지 저하와 치매는 개인이 사회활동에 참여하지 않을 때 발생한다(Franck et al., 2016). 인지기능 저하(Shankar et al., 2013), 인지 저하(Lara et al., 2019), 치매 증가(Biddle et al., 2019; Penninkilampi et al., 2018)는 사회적 고립의 결과일 수 있다. 사회적 고립은 시간이 지남에 따라 기억력 저하를 증가시킨다(Read et al., 2020). Golden 등(2009)에 따르면 사회적 고립은 기분에 부정적인 영향을 미친다. Calati 등(2019)은 자살과 사회적 고립의 연관성을 밝힌 40개 연구를 조사하였다. 이들의 서술적 검토에 따르면 사회적 고립은 자살과 관련된 주요 위험요인 중 하나였다.

사회적 성과

사회적으로 고립된 개인은 비활동 수준이 더 높고 흡연율이 증가하는 등 여러 가지 부정적인 사회적 성과를 보이는 것으로 나타났다(Christiansen et al., 2016; Kobayashi & Steptoe, 2018). 또한 일상적인 신체활동이 적고, 앉아 있는 시간이 더 많다(Schrempft et al., 2019). 활동 수준이 낮을수록 체중 증가 및 기타 건강문제의 위험이 높아질 가능성이 크다.

흡연과 좌식 생활방식이 건강상의 결과와 관련이 있음은 잘 알려져 있다. 사회적으로 고립되면 재입원 위험(Giuli et al., 2012), 피할 수 있는 입원(Longman et al., 2013), 병원에 입원한 후 퇴원 지연 위험이 높아진다(Landeiro et al., 2016).

사회적으로 고립된 개인은 삶의 질이 더 나빠진다(Hawton et al., 2011; Moreno- Tamayo et al., 2020). Moreno-Tamayo 등(2020)은 사회적 고립 수준과 삶의 질 사이에 반비례 관계가 있음을 발견했으며, 사회적 고립이 클수록 삶의 질이 낮아졌다.

* 사회적 고립 식별

코로나19 팬데믹으로 인해 사회적 고립이 일상화되면서 그 중요성이 보편적으로 인식되고 있다. 전 세계가 코로나19 예방을 위해 사회적 거리두기로 인한 사회적 고립을 어떻게 처리할지 고심하는 가운데, 사회적 고립의 평가와 식별이 그 어느 때보다 중요해졌다.

코로나19 팬데믹의 가장 두드러진 심리사회적 부작용 중 하나를 해결하는 데 있어 사회적 고립을 정확하고 신속하게 감지하여 맞춤형 중재를 개발하는 방법에 대한 질문이 매우 중요해졌다. 사회적 고립에 대한 정확하고 일관된 측정을 통해 연구자와 임상의는 해당 질환이 있는 사람을 정확하게 식별할 수 있을 뿐만 아니라 중재가 효과적인지 여부를 판단할 수 있다. 지역사회 내 사회적 고립을 모니터할 필요가 있음에도 불구하고, 특히 중환자 치료 분야에서 건강관리의 구성요소를 지속해서 측정할 필요성이 있다(Alspach, 2013).

이 과정에서는 사회적으로 고립된 개인과 사회적으로 고립되지 않은 개인의 구별이 매우 중요하다. 앞서 언급했듯이 사회적으로 고립된 개인은 건강에 부정적인 영향을 미칠 위험이 있다. 이를 정확하게 식별하여 예방 및 시정 조치를 시행할 수 있어야 한다. 고위험군을 위한 예방조치에는 개인의 결함이 있는 특정 영역에 맞게 조정된 사회적 지원 시스템을 늘리는 방법이 있다. 사회적 고립을 줄이는 데 효과적인 것으로 입증된 구체적인 중재는 이 장의 뒷부분에서 논의된다.

사회적 고립이 감지되면 체계적인 평가가 잠재적인 중재를 결정하는 데 도움이 될 수 있다. 사회적 고립을 평가하는 핵심은 (1) 부정적, (2) 비자발적 또는 기타 강요된 고독, (3) 고립된 사람의 사회적 관계망 내 개인의 질과 수 감소라는 세 가지 뚜렷한 특징을 관찰하는 것이다. 사회적 고립은 대상자에게 비슷한 징후가 나타날 수 있는 외로움이나 우울증과 같은 다른 상태와 구별되어야 한다. 사회적 고립은 파괴적일 수 있으므로 건강관리전문가는 특정 시점에 어떤 문제가 지배적인지 평가하고 해당 고려사항에 초점을 맞추는 능력이 있어야 한다.

적절한 사정은 대응적 중재에 대한 제안을 제공한다. 예를 들어, 사정은 대상자가 평생 고립되어 있음을 확인할 수 있다. 그런 다음 이 개인이 사회적 고립을 줄이는 방향으로 나아갈 수 있도록 맞춤화된 단계를 사정해야 한다. 사정에는 일반적으로 돌봄제공자와 대상자의 임상적 쌍이 포함된다. 이 수준에서 사정은 적절한 중재를 개발하는 데 중요하다. 적절하고 민감하게 사정하지 않으면 중재는 효과가 없거나 불완전할 수 있다.

또 다른 예로, 건강관리전문가가 지원 관계망이 대상자와 연락을 하는 데 긴밀하지 않음을 발견하면, 건강관리전문가는 대상자와 지원 네트워크가 서로 연결되도록 도울 수 있다. 지원그룹은 일반적으로 이러한 요구사항을 충족하는 데 사용된다. 사회적 관계망이 과부하된 경우 휴식 프로그램에 대한 정보를 제공할 수 있다. 이러한 중재는 사회적 관계망 구성원이 만성질환을 앓고 있는 친척이나 친구를 돕는 데 필요한 에너지 수준을 유지하는 데 도움이 된다.

사회적 고립을 완화하기 위해 새로운 중재가 개발되고 테스트된다면, 변화에 민감하고 전반적인 정확도가 높은 측정값이 중요하다. 사회적 고립을 측정하는 데 사용되는 도구는 상태의 변화(개선 또는 악화)를 반영하기 위해 점수에 충분한 변화를 허용해야 한다. 측정값 변화에 대한 이러한 민감도는 개인의 사회적 고립 상태가 개선되면 도구가 이를 표시한다는 점에서 정확도가 중요하다. 그렇지 않으면 완벽하게 효율적이고 효과적인 중재가 이루어지더라도 도구를 통해 정확하게 측정되지 않을 수 있다.

사회적 고립을 측정하는 방법은 많은 발전을 이루었다. 일부 연구자는 사회적 고립을 단순히 사회적 관계망의 극심한 부족으로 정의하는 도구를 계속 사용하는 반면, 다른 연구자는 이 정보의 편의성이나 가용성 때문에 이러한 상태를 측정한다고 주장하는 일련의 질문을 사용한다. 사회적 관계망과 외로움의 관련 개념은 별개이므로 별도로 측정해야 한다. 사회적 고립은 사회적 관계망이나 외로움과 같은 관련 개념의 기존 척도를 병합하여 실제로 조작화할 수 없다. 또한 타당성이 있는 것처럼 보이는 기존 질문을 사용하여 측정할 수도 없다. 평가하는 데 도움이 될 수 있는 사회적 관계망과 외로움의 개념에 대한 기존 측정방법이 있지만 사회적 고립을 측정하는 데는 더 이상 권장되지 않는다.

사회적 고립 척도

사회적 고립 척도(The Social Isolation Scale, SIS)

는 쉽게 관리할 수 있고 이론적 기반을 갖추고 있으며 심리측정학적 테스트를 거쳤다. 이 사용자 친화적인 도구는 사회적 고립을 측정하기 위해 특별히 제작되었다(Nicholson et al., 2020). SIS는 이 장 앞부분의 정의에 따라 사회적 고립을 구현한다. 이 정의는 문헌의 진화적 개념 분석을 기반으로 도출되었다. SIS는 접촉 수(연결성), 소속감, 관계 충족, 타인과의 참여, 관계망 구성원의 질 등 사회적 고립의 5가지 속성을 모두 다룬다. 이 척도는 6개 항목으로 구성된 도구로, 심리측정 테스트를 기반으로 두 개의 별도 섹션으로 나뉜다. 첫 번째 섹션은 객관적(연결성에 초점)이고, 두 번째 섹션은 주관적(소속성에 초점)이다. 각 섹션에는 이해하기 쉽고 답변이 빠른 것으로 입증된 뚜렷한 Likert 척도가 있다(완료하는 데 3분 소요)(Nicholson et al., 2020). 이 도구는 사회적 고립 구조에 대한 탁월한 종합적 척도를 제공할 수 있는 측정 가능하고 객관적인 데이터를 얻는 능력에 대해 심리측정학적 테스트를 거쳤다. 연구자들은 심리측정 테스트를 통해 기기와 관련된 오류의 양을 확인할 수 있다(Mayo, 2015). SIS의 심리측정평가에서는 인종과 성별에 대한 요인분석, 확증분석, 차등항목 기능분석(DIF)을 실시하였다. 심리검사에서는 확증적 요인분석을 통해 2요인(연결성과 소속감으로 표시) 모델의 적합도가 매우 우수한 것으로 나타났고(CFI = 0.997), 내부 일관성은 양호한 것으로 결정되었다(알파 = 0.77) (Nicholson et al., 2020).

SIS는 변화에 민감하여 사회적 고립의 차이를 감지하여 프로그램 전/후 평가를 할 수 있다. SIS의 6개 항목을 모두 합산하면 최종 점수는 4가지 위험영역 중 하나에 해당하며, 응답자가 (1) 사회적으로 고립되어 있는지, (2) 사회적 고립 위험이 높은지, (3) 사회적 고립 위험이 낮은지, (4) 현재 사회적으로 고립되지 않을 가능성이 높은지 여부를 나타낸다.

SIS 점수를 기준으로 사회적 고립 수준을 판단한 후 면담을 통해 상황에 대한 보다 심층적인 이해를 탐색하는 것이 좋다. 이 면담을 통해 개인의 사회적 고립 상태를 보다 정확하게 판단할 수 있다. 또한 개인의 고유성에 대해 보다 확실하게 이해할 수 있으므로 후에 더 나은 맞춤형 중재를 결정할 수 있다. SIS는 엄격한 테스트를 거쳤으며, 임상 및 연구 환경 모두에서 사용하기 위해 탐구되어야 하는 도구에 대한 Henly(2013)의 요구에 부합한다.

*** 사회적 고립의 사회적 구성요소**

개인을 둘러싼 사람의 수만으로는 사회적 고립으로부터 보호받을 수 없다. 개인은 군중 속에서도 사회적으로 고립될 수 있다. 사회적 고립의 사회적 구성요소를 살펴볼 때 사람의 수뿐만 아니라 개인이 해당 사람에 대해 느끼는 감정(소속 여부)을 포함하여 고려해야 할 많은 요소가 있다. 어떤 사람은 주변에 많은 사람이 있지만 깊은 소속감을 느끼지 못하고 사회적으로 고립되어 있을 수도 있다. 마찬가지로, 어떤 사람은 소수의 사회적 연결만 가지고 있지만 깊은 소속감을 느낄 수 있으므로 사회적으로 고립되지 않을 수 있다. 사회적 고립에서 중요한 것은 개인이 자신에게 부과된 상황 때문에 자신에게 중요한 사람과의 의미 있는 대화에서 단절되어 있다고 느낀다는 것이다. 이러한 개인이 어떻게 느끼는지에 대한 예는 당일치기 여행을 온 관광객과 비슷하다고 설명할 수 있다. 단순히 뉴욕과 같은 대도시를 처음 방문하는 사람은 수많은 사람 사이에서 보고 듣고 심지어 걸을 수도 있다. 그러나 이 사람은 도시에서 보거나 듣거나 함께 걸었던 사람을 알지 못할 것이다. 그들은 자신이 보는 사람들과 아무런 관련이 없으며, 자신이 어떤 의미 있는 방식으로 소속되어 있다고 느끼지 않을 것이다. 관광객의 예는 사회적 고립에 시달리는 사람의 마음을 공감하는 하나의 방법일 수도 있다. 가장 큰 차이점은 사회적 고립을 겪는 사람은 관광객이 아니라는 것이다. 고립된 장소는 그들에게 새롭거나 흥미로운 곳이 아니며, 일시적인 곳도 아니다. 그들은 덜 고립되고 친숙한 장소로 '돌아갈' 수 없다.

호혜성 또는 상호성은 사회적 고립과 관련되어 있다. 이는 고립된 개인과 그들의 사회적 관계망 간에 발생하는 주고받기의 양을 말한다. 수년에 걸쳐, 비공식적 사회적 지원 네트워크가 많은 사람에게 상당한 정서적 지원, 정보 및 물질적 자원을 제공한다는 것을 나타내는 많은 증거가 축적되어 있다.

중재

중재를 식별할 때 치료계획을 세우려면 건강관리전문가가 대상자와 협력하여 최상의 결과를 제공해야 한다는 점을 기억해야 한다. 대상자에게 중재를 따르도록 강요하기보다 지도하려면 의료전문가가 제안한 중재에 대한 근거를 제시해야 한다. 이러한 사고방식은 약물요법과 치료요법의 차이와 유사하다. 대상자가 단순히 치료를 따르기만 하면 된다고 기대하는 경우, 치료를 맹목적으로 따라야 한다는 의미가 내포된다. 준수의 경우 의미가 다르다. 이러한 관점은 치료계획이 협력적인 팀의 노력이며, 대상자가 자신의 역할을 다하고 있음을 의미한다. 치료계획 중 더 이상 효과가 없는 부분을 확인한 다음 이를 건강관리전문가와 공유하는 것은 대상자의 책임이다.

건강관리전문가의 유연성과 맞춤형 중재에 대한 열망은 사회적 고립을 완화하는 데 보다 성공적인 접근방식을 촉진할 수 있다. 대상자와의 중재를 계획할 때 건강관리전문가는 대상자가 합리적인 근거, 확신 보증 또는 지원을 제공하는지 물어봐야 한다. 동시에 건강관리전문가는 일부 문화권에서는 개인보다 다른 가족구성원의 권위와 전문성을 더 중요하게 여긴다는 점을 기억해야 한다. 결과적으로 건강관리전문가는 지원그룹 내의 권위자에게 제안된 중재에 대한 근거를 제공해야 할 수도 있다. 이러한 권위자는 대부분 남성이며, 나이가 많은 사람일 수도 있다. 다른 문화권은 모계 중심일 수 있으며, 이 경우 여성이 권위자일 수 있다.

만성질환을 앓고 있는 사람은 저마다 다르기 때문에 중재방법도 다양하다(Holley, 2007). 그럼에도 불구하고 특정 기술과 전략은 일반화될 수 있다. 이러한 전략을 위해서는 다음과 같은 목표를 가지고 건강관리전문가와 대상자 사이에 책임의 균형이 이루어져야 한다.

- 고립된 사람의 도덕적 자율성 또는 선택의 자유 증가
- 대상자가 수용할 수 있는 수준으로 사회적 상호작용 증가
- 특정 고립 행동의 감소와 관련이 있는, 대상자와 함께 검증된 반복적이고 인식 가능한 전략 사용

중재를 위한 단일화된 접근방식은 없지만 중재가 효과적이려면 중재 자체가 그룹 형식으로 구조화되어야 할 수 있으며, 교육적 또는 지원적 자원과 결합되어야 한다(Fakoya et al., 2020). 소셜 미디어를 통해 사회적 관계망과 소속감을 유지하거나 재구축할 수도 있다. 소셜 미디어의 사용은 주로 연결성을 추구하는 사람들 사이에서 발견되었다(Ahn & Shin, 2013). 일부 구체적인 중재는 온라인 사회활동을 통해 사회적 고립을 줄이려는 목표로 인터넷 기반 활동을 사용한다(Choi et al., 2020). 화상회의와 같은 인터넷 기반 중재는 사회활동 참여를 강화하고 직접 모일 수 없는 사람들의 사회적 고립을 줄이는 것으로 나타났다(Noone, et al., 2020). 신체적 제약으로 인해 집에 머물고 사회적으로 고립된 개인은 어디에나 존재하는 인터넷/웹 기반 중재의 혜택을 이용할 수 있다. 서로 멀리 떨어져 사는 사람들도 사회적 관계망 구성원과 소통하기 위해 여행할 필요가 없으므로 연결감과 소속감을 높일 수 있다.

* 만성질환의 자가관리

건강관리전문가는 만성질환의 다양한 단계에 있는 대상자와 수많은 시간을 보낸다. 만성질환을 앓고 있는 사람은 각자 자신의 질병을 이해하고 관리하는 다양한 단계를 거쳐야 한다. 각 개인은 이 과정에서 특정 순간에 서로 다른 지점에 있다. 만성질환 여정을 통해 형성된 긴밀한 연결은 개인이 질병을 자율적으로 관리하는 데 도움이 될 수 있다.

한 연구에서 간호학생은 동일한 대상자와 함께 몇 주, 몇 달에 걸쳐 형성된 긴밀한 관계를 통해 사회적으로 고립된 노인과 긴밀한 유대를 형성할 수 있었다(Nicholson & Shellman, 2013). 이러한 긴밀한 유대관계를 통해 간호학생은 노년층이 보다 사회적으로 통합되도록 돕는 여러 전략을 실행할 수 있었다. 결과적으로 사회통합의 증가는 신뢰관계를 구축하는 데 소요된 시간을 반영했으며, 이는 노인이 사회적 고립을 줄이기 위해 다른 조치를 시도하도록 지원하는 데 사용될 수 있다. 사회적 일정을 직접 만들고 오랜 친구 및 가족과 연락을 주고받는 등의 자가관리 전략은 특히 효과적인 도구였다. 노년층은 중재를 통해 주도권을 잡을 수 있는 역량을 키웠고, 학생은 시간이 지나면서 실행자 역할에서 촉진자 역할, 그리고 지원자 역할로 변화했다.

* 돌봄제공자를 위한 휴식

휴식은 질병을 앓고 있는 고립된 노인과 돌봄제공자에게 가장 필요한 것 중 하나이며, 이들 중 다수는 노인이다. 휴식의 목적은 돌봄제공자가 자신이나 사랑하는 사람, 돌봄을 유지하는 데 도움이 되는 활동에 참여할 수 있도록 돌봄제공자의 부담을 일정 기간 동안 완화하는 것이다. 휴식에는 (1) 목적, (2) 시간, (3) 활동, (4) 장소의 4가지 요소가 있다. 시간은 짧은 단위로 나뉘거나 더 긴(그러나 여전히 상대적으로 짧은) 기간 동안 지속될 수 있으며, 돌봄제공자의 책임을 일시적으로 덜어준다. 활동은 식료품 구입과 같은 실용적인 활동일 수도 있고, 자기보충(self-replenishment)이나 여가생활을 위한 시간 제공과 같은 심리적 활동일 수도 있으며, 휴식이나 의료/간호를 위한 시간 제공과 같은 신체적 활동일 수도 있다.

휴식이 필요한 비공식 돌봄제공자는 돌봄대상자를 돌보는 엄청난 부담으로 인해 사회적 관계망에서 이탈될 위험이 있다. 돌봄제공자는 엄청난 에너지로 시작하고 만성질환 여정의 각 단계에 함께하려는 의도를 가지고 있지만 결국 감정적으로나 신체적으로 지쳐버리는 경우가 많다. 돌봄제공자는 돌봄대상자를 부정적인 사회적 관계망 구성원으로 보지 않을 수 있지만 돌봄제공자의 건강과 안녕이 저하될 수 있으며, 사회적 고립의 위험에 처할 수 있다. 또한 과중한 부담을 지거나 사랑과 낙관주의의 감정이 원망과 의무감으로 바뀌어 소속감을 느끼지 못하면 사회적 고립의 추가 위험에 처할 수 있다.

돌봄제공자는 사회적 관계망에서 매우 중요한 구성원이다. 약간의 안도감이나 휴식을 통해 사랑하는 사람과 그들의 사회적 관계망에 계속 참여하고 스스로 사랑받고 지원받는다고 느낄 수 있으며, 따라서 그러한 감정을 그 개인에게 전달할 수 있다(제13장 가족 돌봄 참고).

* 기술

집에 있는 노인과 장애인을 포함한 많은 사람에게

컴퓨터는 인터넷 접속을 제공함으로써 사회적 고립을 상쇄하고, 개인이 가족 및 친구와 연락하거나 새로운 친구, 활동 및 기타 공통 관심사를 찾을 수 있도록 도움을 주었다. 기술의 발전과 사회규범의 변화로 인해 휴대전화, 태블릿, 컴퓨터 등 상호 연결된 장치가 매우 보편화되었다(Choi et al., 2012). 컴퓨터 기술의 발전에는 카메라, 호흡관, 특수 키보드와 같은 특수 부착장치와 시각장애인 등 고립된 사람이나 장애인의 요구사항을 충족하도록 컴퓨터를 맞춤 설정할 수 있는 글꼴 크기 조절기능 등이 있다. 미국 일부 지역에서는 돌봄제공자와 돌봄대상자에게 컴퓨터와 인터넷 접속을 제공하여 집에 있는 사람의 사회적 고립 감소를 목표로 하는 프로젝트를 시행하는 봉사활동이 증가하고 있다.

현재 집을 떠날 수 없거나 집을 떠나고 싶지 않은 사람의 사회적 고립을 완화하려는 의도로 독특한 중재가 개발되고 있다. 인터넷이나 컴퓨터의 기타 웹 기반 애플리케이션을 통해 정보통신기술(ICT)을 사용하면 개인은 사회적으로 통합될 수 있는 많은 잠재적인 기회를 얻을 수 있다(Chen & Shulz, 2016). 이러한 중재의 필요성은 코로나19 팬데믹 기간 동안 연결을 돕는 기술사용을 빠르게 발전시켰다(Chen et al., 2020). 또한 저자들은 기술 매개 중재는 주로 다른 사람과 소통하는 방법의 제공을 목표로 하는 컴퓨터 및 인터넷 교육임을 발견했다(Ibarra et al., 2020). 디지털 기술의 사용은 개인이 연결을 유지하고 대면 연결의 격차나 부족을 메울 수 있는 메커니즘이다(Galea et al., 2020).

인터넷 연결, 워드 프로세싱 사용, 이메일 통신, 수업 수강, 소셜 네트워킹 사이트 가입 등 컴퓨터를 사용하면 고립된 사람이 비어 있는 많은 시간을 적극적으로 채울 수 있어 지루함을 어느 정도 해소하고 지적 및 사회적 삶을 확장할 수 있다. 물론 컴퓨터, 특히 인터넷을 사용하는 것 자체가 많은 개인에게 고립요인이 될 수 있다는 단서가 있다. 이는 가상현실이 실제 현실을 압도할 위험을 초래하며, 이 경우 고립된 사람은 고립을 더욱 심화시킨다. 이러한 위험에 직면하더라도 컴퓨터는 고립의 일부 요소를 극복하는 측면에서 단점보다 많은 이점을 제공한다.

코로나19로 인한 사회적 고립

코로나19의 전염병 특성에 대해 더 많은 이해가 이루어짐에 따라 우리는 자가격리의 부작용을 조사할 수 있게 되었다. 서로간의 적절한 거리 유지는 코로나19 확산을 예방하는 가장 효과적인 방법 중 하나이다. 새로운 전염병의 관점에서 새로운 코로나 바이러스를 이해해야 할 필요성에 더해, 세계 공동체는 사람들이 서로 멀리 떨어져 있을 것을 촉구하는 공중보건 캠페인으로 인해 발생하는 사회적 고립의 범위가 광범위하다는 것을 밝혀내고 있다. 특히 사람들이 물리적 거리를 유지해야 하는 필요성은 사회적 고립뿐만 아니라 여러 가지 추가적인 정신건강 문제를 초래했다(Galea et al., 2020). 세계 공동체가 공중보건 관점에서 거리두기의 중요성을 이해할 수 있도록 돕기 위해 '사회적 거리두기'라는 용어가 다른 사람과 거리를 최소 2m 이상 유지해야 하는 것을 설명하는 데 선호되는 방법으로 나타났다. 하지만 이 용어는 비록 2m가 사회적 거리두기가 아니라 감염자의 비말로부터 보호하는 물리적 거리임에도 불구하고, 사회적으로 멀리 떨어져 있을 때 우리가 더 보호된다는 것을 의미한다. 거의 모든 사람의 사회적 세계가 심각한 혼란을 겪고 있는 상황에서 우리는 안전한 관리방식(전화, 문자, 컴퓨터, 화상 채팅)을 통해 그 어느 때보다 사회적 관계를 유지해야 한다.

코로나19 팬데믹은 다른 어떤 것과도 비교할 수 없는 방식으로 사회적 고립을 조명했다(Smith & Lim, 2020). 이로 인해 거의 모든 사람이 항상 사회적으로 고립되는 것이 어떤 것인지 알 수 있게 되었다. 글로벌 커뮤니티로서 우리는 팬데믹이 끝난 후에도 사회적 격차를 해소하고 개인을 통합하기 위한 노력을 계속하기 위해 이를 기억하고 행동해야 한다. 모든 전염병은 끝나고, 현재 사회적으로 고립된 많은 개인은 전염병 이후에는 고립에서 벗어날 것이다. 그러나 코로나19 팬데믹 이전에도 사회적으로 고립되어 있었고 지금도 고립되어 있는 많은 개인은 정상으로 돌아갈 희망이 없다. 사실 이러한 개인 중 다수는 시간이 지남에 따라 사회적으로 천천히 고립된 노인이며, 꽤 오랫동안 사회적으로 고립되어 왔다. 아무런 조치가 없다면 그들은 사회적으로 고립된 채로 남을 것이고, 그러한 사회적 고립으로 인해 부정적인 건강 결과의 위험은 계속될 것이다.

미래 궤적

사회적 고립은 항상 대상자의 근본적인 질병 과정의 일부인 만성 심리사회적 상태이다. 사회적 고립은 대상자의 질병 궤적에 영향을 미치는 '배경소음'처럼 간과되거나 뒷전으로 밀려나기 쉽다. 사회적으로 고립된 대상자는 필수적인 기초 지원을 받지 못하기 때문에 간호사 및 기타 의료전문가의 추가적인 지원이 필요할 수 있다. 이 기본적인 지원은 약속장소까지 이동수단을 제공하는 것처럼 간단할 수 있다. 또 다른 예는 개인이 자신이 어디에도 속하지 않는다고 느끼는 것일 수 있으며, 이는 치료와 그 잠재적 이점에 대한 비관적인 감정으로 이어질 수 있다. 건강관리 분야의 낙관주의는 중요하며, 과소평가되지 않아야 한다.

간호사와 기타 건강관리전문가는 사회적으로 고립된 개인의 삶과 복지에 있어 귀중한 파트너이며, 이러한 현상을 발견하고 대상자가 이를 극복하도록 도울 수 있는 유일한 희망의 빛일 수 있다. 예를 들어, 사회적으로 가장 고립된 개인은 어디에 있는지 찾는 것이 가장 어려울 수도 있다. 이러한 개인은 사회통합이 어렵거나 불가능한 상황에 처해 있을 수 있다. 가정건강간호사는 집에 있는 대상자의 사회적 고립을 사정할 수 있는 특별한 기회를 얻을 수 있다. 이제 사회적 고립을 쉽게 측정할 수 있는 효과적인 도구(SIS)가 존재하므로 임상환경에서 선별검사를 신속하게 완료할 수 있다. 방문간호서비스를 받으려면 모든 고객이 집에 있어야 하지만 일부 대상자는 다른 대상자보다 더 오랫동안 집에 있어야 한다. 장기간 집에 있는 대상자는 특히 시골 지역에 거주하는 경우 사회적 고립의 위험이 커질 수 있다. 이러한 개인을 사정하고, 필요한 의료서비스에 의뢰를 해야 한다.

이러한 의뢰를 구현하면 대상자에게 어떤 자원을 사용할 수 있는지 교육하고 정체성 개발에서 다음 단계로 이동할 수 있을 때까지 최대한 지원하는 전문가 팀의 서비스 등 일련의 자원 제공이 시작된다. 일단 그렇게 되면 대상자는 사회적 건강에 대한 책임을 더 잘 질 수 있다. 신중한 장기 지원과 관계 구축을 통해 간호사는 개인의 힘 북돋우기(empowerment)를 촉진할 기회를 얻는다. 이러한 힘을 통해 대상자는 신체적·심리적·사회적 안녕을 고려하여 전체적인 방식으로 치유될 것이다.

근거기반실무

사회적 고립은 심각한 문제이며, 코로나19 팬데믹 기간 동안 사회적 거리두기에 대한 지속적인 요구로 인해 지속되거나 더욱 악화될 가능성이 높다. 물리적으로 떨어져 있어야 하는 필요성을 고려할 때 화상회의를 통해 전달되는 중재는 특히 적합하다. Choi 등의 중재 연구(2020)는 비전문가 코치가 진행하고 화상회의로 제공하는 프로그램이 노인의 사회적 고립, 외로움, 우울증 및 장애를 줄이는 데 효과적인지 조사했다. 연구에 모집된 노인은 중재군과 대조군에 무작위로 할당되었다. 중재군은 구조화된 프로그램(Tele-BA)이 제공되었다. Tele-BA는 웰니스 증진 행동을 증가시키고 우울 행동을 감소시키기 위해 훈련받은 지역사회 구성원이 제공하는 구조화된 행동 접근방식이다. 대조군은 친절한 방문자를 경험했기 때문에 저자는 이를 활성 대조군(active control group)으로 간주했다(Tele-FA). Tele-FA는 참가자를 지원 기술에 참여시키고 직접적인 코칭이나 특정 기술을 통해 자기표현을 촉진했다. 두 그룹 모두에 대한 중재는 화상회의를 통해 전달되었다. 연구에 참여한 대상자는 50세 이상으로 외로움, 가벼운 우울증, 인지장애, 약물남용 또는 자살 생각에 대한 긍정적인 점수를 받아야 한다. 참가자는 프로그램 종료 6주 후에 측정을 받았고, 12주 후에 다시 측정받았다. Tele-BA 참가자는 Tele-FA 그룹에 비해 사회적 상호작용과 사회적 지원에 대한 만족도가 더 크게 증가했으며, 외로움, 우울증 및 장애가 감소했다. 본질적으로 화상회의를 통해 제공되는 단기 중재는 사회적 고립을 포함한 주요 연구 변수에 영향을 미치는 데 효과적인 것으로 나타났다. 이 증거는 물리적 거리를 유지하면서 사회적 고립을 해결하기 위한 향후 중재의 기반을 제공한다.

출처 Choi, N. G., Pepin, R., Marti, C. N., Stevens, C. J., & Bruce, M. L. (2020). Improving social connectedness for homebound older adults: Randomized controlled trial of tele-delivered behavioral activation versus tele-delivered friendly visits. American Journal of Geriatric Psychiatry, 28(7), 698-708. https://doi.org/10.1016/j.jagp.2020.02.008

사례 연구

01 April은 요양시설에 거주하는 93세 여성이다. 그녀는 제2차 세계대전 직후 이모와 함께 폴란드에서 어렸을 때 이민을 왔다. 그녀는 남편과 사별했고 가벼운 치매를 앓고 있지만 약간의 도움으로 자신의 상태를 스스로 관리할 수 있다. 그녀는 홀로코스트로 가족을 거의 모두 잃었고, 그로 인해 평생 불안장애로 고생했다. 그녀는 새로운 사람이 자신에게 가까이 다가오는 것에 대해 매우 조심스러운데, 이는 단지 새로운 사람을 잃을까 봐 걱정하기 때문이다. 그녀가 처음 요양시설로 이사했을 때 그녀는 브리지 카드게임을 매우 즐겼으며, 정기적으로 수영 수업에 참석하는 것 외에도 사교모임의 재무담당자로 봉사했다. 그녀는 항상 새로운 것을 시도할 의지가 있었다. 시간이 지나면서 그녀는 시설에서 사귄 많은 친구를 잃었다. 친구 중 한 명이 근처 요양시설로 옮겨진 후, 그녀가 당신에게 편지를 썼는데, 그 편지에는 "나는 내 모든 친구를 잃었어. 나는 여기서 새로운 친구를 사귀었지만 이제 거의 모든 친구를 잃었어. 더 이상 무슨 의미가 있겠어, 내 주변 사람은 다 사라졌어. 사람들은 항상 나를 떠나."라고 말했다. 당신은 그녀의 친구들로부터 그녀가 더 이상 식당에 가서 식사하지 않고, 오히려 그녀의 식사를 '포장'하고 더 이상 어떤 활동에도 참여하지 않는다는 보고를 받고 있다.

토론 문제

01 다음 주에 April의 상황을 논의하기 위한 정기회의가 예정되어 있다. 그녀에게 어떤 질문을 해야 할까?
02 April의 과거 경험을 바탕으로 그녀를 위해 어떤 중재를 고려할 수 있는가?
03 April이 지금 당신에게 편지를 썼다는 것은 무슨 뜻이라고 생각하는가? 편지를 받은 후, 다음 단계는 무엇인가?
04 April을 돕기 위해 어떤 추가 정보가 필요한가?

사례 연구

02 Frances는 54세 여성으로, 최근 이혼했다. 수년 동안 가족과 연락을 하지 않았으며, 현재 아들과 따로 살고 있다. 그녀는 감정적으로나 육체적으로 학대적인 결혼생활로 인해 친구들과 연락을 유지할 수 없었다. 최근 유방암 진단을 받았으며 치료에 대한 추가 정보를 기다리고 있다. 게다가 우울증 병력도 있다. 그녀는 최근 이혼을 하게 되면서 새로운 삶을 시작하기 위해 도시로 이사했다. 그래서 아는 사람도 없고 자신이 어디에도 속해 있지 않다는 느낌을 받는다. 그녀는 밖으로 나가서 새로운 사람을 만나고 잠재적으로 새로운 친구를 찾고 새로운 관계를 맺는 데 관심이 있다. 또한 아들과 연락하여 긴장된 관계를 회복할 수 있을지 알아보고 싶어한다.

토론 문제

01 Frances에 대해 알고 있는 내용을 바탕으로 그녀의 사회적 고립 상태를 어떻게 평가하겠는가? 그녀는 어떤 사회적 고립의 위험요소를 갖고 있는가?

02 Frances를 위한 치료계획을 개발 중이라면 가장 중요하다고 생각하는 세 가지 목표는 무엇인가?

학습문제

01 초등학생이 사회적 고립에 대해 설명해달라고 하면 뭐라고 말하겠는가?

02 사회적 고립의 위험요소 5가지를 설명한다.

03 개인이 사회적으로 고립되어 있는지 여부를 판단하는 가장 좋은 방법은 무엇인가?

04 사회적 고립으로 인해 발생하는 부정적인 건강결과 세 가지를 제시한다.

05 사회적 고립은 홀로 있음(aloneness), 외로움(loneliness), 고독(solitude)이라는 관련 개념 각각과 어떻게 다른가?

06 코로나19 팬데믹 상황에서 사회적으로 고립된 개인이나 집단을 위한 중재를 어떻게 고안하겠는가? 프로그램에 필수적인 요소는 무엇인가?

참고문헌

Ahn, D., & Shin, D. (2013). Is the social use of media for seeking connectedness or for avoiding social isolation? Mechanisms underlying media use and subjective wellbeing. Computers in Human Behavior, 29, 2453–2462.

Alcaraz, K. I., Eddens, K. S., Blase, J. L., Diver, W. R., Patel, A. V., Teras, L. R., Stevens, V. L., Jacobs, E. J., & Gapstur, S. M. (2019). Social isolation and mortality in US Black and White men and women. American Journal of Epidemiology, 188(1), 102–109. https://doi.org/10.1093/aje/kwy231

Alspach, J. G. (2013). Loneliness and social isolation: Risk factors long overdue for surveillance. Critical Care Nurse, 33(6), 8–13. https://doi.org/10.4037/ccn2013377

Beer, A., Faulkner, D., Law, J., Lewin, G., Tinker, A., Buys, L., Bentley, R., Watt, A., McKechnie, S., & Chessman S. (2016). Regional variations in social isolation amongst older Australians. Regional Studies, Regional Science, 3(1), 170–184. https://doi.org/10.1080/21681376 .2016.1144481

Ben Simon, E., & Walker, M. P. (2018). Sleep loss causes social withdrawal and loneliness. Nature Communications, 9(1), 3146. https://doi.org/10.1038/s41467-018-05377-0

Berkman, L., & Syme, L. (1979). Social networks, host resistance, and mortality: A nine-year follow-up studyof Alameda County residents. American Journal of Epidemiology, 109(2), 186–204.

Biddle, K. D., d'Oleire Uquillas, F., Jacobs, H., Zide, B., Kirn, D. R., Rentz, D. M., Johnson, K. A., Sperling, R. A., & Donovan, N. J. (2019). Social engagement and amyloid-β-related cognitive decline in 42 Chapter 2 Social Isolation cognitively normal older adults. American Journal of Geriatric Psychiatry, 27(11), 1247–1256. https://doi.org/10.1016/j.jagp.2019.05.005

Blazer, D. (2005). Depression and social support in late life: A clear but not obvious relationship. Aging & Mental Health, 9(6), 497–499. https://doi.org/10.1080/1360786050 0294266

Boden-Albala, B., Litwak, E., Elkind, M. S., Rundek, T., & Sacco, R. L. (2005). Social isolation and outcomes post stroke. Neurology, 64(11), 1888–1892. https://doi.org/10.1212/01.WNL.0000163510.79351.AF

Boulos, C., Salameh, P., & Barberger-Gateau, P. (2017). Social isolation and risk for malnutrition among older people. Geriatrics and Gerontology International, 17(2), 286–294. doi:10.1111/ggi.12711

Calati, R., Ferrari, C., Brittner, M., Oasi, O., Olié, E., Carvalho, A. F., & Courtet, P. (2019). Suicidal thoughts and behaviors and social isolation: A narrative review of the literature. Journal of Affective Disorders, 245, 653–667. https://doi.org/10.1016/j.jad.2018.11.022

Cantarero-Prieto, D., Pascual-Sáez, M., & Blázquez-Fernández, C. (2018). Social isolation and multiple chronic diseases after age 50: A European macro-regional analysis. PloS One, 13(10), e0205062. https://doi.org/10.1371/journal.pone.0205062

Carvalho Aguiar Melo, M., & de Sousa Soares, D. (2020). Impact of social distancing on mental health during the COVID-19 pandemic: An urgent discussion. International Journal of Social Psychiatry, 66(6), 625–626. https://doi.org/10.1177/0020764020927047 Centers for Disease Control and Prevention (CDC). (2020). Promoting health for older adults. National Center for Chronic Disease Prevention and Health Promotion. https://www.cdc.gov/chronicdisease/resources/publications/factsheets/promoting-health-for-older-adults.htm

Chen, A. T., Ge, S., Cho, S., Teng, A. K., Chu, F., Demiris, G., & Zaslavsky, O. (2020). Reactions to COVID-19, information and technology use, and social connectedness among older adults with pre-frailty and frailty. Geriatric Nursing, S0197-4572(20)30245-7. Advance online publication. https://doi.org/10.1016/j.gerinurse.2020.08.001

Chen, Y. R., & Shulz, P. J. (2016). The effect of information communication technology interventions on reducing social isolation in the elderly: A systematic review. Journal of Medical Internet Research, 18(1), e18.

Choi, M., Kong, S., & Jung, D. (2012). Computer and internet interventions for loneliness and depression in older adults: A meta-analysis. Healthcare Informatics Research, 18(3), 191–198. https://doi.org/10.4258/hir.2012.18.3.191

Choi, N., & DiNitto, D. (2015). Role of new diagnosis, social isolation, and depression in older adults' smoking cessation. The Gerontologist, 55(5), 793–801. https://doi.org/10.1093 / geront/gnu049

Choi, N. G., Pepin, R., Marti, C. N., Stevens, C. J., & Bruce, M. L. (2020). Improving social connectedness for homebound older adults: Randomized controlled trial of tele-delivered behavioral activation versus tele-delivered friendly visits. American Journal of Geriatric Psychiatry, 28(7), 698–708. https://doi.org/10.1016/j.jagp.2020.02.008

Christakis, N. A., & Fowler, J. H. (2007). The spread of obesity in a large social network over 32 years. New England Journal of Medicine, 357(4), 370–379. https://doi.org/10.1056 / NEJMsa066082

Christakis, N. A., & Fowler, J. H. (2008). The collective dynamics of smoking in a large social network. New England Journal of Medicine, 358(21), 2249–2258. https://doi.org/10.1056/NEJMsa0706154

Christiansen, J., Larsen, F. B., & Lasgaard, M. (2016). Do stress, health behavior, and sleep mediate the association between loneliness and adverse health conditions among older people? Social Science & Medicine (1982), 152, 80–86. https://doi.org/10.1016/j.socscimed.2016.01.020

Cobb, S. (1979). Social support and health through the life course. In M. W. Riley (Ed.), Aging from birth to death (pp. 93–106). Westview Press.

Cornwell, E. Y., & Waite, L. J. (2009). Measuring social isolation among older adults using multiple indicators from the NSHAP study. Journals of Gerontology: Series B, Psychological Sciences and Social Sciences, 64(suppl 1), i38–i46. doi:10.1093/geronb/gbp037

Cudjoe, T. K., Roth, D. L., Szanton, S. L., Wolff, J. L., Boyd, C. M., & Thorpe, R. J. (2020). The epidemiology of social isolation: National Health and Aging Trends Study. Journals of Gerontology: Series B, 75(1), 107–113. https://doi.org/10.1093/geronb/gby037

Dhand, A., Lang, C. E., Luke, D. A., Kim, A., Li, K., McCafferty, L., Mu, Y., Rosner, B., Feske, S. K., & Lee, J. M. (2019). Social network mapping and functional recovery within 6 months of ischemic stroke. Neurorehabilitation and Neural Repair, 33(11), 922–932. https://doi.org/10.1177/1545968319872994

Dickens, A. P., Richards, S. H., Greaves, C. J., & Campbell, J. L. (2011). Interventions targeting social isolation in older people: A systematic review. BMC Public Health, 11, 647. https://doi.org/10.1186/1471-2458-11-647

Elovainio, M., Kivimaki, M., Vahtera, J., Ojanlatva, A., Korkeila, K., Suominen, S., Helenius, H., & Koskenvuo, M. (2003). Social support, early retirement, and a retirement preference: A study of 10,489 Finnish adults. Journal of Occupational & Environmental Medicine, 45(4), 433–439. https://doi.org/10.1097/01.jom.0000058334.05741.7a

Fakoya, O. A., McCorry, N. K., & Donnelly, M. (2020). Loneliness and social isolation interventions for older adults: A scoping review of reviews. BMC Public Health, 20(1), 129. https://doi.org/10.1186/s12889-020-8251-6

Finch, T. L., Bamford, C., Deary, V., Sabin, N., & Parry, S. W. (2014). Making sense of a cognitive behavioural References 43 therapy intervention for fear of falling: Qualitative study of intervention development. BMC Health Services Research, 14, 436. https://doi.org/10.1186/1472-6963-14-436

Franck, L., Molyneuz, N., & Parkinson, L. (2016). Systematic review of interventions addressing social isolation and depression in aged care clients. Qualityof Life Research, 25(6), 1395–1407.

Galea, S., Merchant, R. M., & Lurie, N. (2020). The mental health consequences of COVID-19 and physical distancing: The need for prevention and early intervention. JAMA Internal Medicine, 180(6), 817–818. https://doi.org/10.1001/jamainternmed.2020.1562

Gilmour, H., & Ramage-Morin, P. L. (2020). Social isolation and mortality among Canadian seniors. Health Reports, 31(3), 27–38.https://doi.org/10.25318/82-003-x202000300003-eng

Golden, J., Conroy, R., Bruce, I., Denihan, A., Greene, E., Kirby, M., & Lawlor, B. (2009). Loneliness, social support networks, mood and wellbeing in a community-dwelling elderly. International Journal of Geriatric Psychiatry, 24, 657–781.

Hagerty, B., Lynch-Sauer, J., Patusky, K., Bouwsema, M., & Collier, P. (1992). Sense of belonging: A vital mental health concept. Archives of Psychiatric Nursing, 6(3), 172–177. https://doi.org/10.1016/0883-9417(92)90028-H

Hakulinen, C., Pulkki-Råback, L., Virtanen, M., Jokela, M., Kivimäki, M., & Elovainio, M. (2018). Social isolation and loneliness as risk factors for myocardial in farction, stroke and mortality: UK Biobank cohort study of 479 054 men and women. Heart (British Cardiac Society), 104(18), 1536–1542. https://doi.org/10.1136/heartjnl-2017-312663

Havens, B., & Hall, M. (2001). Social isolation, loneliness, and the health of older adults in Manitoba, Canada. Indian Journal of Gerontology, 1(15), 126–144.

Havens, B., Hall, M., Sylvestre, G., & Jivan, T. (2004). Social isolation and loneliness: Differences between older rural and urban Manitobans. Canadian Journal on Aging, 23(2), 129–140. https://doi/org10.1353/cja.2004.0022

Hawton, A., Green, C., Dickens, A., Richards, S., Taylor, R., Edwards, R., Greaves, C. J., & Campbell, J. (2011). The impact of social isolation on the health status and health-related quality of life of older people. Qualitative Life Research, 20, 57–67. doi:10.1007/s11136-010-9717-2

Hayashi, T., Umegaki, H., Makino, T., Huang, C. H., Inoue, A., Shimada, H., & Kuzuya, M. (2020). Combined impact of physical frailty and social isolation on rate of falls in older adults. Journal of Nutrition, Health & Aging, 24(3), 312–318. https://doi.org/10.1007/s12603-020-1316-5

Henly, S. (2013). Use progress in psychometrics to advance nursing science: Revisiting factor analysis. Nursing Research, 62(3), 147–148. Henning-Smith, C., Moscovice, I., & Kozhimannil, K. (2019). Differences in social isolation and its relationship to health by rurality. Journal of Rural Health, 35(4), 540–549. https://doi.org/10.1111/jrh.12344

Holley, U. A. (2007). Social isolation: A practical guide for nurses assisting clients with chronic illness. Rehabilitation Nursing, 32(2), 51–56.

Holt-Lunstad J., Smith, T., Baker, M., Harris, T., & Stephenson, D. (2015). Loneliness and social isolation as risk factors for mortality: A meta-analytic review. Perspectives on Psychological Science, 10(2), 227–237, https://doi.org/10.1177/1744691614568352

Howat, P., Iredell, H., Grenade, L., Nedwetzky, A., & Collins, J. (2004). Reducing social isolation amongst older people implications for health professionals. Geriaction, 22(1), 13–20.

Ibarra, F., Baez, M., Cernuzzi, L., & Casati, F. (2020). A systematic review on technology-supported interventions to improve old-age social wellbeing: Loneliness, social isolation, and connectedness. Journal of Healthcare Engineering, 2020(2), 1–14. https://doi.org/10.1155/2020/2036842

Ibrahim, R., Abolfathi Momtaz, Y., & Hamid, T. A. (2013). Social isolation in older Malaysians: Prevalence and risk factors. Psychogeriatrics, 13(2), 71–79. https://doi.org/10.1111/psyg.12000; 10.1111/psyg.12000

Ikeda, T., Cable, N., Saito, M., Koyama, S., Tsuji, T., Noguchi, T., Kondo, K., Osaka, K., & Aida, J. (2020). Association between social isolation and smoking in Japan and England. Journal of Epidemiology, 10.2188/jea.JE20200138. Advance online publication. https://doi.org/10.2188/jea.JE20200138

Iliffe, S., Kharicha, K., Harari, D., Swift, C., Gillmann, G., & Stuck, A. E. (2007). Health risk appraisal in older people 2: The implications for clinicians and commissionersof social isolation risk in older people. British Journal of General Practice, 57(537), 277–282.

Kelly, M. E., Duff, H., Kelly, S., McHugh Power, J. E., Brennan, S., Lawlor, B. A., & Loughrey, D. G. (2017). The impact of social activities, social networks, social support and social relationships on the cognitive functioning of healthy older adults: A systematic review. Systematic Reviews, 6(1), 259. https://doi.org/10.1186/s13643-017-0632-2

Killeen, C. (1998). Loneliness: An epidemic in modern society. Journal of Advanced Nursing, 28(4), 762–770. https://doi.org/10.1046/j.1365-2648.1998.00703.x

Kobayashi, L. C., & Steptoe, A. (2018). Social isolation, loneliness, and health behaviors at older ages:Longitudinal cohort study. Annals of Behavioral Medicine, 52(7), 582–593. https://doi.org/10.1093/abm/kax033

Kovaleva, M., Spangler, S. Clevenger, C., & Hepburn, K. (2018). Chronic stress, social isolation, and perceived loneliness in dementia caregivers. Journal of Psychosocial 44 Chapter 2 Social Isolation Nursing and Mental Health Services, 56(10), 36-43. https://doi.org/10.3928/02793695-20180329-04

Kroenke, C. H., Kwan, M. L., Neugut, A. I., Ergas, I. J., Wright, J. D., Caan, B. J., Hershman, D., & Kushi, L. H.(2013). Social networks, social support mechanisms, and quality of life after breast cancer diagnosis. Breast Cancer Research and Treatment, 139(2), 515–527. https://doi.org/10.1007/s10549-013-2477-2

Kroenke, C. H., Michael, Y. L., Poole, E. M., Kwan, M. L., Nechuta, S., Leas, E., Caan, B. J., Pierce, J., Shu, X. O., Zheng, Y., & Chen, W. Y. (2017). Postdiagnosis social networks and breast cancer mortality in the After Breast Cancer Pooling Project. Cancer, 123(7), 1228–1237. https://doi.org/10.1002/cncr.30440

Kroenke, C. H., Quesenberry, C., Kwan, M. L., Sweeney, C., Castillo, A., & Caan, B. J. (2013). Social networks, social support, and burden in relationships, and mortality after breast cancer diagnosis in the Life After Breast Cancer Epidemiology (LACE) study. Breast Cancer Research and Treatment, 137(1), 261–271. https://doi.org/10.1007/s10549-012-2253-8

Landeiro, F., Leal, J., & Gray, A. (2016). The impact of social isolation on delayed hospital discharges of older hip fracture patients and associated costs. Osteoporosis International, 27(2), 737–745. https://doi.org/10.1007/s00198-015-3293-9

Lara, E., Caballero, F. F., Rico-Uribe, L. A., Olaya, B., Haro, J. M., Ayuso-Mateos, J. L., & Miret, M.(2019). Are loneliness and social isolation associated with cognitive decline? International Journal of Geriatric Psychiatry, 34(11), 1613–1622. https://doi.org/10.1002/gps.5174

Lee, Y. T., Tsai, C. F., Ouyang, W. C., Yang, A. C., Yang, C. H., & Hwang, J. P. (2013). Daytime sleepiness:A risk factor for poor social engagement among the elderly. Psychogeriatrics, 13(4), 213–220. https://doi.org/10.1111/psyg.12020 Leigh-Hunt, N., Bagguley, D., Bash, K., Turner, V., Turnbull, S., Valtorta, N., & Caan, W. (2017). An overview of systematic reviews on the public health consequences of social isolation and loneliness. Public Health, 152, 157–171. https://doi.org/10.1016/j.puhe.2017.07.035

Longman, J., Passey, M., Singer, J., & Morgan, G.(2013). The role of social isolation in frequent and/or avoidable hospitalization: Rural community-based service providers' perspectives. Australian Health Review, 37(2), 223–231. https://doi.org/10.1071/AH 1215210

Machielse, A. (2015). The heterogeneity of socially isolated older adults: A social isolation typology. Journalof Gerontological Social Work, 58, 338–356. https://doi.org/10.1080/01634372.2015.1007258

Mayo, A. M. (2015). Psychometric instrumentation: reliability and validity of instruments used for clinical practice, evidence-based practice projects and research studies. Clinical Nurse Specialist, 29(3), 134–138. https://doi.org/10.1097/NUR.0000000000000131

McCrae, N., Murray, J., Banerjee, S., Huxley, P., Bhugra, D., Tylee, A., & Macdonald, A. (2005). "They're all depressed, aren't they?": A qualitative study of social care workers and depression in older adults. Aging & Mental Health, 9(6), 508–516. https://doi.org/10.1080/13607860500193765

Mendes de Leon, C. F., Glass, T. A., & Berkman, L. F. (2003). Social engagement and disability in a community population of older adults: The New Haven EPESE. American Journal of Epidemiology, 157(7), 633–642. https://doi.org/10.1093/aje/kwg028

Mendes de Leon, C. F., Gold, D., Glass, T., Kaplan, L., & George, L. (2001). Disability as a function of social networks and support in elderly African Americans and Whites: The Duke EPESE 1986–1992. Journals of Gerontology: Series B, Psychological Sciences and Social Sciences, 56B(3), S179–S190. http://www.ncbi.nlm.nih.gov/pubmed/11316843

Mick, P., Kawachi, I., & Lin, F. R. (2014). The association between hearing loss and social isolation in older adults. Otolaryngology Head and Neck Surgery, 150(3), 378–384. https://doi.org/10.1177/0194599813518021 Moreno-Tamayo, K., Manrique-Espinoza, B., Ramírez-García, E., & Sánchez-García, S. (2020). Social isolation undermines quality of life in older adults. International Psychogeriatrics, 32(11), 1283–1292. https://doi.org/10.1017/S1041610219000310

Mosen, D. M., Banegas, M. P., Tucker-Seeley, R. D., Keast, E., Hu, W., Ertz-Berger, B., & Brooks, N. (2020). Social isolation associated with future health care utilization. Population Health Management, 10.1089/pop.2020.0106. Advance online publication. https://doi.org/10.1089/pop.2020.0106

Nagarajan, D., Lee, D. A., Robins, L. M., & Haines, T. P. (2020). Risk factors for social isolation in post-hospitalized older adults. Archives of Gerontology and Geriatrics, 88, 104036. https://doi.org/10.1016/j.archger.2020.104036

Nicholson, N. (2009). Social isolation in older adults:An evolutionary concept analysis. Journal of Advanced Nursing, 65(6), 1342–1352. https://doi.org/10.1111/j.1365-2648.2008.04959.x

Nicholson, N. R. Jr., Dixon, J. K., & McCorkle, R. (2014). Predictors of diminished levels of social integration in older adults. Research in Gerontological Nursing, 7(1), 33–43. https://doi.org/10.3928/19404921-20130918-02

Nicholson, N. R., Feinn, R., Casey, E. A., & Dixon, J.(2020). Psychometric evaluation of the Social Isolation Scale in older adults. The Gerontologist, 60(7), e491–e501. https://doi.org/10.1093/geront/gnz083

Nicholson, N., Molony, S., Fennie, K., Shellman, J., & McCorkle, R. (2010). Predictors of social isolation in community living older persons. (Unpublished PhD dissertation). Yale University References 45

Nicholson, N. R. Jr., & Shellman, J. (2013). Decreasing social isolation in older adults: Effects of an empowerment in tervention offered through the CARELINK program. Research in Gerontological Nursing, 6(2), 89–97. https;//doi.org/10.3928/19404921-20130110-01

Noone, C., McSharry, J., Smalle, M., Burns, A., Dwan, K., Devane, D., & Morrissey, E. C. (2020). Video calls for reducing social isolation and loneliness in older people: A rapid review. Cochrane Databaseof Systematic Reviews, 5(5), CD013632. https://doi.org/10.1002/14651858.CD013632

Okada, L. M., Miranda, R. R., Pena, G., Levy, R. B., & Azeredo, C. M. (2019). Association between exposure to interpersonal violence and social isolation, and the adoption of unhealthy weight control practices. Appetite, 142, 104384. https://doi.org/10.1016/j.appet.2019.104384

Pantell, M., Rehkopf, D., Jutte, D., Syme, S. L., Balmes, J., & Adler, N. (2013). Social isolation: A predictorof mortality comparable to traditional clinical risk factors. American Journal of Public Health, 103(11), 2056–2062. https://doi.org/10.2105/AJPH.2013.301261

Parry, S. W., Bamford, C., Deary, V., Finch, T. L., Gray, J., MacDonald, C., McMeekin, P., Sabin, N. J., Steen, I. N., Whitney, S. L., & McColl, E. M. (2016).Cognitive-behavioural therapy-based intervention to reduce fear of falling in older people: Therapy development and randomised controlled trial: The Strategies for Increasing Independence, Confidence and Energy (STRIDE) study. Health Technology Assessment, 20(56), 1–206. https://doi.org/10.3310/hta20560

Peçanha, T., Goessler, K. F., Roschel, H., & Gualano, B. (2020). Social isolation during the COVID-19 pandemic can increase physical inactivity and the global burden of cardiovascular disease. American Journalof Physiology Heart and Circulatory Physiology, 318(6), H1441–H1446. https://doi.org/10.1152/ajpheart.00268.2020

Penninkilampi, R., Casey, A. N., Singh, M. F., & Brodaty, H. (2018). The association between social engagement, loneliness, and risk of dementia: A systematic review and meta-analysis. Journal of Alzheimer's Disease, 66(4), 1619–1633. https://doi.org/10.3233/JAD-180439

Perissinotto, C. M., & Covinsky, K. E. (2014). Living alone, socially isolated or lonely—what are we measuring? Journal of General Internal Medicine, 29(11), 1429–1431. https://doi.org/10.1007/s11606-014-2977-8

Perlman, D. (1987). Further reflections on the present state of loneliness research. Journal of Social Behavior and Personality, 2, 17–26.

Petersen, N., König, H. H., & Hajek, A. (2020). The link between falls, social isolation and loneliness:A systematic review. Archives of Gerontology and Geriatrics, 88, 104020. https://doi.org/10.1016/j.archger.2020.104020

Pierce, L. L., Wilkinson, L. K., & Anderson, J. (2003). Analysis of the concept of aloneness as applied to older women being treated for depression. Journal of Gerontological Nursing, 29(7), 20–25.

Pohl, J. S., Cochrane, B. B., Schepp, K. G., & Woods, N. F.(2018). Falls and social isolation of older adults in the National Health and Aging Trends Study. Research in Gerontological Nursing, 11(2), 61–70. https://doi.org/10.3928/19404921-20180216-02

Qin, W., Xiang, X., & Taylor, H. (2020). Driving cessation and social isolation in older adults. Journalof Aging and Health, 32(9), 962–971. https://doi.org/10.1177/0898264319870400

Read, S., Comas-Herrera, A., & Grundy, E. (2020). Social isolation and memory decline in later-life. Journalsof Gerontology: Series B, Psychological Sciences and Social Sciences, 75(2), 367–376. https://doi.org/10.1093/geronb/gbz152

Roy, C., & Andrews, H. (1999). The Roy adaptation model. Appleton & Lange.

Sawada, Y., Shinohara, R., Sugisawa, Y., & Anme, T. (2011). The relation between the maintenance of physical functions and social interaction among community-dwelling elderly people: A six-year follow-up study. Journal of Physical Therapy Science, 23, 171–175.

Schrempft, S., Jackowska, M., Hamer, M., & Steptoe, A.(2019). Associations between social isolation, loneliness, and objective physical activity in older men and women. BMC Public Health, 19(1), 74. https://doi.org/10.1186/s12889-019-6424-y

Shankar, A., Hamer, M., McMunn, A., & Steptoe, A.(2013). Social isolation and loneliness: Relationships with cognitive function during 4 years of follow-up in the English longitudinal study of ageing. Psychosomatic Medicine, 75(2), 161–170. https://doi.org/10.1097/PSY.0b013e31827f09cd

Shukla, A., Harper, M., Pedersen, E., Goman, A., Suen, J. J., Price, C., Applebaum, J., Hoyer, M., Lin, F. R., & Reed, N. S. (2020). Hearing loss, loneliness, and social isolation: A systematic review. Otolaryngology Head and Neck, 162(5), 622–633. https://doi.org/10.1177/0194599820910377

Smith, B. J., & Lim, M. H. (2020). How the COVID-19 pandemic is focusing attention on loneliness and social isolation. Public Health Research & Practice, 30(2), 3022008. https://doi.org/10.17061/phrp3022008

Smith, T. F., & Hirdes, J. P. (2009). Predicting social isolation among geriatric psychiatry patients. International Psychogeriatrics, 21(1), 50–59. https://doi.org/10.1017/S1041610208007850

Steptoe, A., Shankar, A., Demakakos, P., & Wardle, J.(2013). Social isolation, loneliness, and all-cause mortality in older men and women. Proceedings of the National Academy of Science USA, 110(15), 5797–5801. https://doi.org/10.1073/pnas.1219686110

Strauss, A., Corbin, J., Fagerhaugh, S., Glaser, B., Maines, D., & Suczek, B. (1984). Chronic illness and the qualityof life (2nd ed.). Mosby.

Tanskanen, J., & Anttila, T. (2016). A prospective study of social isolation, loneliness and mortality in Finland. American Journal of Public Health, 106(11), 2042–2048. https://doi.org/10.2105/AJPH.2016.303431

Taylor, H. O., Taylor, R. J., Nguyen, A. W., & Chatters, L.(2018). Social isolation, depression, and psychological distress among older adults. Journal of Aging and Health, 30(2), 229–246. https://doi.org/10.1177/0898264316673511

Tebb, S., & Jivanjee, P. (2000). Caregiver isolation. Journalof Gerontological Social Work, 34(2), 51–72, https://doi.org/10.1300/J083v34n02_06 U.S. Census Bureau. (2018). Older people projected to outnumber children for first time in U.S. history [news release]. https://www.census.gov/newsroom/press-releases/2018/cb18-41-population-projections.html

Valtorta, N. K., Kanaan, M., Gilbody, S., Ronzi, S., & Hanratty, B. (2016). Loneliness and social isolation as risk factors for coronary heart disease and stroke: Systematic review and meta-analysis of longitudinal observational studies. Heart, 102(13), 1009–1016. https://doi.org/10.1136/heartjnl-2015-308790

Wenger, G. C., & Burholt, V. (2004). Changes in levelsof social isolation and loneliness among older people in a rural area: A twenty-year longitudinal study. Canadian Journal on Aging, 23(2), 115–127. https://doi.org/10.1353/cja.2004.0028

Wilson, D. M., Harris, A., Hollis, V., & Mohankumar, D.(2011). Upstream thinking and health promotion planning for older adults at risk of social isolation. International Journal of Older People Nursing, 6(4), 282–288. https://doi.org/10.1111/j.1748-3743.2010.00259.x

Winterton, R., & Warburton J. (2011) Models of care for socially isolated older rural carers: Barriers and implications. Rural and Remote Health, 11(1678), 1–13.

World Health Organization (WHO). (2003). Preamble to the constitution of the World Health Organization as adopted by the International Health Conference, New York, 19–22 June 1946; signed on 22 July 1946 by the representatives of 61 states (official recordsof the World Health Organization, no. 2, p. 100) and entered into force on 7 April 1948. http://www.who.int/about /definition/en/print.html

Younger, J. B. (1995). The alienation of the sufferer. Advances in Nursing Science, 17(4), 53–72.

제3장

건강 관련 삶의 질 Health-Related Quality of Life

Cheryl E. Gies

개요

40세 남성으로, 누군가의 아들이자 형제이자 남편이자 아버지이자 가정의학과 의사인 Steven Hsi는 "차트를 닫으며: 죽어가는 한 의사의 가족, 믿음, 의학에 대한 탐구(Closing the Chart: A Dying Physician Examines Family, Faith and Medicine)"라는 감동적인 자서전에서 '환자로서의 정식 교육'을 기록으로 남겼다(Hsi et al., 2004, p. 10). Hsi는 만성적이고 진행성이며 결국에는 치명적인 심장병을 앓으면서 "만성질환이 언제 시작하는지는 아무도 알 수 없다. 대체로 가장 먼저 나타나는 증상은 일상에서 일어나는 작은 파문일 뿐이며, 돌이켜 보았을 때에만 이것이 병의 시초임을 알게 된다. … 이 시기는 증상을 대면하고 몸의 신비스러운 변화를 설명하려고 시도하면서(이런 것들을) 부정하고 재비난하는 시기이다."라고 말했다(p. 9).

마치 스텔스 미사일처럼 만성질환은 정상적인 삶의 리듬과 지평을 교묘하게 침해하고 훼손한다. 미국 질병통제예방센터(Centers for Disease Control and Prevention, CDC)에 따르면 미국 성인 10명 중 6명은 적어도 하나의 만성질환을 앓고 있고 성인 10명 중 4명은 2개 이상의 만성질환을 앓고 있다(CDC, 2019). 미국의 연간 의료비 3조 5,000억 달러 중 90%가 신체적·정신적 만성질환자를 치료하는 데 사용된다(CDC, 2020a). 그리고 2030년에는 약 1억 7,100만 명의 미국인에게 만성질환 관리가 필요할 것으로 예상된다(MacColl Center for Health Care Innovation, 2017). 삶의 질을 유지하면서 만성질환의 영향을 관리하는 것은 환자, 가족, 건강관리전문가에게 매우 어렵고 다면적이며 복잡한 노력이다.

건강관리에서는 '삶의 질(quality of life, QOL)'과 '건강 관련 삶의 질(health-related quality of life, HRQOL)'의 두 가지 용어가 만성질환이 환자에게 미치는 영향을 개념화하고 설명하고 측정하는 데 사용된다. 이러한 두 용어는 문헌에서 자주 혼용되며, 삶에 대한 만족과 걱정이라는 넓은 의미로 사용된다. 삶에 대한 만족과 걱정은 건강과 질환의 영향을 받으며, 이는 또다시 병을 앓는 사람뿐 아니라 그의 가족에게도 영향을 미친다. 그러나 두 용어는 '서로 밀접하게 연관되어 있기는 하지만 건강관리전문가에게 이 둘이 같은 의미를 가진 것은 아니므로 동의어로 사용되어서는 안 된다'(Fumincelli et al., 2019, p. 62). 따라서 각 사람의 개인적 인식에 따라 정의가 다를 수 있어 정확한 정의를 내리기는 쉽지 않다. 일반적으로 삶의 질은 만족스러운 삶을 사는지에 대한 광범위한 개념을 포함하는 반면, 건강 관련 삶의 질은 구체적으로 질환과 치료에 영향을 받는 삶의 걱정을 다룬다(Jang & Vincent, 2019; Peterman et al., 2020).

임상 간호사(nursing clinician)와 연구 간호사들은 환자 측면에서 그리고 사회적 관점에서 삶의 질과 관련된 건강과 질병의 상호 연관성을 이해하는 데 크게 기여해왔다(Taylor et al., 2008). 연구와 실무 모두에서 HRQOL은 환자의 일반적인 상태를 평가하는 데 사용된다. 또한 사망과 생존을 예측하는 데도 사용되는데, 이는 'HRQOL이 다차원적으로 구성되어 있어 치료의 전체적 스펙트럼을 포괄'하기 때문이다(Jang & Vincent, 2019, p. 325). 장기적인 HRQOL의 만족과 안녕을 결정하는 요소를 찾기 위해 대규모 연구가 진행되고 있다. 이러한 '대규모 연구의 목적은 최신 측정도구를 사용하여, 환자 보고에 의한 결과체계가 HRQOL을 포착하는 데 최대의 효율성과 민감도를 가지게 하는 것'이다(Carlozzi et al., 2015, p. 106).

이 장은 끊임없이 진화하는 QOL에 대한 간략한 개요로 시작한다. 그런 다음 건강문제에 의해 영향을 받는 삶의 질인 HRQOL의 보다 명확한 개념에 중점을 둔다. HRQOL이 어떻게 정의되고, 개념화되며, 측정 및 평가되는지를 살펴봄으로써 신체적·정신적 만성질환자를 돌보는, 근거기반 간호중재를 좀 더 잘 이해하고, 각 권장사항을 쉽게 알 수 있다. 이 주제의 깊이와 폭을 적절하게 다루는 것은 쉽지 않다.

* 삶의 질 정의

삶의 질(QOL)에 대한 보편적 정의는 없으며, 이 개념을 정의하기도 어려운데, 이는 하나의 현상을 더 오래 연구하면 할수록 용어의 정의가 바뀔 수 있기 때문이다. 더욱이 명명법은 의료 분야 내에서도 일관성이 없다(Barofsky, 2012; Milton, 2013; Peterman et al., 2020). 아울러 용어가 서술에 근거하여 정의되었는지, 평가에 근거했는지에 따라서도 정의가 달라질 수 있다. 윤리적 관점에서 QOL에 대한 대부분의 정의는 자신의 생활기능과 관련하여 개인의 만족 또는 불만족으로 설명하지만 개인의 인생 경험은 제외한다. 개인의 질적 실제 경험을 제외함으로써 다양한 정의가 탄생했으나 의료실무에 적용하기 어려운, 합의가 부족한 정의가 되었다(Milton, 2013)

QOL의 의미와 중요성에 대한 관심은 약 70년 전, 1948년 세계보건기구(World Health Organization, WHO, 2020b)가 건강의 다차원적인 측면을 인식하여, '건강'을 단지 질병이나 질환이 없는 상태가 아니라 신체적·정신적·사회적으로 완전히 안녕(well-being)한 상태로 정의했을 때 시작되었다. 세계보건기구의 정의가 안녕에 초점을 맞추고 있지만, 미국의 QOL 측정은 전통적으로 건강 결손과 아울러 질병률, 사망률, 생존율 등의 추이에 초점을 두고 있었다(CDC, 2018a). 치유 및 치료전략이 발전하고 수명이 연장되면서, 성과의 측정이 생명을 구하는 것에서 QOL을 개선하는 방향으로 점차 전환하게 되었다. 이러한 맥락을 고려하면, 건강은 QOL과 분리될 수 없다.

QOL을 연구하고 명확하게 규명하는 작업은 아직도 진행 중이다. 간호학자인 Mandzuk과 McMillan(2005)은 QOL 개념의 세 가지 중요한 속성을 파악했다. 개개인은 (1) 자기 삶에 대한 평가를 하고 (2) 삶의 영역에서 신체적·심리적·사회적 만족 분야를 파악하며, (3) 개인의 주관적 평가를 증진하기 위한 QOL의 객관적 개념 측정방법을 결정한다. 이러한 속성 중 많은 부분이 심장재활, 당뇨병, 심혈관질환, 뇌졸중 후 뇌혈관질환 및 신장질환 연구에서 증명되었다고 보고했다. 만성질환 집단에서 이러한 속성의 타당성은 시간이 지나도 일관되게 유지된다.

삶의 질 결정요인은 주관적 요인(말해진 것)과 객관적 요인(관찰된 것)으로 나뉜다. 각 개인의 상황과 경험, 삶의 단계의 고유성은 긍정적이든 부정적이든 주관적인(개인적인) 요소에 영향을 미친다. 개인의 전반적인 안녕감은 건강, 직업, 사회적 및 경제적 조건, 생활방식, 지역사회환경 등에 의해 결정되며(CDC, 2018a), 문화, 개인적 가치, 행복, 삶의 만족, 영적 안녕 등도 주요한 기여요소이다. Milton(2013)은 객관성(다른 사람에 의한 관찰)을 제시하면서, QOL이 어떤 상황에서 어떤 것이 좋은지에 대한 전문가의 의견에 따르게 된다고 말한다(p. 121). 따라서 환자, 가족 및 건강관리 제공자는 치료전략에 영향을 미칠 수 있는 환자의 QOL에 대해 견해가 서로 다를 수 있다.

Plummer와 Molzahn(2009)은 간호이론가인 Imogene King, Madeleine Leininger, Rosemarie Parse, Hildegard Peplau와 Martha Rogers 등이 설명한 QOL의 속성을 평가했다. 간호학자들이 제시한 4가지 QOL 속성은 맥락 관련, 주관적, 무형, 건강 관련 등이 있다. 이 연구의 저자들은 간호학에는 '건강'이라는 용어보다 'QOL'이 보다 유용한 점이 있다고 결론짓고, 심지어 '건강'의 간호학적 메타패러다임 개념을 'QOL'로 대체하자고 주장했다. 간호실무와 관련하여, Plummer와 Molzahn은 QOL이 환자의 환경에서 '무형'과 '주관적'의 상호 연결을 고려하기 때문에 유용하다고 설명했다. 이들은 (1) 앞으로 다양한 대상자의 QOL을 더욱 잘 이해하기 위한 연구가 이루어져야 하고, (2) 개념이 완성된 Parse의 인간되어감 이론을 삶의 질 연구에서 개념틀로 사용해야 한다고 조언했다.

Parse(2007)는 '삶을 살아가는' 개인만이 QOL을 판단할 수 있다고 설명하며, QOL을 '살아있는 경험의 구체화'라고 정의한다. 순간순간 관점의 변화와 이에 따른 조망의 변화는 인간-우주 상호 연결을 통해 삶이라는 천을 짜는 것과 같다고 말한다(p. 217). Parse와 제자들은 수많은 주관적 예시를 문헌에 제시했으며, 이를 통해 다양한 상황에서 간호사가 QOL에 대한 이해를 넓힐 수 있게 되었고, 만성질환을 앓고 있는 사람에게 '그들의 생생한 경험을 존중'하는 방식으로 간호를 제공할 수 있게 했다(Plummer & Molzahn, 2009, p. 138).

만성 우울증으로 고통받는 남성에 대한 질적 연구에서 Parse의 제자인 Welch(Welch, 2007)는 매일의 삶을 받아들이는 현상(phenomenon of taking life day-by-day)을 탐구했다. 이 연구의 목적은 매일의 삶을 받아들이는 생활경험의 구조를 탐색하고, 현상을 더 깊이 이해하며, Parse 연구방법론을 활용하여 간호지식에 기여하는 것이었다. 이 연구결과로 세 가지 주제를 포착할 수 있었다. (1) 부담 감수하기(enduring with the burdensome)는 매일의 어려움에도 불구하고 앞으로 나아가는 것을 말하며, (2) 가능한 것 상상하기(envisioning the possible)는 기대를 가지고 미래를 바라보는 것이며 (3) 확실-불확실(sure-unsure)은 삶의 순간순간에 존재하는 불확실성을 말한다.

Parse(2013)는 QOL이라는 용어가 항상 변하는 인생 경험(만성질환을 겪으며 살기)의 양상을 충분히 나타내지 못하는 무기력한 개념이라고 정의하고, '인생의 질(living quality)'로 개념을 재정립하자고 제안했다. Parse는 '인생의 질'이라는 개념이, 한 순간을 포착해서 짧은 문구로 측정할 수 없는, 인생 경험의 변화하는 특성을 더 잘 나타낸다고 주장했다. 이 이론가는 질병 궤적을 지나고 있는 환자가 (이름 붙이거나 비판을 거부하는) 개인적인 방향감각을 가지고 있음을, 간호 및 건강관리 전문가가 인정하고 존중할 때 '인생의 질'을 존중할 수 있다는 결론에 도달했다. 따라서 건강관리전문가는 "삶의 질이 어떻습니까?"라고 물어봄으로서 QOL을 구분하는 대신, "지금 당신에게 중요한 것은 무엇입니까?"라는 질문을 통해 '인생의 질'을 평가해야 한다(p. 114).

35세의 신경외과 의사는 4기 폐암진단을 받고서 근원적 관점에 대한 의문을 갖게 된다. "중병은 내 인생을 변화시키는 것이 아니라 내 인생이 산산조각 나게 만들었다. 그것은 정말로 중요한 것이 무엇인지 밝혀주는 날카로운 빛의 폭발과 같이 느껴졌다. 앞에 펼쳐진 길이 소이탄(폭탄)으로 완전히 파괴된 것 같았다. 이제 나는 길을 돌아가야만 했다"(Kalanithi, 2016, p. 120). 젊은 간호사이자 작가인 한 여성은 이렇게 말했다. "암 진단을 받으며 어디로 가는지도 모르고 인생이 산산조각이 났다. 이 소식은 끔찍한 재앙이었고 (그리고) 비극적인 말을 듣는 충격에 갇혔으며 아무런 빛도 볼 수 없었다. 나는 죽음을 예견했다"(Antille et al., 2020, p. 166).

이러한 실제 환자의 관점은 일반적인 QOL보다는 건강/질병의 QOL이 개별적으로 취급되어야 함을 잘 보여준다. 생명을 위협하는 질병에 직면했을 때, 삶의 질에 대한 각 개인의 인식은 주관적 차원과 객관적 차원이 상호작용한 결과이다. 건강 관련 삶의 질(HRQOL)이란 개인의 주관적 평가를 반영하는 용어이며, 질병이나 치료가 각 개인의 신체적·정서적·사회적 안녕에 미치는 영향을 가리키는 것이다(Peterman et al., 2020).

* 건강 관련 삶의 질 정의

1980년대 이후 건강 관련 삶의 질(health-related quality of life, HRQOL)이라는 용어는 정신적·신체적 건강문제에 의해 영향을 받는 삶의 질에 초점을 맞추기 위해 QOL이라는 좀 더 광범위한 개념에서 등장했다(CDC, 2018a). Cella(1995)는 HRQOL을 '일상적이거나 기대되는 신체적-정서적(정신적)-사회적 안녕이 질병 또는 치료의 영향을 받아 변화하는 정도'로 정의했다(p. 73). 세계보건기구(WHO, 1995)는 QOL을 포괄하는 6가지 주요 영역을 (1) 신체 건강, (2) 정신 건강, (3) 독립성 수준, (4) 사회적 관계, (5) 환경, (6) 개인적 가치와 신념(그림 3-1)으로 제시했다. HRQOL은 처음 4개 영역을 포함하며, 건강, 의학 및 의료 기술에 의해 직접적으로 영향을 받는 삶의 질에 대한 개인 인식을 반영한다. 나머지 두 영역인 환경과 개인적 가치/신념은 개인적인 사항이며, 의료기술이나 의학에 의해 영향을 받지 않는다. 여기에는 재정 자원, 소득, 영양, 대기질, 기후, 공공안전, 개인적 자유, 정치적 자유 등이 있다(EUPATI, 2016; Peterman et al., 2020).

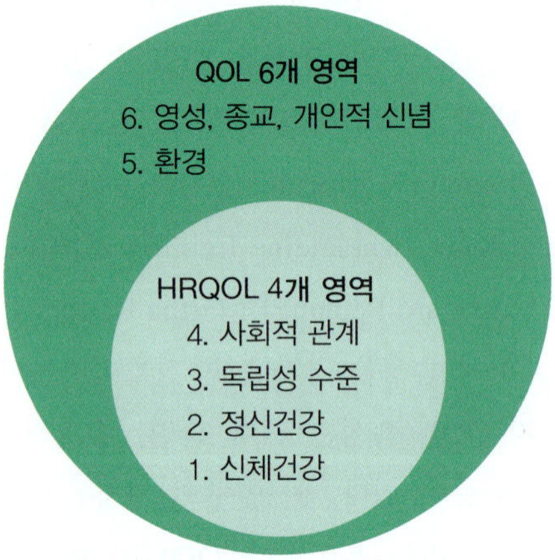

그림 3-1 삶의 질이라는 광범위한 개념 내에 WHO HRQOL의 영역

출처 World Health Organisation. 'The Structure of the WHOQOL-100'. WHOQOL: Measuring Quality of Life. Retrieved 11 February, 2016, from http://www.who.int/healthinfo/survey/whoqol-qualityoflife/en/index4.html

미국 질병통제예방센터(Centers for Disease Control and Prevention, CDC, 2018a)는 HRQOL을 개인적 측면과 지역사회 측면에서 정의했다. 개인적 측면은 신체적·정신적 건강(예: 활력 정도, 기분)을 말하며, 이것의 연관변수로 건강 위험요소, 기능적 상태, 사회적 지지, 사회경제적 요소 등을

들 수 있다. 지역사회 측면에는 여러 분야의 의료 파트너와 협력이 필요하며, 인구 건강 자원, 정책, 조건 및 관행 등이 포함된다(CDC, 2018a). CDC는 과학적 문헌과 공중 보건 파트너스의 조언을 종합하고 단순화하여, HRQOL을 '개인 또는 어떤 집단이 느끼고 있는 어느 일정 기간 동안의 신체적·정신적 건강을 의미한다'고 정의했다.

'다차원 구조'인 HRQOL은 질병 및/또는 치료의 영향을 받고 측정되며, 종종 크게 손상받는 신체적·정신적·사회적 기능 영역으로 구성된다(Megari, 2013). 만성질환의 경우, 환자 경험에는 장기적인 치료, 치료행위, 정기적인 다학제적 모니터링은 물론 심각하게 삶을 변화시키는 경험 등이 포함되며, 이러한 것들은 치료 내부와 외부에서 환자 삶의 모든 측면에 영향을 미칠 수 있다(Forestier et al., p. 2). 전반적으로 이러한 정의들은 시간이 지남에 따라 HRQOL 개념을 더 명확하게 만들고 발전시켰다.

간호직은 만성질환자의 HRQOL을 다루는 근거기반전략을 진단하고, 치료하고, 관리·규명하는 데 중요한 선도적 역할을 담당한다. 자기인식 건강(self-perceived health)과 삶의 질 경험(life quality experience)의 차이와 상호 연결성을 이해하는 것이 환자 중심 관리, 근거기반 간호실무, 향상된 환자 결과에 필수적이다. 이론적 프레임워크를 적용하고, 타당하고 신뢰할 수 있는 정성적·정량적 측정을 사용함으로써 임상연구의 최종 목표인 HRQOL 개선을 성취할 수 있다.

* HRQOL 이론 틀과 모델

만성질환의 이론, 틀(framework) 및 모델(model)은 HRQOL에 영향을 미치는 다양한 요인 간의 복잡한 상호관계를 연구하고 설명하는 체계적인 접근방식이다. 이러한 개념화를 통해 최고의 간호중재에 대한 새로운 증거를 얻을 수 있을 뿐만 아니라 기존 중재를 테스트하고 평가하는 데도 중요하다. '삶과 그 질의 본질적인 불가분성을 이해'하는 데 기여한 여러 이론적 관점을 숙지하는 것이 중요하다(Plummer & Molzahn, 2009, p. 140).

간호연구자 Bakas 등(2012)은 21개국의 100개 논문에 대한 체계적인 문헌고찰에서 가장 자주 사용되는 세 가지 HRQOL 모델을 확인했다. 첫 번째 모델인 Wilson과 Cleary의 HRQOL 이론적 틀(1995)에는 잘 정의된 5가지 영역, 즉 생물학적, 증상, 기능, 건강에 대한 일반적인 인식, 전반적인 HRQOL이 포함된다. Ferrans, Zerwic, Wilbur 및 Larson(2005)이 개발한 두 번째 모델은 앞서 언급된 다섯 가지 영역을 유지하면서 간호 및 건강관리에서 HRQOL의 사용을 촉진하기 위해 개인 및 환경 특성이 추가된 것으로, Wilson과 Cleary 모델의 개정판이다(p. 336). 이 두 모델을 합하면 HRQOL 모델 체계적 문헌고찰에서 조사한 논문의 거의 4분의 1을 차지한다. 세 번째 모델인 세계보건기구 국제기능-장애-건강 분류(WHO International Classification of Functioning, Disability and Health, ICF, 2007)는 HRQOL에 국한되지 않으며 HRQOL의 가설 생성을 위한 것이라기보다는 매핑 및 분류에 좀 더 적합하다(Bakas et al., 2012, p. 9). 이 논문에서 두 가지 중요한 결과가 확인되었다. (1) 문헌에 이용된 HRQOL 모델에는 일관성이 거의 없었으며, HRQOL 개념에 사용된 용어가 아주 다양하여 연구 간 비교가 거의 불가능했다. (2) 언급한 대로 가장 자주 적용되는 세 가지 모델을 확인했다. Ferrans 등(2005)에 의해 개정된 HRQOL 모델은 개인 및 환경 요인에 대한 좀 더 발전된 정의를 통해 더욱 완전하고 명확한 모델이 되었다. 만약 하나의 모델을 이용할 수 있다면 HRQOL 연구 간의 비교가 쉬워지고, 새로운 중재 연구개발이 용이해지며, HRQOL 연구에 발전이 예상된다. 체계적 문헌고찰 연구의 저자는

Ferrans 등의 수정된 모델이 '향후 HRQOL 연구 및 실행을 안내할 가장 큰 잠재력을 가지고 있다'고 결론지었다(p. 11).

간호 저자인 Jang과 Vincent(2019)는 위의 문헌고찰 연구를 한 단계 더 발전시켜 Ferrans 등(2005)의 개정된 HRQOL 개념 모델을 종합적으로 분석하고 평가했다. 이 분석에는 간호이론과 개념틀을 평가하기 위해 Fawcett와 DeSanto-Madeya(2013)의 개념틀을 적용했다. 범위, 맥락 및 내용 분석을 통해 개정된 HRQOL 모델이 제한된 범위와 잘 정의된 명제 및 개념을 갖춘 중범위 이론의 정의를 충족하는 것으로 확인되었다. 맥락(간호사가 수행하는 환자 환경)은 간호 메타패러다임과 일치하며, 다음을 말한다. "a) 인간의 삶과 죽음의 과정, b) 환경 안에서 인간의 건강 경험 c) 간호가 인간에게 주는 혜택 d) 인간과 환경의 지속적인 상호 과정"(p. 327). 내용 분석은 포괄적이었으며, 개인 및 환경 수준에서 건강 결과(영역)의 5가지 측정값을 잘 설명한다.

개정된 HRQOL 모델은 모든 필수적인 요건을 충족했다. 개정된 모델(Ferrans et al., 2005)의 사회적·이론적 중요성은 확실하며, 이는 향상된 건강관리를 위해, 간호목표와 간호발전에 초점을 맞춘 간호 메타패러다임 개념을 포함했기 때문이다. 개정된 모델을 적용한 8개의 일차간호 연구가 모범 사례로 확인되었다. 모두 명제에 적합한 내적 일관성을 유지했다. 두 가지 수준에서 다섯 가지 건강 관련 요인을 사용하는 수정된 모델의 단순성과 간결성은 간결성 요구사항을 충족했다. 더욱이 문헌고찰은 경험적 테스트 가능성과 타당성을 입증했다. 마지막으로, 실용적 타당성(이론의 실제적 적용)이 잘 확립되었다. 이 이론을 실제로 적용하려면 적절한 경험과 전문성을 갖춘 간호사, 실제 적용, 구현 타당성, 간호실무 범위에 대한 법적 고려사항, 공공 및 보건 시스템과의 실무 호환성, 적용 시 예상되는 유리한 결과 등의 요소가 필요하다(Jang & Vincent, 2019).

Ferrans 등(2005)의 개정 모델은 간호 및 간호실무에 크게 기여했다. Jang과 Vincent(2019)가 확인한, 응용개념과 도구를 보여주는(표 3-1 참고) 간호학 연구 중 하나는 Alsayed 등(2017)이 실시한 HIV 감염 여성에 대한 단면연구(cross-sectional study)이다. 이 간호연구는 우울증상과 여성의 전반적인 건강 사이의 직접적인 관계를 확인했다. 경험적 검증에서 낮은 우울감과 낙인의 느낌, 충분한 사회적 지원과 신체기능, 향상된 일반 건강에 대한 인식 등이 전반적으로 HRQOL을 개선했다.

표 3-1 HIV 여성 환자를 위한 HRQOL 개념 및 연구도구

개념	연구 도구
개인	Demographics
환경	HIV stigma scale, Inventory Support Evaluation List (ISEL)
생물학적 기능	Viral load
증상	Beck Depression Inventory (BDI-II)
기능적 상태	Subscale Medical Outcomes Study (MOS) Subscale MOS-HIV
일반 건강인식	Subscale MOS-HIV
전반적인 QOL	Subscale MOS-HIV

간호학 개념 프레임워크에 덧붙여서 국가적이고 세계적인 관리모델도 만성질환자 돌봄을 위해 개발되었다. 만성질환 돌봄 모델(chronic care model, CCM)은 약 20년 전에 등장하여 미국 및 전 세계적으로 사용되는 모델이며, 이것은 만성질환자의 건강을 개선하기 위한 체계적 접근법이다. CCM기반 중재 문헌의 종합적 검토 결과, CCM을 통해 환자 관리가 향상되고 건강결과가 좋아졌음이 증명되었으나, 비용-효율성 제고를 권장하고 있다(Coleman et al., 2009). CCM은 미국에서 일차 의료를 활성화시키려는 유망하고 새로운 건강

관리모델인 환자 중심 메디컬 홈(patient-centered medical home, PCMH) 개발에 기여했다. PCMH는 '안전과 질을 중시하는, 환자 중심의 지속적이고 포괄적이며 조화된 돌봄을 제공하는 일차의료의 방식'으로 정의할 수 있다(Agency for Healthcare Research and Quality, AHRQ, 2012, chapter 1, ¶10). PCMH 목표는 양질의 돌봄, 비용절감과 아울러 환자, 가족, 건강관리전문가에게 더 나은 경험을 제공하는 것 등이다.

CCM이 환자 관리 및 건강결과의 향상을 입증했다고 해도, 이 모형은 각 만성질환(예: 천식, 심부전, 당뇨병)에 맞게 구체적으로 변형되어야 하며, 만성질환이 하나 이상인 환자에게 적용할 수 없다. 두 가지 이상의 만성질환(Multiple Chronic Condition, MCC)으로 고통받는 사람에게 건강관리 및 HRQOL은 더욱 복잡한 문제이다. Ward, Schiller 및 Goodman(2014)은 미국에 약 6,000만 명의 비시설 성인이 두 가지 이상의 만성질환을 앓고 있다고 보고했다. 미국 성인의 80%가 65세 미만이고 이러한 젊은 성인의 60% 이상이 MCC를 앓고 있다. 따라서 이 집단은 나이가 들어갈수록 MCC 부담을 줄이기 위한 적극적인 치료가 필요하다(Adams, 2017). 만성질환의 수가 많을수록 입원 위험, 불필요한 진단검사, 모호한 의학적 조언, 기능장애 및 사망위험이 높아진다. 따라서 MCC는 '공중보건의 필수 임무'로 인식되고 있다(Newman et al., 2020, p. 1).

이러한 문제에 대응하여, 미국 보건복지부(Department of Health and Human Services, USDHHS)는 다른 이해관계자와 협력하여 MCC 환자의 건강 결과와 HRQOL을 향상시키기 위한 개념틀을 개발하고 지속적으로 평가하고 있다(Parekh & Goodman, 2013; Parekh et al, 2011). 이러한 "복합만성질환: 전략적 개념틀"(USDHHS, 2010)은 국가 단위에서 시행되는, 공동관리전략을 극대화하고, 만성질환을 가진 환자의 의료서비스 장벽을 낮추려는 시도이다. 환자보호 및 부담적정 보험법(patient protection and affordable care act, ACA)에 의한 지원과 공공-민간 협력사의 지원이 이 프레임워크의 중요한 협력요인이다. 이 프레임워크는 네 가지 상호 의존적인 영역을 다루며, 각 영역은 일련의 중요한 목표를 가지고 있다(Parekh 등, 2011; USDHHS, 2015). 첫 번째 목표는 의료 및 공중보건 서비스 강화, 두 번째는 개인의 자가관리 강화, 세 번째는 서비스 제공자에게 도구, 중재, 정보 제공, 네 번째는 MCC를 위한 효과적 중재에 대한 연구지원이다(Parekh & Goodman, 2013; USDHHS, 2015). 이 프레임워크의 전문은 미국 보건복지부 사이트에서 확인할 수 있다 (https://www.hhs.gov/sites/default/files/ash/initiatives/mcc/mcc_framework.pdf)

MCC가 HRQOL에 미치는 영향을 보여주는 가슴 아픈 사례(AHRQ, 2008)가 Mae라는 여성의 이야기를 다룬 짧은 애니메이션 "복합만성질환: 인생에서의 하루"에 잘 묘사되어 있다. Mae는 바쁜 삶 중 단 하루만 버티려고 애쓰면서 살아간다. 복잡한 의료 미로를 통과해서 MCC와 가족 책임에 주의를 기울이면서 바쁜 하루하루를 보낸다. Mae에게 영향을 미치는 조각조각 나누어진 의료시스템의 복잡성이 강조되고 영상은 개별화되며, 조직적인 치료 제공에 대한 희망으로 끝난다. 이러한 개별화된 치료체계는 MCC에 대한 USDHHS(2010) 전략적 프레임워크의 원칙과 이니셔티브를 적용하여 만들 수 있다.

만성질환자를 위한 현재의 프로그램과 자원, 비용효율적인 HRQOL 등이 앞으로 어떻게 변할지 예측하기는 아주 어렵다. 왜냐하면 건강관리 서비스 환경과 법률 및 자금조달 환경이 계속 변하고 있기 때문이다. 비용 대비 효과는 사실 아주 어려운 문제이다. 메디케어는 2015년부터 MCC 환자에게 제공된 만성질환 돌봄 모델(CCM) 서비스를 일차의료공급자에게 추가 지급하기 시작했다. 각 메디케어 수혜자의 만성관리를 위한 임상 스태프 시간(보건의료제공자의 지시하에)은 한 달에 20분이 주어졌다. 2016년 말까지 MCC를 가진 사람 중 단지 51만 3,000명만이 서비스를 받았다(CMS, 2016a; Federal Register, 2016). 제공자들은 각 참가자에게 소요된 시간이 20분을 훨씬 넘었다고 보고했는데, 이는 환자의 연령이 높고 위중한 질환을 앓고 있기 때문이었다. CCM 서비스를 메디케어 수혜자까지 확대하기 위해 공급자의 요구를 받아들여, 2017년에는 질병 복잡성을 더 잘 반영하는 추가 청구코드와 더 높은 보상률; 치료를 시작하는 조건의 완화; 연방 수준의 건강센터와 농촌 지방 보건소의 행정적 부담 및 일반 감독 완화 등의 변화가 이루어졌다(CMS, 2016b). 이러한 개선의 결과는 아직 보고되지 않았다.

*** 건강 관련 삶의 질 측정**

이론적인 체계는 HRQOL 연구에 대한 체계적인 접근법을 제공한다. HRQOL은 만성질환의 경로에 영향을 미치는 복잡한 관계 집합으로 개념화되거나 질병 자체의 결과로 개념화되는지 여부와 관계없이 적절한 측정도구가 중요하다. HRQOL을 특징 짓는 요소나 개념을 정확하게 포착하기 위해서는 타당하고 신뢰할 수 있는 측정이 필요하다. 이는 중재와 자원이 환자 중심적이고 비용효과 면에서 뛰어난 방식으로 사용되는지 확인하기 위해서이다. 이것이 가능할지에 대해 의문을 가질 수 있는데, 이는 각 사람이 다르며, 만성질환이 모두 다르기 때문이다. 질(quality)을 질환의 과정과 진단으로 제한하거나, 또한 급성기 건강관리시설에 입원 또는 재입원의 지불 수준(reimbursement levels)으로 제한함으로써, QOL은 인간 경험에 관한 것이 될 수 없을 뿐 아니라, 인간이 자기 자신에게 가장 중요한 것을 정의하는 방법도 될 수 없게 한다(Milton, 2013, p. 122).

만성질환에 대한 환자의 경험을 평가한 체계적 문헌고찰에서 Forestier와 동료들(2019)은 다양한 환자보고 측정도구(patient-reported measure, PRM)를 검토하여 개념목록을 생성하고 만성질환 경험의 차원을 식별/분류했다. 검토를 위해 선택된 107개 연구에서 5가지 유형의 도구가 확인되었으며, 각각은 (1) HRQOL 또는 QOL을 평가하는 설문지 (2) 증상 및 기능 상태에 초점을 맞춘 도구, (3) 질병에 대한 환자의 감정과 태도에 초점을 맞춘 도구, (4) 건강관리 및 치료 경험 설문지, (5) 치료 또는 건강관리에 대한 환자 태도를 조사한 평가도구 등이다. 저자들은 검토된 설문지의 대부분이 HRQOL 도구였음에도 불구하고 'HRQOL', 'QOL' 및 '건강상태(health status)'라는 용어가 서로 혼용되어, 도구 간 비교에 큰 문제가 발생했으며, 건강상태 분석 및 해석에도 문제가 발생했다고 보고했다. PRM 도구는 아주 다양했으나 설문지 중 어떤 것도 만성질환에 대한 환자의 모든 경험을 포괄하지는 못했다. 연구자들은 '만성질환에 대한 환자 경험을 측정하기 전에 이들을 개념적으로 정의해야 한다'고 결론지었다(p. 13).

질병률 및 사망률 측정에 대한 단점을 보완하기 위해 HRQOL 측정의 중요성을 강조하는 연방 정책 변경이 최근 있었다. CDC(2018a)는 세 가지 고려사항을 제시했다. 첫 번째는 HRQOL이 자가보고된 만성질환(관절염, 유방암, 당뇨병, 고혈압) 및 위험요인(체질량지수 상승, 신체활동 부족, 흡연) 모두와 관련이 있다는 것이다. 둘째, HRQOL 측정을 통해 예방 가능한 질병, 부상 및 장애에 대한 부담을 판정할 수 있고, HRQOL과 위험요인 관계에 대한 이해를 향상시킬 수 있다는 것이다. 셋째, HRQOL 측정은 QOL 개선이라는 국가의 주요 공중보건 목표가 효율적으로 달성되는지

그 과정을 추적할 수 있게 한다는 것이다.

HRQOL을 평가하고, 시간경과에 따른 변화를 측정하고, 의료관리계획의 품질을 평가하기 위해 널리 사용되는 몇 개의 도구가 있다. 의료성과연구(Medical Outcome Study, MOS) 단축형(short form) SF-12 및 SF-36(Ware, 2004), 질병영향프로필(Sickness Impact Profile, SIP) 도구(Bergner et al., 1981) 및 당뇨병 삶의 질(Diabetes Quality of Life, DQOL) 설문지(DCCT Research Group, 1988) 등은 모두 일반 건강상태, 일반 질병 또는 특정 인구를 위한 임상환경에서 측정도구로 인정받았다. 환자평가에 대리자 임명이 필요한 경우 HRQOL의 대리 또는 간호제공자 평가도 연구되었다(HealthMeasures, 2020a; Peterman et al., 2020). SF-36 도구는 많은 심장재활 프로그램에서 급성기 이후 또는 만성 심장질환의 HRQOL을 추적하기 위해 사용되며, SIP 도구는 암과 같은 만성질환자의 질병 인지가 기능에 어떠한 영향을 주는지를 측정하는 데 사용된다.

CDC는 HRQOL을 추적관찰하여, 건강관리 분야와 서비스 간의 연결을 평가하는 지표로 사용한다. 유병률과 사망률은 전통적인 치료결과 지표이나, 특히 만성질환과 관련된 위험, 부담, 자원 요구 또는 질병과 관련된 자연 감소를 고려하지 않는다는 문제가 있다. 1993년에 CDC(2018b)는 'HRQOL-14 건강한 날 측정(Healthy Days Measure)'을 만들어서 자료수집을 시작했다. 건강한 날 측정은 개인의 안녕인식을 평가하는 인구 건강 감시(population health surveillance)에 대한 국내 및 국제 표준으로 간주되며, 자신이 평가한 건강상태, 질병 또는 부상 일수, 정서적 고통 일수, 자가간호나 일을 할 수 없는 날 수 등의 4개 항목을 통해 측정한다. 이러한 4개 항목에 10개 질문이 추가되었으며, 추가된 것은 개인의 활동제한 일수, 통증이나 우울증, 불안, 불면증 등에 의한 활동제한 일수, 활동제한의 지속기간 및 심각도에 대한 이유 등에 관한 것이었다. 현재 많은 기관에서 건강한 날 측정을 사용하여 건강 불균형 상태를 식별하고, 인구 추세를 추적하고 있으며, 세계보건기구의 건강 정의와 동일한 견해를 피력하고 있다(CDC, 2018c, 2018d).

세계보건기구(WHO, 2004)도 개인의 관점에서 QOL과 건강을 측정할 수 있는 표준화된 도구를 개발했다. CDC 측정과는 달리 WHOQOL-BREF 도구는 개인의 삶에 대한 만족감과 즐거움, 통증으로 인한 제한, 업무능력, 일상활동과 주변일을 처리하는 능력, 건강관리에 대한 접근성, 관계 만족도 등을 평가하는 26개 항목으로 구성된다. CDC와 WHO 도구 모두 QOL을 정량화한다. 이러한 도구들은 건강한 인구의 건강과 안녕을 측정할 뿐만 아니라 조기 중재 및 치료로 혜택을 받을 수 있는 질병상태를 조기에 감지하기 위한 것이다. HRQOL 도구의 추가 예는 표 3-2에 있다.

HRQOL과 관련된 환자보고 성과(patient reported outcomes, PRO)를 수집, 활용, 보고하는 가장 포괄적이고 지속적인 노력은 국립보건원(National Institute of Health, NIH)에서 개발하고 지원한 '환자보고 성과 측정 정보시스템(Patient-Reported Outcome Measurement Information System, PROMIS)'이다. 2004년부터 2014년까지 PROMIS의 목표는 (1) 환자가 증상, 기능 및 HRQOL을 건강관리 제공자에게 정확하게 보고하도록 하는 다차원 측정도구를 만들고 검사하며, (2) 과학 및 임상 연구를 위해 항목 은행을 평가하는 것이다(NIH, 2019). 이를 위해 항목반응이론(Item Response Theory, IRT)을 적용하여, 항목 선택을 안내하고 HRQOL을 연구와 임상 모두에서 사용할 수 있도록 노력하고 있다. 이때 사용한 것은 환자 중심의 내용과 전문가의 의견이 반영된 심리 측정 방법이다(Cella et al., 2019, p. 537).

표 3-2 타당성과 신뢰성이 높은 HRQOL 설문지의 예

일반 건강상태	일반 질병	질병별	환자보고 성과 측정을 위한 복합도구
Nottingham Health Profile (NHP)[1]	Sickness Impact Profile (SIP)[1]	Diabetes Quality of Life instrument (DQOL)[1]	Patient-Reported Outcomes Measurement Information System (PROMIS)[1, 2]
Medical Outcomes Short Form 36 (SF-36)[1]	Functional Assessment of Chronic Illness Therapy (FACIT)[1]	Functional Living Index - Cancer (FLIC)[1]	Neurology Quality of Life (Neuro-QOL)[1]
		Functional Assessment of Cancer Therapy - General 7 (FACT-G7)[1]	Assessment for Neurological and Behavioral Function (NIH Toolbox)[2]
		European Organization for Research and Treatment of Cancer Quality of Life Core 15-Palliative Care (EORTC QLQ-C15-PAL)[1]	
		Adult Sickle Cell Quality of Life Measurement Information System (ASCQ-Me)[2]	

[1] Data from Peterman et al., (2020). Evaluation of health-related quality of life (HRQOL) in patients with serious life-threatening illness. In: T. W. Post (Ed.), UpToDate, Waltham, MA.
[2] HealthMeasures. (2020c). Overview. http://www.healthmeasures.net/explore-measurement-systems/overview

PROMIS에는 300개 이상의 측정값이 포함되어 있으며, 일반 건강상태, 일반 질병 및 질병별 도구를 종합적인 조사로 결합시켜 다양한 만성질환자에 적용할 수 있다(Health-Measures, 2020b; Peterman et al., 2020). 이 전산화된 설문지의 주요 구성요소는 (1) 신체적 증상과 기능, (2) 정신건강-정서, 행동 및 인지, (3) 사회적 건강-인간관계 및 기능 등 세 가지이다. 이 프로그램은 대상자에 따라 조정 가능하고 단축형도 사용할 수 있으며, 여러 언어로 제공된다(HealthMeasures, 2020b). PROMIS는 성인을 위해 만들어졌지만 소아용과 대리인용도 존재한다(Broderick et al., 2013; Peterman et al., 2020). 이후 PROMIS는 HealthMeasures(2020a)로 전환되었으며, 다음 웹사이트가 공식 온라인 측정도구 및 배포 센터로 지정되었다(https://www.healthmeasures.net/explore-measurement-systems/promis).

간호학은 근거기반중재와 관련하여 측정 가능한 성과에 주목하여야 한다. 신뢰할 수 있고 유효한 도구를 사용하여 만성질환의 HRQOL을 측정함으로써 평가도구를 개선하고, 환자 중심 치료를 보장하며, 결과를 추적하는 데 유용한 자료를 얻을 수 있다. HRQOL 도구가 발전함에 따라 환자의 전인적 치료요구를 수용할 수 있게 되었으며, 이러한 치료요구에 대한 수용은 도구가 환자의 관점을 포함하고, 일관성 있는 측정치를 보이며, 만성질환의 다차원적 측면을 반영하고, 최신 기술을 사용했을 때 더욱 두드러진다.

PROMIS	신체적 건강	정신적 건강	사회적 건강
PROMIS 프로필 영역	피로 통증 강도 통증 방해 신체기능 수면장애	불안 우울	사회적 역할과 활동 참여 능력
PROMIS 추가 영역	호흡곤란 위장관 증상 가려움 통증 양상 통증의 질 성기능 수면장애	알코올 분노 인지기능 삶의 만족 의미와 목적 긍정적인 정서 질병의 심리학적 영향 만성질환 관리에 대한 자기-효능감 흡연 약물사용	동료와의 관계 사회적 역할과 활동에 대한 만족 사회적 고립 사회적 지지

그림 3-2 환자보고 성과 측정 정보시스템(PROMIS) 영역체계

출처 HealthMeasures. (2020b). Intro to PROMIS. https://www.healthmeasures.net/explore-measurement-systems/promis/intro-to-promis; Logo: U. S. Department of Health and Human Services..

*** 만성질환 배경하에서 건강 관련 삶의 질**

이 생각을 떠올리면 좌절하게 됩니다. 얼마나 많은 사람이 이제는 익숙해진 고질병의 재발로 고통받는지 궁금해요. 의학적 자문을 찾을 생각도 하지 않고서, 어떤 의미에서는 자문을 받는 것이 두려워서. 재발하는 만성질환으로 고통 받는 사람은 정상적이라는 것, 기분이 좋다는 것이 어떤 것인지 모릅니다. 작년에도 몸이 좋다라는 느낌을 받은 건 단 며칠뿐이었으니까요. 정신이 또렷했었고 몸이 편안했지요. 큰 기쁨을 느꼈어요. 오늘은 에너지가 넘쳐서 기분이 좋아요. 이게 '정상'이고 항상 정상 상태를 느끼기를 바라요. (Hsi et al., 2004, p. 149)

만성질환의 HRQOL은 성인 자가보고 건강을 위한 PROMIS PRO의 세 가지 구성요소의 전체적인 맥락 내에서 가장 잘 설명되고 논의될 수 있다(그림 3-2). 세 가지 구성요소는 신체적 건강(건강 및 기능), 정신적 건강(심리적 및 영적 안녕) 및 사회적 건강(사회적 역할 및 경제적 상태) 등이다. 세 가지 구성요소는 7개의 하위 구성요소, 19개 영역 및 92개 하위 영역으로 다시 나뉜다(Cella et al., 2019). 평가 영역은 환자가 인지하고 있는 신체적·정신적·사회적 건강 요소이며, 이것은 임상검사에서 적절하게 측정하지 못하는 경우가 많다. 포괄적인 PROMIS는 만성질환을 앓고 있는 개인의 삶의 질을 확인하고 측정하는 실용적인 방법이다. 그러나 각 개인의 인생 경험과 만성질환 묘사에서 나타나는 미묘한 차이는 연령, 성별, 문화에 영향을 받으며, 이러한 차이는 건강관리전문가가 치료와 지원 중재를 제공할 때 얼마나 주의해야 하는지

를 생각하게 한다.

한 사람에게서 신체적·정신적·사회적 건강을 서로 분리할 수 없기 때문에 PROMIS틀은 개인의 포괄적 건강에 얽혀져 있는 상호 연관성을 반영한다. 성인 PROMIS의 첫 번째 구성요소는 신체적 건강이며, (1) 증상과 (2) 기능이라는 두 가지 하위 구성요소를 다룬다. 증상 영역에는 통증, 피로, 호흡곤란, 위장관(gastrointestinal, GI) 및 가려움증 등이 있다. 기능 영역에는 신체기능, 수면, 성적 기능 및 만족이 포함된다. 여러 가지 하위 영역이 있으며, 여기에는 통증(양상, 질, 간섭 및 강도), 호흡곤란 항목, GI 항목, 가려움증 항목, 성적 항목, 운동성 및 상지 기능, 수면 관련 장애 등이 있다(Cella et al., 2019). 신체적 건강증상과 기능이 상호의존적인 QOL 구성요소인 점을 감안했을 때, 실제로 하나의 주관적 또는 임상 파라미터에만 집중하면 그 사람의 실제 건강과 행복상태를 파악할 수 없다는 점을 유의해야 한다. 만성질환자는 건강관리전문가가 객관적으로 우려되는 임상증상을 발견했을 때도 삶의 질이 '좋다'고 말할 수 있다(예: 환자는 숨쉬기가 괜찮다고 말하지만 건강관리제공자는 환자가 청색증, 빠른 호흡 및 불안을 보이고 있어 심각한 문제가 있음을 파악할 수 있다).

개인의 건강 및 기능에 대한 인식에 증상이 어떤 영향을 미치는지 이해함으로써 건강관리전문가는 그들의 삶의 질을 더 잘 이해할 수 있다. 일반적으로 증상의 시작 또는 악화는 그 사람이 건강관리서비스를 찾게 만든다. 예를 들어 다발경화증 환자나 암 치료를 받으면서 생긴 의원성(iatrogenic) 부작용이 있는 환자에서 근력 약화나 근육조정 불량 등이 증상으로 나타나는 것을 들 수 있다. 건강관리전문가와 가족구성원은 보고된 증상을 환자와 다르게 해석할 수 있으며, 그 결과 모순되는 HRQOL 평가점수가 나오고, 환자 중심적이지 않은 치료가 이루어질 수 있다. 만성질환에서는 신체적 증상과 기능의 관계가 아주 복잡하게 얽혀 있으므로, 최적의 건강 또는 적절 기능 그 어느 것도 개인이 지각하는 좋은 HRQOL의 필요충분조건이 아니다.

성인용 PROMIS의 두 번째 구성요소인 정신적 건강에는 세 가지 하위 구성요소가 있으며, 바로 (1) 감정, (2) 행동, (3) 인지이다. 영역에는 긍정적 정서와 부정적 정서, 알코올 행동, 흡연 행동, 약물 사용 행동, 인지 및 자기효능감이 포함된다. 하위 영역에는 불안, 우울, 분노, 심리사회적 질병 부정(psychosocial illness negative); 삶에 만족함, 긍정적 정서, 의미와 목적, 심리사회적 질병 긍정(psycosocial illness positive); 알코올 사용의 긍정적/부정적 결과, 긍정적/부정적 기대; 니코틴 의존성, 대처, 정서적/감각적 기대, 사회적 동기, 부정적인 심리사회적 기대, 부정적인 건강 기대; 인지기능 능력; 자기효능의 하위 영역(Cella et al., 2019) 등이 포함된다. 정신적 건강에는 만성질환 적응력에 직접 영향을 미치는 행복, 마음의 평화, 신념체계와 같은 심리적·영적 무형 요소가 포함된다. 영성은 종교성과 다르며, 삶, 희망, 평화의 개념에는 다양한 개인적 의미가 부여되지만, 이러한 용어를 해석할 때에는 영성이 개인 안녕의 모든 측면에 영향을 미치는 점과 많은 문화에 스며들어 있음을 고려하여야 한다(Dobratz, 2016; Moreira-Almeida & Koenig, 2006).

도시에 거주하며 심부전을 앓고 있는 아프리카계 미국인에 대한 연구에서(n=142), 상급 실무간호사인 연구자(White, 2013)는 영성과 영적 자가관리에 대한 중범위 이론(middle-range theory)을 적용했다. 이를 통해 영적 자기돌봄행위가 심부전과 전반적인 QOL 사이에서 어떤 역할을 하는지 확인하고자 했다. 영적 자기돌봄의 기본 요소는 정신/신체/영의 연결과 가정교육, 종교적 신념, 도덕적 배경 등이며, 이것들은 신앙, 느낌, 감정을 통해 형성된다. 이러한 자기돌봄행위는 삶에 의미를 부여하고 QOL을 촉진했다. 많은 아프리카계 미국인의 영성은 삶의 모든 측면에 통합되어 있으며, 그들의 건강신념, 건강결과 및 자기돌봄행위에 영향을 미친다. 이 연구를 통해 영적 자기돌봄행위가 심부전 증상을 관리하고 HRQOL을 개선하는 데 도움이 되는 것을 발견했다. 이 환자집단을 돌보는 일에 참여하는 간호사는 심부전 자기돌봄 및 영적 자기돌봄을 장려함으로써 만성 심질환자의 안녕을 향상시킬 수 있었고 삶에 의미를 부여할 수 있었다.

정신 건강영역에서는 질병의 심리사회적 충격이 미치는 긍정적이거나 부정적인 영향을 평가한다. 부정적인 영향은 개인에서 만성질환이 재발하거나 악화될 것이라고 두려워하는 정도를 말한다. 중증 정신질환(severe mental illness, SMI)이 있는 사람은 고유한 HRQOL 문제를 가지고 있으며, 이러한 문제점은 부정적인 여러 증상과 변화된 병의 인식(insight) 및 대처방식으로 인해 더욱 많은 영향을 받는다. 정신질환이 QOL에 미치는 영향을 조사하기 위한 질적 연구에서, SMI 환자는 자신의 QOL에 더 많은 영향을 미치는 것이 신체적 문제인지 또는 정신적 문제인지 알기 어렵다는 것을 발견했다(Connell et al., 2014). 두 명의 참가자가 문제의 복잡성을 잘 보여주고 있다(p. 18).

> … 그것은 신체적인 것이며 동시에 정신적인 것으로 느껴졌다. … 내 몸은 아팠으며, 나는 진짜로 신경과민이었고, 이것이 내 몸을 아프게 한다는 생각이 들었다. … 내 가슴이 으깨지는 것처럼 느껴졌으며 숨을 쉴 수 없었다. 나는 고통을 피하기 위해 계속해서 잠들어 있고 싶었으나, 잠을 잘 수도 없었다. (참여자 #13, 우울증/성격장애/사회적 불안)
> … 나는 스트레스로 탈진했기 때문이라고 생각한다. 그리고 너무 흥분했던 것 같다. 이것이 바로 내 문제가 있는 곳이다. 어떤 일이 내 마음 속에 있으면 나는 전혀 잠을 자지 않는다. 이것이 내 건강과 모든 것에 영향을 미친다. 내 생각으로는 또 다른 문제로 온몸에 통증이 있는데, 이 역시 이것 때문이라고 생각한다. 나는 그것이 내가 헤쳐나가야 할 모든 것이며, 나의 모든 문제의 원인이라고 생각한다. (참가자#12, 우울증)

긍정적인 심리사회적 영향이란 삶에 대한 의미가 개선되고, 대인관계가 좋아지고, 내적 자원 동원이 증가하는 것이다. 정서적이고 영적인 성장, 가족 유대감, 개인적인 힘에 대한 자부심은 긍정적인 측면이며, 만성질환을 앓고 있는 사람에게서도 확인되었다(Park, 2010). 친구와 가까운 사람이 제공하는 심리적·영적 자원과 사회적·정서적 지원은 스트레스와 고립을 줄이고 자기효능감을 증진할 수 있다.

성인용 PROMIS의 세 번째 구성요소는 사회적 건강이며 (1) 관계 (2) 기능 등의 하위 구성요소를 다룬다. 영역에는 사회적 고립, 사회적 지원, 참여능력, 참여 만족도가 포함된다. 하위 영역에는 사회적 고립; 교제, 정서적 지원, 정보 지원, 도구적 지원; 사회적 역할과 활동에 참여하는 능력; 역할 참여 만족도, 임의적 사회활동 참여 만족도, 사회적 역할 및 활동 만족도 등이 있다(Cella et al., 2019). 지지적 돌봄 또는 돌봄의 부족은 개인의 스트레스 관리와 대응방식에 영향을 미친다. 실제로 몇몇 사람은 고립이나 고독한 시기에 편안함을 느낄 수 있으나, 대부분의 사람은 어려울 때 '도덕적 지지'를 받고 동료의식을 느끼는 것의 긍정적인 효과를 인정한다. 가족 건강과 관계는 HRQOL에 긍정적인 영향과 부정적인 영향을 모두 끼칠 수 있다. 개인이 장기적으로 질환의 어려움에 당면하면, 가장 가까운 사람도 삶을 조율할 상황에 직면한다. 예를 들어, 한 명의 가족구성원이 만성질환을 앓는 다른 가족의 주요 돌봄제공자가 되면 돌봄제공자와 환자 모두의 삶의 질에 다양한 영향을 주는 역할 변화, 추가적 책임 및 스트레스 요인 증가를 겪는다. 따라서 QOL 향상을 위한 간호중재는 환자뿐 아니라 그들의 직접적인 지지체계를 포함하여 간호계획을 수립해야 한다. 돌봄제공자가 돌봄으로 인한 스트레스와 불안을 관리하도록 도움으로써 돌봄제공자 개인의 만족도가 증가할 뿐 아니라 환자 역시 만족할 만한 돌봄을 받을 수 있다.

HRQOL의 사회적·문화적 배경에는 광범위한 요소가 포함된다. 고유한 문화적 해석이 건강과 질병에 대한 인식에 영향을 미칠 수 있다. 사회적 조건, 개인행동에 대한 기대, 문화적 규범 및 경제적 요인은 모두 HRQOL에 영향을 미친다. 만성질환은 질병 과정이 개인의 직무이행능력에 영향을 미쳐 소득과 보험자원의 감소 또는 보험 상실로 이어지기 때문에 시간이 지남에 따라 재정자원을 고갈시킬 수 있다. 가족 돌봄제공자는 돌봄수요가 증가함에 따라 일하는 시간을 조정해야 할 수도 있다. 건강보험 상실, 보험료 인상 또는 본인부담금 증가로 인한 재정적 부담은 삶을 송두리째 변화시키는 결과를 초래할 수 있다. 이 밖에도 의료 또는 치료를 위한 장소이동, 또는 특수 영양식 또는 보충식에 드는 비용이 빠르게 추가될 수 있다. 환자 스스로 투약을 하는 경우, 약을 중단하거나 용량을 줄여서 먹는 경우가 드물지 않으며, 이는 경제적 이유 때문이다. 전통적인 치료법에서 효과를 보지 못한 환자는 절박한 상황에서 완치를 약속하는 대체치료법에 개인 비용을 지출할 수도 있다. 소득 감소와 지출 증가의 효과는 항상 밖으로 표현되지

사례 연구

01 사무엘은 살아 있는 친척이 없는 60세 독신 남성이다. 5년 전 강도 사건에 연루되어 여러 발의 총상을 입었고 그때 왼쪽 눈을 다쳐 적출하였다. 사무엘의 조현병을 근거로, 법원은 정신이상(NGRI)에 의한 무죄 판결을 내렸고, 사무엘은 현재까지 거주하고 있는 장기 정신과 시설에 입원했다. 그의 정신건강은 항정신병 약물치료로 안정되었으며, 그는 '주님이 내 생명을 가지고 계시며 나는 이곳에서 안전함을 느낀다'고 말했다. 신체적으로는 대사증후군의 기준 중 고혈압, 1등급 비만, 고지혈증 등 3가지가 있어 대사증후군을 앓고 있다. 그는 폐쇄병동에 있으며, 매주 2회 운동 프로그램에 참여한다. 그리고 한 달에 한번은 감독을 받으며, 병동 외에서 활동할 수 있는 특권을 갖고 있다. 그는 예의 바르고 협조적이며 쾌활하였고, 그룹 및 개인 운동 프로그램에도 열심히 참여하였다. 레크리에이션 치료에 참여하며 다른 환자와 직원에게도 항상 정중한 태도를 보여주었다. 지난 6개월 동안 사무엘은 왼쪽 안와에 여러 차례 감염이 있었으며 하안검내반(entropy)이 있었다. 하안검내반에 대한 수술과 인공 안구이식을 권유받았으나 경제적 이유로 받지 못했다. 오른쪽 눈 시력도 안경의 도수가 맞지 않아 점차 악화됐다. 그는 "요즘 책을 읽고 TV를 보는 것이 너무 힘들어."라고 말하면서, 운동 프로그램과 외출을 중단하고 방에서 혼자 보내는 시간이 많아졌다. 그는 마지막 진료소 방문 당시 간호사에게 '이 감염이 몸에 퍼져 죽을까 봐 걱정 된다'며 슬프고 절망적이라고 말했다.

토론 문제

01 사무엘에 영향을 미치는 HRQOL 문제를 찾아본다.
02 사무엘의 전반적인 건강상태를 고려할 때 PROMIS의 어떤 정신건강 도메인과 하위 도메인이 연관이 있는가?
03 신체건강은 어떻게 정신건강에 영향을 미치고, 정신건강은 어떻게 신체건강에 영향을 미치는가?
04 사무엘과의 최근 만남을 바탕으로 전문 간호사는 어떤 즉각적인 중재를 수립해야 하는가?
05 사무엘의 HRQOL을 이해 · 관리 및 개선하기 위해, 제도적 환경에서, 어떤 간호중재 또는 다른 건강관리전문가의 중재를 사용할 수 있는가?

는 않는다. 만성질환자의 자원과 재정적 요구를 파악하기 위해서는 지속적인 간호사정 및 사례 관리가 필요하다.

중재

* 만성질환에서 HRQOL 지침

근거기반실무(evidence-based practice, EBP)는 수준 높은 연구 근거와 임상 전문지식 그리고 환자 가치관을 결합하여 치료에 대한 임상결정을 내리는 것을 말한다. "이것은 패러다임이며 또한 임상결정 과정에 대한 평생 문제해결 접근법(lifelong problem solving approach)이라고 말할 수 있는데, 이를 통해 어떤 개인이나 그룹, 지역사회 또는 체계에서의 성과가 증진될 수 있다"(Melnyk & Fineout-Overholt, 2019, p. 753). 근거기반실무의 구성요소는 임상 전문지식이 제시하는 4개의 상호 연결된 요소로 이루어져 있다. 첫 번째 판단요소는 환자의 임상 상태, 환경 또는 상황(질병의 심

사례 연구

02 조셉은 96세 남성으로, 사별했으며, 네 명의 성인 자녀를 둔 아버지이다. 그의 큰 딸과 한 아들은 다른 주에 살고 있다. 또 다른 딸이 마을에 살고 있다. 조셉과 그의 막내아들은 1957년부터 2층짜리 집에서 살고 있다. 조셉은 바퀴가 달린 보행기를 사용하며, 아들의 근무시간 동안에는 주간 돌봄제공자를 두고 있다. 조셉의 일과는 돌봄제공자와 이야기하고, 딸이 준비한 식사를 하고, 집에서 짧은 산책을 하고, 신문을 읽고, 수집한 동전을 살펴보고, TV를 시청하고, 가끔 가족, 교회, 이웃 방문객과 함께 '즐거운' 시간을 보내는 것 등이다. 조셉과 딸이 재정을 관리하고 있다. 그는 의사결정을 스스로 하고 있으나 조셉이 관절염으로 글쓰기가 어려워져 서류작업은 딸이 도와주고 있다. 조셉은 자신의 집에서 살 수 있다는 사실을 매우 자랑스럽게 생각하고 있다. 어느 날, 조셉은 침대에서 일어나다가 넘어져 대퇴골이 골절되었다. 병원에 입원하여 외과적 개방정복(surgical open reduction)과 대퇴골의 내부 고정을 받았다. 그는 이번에도 별일 없이 회복될 것이라고 자신했으며, 그 근거로 2차 세계대전 때의 흉터, 87세 때의 오른쪽 고관절 골절, 91세 때의 왼쪽 고관절 골절 등에서 회복되었던 예를 들었다. 이번의 회복기에도 조셉은 희망을 가지고 있었으며, 그는 곧 기운을 차리고, 집으로 돌봄제공자와 같이 돌아갈 거라고 생각하고 있었다. 그러나 불행스럽게도, 합병증이 연이어서 발생했으며, 재활은 자꾸 지연되었다. 수차례의 심부전, 항생제 유발 설사, 낮은 혈압과 잠시 동안의 무의식 등은 건강관리팀이나 가족에게 아마 조셉이 요양시설(skilled nursing facility)에 있게 될 것이라는 예상을 하게 하였다. 3개월이 지나자 조셉은 '언제 집에 갈 것인지' 더 이상 묻지 않았다. 사실 그는 '집'에 대한 언급을 전혀 하지 않았다. 그는 불편한 점이 없어 보였으며, 직원과도 계속 협조적으로 즐겁게 보냈고, 면회시간에는 조용히 가족과 면회를 하였다. 그는 이제 더 이상 혼자서 식사를 하지 못하며, 침대 밖으로 혼자 나올 수도 없고, 보행기를 사용하지도 못한다.

토론 문제

01 조셉의 현재 HRQOL에 대해 설명한다(예를 들어서). 조셉은 "지금 당신에게 중요한 것이 무엇입니까?"라는 질문에 어떻게 대답하겠는가?

02 조셉의 HRQOL에 대한 장애요소는 무엇인가? 조셉과 그의 가족은 단기적으로나 장기적으로 어떤 도움을 받을 수 있는가?

03 조셉의 자가관리나 독립성을 증진시킬 수 있는 간호중재에 대해 논의한다.

04 조셉이 기분이 좋다는 것, '정상'이라는 느낌이 어떤 것인지 잊어버렸다고 생각하는가? 그의 변화된 환경과 변화된 건강은 회복될 수 있는가? 그의 경험을 Ferrans, Zerwic, Wilbur 및 Larson(2005) 개정 HRQOL 모델의 개념 중 한두 가지와 연관시킬 수 있는가?

각성, 환경, 사회경제적 상태, 지원체계)이다. 두 번째 요소는 의료 선택사항에 대한 환자의 선호도와 실제 행동(환자의 선호도와 행동은 일치할 수도 있고, 그렇지 않을 수도 있다. 예를 들어 환자는 체중 감량을 원하지만 고칼로리 음식을 계속 선택할 수도 있다)을 말한다. 이용 가능한 최상의 연구근거를 찾는 것이 세 번째 판단요소이다. 간호학에 있어서 최고의 연구근거란 정확한 간호평가와 아울러, 예후인자, 인과관계, 비용효과를 고려한, 안전하고 효과적인 간호중재를 찾는 것이다. 마지막으로, 네 번째 결정요소는 건강관리자원의 이용에 필요한 이점, 위험요소 및 관리전략을 평가하는 것이다. 임상전문가는 모델의 각 요소를 통합하고 다음과 같은 영역을 관장한다. 환자 평가의 질, 문제의 조직화, 최선의 근거와 자원에 대한 의사결정, 환자 의견 포함, 임상적 중재 제공 그리고 결과물의 평가 등이 있다(DiCenso et al., 2005; Melnyk & Fineout-Overbholt, 2019).

이러한 기본요소를 근거기반 간호실무에 통합하면 만성질환자의 HRQOL 성과를 향상시키는, 효과적이고 효율적인 간호돌봄이 가능해진다. 간호사는 관례(늘 해오던 방식)나 과거 경험, 또는 진부한 전문지식 중 어느 한 가지 요소에만 근거해서 실무 결정을 하지 않아야 한다. 만성질환을 관리함으로써 간호실무의 기준을 높일 수 있고 간호사가 환자 중심적이고 체계적이며 결과에 기반하고 비용 면에서 효율적이고 수준 높은 치료 모형을 적용할 수 있다. 국립간호연구소(National Institute of Nursing Research, NINR)는 전략 기획으로 '과학의 발전, 삶의 질 향상'(2016) 목표를 수립했다. NINR은 (임상실무를 위한 과학적 기초를 발전시키고자 행동과학과 생명과학을 통합하여) 기초연구, 임상건강연구와 질병간호연구를 통한 '개인, 가족 및 지역사회의 건강과 QOL을 증진하고 향상 시킨다'는 사명을 선언했다(p. 6). 간호과학의 중점 영역에는 (1) 증상 과학: 개인 맞춤형 건강전략 증진; (2) 안녕: 건강증진과 질병예방; (3) 자가관리: 만성질환의 QOL 개선; (4) 임종과 완화 간호: 공감의 과학 등이 포함된다. NINR 원장인 Shannon Zenk 박사는 "NINR은 간호계가 정밀하고 영향력이 큰 과학을 할 수 있도록 지원할 책임이 있다. [그래서] 간호사의 업무는 항상 최고의 근거에 따라 진행되어야 한다."(NINR, 2020)라고 말했다.

그럼 근거는 어디에 있을까? Coopey, Nix, 및 Clancy(2006)는 임상실습지침서가 쉽게 이용할 수 있으며, 치료 및 특수한 임상 증상 관련 결정을 할 때, 권장사항, 전략, 최선의 실무적 선택에 관한 최신 근거기반정보를 제공한다고 보고했다. 의학연구소(Institute of Medicine, 2011)가 제시하는 근거기반 임상진료지침의 공식적인 정의는 '근거에 대한 체계적 문헌고찰과 대체치료의 장점과 단점 사정에서 정보를 얻어, 환자에게 최적화된 치료를 제공할 목적으로 제시되는 권장사항'이라고 설명한다(p. 1).

미국 보건연구품질조사국(AHRQ)의 국립지침정보센터(National Guideline Clearing-house, NGC)는 1998년 미국 의료협회와 미국 건강보험협회가 협력하여 만든, 연방자금 지원 공공 인터넷 지침 자원이다. 이 귀중하고 포괄적인 자원에 대한 자금지원이 2018년에 종료되었을 때 MITRE 회사의 연구가 시작되었다. 이 연구는 '향상된 환자성과를 얻기 위해 증거를 쉽게 발견하고, 접근하고, 사용할 수 있도록 하는 혁신적인 접근방식을 탐색'하기 시작했다(AHRQ, 2018a). 건강관리전문가는 인터넷 아카이브 웹사이트 https://archive.org/details/guidelinesgov에서 2015년부터 2018년까지 보관된 383개의 NGC 지침에 접근할 수 있다(AHRQ, 2018b).

새로운 종합 지침 데이터베이스인 ECRI 연구소지침신탁(ECRI Institute Guideline Trust[n.

d.])은 건강관리전문가, 연구자 및 환자에게 대화형 EBP 지침 포털을 제공하기 위해 ECRI 연구소가 구축했다. 이 기관은 NGC의 주요 계약자였으므로 지침을 이 새로운 사이트로 전환하는 것은 당연한 것으로 보인다. 이 무료 자원을 이용하기 위해서는 계정이 필요하지만, NGC 종료 이후 최신 지침 정보를 찾는 전문가에게 많은 정보를 제공한다. 이 새 사이트는 콘텐츠가 잘 구성되어 있고 탐색이 복잡하지 않으며, 포함된 지침은 엄격한 기준을 충족해야 하므로 이용하기 편리하다. 그러나 포털은 아직 개발 초기 단계이기 때문에 데이터뱅크가 상대적으로 제한적이다(Sender, 2019). 궁극적으로 이 사이트는 개발 및 리소스 확장에 따라 NGC를 대체할 수 있는 훌륭한 자산이 될 것이다. https://guidelines.ecri.org/에서 만들 수 있다.

국립보건원(National Institute of Health, NIH)의 보완통합건강센터(Center for Complementary and Integrative Health)에서도 만성질환 지침 자료를 제공한다. 주제로는 알레르기 및 면역학, 심장학, 가정의학, 위장병학, 남성건강, 신경학, 종양학, 정형외과, 통증관리, 정신과 및 정신건강, 류마티스학, 여성건강 등이 있다. 웹사이트의 다른 중요한 정보로는 '특집 지침' 섹션이 있으며, 이것은 지침 개발 표준, 의학연구소 임상실무지침 보고서, 여행자 건강을 위한 임상가이드 등과 연결되어 있다. 많은 자료가 다음 웹사이트에서 제공된다. https://www.nccih.nih.gov/health/providers/clinicalpractice.

Leppin과 Montori(2015)는 임상실무지침을 MCC 환자에게 확장하여 적용한 것을 보고했다. 최소 침습 의학(Minimally Disruptive Medicine, MDM) 모델은 환자 중심적이고 상황에 민감한 모델이며, NIH와 AHRQ의 연구비로 Mayo Clinic에서 연구한 것이다. 환자 상황이란 환자의 부담(환자가 꼭 해야 하는 것)과 환자의 능력(자원) 사이의 균형을 의미한다. 능력은 신체적·정신적·사회적·재정적·개인적·환경적 자원을 모두 말하며, 이런 자원은 MCC 환자가 생활, 건강과 건강간호를 수행하면서 부담을 피하기 위해 사용된다(Leppin & Montori 2015, p. 3). 저자들은 MCC에게 임상실

근거기반실무

긍정적인 행동 변화를 이끌어내기 위해, 운동과 동기부여 상담 모두 만성질환자의 증상관리를 위한 성공적인 중재로 보고되고 있다. 비동등 대조군을 대상으로 한 유사 실험연구에서 간호연구자 Lee 등(2019)은 파킨슨병(Parkinson's Disease, PD) 환자를 대상으로 그룹 운동과 동기부여 전화상담이 신체적 · 정신적 건강에 미치는 영향을 조사했다. 이 연구에서 PD 중재군 환자(*N*=19)는 간호사와 대인관계를 가졌으며, 주 2회 운동 세션에 참여하고, 12주 동안 2주마다 동기부여 상담을 받았다. 비교군(*N*=18)은 외래 진료소에서 일반적인 진료를 받았다. 두 군 모두 동일한 그룹 운동 DVD를 받았으며 중재 16주 후에 다시 평가를 받았다. 인구통계, 임상변수, 2:3의 남성/여성 비율은 두 군 간에 차이가 없었다. 두 군 모두 참가자의 평균 연령은 62세였다. PD의 단계나 심각도에는 두 군 간에 유의한 차이가 없었지만 신체활동은 중재군에서 유의하게 더 높았다(p= .032) HRQOL을 측정하는 데는 파킨슨병 설문지(PDQ-39)를 사용했다(Jenkinson, Fitzpatrick, Peto, Greenhall, & Hyman, 1997). 이 연구의 결과는 중재 그룹에서 HRQOL의 신체적 측면이 아닌 심리적 측면의 개선을 발견하였다. HRQOL이 전반적으로 개선되었으며 HRQOL 도메인 중 낙인, 사회적 기능, 인지 및 의사소통 등에서 호전을 보였다. 연구원들은 이 환자집단을 돌볼 때 다음과 같은 간호조치를 권장했다. PD 운동 프로그램을 권유하며, 환자가 운동에 대한 장벽을 극복하도록 돕고, 현실적인 목표 설정, 물리치료 의뢰, 특히 고립된 환자에 대한 의료 연속성을 촉진하고 조정하는 것 등이다.

출처 Lee, J., Choi, M., Yoo, Y., Ahn, S., Jeon, J. Y., Kim, J., & Byun, J. Y. (2019). Impacts of an exercise program and motivational telephone counseling on health-related quality of life in people with Parkinson's disease. Rehabilitation Nursing, 44(3), 161 - 170.

표 3-3 건강 관련 삶의 질 (HRQOL) 성과 측정 지침의 예

매개변수	자살 위험이 있는 사람	COPD	인지장애
지침 제목	자살 위험이 있는 환자의 사정 및 관리를 위한 VA/DoD 임상실무지침(2019)	임상진료지침: 만성 폐쇄폐 질환(2017)	노인의 인지 장애: 선별검사(2020)
웹사이트	https://www.healthquality.va.gov/guidelines/MH/srb/VA-DoDSuicideRiskFullCPG-Final5088919.pdf	http://www.med.umich.edu/1info/FHP/practice-guides/ copd/copd.pdf	https://uspreventiveser-vicestaskforce. org/ uspstf/rec-ommendation/ cognitiveimpair-ment-in-older-adultsscreening#fullrecommendationstart
지침 개발 저자	The Assessment & Management of Suicide Risk Work Group & support from the Office of Quality, Safety & Value, Veterans Administration, Washington, DC, & Office of Evidence Based Practice, U.S. Army Medical Command	University of Michigan COPD Guideline Team	U.S. Preventative Services Task Force (USPSTF)
질병/상태	자살위험	만성폐쇄폐질환	인지장애
임상 전문 분야	정신의학, 심리학, 간호학, 사회복지학, 약학, 심리치료, 정신건강, 예방의학/공중보건	폐질환 분야의 건강관리전문가 및 임상의	신경학, 노인병학, 정신학, 간호학, 약학, 사회복지학
목표 대상자	실무간호사(N.P), 의사, 의사 보조사, 심리학자, 사회복지사, 간호사, 약사, 목사, 중독상담사 및 치료팀 구성원	건강관리서비스 제공자	실무간호사, 의사, 의사 보조사, 심리학자, 사회복지사, 간호사, 약사 및 목사
지침 목표	근거에 의해 뒷받침되는 관리경로를 사용하여 자살위험이 있는 환자를 돌보는 건강관리제공자를 안내하여 환자의 건강과 안녕을 개선함	경증에서 중등도의 급성 악화에 대한 치료 및 관리의 프레임워크 제공	지역사회에 거주하는 65세 이상 노인의 인지 장애 조기발견
표적 집단	자살위험이 있는 군인 및 퇴역군인	COPD가 있는 성인	노인
고려해야할 주요 성과	• 팀과 환자가 상태를 평가하고 최선의 치료 옵션 규명 • 건강성과 최적화 및 QOL을 증진시킴 • 예방 가능한 합병증과 이환율을 최소화함 • 환자 중심 돌봄(PCC) 강조	증상을 개선하고, 삶의 질 및 폐 기능 향상; COPD 환자의 이환율과 사망률 감소	• 선별검사의 이점과 단점을 평가 • 선별검사의 정확성을 평가하고 사정함 • 건강 관련 삶의 질(HRQOL), 건강 돌봄의 활용, 사전계획 측정에 대한 인지장애 선별검사 효과를 검사함
질 평가 근거의 강도 측정	GRADE 시스템	등급 체계에 따른 가중치	등급 체계에 따른 가중치
권장사항을 공식화하는 방법	전문가 합의	전문가 합의	전문가 합의 및 공개 의견

출처 the USDVA/DoD Clinical Practice Guidelines. (2019). https://www.healthquality.va.gov/guidelines/mh/srb/index.asp Data from Michigan Medicine. (2020). . (2020). https://www.uofmhealth.org/provider/clinical-care-guidelines Data from USPSTF. (2020). 0). https://uspreventiveser-vicestaskforce.org/uspstf/

무지침을 확대 적용하기 위해 다음 세 가지 전략을 권장한다: (1) MCC 환자에게 질병 중심의 권고는 무리가 있다는 단순한 진술, (2) 환자의 부담과 능력을 평가하는 것(건강관리전문가가 요청하는 것을 환자가 실제로 실행할 수 있는가? 그리고 어떤 것이 꼭 시행되어야 하는가?), (3) 환자의 능력을 보조하고 맞춤식 치료접근법으로 치료를 최적화하는 것 등이다.

* 근거기반 HRQOL 중재

> 살아서 편안하게 벽난로 옆 의자에 앉아 있을 수 있는 것에 감사하다. … 생명을 위협하는 위기를 겪은 후에 치유를 받는 것은 단순히 병을 고치고 그 병을 이겨내는 신체적인 치료보다 더욱 의미가 있다. 이 치유는 전반적인 삶의 의미와 관련된 것이기 때문이다. 신체적 손상에는 정말 다른 태도를 가져야 한다. 한때는 정말 쉽게 하던 일을 할 수 없게 되면, 우리는 약해졌다는 느낌이 들고, 창피하기도 하다. … 우리가 아픈 사람을 지원해줄 공동체가 없는 상황에서 누군가를 치유하라는 어려운 일을 하도록 보내서, 나아지길 바란다면 이는 정말 잘못된 생각이다. (Hsi et al., 2004, p. 149)

만성질환을 앓고 있는 대부분의 환자는 다양한 돌봄 시점에서 다양한 건강관리전문가의 돌봄을 받는다. 간호는 각 돌봄 시점에 항상 존재한다. 탄생에서 죽음에 이르기까지 간호는 질병의 영역 경계선에서 노력하고 있으며, 이를 통해 개인과 가족이 질환과 같이 지내는 경험을 이해할 수 있고, 건강과 안녕을 최대화할 수 있기 때문이다(NINR, 2016, p. 6). 많은 연구결과에 따르면 HRQOL은 간호사의 세심함을 나타내는 유의미한 지표이자, 만성질환의 중재효과를 측정하는 척도이다. Amo-Setién 등(2019)은 간호 및 간호중재를 성과와 연결하여 평가함으로써 HRQOL을 향상시키는 최선의 간호중재를 선별할 수 있다고 주장한다. 또한 "간호과학은 최대 규모의 건강관리 전문직 실무를 지원하는 근거기반을 제공할 뿐만 아니라 모든 개인의 건강과 삶의 질을 향상시키는 근거기반을 제공 한다"(NINR, 2016, p. 3). 따라서 간호 돌봄은 환자의 일상생활을 향상시킬 뿐만 아니라 궁극적으로 간호과학에 지대한 공헌을 한다.

만성 신체질환에 대한 중재

간호사는 간호환경에서 환자 및 가족과 공유하는 긴밀한 관계를 통해 의미 있는 간호중재를 규명하고 수행 및 평가할 수 있다. 체계적 문헌고찰 및 메타분석에서 Amo-Setién 등(Amo-Setién et al. 2019)은 만성질환이 있는 성인의 HRQOL을 개선하기 위한 간호중재의 특성을 탐구했다. 이 검토에는 10개국의 24개 연구와 평균연령 63.4세인 4,324명의 환자가 포함되었다(표 3-4). 모든 연구에서 질병 중심이 아닌 환자 중심의 도구인 단축형 건강조사(Short-Form Health Survey, SF-36)를 사용하여 HRQOL을 평가했다. 8개 항목 SF-36 하위 척도를 통해 신체기능, 역할-신체, 신체통증, 일반 건강, 활력, 사회적 기능, 역할-감정 및 정신건강을 측정했다. 만성폐쇄폐질환(Chronic Obstructive Pulmonary Disease, COPD)과 심부전이 가장 흔한 만성질환이었다. 간호중재의 기간은 4주에서 104주까지였으며, 오마하 시스템 중재 분류의 네 가지 범주인 (1) 교육, 지도 및 상담, (2) 치료 및 처치, (3) 사례관리, (4) 감시로 분류되었다. 저자는 정신건강 구성요소 요약점수와 정신건강 하위 척도에서 유의미한 결과를 발견했다. '치료 및 처치'와 '사례관리'가 HRQOL을 향상시켰고, 이 효과는 12주 이상 지속되었다. 관심과 지지는 일반적으로 만성질환자가 겪는 고립감과 절망감을 줄여 정신건강에 영향을 미치기 때문에 정신건강 조사결과는 논리적이다. HRQOL 신체 구성요소 요약은 의미 있는 수준에 도달하지 못했지만 저자는 이것이 시간이 지남에 따라 신체장애가 증가하는 노인 인구를 대상으로 한 연구가 많았던 점과 관련이 있다고 시사했다. 이 리뷰에서는 간호중재를 통해 환자의 QOL을 개선하는 데 주력하는 전 세계 간호사에 초점을 맞추고 있다. 아마도 특정 질병에 대해 맞춤형 중재를 적절한 후속조치와 함께 연구한다면 의미 있는 결과를 얻을 수 있을 것으로 생각된다.

고통을 완화하고 간경변증 환자가 일상생활을 계속할 수 있도록 하는 맞춤형 전략은 Hjorth 등이 최근 질적 탐색 연구에서 제시한 권장사항 중 하나였다(Hjorth et al. 2020). 진행된 간경변증 환자는 HRQOL이 좋지 않다고 보고하기 때문에 이 간호연구에서는 그들의 일상생활을 조사했다(*n*=20). 고통에 대한 Morse 이론에 따르면, "만성질환은 사람을 고통 그 자체로 변형시킬 가능성이 높다. … 그 사람은 처지고, 감정을 억제하며, 고통이 다른 사람 눈에 뜨이지 않도록 한다"(p. 3). 참여자에게 간경변증을 안고 살아가는 것이 어떻게 느껴지는지, 언제 처음 간경변증을 알게됐는지, 기분이 좋았던 날, 기분이 나빴던 날, 삶을 더 편하게 만드는 방법 등에 대해서 질문했다. 일상생활에 대한 응답에서 네 가지 하위 주제가 확인되었다.

- 소주제 1, 악화 정도가 다양한 것
- 소주제 2, 새로운 삶에 적응하기
- 소주제 3, 감정적으로, 실존적으로 괴로움을 느낌
- 소주제 4, 낙인찍힌 느낌

간경변증을 안고 살아가는 삶은 우여곡절과 방향전환이 가득한 '인생은 예측할 수 없는 롤러코스터로 변한다'는 말로 표현되었다. 이러한 급격한 변화는 자가관리 변화와 생활방식의 변화를 초래했으며, 미래의 삶에 대한 깊은 걱정과 불안감을 유발했다. 고통은 초기부터 시작되었고 점차 매일의 고통이 되었다. 간호사는 환자의 일상적인 고통이 각 개인에게는 실제적이고 고유한 고통임을 인식하고 인정하여야 한다. Orem의 자기돌봄 결핍 이론을 적용한 환자경험에 대한 인식과 간호사의 동기부여 면담 등을 통해 환자가 고통을 완화하며, 대처를 강화하고, 존엄성을 유지할 수 있으며, 병원 재입원 감소로 이어질 수 있고, 궁극적으로 환자가 계속 살아갈 수 있도록 도와줄 수 있다.

Delis(2019)는 전신홍반루푸스(systemic lupus erythematosus, SLE)를 앓고 있는 성인을 대상으로 횡단적연구(*n*=196)를 수행했으며, 이들에서 건강상태와 불확실성 및 HRQOL 간의 관계를 밝히고자 했다. Mishel(1988)의 '질병 불확실성 이론'이 연구 지침으로 사용되었다. 도구에는 불확실성을 측정하기 위한 Mishel의 질병-지역사회의 불확실성(Mishel's Uncertainty in Illness-community, MUIS-C) 도구(Mishel, 1997)와 건강상태를 측정하기 위한 Optum SF-12v.2(Ware et al., 1996) 및 HRQOL을 측정하기 위한 LupusQoL-US(McElhone et al., 2007) 등이 사용되었다. 온라인 데이터는 3개 지역기관과 1개 전국 루푸스 기관에서 수집되었다. SF-12 정신건강 구성요소의 결과는 다음과 같다. (1) 건강상태가 나빠질수록 불확실성이 증가하고, (2) 건강상태가 나빠짐에 따라 HRQOL이 감소했다. 정신건강은 중요한 문제였고, 참가자의 55%가 우울증에 걸릴 위험이 있는 것으로 확인되었으며, 67%는 정서적 건강 점수가 정상 이하였다. SF-12 신체건강 구성요소는 불확실성이나 HRQOL과 상관관계가 없었으며, 이러한 이유로 저자들은 SLE 신체증상(정상 신체건강 점수 47%, 시간제 근무 46%)이 비교적 가벼웠거나 참가자의 신체건강에 대한 관심이 적었기 때문이라고 추측했다.

마지막으로 건강상태와 질병의 불확실성이 HRQOL에 영향을 주었다. SLE 환자의 경우 불확실성과 건강상태 및 HRQOL의 관계와 우울증 위험성 그리고 증상의 변동성 등이 간호사에게 관

표 3-4 만성질환 중재를 평가하기 위해 HSQOL SF-36을 사용한 국제 임상간호연구

주요 저자	국가 및 발행일	장기	만성질환	중재
Angermann 등	독일 (2012)	심혈관	심부전	감시
Ardvidsson 등	스웨덴 (2012)		류마티스질환	교육, 지도 및 상담
Brodie 등	영국 (2008)		심부전	치료 및 처치
Hendriks 등	네덜란드 (2014)		심방세동	사례관리
Peters-Klimm 등	독일 (2010)		심부전	감시
Shearer 등	미국 (2007)		심부전	교육, 지도 및 상담
Houweling 등	네덜란드 (2011)	내분비	당뇨병	사례관리
Alexander & Wagner	미국 (2012)	호흡기	COPD	치료 및 처치
Berkhof 등	네덜란드 (2015)		COPD	사례 관리
Coultas 등	미국 (2005)		COPD	사례 관리
Donesky-Cuenco 등	미국 (2009)		COPD	치료 및 처치
Walters 등	호주 (2008)		COPD	교육, 지도 및 상담
Chow & Wang	중국 (2010)	신장	신부전	감시
Tsay 등	대만 (2005)		신장질환	치료 및 처치
McCorkle 등	미국 (2009)	생식	부인과 암	교육, 지도 및 상담
Chow & Wong	중국 (2014)	혼합	만성질환	감시
Gellis 등	미국 (2014)		다발성 질환	감시
Markle-Reid 등	캐나다 (2006)		만성질환	사례 관리
Tsai 등	대만 (2015)		만성질환	치료 및 처치
Friedberg 등	미국 (2013)	기타	만성 피로	감시
Gensichen 등	독일 (2009)		우울증	감시
Jason 등	미국 (2007)		만성 피로	치료 및 처치
Sorenson & Frich	덴마크 (2008)		만성 통증	교육, 지도 및 상담
Tummers 등	네덜란드 (2012)		만성 피로	치료 및 처치

출처 Amo-Setien et al. (2019). Characteristics of nursing interventions that improve the quality of life of people with chronic diseases: A systematic review with meta-analysis. PloS One, 14(6), e0218903

련된 사항이다. 저자는 이러한 환자의 HRQOL을 개선하기 위해 다음과 같은 중재를 제안한다. (1) HRQOL과 질병의 활동성 및 장기 손상에 대한 조기사정 및 빈번한 사정, (2) SLE에 대해 직원과 환자 및 가족에게 교육, (3) 증상 관리 및 스트레스 감소, (4) 적극적인 경청을 통한 정서적 지원, (5) 긍정적인 대처기술을 강화하고 적응을 지원함, (6) 사회지원서비스에 의뢰함; (7) 류마티스 전문 상담 등이다.

이전 연구에서 남성과 배우자의 전립샘암 진단 후 첫 6개월 이내의 HRQOL에 감정이 영향을 미치는 것으로 보고되었다. 이 질환의 후속치료에는 위험 및 합병증이 수반된다. 반복측정 설계연구(repeated-measures design study)에서 간호 연구자인 Chien 등(2018)은 아시아 남성과 그 여성 배우자를 대상으로 HRQOL에 대한 전립샘암 불안감의 개별적 및 상호 영향을 조사했다(*n*=48 부부). 자료는 전립샘암 치료 전과 치료 후 6, 10, 18, 24주에 수집되었다. 측정도구에는 (1) 자가보고한 건강상태가 포함된 인구통계학적 설문지, (2) 부부조정척도(dyadic adjustment scale)의 결혼만족도 하위척도(Hsieh & Lin, 1997), (3) 긍정적 및 부정적 감정의 항목(Positive and Negative Affect Schedule, PANAS, Watson et al.,

1988), (4) 전립샘암 불안척도(Memorial Anxiety Scale for Prostate Cancer-MAXPC, Roth et al., 2003), (5) HRQOL의 신체적 구성요소 요약(Physical Component Summary, PCS) 및 정신 구성요소 요약(Mental Component Summary, MCS)을 측정하기 위한 SF-12(Ware et al., 1996) 등이 있다. 이 연구에서는 자가보고된 건강상태가 좋고, 긍정적인 감정이 더 높으며, 전립샘암 불안이 낮은 환자와, 자가보고한 건강상태가 좋고 전립샘암 불안이 낮은 배우자에게서 신체적 HRQOL이 더 나은 것으로 확인되었다. 더 나은 정신적 HRQOL은 암 단계가 국소적이고 부정적인 감정이 낮은 환자와, 결혼만족도가 높고 긍정적인 감정이 높으며 부정적인 감정이 낮은 배우자에서 확인되었다. 이러한 결과는 간호에 함의점이 있다. 간호사는 주의 깊게(전립샘암 관련 치료를 준비하고 있는 또는 회복 중인) 환자와 그 배우자가 자가보고한 건강상태, 불안, 긍정적 및 부정적 감정을 평가해야 한다. HRQOL 개선을 위해 신체활동 권장, 심리사회적 지원 제공, 마음챙김 교육 등이 추천되며, 추적 기간이 6개월 이상인 연구가 필요하다.

피로는 만성질환자의 HRQOL에 영향을 미치는 것으로 알려져 있다. Newland 등(2017)은 문헌을 고찰하여, 다발경화증(Multiple Sclerosis, MS)과 심혈관질환(cardiovascular disease, CVD)에서 피로의 자가관리 전략을 논의했으며, 이 두 질환에서 피로는 신체활동과 HRQOL을 방해하는 요소이다. 대체적으로 피로를 호소하는 환자는 신체활동에 지장을 받을 가능성이 높다. 신체활동을 하고 있는 MS 환자는 피로가 덜하고 보행속도, 균형 및 보행 자신감이 향상된다. 또한 통증과 우울, 불안도 감소한다. 마찬가지로, CVD를 앓고 있지만 신체적으로 활동적인 환자는 신체건강, 건강유지, 체중관리가 용이하고, 활력지수가 높으며, 동기부여가 잘 되었다. 저자들은 추가적인 건강 악화를 예방하고 HRQOL을 개선하기 위해 간호사 및 기타 건강관리제공자가 (국제 기능, 장애 및 건강 분류[International Classification of Functioning, Disability and Health, ICF] 프레임워크[WHO, 2001]를 적용한 자가관리 전략을 통해) 피로의 영향을 최소화하는 데 적극적인 역할을 할 것을 권장하고 있다. 간호사와 서비스 제공자는 '적절한 지시사항을 제공하는 새로운 방법을 찾아내야 하며, 이는 각 개인의 고유한 요구에 맞는 운동요법의 필요성을 강조한다'(Newland et al., 2017, p. 51). 권고하는 중재는 환자를 만날 때마다 피로 여부를 검사하고, 운동교육 의뢰, 자가관리 전략, 개별화된 신체활동/생활방식 수정 프로그램(재활 프로그램) 등이다. 건강관리제공자와 목표를 설정하고 인지행동전략을 수립하고 동기부여 면담을 수행함으로써 자가관리 신체활동 준수를 꾀할 수 있으며, 이는 만성질환 관련 피로 감소와 HRQOL 개선으로 이어진다.

간호연구자인 Matura 등(2016)은 횡단적 연구에서 성인(젊은이, 중년, 노년) 폐동맥고혈압(pulmonary arterial hypertension, PAH) 환자를 대상으로 하여, PAH 증상 유무, 증상의 심한 정도, HRQOL 등을 조사했다. 참여자(n=191)는 2년에 걸쳐 모집했으며, 설문조사 회수율은 69%였다. 조사 설문지는 근본적인 신체적·정신적 HRQOL을 측정하기 위해 사회-인구학적 자료와 임상자료 양식, 연구자들이 개발한 폐동맥고혈압 증상척도(Pulmonary Arterial Hypertension Symptom Scale, PAHSS)와 의료성과 단축형-36(SF-36)이 포함되었다. 대부분이 여성(85%)이었으며, 백인(88%)이었다. 젊은이 20%, 중년 53%, 노년 27%였다. 모든 연령군에서 현저한 증상은 운동 시 호흡곤란과 피로였으며, 정도는 둘 모두에서 아주 심한 정도였다. 다른 증상으로 젊은이에서는 심계항진, 중년에서는 수면곤란, 노년에서는 기침이 있었다. HRQOL 점수로 평가했을 때, 나이가 들어감에 따라 신체적 기능이 나빠짐을 알 수 있었으며, 또한 모든 연령군에서 전체적 건강과 신체기능, 활력징후 등이 떨어져 있었다. 연구결과에 의하면 이 환자군은 완화중재요법이 아주 중요함을 보여주었고, 또한 좀 더 빨리 의뢰되어 증상을 적절하게 조절하는 것이 필요함을 보여주었다.

Sebern 등(2016)은 공유돌봄(shared care: 의사소통, 의사결정, 상호성; 예: 상호의존)이 심장병 환자의 성과에 미치는 영향을 분석하는 이차분석을 했다. 공유돌봄은 환자와 간호제공자(돌봄 짝) 사이에 상호 사회적 지지를 위해 사용되었다. 연구 참여자는 심장병 환자 93명과 그들의 돌봄제공자 93명이었다. 이차분석 문항은 '공유돌봄의 요소와 환자의 성과는 어떤 연관이 있는가?'와 '한 쌍의 짝이 느끼는 공유돌봄의 개념이 환자의 성과에 다른 영향을 주는가?' 등이다. 2008년 첫 번째 저자에 의해 만들어진 공유돌봄도구(self care instrument, SCI-3)는 환자와 돌봄제공자의 측면에서 공유돌봄 과정을 측정했다. 자기돌봄(유지와 자신감)는 자기돌봄 심부전지수(Self-Care of Heart Failure Index, SCHFI)로 측정되었으며, SF-12는 환자 HRQOL을 반영했다. 돌봄제공자의 의사소통과 상호작용은 환자의 정신적 QOL과 연관이 있었다. 환자 의사소통과 상호작용은 환자 자신의 정신적·육체적 QOL과 또한 자기돌봄의 자신감과 관련이 있었다. 저자들은 공유돌봄의 의사소통, 의사결정, 상호성 등을 목표로 삼고 있는 중재는 환자와 돌봄제공자 모두에서 QOL과 자기돌봄에 좋은 영향을 미친다고 주장했다.

간호연구자 Axelsson 등(2014)은 천식 환자의 성별과 성격이 약물복용 이행률과 HRQOL에서 하는 역할을 설명하고자 했다. 신경증-외향성-개방성 5가지 요인척도 경험에 대한(Neuroticism, Extraversion and Openness to Experience Five Factor Inventory, NEO-FFI) 도구, 약물복용 이행기록점수(Medication Adherence Report Scale, MARS)와 건강조사 단축형 8번(short form-8 Health Survey, SF-8) 등의 도구를 이용한 조사를 위해, 천식 또는 알레르기성 비염 진단을 받은 참여자(남성 76명, 여성 104명)가 무작위로 선정되었다. 연구 결과, 여성이 남성보다 약물복용 이행률이 높은 편이었다. 신경증이 더 심한 남성은 치료 권장사항을 덜 따르는 경향이 있는 반면, 상냥하거나 성실한 남성은 이행률이 높았다. 남성은 여성보다 정신적·육체적 HRQOL이 높았으며, 흡연은 여성의 HRQOL에 부정적인 영향을 미쳤다. 이러한 관계와 성별 및 성격 등을 고려함으로써 적극적인 참여와 협력을 얻을 수 있을 것으로 생각되며, 이를 통해 최상의 건강성과와 향상된 HRQOL을 꾀할 수 있다.

비만은 미국에서 공중보건의 위기 질환이며, 임상간호사와 학자의 관심을 끄는 주요 질환 중 하나이다. McLaughlin과 Hinyard(2014)는 국립건강측정조사(National Health Measurement Study, NHMS)를 가지고 이차분석을 하여 HRQOL과 체질량지수(body mass index, BMI)의 관계를 조사했다. 관계 조사에서 다른 동반질환이나 인구학적인 위험요소의 영향은 제외했다. HRQOL은 단일항목 EQ-VAS와 EQ-5D로 측정했으며, 단일항목 EQ-VAS는 건강상태를 상상의 시각 아날로그 척도로 표시했다(0에서 100까지, 가장 나쁜 것부터 가장 좋은 것까지). EQ-5D는 이동성, 자기돌봄, 일상활동, 통증, 불안/우울 등 각 항목을 1부터 3까지 세 단계로 나누었다. 1단계는 건강문제 없음, 2단계는 중등도의 건강문제, 3단계는 심각한 건강문제 있음이다. 원 자료에서 키나 몸무게가 빠져 있는 예를 제외하고 분석했다(n=3,783). 아주 심한 비만인 환자는 비만군, 과다체중군, 정상 체중군에 비해 HRQOL이 유의하게 낮았다.

EQ-5D는 아주 심한 비만 환자에서 HRQOL에 영향을 미치는 민감한 요소였으며, EQ-VAS는 BMI가 정상부터 비만인 경우에는 더 좋은 예측변수였다. 저자들은 이런 소견이 '비만에 대한 용량반응'의 가능성을 뒷받침한다고 시사한다. 즉, 일단 과도한 체중이 HRQOL을 감소시키면 더 이상의 체중 증가는 큰 영향이 없음을 의미한다.

만성 정신질환에 대한 중재

심각한 정신질환(serious mental illness, SMI)을 앓고 있는 미국 성인 1,300만 명은 암 치료 불평등으로 인해 암으로 사망할 위험이 더 높다. SMI에는 조현병, 양극성 장애, 심각한 주요 우울증이 포함된다. Irwin 등(2019)은 중증 정신질환과 암을 모두 가진 환자를 대상으로, 치료격차 완화를 목표로 개발된 중재를 평가하기 위해 12주간의 단일그룹 연구를 실시했다(n=25). '보완중재(bridge intervention)'는 환자 중심의 공동치료(정신의학과 종양학 전문의) 모델이며, 네 가지 핵심 구성요소는 (1) SMI 환자를 조기에 식별하고 추적함, (2) 환자 중심 평가와 치료 제공, (3) 공동 관리되는 다학제팀 기반 치료, (4) 정신과에 대한 접근성을 높임 등이다. 증상, HRQOL 및 정신질환의 심각도에 대한 자료를 수집하기 위해 간단한 정신의학적 평가(Brief Psychiatric Rating Scale, BPRS) 도구(Dingemans et al., 1983), 임상적 전체적 진단 정도(Clinical Global Impression-Severity scale, CGI-S) 도구(Zaider et al., 2003), 환자건강 설문지-9(Patient Health Questionnaire, PHQ-9) 도구(Spitzer et al., 1999) 및 암치료기능사정-일반(Functional Assessment of Cancer Therapy-General, FACT-G) 도구(Cella et al., 1993) 등이 사용되었다. 참가자 종료 면담을 통해 알 수 있었던 것은 이 중재가 환자-의사의 신뢰를 촉진하고, 정신과 치료에 대한 접근성을 높이며, 환자가 암 치료를 시작하고 완료하는 데 도움이 된다는 것이다. '보완 중재'는 환자, 돌봄제공자, 종양학 의사 및 전문 간호사를 위한 실행 가능하고 수용 가능한 치료 모델인 것으로 밝혀졌으며, 정신과적 증상, 우울증, HRQOL에서 개선이 확인되었다. 보완 중재가 암 치료 형평성에 영향을 미치고, 고통을 줄이며, SMI 환자의 암 생존율을 높일 수 있는지 여부를 조사하기 위해 무작위 대조시험이 제안된다.

국내 및 국제 보건기구들이 수행하는 작업의 주요 목표 중 하나는 건강 관련 삶의 질을 향상시키는 것이다(Colillas-Malet, et al., 2020, p. 2). 브라질에 거주하는 여성(n=133)과 남성(n=90)을 대상으로 한 횡단연구에서 Colillas-Malet 등은 중증 정신질환자의 사회-심리적 기능과 HRQOL 인식에 대한 성별 차이를 분석했다. 자료는 HRQOL, SF-36 신체 구성요소점수(Physical component Score, PCS)와 정신 구성요소 점수(Mental Component Score, MCS) 도구(Ware & Sherbourne, 1992)를 사용하여 수집되었다. 다른 자료수집 도구에는 사회-인구통계학적 설문지, 임상변수와 Camberwell 필요성 사정(Camberwell Assessment of Need, CAN-R) 도구(Phelan et al., 1995) 등이 있다. 연구에 따르면 SMI 여성은 SMI 남성보다 HRQOL PCS가 현저히 낮았다. 저자들은 이 결과가 공황장애가 있는 여성의 PCS가 낮다고 보고한 다른 연구들과 유사하다는 사실을 지적했다. 이러한 성별 차이에 대한 이유로 사회적 역할과 행동양상을 제시했으며, 이는 여성 또는 남성이 심리적 고통을 표현하고 대처하는 방식에 영향을 미친다고 제안했다. 또한 정신건강 문제가 있는 여성은 '공공기관과 사회로부터 열등하고 무감각한 대우'를 받는 것으로 알려져 있다(Colillas-Malet et al., 2020, p. 8). 연령은 여성의 HRQOL에 부정적인 영향을 미쳤으며, 이러한 이유로 여성이 남성보다 오래 살며, 남성보다 만성질환 기간이 길고 건강기간이 짧은 것 등을 들 수 있다. 남성과 여성 모두에서 PCS가 높을수록 동반질환이 적었고 PCS가 낮을수록 심리사회적 건강요구가 더 많아졌다. MCS HRQOL에서는 성별에 따른 유의미한 차이가 없었다. 이 연구는 성별 차이를 주목하고 있기는 하지만, 성별을 포함하여, 문화적·사회경제적·행동적 요인 역시 HRQOL에 영향을 미칠 수 있다고 말한다. 건강관리전문가는 개별화된 치료 프로그램을 개발할 때 성별을 고려해야 함은 물론 증상 관리와 조절, 임상적 요구, 직장 복귀 및 경제 관련 교육, 사회관계망 구축을 위한 지지체계 수립 등의 다른 요소도 고려해야 한다.

HRQOL 측정을 적용하는 임상전문가는 환자가 치료에 동반자가 되어 참여하는 모델을 개발할 수 있다. Adan 등(2017)은 스페인에서 실시한 단면연구를 통해 SMI와 약물남용을 모두 가진 남성(n=107)을 연구했다. SF-36 HRQOL(Ware & Sherbourne, 1992)의 스페인어 판을 사용하여 HRQOL을 측정했으며, 약물남용 선별검사(Drug Abuse Screening Test, DAST-20) 도구(Skinner, 1992)는 약물남용 심각도를 평가했고, 양성-음성 증후군 척도(Positive and Negative Syndrome Scale, PANSS) 도구(Kay et al., 1987)는 조현병의 정신병적 증상 영역을 측정했다. Young 조증 평가척도(Young Mania Rating Scale, YMRS) 도구(Young et al., 1978)는 양극성 장애에서 조증 증상을 측정했고, Hamilton 우울평가척도(Hamilton Depression Rating Scale)(Hamilton, 1960)는 양극성 우울증과 우울증에서 우울 정도를 측정했다. 약물남용에 동반하여 조현병이나 심각한 우울증이 있는 남성은 신체기능이 저하되었다. 동반된 조현병은 활력에 영향을 미쳐 피곤하고 지친 느낌을 초래했다. 연구에 참여한 모든 남성은 사회적 기능, 역할-정서, 정신건강 측면에서 HRQOL이 낮았으며 신경과민과 우울에 자주 빠진다고 보고했다. 이 연구는 통합 회복 모델의 중요성을 강조했으며, 이 모델에서는 '(약물) 금단이 물질사용장애와 정신과적 동반장애 환자의 주요 치료목표가 되어서는 안 된다'(Adan et al., 2017, p. 10)고 주장했다. 약물남용과 조현병이 있는 남성을 위한 전략에는 사회적 기능을 향상시키기 위한 단체활동이 좋으며, 약물남용과 우울증이 있는 남성은 역할-정서 개선을 위한 행동활성화가 도움이 될 것으로 예상했다. SMI 중 어떤 것을 가지더라도 정서적 문제를 관리하기 위한 대처전략이 도움이 된다. 모든 임상변수(동반질환, 약물중독, 정신과적 증상, 자살시도 및 약물남용 재발)가 특정 HRQOL 변수와 관련이 있는 것은 아니므로 개별화된 중재를 통해 HRQOL을 개선하고 기능을 향상시키며 치료준수를 격려해야 한다.

Ang 등(2019)은 신체활동(physical activity, PA)과 앉아만 있으려는 행동(Sedentary behavior, SB)이 조현병의 HRQOL과 질병 심각도에 미치는 영향을 조사했다(n=297). HRQOL SF-36과 동일한 항목을 이용하지만 다른 채점방법을 사용하는 RAND-36(Hays & Morales, 2001)과 활동설문지, 대사적 등가물작업(metabolic equivalents of task, MET) 도구를 사용했다. 신체활동은 조현병에서 증상을 줄이고 삶의 질을 향상시킬 수 있는 건강 관련 행동으로 간주된다. 연구자들은 질병의 심각도가 낮은 사람일수록 신체활동이 더 많고 이에 따라 HRQOL이 호전될 것으로 추측했다. 연구에 따르면 대부분의 연구 참가자는 PA가 낮았고, 정신질환이 더 심각한 사람은 신체적·정신적·전반적인 HRQOL이 더 낮은 것으로 나타났으며, 이것은 다른 연구와 동일한 소견이었다. 저자는 PA 평가가 다면적이고 복잡한 구성이라는 점에 주목했으며, 이를 잘 평가하기 위해서는 참여자가 세부적인 활동 유형(직업, 집안일, 여가 및 운송)을 파악하고, 기간, 강도 및 빈도를 기억해야 한다. 조현병이 있는 사람은 중등도에서 심각한 정도의 인지장애가 있으므로 정보(이 경우 PA 정보)를 정확하게 기억할 수 없게 되어 PA 평가가 어려울 수 있다. 이러한 사실이 연구결과에 영향을 미쳤을 수 있으며, 참가자가 일일활동을 추적하고 기록하는 데 도움이 되는 이동식 장치(mobile application)를 개발하면 향후 연구의 정확성을 향상시킬 수 있을 것으로 생각된다. 또한 정신건강 및 건강관리 전문가는 이 인구집단을 위해 의미 있는 신체활동을 찾아내고 이를 적용하기 위한 프로그램을 개발해야 한다. 이를 통해 보다 활동적이 되도록 본질적인 가치와 동기를 부여할 수 있고, 궁극적으로 증상을 줄이고 HRQOL을 개선할 수 있다.

간호연구자인 Hsiao 등(2017)은 상관연구를 통해 대만에서 조현병 입원환자(n=122)를 돌보는 일차 가족구성원의 HRQOL 요인을 조사했다. 가족 돌봄제공자는 환자 회복에 아주 중요하며, 이들의 HRQOL을 지원함으로써 효과적인 돌봄에 기여할 수 있다. 조현병에 대한 낙인은 환자뿐만 아니라 가족구성원에게도 영향을 미칠 수 있고, 가족구성원은 수치심을 느끼고 질병을 비밀로 하려는 경향을 띠게 된다. 가족 중심 돌봄(family-centered care, FCC)을 적용하면 돌봄경험을 향상시킬 수 있다. FCC에서는 간호사와 가족이 협력하여 환자와 가족을 하나의 단위로 생각하여 그들의 요구사항을 맞추어나가게 된다. FCC의 원칙은 존중, 지원, 인정, 협력 및 정보 교환 등이다. 인구통계, 낙인효과, FCC의 질, HRQOL(WHOQOL-BREF로 측정)을 조사했다. 연구 결과에 따르면 돌봄제공자의 대다수는 교육 수준이 낮고 월별 소득이 낮은 노부모였으며, 이들이 인식하고 있는 HRQOL은 낮았다. 낙인효과를 많이 느낀 돌봄제공자는 QOL도 낮았으며, 수치심과 열등감을 가지고 있었다. 낙인효과는 HRQOL에 영향을 미쳤으며, 자기비하의 감정을 유발하고, 서비스 접근을 제한하게 만들었으며, 휴식, 사회관계망과 여가활동도 충분히 즐길 수 없게 했다. 가족구성원은 FCC를 만족스럽지 못하다고 평가했으며, 이 이유로 저자는 대만의 문화를 제시했다. 대만의 정신건강관리는 가족과의 협력적이고 존중하며 지지적인 파트너십을 억제하는 생물의학 모델이기 때문일 것으로 추측했다. 낙인효과를 줄이고 가족 참여를 촉진하는, 문화적으로 통합된 프로그램이 돌봄제공자의 HRQOL에 긍정적인 영향을 미칠 수 있다.

Coleman(2017)은 어떤 HRQOL 영역이 우울 증상을 예측할 수 있는지 알아보기 위해 항레트로바이러스 치료(antiretroviral therapy, ART)를 받고 있는 아프리카계 미국인 HIV/AIDS 환자를 대상으로 서술적 상관연구를 시행했다. 참여자(n=70)는 인구학적 설문지, 역학연구센터의 우울척도(Center for Epidemiological Studies Depression Scale, CES-D) 도구(Radloff, 1977)와 HRQOL을 판단하기 위해 의료성과연구(Medical Outcomes Study, MOS)의 건강조사설문지 SF-36을 작성했다(Ware, 2004). 연구결과에 따르면 HIV/AIDS 환자는 우울증에 시달릴 뿐만 아니라 신체적·정신적 HRQOL도 낮아져 있음을 알 수 있었다. 참여자의 우울은 역할의 한계, 신체기능 감소, 에너지/피로, 정서적 안녕, 사회적 기능, 전체적 건강 등과 연관되었으며, 이것은 HRQOL의 감소로 이어졌다. 참가자의 절반 이상이 정신건강 문제를 가지고 있음에도 불구하고 정신건강 치료를 받는 사람은 절반 미만이었다. 자료분석 중에 두 가지 질문이 제기되었다. "의료인은 정신건강에 관한 토론에, 혈청 양성의 아프리카계 미국인을 어떻게 참여하게 만들 수 있는가?"와 "혈청 양성의 아프리카계 미국인이 정신건강서비스를 좀 더 적극적으로 이용할 수 있게 하는 효과적인 전략은 무엇인가?"이다.

*** 테크놀로지 중재와 건강 관련 삶의 질**

테크놀로지가 만성질환자의 HRQOL 향상에 기여할 수 있는 가능성에 관해 글을 쓴다면 한 챕터 분량도 될 수 있다. 이제 건강관리전문가, 환자, 가족은 컴퓨터, 노트북, 태블릿, 아이패드, 휴대폰 등을 통해 인터넷에 무제한으로 접근할 수 있다. 안전한 전자 의료자료의 수집, 보관과 기술 공유도 시간이 지날수록 진보하여, 건강정보를 관련된 건강관리팀 구성원에게 빠르게 전달할 수 있게 되었다. 신체에 삽입 가능한 기구 등은 여러 생리적 변화와 치료에 대한 반응을 모니터하고 저장할 수 있다. 또한 주요 의료 네트워크에 연결된 이동식 의료장치와 진단검사 서비스 등은 멀리 떨어져 있어서 이동하기 어려운 사람에게, 현지 건강관리서비스를 제공할 수 있게 했다. 건강관리의 기술적 발전 가능성은 무한하며, 인간 상상력과 창의성의 한계만이 존재할 뿐이다.

원격건강(telehealth) 또는 원격의료(telemedicine)란 '환자의 건강을 개선하기 위해 전자 통신을 통해 한 장소에서 다른 장소로 의료 정보를 교환하는 것'(Centers for Medicare and Medicaid Services, CMS, 2020, p. 1)을 말하며, 미국에서 진료소 방문에 대한 대안으로 빠르게 받아들여지고 있다. 원격의료 기술은 새로운 것은 아니지만, 코로나19의 전 세계적 유행 이전에는 환자와 건강관리제공자 사이에서 인기를 얻지 못했다. 코로나19는 미국과 세계의 지역사회에서 건강관리서비스 환경을 변화시킨 주요한 원인이 되었다. 환자와 건강관리제공자 간의 바이러스 노출 및 전파 위협으로 인해 환자를 분류, 사정, 치료하는 관행을 재고하게 되었다. 원격의료 접근장벽을 줄이기 위해서, 또한 건강관리제공자와 가장 위험에 처한 만성질환자 간의 의사소통과 치료를 촉진하기 위해서 연방정책 변경이 필요했다(CDC, 2020b; McElroy et al., 2020)

메디케어 및 메디케이드 서비스센터(Centers for Medicare and Medicaid Services, 2020)는 수혜자가 진료시설을 방문하지 않고도 건강관리서비스를 받을 수 있도록 원격건강 혜택을 확대했다. 원격건강 1135 면제조항에 따라, 메디케어는 전국 환자의 집에서 원격건강을 통해 제공되는 의료시설 방문에 대한 지불을 시작했다. 의사, 전문간호사, 임상심리학자, 자격증을 갖춘 임상사회복지사는 이제 환자에게 가상서비스를 제공할 수 있다(CMS, 2020). CMS(2020)의 세 가지 주요 가상서비스는 다음과 같다. (1) 메디케어 원격건강 방문(환자와 제공자 간의 실시간 녹음 또는 영상 기술 사용), (2) 가상 체크인(동기식 전화 또는 비디오/이미지를 통해 환자 또는 제공자가 시작한 논의) 및 (3) 전자 방문(관련 청구코드가 있는 환자 포털을 통해 기존 환자의 온라인 평가 및 관리).

코로나19로 인해 심각한 상태에 빠지거나, 사망할 위험이 높은 두 집단은, 노인(>70세)과 만성질환자로 확인되었다. 의료전문가들은 일부 생존자에게 발생한 이 바이러스의 장기적인 부작용이 향후 만성질환 인구의 증가에 기여할 수 있다고 예측한다. CDC(2020b)는 원격건강/원격의료의 이점과 한계를 확인했다. 사회적 거리두기의 완화, 감염 노출 감소, 의료 자원 및 시설에 대한 부담 감소, 만성질환 치료의 연속성 유지, 원격으로 접근이 가능한 점, 사회적으로 취약한 사람에게 다가갈 수 있는 점, 환자-제공자 관계 유지 등이 이점으로 간주된다. 그러나 주간의(interstate) 면허 문제, 포괄적인 검사 수행 불가능, 기술 접근 한계, 기술에 대한 환자/제공자의 불편, 문화적 수용 등은 지속적인 개선이 필요한 분야이다. 원격건강은 확대되거나 다른 형태의 기술로 대체되어 만성질환자의 HRQOL에 계속 영향을 미칠 것이다.

미국 시골 지역의 약국들이 문을 닫음에 따라, 원격약국(telepharmacy)이 약물 접근을 보장하고 투약 이행률을 높이는 대안으로 등장했다. 원격약국은 면허를 소지한 약사가 운영하며, 통신 또는 기타 기술을 사용하여 환자상담을 제공하고 약국테크니션(pharmacy technician)을 원격으로 감독하는 기능을 한다. 2004년 이후 농촌 지역의 약국 중 16%가 문을 닫았고, 이로 인해 약물 접근 및 투약 이행률이 저하되어 환자의 질병은 진행되고 의료시스템에는 재정적 부담이 증가했다. 후향적 자료를 이용한 단면연구에서 Pathak 등(2020)은 인슐린 비의존성 당뇨병, 고혈압 또는 고지혈증 환자의 약물사용 적정성(이행율 및/또는 부적절한 사용)을 비교했다. 표본은 중서부에 있는 3개의 시골 원격약국과 이와 짝을 이루는 3개의 전통적인 지원약국에서 투약을 받는 2,832명의 환자로 구성되었다. 이 연구에서는 고위험 또는 비인슐린 당뇨병 약물, 스타틴(statin) 또는 레닌-안지오텐신 길항제에 대해, 원격약국과 기존 지역약국 간의 약물 사용 적정성에 큰 차이가 없었다. 유일한 차이점은 지원약국에 비해 원격약국에서 당뇨병 환자의 스타틴 사용량이 더 높다는 것이었다. 저자들은 원격약국이 약물 접근이 제한된 지역사회를 위한 선택사항이 될 수 있음을 보여주었다. 약물 접근 장벽과 열악한 이행률은 환자의 HRQOL에 영향을 미치며, 이러한 요인은 스트레스, 불안을 초래할 수 있고, 질병 진행을 유발하기 때문이다. 원격약국은 이러한 환자의 부담을 덜어줄 수 있다.

Kaptain 등(2020)은 횡단연구로 만성폐쇄폐질환(chronic obstructive pulmonary disease, COPD)을 대상으로 하여(n=80) (1) HRQOL이 일상활동(activities of daily living, ADL)의 질과 일상기술 사용과 관련이 있는지, (2) 폐기능, COPD를 앓은 기간, 생활상태 또는 교육 수준이 HRQOL의 신체적·정신적 영역에 영향을 미치는지 여부를 확인하고자 했다. SF-36을 이용하여 신체적·정신적 HRQOL을 평가했다. 운동 및 처리기술 평가(Assessment of Motor and Process Skills, AMPS)를 이용하여 참가자의 전반적인 ADL을 측정했으며, 일상기술 사용 설문지(Everyday Technology Use Questionnaire, ETUQ)는 집과 공공장소에서 사용하는 기술의 양과 능력을 평가했다. 일상기술 사용에는 전자레인지, 스마트폰, 슈퍼마켓 스캐너, 디지털 서비스(홈뱅킹, e-우체국, 식료품 주문), 사회관계망, 화상통화, 전자메일, 기술 기반 재활서비스, ehealth, 온라인 처방 재발급 서비스 등을 포함했다. 일상적 기술 사용, ADL의 질, COPD를 앓은 기간이 모두 HRQOL에 큰 영향을 미쳤다. 따라서 재활전문가는 첫째 COPD 환자가 인터넷뱅킹, 슈퍼마켓 스캐너 및 가전제품과 같은 일반적인 ADL에 어려움을 겪을 수 있다는 점, 둘째로 사회적 관계는 신체적 제약으로 인해 제한될 수 있다는 점, 마지막으로 원격건강(telehealth)은 COPD 환자의 HRQOL을 향상시킬 수 있다는 점 등을 참고해야 한다고 주장했다. 저자들은 '이 집단은 호흡곤란이나 피로와 같은 기능적 한계를 보상하기 위해 좀 더 다양하고 많은 일상기술을 이용해야 한다'고 결론지었다(Kaptain et al., 2020, p. 94). 폐 재활 프로그램은 이 집단의 HRQOL을 개선하기 위해 ADL 수행과 일상적인 기술 사용에 주의를 기울여야 한다.

단일 센터 무작위 대조연구에서 상급 실무간호사와 의사는 심방세동(atrial fibrillation, AF) 환자를 대상으로 'iPhone기술을 통해 AF 리듬 평가를 개선(iPhone Helping Evaluate Atrial Fibrillation Rhythm through Technology, iHEART)'하는 중재의 영향을 조사했다(Caceres et al., 2020). 이들은 증상 부담이 높을수록 HRQOL이 좋지 않았다. 연구에 등록된 238명의 성인 환자는 중재군(n=115) 또는 일반 치료군(n=123)으로 무작위 배정되었으며, 연구기간은 6개월이었다. 모든 환자는 심율동전환(cardioversion) 또는 고주

파절제술(radiofrequency ablation)을 받은 후 정상 동성율동으로 회복된 상태였다. 일반 치료군은 심장전문의로부터 AF 근거기반지침에 따른 진료를 받았으며, 중재군은 일반적 치료와 함께, AF 심전도 기술이 장착된 iPhone과 연구 포털로 전송되는 무제한 데이터/문자 메시지 혜택을 받았다. 보낸 문자의 예는 '활동 및 사건의 기록을 유지함으로써 AF 유발요인을 찾을 수 있다' 또는 '약을 매일 같은 시간에 복용하는 것이 아주 중요하다' 등의 격려 메시지였으며, 일주일에 3번 발송했다(p. 329). 인구통계, AF 재발, 증상 심각도, HRQOL에 대한 자료를 수집했다. AF가 삶의 질에 미치는 영향(The Atrial Fibrillation Effect on Quality of Life, AFEQT) 설문지를 사용하여 증상, 일상활동, 치료 만족도, 간호 만족도 등 4가지 HRQOL 영역을 조사했다. SF-36은 이동성, 자가간호, 일상활동, 통증/불편함, 불안/우울을 측정하는 데 사용되었다. 건강상태는 Euro-Qol-5D를 사용하여 측정했다. 결과 분석을 통해 중재군과 대조군 사이의 유의미한 차이를 확인하지 못했지만 두 군 모두에서 AF와 관련된 HRQOL 지표들과 AF 증상 심각도가 '의미 있게' 개선되었다. AF 환자에서는 심박 속도와 리듬을 조절함으로써 HRQOL을 향상시킬 수 있다. 이 연구는 기술을 사용하여 환자에게 질병에 대한 지식과 관리 능력을 제공할 수 있게 한 점에서 의미가 있다. 이동통신(mobile) 기술을 이용함으로써 취약한 그룹의 AF 환자에 대해 접근과 관리가 가능해졌다. 그러나 저자들은 취약한 그룹(소수 인종/민족, 저소득, 농촌 인구)의 70%가 스마트폰을 사용할 수 있음에도 불구하고 이들 그룹이 심혈관 전문 진료에 대한 접근성은 낮다고 지적했다.

Fitbit 기술과 이메일 피드백을 사용한 흥미로운 예비 연구에서 Rastogi 등(2020)은 테크놀로지 기반의 신체활동 효과를 조사했다. 유방암 또는 대장암 생존자(n=50)를 표준치료군과 기술 기반 신체활동군으로 나누어서 HRQOL, 수면, 행동 변화 등에 대해 조사했다. SF-36과 FACT 도구로 QOL 영역을 측정했고, PROMIS 단축형은 수면 장애를 측정하는 데 사용했으며, 대인지원평가목록(Interpersonal Support Evaluation List, ISEL)은 인지된 사회적 지원을 평가했다. 각각의 생존자에게 지원 파트너(n=50)가 배정되었다. 표준치료그룹과 중재그룹 모두 암 생존자를 위한 신체활동 혜택을 기술한 정보책자와 운동에 대한 권장사항(주당 150분 이상의 중등도에서 격렬한 강도의 신체 활동)이 전달되었다. 이 밖에, 기술 기반 신체활동군은 (1) Fitbit 추적장치, (2) 목표 설정/지원 정보가 포함된 교육 핸드북, (3) 생존자와 지원 파트너에게 목표 달성을 위해 서로 도움을 요청하고 (4) 연구팀의 격려 전자메일 등 12주간의 특별 중재를 받았다. 3개월 말에 중재그룹은 일반적인 건강, 활력 및 정서적 안녕 등에서 좋은 결과를 보여주었다. 또한 수면장애가 개선되었고, '실체적' 및 '소속감' 점수가 좋아졌다(생존자는 지원을 받고 있다고 느꼈다). 중재그룹은 운동에 대한 동기부여가 이루어졌고, 자기효능감이 상당히 호전되었다. 이러한 긍정적인 연구결과는 신체활동, 사회적 지원과 더불어 기술을 결합함으로써 암 환자가 건강한 QOL을 가질 수 있음을 증명했다.

Ratanawongsa 등(2014)은 영어, 스페인어, 중국 남부지역어를 쓰는 당뇨병 환자를 대상으로 언어가 일치하는 자동 전화 자가관리 지원(automated telephone self-management support, ATSM)을 이용한 건강 코치 중재 프로그램이 얼마나 효과가 있는지 살펴보는 유사실험 연구를 시행했다. 이들은 이 프로그램이 HRQOL, 당뇨병 자가관리, 환자 중심 간호과정, 그리고 심대사성 성과(cardiometabolic outcome)에 어떠한 영향을 미치는지를 살펴보았다. 참여자(n=362)는 무작위로 대기자군(n=180명; 6개월 대기)과 즉시 시작군

(n=182)으로 나누었다. ATSM 프로그램은 8분에서 12분 사이의, 반복되는 전화 메시지로 27주간 시행되었으며, 주제는 자가간호, 심리사회적 이슈, 예방서비스에 대한 안내 등이었다. 케어 매니저인 간호사(registered nurse)에 의해 관리되는 건강코치(health coach)는 환자 중심의 활동계획을 세우는 데 관여했으며 목표설정을 도와주었다. HRQOL은 SF-12 신체적·정신적 부분으로 평가했다. 결과에서 약속의 높은 이행율을 보여주었고, 자가관리 면에서 향상을 보였다. 신체적 HRQOL이 중등도로 향상되었으나, 심대사성 성과는 없었다. 환자 중심 과정을 개선하고 심대사성 성과를 얻기 위한 건강정보 기술전략은 건강계획 중재를 환자 중심의 메디컬 홈에 융합시킴으로써 가능하다.

성과

> 나는 많은 의료종사자가 자신이 돌보는 사람의 곤경에 대해 관심이 없다는 사실에 당황하고 분노한다. … 때로 나는 인간이라기보다 질병이나 골치 아픈 장기(organ)로 전락한 듯한 느낌을 받는다. … 어느 누구(건강관리제공자)도 필요한 질문을 하지 않는다. 이 질병이 귀하의 삶에 어떤 영향을 미쳤나요? 그것이 당신의 가족에게 어떤 영향을 미쳤나요? 그것이 당신의 직업에 어떤 영향을 미쳤나요? 그것이 당신의 영혼에 어떤 영향을 미쳤나요? (Hsi et al., 2004, p. 7)

만성 심장질환의 말기 단계에서 Hsi(2004)의 사려 깊은 성찰은 환자의 신체적·정신적 고통을 잘 표현하고 있을 뿐 아니라 간호사로서 우리가 짊어져야 할 책임을 분명히 일깨워준다. 이 장은 만성질환 환자가 말하는 고통에 공감하기 위해 수행해왔고 또 수행할 HRQOL 작업에 대한 과거, 현재, 미래의 조망(snapshot)이다. 환자는 이 만성질환을 '삶을 변화시키는, 인생을 산산조각 내는, 갇혀버린 듯한 느낌, 굴러가는 돌, 롤러코스터, 예상치 못한 당혹감' 등으로 표현한다. 만성질환이 있는 환자와 가족의 QOL을 호전시키기 위해서는 조기에, 개별화된, 집중적이고 지속적인 평가와 더불어 변동하는 진행성 질환 과정에 대한 치료전략의 지속적인 대응이 필요하다. 간호사는 사정과 치료 계획이 "지금 당신에게 중요한 것은 무엇입니까?"라는 질문에 대한 환자의 염원을 잘 반영하도록 해야 한다(Parse, 2013, p. 114).

HRQOL 개선은 만성질환 치료와 관리의 궁극적인 목표이다. 결과 평가는 근거기반중재가 효과가 있는지, 선택한 중재가 안전하고 비용효율적인지 여부를 보아 결정하게 된다(DiCenso et al., 2005; Melnyk & Fineout-Overholt 2019). 이 장(chapter)에서 HRQOL 개선을 위한 많은 간호사 중심의 성공적인 결과가 확인되었다. 만성질환 치료가 세계적인 관심사로 대두하고 있는 이때에, 간호에 민감한 품질지표로서 HRQOL을 계속 이용하는 것이 좋을 것으로 생각된다.

전반적 HRQOL은 인구통계학적 특성, 행동적 위험요인과 건강상태 등과 연관이 있다. 흡연, 운동 부족, 천식, 비만, 신체장애 등은 불량한 HRQOL의 예측요인이다. 당뇨병, 천식, 비만, COPD, 신체장애, 정신질환 등이 있는 사람은 이러한 질환이 없는 사람보다 HRQOL이 더 나쁘다. 건강보험이 없으면 의료 접근이 어려우며, 이에 따라 건강이 좋지 않고 만성질환의 위험성이 높아진다(Jiang & Hesser, 2009; Raghupathi & Raghupathi, 2018). 간호중재의 대상으로 위험인구를 설정하는 것은 만성질환으로 고통받고 있는 개인뿐만 아니라 특정 질환이 퍼져 있는 지역사회에도 상당한 영향을 미칠 수 있다. MCC를 가진 미국인이 점점 늘고 있으며, 이들의 관리는 건강관리의 여러 단계에서 어려운 문제를 일으키고 있다. Schuttner 등(2020)은 만성질환이 1~3개 있는 환자에서는 환자 중심 진료관리가 성공적이었지만 5개 이상인 환자에서는 부적절하다고 보고했다. 너무 복잡하여 의료의 질이 저하되었다. 이러한 환자의 다른 문제점으로 치료비용 부족, 이동에 관한 문제, 긴 예약대기시간, 불편한 진료소 운영시간 등이 있다(Ward, 2017).

Patricia Grady는 "모든 개개인은, 건강 상태, 연령, 성별, 인종이나 민족 상태에 차별받지 않고, 좋은 QOL을 즐길 수 있어야 하며, 나쁜 증상은 최소화하고, 자신의 건강을 성공적으로 관리할 수 있어야 한다."(NINR, 2016, p. 3)라고 기술했다. 간호 및 기타 보건전문직은 연구를 통해 많은 근거기반의 혁신적인 중재를 보고했다. 고통, 피로, 불안, 불확실성, 낙인, 윤리적 결정을 목표로 하는 전략은 몇 가지 예에 불과하다. 긍정적인 HRQOL을 달성하기 위한 중재의 요소는 (1) 환자가 자신의 개인적인 필요와 목표를 반영하여 선택을 할 수 있도록 하고, (2) 조기에 빈번한 사정과 증상 관리를 시행하고, (3) 건강증진활동을 발견하고 건강문제를 해결하기 위해 동기부여 면담과 마음챙김을 적용하며, (4) 환자가 자신의 만성질환을 스스로 관리할 수 있도록 약물 및 치료 요법을 맞춤화하는 것 등이다(Chen et al., 2011; Chien et al., 2018; Delis, 2019; Lee et al., 2019; Leppin & Montori, 2015). Amo-Setién 등(2019)은 이론 기반이고, 사례관리, 치료 및 처치를 포함하며, 3개월 이상의 기간에 걸쳐 시행되고, 추적검사 기간을 포함하는 간호중재가 HRQOL 개선을 가져올 수 있다고 보고했다. 간호사가 주도하는 진료소, 건강관리 협업 팀 모델, 기술 지원 프로그램, 원격의료 등이 만성질환 치료 중심이 되어야 한다.

2019~2021년 전 세계적 유행과 지속적인 건강 불평등으로 인한 HRQOL 결과는 아직 완전히 규명되지 않았다. Milton(2013)은 간호에 대해 다음과 같은 관점을 제시한다.

> 간호학 분야의 구성원은, 책임감과 의무감을 가지고, 공공정책이나 인쇄된 의료지침에서 '삶의 질에 대한 인간의 경험'이 다루어지고 존중되고 반영되도록 노력해야 한다. … 이 시대는 인간 중심에서 기계적, 금전 중심으로 변화하고 있기는 하나, 이에 의해 인간신뢰가 훼손 또는 방해되지 않도록 하여야 할 책임이 모든 건강관리전문가에게 부과되어있다. (p. 123)

학습문제

01 '삶의 질'과 '건강 관련 삶의 질'의 차이점은 무엇인가?

02 Parse의 '인생의 질(living quality)'개념에 대해 만성질환과 관련하여 토론한다.

03 '근거기반실무'를 정의하고 간호 실무와 관련하여 토론한다.

04 다발경화증, 대장암, 류마티스 관절염 등 세 가지 질환이 환자와 가족의 HRQOL에 영향을 미칠 수 있는 다섯 가지 방식을 나열한다.

05 만성질환자를 돌보는 간호제공자의 HRQOL 평가가 왜 중요한지 설명한다.

06 심각한 정신질환이 있는 환자의 HRQOL을 개선하기 위한 중재를 시행할 때, 이를 돕는 요소와 방해하는 요소를 논의한다.

07 임상실무지침을 실제로 적용할 때 간호사의 책임은 무엇인지 토론한다.

08 현재 실무에 적용할 수 있는 세 가지 연구에 대해 토론한다.

참고문헌

References marked with an asterisk (*) indicate studies in cluded in the meta-analysis, Amo-Setién, F. J., Abajas-Bustillo, R., Torres-Manrique, B., Martin-Melon, R., Sarabia-Cobo, C., Molina-Mula, J., & Ortego-Mate, C. (2019). Characteristics of nursing interventions that improve the quality of lifeof people with chronic diseases: A systematic review with meta-analysis. PLoS ONE, 14(6), e0218903.

Adams, M. L. (2017). Differences between younger and older US adults with multiple chronic conditions. Preventing Chronic Disease: Public Health Research, Practice and Policy, 14, 160613. https://doi.org/10.5888/pcd14.160613

Adan, A., Marquez-Arrico, J. E., & Gilchrist, G. (2017). Comparison of health-related quality of life among men with different co-existing severe mental disorders in treatment for substance abuse. Health and Qualityof Life Outcomes, 15, 209. https://doi.org/10.1186/s12955-017-0781-y

Agency for Healthcare Research and Quality (AHRQ). (2008). Multiple chronic conditions: A day in the life. https://www.ahrq.gov/prevention/chronic-care/decision/mcc/video/index.html Agency for Healthcare Research and Quality, (AHRQ), U.S. Department of Health and Human Services. (2012). The medical home: What do we know, what do we need to know? A review of the earliest evidence on the effectiveness of the patient-centered medical home model. AHRQ Publication No. 12(14)-0020-1-EF.http://www.ahrq.gov

Agency for Healthcare Research and Quality (AHRQ).(2018a). Guidelines and measures updates. https://www.ahrq.gov/gam/updates/index.html

Agency for Healthcare Research and Quality (AHRQ).(2018b). National Guideline Clearinghouse: Internet archive. https://archive.org/details/guidelinesgov

*Alexander, J. L., & Wagner, C. L. (2012). Is harmonica playing an effective adjunct therapy to pulmonary rehabilitation? Rehabilitation Nursing, 37(4), 207–212. https://doi.org/10.1002/mj.33

Alsayed, N. S., Sereika, S. M., Albrecht, S. A., Terry, M. A., & Erlen, J. A. (2017). Testing a model of health-related quality of life in women living with HIV infection. Quality of Life Research, 26(3), 655–663.

Amo-Setién, F.J., Abajas-Bustillo, R., Torres-Manrique, B., Martin-Melon, R., Sarabia-Cobo, C., Molina-Mula, J., & Ortego-Mate, C. (2019). Characteristics of nursing interventions that improve the quality of life of people with chronic diseases: A systematic review with metaanalysis. PLoS One, 14(6): e0218903. https://doi.org/10.1371/journal.pone.0218903

Ang, M. S., Nurjono, M., & Lee, J. (2019). The effectsof clinical illness severity and physical activity on health-related quality of life in schizophrenia. Quality of Life Research, 28, 1509–1520. https://doi.org/10.1007/s11136-019-02126-8

*Angermann, C. E., Stoerk, S., Gelgrich, G., Faller, H, Jahns, R., Frantz, S., et al. (2012). Mode of action and effects of standardized collaborative disease management on mortality and morbidity in patients with systolic heart failure. The Interdisciplinary Network for Heart Failure (INH) Study. Circulation: Heart Failure, 5(1), 25-U109.

Antille, M., Bigler-Perrotin, L., & Baumann, S.L. (2020). Like a rolling stone. Nursing Science Quarterly, 33(2), 165-169. https://doi.org/10.1177/0894318419898165

*Arvidsson, S., Bergman, S., Arvidsson, B., Fridlund, B., & Tingstrom, P. (2013). Effects of self-care promoting problem-based learning programme in people with rheumatic diseases: A randomized controlled study. Journal of Advanced Nursing, 69(7), 1500–1504. https://doi.org/10.1111/jan.12008

Axelsson, M., Brink, E., & Lövall, J. (2014). A personality and gender perspective on adherence and health-related quality of life in people with asthma and/or allergic rhinitis. Journal of the American Associationof Nurse Practitioners, 26(1), 32–39.

Bakas, T., McLennon, S. M., Carpenter, J. S., Buelow, J. M., Otte, J. L. Hanna, K. M. Ellett, M. L., Hadler, K. A., & Welch, J. L. (2012). Systematic review of health-related quality of life models. Health and Quality of Life Outcomes, 10, 134. https://doi.org/10.1186/1477-7525-10-134

Barofsky, I. (2012). Can quality or quality-of-life be defined? Quality of Life Research, 21, 625–631.

Bergner, M., Bobbitt, R., Carter, W., & Gilson, B. (1981). The Sickness Impact Profile: Development and final revisionof a health status measure. Medical Care, 19(8), 787–805. http://www.jstor.org/stable/3764241

*Berkhof, F. F., van den Berg, J. W. K., Uil, S. M., & Kerstjens, H. A. M. (2015). Telemedicine, the effect of nurse-initiated telephone follow up, on health status and health-care utilization in COPD patients: A randomized trial. Respirology, 20(2), 279–285. https://doi.org/10.1111/resp.12437.

Broderick, J. E., DeWitt, E. M., Rothrock, N., Crane, P. K., & Forrest, C. B. (2013). Advances in patient-reported outcomes: The NIH PROMIS Measures. eGEMS (Generating Evidence & Methods to improve patient outcomes), 1, ISS 1, Article 12. http://repository .edm-forum.org/gems/vol1/iss1/12

*Brodie, D. A., Inoue, A., & Shaw, D. G. (2008). Motivational in terviewing to change quality of life for people with chronic heart failure: A randomized controlled trial. International Journal of Nursing Studies, 45(4), 489–500. https://doi.org/10.1016/ijnurstu.2006.11.009

Caceres, B., Hickey, K. T., Bakken, S. B., Biviano, A. B., Garan, H., Goldenthal, I. L., Koleck, T. A., References 81 Masterson-Creber, R., Turchioe, M. R., & Jia, H.(2020). Mobile electrocardiogram monitoring and health-related quality of life in patients with atrial fibrillation: Findings from the iPhone Helping Evaluate Atrial Fibrillation Rhythm through Technolog.(iHEART) study. Journal of Cardiovascular Nursing, 35(4), 327–336.

Carlozzi, N. E., Kratz, A. L., Sander, A. M., Chiaravalloti, N. D., Brickell, T. A., Lange, R. T. Hahn, E. A., Austin, A., Miner, J. A., & Tulsky, D. S. (2015). Health-related quality of life in caregivers of individuals with traumatic brain injury: Development of a conceptual model. Archives of Physical Medicine and Rehabilitation, 96, 105–113. https://doi.org/10.1016/j.apmr.2014.08.021

Cella, D. F., Tulsky, D. S., Gray, G., Sarafin, B., Linn, E., Bonomi, A., Silberman, S. B., Winicour, P., & Brannon, J. (1993). The functional assessment of cancer therapy scale: Development and validation of the general measure. Journal of Clinical Oncology, 11, 570–579.

Cella, D. F. (1995). Measuring quality of life in palliative care. Seminars in Oncology, 22, 73–81.

Cella, D., Choi, S. W., Condon, D. M., Schalet, B., Hays, R. D., Rothrock, N. E., Yount, S., Cook, K. F., Gershon, R. C., Amtmann, D., Dewalt, D. A., Pilkonis, P. A., Stone, A. A., Weinfurt, K., & Reeve, B. B. (2019). PROMIS adult health profiles: Efficient short-form measures of seven health domains. Value Health, 22(5), 527–544.

Centers for Disease Control and Prevention (CDC). (2018a). Health-related quality of life (HRQOL). HRQOL concepts. http://www.cdc.gov/hrqol/concept.htm

Centers for Disease Control and Prevention (CDC).(2018b). Health-related quality of life (HRQOL). Surveillance and data. https://www.cdc.gov/hrqol/surveillance.htm on Centers for Disease Control and Prevention (CDC).(2018c). Health-related quality of life. methods and measures. http://www.cdc.gov/hrqol/methods.htm

Centers for Disease Control and Prevention (CDC).(2018d). CDC HRQOL–Healthy Days Measure. https://www.cdc.gov/hrqol/hrqol14_measure.htm

Centers for Disease Control and Prevention (CDC).(2019). National Center for Chronic Disease Prevention and Health Promotion (NCCDPHP). About chronic disease. https://www.cdc.gov/chronicdisease/about/index.htm

Centers for Disease Control and Prevention (CDC).(2020a). National Center for Chronic Disease Prevention and Health Promotion (NCCDPHP). Health and economic costs of chronic disease. https://www.cdc.gov/chronicdisease/about/costs/index.htm

Centers for Disease Control and Prevention (CDC).(2020b). Coronavirus disease 2019 (COVID-19):Using telehealth to expand access to essential health services during the COVID-19 pandemic using telehealth services. https://www.cdc.gov/coronavirus/2019-ncov/hcp/telehealth.html

Centers for Medicare and Medicaid Services (CMS).(2016a). Chronic care management services. Medicare Learning Network, ICN 909188.

Centers for Medicare and Medicaid Services (CMS).(2016b). Chronic care management services changes for 2017. Medicare Learning Network, ICN 909433.

Centers for Medicare and Medicaid Services (CMS).(2020). Medicare telemedicine health care provider fact sheet: Medicare coverage and payment of virtual services. https://www.cms.gov/newsroom/fact-sheets/medicare-telemedicine-health-care-provider-fact-sheet

Chen, H.-Y., Baumgardner, D. J., & Rice, J. P. (2011). Health-related quality of life among adults with multiple chronic conditions in the United States, Behavioral Risk Factor Surveillance System, 2007. Preventing Chronic Disease, 8(1), A09, 1–9.

Chien, C. H., Chuang, C. K., Liu, K. L., Pang, S. T., Wu, C. T., & Chang, Y. H. (2018). Prostate cancer–specific anxiety and the resulting health-related quality of life in couples. Journal of Advanced Nursing, 75(1), 63–74. https://doi.org/10.1111/jan.13828

*Chow, S. K. Y., & Wong, F. K. (2010). Health-related quality-of life in patients undergoing peritoneal dialysis:Effects of a nurse-led case management programme. Journal of Advanced Nursing, 66(8), 1780–1792. https://doi.org/10.1111/j.1365-2648.2010.05324.x

*Chow, S. K. Y., & Wong, F. K. Y. (2014). A randomized controlled trial of a nurse-led case management programme for hospital-discharged older adults with co-morbidities. Journal of Advanced Nursing, 70(10), 2257–2271. https://doi.org/10.1111/jan.12375

Coleman, C. L. (2017). Health related quality of life and depressive symptoms among seropositive African Americans. Applied Nursing Research, 33, 138–141.

Coleman, K., Austin, B. T., Brach, C., & Wagner, E. H.(2009). Evidence on the chronic care model in the new millennium. Health Affairs, 28(1), 75–85.

Colillas-Malet, E., Prat, G., Espelt, A., & Juvinya, D., (2020). Gender differences in health-related qualityof life in people with severe mental illness. PLoS One, 15(2), e0229236. https://doi.org/10.1371/journal. pone.0229236

Connell, J., O'Cathain, A., & Brazier, J. (2014). Measuring quality of life in mental health: Are we asking the right questions? Social Science & Medicine, 120, 12–20.

Coopey, M., Nix, M. P., & Clancy, C. M. (2006). Translating research into evidence-based nursing practice and evaluating effectiveness. Journal of Nursing Care Quality, 21(3), 195–202.

*Coutas, D., Frederick, J., Barnett, B., Singh, G., & Wludyka, P. (2005). A randomized trial of two typesof nurse-assisted home care for patients with COPD. Chest, 128(4), 2017–2024. https://doi.org/10.1378/chest.128.4.2017

Delis, P. C., (2019). Uncertainty and quality of life in systemic lupus erythematosus: A cross-sectional study. Rehabilitation Nursing, 44(1), 2–10.

DiCenso, A., Guyatt, G., & Ciliska, D. (2005). Evidencebased nursing: A guide to clinical practice. Elsevier Mosby.

Dingemans, P., Frohn-de Winter, M., Bleeker, J., & Rathod, P.(1983). A cross-sectional study of the reliability and factorial dimensions of the Brief Psychiatric Rating Scale (BPRS). Psychopharmacology, 80, 190–191.

Dobratz, M. C. (2016). Building a middle-range theory of adaptive spirituality. Nursing Science Quarterly, 29(2), 146–153.

*Donesky-Cuenco, D., Nguyen, H. Q., Paul, S., & Carrierei-Kohlman, V. (2009). Yoga therapy decreases dyspnea-related distress and improves functional performance in people with chronic obstructive pulmonary disease: A pilot study. Journal of Alternative and Complimentary Medicine, 15(3), 225–234. https://doi.org/10.1089/acm.2008.0389

ECRI Institute Guidelines Trust. (n.d.). https://guidelines.ecri.org

European Patients' Academy on Therapeutic Innovatio.(EUPATI). (2016). Measuring health-related qualityof life (HRQoL). https://toolbox.eupati.eu/resources/measuring-health-related-quality-of-life-hrqol/Fawcett, J., & DeSanto-Madeya, S. (2013). Contemporary nursing knowledge: Analysis and evaluation of nursing models and theories (3rd ed.) F.A. Davis Company.

Federal Register. (2016). Rules and Regulations, 81(220), 80244. https://www.gpo.gov/fdsys/pkg/FR-2016-11-15/pdf/2016-26668.pdf

Ferrans, C. E., Zerwic, J. J., Wilbur, J. E., & Larson, J. L.(2005). Conceptual model of health-related qualityof life. Journal of Nursing Scholarship, 37(4), 336–342.

Forestier, B., Anthoine, E., Requiai, Z., Fohrer, C., & Blanchin, M. (2019). A systematic review of dimensions evaluating patient experience in chronic illness. Health and Quality of Life Outcomes, 17(19), 1–13. http://doi.org/10.1186/s12955-019-1084-2

*Friedberg, F., Napoli, A., Coronel, J., Adamowicz, J., Seva, V.,

Caikauskaite, I., Ngan, M. C., Chang, J., & Meng, H. (2013). Chronic fatigue self-management in primary care: A randomized Trial. Psychosomatic Medicine, 75(7), 650–657. https://doi.org/10.1097/PSY.0b013e31829dbed4

Fumincelli, L., Mazzo, A., Martins, J. C. A., & Mendes, I. A. C. (2019). Quality of life and ethics: A concept analysis. Nursing Ethics, 26(1), 61–70.

*Gellis, Z. D., Kenaley, B. L., & Ten Have, T. (2014). The integrated telehealth care for chronic illness and depression in geriatric home care patients: The Integrated Telehealth Education and Activation of Mood (I-TEAM) study. Journal of the American Geriatric Society, 62(5), 889–895. https://doi.org/10.1111/jgs.12776

*Gensichen, J., von Koriff, M., Peitz, M., Muth, C., Beyer, M., Guthlin, C., Torge, M., Petersen, J. J., Rosemann, T., Konig, J., Gerlach, F. M., & PRoMPT team (2009). Case management for depression by health care assistants in small primary care practices: A cluster randomized trial. Annals of Internal Medicine, 151(6), 369–378.

Hamilton, M. A. (1960). Rating scale for depression. Journal of Neurology, Neurosurgery and Psychiatry, 23, 56–62.

Hays, R. D., & Morales, L.S. (2001). The RAND-36 measure of health-related quality of life. Annuals of Medicine, 33(5), 350–357. https://doi.org/10.3109/07853890109002089

HealthMeasures. (2020a). PROMIS. https://www.health measures.net/explore-measurement-systems/promis

HealthMeasures. (2020b). Intro to PROMIS. https://staging.healthmeasures.net/explore-measurement-systems/promis/intro-to-promis

HealthMeasures. (2020c). Overview. https://www.health measures.net/explore-measurement-systems/overview

*Hendriks, J. M. L.,Vrijoef, H. J. M., Crijns, H. J. G. M., & Brunner-LaRocca, H. P., (2014). The effect of a nurse-led integrated chronic care approach on qualityof life in patients with atrial fibrillation. Europace, 16(4), 491–499.

Hjorth, M., Svanberb, A., Sjöberg, D., Rorsman, F., & Kaminsky, E. (2020). Liver cirrhosis turns life into an unpredictable roller-coaster: A qualitative interview study. Journal of Clinical Nursing, 00,1–12. https://doi.org/10.1111/jocn15478

*Houweling, S. T., Kleefstra, N., van Hateren, K. J., Groenier, K. H., Meyboom-de Jong, B., & Bilo, H. J. (2011). Can diabetes management be safely transferred to practice nurses in a primary care setting? A randomized controlled trial. Journal of Clinical Nursing, 20(9–10), 1264–1272. https://doi.org/10.1111/j.1365-2702.2010.03562.x

Hsiao, C.-Y., Lee, C.-T., Lu, H.-L., & Tsai, Y.-F. (2017). Living with schizophrenia: Health-related quality of life among primary family caregivers. Journal of Clinical Nursing, 26, 5151–5159. https://doi.org/10.1111/jocn.14063

Hsi, S. D., Belshaw, J., & Corbin-Hsi, B. (2004). Closing the chart: A dying physician examines family, faith, and medicine. University of New Mexico Press.

Hsieh, Y. S., & Lin, P. C. (1997). A study of the relationships among person characteristics, marital communication and marital adjustment of married women. Home Economics Education, 13, 27–34.

Institute of Medicine. (2011). Graham, R., Mancher, M., Wolman, D. M., Greenfield, S., & Steinberg, E. (Eds.). Clinical practice guidelines we can trust. National Academies Press. https://www.nap.edu/read/13058/chapter/1

Irwin, K. E., Park, E. R., Fields, L. E., Corveleyn, A. E., Greer, J. A., Perez, G. K., Callaway, C. A., Jacobs, J. M., Nierenberg, A. A., Temel, J. S., Ryan, D. P., & Pirl, W. F. (2019). Bridge: Person-centered collaborative care for patients with serious mental illness and cancer. The Oncologist, 24, 901–910. https://dx.doi.org/10.1634/the oncologist.2018-0488

Jang, M. K., & Vincent, C. (2019). Analysis and evaluationof conceptual model for health-related qualityof life employing Fawcett and DeSanto-Madeya's critique framework. Advances in Nursing Science, 42(40), 325–340.

*Jason, L. A., Torres-Harding, S., Friedberg, F., Corradi, K., Njoku, M. G., Donalek, J., Reynolds, N., Brown, M., Weitner, B. B., Rademaker, A., & Papernik, M.(2007). Non-pharmacologic interventions for CFS: A randomized trial. Journal of Clinical Psychology in Medical Settings, 14(4), 275–296

Jenkinson, C., Fitzpatrick, R., Peto, V., Greenhall, R., & Hyman, N. (1997). The Parkinson's Disease Questionnair.(PDQ-39): Development and validation of a Parkinson's disease summary index score. Age and Aging, 26(5), 353–357.

Jiang, Y., & Hesser, H. E. (2009). Using item response theory to analyze the relationship between health-related quality of life and health risk factors. Preventing Chronic Disease, 6(1), A30, 1–10.

Kalanithi, P. (2016). When breath becomes air. Random House.

Kaptain, R. J., Helle, T., Patomella, A.-H., Weinreich, U.M., & Kottorp, A., (2020). Association between everyday technology use, activities of daily living and health–related quality of life in chronic obstructive pulmonary disease. International Journal of Chronic Obstructive Pulmonary Disease, 15, 89–98.

Kay, S. R., Fiszbien, A., & Opler, L. A. (1987). The Positive and Negative Syndrome Scales (PANSS) for schizophrenia. Schizophrenia Bulletin, 13, 261–276.

Lee, J., Choi, M., Yoo, Y., Ahn, S., Jeon, J. Y., Kim, J., & Byun, J. Y. (2019). Impacts of an exercise program and motivational telephone counseling on health-related quality of life in people with Parkinson's disease Rehabilitation Nursing, 44(3), 161–170.

Leppin, A. L., & Montori, V. M. (2015). Extending the applicability of clinical practice guidelines to patients with multiple chronic conditions. National Guidelines Clearinghouse: Expert Commentary. https://www.guideline.gov/expert/expert-commentary/49880

MacColl Center for Health Care Innovation. Group Health Research Institute. (1996–2017). Improving chronic illness care. The Chronic Care Model. http://www.improvingchroniccare.org/index.php?p=The_Chronic _Care_Model&s=2

Mandzuk, L. L., & McMillan, D. E. (2005). A concept analysisof quality of life. Orthopedic Nursing, 9, 12–18

*Markle-Reid, M., Weir, R., Browne, G., Roberts, J., Gafni, A., & Henderson, S. (2006). Health promotion for frail older home care clients. Journalof Advanced Nursing, 54(3) 381–385. https://doi.org/10.1111/j.1365-2648.2006.03817.x

Matura, L. A., McDonough, A., & Carroll, D. L. (2016). Symptom prevalence, symptom severity, and healthrelated quality of life among young, middle, and older adults with pulmonary arterial hypertension. American Journal of Hospice & Palliative Medicine, 33(3), 214–221.

*McCorkle, R., Dowd, M., Ercolano, E., Schulman-Green, D., Williams, A. L., Siefert, M.L., et al. (2009). Effectsof a nursing intervention on quality of life outcomes in post-surgi-

cal women with gynecological cancers. Psycho-Oncology, 18(1), 62–70. https://doi.org/10.1002/pon.1365

McElhone, K., Abbott, J., Shelmerdine, J., Bruce, I. N., Ahmad, Y., Gordon, C., Peers, K., Isenberg, D., Ferenkeh-Koroma, A., Griffiths, B., Akil, M., Maddison, P., & Teh, L. S. (2007). Development and validationof a disease-specific health-related quality of life measure, the LupusQoL, for adults with systemic lupus erythematosus. Arthritis Care and Research, 57(6), 972–979. https://doi.org/10.3899/jrheum.091277

McElroy, J. A., Day, T. M., & Becevic, M., (2020). The influenceof telehealth for better health across communities. Preventing Chronic Disease, 17, 200254. https://doi.org/10.5888/0cd17.200254

McLaughlin, L., & Hinyard, L. J. (2014). The relationship between health-related quality of life and body mass index. Western Journal of Nursing Research, 36(8), 989–1001.

Megari, K. (2013). Quality of life in chronic disease patients. Health Psychology Research, 1(e27), 141–148.

Melnyk, B. E., & Fineout-Overholt, E. (2019). Evidence-based practice in nursing and healthcare: A guide to best practice (4th ed.). Wolters Kluwer.

Michigan Medicine, University of Michigan. (2017). Guidelines for clinical care: Chronic obstructive pulmonary disease. http://www.med.umich.edu/1info/FHP/practiceguides/copd/copd.pdf

Michigan Medicine, University of Michigan (2020). Clinical care guidelines. https://www.uofmhealth.org/providers/clinical-care-guidelines

Milton, C. L. (2013). The ethics of defining quality of life. Nursing Science Quarterly, 26(2), 121–123.

Mishel, M. H. (1988). Uncertainty in illness. Image: The Journal of Nursing Scholarship. 20(4), 225–232.

Mishel, M. H. (1997). Uncertainty in illness scales manual. University of North Carolina.

Moreira-Almeida, A., & Koenig, H. G. (2006). Retaining the meaning of the words religiousness and spirituality:A commentary on the WHOQOL-SRPB group's "A cross-cultural study of spirituality, religion, and personal beliefs as components of quality of life." Social Science & Medicine, 63, 843–845.

National Institutes of Health (NIH), Office of Strategic Coordination, The Common Fund. (2019). Patient-Reported Outcomes Measurement Information System (PROMIS). https://commonfund.nih.gov/promis/index

National Institute of Health (NIH), Center for Complimentary and Integrative Health. Clinical practice guidelines. https://www.nccih.nih.gov/health/providers/clinicalpractice

National Institute of Nursing Research (NINR). (2016). The NINR strategic plan: Advancing science, improving lives. NIH Publication #16-NR-7783.

National Institute of Nursing Research (NINR). (2020). A message from Director Dr. Shannon N. Zent. https://ninr.nih.gov/aboutninr/directors-message/dr-zenk-message

Newland, P. K., Lunsford, V., & Flach, A. (2017). The interactionof fatigue, physical activity, and health-related quality of life in adults with multiple sclerosis (MS) and cardiovascular disease (CVD). Applied Nursing Research, 33, 39–43.

Newman, D., Tong, M., Levine, M., & Kishore, S. (2020). Prevalence of multiple chronic conditions by U.S. state and territory, 2017. https://doi.org/10.1371/journal.pone.0232346

Parekh, A. K., & Goodman, R. A. (2013). The HHS Strategic Framework on multiple chronic conditions:Genesis and focus on research. Journal of Comorbidity, 3(22), 22–29.

Parekh, A. K., Goodman, R. A., Gordon, C., & Koh, H. K.(2011). Managing multiple chronic conditions: A strategic framework for improving health outcomes and quality of life. Public Health Reports, 126, 460–471.

Park, C. (2010). Making sense of the meaning literature:An integrative review of meaning making and its effects on adjustment to stressful life events. Psychological Bulletin, 136(2), 257–301.

Parse, R. R. (2007). A human becoming perspective on quality of life. Nursing Science Quarterly, 20(3), 217.

Parse, R. R. (2013). Living quality: A human becoming phenomenon. Nursing Science Quarterly, 26(2), 111–115.

Pathak, S., Haynes, M., Qato, D. M., & Urick, B. Y.(2020). Telepharmacy and quality of medication use in rural areas, 2013–2019. Preventing Chronic Disease:Public Health Research, Practice, and Policy, 17, 200012. https://doi.org/10.5888/pcd17.200012

Peterman, A. H., Rothrock, N., & Cella, D. (2020). Evaluationof health-related quality of life (HRQOL) in patients with serious life-threatening illness. In T. W.Post (Ed.), UpToDate, Waltham, MA.

*Peters-Klimm, F., Campbell, S., Hermann, K., Kunz, C. U., Mueller-Tasch, T., Szecsenyi, J., & Competence Network Heart Failure. (2010). Case management for patients with chronic systolic heart failure in primary care: The HICMan exploratory randomized controlled trial. Trials, 11, 56. https://doi.org/10.1186/1745-6215-11-56.

Phelan, M., Slade, M., Thornicroft, G. Dunn, G., Holloway, F., Wykes, T., Strathdec, G., Loftus, L., Mc-Crone, P., & Hayward, P. (1995). The Camberwell Assessment of Need: The validity and reliability of an instrument to assess the needs of people with severe mental illness. British Journal of Psychiatry: The Journalof Mental Science, 167, 589–595.

Plummer, M., & Molzahn, A. (2009). Quality of life in contemporary nursing theory: A concept analysis. Nursing Science Quarterly, 22(2), 134–140.

Radloff, L. S. (1977). The CES-D Scale: A self-report depression scale for research in the general population. Applied Psychological Measurement, 1(3), 385–401.

Raghupathi, W., & Raghupathi, V. (2018). An empirical study of chronic diseases in the United States: A visual analytics approach to public health. International Journal of Environmental Research and Public Health, 15, 431. https://doi.org/10.3390/ijerph15030431

Rastogi, S., Tevaarwerk, A. J., Sesto, M., Van Remortel, B., Date, P., Gangnon, R., Thraen-Borowski, R., & Cadmus-Bertram, L. (2020). Effect of a technologysupported physical activity intervention on healthrelated quality of life, sleep, and processes of behavior change in cancer: A randomized controlled trial. Psycho-Oncology, 1–10. https://doi.org/10.1002/pon.5524

Ratanawongsa, N., Handley, M. A., Sarkar, U., Quan, J., Pfeifer, K., Sora, C., & Shillinger, D. (2014). Diabetes health information technology innovation to improve quality of life for health plan members in urban safety net. Journal of Ambulatory Care Management, 37(2), 127–137.

Roth, A. J., Rosenfeld, B., Kornblith, A. B., Gibson, C., Scher, H. I., Curley-Smart, T., Holland, J. C., & Breitbart, W. (2003).

The memorial anxiety scale for prostate cancer: Validation of a new scale to measure anxiety in men with prostate cancer. Cancer, 97(11), 2910–2918. https://doi.org/10.1002/cncr.11386

Schuttner, L., Wong, E. S., Rosland, A.-M., Nelson, K., & Reddy, A. (2020). Association of the patient-centered medical home implementation with chronic disease quality in patients with multimorbidity. Journal of General Internal Medicine, 35(10), 2032–2938. https://doi.org/10.1007/s11606-020-06076-7

Sebern, M., Brown, R., & Flatley-Brennan, P. (2016). Shared care contributions to self-care and qualityof life in chronic cardiac patients. Western Journal of Nursing Research, 38(7), 837–857.

Sender, J. S. (2019). Resource review. Journal of the Medical Library Association, 107(3). 462–464. dx.doi.org/10.5195/jmla.2019.693

*Shearer, N. B. C., Cisar, N., & Greenberg, E. A. (2007). A telephone-delivered empowerment intervention with patients diagnosed with heart failure. Heart & Lung, 36(3), 159–169.

Skinner, H. A. (1992). The drug abuse screening test. Addictive Behaviors, 7, 363–371.

*Sorensen, J., & Frich, L. (2008). Home visits by specially trained nurses after discharge from multidisciplinary pain care: A cost consequence analysis based on a randomized controlled trial. European Journal of Pain, 12(2), 164–171. https://doi.org/10.1016/j.ejpain.2007.04.004

Spitzer, R. I., Kroenke, K., & Williams, J. B. (1999). Validation and utility of a self-report version of PRIME-MD: The PHQ primary care study. Primary care evaluation of mental disorders. Patient Health Questionnaire. Journal of the American Medical Association, 282, 1737–1744.

Taylor, R. M., Gibson, F., & Franck, L. S. (2008). A concept analysis of health-related quality of life in young people with chronic illness. Journal of Clinical Nursing, 17(14), 1823–1833.

*Tsai, S.-H., Wang, M.-Y., Miao, N.-F., Chian, P.-C., Chen, T.-H., & Tsai, P.-S. (2015). The efficacy of a nurse-led breathing training program in reducing depressive symptoms in patients on hemodialysis:A randomized controlled trial. American Journal of Nursing, 115(4), 24–42. https://doi.org/10.1097/01.NAJ.0000463023.48226.16

*Tsay, S. L., Lee, Y. C., & Lee, Y. C. (2005). Effects of an adaptation training programme for patients with end-stage renal disease. Journal of Advanced Nursing, 50(1), 39–46. https://doi.org/10.1111/j.1365-2648.2004.03347.x

*Tummers, M., Knoop, H., vanDam, A., & Bleijenberg, G. (2012). Implementing a minimal intervention for chronic fatigue syndrome in a mental health centre:A randomized controlled trial. Psychological Medicine, 42(10), 2205–2215. https://doi.org/10.1017/S0033291712000232

U.S. Department of Health and Human Service.(USDHHS). (2010). Multiple chronic conditions: A strategic framework: Optimum health and quality of life for individuals with multiple chronic conditions. https://www.hhs.gov/sites/default/files/ash/initiatives/mcc/mcc_framework.pdf

U.S. Department of Veterans Affairs. (2020). VA/DoD update the suicide risk clinical practice guideline. Blogs. va.gov/Vantage/66510/va-gov-dod-update-suicide-risk-clinical-practice-guideline/

U.S. Preventive Services Task Force. (2020). Cognitive impairment in older adults: Screening. https://uspreventiveservicestaskforce. org/uspstf/recommendation/cognitive-impairment-in-older-adults-screening

*Walters, J., Cameron-Tucker, H., Wills, K., Schuez, N., Scott, J., Robinson, A., Nelson, M., Turner, P., Wood-Baker, R., & Walters, E. H. (2013). Effects of telephone health mentoring in community-recruited chronic obstructive pulmonary disease on self-management capacity, quality of life and psychological morbidity: A randomized controlled trial. BMJ Open, 3(9), e003097. https://doi.org/10.1136/bmjopen-2013-003097

Ward, B. (2017). Barriers to health care for adults with multiple chronic conditions: United States, 2012–2015. National Center for Health Statistics (NCHS), No. 275, March, 2017.

Ward, B. W., Schiller, J. S., & Goodman, R. A. (2014). Multiple chronic conditions among US adults: A 2012 update. Preventing Chronic Disease, 11, 130389.

Ware, J. E. (2004). SF-36 health survey update. Tufts University Medical School, Quality Metric Incorporated. Clintools.com/victims/resources/assessment/health/sf36.html

Ware, J. E., & Sherbourne, C. D. (1992). The MOS 36-item short-form health survey (SF-36). Conceptual framework and item selection. Medical Care, 30, 473–483.

Ware, J. E. Jr., Kosinski, M., & Keller, S. D. (1996). A 12-item short form health survey: Construction of scales and preliminary tests of reliability and validity. Medical Care, 34(3), 220–233.

Watson, D., Clark, L.A. & Tellegen, A. (1988). Development and validation of brief measures of positive and negative affect: The PANAS scales. Journal of Personality & Social Psychology, 56(6), 1063–1070. https:/doi.org/10.1037/0022-3514.54.6.1063

Welch, A. J. (2007). The phenomenon of taking life day-by-day: Using Parse's research method. Nursing Science Quarterly, 20(3), 265–272.

White, M. L. (2013). Spirituality self-care on quality of life for patients diagnosed with chronic illness. Self-Care, Dependent-Care & Nursing, 20(1), 23–32.

Wilson, I. B., & Cleary, P. D. (1995). Linking clinical variables with health-related quality of life: A conceptual model of patient outcomes. Journal of the American Medical Association, 273(1), 59–65.

World Health Organization. (2001). International classificationof functioning, disability and health: ICF. Author.

World Health Organization. (2004). The World Health Organization Quality of Life (WHOQOL)—BREF. https://www.who.int/substance_abuse/research_tools/en/english_whoqol.pdf

World Health Organization. (2007). International Classificationof functioning, disability, and health: Children and youth version: CIF-CY. Geneva, Switzerland: Author.

World Health Organization. (2020b). What is the WHO definition of health? https://www.who.int/about/who-we-are/frequently-asked-questions

World Health Organization. (2020a). Health statistics and information systems. WHOQOL: Measuring qualityof life group. https://www.who.int/healthinfo/survey/whoqol-qualityoflife/en/

World Health Organization Group. (1995). The World Health Organization quality of life assessment; Position paper from the World Health Organization. Social Science & Medicine,

41(10), 1403–1409.

Young, R. C., Biggs, J. T., Ziegler, V. E., & Meyer, D. A. A.(1978). Rating scale for mania: Reliability, validity and sensitivity. British Journal of Psychiatry, 133, 429–435.

Zaider, T., Heimberg, R. G., Fresco, D. M., Schneier, F. R., & Liebowitz, M. R. (2003). Evaluation of the clinical global impression scale among individuals with social anxiety disorder. Psychological Medicine, 33, 611–622.

제 4 장

무력감 Powerlessness

Gabrielle P. Abelard

개요

Rose는 가족 중 가장 사랑받는 구성원이었다. 미국으로 이민 온 그녀는 미국에 정착한 후 여러 가족 구성원의 거주와 시민권을 위해 후원을 했다. 유방암을 이겨내고 다시 힘을 얻기 시작했을 때, 자궁경부에 작은 종양이 급격히 자라면서 일상생활에 큰 장해를 유발했다. 화학요법으로 용감하게 맞섰던 큰 종양과 달리, 이 종양은 악성으로, 극복하는 데 더 큰 위협감을 주었다. 한때 가족의 중심이었던 그녀는 더 이상 스스로 먹거나 일어설 수 없었다. 그녀의 눈빛, 피부, 웃음은 활기찼었지만 이제는 생기를 잃었다. 나는 그녀가 기침을 할 때, 모든 노력을 기울였지만 여전히 그녀의 비위관을 깨끗이 해줄 수 없었던 그 어려움을 아직도 생생하게 기억한다. 나는 출근하고 없었고, 그날 그녀는 세상을 떠났다.

- Gabrielle, 로즈의 대녀

무력감은 불안, 두려움, 불확실성에서부터 절망에 이르는 다양한 감정을 초래할 수 있는 심오한 감정이다. 만성질환을 앓고 있는 대상자는 일상적인 기능을 방해하는 쇠약한 증상으로 인해 무력감을 느낄 수 있다. 예를 들어, 응급실에서 통증완화 약물을 기다리는 젊은 흑인 여성, 코로나19 확산 중 진료실에서 성별이 잘못 인식된 여성 환자, 혹은 농촌 지역에 살기 때문에 집에서 멀리 떨어진 곳으로 치료를 받으러 가는 정신분열증 청소년 환자처럼, 무력감은 임상적·환경적 스트레스에 적응해야 하는 상황을 요구한다. 만성질환은 개인의 삶에서 중요한 역할을 하며, 지속적인 변화의 확실성에 대처하는 데 도움이 되는 이해의 실타래를 풀어준다. 이러한 변화가 갑자기 일어나든, 아니면 오랜 시간에 걸쳐 일어나든, 만성질환은 개인과 가족이 끝임없이 변해가는 현실에 대한 적응과 대처가 필요하다. 실제적이고 인식된 무력감을 관리하는 것은 중요하다. 통제력 상실과 질병의 경과를 바꿀 수 없다는 무력감은 만성질환을 앓고 있는 대상자의 일상생활을 지배할 수 있다. 더욱이, 만성질환으로 인한 자신의 한계를 받아들이고 인정하는 것은 Rose의 사례에서 보았듯이 무력감과 상실감을 초래할 수 있다.

Rose는 종종 일시적인 메스꺼움을 느꼈는데, 이는 음식을 먹고 소화시키는 능력에 영향을 미쳤다. 그러던 어느 날 저녁 나는 Rose와 마늘향 아로마테라피를 함께 하게 되어 기뻤다. 처음에 Rose는 웃음을 터뜨렸다. 이전에는 병으로 제품화된 아로마테라피를 치료목적으로 사용해본 적이 없었기 때문이다. "병을 냄새 맡아보라고?" Rose는 호기심 어린 표정으로 물었다. "네" 나는 미소를 지으며 웃었다. 마늘향 아로마테라피를 실시한 후 몇 분 만에 놀랍게도 Rose는 메스꺼움이 줄어들고, 기분이 나아져 음식에 관심이 더 생겼다고 말했다. 짧았지만 Rose가 웃는 모습을 보니 정말 기분이 좋았다. 하지만 며칠 후 메스꺼움이 이전보다 더 강해졌고 안타깝게도 그 긍정적인 효과를 다시 얻을 수 없어서 실망스러웠다. 화학요법과 커지는 종양의 영향으로 Rose의 모든 감각, 특히 맛과 냄새를 맡는 능력에 영향을 미쳤다. Rose는 음식을 거의 삼키지 못했다. 아름다운 Rose가 꽃잎을 잃는 것, 우리가 그 꽃잎이 떨어지는 것을 지켜보는 것은 고통스러웠다. Rose를 사랑하고 소중히 여기는 많은 가족돌봄제공자의 최우선 과제는 삶의 질을 가능한 한 최고로 유지하는 것이었다. 나는 희망이 없다고 느꼈고 Rose의 모든 건강문제를 떠맡고 싶었지만 그럴 수 없었다.

-Gabrielle, Rose의 대녀

* 만성질환에서 무력감의 현상

무력감은 많은 사람이 일생에 한 번쯤 겪는 경험이다. 만성질환자는 특히 이 현상을 경험할 위험이 높다. 무력감은 변화를 일으킬 힘이 부족하다고 느끼거나 실제로 부족한 상태를 말한다. 건강이 좋지 않은 사람은 무력감을 느낄 때 두려움, 불안, 통제력 상실, 내적 통증, 고통, 자존감 저하 등을 경험할 수 있다. 무력감은 실제적인 상실이나 지각된 상실로 구성된다. 어떤 사람에게는 무력감의 감정이 일시적일 수 있지만, 또 다른 사람에게는 믿음의 다양성에도 불구하고 지속될 수 있다. 무력감은 통제감과 상호 관련이 있다. 개인의 무력감을 결정하는 것은 무엇인가? 어떤 요인이 무력감을 완화하는 데 도움이 되는가? 만성질환의 자연사(natural history)는 매우 다양하며, 예측 가능한 사건의 흐름에 따르지 않는다. 실직, 사회적 접촉의 상실, 신체적·정신적 기능의 저하는 만성질환을 가진 대상자의 무력감을 증가시키는 요인이다. 증상 악화, 치료실패, 치료계획을 준수함에도 불구하고 신체적 악화, 약물 부작용, 의인성 영향, 사회적 지지체계의 고갈, 대상자의 심리적 체력의 붕괴 등은 모두 무력감을 유발할 수 있다. 무력감은 개인이 환경을 통제하는 것이 아니라 외부적인 힘에 의해 통제될 때 발생한다. 따라서 무력감은 상황적 특성이다(Miller, 2000).

Rose와 가족에게 무력감은 암의 악성과 예측 불가능한 특성 때문에 일부 발생했다. 일시적인 건강개선에도 불구하고 증상 악화, 통증, 개인과 건강관리팀의 노력에도 개선할 수 없는 상황은 무력감을 느끼게 한다. Rose는 유방암에서 성공적으로 관해에 이를 수 있었지만, 자궁경부암의 쇠약해지는 특성과 최근 암투병을 또 다시 겪은 트라우마가 겹쳐져서 심리적·신체적 회복력이 감소했다. 자궁경부암이 퍼지면서 기능제한이 심해졌고, Rose와 가족은 무력감을 느꼈다.

Dorothy Johnson은 간호학에서 무력감이라는 개념을 연구한 최초의 인물 중 한 명이다. Johnson(1967)은 1967년에 무력감을 '특정 사건이나 상황에 대한 개인적 또는 내적 통제력의 결여'로 정의하고, 간호사에게 이 개념을 고려할 것을 촉구했다(p. 40). 대상자가 무력하다고 느낀다면 간호중재, 특히 건강교육이 효과적이지 않기 때문에 간호사에게 무력감의 개념을 고려할 것을 강조했다.

Miller(1983, 1992, 2000)는 만성질환에 대한 무력감 개념을 개발하여 도구화했다. Miller는 무력감을 무기력, 학습된 무기력과 통제위를 포함하는 비슷한 구조와 구별했다. 무기력(helplessness)

과 통제위는 강화 패러다임에 기초하나, 반면 무력감은 실존주의적(existential) 구조이다(Miller, 2000). 무력감의 주요 속성으로는 취약성, 무기력, 통제위 부족, 회복과 적응을 위해 제안된 결과를 가져오기 위한 힘 등이 있다. 개념분석에서 Silva 등(2017)은 회복과 적응을 위해 제안된 결과를 가져오는 데 필요한 취약성, 무기력, 통제위 부족, 힘 부족이 무력감의 핵심 속성임을 발견했다(p. 306). Miller(2000)는 통제위를 성격특성으로 분류한 반면 무력감은 상황적으로 결정했다. 통제위에 대해서는 사람이 자신의 행동이나 특성 때문에 스스로에게 책임이 있다고 생각할 경우 내적 통제위라고 하고, 운명, 기대나 운과 같은 통제할 수 없는 힘 때문이라고 생각하는 경우는 외적 통제위로 구분했다(Rotter, 1966). 사회과학자들은 몇십 년 동안 만성질환을 이겨내고 통제력을 추구하여 얻은 신체적·사회심리적 결과에 대해 연구했다. 자신의 삶을 누가 통제하고 무엇이 통제하는가에 대해 통제위와 개인의 신념은 신체적·정신적 건강과 관련이 있다(Bandura, 1989).

만성질환은 개인의 통제력을 약화시키고 이러한 통제력 상실은 무력감을 초래한다. 만성질환으로 인한 진행성 생리적 변화는 이동성을 제한하거나 인지능력을 저하시킬 수 있다. 만성질환에 따른 진행성의 특성은 일상생활 사건과 미래에 대한 계획을 조절하려는 가능성과 기회를 제한한다. 기본적이든 복합적이든 일상생활에 참여할 수 없다는 것은 무가치감을 초래하여 무력감을 조장한다(Silva et al., 2017). 제공자가 의지를 가지고 대상자를 존중하면서 대상자의 요구를 잘 경청하면 대상자의 요구를 깊이 이해할 수 있다. 또한 문헌에 따르면 제공자와 대상자의 참여는 개선된 결과를 촉진하는 반면, 참여 수준이 낮을수록 무력감이 증가하는 것으로 나타났다(Sheridan et al., 2015). 건강관리전문가와의 상호작용은 긍정적일 수도 부정적일 수도 있다. 긍정적인 상호작용은 통제감을 유지함으로써 자신감을 고취시킬 수 있지만, 부정적인 상호작용은 대상자를 무력하게 만들고 자신과 상황에 대한 통제감을 약화시킬 수 있다. 무력감은 매우 복잡한 현상으로, 환자와 가족에게 다양하고 복잡한 문제를 초래할 수 있다. 만성질환의 변화하는 특성 때문에 무력감은 상황적 및 환경적 스트레스 요인에 의해 촉발될 수 있다. 즉, 무력감은 고정적인 감정이 아니며, 오르내리며 변화한다.

* 만성질환에서 무력감에 관한 역설

힘과 무력감은 과정이자 개념이다. 힘과 무력감 사이에는 대조가 존재하며, 두 개념은 상호배타적이고 상호작용하는 경험이다. 힘이 없을 때는 무력감이 나타나며, 반대로 무력감이 없을 때 힘이 생긴다. 그렇다면 만성질환과 무력감 사이에는 역설이 존재하는가? 만성질환에서 무력감의 역설은 사회적 맥락 안에서 힘과 무력감이 동시에 공존한다는 것이다. 미국의 인간 중심 사회에서 힘은 독립성 및 자기결정과 관련이 있다. 또한 힘은 관계적이며, 개인 간의 상호작용에서 획득, 유지, 감소하는 역동적이고 상호작용적인 과정을 포함한다. 게다가 힘은 개인적·직업적·사회적·문화적·환경적 요인의 맥락에서 원하는 목표와 결과를 달성할 수 있는 능력을 반영한다. 만성질환의 제한적인 영향과 무력감에도 불구하고, 사람들은 적응과 수용의 적극적인 과정을 통해 삶의 영역에서 힘과 통제력을 발휘하려고 노력한다.

* 무력감과 힘의 이론적 관점

만성질환자는 건강과 질병, 통제력과 무력감, 희망과 절망의 이중세계에 살고 있다. 만성질환의 관점 변환 모델((shifting perspectives model of chronic illness; Paterson, 2001, 2003)은 만성질환을 개인과 그들의 세계 사이의 복잡한 관계로 설명한다(그

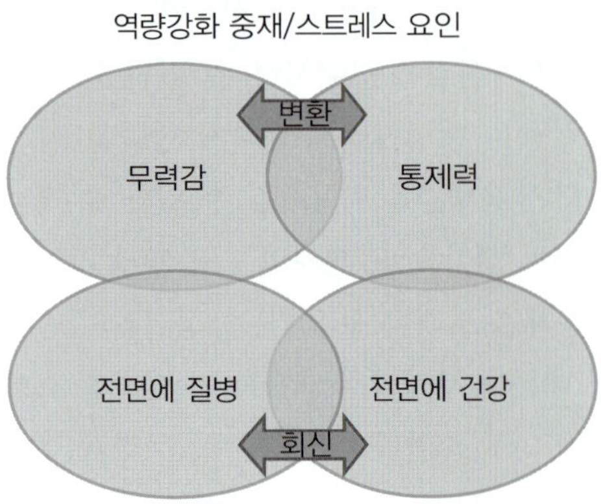

그림 4-1 만성질환에서의 관점 변환 — 역량강화 중재/스트레스 요인

출처 Paterson, B.L. (2001). The shifting perspectives model of chronic illness. Journal of Nursing Scholarship, 33, 21-26A; Paterson, B.L. (2003). The koala has claws: Applications of the shifting perspectives model in research of chronic illness. Qualitative Health Research, 13(7), 987-994.

림 4-1). 이 모델은 만성질환자가 건강이 전면에 있고 질병이 배경에 있는 관점과, 그 반대의 관점 사이를 오가는 변동성을 가진다고 제안한다. 이 모델은 만성질환과 함께 살아가는 경험이 건강과 질병 모두를 반영하는 역동적인 과정임을 시사한다. 관점 변환은 만성질환의 영향을 조정하고 그 경험을 이해하기 위한 인지적·정서적 전략이다. Rose의 예를 보면, 종양을 제거하고 건강을 되찾기 위해 화학요법을 받는 동안, 화학요법의 부작용이 질병의 감각을 지속시켰다. 따라서 건강과 질병의 관점은 상호배타적인 것이 아니라, 시간이 지남에 따라 건강이나 질병이 전면에 있거나 배경에 있는 정도가 변화하는 것이다(Paterson, 2001).

관점은 고정된 것이 아니라 지속적으로 변화하는 현상이 나타난다(Paterson, 2003). 만성질환자는 대체로 더 선호하는 관점이 있을 수 있다. 따라서 질병의 관점이 전면에 있는 사람은 자신의 질병, 증상, 만성질환이 자신과 타인에게 미치는 부정적인 영향에 집중할 수 있다. 반대로 건강의 관점이 전면에 있는 사람은 만성질환을 멀리서 바라보며 일상생활을 헤쳐나가고 역할과 책임을 수행하는 능력에 초점을 맞춘다. 따라서 만성질환의 부정적인 측면은 배경으로 물러날 수 있다.

질병과 건강뿐만 아니라, 관점 변환 모델은 만성질환 경험에서 나타나는 상실과 이득, 통제와 무력감 같은 병행적이고 동시적인 모순도 인정한다(Paterson, 2003). 건강 관점을 가진 사람은 전체론적 시각을 통해 일상생활과 사회적 상호작용에서 더 큰 힘과 통제력을 발휘할 가능성이 높다. 반면 질병 관점은 생리적 변화로부터 감정적 반응에 이르는 다양한 증상을 나타낼 수 있다. 더불어 계획된 미래에 대한 불확실성으로 인해 관점의 전환이 일어날 수 있으며, 이는 질병상태가 전면에 나타나고 통제력 상실과 무력감이 동반되는 결과를 초래할 수 있다.

자기결정이론

자기결정이론(self-determination theory, SDT)은 최적의 기능과 건강을 촉진하는 심리적 과정에 초점을 맞춘다. 이 이론은 세 가지 기본적인 내재적·심리적 욕구인 역량, 관계성, 자율성을 가정한다. 이러한 심리적 욕구는 보편적이며, 사람들이 최적의 건강을 달성하기 위해서 충족되어야 한다. 이들은 사람들이 인간의 잠재력을 극대화할 수 있는 조건을 명시하는 틀을 제공한다(Deci & Ryan, 2012). 역량에 대한 욕구는 변화하는 상황에서 새로운 도전에 적응할 수 있는 개인의 능력을 반영한다. 역량은 개인의 독특한 재능을 자극하고, 변화하는 요구에 대한 적응력과 유연한 기능을 만들어낸다. 관계성의 개념은 개인이 애착, 안전, 소속감, 타인과의 친밀감을 추구하는 사회적 세계로의 통합에 초점을 맞춘다. 관계성의 경향은 집단에 응집하고 타인과의 연결감과 배려를 느끼는 것이다. 그러나 관계성에 대한 욕구는 자율성과 경쟁하거나 충돌할 수 있다.

자기결정이론(SDT)에 따르면, 자율성은 자기조직화와 자기조절을 의미하며, 적응상의 이점을 제공한다. 자율적인 개인은 변화하는 맥락과 상황에서 효과적으로 기능하고 반응한다. 행동이 외부의 압력과 기대에 의해 규제되면 전체론적 기능이 방해를 받는다. 따라서 자율적인 개인은 자신의 인식된 필요와 이용 가능한 역량에 따라 행동을 더 잘 조절할 수 있으며, 자기유지를 극대화하는 행동과정을 조율하고 우선순위를 정할 수 있다. 자기결정이론은 자율적 행동규제와 통제된 행동규제를 구분한다. 자율성과 관련하여 행동은 개인이 행동의 개인적 중요성 때문에 행동할 선택권을 느낄 때 자율적이다. 반면 통제된 행동은 개인이 외부 힘에 의해 행동하도록 강요받을 때 수행된다(Deci & Ryan, 1985, 1991, 2012). 자율적 규제는 의지로 전환된다. 자율성을 촉진하기 위해 건강관리전문가는 선택권 부여, 협력적 치료촉진, 자율성 향상을 위한 지원을 권장해야 한다. 또한 Deci와 Ryan(2012)은 제공자가 대상자로 하여금 건강관리에 더 많이 참여할 수 있도록 돕는 수단으로 대상자가 자율성, 역량 및 관계성을 향해 노력하도록 장려하는 역할을 해야 한다고 제안한다.

대상자 중심의 치료는 질병이 아닌 대상자에게 초점을 맞추고, 대상자에게 질병관리에 대한 책임과 그 책임을 떠맡는 데 필요한 자원과 지원을 제공함으로써 대상자의 힘과 통제력을 강화한다. 반대로 의료시스템의 목표에 초점을 맞추는 제공자 중심의 치료는 대상자의 자기통제를 억제하는데, 이는 의존성을 조장하고 무력감을 유발하며 대상자의 자율성을 부식시킨다. 따라서 공급자는 대상자의 건강을 보장하기 위해 반드시 대상자 중심의 관점으로 돌봄에 접근해야 한다.

건강 결정요인과 사회적 건강 결정요인

건강 결정요인은 개인과 지역사회의 건강과 질병에 영향을 미치는 요인을 말한다. 생물학적, 유전적 요인, 보건의료서비스, 신체적·사회적 행동 등이 이에 해당한다. 연령, 성별, 가족력과 같은 유전적, 인구통계학적 요인은 만성질환의 위험에 영향을 미친다. 낭성섬유증, 낫적혈구병(겸상적혈구질환)과 같은 일부 만성질환은 유전의 영향을 받는다. 또한 삶의 사회적 환경은 노출 위험, 감수성의 정도, 만성질환의 경과 및 결과에 큰 영향을 미친다. 문헌에서 언급한 바와 같이 건강을 결정하는 가장 중요한 사회적 요인은 소득, 축적된 부, 교육, 직업적 특성 및 인종과 민족 집단구성원에 따른 사회적 불평등이다(Cockerham et al., 2017).

양질의 의료서비스에 대한 접근성 또한 보건의료서비스의 결정요인이다. 의료서비스에 대한 접근성이 부족하거나 제한되면 개인의 건강상태에 영향을 미칠 수 있다. 특히 만성질환자는 서비스 이용 가능성, 비용지불능력, 접근성 또는 수용가능성의 부족으로 인해 의료서비스에 대한 장벽에 부닥칠 수 있다. 이러한 장벽은 의료요구를 충족하지 못하게 하며, 적절한 의료서비스의 제공을 지연시켜 피할 수 있었던 입원으로 이어질 수 있다. 지리적 위치 또한 의료서비스에 영향을 미칠 수 있다. 예를 들어, 코로나19 감염으로 인한 만성 건강문제가 있는 농촌 지역에 사는 Joan은 주거지의 위치 때문에 질병을 관리하기 위한 적절한 의료서비스를 이용하지 못할 수 있다. 당뇨병을 앓고 있는 불법체류 농장 노동자인 Jose는 의료보험이 없어 의료서비스 비용을 감당할 수 없거나 건강관리전문가와의 언어장벽으로 인해 서비스를 이용할 수 없을 수도 있다. 요약하면, Joan과 Jose 모두 충족되지 않은 의료수요로 인해 질병의 진행과 피할 수 있었던 입원이 발생할 수 있다.

이제 사회적 건강 결정요인이 어떻게 개인의 건강, 기능 및 삶의 질에 영향을 미치는지에 대해 더 잘 이해가 되었다. 사회적 건강 결정요인

(SDoH)에는 사회적·경제적 지위, 건강, 교육 수준, 개인이 거주하는 지역사회 등이 있으며, 저렴한 주택, 교통수단, 일상생활을 지원하는 서비스, 의료서비스에 대한 접근성, 안전하고 접근 가능한 환경에 거주하는 것으로 실현된다(Westphal, 2019). 즉, 사회적 자원이 적은 사람은 더 나쁜 건강위험에 처할 가능성이 더 높다. 빈곤, 소수인종, 낮은 교육 수준은 암, 심장병, 뇌졸중, 당뇨병을 포함한 더 높은 만성질환 발생률과 관련이 있다. 개인적 결정요인에는 식단, 신체활동, 수면, 담배나 알코올과 같은 물질의 사용, 스트레스 수준 및 개인의 건강에 영향을 미치는 기타 개인적 요인이 포함된다. 사회적 건강 결정요인은 사람들이 살고, 배우고, 일하고, 놀고, 나이 들어가는 환경의 조건을 말한다. 건강, 기능 및 삶의 질에 영향을 미치는 이러한 결정요인에는 교육 및 고용, 사회경제적 요인, 사회적 지지 및 사회적 상호작용, 공공안전, 사회적 규범 및 편견과 같은 태도도 포함된다. 물리적 결정요인에는 자연환경, 주택, 직장 및 학교 환경, 독소에 대한 노출, 기타 물리적 위험 또는 물리적 장벽, 미적 요소 등이 있다. 사회적·물리적 결정요인은 다양한 건강악화 결과의 근본적인 원인이다(Office of Disease Prevention and Health Promotion, 2020).

만성질환은 개인과 그들의 사회적 또는 물리적 환경 간의 상호작용으로 인해 악화될 수 있다. 예를 들어, 대기질이 나쁜 지역에 사는 천식을 앓는 아동은 천식 증상이 더 심하고 천식 관리에 더 많은 어려움을 겪는 경향이 있다. 만성질환을 극복하는 것은 실용적인 '자가관리'를 통한 개인적인 수준에서만 일어나는 것이 아니며, 환자와 사회적 관계망 사이의 공간에만 국한되는 것도 아니다. 대처기술은 개인의 주체성과 사회적 구조가 만나는 지점에서 등장하며, 사회적·문화적 배경의 차이로 인해 우리 사회에 깊이 뿌리박힌 불평등이 드러난다(Potter, et al., 2018).

사회적 건강 결정요인은 건강관리제공자가 대상자에게 전체적인 의료서비스를 제공할 수 있는 틀을 제공한다. 즉, 건강 결정요인을 다루는 중재는 건강결과를 향상시킨다. 건강관리제공자는 만성질환자의 건강상태를 개선하기 위해 건강 결정요인을 치료계획에 통합해야 한다. 대상자가 일상생활을 하는 장소, 즉 직장, 학교, 가정에서 어떻게 생활하는지를 사정하는 것은 만성질환을 관리하는 데 매우 중요하다.

무력감과 관련된 문제와 쟁점

무력감과 관련하여 여러 가지 문제가 있다. 여기서 논의되는 문제는 개인과 그 가족이 경험할 수 있는 몇 가지 예시이다.

* 상실감

의학적 관점에서 만성질환은 신체적·심리적 증상과 제한으로 구성된다. 더 넓은 관점에서 보면 만성질환은 개인과 그 가족에게 여러 가지 상실을 유발할 수 있지만, 특히 미래에 대한 희망과 꿈의 상실, 삶의 질 저하, 독립성 상실과 같은 사회심리적 수준에서 더 많은 영향을 미칠 수 있다. 또한 만성질환 진단 자체만으로도 개인과 타인에게 상실을 의미할 수 있다. 이 밖에도 만성질환으로 인한 상실은 어떤 사람에게는 죽음만큼 심각하게 느껴질 수 있다. 게다가 만성질환으로 인한 독립성 상실은 일상적인 느낌과 직장 및 사회 활동에 참여할 수 있는 능력에 영향을 미친다. 예를 들어, 중증 만성질환을 앓고 있는 많은 사람은 일을 중단하고 지원을 받기 위해 국가지원에 의존해야 했다. 질병 자체는 개인이 고용을 유지하고 유지하려는 노력에 대처할 수 있는 능력에 영향을 미치는 촉매제가 될 수 있다

(Lannerstrom et al., 2013). 만성질환이나 잠재적으로 생명을 위협하는 질병을 진단받으면, 개인은 심리적·신체적 스트레스와 불안 증상을 유발하는 심각한 장애를 경험할 수 있다. 일부에게는 장기간 지속되는 증상이 외상 후 스트레스 장애 형태로 나타난다(Golub et al., 2013). 만성질환을 앓고 있는 대상자에게 업무 중단이 미치는 영향에 대한 증거도 있다. Lannerstrom 등(2013)은 만성질환으로 인한 퇴사의 부정적인 결과를 강조했다. 그 결과로는 보험 상실, 새로운 직장을 구할 수 없다는 무력감, 그리고 단지 고용상태를 유지하기 위해 더 낮은 급여의 다른 일을 해야 하는 상황 등이 있다.

* 불확실성

만성질환은 다양한 감정과 반응을 유발하고 불확실성과 불안을 유발한다. 고립, 질환의 만성화, 질환 자체에 대한 불안으로 인해 불확실성은 만성질환에 대한 일반적인 반응이다(Lowey et al., 2013). Mishel(1990)은 급성질환과 만성질환 상태를 구분하며, 급성질환의 경우 불확실성이 짧은 기간 동안 존재하는 반면, 만성질환은 평생 동안 불확실성을 유발할 수 있다고 주장했다. 또한 Smith와 Liehr(2014)는 만성질환의 불확실성이 개인과 가족에게 통제력 상실과 무력감을 느끼게 한다고 선언했다. 대학생의 만성질환에 대한 대처에 관한 최근 연구에서, 학생들은 천식, 알레르기 또는 더 심각한 만성질환을 앓고 있는지의 여부와는 상관없이 질병, 불확실성 및 질병의 침습성이 더 흔하며, 대학생활 부적응과도 관련이 있는 것으로 나타났다(Mullins et al., 2017).

다양한 형태의 장기 정신질환을 앓고 있는 성인 자녀를 둔 아버지들과의 면담 내용을 분석한 결과, 아버지들에게 무력감, 절망감, 비효율감에 어떻게 반응해야 할지에 대한 불확실성이 드러났다(Johansson et al., 2012). 질환의 심각성, 증상의 불규칙한 성격, 증상의 모호함은 만성질환을 앓는 사람에게 불확실성을 유발할 수 있다(Smith & Liehr, 2014). 또한 미래를 예측하고 계획하는 것이 복잡해진다. 따라서 만성질환에 따른 신체적·심리적 증상의 예측 불가능은 개인이 일상적인 활동을 계획하고 참여하는 능력을 방해하는 결과를 초래할 수 있다.

* 만성질환 관리

만성질환 관리를 위해서는 다면적인 자가관리 프로그램이 필요하다. 만성질환의 복잡성은 대상자의 자기가치와 자신감을 빼앗을 수 있는 잠재력을 가지고 있다. 따라서 자신감이 부족한 대상자는 자신의 요구를 정확하게 평가하지 못할 수 있으며, 결과적으로 타인에 의해 조작될 위험이 있고 가족구성원이나 건강관리제공자의 희망에 굴복할 수 있다. 또한 만성질환자는 만성질환을 다루는 데 필요한 복잡한 과업과 활동을 꺼리거나 수행할 능력이 없다. 이에 따라 건강관리제공자에게 받은 조언이 대상자 역할 이행을 촉진하기에 부적절하며 적당하지 않을 수 있다. 대상자가 자신의 일상이 건강관리제공자의 지시에 따라 이루어진다고 인식하는 경우, 대상자가 진료, 검사, 신체검진, 다른 건강관리제공자와의 상담, 물리치료와 같은 구체적인 치료를 매일 수행해야 하는데, 이는 자기 삶의 측면이 아니어서 견디기가 어렵다. 많은 경우 그들은 일상을 조절할 능력이 없어진다. 건강관리제공자는 만성질환에 대한 과학적 전문지식을 가질 수 있지만, 개인의 일상생활에 대한 세부사항이나 만성질환 관리 시 직면할 수 있는 장벽에 대한 지식이 부족할 수 있다. 일부 건강관리제공자는 만성질환을 앓고 있는 대상자가 치료요법을 따르도록 동기를 부여할 수 있다고 믿지만, 치료계획을 따르는 원동력은 내부에 있다. 예를 들어, 61세 여성 Sara는 다발경화증을 앓고 있는데, 일주일에 3번 시골집에서 2시간

걸리는 투약센터에 가야 한다. 사실, 그녀는 자신의 치료지시를 이해하여 생활습관을 바꾸면서 살아가야 하는 것을 인정하고 있지만, Sara는 가족, 친구와 함께 애정이 담긴 추억을 만들기 위해 독일에 있는 어렸을 때 살던 집을 3주 동안 방문하려고 계획했다. 예정되었던 화학요법에 앞서서 내린 그녀의 결정은 자신의 삶을 극복하고 힘을 키우기 위한 개인적인 바람으로 이루어진 것이다.

다른 예로, 2형당뇨병과 양극성 장애를 앓고 있는 50세 남자 John은 경제적 문제 때문에 복잡한 약물처방을 따르기가 어렵다. 그는 처방받은 치료를 지키기 위한 해결책을 찾느라 계속 애쓰고 있었다. 이것으로 자신의 삶 중 다른 영역에 참여할 수 있는 John의 능력을 빼앗기고 있다.

종합적으로 Sara와 John의 삶은 만성질환과 치료요법에 초점을 맞추고 있다. 두 사람 모두 시간관리, 개인 선택 및 삶의 질에 대한 통제력 상실을 경험했다. 만성질환과 치료요법은 그들의 일상에서 다른 활동에 해를 주고 소비하여 무력감의 감정이 생기게 한다. 만성질환을 다루는 다른 사람도 Sara와 John과 비슷한 경험을 할 수 있는데, 그들은 통제력을 얻기 위해 지속적으로 고군분투하고 있을 것이다. 만성질환과 치료에 내재된 자기통제력의 부족은 일, 가족, 친구를 포함한 대상자의 더 넓은 사회적 관계에 영향을 미치고 무력감을 조장한다(Lindsay et al., 2014).

> 우리가 단 하루라도 건강관리제공자를 만나지 않을 수 있을까요? 진료예약, 재검사, 방사선 치료, 외래 주사실에서 항생제 투여, 막힌 포트 관리 등 이것이 삶인가요? 과거의 우리 관계는 어디로 갔나요? 우리는 혈액검사 결과, 얼마나 구토했는지, 다음 예약일이 언제인지가 아닌 다른 것들에 대해 이야기하곤 했어요.
>
> -Pamala, 63세 식도암을 앓고 있는 남성의 부인

치료지시를 잘 따르게 하려면 대상자에게 영향을 미치는 건강관리를 결정할 때 만성질환자의 적극적이고 의미 있는 협력이 필요하다. 치료지시와 그 치료지시의 통제에 대한 선택을 할 때 만성질환자가 자기결정의 중심에 있어야 한다. 적절한 정보를 제공하기 위해 간호사는 대상자의 요구, 희망사항과 바람을 들어야 한다. 들어주지 않는다고 느끼거나 말해주지 않을 때, 대상자는 가치가 없다고 느끼고 물러나게 되며 무력감을 느낀다. 무력감이 발생하면, 간호사는 대상자의 성과를 강화할 기회를 놓치게 된다.

＊ 지식 부족과 건강문해력 부족

만성질환에 대한 지식은 효과적인 질병관리와 조절에 필수적이다. 건강문해력(health literacy)은 개인이 건강정보를 수집, 이해, 해석하는 능력을 말하며, 건강추구행동에 긍정적인 영향을 미친다고 문헌에 언급되어 있다(Barsell et al., 2018). 건강문해력은 사람들이 건강관리 결정을 내리기 위해 접근하고, 탐색하고, 평가하고, 소통하려고 시도하는 개인적이고 사회적인 정보자원의 광범위한 범위를 말한다. 또한 다양한 맥락에서 필요한 정보처리 및 의사결정 기술을 포함한다. 이러한 맥락 중 일부는 슈퍼마켓에서 건강에 좋은 식품을 선택하거나 건강증진 생활방식이 강화되는 사회적 환경을 선택하는 것이다. 낮은 건강문해력은 환자의 건강정보 이해능력을 제한하고 필요한 의료서비스를 찾는 능력을 제한함으로써 건강에 부정적인 영향을 미칠 수 있다. 사회적 지지 관계망과 지역사회 내에서 건강정보를 전달함으로써 낮은 건강문해력의 부정적인 영향을 완화할 수 있다는 제안이 있다.

반면 질병과 관련된 지식이나 기술의 부족은 건강문해력과 질병의 경과에 영향을 미칠 수 있다. 흔히 만성질환에 대한 정보와 교육은 대상자와 가족이 개념을 완전히 이해하지 못할 수 있는 압도

적인 기간인 급성질환 단계와 입원기간 동안에 이루어진다. 새로운 또는 재발성 만성질환 진단에 대한 불안감과 익숙하지 않은 환경이 결합되면 학습에 부정적인 영향을 미칠 수 있다. 대상자가 제공된 지시와 교육에 열심히 귀를 기울였더라도 내용을 충분히 소화하지 못했을 수 있다. 그 결과, 급성 치료 환경에서 퇴원한 후 대상자는 만성질환으로 발생하는 문제와 쟁점을 효과적으로 관리하는 데 충분한 지식이 부족할 수 있다. 일상생활의 도전에 성공적으로 대처하기 위한 정보의 부족은 무력감을 더욱 유발한다.

건강정보에 대한 접근은 만성질환자가 건강과 자가관리 측면, 예를 들어 생활방식에 대한 정보에 입각한 결정을 내리는 데 도움이 될 수 있다. 또한 다양한 사회적 맥락에서의 건강증진 행동규범은 개인이 건강한 행동을 채택하는 데 도움을 준다면 낮은 건강문해력의 잠재적·부정적 영향을 완화하는 데 도움이 될 수 있다(Waverijn et al., 2016).

* 존엄성

인간 존엄성은 정신적·신체적 건강 및 인권과 관련된 개념이다. 가치관 차이로 인해 갈등이 발생할 수 있는 상황에서는 의료서비스 제공자의 상호작용이 존엄성을 증진하는 데 도움이 되어야 한다(Lindwall et al., 2011). 존엄성은 인간이라는 이유만으로 모든 인간에게 속하는 가치이며, 사회적 존엄성은 개인, 집단, 사회 간의 상호작용에서 형성된다.

존엄성, 권리 및 건강

존엄성은 만성질환과 관련된 불가피한 기능 저하와 상실로 인해 영향을 받을 수 있다. 다양한 질환을 가지고 가정에서 생활하는 사람들의 존엄성 개념을 조사한 결과, 질병은 자아인식을 형성하는 세 가지 구성요소 중 하나 이상을 통해 개인의 존엄성에 영향을 미치는 것으로 나타났다. (1) 주관적인 경험을 의미하는 개인적 자아, (2) 타인과의 상호작용 속의 자아를 의미하는 관계적 자아, (3) 타인에 의해 인식되는 자아를 의미하는 사회적 자아이다. 존엄성은 사회적 가치와 연관이 있으며 타인에게 부담감을 느끼거나 낙인이 찍혔다고 느끼는 감정과 관련이 있다(Oosterveld-Vlug et al., 2014). 이러한 사회적 힘은 만성질환자의 존엄성을 보존하고자 하는 건강관리제공자에게 중요한 시사점을 준다.

의료서비스 상호작용에서의 존엄성은 양질의 진료에 중요한 부분이며, 결과에 영향을 미친다. 존엄성의 보존은 요양원 거주자의 만족도를 예측하는 중요한 지표이다(Burack et al., 2012), 존엄성의 감소는 우울증, 절망감, 죽음에 대한 욕구와 관련이 있다(Oosterveld-Vlug et al., 2014). 또한 신체적 돌봄에 도움이 필요한 대상자는 타인에게 개인적인 돌봄을 받아야 한다는 사실 때문에 무력감과 수치심을 더 많이 느끼는 반면, 존중받는 대우를 받았다고 느끼는 만성질환자는 존엄성을 더 많이 보존하는 것으로 나타났다(Van Gennip et al., 2013). 또한 개인의 존엄성이 상실된 대상자는 자신이 더 이상 가치가 없다고 느끼고 삶의 목적이 없다고 생각하기도 한다. 존엄성을 상실함으로써 삶에 대한 욕구를 잃을 수도 있다. 존엄성의 유지는 양질의 진료에 필수적인 요소이며, 긍정적인 결과에 영향을 미칠 수 있다(Van Gennip et al., 2013). Oosterveld-Vlug 등(2014)은 요양원 거주자들을 면담한 결과, 많은 사람이 단순히 연령과 질병 때문에 버려지고 무시당한다고 느낀다고 보고했다. 그들은 도움을 기다려야 하는 상황, 의사결정 과정에서의 발언권 부족, 그리고 고립으로 인해 개인적인 존엄성이 손상된다고 느꼈다. 더 나아가, 이들은 적극적인 경청과 세심한 관심, 존중과 관점 존중을 포함한 전문적이고 숙련된 돌봄이 개인의 존엄성에 대한 위협을 줄일 수 있다고 믿었다. 대상자의 대처능력을 강화하고, 배려심 있고 유익한 사회적 관계망을 개발하며, 적절하고 자애로운 전문적인 돌봄을 보장하는 것이 개인의 존엄성에 대한 위협을 줄이는 데 도움이 될 수 있다.

* 취약성

취약성은 상태이자 과정이다. 일부 집단은 다른 집단보다 건강위험에 노출되어 피해를 입을 가능성이 더 높다. 취약한 사람은 개인의 건강을 보호할 수 있는 신체적 능력, 교육적 성취, 의사소통 능력 또는 경제적 자원이 부족할 수 있다.

취약성은 감수성을 의미한다

취약한 개인과 인구집단은 더 많은 질병에 시달리고, 건강관리에 대한 접근성이 떨어지며, 대개 더 낮은 품질의 의료서비스를 받고, 신체적·심리적·사회적 건강이 나빠질 위험이 있으며, 이는 더 높은 유병률 및 사망률과 관련이 있다. 취약한 개인은 천식, 당뇨병을 포함한 더 많은 만성질환에 시달리고, 심혈관질환으로 사망할 가능성이 더 높으며, 더 많은 우울증과 사회적 집단에서의 배제를 경험한다. 취약한 개인은 더 많은 건강상의 필요를 가지고 있음에도 불구하고, 신속하고 필요한 치료에 대한 더 큰 장벽을 경험한다. 건강악화에 대한 취약성은 개인적인 결함이 아니라 의료불평등에서 비롯된다. 게다가 Goodman 등(2017)은 의료불평등은 시스템적 인종차별과 가장 취약한 인구집단 중 일부의 주변화를 영속화할 수 있는 역사적·구조적 요인에 대한 이해 부족으로 인해 악화된다고 지적했다. 이로 인해 부실하거나 지연된 진료가 발생할 수 있다.

미국 인구의 약 60% 정도가 적어도 하나의 만성질환을 앓고 있으며, 성인의 40% 이상이 뇌졸중, 암, 심장병, 당뇨병, 관절염, 비만 등뿐 아니라 이에 국한되지 않는 여러 만성질환을 앓고 있다(Buttorff et al., 2017). 사회적 건강 결정요인(SDoH)은 취약성 개념의 중심에 있으며, 만성질환 관리의 맥락에서 고려되어야 한다. 게다가 만성질환에 대처하는 것은 자가관리를 통한 개인적인 수준에서만 일어나는 것이 아니며, 환자와 사회적 관계망 사이의 상호 주관적인 공간에만 국한되는 것도 아니다. 대처기술은 개인의 주체성과 사회적 구조가 만나는 지점에서 등장하며, 이때 사회적·문화적 자본의 차이로 인해 우리 사회에 깊이 뿌리박힌 불평등이 드러난다(Potter et al., 2018). 대처기술이 부족하면 증상이 악화되고 치료계획을 제대로 따르지 않을 가능성이 높아져 취약성이 증가한다. 따라서 만성질환자를 돌보는 간호사는 대상자가 질병관리에 도움이 되는 대처기술을 익히도록 도와줌으로써 취약성을 줄일 수 있다.

* 소외

소외는 무력감을 유발한다. 소외는 사회적 상호작용의 맥락에서 발생하며, 개인의 취약성과 경제적·문화적·정치적·사회적 요인 간의 상호작용으로 인해 발생한다. 소외된 개인이란 자신이 살아가는 사회의 사회적 규범, 표준 및 기대에 부합하지 않는 사람을 말한다. 또한 소외는 사회적 삶에서의 위치 및 참여와 관련이 있으며, 이를 통해 사람들을 사회적 삶의 가장자리로 내몰아 거리, 분리, 분열 또는 차이를 만들어낸다. 소외는 배제로 이어진다. 만성질환자는 만성질환이 없는 사람보다 훨씬 더 높은 비율로 소외를 경험한다(Norup, 2020). 낮은 사회경제적 지위, 연령, 인종, 성별, 지리적 위치, 종교 등은 소외에 기여하는 속성 또는 특성의 예이다. 게다가 소외된 사회문화적 지위의 만성질환자는 금전적 자원에 대한 제한된 접근, 건강문제의 증가, 그 결과로 인한 유병률 및 사망률 증가 등의 위험이 더 높다.

연령차별과 만성질환이 교차하면서 노인을 소외시키고, 이들이 최적의 치료를 신속히 받는 데 장벽을 형성한다(Griscti et al., 2016). 또한 주류사회에서 무시당하거나 배제된 사람은 건강불평등과 더 열악한 건강결과를 경험할 가능성이 있다(Cleary et al., 2014). Norup(2020)은 만성질환과 사회경제적 요인이 개인에게 유사한 부정적 영향을 미친다고 제안했다. 이는 만성질환자가 질병 이전처럼 기능하지 못할 수 있기 때문이다.

*** 낙인**

낙인은 힘을 약화시킨다. 낙인은 개인의 사회적 정체성을 평가절하하고 완전한 사회적 수용을 자격미달로 만드는 신체적 또는 사회적 특성이나 특징에 대한 반응이다(Goffman, 1963). 낙인은 소외된 개인이나 집단과 관련이 있다. 만성질환자는 사회가 가지고 있는 부정적인 신념에 근거하여 낙인이 찍힐 위험이 있다. 따라서 만성질환에 대한 낙인과 관련된 고정관념 및 오해는 배제와 무력감을 초래할 수 있다. 그리고 만성질환에 대한 혼란과 잘못된 정보는 차별과 낙인의 위험을 높이고, 만성질환자에게 의도하지 않은 해를 끼칠 수 있다. 일부 만성질환자는 '충분히 아파 보이지 않는다'는 외모에 대한 인식 때문에 낙인이 찍혔다고 느끼는 감정을 표현한다(Lannerstrom et al., 2013). 예를 들어, 만성적인 통증과 전신피로 증상을 겪고 있는 사람은 눈에 보이는 증상이 없기 때문에 자신의 경험이 인식된 질병 수준에 미치지 못한다고 느낄 수 있다. 다시 말해, 이 사람은 겉으로 보기에 아프지 않아 보이기 때문에 만성질환자는 자신이 너무 건강해 보여서 아프다고 인식되지 않을까 봐 걱정할 수 있다. 이런 식으로 외부 사회적 압박은 만성질환자에게 무력감을 만들고 영속시킬 수 있다. Anagnostouli 등(2016)은 그리스의 다발경화증(MS) 환자 342명을 대상으로 한 연구를 통해 낙인의 결정요인과 낙인이 삶의 질에 미치는 영향을 조사했다. 연구결과, 낙인은 다발경화증 환자의 사회적 환경에 존재하는 것으로 나타났다. 모든 낙인 범주에서 장애 수준이 가장 강력한 예측인자였으며, 그 다음으로 정신질환이 뒤를 이었다. 낙인 수준은 삶의 질에 부정적인 영향을 강하게 미치는 것으로 나타났다. 따라서 이 연구결과는 낙인의 해로운 영향 및 건강관리제공자가 삶의 질을 향상시키는 중재방법을 찾아야 할 필요성을 보여주었다.

미국 문화는 일부 사람을 다른 사람보다 사회적 가치가 덜하다고 여긴다(Glaser & Strauss, 1968). 사회적 가치는 연령, 결혼상태, 소득, 주거조건, 위생 및 행동과 같은 요인에 의해 주관적으로 영향을 받는다. 만성질환자는 건강관리제공자가 대상자의 질병이나 상태를 대상자가 선택한 부주의하거나 위험한 행동의 결과로 간주할 수 있기 때문에 도덕적 가치가 낮다고 인식될 수 있다. 기관이나 기관의 규정된 규범과 기대에 부합하지 않는 행동을 하는 대상자는 바람직하지 않거나 비협조적이라는 꼬리표가 붙을 수 있으며, 의료계획에 대한 결정에 참여하거나 통제할 수 있는 기회를 갖지 못할 수 있다.

*** 문화**

무력감과 힘의 개념은 만성질환자와 가족의 문화적 가치, 신념 및 관행의 상황에 기초한다. 의료환경에서 전통적인 힘과 통제 문화는 만성질환자의 문화적 관습과 신념 간에 갈등을 초래한다. 많은 문화집단은 개인을 사회적 관계망에 얽혀 있다고 보기 때문에, 결정을 내리는 데 있어서 개인의 역할이 인식되지 않을 수 있다. 집단 지향적인 사람이나 가족의 경우 권력과 통제가 개인이 아닌 가족 내에 있을 수 있다. 예를 들어, 일부 가족은 만성질환자가 아니라 가족의 가장이 의료결정을 내린다. 가장을 의사결정 과정에 포함시키지 않으면 환자는 처방된 치료계획을 따르지 않을 수 있다. 다른 문화에서는 가장 나이가 많은 남성이 의사결정을 내리는 권력과 통제권을 가지고 있다. 문화적 갈등은 가족 간 중재 전에 상담을 받지 않거나 치유를 촉진하기 위해 대상자 가족이 필요하다고 판단하는 의식을 직원이 방해할 때 발생할 수 있다.

반면 대상자가 문화적 규범이나 관습에 반하여 행동하기로 선택한 경우, 대상자는 그렇게 할 수 있는 권한을 가져야 한다. 가족이 문화적 관습에 대한 대상자의 순응에 동의하지 않는 상황에서 간호사는 대상자를 지지하고 자기결정에 필요한 자원을 제공해야 한다. 대상자의 결정은 문화적 가치, 신념 및 관행의 맥락에서 가족과의 차이 또는 갈등에도 불구하고 인정되고 존중되어야 한다.

문화는 개인, 가족, 집단이 의료결정을 내리는 맥락이다. 서구사회에서는 힘과 통제가 개인주의 개념, 즉 사회는 자율적인 개인으로 구성되어 있다는 개념에 기반을 두는 경향이 있다. 서구사회는 전형적으로 개인적 자아의 실현을 목표로 촉진하는 반면, 다른 문화들은 그렇지 않을 수 있다. 서구의 자율성 원칙은 자기결정이지만 다른 문화권에서는 가족결정이다. 즉, 가족은 개인이 아닌 가족 전체가 의사결정에 진정한 권한을 갖는 자율적인 사회 단위이다.

가치, 신념, 관행 및 만성질환에 대한 반응은 문화마다 다르며, 동일한 문화 내에서도 차이가 있다. 문화는 일상적인 삶의 정상적인 사건에 대한 반응에 영향을 미치고, 개인과 가족이 건강과 돌봄에 대해 내리는 결정과 선택에 원동력이 된다. 만성질환을 앓고 있는 일부 사람은 자신의 경험에 대해 침묵할 수 있다. 이는 무관심이나 무능력의 지표가 아니라 침묵 사용에 대한 문화적 차이를 반영하는 것이다. 문화적으로 적절한 보살핌은 문화적 돌봄의 가치, 표현 또는 패턴을 알고 적절하게 사용할 때만 이루어질 수 있다(Leininger, 1995). 삶의 경험과 과거상황은 현재에 영향을 미친다. Ramírez 등(2013)은 비히스패닉 백인에 비해 인종/민족 소수집단에서 암에 대한 숙명론적 신념이 더 크고, 암의 위험요인에 대한 지식이 낮다는 사실을 보고했다. 암의 위험요인에 대한 지식이 낮고 숙명론적 신념을 가진 환자를 대상으로 건강증진, 질병의 선별 및 조기치료를 계획할 때 이러한 신념을 가진 대상자를 대하는 건강관리제공자에게 이는 중요한 사항이다. 문화적 가치, 신념 및 관행에 대한 지식은 만성질환을 가진 다양한 대상자를 돌보는 데 있어 건강관리제공자에게 매우 귀중한 청사진을 제공한다. 건강관리제공자는 의료방식과 중재가 대상자의 문화적 가치, 신념 및 생활방식에 맞게 조정되어 참여와 의사결정을 촉진할 수 있도록 해야 한다. 또한 문화적 가치에 대한 존중과 경의는 만성질환자가 무력감을 경험하는 것을 완화하는 데 도움이 될 수 있다.

* 건강관리체계

힘과 무력감은 건강관리체계에 내재되어 있다. 교육과 전문적 지위는 건강관리제공자가 지닌 힘의 원천이다. 또한 건강관리제공자가 사용하는 언어는 혼란스러울 수 있으며, 이로 인해 오해가 발생할 수 있다. 이러한 의사소통의 오해로 인해 만성질환자는 부정적인 의료결과를 초래할 수 있다(Waverijn et al., 2016). 건강관리체계는 대상자가 건강관리체계에 진입하는 순간부터 대상자의 취약성을 지속시킨다. 대상자는 통제권을 포기하고 건강관리제공자가 잘 알고 있는 체계에 자신의 독립성을 이양한다. 대상자는 학습된 무력감과 스스로를 대변할 수 없는 상태에 빠지게 된다. 건강증진과 질병치료를 목적으로 설계되었지만, 다양한 전문가로 구성된 건강관리체계는 대상자 중심의 방식으로 진료가 이루어지지 않을 경우 개인이 통제력을 느끼는 능력에 부정적인 영향을 미칠 수 있는 촉매가 될 수 있다. 그 결과, 대상자의 목소리는 건강관리제공자에 의해 무시되거나, 질병과정 자체나 치료의 부작용으로 인해 줄어드는 에너지로 인해 약해질 수 있다. 서비스에 접근하여 서비스를 받고, 비용을 지불하는 과정에서의 장애물을 극복하지 못하는 좌절감은 무력감을 더욱 심화시킬 수 있다.

건강관리체계는 만성질환보다 급성질환을 선호하는 위계적이고 복잡한 사회적 구조이다. 이 시스템에 내장된 과학기술과 생명구조기술은 만성질환자에 대한 돌봄과 동정심보다 더 중요하게 여겨질 수 있다. 건강관리체계는 급성, 에피소드 치료를 위해 설계되었으며, 효율적이고 비용효과적인 돌봄을 추구한다(Griscti et al., 2016). 이러한 복잡한 과정은 급성질환자에게는 필수적이지만, 만성질환자가 자신의 질병관리에 대한 역량과 전문성을 개발하는 데는 비생산적이다. 따라서 만성질환자는 급성치료 구조 내에서 취약하고 무력감을 느낄 수 있다. 그 어느 때보다 오늘날에는 만성질환자를 치료하는 데 다양한 접근방식을 통합할 필요가 있다. 명상, 마음챙김, 마사지, 침술, 심리치료와 같은 통합적인 건강접근법은 회복력을 키우고 다양한 질병을 치료하는 데 도움이 될 수 있다.

중재

만성질환자는 때때로 압도감, 피로감, 낙담감을 느낄 수 있다. 따라서 이러한 대상자를 돌보는 간호사가 직면하는 가장 중요한 과제 중 하나는 대상자가 무력감을 극복할 수 있도록 돕는 것이다. 만성질환자의 무력감에 영향을 미치는 요인은 복잡하고 다차원적이다. 만성질환에서 무력감을 다루기 위한 간호중재는 그만큼 복잡하고, 건강관리 상황의 복잡한 본질에 관심을 가져야 한다. 적절하고 관련성 있는 간호중재는 대상자의 개인적 환경과 대상자가 만성질환을 관리하고 대처하는 상황의 맥락에 대한 지속적인 사정과 관찰을 기반으로 한다. 여기에는 물리적 환경뿐만 아니라 삶의 사회심리적 차원도 포함된다. 만성질환의 역동적인 특성 때문에 중재에 대한 지속적인 평가와 그에 따른 대상자의 요구에 부합하는 수정이 필요하다. 간호중재의 목표는 대상자가 자신의 한계를 현실적으로 관리하고, 무력감과 상실감을 줄이기 위한 강점을 찾고 변화된 삶에 대한 새로운 경계를 만들 수 있도록 돕는 것이다.

* 힘 북돋우기

힘 북돋우기(empowerment)는 건강을 증진시키는 과정이다. 대상자의 힘 북돋우기의 결과는 자기효능감, 숙달 및 통제, 새롭게 가치 있는 자아감이다. Van Gennip 등(2013)은 회복탄력성을 구축하기 위한 여섯 가지 만성질환 대처기전, 즉 유머, 영적 신념, 수용, 합리화, 보상, 상황에 적응하는 능력을 설명했다. 회복탄력성이 향상되면 대상자는 질병에 대처하면서도 존엄성과 역량을 유지할 수 있다.

간호사와 대상자의 관계는 만성질환에 대한 대상자 자신의 생각, 감정, 신념의 중요성을 강조한다. 만성질환자 140명을 대상으로 한 혼합방법 설문조사에서는 환자 결과를 개선하기 위해 환자와 제공자 간의 상호협력, 대상자 지지그룹에 대한 투자, 자가관리 지원을 위한 다양한 선택지 제공, 개인의 역량을 강화하기 위한 맞춤형 건강관리(Angwenyi et al., 2019) 등의 권고사항이 제시되었다. 이 관계에서 간호사는 치료 관련 문제에 대한 정보와 선택 및 협상 기회를 제공해야 한다. 이러한 방식으로 간호사는 선택과 통제에 관한 개인의 신념과 욕구에 주의를 기울여야 한다. 만성질환자는 가족구성원이나 건강관리제공자 등 다른 사람에게 의료결정을 맡기길 원할 수 있다. 건강관리제공자는 이러한 개인의 욕구와 소망을 존중해야 한다. 힘 북돋우기는 만성질환자에게 중요한데, 그 이유는 역량강화가 되었다고 느끼는 사람은 삶의 질이 향상되었다고 인식하고, 자존감이 증진될 수 있기 때문이다. 대상자가 지원과 자원에 접근할 수 있으면 힘 북돋우기가 더욱 강화된다. 접근 가능한 의료조언, 문제해결 전략, 동료지원을 통한 지지는 긍정적인 환자건강 결과를 향상시키는 데 유용하다는 것이 확인되었다(Audulv, 2013).

건강코칭 및 돌봄전환

생활습관 변화를 통합하고 예방전략에 참여하며 만성질환의 자가관리를 촉진하기 위한 결정을 내리는 것 같은 대상자 중심의 다양한 전략을 개발할 수 있다. 간호실무에서 새로운 아이디어는 아니지만, 대상자 중심 간호라는 개념은 건강코칭의 중심에 있다. 건강코칭에서는 대상자가 자신의 만성질환을 관리하는 데 중요한 것과 하고 싶은 일을 결정하는 데 적극적으로 참여한다. 건강코칭은 대상자가 자신의 건강관리 요구를 우선순위에 두도록 힘 북돋우기를 함으로써 대상자의 예후를 개선하는 효과적인 접근방식으로 자리 잡고 있다. 코칭은 자기결정력, 자기책임감, 성찰, 주체성을 함양하고, 건강에 대한 능동적인 태도를 촉진하는 데 도움을 준다(Jeon & Benavente, 2016). 건강코칭과 함께, 건강관리체계 전반에 걸친 효과적인 돌봄전환은 대상자의 역량강화를 촉진하는 데 필수적이다. 돌봄전환 계획은 사회적 체계 및 건강관리체계에서 대상자의 지위와 역할을 강화한다. 잘 조율된 대상자맞춤형 돌봄계획은 대상자가 하나의 건강관리체계에서 다른 건강관리체계로 이동해야 할 때 대처능력을 향상시킨다. 이 과정의 모든 참가자, 즉 대상자, 가족, 건강관리제공자 간의 개방적이고 명확한 소통은 상호이해와 성공적인 전환을 위해 반드시 필요하다. 간호사는 돌봄전환을 단순히 급성 건강관리체계에서 다른 돌봄환경으로 퇴원하는 것으로 생각할 수 있다. 그러나 돌봄전환의 개념은 효과적인 만성질환 관리를 위해 대상자의 권한과 자율성을 회복하는 데 필요한 건강관리제공자와 가족, 대상자 간의 협동과 의사소통을 강조한다.

협동

만성질환 관리는 대상자, 보호자, 가족, 친구에게 많은 도전을 안겨준다. 만성질환 및 최적의 성공적인 건강관리는 상호협상하고 확립된 의료 및 치료목표를 수립하기 위해 대상자와의 협동 및 파트너십을 기반으로 한다. Seifert 등(2019)은 근거기반실무를 활용하고 건강관리팀의 구성원을 통합하여 대상자 중심의 돌봄을 통해 대상자를 참여시키는 것이 건강과 역량강화를 촉진한다고 주장한다. 실제로 이 연구자들은 이해관계자(대상자, 정신 및 신체 건강관리제공자)를 참여시킴으로써 통합적 돌봄과정을 통해 전인적 건강을 더 잘 획득할 수 있다고 구체적으로 명시했다(Kubu et al., 2016). 표준화된 방식은 만성질환자의 역량을 강화하고 삶의 질을 향상시키는 데 적합하지 않다. 대상자의 준비상태와 건강관리제공자의 중재방식이 맞지 않을 경우, 처방된 치료계획을 따르지 못할 가능성이 있다. 따라서 접근방식을 맞춤화하는 것이 필수적이다. 만성질환자는 건강관리제공자와 함께 의사결정의 동등한 파트너가 되어야 한다. 실제로 대상자에게 지식과 정보를 전달하는 것은 적극적인 대상자 참여가 필요한 상호교환의 과정이다. 하지만 때로는 대상자가 정보에 대한 두려움, 정보과부하, 또는 낮은 건강문해력 때문에 정보를 원하지 않을 수도 있다. 간호사는 대상자의 우려를 인정하고, 그들의 관점을 경청하며, 정보에 대한 대상자의 욕구를 존중함으로써 정보를 받을 준비가 되었는지 사정해야 한다.

자가관리

만성질환은 개인의 일상생활을 방해할 수 있다.

만성질환자는 자신의 능력 내에서 스스로를 관리할 수 있도록 권한을 부여받는 것이 중요하다(Van Houtum et al., 2015). 기관 환경(급성기, 재활 또는 장기요양)에서는 만성질환자가 자신의 돌봄을 스스로 관리하려는 동기가 높을 수 있다. 그러나 대상자의 환경은 일상활동의 범위를 규정하며, 대상자에게 스스로 관리하려는 능력과 의지가 있음에도 이를 온전히 실행할 기회를 심각하게 제한할 수 있다. 이런 경우, 간호사는 대상자의 자기통제 목표를 지원할 수 있도록 기관의 구조를 변경하는 데 중요한 역할을 할 수 있다.

자가관리는 단순히 치료계획을 준수하는 것을 넘어, 만성질환과 함께 살아가는 데 있어 발달적·심리적·사회적 측면까지 포함한다. 아동기와 청소년기의 발달 단계에서 만성질환을 자가관리하는 것은 건강관리제공자의 특별한 관심이 필요하다. 문헌에 따르면 청소년기는 치료순응도가 감소하는 시기로, 이 시기에는 질병관리 책임이 보호자에서 대상자로, 소아과에서 성인의 진료로 전환되는 경우가 많아 혈액질환(Darbari et al., 2012) 및 만성 류마티스성 질환(Lawson et al., 2011)의 신체적 증상이 악화되는 어려운 전환(transition)이 자주 발생한다. 만성질환이 개인의 심리적·사회적 세계에 관여하는 방식은 다양하다. 힘 북돋우기의 이상적인 결과는 자기결정과 통제를 강화하여 만성질환을 스스로 관리하는 것이다. 이를 위해 만성질환자를 위한 자가관리 중재(SMIs)가 개발되어 대상자가 질병을 더 잘 관리하고 질병에 대한 책임을 점점 더 많이 질 수 있도록 도와야 한다. 또한 건강관리제공자는 만성질환의 변화하는 특성을 고려하고 특정 질병 단계에서 마주할 수 있는 문제와 이슈에 대한 적절한 자가관리 전략을 제공해야 한다. 게다가 건강관리제공자는 일부 만성질환자가 자가관리에 필요한 신체적 또는 정신적 능력을 갖추지 못할 수 있다는 점을 인식해야 한다. 자가관리가 가능하고 현실적이며 바람직한지 결정하기 위해 대상자를 사정해야 한다.

복잡한 치료일정을 관리하는 데 어려움을 겪는 만성질환자를 위해 자가관리 중재가 개발되었다. 대상자가 자가관리 중재를 개발하는 데 필요한 기술은 문제해결과 목표설정이다. 이러한 기술을 갖추고 있음에도 불구하고 만성질환을 앓고 있는 대부분의 대상자는 자가관리 중재를 따르는 데 어려움을 겪는 장벽에 직면할 가능성이 높다. 또한 장벽이 증가하는 사람은 치료계획을 따르지 않을 가능성이 더 높다. 이러한 장애물에는 시간제약, 지식 부족, 제한된 사회적 지원, 불충분한 자원, 부족한 대처기술, 열악한 대상자-제공자 관계, 낮은 자기효능감 등이 있다. 대상자 중심적이고 협력적인 간호전략은 대상자의 강점을 강화하고 이러한 장애물의 영향을 줄여준다. 이 노력의 일환으로, 간호사는 현실적인 자가관리 프로그램을 개발하는 과정에서 대상자의 동반자이자 협력자가 되며, 환자가 자가관리 목표를 달성할 수 있도록 자원과 지원체계를 찾는 데 도움을 준다. 또한, 간호사가 만성질환자의 보다 넓은 맥락과 상황을 적극적으로 다루는 과정에서 만성질환의 자가관리가 점진적으로 발전할 수 있다(Van Houtum et al., 2015).

통제

간호사는 만성질환자의 치료에 중요한 역할을 한다. Duprez 등(2020)은 간호사와 대상자의 관계를 이해하고자 탐색적 질적 연구를 통해 간호사의 역할을 평가했다. 이 연구에서는 간호사가 일반적으로 대상자의 건강개선을 돕고자 한다는 것을 발견했다. 그러나 대상자는 간호사가 생각하는 최상의 의학적 기능 수준에서 작동되지 않을 때 내적 갈등이 발생할 수 있다. 만성질환자의 자가관리는 치료의 최전선에 있으며, 심리적·정서적 결과의 균형, 불확실성을 통한 대처, 생활방식 적응과 같은 요소가 대상자의 통제에 대한 세계관에서 중요한 역할을 한다. 대상자 중심 치료에서는 대상자가 자신의 치료를 통제해야 하며, 건강관리제공자는 대상자의 힘 북돋우기를 촉진하는 방식으로 중재를 제공해야 한다. 간호사는 이러한 이해에 중요하며, 대상자와 협력하여 내적 갈등을 해소하고 대상자가 목표를 달성할 수 있도록 도와야 한다.

Aujoulat 등(2007)은 "통제를 포기하는 과정은 통제를 얻는 과정만큼 힘 북돋우기에 중심적이다."라고 제안했다(p. 1228). 인지된 통제는 기능의 선행요인으로, 사회적 지지와 심리적 안녕 간의 매개체로 작용하며, 효과적인 질병 자가관리에 유용하다(Jacelon, 2007). 이 개념은 만성질환에 대한 더 나은 적응과 관련이 있다. 간호사는 인지된 통제의 두 가지 차원(Rotter, 1966)을 인식해야 한다. (1) 자신이 결과를 통제할 수 있다고 믿을 수 있거나 (2) 더 강력한 타인(의사, 부모, 신, 가족 등)이 자신의 결과를 통제한다고 믿을 수 있다. 후자의 믿음을 가진 사람은 대리통제를 인지한다. 따라서 건강에 대한 인지된 통제력을 가진 사람은 의사소통이 증가하고 제공자 신뢰도가 높아지는 경향이 있다(Gabay, 2015). 대상자가 최적의 기능을 달성할 수 있도록 간호사는 통제자원으로 대상자의 신념이 자신 또는 타인 중 어느 누구에게 의존하는지 사정해야 한다.

자기결정

자기결정은 개인의 선택과 통제에 대한 기본적인 인간의 권리이다. 이는 개인이 자율성과 지원을 받아 결정을 내리고 개인적인 목표를 달성할 수 있도록 보장한다. 자기결정은 대상자와 가족의 안전과 위험 사이에서 균형을 이루어야 한다. 그러나 지원을 받으면 대상자에게 선택의 힘을 성공적으로 회복시킬 수 있다.

자기통제와 자기돌봄 증진은 만성질환자의 건강을 증진하는 데 필수적이며, 통제감 지원은 자기결정의 중심이 된다. 자기결정적인 삶을 살기 위해서는 대상자가 발생하는 질병 관련 문제에 대처할 수 있는 지식과 자원을 가져야 한다. 좋은 선택은 선택할 수 있는 좋은 선택사항의 결과이다. 대상자가 자기통제를 더 잘 관리하고 존엄성을 촉진할 수 있도록 건강관리제공자와 의사결정 과정에서 중요한 타인 간에 상호적인 관계가 존재해야 한다. 신체적 또는 정신적 장애가 심한 대상자는 사회적 담론에 참여할 수 없을 것이며, 자가관리를 촉진하기 위해 추가적인 자원이 필요할 수도 있다. 따라서 간호사는 대상자와 가족에게 관련 서비스 자원을 제공하고 적절한 지역사회기반 서비스에 대한 소개를 받을 수 있도록 도와야 한다. 간호사는 자기돌봄과 자기통제의 원칙을 촉진함으로써 대상자가 무력감을 줄이고 자신의 질병을 관리하는 데 자신감을 가질 수 있도록 도와야 한다.

문화적/언어적 역량 및 문화적 겸손

문화적 역량은 시간이 지남에 따라 발전하는 과정이다. 문화적으로 유능한 건강관리제공자는 먼저 자신의 문화적 가치, 신념 및 관행을 파악하고 이해해야 대상자의 가치와 신념을 이해하기 시작할 수 있다. 문화적 역량은 건강관리제공자가 다양한 대상자의 건강신념, 관행 및 문화적·언어적 요구에 대한 존중과 반응적인 서비스를 제공할 수 있게 한다. 언어적 역량은 영어능력이 제한된 사람, 문해력이 낮거나 없는 사람, 청각 및 시각 장애와 같은 장애가 있는 사람을 포함한 다양한 대상자가 쉽게 이해할 수 있는 효과적인 의사소통과 정보전달을 보장한다(National Center for Cultural Competency, 2020).

만성질환자와 그 가족은 자신의 문화적 가치, 신념 및 생활방식에 따라 결정을 내린다. 건강관리제공자는 대상자의 전통적인 문화적 관행과 신념을 배우고 문화적으로 적절한 치료계획과 건강교육전략을 개발해야 한다. 그럼에도 불구하고 문화적 지식만으로는 충분하지 않다. 문화적 겸손은 의료환경과 관계에서 권력과 특권 문제를 다루는 관점이다. 이는 건강관리제공자가 의료관계에 가져오는 한계를 인정하고, 대상자의 문화적 생활방식, 가치관, 신념을 존중하고 경의를 표하는 것이다. 문화적 겸손은 대상자가 있는 위치에서 시작하여, 개인적 또는 직업적 가치관, 신념, 관행의 강요 없이 대상자와의 관계를 형성한다. 건강관리문가는 문화적 겸손을 바탕으로 평생에 걸쳐 지속적으로 자기인식과 자기비판을 통해 각 의료적 만남이 대상자 중심적으로 이루어지며, 대상자가 전문가이자 협력자로 존중받을 수 있도록 해야 한다. 또한, 다양한 관점에 대한 존중적인 태도를 반영해야 한다(Miller, 2009).

* 지식

지식은 힘이다. 만성질환 관리의 모든 측면에 대한 정보는 만성질환자와 그들의 가족이 힘과 통제력을 회복하는 데 필수적이다. 예를 들어, 복잡한 의료 및 치료계획에 대한 정보는 역량강화를 위해 중요하다. 만성질환이 개인의 삶에 미치는 사회적·문화적 영향에 대한 정보도 다루어져야 하며, 이는 상실에 대처하고, 변화에 적응하며, 일상생활에서 변화를 주는 효과적인 전략을 수립하는 데 도움이 되어야 한다.

만성질환자와 그 가족은 평생 동안 의료와 치료처방을 조정하는 부담을 가져야 한다. 정보는 질병의 경과에 따라 개인 대상자의 요구에 맞게 맞춤화되어야 한다. 이는 특히 영어능력이 제한된(LEP) 미국 내 2,500만 명 이상의 개인(텍사스 인구와 비슷)에게 중요하다. 예를 들어, 영어를 잘 하지 못하는 대상자는 의료인에게 통증 수준과 증상을 설명하는 데 어려움을 느낄 수 있으며, 의료인에게 이해받지 못한다는 느낌과 관련된 불안이 증가할 수 있다(Lor et al., 2020). 실제로 Lor 등(2020)에 따르면, 문화적·언어적 차이에 대한 이해가 높은 제공자는 대상자에 대한 이해를 높이고 더 나은 결과를 제공할 수 있다. 문화적이든 영적이든 언어적으로 독특하든, 정보는 대상자의 요구에 맞게 맞춤화되어야 하며, 제공자는 대상자가 전달된 정보를 이해했는지 확인하기 위해 후속조치를 취해야 한다. 만성질환의 진단은 대상자와 그 가족에게 압도적이고 혼란스러운 시기이다. 진단시점에 만성질환에 대한 모든 정보를 완전히 흡수할 수 있을 것이라는 기대는 비현실적일 수 있다. 지역사회자원에 대한 지식은 대상자와 가족이 힘을 회복하고 효과적인 만성질환 관리를 달성하는 데 도움이 되므로, 건강관리제공자는 언어적·문화적으로 적절하고 저렴한 지역사회 자원 및 서비스에 대한 최신 정보를 알고 있어야 한다. 간호사는 대상자와 가족과 협력하면서, 정신교육 및 지원그룹과 같은 지역사회자원을 적절하게 추천해야 하며, 이는 공유된 경험의 표현과 건강교육을 통해 역량강화를 촉진할 수 있다.

건강 내비게이션

디지털 시대는 만성질환자를 위한 정보 공유와 수집에 많은 기회를 제공한다. 건강정보기술(Health information technologies, HIT)은 강력한 의사소통 도구로, 정보와 지원을 찾는 만성질환자에게 정보에 대한 무한한 출처를 제공한다. 스마트폰은 미국인의 생활에서 중요한 부분을 차지하며, 게임, 통신, 화상회의, 건강교육 등에 사용된다. 오늘날 모바일 앱의 역할은 매우 광범위하고 영향력이 크다. 소비자는 자신의 건강에 대한 정보를 찾고, 화상회의를 통해 치료를 진행하며, 의료상담을 구하고, 특수 앱을 통해 수면과 여러 가지 중요한 신호를 모니터링할 수 있다. 문자메시지, 트위터, 인스타그램, 스냅챗, 페이스북과 같은 소셜 미디어와 기술 애플리케이션은 만성질환에 대한 정보를 공유하는 데 중요한 도구이다. 건강정보기술은 혁신적이고 다양하며 점점 더 정교해지고 있어 편리함이라는 독특한 이점을 제공하므로 건강관리계획에 적용할 수 있다. 또한 동료 간의 사회적 관계망은 경험을 공유하고 만성질환에 대한 개인적인 지식을 쌓는 데 도움이 된다. 그 결과, 사회적 관계망은 정보를 제공하고 의료소비자를 건강관리제공자와 연결하는 데 점점 더 자주 사용되며, 시간과 거리의 장벽을 줄여준다. 이에 따라 소비자는 더 많은 정보를 얻을 수 있지만, 오늘날 온라인 자원의 다양성으로 인해 검증되지 않은 정보를 얻을 위험도 크다(Hongsanun & Inuk, 2020). 따라서 건강관리제공자는 각 대상자와 함께 이용 가능한 온라인 자원의 위험, 이점 및 신뢰성에 대해 논의해야 한다.

오늘날 소비자는 인터넷과 소셜 미디어가 삶의 질과 의료에 중요한 역할을 하는 역사상 전례 없는 시기에 있다. Haase 등(2016)은 가상의 건강 내비게이션을 대상자가 인터넷을 통해 건강상태를 관리하는 데 도움이 되는 자원과 지원을 찾을 수 있는 선제적인 과정으로 설명한다(p. 238). 상호작용 건강 커뮤니케이션(IHC)은 대상자와 가족이 적응하고 대처하며, 의료팀과 소통하고, 기록을 공유하며, 건강관리에 도움이 되도록 설계된 특수장치나 컴퓨터기술을 사용한다(Haase et al., 2016). 대부분의 북미 가정이 인터넷에 연결되어 있기 때문에 상호작용 건강 커뮤니케이션 중재는 만성질환자에게 호의적으로 받아들여졌으며, 진료장벽을 줄이는 데 효과가 있는 것으로 나타났다.

환자 내비게이터는 20세기 초에 의료조건의 복잡성을 겪는 소비자를 돕기 위해 처음 등장했다. 새로운 개념은 아니지만, 오늘날 환자 네비게이터는 건강관리제공자뿐만 아니라 지역사회나 일반 의료계 종사자일 수도 있다. 일반 의료계 종사자는 만성질환을 가진 사람을 위한 자가관리 프로그램을 이끌 수 있다. 환자 네비게이터는 역량강화를 통해 대상자가 자기결정권을 갖도록 촉진한다. 환자 네비게이터는 대상자가 필요한 의료서비스를 받도록 돕는 임무를 맡고 있지만, 대상자는 선택할 권리를 보장받아야 한다. 환자 네비게이터는 연락담당자 및 자원조정자와 같은 간호기능의 필수요소를 수행한다.

옹호

환자 내비게이션 외에도 옹호는 대상자의 역량강화를 높이는 데 유용한 도구이다. 옹호활동은 욕구를 보이는 사람(개인이나 집단)에게 권력과 자원을 재분배하려고 한다. 간호 옹호의 이상적인 목표는 건강관리시스템 내에서 대상자에게 역량을 부여하는 것이지만, 기관적·사회적·정치적·경제적·문화적 제약은 대상자가 건강관리서비스에 접근하는 것을 방해하기도 한다. 이러한 제약이 존재할 때 옹호자가 서비스를 확보하는 데 도움을 주어야 한다. 간호사가 옹호자 역할에 대해 가지고 있는 근본적인 가치와 신념에 따라 간호옹호자는 대상자의 힘을 증가시키기 위해 중재하는 방식이 달라진다. 누구도 타인에게 의존하거나 타인을 불편하게 하거나 타인에게 부담이 되고 싶어 하지 않는다. 존엄성과 존중은 개인의 독립성과 연결되어 있다. 간호사는 대상자가 여전히 자신의 삶에서 권위 있는 위치를 유지하고 책임과 자기결정권을 행사할 수 있도록 주의를 기울여야 한다. 이러한 요소들이 존재하더라도, 대상자가 존엄성과 고결함을 회복하기 위해 옹호자의 도움이 필요한 상황이 발생할 수 있다.

간호옹호는 만성질환을 '덜 중요한' 것으로 보는 사회적·제도적 신념을 바꾸는 데 필수적이다 이러한 시각은 만성질환자가 소외감을 느끼게 할 수 있다. 병원환경에서는 급성질환이 만성질환보다 높은 우선순위를 부여받는 경우가 많으며, 간호사는 돌봄과 감정이입이 기술적이고 의학적인 업무와 동등하게 고려되는 환자 중심의 돌봄을 옹호할 수 있는 중요한 위치에 있다(Griscti et al., 2016). 옹호활동은 만성질환에 대한 사회적·제도적 가치를 변화시키는 인식을 불러일으킬 수 있으며, 만성질환자와의 간호관계를 긍정적이고 보람있는 경험으로 인식하도록 바꿀 수 있다.

동기강화상담

동기강화상담(motivational interviwing, MI)은 대상자 중심적이고 비판적이지 않은 접근방식으로, 대인관계에 초점을 맞추어 행동변화에 대한 내재적 동기를 강화하고 대상자의 자율성과 자기책임을 증진한다. 이는 행동에 대한 모순을 탐색하고 해결하며, 변화에 대한 대화를 사용하여 대상자의 행동변화를 유발하고 강화한다. 이 대상자 중심적인 접근방식은 대상자에게 필요한 정보를 제공하고 대상자가 그 정보를 가지고 무엇을 할지 결정할 수 있게 한다. 어떤 경우에는 대상자는 건강관리제공자가 정보뿐만 아니라 대상자의 관점을 따르는 권고안을 제공하는 더욱 더 지시적인 접근방식을 선호할 수 있다.

동기강화상담은 주로 약물남용을 다루는 대상자에게 사용하기 위해 행동변화를 유발하는 도구로 만들어졌다. 도입 이후 동기강화상담은 다양한 환경에서 널리 사용되었으며, 만성질환자를 대상으로 한 연구에서도 효과적인 것으로 나타났다(Tucero et al., 2016). 만성질환을 다룬 12개의 논문을 체계적으로 검토한 결과, 동기강화상담을 사용한 11개 논문에서 증상 감소와 치료순응도 향상이 나타났다. 이러한 결과는 동기강화상담이 비순응 문제를 해결하고 삶의 질을 향상시키는 데 바람직한 중재임을 보여준다(Schaefer & Kavookjian, 2017).

의사결정

간호사는 대상자가 의사결정에 참여하는 것을 선호하는지 사정하는 것이 중요하다. 일부 대상자에게는 미래에 대한 중대한 결정과 만성질환에 대한 통제력을 높이는 것이 걱정과 스트레스를 유발할 수 있다. 다른 대상자는 만성질환을 관리하는 데 대한 결정을 내릴 지식이나 자신감이 없을 수도 있다. 최적의 자율성과 역량강화를 보장하기 위해서는 의사결정에 대한 대상자 중심 접근방식이 필수적이다. 대상자의 선택과 가족구성원이나 건강관리제공자가 내렸을 선택 사이에 차이가 있을 수 있다. 그 결과, 대상자는 자신의 결정에 대해 다른 사람으로부터 불만을 경험할 뿐만 아니라 이를 시행하려고 할 때 저항에 부딪힐 수도 있다. 이 장 초반에 논의된 예시에서 Sara는 종양전문 간호사의 반대에도 불구하고 추억을 쌓기 위해 화학요법을 중단하기로 결정했다. 이 예시는 대상자에게 권한을 부여하는 의료에 종사하는 건강관리제공자 사이에서 더 깊은 논의를 위한 근거를 제공한다. 대상자, 건강관리제공자, 가족구성원의 통제력은 얼마나 되는가? 통제문제는 간호사-대상자, 간호사-가족, 대상자-가족관계에 어떤 영향을 미치는가? 만성질환자를 간호하는 이 접근법의 지침은 무엇인가?

예상지침

미래에 대한 불확실성은 불안을 유발한다. 만성질환에서는 질병의 진행경로에 대한 불확실성이 간호사가 이러한 질환을 가진 사람에게 예상지침을 제공해야 할 필요성을 시사한다. 예상지침은 예상되는 미래 요구의 파악을 기반으로 하며, 실제 도움이 필요하기 몇 주, 몇 달, 몇 년 전부터 시작할 수 있다. 미래 요구는 삶의 중대한 결정에 영향을 미칠 수 있기 때문에 대상자의 삶에 큰 영향을 미칠 수 있다. 간호사는 대상자와 함께 예측된 만성질환 궤적에 대비한다. 예를 들어 진행성 만성질환자의 경우, 미래의 의존성 요구를 미리 예측함으로써 자신의 치료선택에 대한 선호와 바람을 표현할 수 있다. 정보에 입각한 예상이 불확실성을 내포하고 있지만, 이는 대상자와 그 가족이 위기상황에서 내려야 하는 어려운 결정을 최소화하면서 보다 합리적인 미래계획을 수립할 수 있도록 도와준다.

성과

만성질환자의 무력감과 관련된 결과는 자아, 타인과의 관계와 대상자 행동의 세 가지 관점에서 측정할 수 있다. 첫 번째 관점에서 자아의 변화는 자기확신, 자존감 증진과 같은 것으로 측정할 수 있으며, 이는 만성질환에 대처하는 데 도움이 될 수 있다. 만성질환에서 자가관리는 가장 중요한 부분이지만, 자가관리 전략이 만성질환자에게는 복잡하여 대상자의 신체적·정신적 자원을 소모시킬 수 있다. 무력감을 포함하여 만성질환에 대한 정서적 반응에 초점을 맞춘 중재는 질병 수용과 관리에 필수적이다. 더욱이 대상자는 건강의 주체로서 자신의 필요에 따라 필요할 때마다 방향을 바꾸고 제동을 걸 수 있다. 또한 대상자는 만성질환 관리에서 모니터링하고 조정해야 한다. 자가관리는 대상자가 효과적으로 의사소통하고, 정보를 찾고, 데이터를 수집하며, 선택지를 분석하고, 결정을 내릴 수 있는 기회를 부여받는 것을 전제로 한다. 건강관리전문가는 대상자가 만성질환을 자가관리하는 데 있어 전문지식의 한계를 인식하고, 만성질환과 함께 살아가는 문제에 대상자의 고유한 전문성과 기본적인 권한을 존중해야 한다. 이를 통해 건강관리제공자는 공유되고 협력적인 돌봄의 맥락에서 상담자이자 자원중개자가 된다.

무력감의 변화를 보여줄 수 있는 두 번째 결과는 타인과의 관계이다. 관계의 변화에는 가족, 친구, 건강관리제공자와의 개선된 관계가 있다. 관계는 상호적인 성격을 가지고 있다. 즉, 가족, 친구, 건강관리제공자는 만성질환자에게 사회적 지지와 긍정적인 상호작용을 제공하는 데 적극적인 역할을 해야 한다. 사람들이 자신의 질병경험을 다른 사람과 공유할 수 있는 능력은 보호요인으로 해석될 수 있으며, 전반적인 건강의 일부가 될 수 있다. 이런 식으로 가족, 전문가, 개인적인 관계는 증상조절과 자기효능감을 향상시킬 수 있다. 긍정적인 관계는 의료서비스를 받는 대상자의 건강과 안녕에 큰 영향을 미친다.

세 번째 결과 영역은 대상자의 행동에 관한 것이다. 대상자의 행동은 현재 증상에 대한 개인적인 견해와 예후 및 치료에 대한 신념에 의해 영향을 받을 수 있다. 중요한 타인 및 건강관리제공자와의 관계도 대상자의 행동에 영향을 미칠 수 있다. 긍정적인 관계를 가진 대상자는 제공자의 지원과 치료계획에 대한 지시를 더 잘 받아들일 가능성이 높아 긍정적인 결과를 얻을 가능성이 높다. 반대로, 만성질환의 증상조절이나 관리에 대한 부정적인 전망은 치료목표 달성 및 의료중재에 대한 순응과 관련된 대상자의 부정적인 행동을 초래할 수 있다.

근거기반실무

환자가 건강관리제공자와 함께 의사결정 과정에 참여함으로써 얻는 긍정적인 건강결과를 문서화한 문헌은 많다. 건강과 정신건강 협력을 포함한 전체적인 건강관리 방식을 키우는 접근법은 만성질환자를 치료하는 데 매우 효과적일 수 있다(Schaeffer et al., 2017). 또한 Seifert와 Seifert(2017)은 현대 의료에서 고객의 목소리에 귀기울이는 다양한 방법을 모색하여 건강관리서비스를 제공하는 건강관리 전문가들이 질병과 치료접근에 대한 이해를 높이는데 도움이 되는 방식으로 협력할 수 있다고 제안했다. 근거에 따르면, 공동 의사결정에 참여하려는 의지는 연령, 질병의 중증도, 건강문해력과 같은 여러 요인과 관련이 있다. 예를 들어, 노인의 심리적 역량강화와 건강문해력의 영향에 대해 검토한 횡단연구에서는 제공자-대상자 참여와 관련하여 긍정적인 결과를 얻었다. 이 연구는 노인이 건강관리제공자와 함께 의사결정에 참여하려는 의지를 조사했다. 60~80세 스위스 성인을 무작위로 선정하여 설문조사를 실시했으며, 826명이 설문조사에 참여했다. 연구결과, 건강문해력과 환자 역량강화는 노인 환자의 의료결정 참여에 긍정적인 영향을 미치는 것으로 나타났다. 심리적 역량강화와 건강문해력이 높다고 보고한 사람은 의료결정에 더 많이 참여하는 것으로 보고되었다. 의사에 대한 신뢰 부족과 대상자의 연령 증가는 의사결정 과정에 참여하는 데 장벽으로 작용하는 것으로 나타났다. 교육은 적극적인 역할을 촉진하는 역할을 했다. 적절한 정보가 포함된 프로그램은 문해력이 중간 수준이나 낮은 수준인 개인이 의료상황에서 의사결정에 적극적으로 참여할 수 있도록 돕기 위해 개발되어야 한다.

출처 Sak, G., Rothenfluh, F., & Shulz, P. J. (2017). Assessing the predictive power of psychological empowerment and health literacy for older patients' participation in healthcare: A cross-sectional population-based study. BMC Geriatrics, 1. https://doi.org/10.1186/s12877-017-0448.x

사례 연구

01 John은 60세 남성으로, 직장에 다니는 아내 Kamala와 37년째 결혼생활을 하고 있다. John은 조경사업체를 성공적으로 운영하고 있으며, 매일 회사일에 적극적으로 참여하고 있다. John과 Kamala에게는 두 명의 어린 자녀를 둔 전업주부 딸이 하나 있다. John은 몇 년 전에 골관절염 진단을 받았다. John은 종종 심한 통증과 일시적인 이동장애를 겪지만, 일상생활에 부정적인 영향을 거의 미치지 않고 증상을 성공적으로 관리할 수 있었다. 그러나 지난 몇 년 동안 John에게 관절의 진행성 변형이 발생하고 이동에 지장을 주는 심한 통증이 반복되었다. 최근에는 통증과 피로 수준이 문제가 되어 John은 바쁘고 요구사항이 많은 사업을 관리하는 데 점점 더 어려움을 겪고 있다. 사회적 · 가족적 약속을 지키는 데도 흥미와 에너지가 거의 없으며, 손주들과 보내는 시간이 점점 줄어들고, 만나더라도 예전처럼 안아줄 만큼 힘이 넘치거나 안전하다고 느끼지 않는다. 게다가 아내와의 친밀감도 줄어들어 멀어지고 소원해졌다. John은 재정적 스트레스와 사업 실패에 대한 우려도 있었다. 그 결과, 증상을 관리하고 이전의 일상활동으로 돌아갈 수 있을지 걱정하고 있다. John은 현재 만성질환으로 인해 건강과 삶의 변화에 대한 통제력이 떨어져 무력감을 느끼고 있다.

토론 문제

01 John의 만성질환과 관련하여 건강과 취약성의 결정요인에 대해 논의한다.

02 John의 진행성 관절염으로 인해 John과 그의 가족이 직면해야 하는 문제와 쟁점을 파악하고 논의한다.

03 힘과 무력감에 대한 이론적 관점은 John을 위한 간호계획을 어떻게 설명할 수 있는가?

04 만약 당신이 사례관리자라면 John에게 힘과 통제력을 회복하기 위해 어떠한 간호중재를 수행할 것인가? 치료계획의 우선순위는 어떻게 정할 것인가?

사례 연구

02 Sue Ann은 43세 여성으로 미국 남서부의 외딴 시골지역에서 남편과 두 명의 십대 아들과 함께 살고 있다. Sue Ann과 가족은 저소득층에 속하고 지속적인 고용상태를 유지하기가 어렵다. 의료서비스를 포함한 상품과 서비스를 이용하기에는 교통수단이 불안정적인 열악한 주택에 살고 있다. 집에서 몇 킬로미터 떨어진 주유소와 편의점이 그들이 이용 가능한 식료품점이다. Sue Ann은 비만과 고혈압, 2형당뇨병을 앓고 있으며 혈당과 고혈압 조절에 어려움을 겪고 있다. Sue Ann은 정기적인 의료방문을 받을 수 없고 처방받은 약이 자주 떨어진다. 최근에는 시력이 좋지 않아 어려움을 겪고 있으며, 양쪽 다리와 발에 통증이 점점 심해져 때로는 밤에 잠을 이루지 못하기도 한다. Sue Ann은 어머니처럼 혈액순환이 좋지 않아 다리를 절단해야 할 수도 있다는 가능성에 대해 걱정하고 있다. 또한 삼촌처럼 신장기능이 저하될까 봐 두려워하고 있다. Sue Ann은 자신의 만성질환을 관리할 수 있는 지식은 있지만, 좋은 자가관리를 위해 필요한 일을 할 에너지가 없다. Sue Ann은 좌절감과 외로움, 무력감을 느끼며 자신의 병을 통제할 수 있는 일이 거의 없다고 믿는다.

토론 문제

01 Sue Ann과 가족의 현재 및 잠재적 만성질환과 관련하여 사회적 건강 결정요인(SDoH)을 식별하고 논의한다.

02 Sue Ann과 가족의 무력감을 줄이고 힘 북돋우기를 위한 중재계획에 이론적 근거를 통합한다.

학습문제

01 ‘만성질환과 관련하여 힘과 무력감의 개념을 비교하고 대조한다.

02 만성질환, 사회적 건강 결정요인(SDoH)의 취약성과 무력감 간의 상호작용을 논의한다.

03 이 장에서 제시한 이론적 관점을 이용하여 만성질환자의 무력감을 감소시키기 위한 간호중재의 잠재적 강점과 제한점을 비판한다.

04 만성질환자의 힘 붇돋우기를 위한 정책방향을 제안한다.

참고문헌

Anagnostouli, M., Katsavos, S., Artemiadis, A., Zacharis, M., Argyrou, P., Theotoka, I., Christidi, F., Zalonis, I., & Liappas, I. (2016). Determinants of stigma in a cohortof hellenic patients suffering from multiple sclerosis:A cross-sectional study. BMC Neurology, 16. https://doi.org/10.1186/s12883-016-0621-4

Angwenyi, V., Aantjes, C., Bunders, A. J., Lazarus, J. V., & Criel, B. (2019). Patient–provider perspectives on selfmanagement support and patient empowerment in chronic care: A mixed-methods study in a rural sub-Saharan setting. Journal of Advanced Nursing, 75(11), 2980–2994. https://doi.org/10.1111/jan.14116

Audulv, Å. (2013). The overtime development of chronic illness self-management patterns: A longitudinal qualitative study. BMC Public Health, 13(1). https://doi.org/10.1186/1471-2458-13-452

Aujoulat, I., d'Hoore, W., & Deccache, A. (2007). Patient empowerment in theory and practice: Polysemy or cacophony? Patient Education and Counseling, 66(1), 13–20. https://doi.org/10.1016/j.pec.2006.09.008

Bandura, A. (1989). Human agency in social cognitive theory. American Psychologist, 44(9), 1175–1184. https://doi:10.1037/0003-066x.44.9.1175

Barsell, D., Everhart, R., Miadich, S., & Trujillo, M. (2018). Examining health behaviors, health literacy, and self-efficacy in college students with chronic conditions. American Journal of Health Education, 49(5), 305–311. https://doi.org/10.1080/19325037.2018.1486758

Burack, O., Weinar, A., Reinhardt, J., & Annunziato, R.(2012). What matters most to nursing home elders:Quality of life in the nursing home. Journal of the American Medical Directors Association, 13(1), 48–53.

Buttorff, C., Ruder T., & Bauman, M. (2017). Multiple chronic conditions in the United States. RAND Corporation.

Cleary, M., Horsfall, J., & Escott, P. (2014). Marginalization and associated concepts and processes in relation to mental health illness. Issues in Mental Health Nursing, 35(3), 224-226. https://doi.org/10.3109/0162840.2014.883792

Cockerham, W., Hamby, B., & Oates, G. (2017). The social determinants of chronic disease. American Journalof Preventive Medicine, 52(1), S5–S12. https://doi.org/10.1016/j.amepre.2016.09.010

Darbari, D., Onyekwere, O., Nouraie, M., Minniti, C., Luchtman-Jones, L., Rana, S., Sable, C., Ensing, G., Dham, N., Campbell, A., Arteta, M., Gladwin, M.T., Castro, O., Taylor, J. G. 6th, Kato, G. J., & Gordeuk, V. (2012). Markers of severe vaso-occlusive painful episode frequency in children and adolescents with sickle cell anemia. Journal of Pediatrics, 160(2), 286-290. https://doi.org/10.1016/j.jpeds.2011.07.018

Deci, E. L. & Ryan, R. M. (1985). Intrinsic motivation and self-determination in human behavior. Plenum.

Deci, E. L. & Ryan, R. M. (1991). A motivational approach to self: Integration in personality. In R. Dienstbie.(Ed.), Nebraska symposium on motivation, 1990, Vol. 38:Perspectives on motivation (pp. 237–288), NE Universityof Nebraska Press.

Deci, E., & Ryan, R. (2012). Self-determination theory in health care and its relations to motivational interviewing:A few comments. International Journal of Behavioral Nutrition and Physical Activity, 9(1), 24. https://doi.org/10.1186/1479-5868-9-24

Duprez, V., Beeckman, D., Van Hecke, A., & Verhaeghe, S. (2020). Nurses' perceptions of success in self-management support: An exploratory qualitative study. Research in Nursing & Health, 43(3), 274–283. https://doi.org/10.1002/nur.22018

Gabay, G. (2015). Perceived control over health, communication, and patient–physician trust. Patient Education and Counseling, 98(12), 1550–1557. https://doi.org/10.1016/j.pec.2015.06.019

Glaser, B. G., & Strauss, A. L. (1968). Time for dying. Aldine Publishing Company.

Goffman, E. (1963). Notes on management of spoiled identity. Prentice Hall.

Golub, S., Gamarel, K., & Rendina, H. (2013). Loss and growth: Identity processes with distinct and complementary impacts on well-being among those living with chronic illness. Psychology, Health & Medicine, 19(5), 572–579. https://doi.org/10.1080/13548506.2013.855318

Goodman, A., Fleming, K., Markwick, N., Morrison, T., Lagimodiere, L., & Kerr, T. (2017). Corrigendum to "They treated me like crap and I know it was because I was Native": The healthcare experiences of Aboriginal peoples living in Vancouver's inner city. Social Science & Medicine, 184, 187. https://doi.org/10.1016/j.socscimed.2017.04.050

Griscti, O., Aston, M., Martin-Misener, R., Mcleod, D., & Warner, G. (2016). The experiences of chronically ill patients and registered nurses when they negotiate patient care in hospital settings: A feminist post structural approach. Journal of Clinical Nursing, 2.(13–14), 2028–2039. https://doi.org/10.1111/jocn.13250

Haase, K. R., Strohschein, F., Lee, V., & Loiselle, C. G.(2016). The promise of virtual navigation in cancer care: Insights from patients and healthcare providers. Canadian Oncology Nursing Journal, 26(3), 238–254. https://doi.org/10.5737/23688076263238245

Hongsanun, W., & Inuk, S. (2020). Quality assessment criteria for mobile health apps: A systematic review. Wailailak Journal of Science & Technology, 17(8), 745-759. https://doi.org/10.48048/wjst.2020.6482

Jacelon, C. (2007). Theoretical perspectives of perceived control in older adults: A selective review of the literature. Journal of Advanced Nursing, 59(1), 110. https://doi.org/10.1111/j.1365-2648.2007.04320.x

Jeon, S. M., & Benavente, V. (2016). Health coaching in nurse practitioner–led group visits for chronic care. Journal for Nurse Practitioners, 12(4), 258–264. https://doi.org/10.1016/j.nurpra.2015.11.015

Johansson, A., Anderzen-Carlsson, A., Åhlin, A., & Andershed, B. (2012). Fathers' everyday experiences of having an adult child who suffers from long-term mental illness. Issues in Mental Health Nursing, 33(2), 109–117. https://doi.org/10.3109/01612840.2011.627106

Johnson, D. E. (1967). Powerlessness: A significant determinant in patient behavior? Journal of Nursing Education, 6(2), 39.

Kubu, C., Ready, R., Festa, J., Roper, B., & Pliskin, N. (2016). The times they are a changing': Neuropsychology and integrated care teams. The Clinical Neuropsychologist, 30(1), 51–65. https://doi.org/10.1080/13854046.2015.1134670

Lannerstrom, L., Wallman, T., & Holmström, I. (2013). Losing independence: The lived experience of being long-term sick-listed. BMC Public Health, 13(1). https://doi.org/10.1186/1471-2458-13-745

Lawson, E., Hersha, A., Applebaum, M., Yelin, E., Okumura, M., & von Scheven, E. (2011). Self-management skills in adolescents with chronic rheumatic disease: A cross-sectional survey. Pediatric Rheumatology, 9(1). https://doi.org/10.1186/1546-0096-9-35

Leininger, M. L. (1995). Transcultural nursing: Concepts, theories, research, and practice. McGraw-Hill.

Lindsay, H., MacGregor, C., & Fry, M. (2014). The experienceof living with chronic illness for the hemodialysis patient: An interpretative phenomenological analysis. Health Sociology Review, 23(3), 232–241. https://doi.org/10.1080/14461242.2014.11081976

Lindwall, L., Boussaid, L., Kulzer, S., & Wigerblad, A. (2011). Patient dignity in psychiatric nursing practice. Journal of Psychiatric and Mental Health Nursing, 19(7), 569–576. https://doi.org/10.1111/j.1365-2850.2011.01837.x

Lor, M., Rabago, D., & Backonja, M. (2020). "There are so many nuances . . .": Healthcare providers' perspectives of pain communication with Hmong patients in primary care settings. Journal of Transcultural Nursing, 104365962095943. https://doi.org/10.1177/1043659620959437

Lowey, S., Norton, S., Quinn, J., & Quill, T. (2013). Living with advanced heart failure or COPD: Experiences and goals of individuals nearing the end of life. Research in Nursing & Health, 36(4), 349–358. https://doi.org/10.1002/nur.21546

Miller, J. F. (Ed.). (1983). Coping with chronic illness: Overcoming powerlessness. F. A. Davis.

Miller, J. F. (Ed.). (1992). Coping with chronic illness: Overcoming powerlessness (2nd ed.). F. A. Davis.

Miller, J. F. (Ed.). (2000). Coping with chronic illness: Overcoming powerlessness (3rd ed.). F. A. Davis.

Miller, S. (2009). Cultural humility is the first step to becoming global care providers. Journal of Obstetric, Gynecologic & Neonatal Nursing, 38(1), 92–93. https://doi.org/10.1111/j.1552-6909.2008.00311.x

Mishel, M. H. (1990). Reconceptualization of the uncertainty in illness theory. Image: Journal of Nursing Scholarship, 22, 256–262.

Mullins, A., Gamwell, K., Sharkey, C., Bakula, D., Tackett, A., & Suorsa, K. et al., (2017). Illness uncertainty and illness intrusiveness as predictors of depressive and anxious symptomology in college students with chronic illnesses. Journal of American College Health, 65(5), 352–360. https://doi.org/10.1080/07448481.2017.1312415

National Center for Cultural Competency. (2020). Foundationsof cultural and linguistic competence. https://nccc.georgetown.edu/foundations/need.php

Norup, I. (2020). Social marginalization and chronic illness:A critical analysis of the role of labour-market exclusion. Acta Sociologica, 63(2), 173–190. https://doi.org/10.1177/0001699318821429

Office of Disease Prevention and Health Promotio.(ODPHP), U.S. Department of Health and Human Services. (2020). Healthy People 2020 [website]. https://www.healthypeople.gov/2020/default/aspx

Oosterveld-Vlug, M. G., Pasman, H. R., van Gennip, I. E., Muller, M. T., Willems, D. L., & Onwuteaka-Philipsen, B. D. (2014). Dignity and the factors that influence it according to nursing home residents: A qualitative in terview study. Journal of Advanced Nursing, 70(1), 97–106. doi: 10.1111/jan.12171

Paterson, B. (2001). The shifting perspectives model of chronic illness. Journal of Nursing Scholarship, 33(1), 21–26. https://doi.org/10.1111/j.1547-5069.2001.00021.x

Paterson, B. (2003). The koala has claws: Applications of the shifting perspectives model in research of chronic illness. Qualitative Health Research, 13(7), 987–994. https://doi.org/10.1177/1049732303251193

Potter, C., Kelly, L., Hunter, C., Fitzpatrick, R., & Peters, M.(2018). The context of coping: A qualitative explorationof underlying inequalities that influence health services support for people living with long-term conditions. Sociology of Health & Illness, 40(1), 130–145. https://doi.org/10.1111/1467-9566.12624

Ramírez, A., Rutten, L., Oh, A., Vengoechea, B., Moser, R., Vanderpool, R., & Hesse, B. (2013). Perceptions of cancer controllability and cancer risk knowledge: The moderating role of race, ethnicity, and acculturation. Journal of Cancer Education, 28(2), 254–261. https://doi.org/10.1007/s13187-013-0450-8

Rotter, J. B. (1966). Generalized expectancies for internal versus external control of reinforcement. Psychological Monographs, 80 1, 1–28.

Sak, G., Rothenfluh, F., & Schulz, P. J. (2017). Assessing the predictive power of psychological empowerment and health literacy for older patients' participation in healthcare:A cross-sectional population-based study. BMC Geriatrics, 1. https://doi.org/10.1186/s12877-017-0448-x

Schaefer, M. R., & Kavookjian, J. (2017). The impact of motivational interviewing on adherence and symptom severity in adolescents and young adults with chronic illness: A systematic review. Patient Education and Counseling, 100(12), 2190–2199. https://doi.org/10.1016/j.pec.2017.05.037

Seifert, L. S., & Seifert, C. A. (2019). Multi-method health co-inquiry: A case illustration for persons with chronic illness, caregivers, providers, and researchers. Current Psychology, 5, 1368. https://doi.org/10.1007/s12144-017-9676-7

Sheridan, N., Kenealy, T., Kidd, J., Schmidt-Busby, J., Hand, J., & Raphael, D. (2015). Patients' engagement in primary care: powerlessness and compounding jeopardy. A qualitative study. Health Expectations, 18(1), 32–43. https://doi.org/10.1111/hex.12006

Silva, R., Lima, Á., Barreto, N., Viana, A., Butcher, H., & Martins, V. (2017). Analysis of the concept of powerlessness in individuals with stroke. Investigación Y Educación En Enfermería, 35(3), 306–319. https://doi.org/10.17533/udea.iee.v35n3a07

Smith, M., & Liehr, P. (2014). Middle range theory for nursing. Springer.

Tuccero, D., Railey, K., Briggs, M., & Hull, S. K. (2016). Behavioral health in prevention and chronic illness management: Motivational interviewing. Primary Care: Clinics in Office Practice, 43(2), 191–202. https://doi.org/10.1016/j.pop.2016.01.006

Van Gennip, I. E., Pasman, H. R. W., Oosterveld-Vlug, M. G., Willems, D. L., & Onwuteaka-Philipsen, B. D. (2013). The development of a model of dignity in illness based on qualitative interviews with seriously ill patients. International Journal of Nursing Studies, 50(8), 1080–1089. https://doi.org/10.1016/j.ijnurstu.2012.12.014

Van Houtum, L., Rijken, M., & Groenewegen, P. (2015). Do everyday problems of people with chronic illness in terfere with their disease management? BMC Public Health, 15(1). https://doi.org/10.1186/s12889-015-2303-3

Waverijn, G., Heijmans, M., Spreuwenberg, P., & Groenewegen, P. P. (2016). Associations between neighborhood social capital, health literacy, and self-rated health among people with chronic illness. Journal of Health Communication, 21(Suppl 2), 36–44. https://doi.org/10.1080/10810730.2016.1179369

Westphal, E. (2019). Managing chronic disease in an evolving healthcare environment: Community-based organizations are increasingly addressing social determinantsof health and preventing more expensive medical interventions. Generations: Journal of the American Society on Aging, 4–7.

제 5 장

친밀감 Intimacy

Pamala D. Larsen

개요

섹슈얼리티(sexuality)와 친밀감은 심리적 안녕과 삶의 질에 중심적 역할을 한다. Maslow(1968)는 친밀감을 주요한 심리적 욕구로 인식했다. 성에 대한 연구는 주로 만성질환을 가진 사람의 신체적 기능 또는 기능장애에 초점을 맞춰 왔다. 각 만성질환과 그에 동반되는 증상 및 치료가 성관계에 미치는 신체적 영향을 설명하고, 성관계를 갖기 위한 중재방법을 제안하는 수많은 논문이 있다.

그러나 최근에는 섹슈얼리티와 친밀감에 있어 신체적 기능보다는 심리적·관계적·문화적 요인을 더욱 포괄적으로 고려하는 미묘한 변화가 있었다. '성(性)', '섹슈얼리티', '성적 만족'이라는 용어가 사용될 때, 환자와 건강관리전문가 모두의 머릿속에 자동으로 떠오르는 생각은 성관계이다. 일부 사람에게 섹슈얼리티와 친밀감은 성관계와 동의어일 수 있다. 어떤 사람에게는 성관계가 불가능할 수도 있지만, 친밀감은 항상 관련이 있다. 왜냐하면 친밀감은 신체적 요소를 포함할 수도 있고 포함하지 않을 수도 있는 관계에 관한 것이기 때문이다. 많은 면에서 친밀감은 질병을 진단받은 후에 인간관계, 생명력, 지속적인 욕구와 배려를 재확인하는 방법으로서 더욱 중요해진다(Wilmoth, 2013, p. 289).

섹슈얼리티와 친밀감의 정의는 만성질환자와 그들의 배우자가 이러한 용어를 어떻게 해석할 수 있는지 이해하는 데 중요하다. 섹슈얼리티는 모든 사람이 인정하는 방식으로 아직 정의되지 못한 복잡한 개념이다. 가장 명확하고 포괄적인 정의는 새로운 것이 아니며, 2002년에 완성된 작업을 바탕으로 2006년에 처음 발표된 세계보건기구(WHO) 자료에서 나온 것이다.

> 섹슈얼리티는 모든 삶의 단계에서 인간의 중심적인 측면이며, 성행위, 성별 정체성과 역할, 성적 취향, 에로티시즘, 즐거움, 친밀감, 생식을 포함한다. 섹슈얼리티는 생각, 환상, 욕구, 신념, 태도, 가치, 행동, 관행, 역할 및 관계에서 경험되고 표현된다. 섹슈얼리티는 이러한 모든 차원을 포함할 수 있지만, 항상 모든 차원이 경험되거나 표현되는 것은 아니다. 섹슈얼리티는 생물학적, 심리적, 사회적, 경제적, 정치적, 문화적, 윤리적, 법적, 역사적, 종교적, 영적 요인의 상호작용에 영향을 받는다.
>
> -World Health Organization, 2006

친밀감은 관계 중심적이며 다양한 방식으로 표현되는 접촉을 통해 소속감을 느끼는 감정이다. Laurenceau 등(2004), Reis와 Shaver(1988)의 초기 연구에서는 친밀감을 자기개방과 상대방의 반응으로 구성된 대인관계적이고 상호작용적인 과정의 결과로 나타나는 주관적인 연결감으로 정의했다. Manne과 Badr(2008)는 개인이 다른 사람에게 중요한 자기 관련 감정과 정보를 표현하고, 그 결과 다른 사람의 반응으로 인해 이해받고, 검증받고, 관심을 받고 있다고 믿는 과정으로 친밀감을 더욱 정교하게 정의했다. Rainey(2011)는 친밀감을 관계 속 특성뿐만 아니라 성적 욕망과 매력도 포함하는 포괄적인 용어로 간주했다(p. 18). 어떤 사람에게 친밀감은 따뜻함, 가까움, 연결감과 같은 관계의 감정적 측면을 의미하는 반면, 섹슈얼리티는 성적 기능과 성관계와 같은 관계의 신체적 측면을 의미한다(Kniepmann & Kerr, 2018).

환자와 그 배우자가 만성질환에 대한 경험을 솔직하게 이야기하면, 성관계가 부부 간의 친밀감에서 차지하는 비중은 매우 작다는 것이 분명해진다. 친밀감은 환자와 배우자가 경험하거나 경험하고 싶어 하는 것을 더 잘 설명해주는 용어로, 성관계를 포함할 수도 있고 포함하지 않을 수도 있다. 그러나 현재까지의 연구는 관계적 친밀감이 아닌 신체적 친밀감에 대한 것이 주를 이루고 있다.

친밀감과 만성질환의 삶의 경험

만성질환을 가진 사람에게 친밀감이란 무엇인가? 그들의 배우자에게 친밀감은 무엇인가? 각 개인은 친밀감에 대한 자신만의 정의를 가지고 있다. 어떤 사람에게는 친밀감이 항상 신체적인 의미를 가지며 성관계와 연관될 것이다. 다른 사람에게는 다르게 보일 수 있으며, 아마도 유일한 신체적 접촉은 포옹과 키스일 것이다. 따라서 건강관리전문가는 만성질환을 가진 사람과 배우자가 친밀감이나 성에 대해 어떻게 생각하는지 신중하게 탐색해야 한다.

대상자와 배우자의 관계는 친밀감의 기초이다. 상호작용이 친밀한 것으로 간주되기 위해서는 환자와 배우자가 서로에 대해 긍정적으로 관여하는 상태에 있어야 한다. 진단 전에 강하고 헌신적인 관계가 형성되어 있지 않다면, 예를 들어 암 진단과 같은 스트레스를 견디기가 어려울 수 있다(Gilbert et al., 2010; Manne & Badr, 2008; Manne et al., 2010). 친밀감은 삶의 질 측면에서 가장 큰 영향을 받을 수 있는 요소 중 하나이다.

만성질환자의 배우자는 돌봄 역할이 여러 역할 중 하나일 수 있다. 아마도 여성 배우자는 아내, 어머니, 할머니 역할을 하면서 정규직이나 파트타임으로 일하려고 노력하고 있을 수도 있다. 한 돌봄제공자는 친밀감에 대해 물었을 때 "나는 돌봄제공자인가, 연인인가?"라고 답했는데, 이는 두 가지 '모자'를 동시에 쓰기 어려움을 시사한다. 따라서 친밀감은 만성질환을 가진 개인의 관심사일 수 있지만, 배우자는 신체적 돌봄제공자가 되는 동시에 자신의 역할과 친밀감에 대한 욕구로 어려움을 겪게 된다.

다음은 만성질환자와 배우자가 실제로 경험한 사례이다. 많은 기사가 신체적 섹슈얼리티에 대해서만 언급하고 친밀감에 대해서는 언급하지 않았다. 친밀감에 대한 연구는 여전히 부족한 실정이다.

* 만성 신체질환

Holmes 등은 중증 천식 환자를 대상으로 한 연구에서 이 질환이 환자의 친밀감에 미치는 영향에 대한 통찰력을 제공했다. 이 질적 연구의 면담 참가자는 극도의 피로감, 압도적인 탈진감, 코르티코스테로이드의 과다사용 등으로 인해 신체적 친밀감을 전혀 느낄 수 없다고 말했다. 심지어 키스조차 호흡곤란을 유발하는 경우가 있었다. 천식 환자는 신체적 노력이 필요한 성생활을 묘사하며, 일부 환자는 숨이 너무 가빠져서 죽을 것 같은 느낌이 들었다고 말했다(Holmes et al., 2019, p. 3). 이 연구에서 중요한 점은 참가자들이 장기간 코르티코스테로이드를 사용해왔으며, 이로 인해 신체상의 변화와 상당한 체중증가가 나타났다는 것이다. 모든 참가자는 자신의 신체상 변화로 인한 자기혐오감을 느낀다고 서술했다.

각 만성질환은 그 자체의 증상을 가지고 있어 친밀감에 영향을 미칠 수 있다. 예를 들어 파킨슨병에서는 떨림, 경직, 민첩성의 부족, 운동이상증 등으로 인해 손을 잡거나 만지는 것이 더 어려워진다. 환자는 과도한 침분비로 인해 키스를 할 수 없을 수도 있다. 웃거나 미소를 지으려 할 때 얼굴표정이 사라지는 것은 배우자와의 감정적 연결에 영향을 미친다(Wright, 2019). Buhmann 등(2017)은 성적 관계가 아닌 측면의 친밀감, 감정에 대해 이야기하기, 그리고 다정함의 중요성이 여성에게서 증가했으며, 남성에게도 약간 증가했다고 덧붙였다(p. 985).

*** 뇌졸중**

뇌졸중 생존자는 성생활을 어떻게 경험할까? McGrath 등(2019)은 질적 연구를 통해 뇌졸중 생존자의 성생활 경험에 대해 체계적 문헌고찰을 했다. 43개 논문을 분석한 결과 두 가지 주요 주제가 도출되었다. (1) 섹슈얼리티는 침묵당하고 있으며 (2) 비록 약화되고 변화했지만, 섹슈얼리티는 잊혀지지 않았다(p. 296). 뇌졸중을 앓는 사람은 배우자에게 자신의 성적 욕구를 전달하는 데 어려움을 겪었다. 일부 참가자는 이에 대해 적절하지 않다고 말했으며 "우리는 그런 것들에 대해 이야기하지 않았다. 실용적인 것들에 대해서만 이야기한다."라고 말했다. 배우자와 소통하지 않는 이유로는 (1) 관계 내에서 고통을 유발하고 싶지 않아서, (2) 뇌졸중 생존자가 더 이상 친밀한 배우자로 참여할 수 없거나 관심이 없다고 생각해서, (3) 거절당할까 봐 두려워서, (4) 뇌졸중 경험에 대한 공유된 이해가 부족해서 등이 있었다(p. 297).

뇌졸중 이후 뇌졸중 생존자와 배우자 간의 관계는 대개 변화한다. 뇌졸중 후 장기간 배우자와의 의사소통 부족은 흔한 경험이다. Kniepmann과 Kerr(2018)의 연구에서 대부분의 부부는 뇌졸중 관련 기능손실이 기존 관계의 본질을 변화시켰다고 느꼈다. 신체적·인지적 장애, 실어증과 같은 의사소통의 어려움, 그리고 뇌졸중 후 피로로 인해 기존의 역할과 책임이 크게 달라졌다(p. 220). 이러한 변화에도 불구하고 섹슈얼리티는 여전히 중요하게 여겨졌으며, 잊혀지지 않았지만 친밀한 활동은 자발적으로 이루어질 수 없었고 '계획'되어야 했다. 마지막으로 뇌졸중 생존자와 배우자는 건강관리전문가로부터 섹슈얼리티에 대한 침묵은 섹슈얼리티와 거의 관련이 없음을 암시한다고 결론지었다.

예상대로 뇌졸중 후의 관계는 부부의 이전 관계에 영향을 받는다. 또한 실어증은 관계에 큰 영향을 미칠 수 있다. 뇌졸중의 신체적 영향으로는 발기 및 사정 어려움, 손상된 오르가즘 기능, 여성의 윤활액 부족, 그리고 남성과 여성 모두에서 욕구 또는 성욕과 관련된 심각한 어려움이 포함될 수 있다(Grenier-Genest et al., 2017). 심리적 요인으로는 좋지 않은 건강상태, 기분장애, 우울증, 감정의 불안정 등이 있으며, 이 역시 성적 기능과 친밀감에 영향을 미친다(p. 310).

불행히도 뇌졸중과 삶의 만족도에 대한 대부분의 연구는 단기적이다. 예를 들어, 뇌졸중 발생 후 30일, 6개월 등을 조사했다. Meyer 등(2019)은 349명의 뇌졸중 생존자와 배우자를 대상으로 뇌졸중 발생 1년 후, 6년 후에 연구를 진행했다. 6년 후에는 72명만이 연구에 남아 있었고, 나머지는 추적 관찰에서 누락되었으며, 111명은 사망했다. 연구원들은 삶의 만족도 체크리스트를 사용하여 친밀감이라는 특정 영역에 대해 알고자 했다. 친밀감 척도에는 가족생활, 배우자 관계, 성생활이 포함되었다. 6년 후 뇌졸중 생존자 대다수는 친밀감, 특히 성생활에서 감소를 보고했다. 외로움은 뇌졸중 생존자와 배우자 모두에게서 흔히 나타나는 반응이었다.

뇌졸중 생존자의 배우자는 섹슈얼리티와 친밀감에 대한 대화에서 소외될 수 있다. 그들의 목소리는 경청되어야 한다. 질적 연구에서 9명의 뇌졸중 생존자의 배우자를 면담한 결과 (1) 친밀감과 유대감 유지, (2) 뇌졸중 후 섹슈얼리티와 친밀감 재정의, (3) 자원 부족에 대한 대처, (4) 건강관리전문가가 이러한 주제에 대해 논의해 주기를 바람 등의 네 가지 주요 주제가 도출되었다(Kniepmann & Kerr, 2018).

* 암

섹슈얼리티와 친밀감 연구의 대부분은 만성질환자 또는 해당 환자의 배우자 중 한쪽에 중점을 두었다. 그러나 최근 연구는 부부를 하나의 단위로 보는 데 초점을 맞추고 있다. Kayser 등(2007)은 암을 설명하면서 처음으로 '우리-질병'이라는 용어를 만들어냈다. 사실상 모든 만성질환이 '우리-질병'에 해당하며, 개인의 관점보다는 부부의 관점에서 문제를 바라보는 것이 타당하다.

Belcher 등(2011)은 부부의 관점에서 본 친밀감을 설명했다. 초기 유방암을 겪는 부부의 대처방식을 연구한 이들은 친밀감이 부부의 심리적 적응에 결정적인 역할을 한다고 밝혔다. 암과 같은 건강위협은 부부의 관계를 강화하거나 손상시킬 수 있다. Belcher 등의 연구에서는 지지를 받는 것(개인에게)과 지지를 제공하는 것(배우자로부터)이 관계의 친밀감을 증진시킨다고 보고했다(p. 671). 예상할 수 있듯이, 건강상의 위협으로 깨진 관계가 회복되는 경우는 거의 없다.

국소 전립샘암 치료 후 성적 친밀감에 대한 설명적 모델은 체계적인 문헌고찰과 질적 자료의 메타합성을 사용하여 개발되었다. 연구자들은 12개 연구가 그들의 기준에 부합하는 것으로 확인했다. 이 연구들을 바탕으로 (1) 상실과 비애: 친밀감의 파괴, (2) 시늉만 하기: 인위적인 친밀감, (3) 실패에 대한 두려움: 친밀감 회피, (4) 장벽 허물기: 대안적 친밀감의 구축 등 네 가지 상호연관된 주제를 중심으로 모델을 구성했다(Tucker et al., 2016). 여러 연구 중, 치료는 발기부전(ED)과 같은 심각한 부작용과 연관이 있었으며, 이는 '성적 쾌락을 중요시하고 관계적 친밀감에 상대적으로 낮은 가치를 두는' 사람에게 상실감을 초래했다(Beck et al., 2013, p. 1641). 이 모델은 전립샘암 이후 성적 회복을 개념화하는 데 도움이 될 수 있다.

암 환자 657명을 대상으로 한 연구에서 Ussher 등(2015)은 암 진단 후 성적 안녕에 대한 변화의 주관적인 경험과 그 결과를 조사했다. 성적 빈도와 만족도, 다양한 성행위 참여도가 암 진단 후 감소한 것으로 나타났다. 이러한 변화의 원인으로는 암 치료의 신체적 결과, 심리적 요인, 신체 이미지에 대한 우려, 관계적 요인이 있었다. 관계적·심리적 요인에는 성적 친밀감의 상실에 대한 실망, 좌절과 분노, 슬픔, 부적절감, 남성성 또는 여성성의 변화에 대한 느낌이 포함되었다(p. 15).

전립샘암 치료에 사용되는 모든 치료법 중 전립샘 절제술만큼 건강 관련 삶의 질(HRQOL)에 더 해로운 영향을 미치는 것은 없다. Agochukwu 등(2019)은 로봇을 이용한 전립샘 절제술을 받은 환자 1,604명을 대상으로 수술 전, 3개월 후, 2년 후에 조사를 실시했다. 기능적 손실이 있는 남성도 여전히 성에 관심이 있는 것으로 나타났다. 흔히 보고되는 측정지표는 발기부전이지만, 이 연구에서는 성적 관심과 만족도, 발기부전이 그다지 높은 상관관계를 보이지 않았다(p. 2023).

암은 관계적 관점에서 바라볼 수 있다. 이는 진단 전과 후에 존재하는 관계가 친밀감의 분위기를 설정한다는 것을 의미한다. 이러한 관점은 배우자 관계를 각 개인이 의지할 수 있는 자원으로 간주하며, 관계를 유지하거나 강화하는 데 주의를 기울이고, 이를 위해 의사소통에 참여하는 것이 중요함을 강조한다(p. 2541). 연구에 따르면, 환자와 배우자가 암으로 인한 스트레스에 대처하고, 관계에서 정상적인 느낌을 유지하려고 노력하는 방식이 관계에 영향을 미칠 수 있으며, 이는 부부의 심리사회적 적응에 영향을 미칠 수 있다(Manne et al., 2010). 또한, 암 환자의 배우자에게는 추가적인 복잡성이 있다. 이들은 돌봄제공자의 역할과 함께, 자신의 암 대처와 자신의 성적 욕구를 관리하면서, 환자의 성적 회복을 지원하는 역할을 동시에 수행해야 한다(Wittman, 2016).

Manne의 연구는 암 적응에 대한 관계친밀감 모델(relationship intimacy model of cancer adaptation, RIM)이 되었다(Manne & Badr, 2008; Manne et al., 2010, 2012, 2015). 이 모델은 관계친밀감에 대한 영향을 통해 관계 커뮤니케이션이 부부의 개인적·관계적 기능에 영향을 미친다고 제안한다. 관계 친밀감 모델은 Reis와 Shaver(1988)가 처음 제안한 대인관계 과정 모델을 포함하여 여러 이론을 통합한다. 친밀감은 상호작용 과정이며, 한 사람이 배우자에게 자기 관련 감정과 정보를 공개하고, 배우자의 반응을 통해 수용되고 보살핌을 받는다고 느낄 때 발생한다(Perndorfer et al., 2019). RIM은 배우자 간의 관계 균형 및 관계 타협적 의사소통 모두가 부부의 암에 대한 심리적 적응에 영향을 미친다고 제안한다(Manne et al., 2015, p. 709).

유방암 여성의 성적 건강에 대한 가장 중요하고 일관된 예측변수 중 하나는 배우자와의 관계의 질이다(Gilbert et al., 2010). 여성이 암 이전에 했던 성생활이 더 이상 가능하지 않을 때 성생활을 재협상할 수 있다면 성생활의 변화를 더 잘 관리할 수 있다.(p. 405).

열린 소통은 스트레스 요인을 효과적으로 관리하는 데 중요하며 친밀감의 기본이다. 그러나 환자나 배우자가 '숨기는' 것은 암에 대한 반응일 수 있다. 전립샘암 진단을 받았으며 배우자가 있는 139쌍의 부부를 대상으로 한 연구에서, 숨기는 것은 개인적 적응과 관계 만족도에 해가 되었다. 이는 양쪽 배우자의 친밀감, 안녕, 스트레스와 관련이 있다(Manne et al., 2015, p. 717). 연구에서 통계적으로 유의미했던 억제변수에는 신체증상, 암 치료, 암에 대한 정서적 반응, 질병 진행에 대한 두려움, 경제적 걱정, 직업 관련 우려 등이 있었다(p. 713).

암 환자와 그 배우자의 성적 요구와 친밀감 요구를 설명하는 연구는 전립샘암, 유방암과 같이 암이 직접적으로 생식 또는 신체의 성적 부위에 영향을 미치는 경우 더 흔하다(Gilbert et al., 2016). 그러나 모든 유형의 암에서 남성과 여성이 암 진단 후 성적 변화를 경험한다는 증거가 점점 증가하고 있다. 그럼에도 불구하고 건강관리전문가들이 비성적 암을 겪고 있는 개인이나 부부와 성적 변화에 대해 논의할 가능성은 낮다고 보고되었다(p. 281).

유방암과 전립샘암은 친밀감에 대한 연구가 가장 많이 이루어진 암으로, 가장 흔한 암이기도 하며, 이들 암이 부부의 친밀한 삶을 침해하기 때문일 것이다. 2014년과 2015년의 문헌을 검토한 Wittman(2016)은 암을 가진 부부와 그들의 정서적 및 성적 건강에 대해 연구했다. 연구분석 결과 (1) 커뮤니케이션, 친밀감 향상, 대처기술 구축을 통한 암 관련 스트레스 관리, (2) 암 치료 후 성적 친밀감 회복(p. 75)의 두 가지 주제가 도출되었다. 암 치료 후 성공적인 성적 회복을 위해서는 부부가 정서적·신체적 측면 모두에서 서로의 관심이 필요하다. 즉, 배우자는 '같은 입장'에 있어야 한다. 기능 회복은 여전히 중요한 목표이지만, 기능 손실이 영구적이 될 수 있다는 점을 고려할 때, 감각적·심리적·관계적 강점이 성적 친밀감 회복에 가장 큰 가치가 있는 것으로 보인다(p. 77).

Hawkins 등(2009)은 암 환자의 파트너인 156명의 비공식 돌봄제공자를 대상으로 설문조사를 실시했다. 이 개방형 설문지의 분석은 다음 단계 연구를 위한 인터뷰 질문을 구성하는 데 도움이 되었다. 그 후 20명의 참가자를 대상으로 인터뷰를 진행했다. 인터뷰의 목적은 배우자의 관점에서 암 진단 및 치료 후의 성적 및 친밀감에 대한 주관적인 경험을 조사하는 것이었다. 두 가지 주제가 성적 관계의 현재 상태에 대한 배우자의 응답을 특징지었다. (1) 성관계 또는 친밀감의 중단 또는 빈도 감소, (2) 성관계 또는 친밀감의 재협상. 성관계나 친밀감의 중단 또는 빈도 감소를 보고한 많은 배우자는 친밀감과 유대감 또한 감소했다고 보고했다(p. 276).

Perz 등(2013)은 암 진단을 받은 환자 44명, 배우자 35명, 건강관리전문가 37명으로 구성된 모집단을 대상으로 Q 방법론을 사용하여 암 진단 후의 친밀감과 성에 대한 관점을 탐구했다. 세 가지 요인이 가장 적합한 개념적 일치를 제공했다. (1) 의사소통: 성과 친밀감에 대한 오해를 해소하는 것으로 나타났다. 의사소통은 다양한 성적 및 친밀한 관행을 수용하는 데 중심적인 역할을 했다. (2) 암 여정 전반에 걸친 성적 가치: 이 요인은 재협상을 통한 암 치료 후의 성경험 정상화라는 주제에 중점을 두었다. (3) 성관계를 초월한 친밀감: 암 진단 후 성관계를 원하지 않거나, 갈망하지 않거나, 심지어 불가능하더라도 의사소통과 비생식적 친밀감을 통해 삶의 질과 관계 만족도를 달성할 수 있었다(p. 270).

연구자들은 139명의 환자와 배우자를 대상으로 머리와 목, 폐암에 대처하는 연구에서 부부의 의사소통과 관계 친밀감에 대한 인식을 조사했다(Manne et al., 2012). 폐암이나 두경부암 진단은 부부에게 스트레스가 많은 사건이다. 두경부암의 경우 신체상의 변화가 발생하고, 먹거나 말할 수 있는 능력에 영향을 미칠 수 있다. 폐암의 경우 가장 큰 스트레스 요인은 낮은 생존율이다. 이 연구는 부부가 암에 대해 어떻게 소통하는지, 그리고 관계의 친밀감에 대한 인식이 환자와 배우자의 심리사회적 적응에 영향을 미치는지를 평가했다. 연구결과 긍정적인 부부 간 의사소통을 더 많이 하는 사람은 스트레스를 적게 받는 반면, 부정적인 의사소통을 더 많이 하는 사람의 배우자는 더 많은 스트레스를 경험하는 것으로 나타났다(p. 342). 진단 시 기본적으로 고통이 더 큰 환자와 배우자는 기본적인 의사소통이 더 부정적이고, 친밀감 수준이 낮으며, 시간이 지남에 따라 고통 수준이 더 높다고 보고했다.

* 친밀감의 영향

친밀감에 영향을 미치는 요인으로는 종교적 신념, 연령, 교육 수준, 자신의 신체와 신체기능에 대한 편안함의 정도, 성적 학대 및 트라우마 경험, 배우자의 희망사항, 자신의 성적 취향에 대한 편안함 정도, 각 배우자의 건강 등이 있다(Hughes, 2011, p. 126). 또한 친밀감의 정의와 경험은 질병의 경과에 따라 변화하는 경향이 있다. 진단 시 부부의 친밀감에서 중요한 부분이었던 것이 나중에는 덜 중요해질 수 있다.

환자와 배우자에게 친밀감에 영향을 미치는 다양한 신체적 요인이 존재한다. 이러한 요인은 피로, 메스꺼움과 구토, 통증과 같은 치료의 직접적인 결과일 수 있으며, 환자가 치료를 받지 않더라도 질병 자체에 내재된 요인일 수 있다. 환자의 증상의 불규칙성도 친밀감에 영향을 미친다.

암을 앓고 있는 일부 환자에게는 치료로 인해 신체 이미지의 변화가 일어나며, 이는 자아개념의 변화를 동반할 수 있다. 그러나 신체상의 변화는 별개로 일어나지 않고, 오히려 맥락적이고 관계적으로 기반된 경험이다(Varela et al., 2011, p. 2464). 이러한 변화에는 유방 제거, 수술로 인한 변형, 방사선 화상, 복부에 있는 장루 등이 대표적이다. 또한 위나 공장에 삽입된 인공영양 배액관, 지속적으로 산소를 공급하는 비강캐뉼라, 인슐린펌프, 다른 사람이 가지고 있지 않은 장치를 하고 있음에서 비롯될 수도 있다. 어떤 종류의 신체적 친밀감에 대해 생각하든 부부에게는 다음과 같은 의문이 생기기 시작한다. 배변주머니가 제자리에 있을까? 인공영양 배액관이 이동하거나 빠져나오지는 않을까? 만약 다리에 경련이 일어나기 시작하고 너무 아파서 계속할 수 없다면 어떻게 될까? 각 배우자의 마음을 스치는 생각은 '우리는 매우 조심해야 해'라고 암시하며, 곧 배우자가 느낄 수 있었던 모든 즐거움과 친밀감은 불안과 두려움에 의해 밀려나게 된다.

Beck 등(2013)은 전립샘암 치료 후 만족스러운 성생활을 위한 핵심요소로 성적 가치를 꼽았다. 연구자들은 전립샘암 치료 후 부부의 반응에 어떤 차이가 있는지를 알아내고자 했다. 치료 후에도 성적 친밀감을 유지한 10쌍의 부부와 그렇지 못한 7쌍의 부부를 면담했다. 면담에서 도출된 핵심주제는 각 부부가 성에 두는 가치에 관한 것이었다. 성을 가치 있게 여기는 두 가지 이유는 (1) 육체적 즐거움을 위해 성을 가치 있게 여기는 것과 (2) 관계적 친밀감을 위해 성을 가치 있게 여기는 것이었다(p. 1640). 육체적 즐거움을 위해 성을 가치 있게 여기는 것은 감각적이고 생리적인 성행위에 수반되는 느낌을 즐기기 때문에 성적 활동에 참여하고자 하는 동기를 가진 것으로 정의된다. 관계적 친밀감을 위해 성을 가치 있게 여기는 것은 배우자와 정서적으로 가까워지는 느낌을 즐기기 때문에 성적 활동에 참여하고자 하는 동기를 의미한다. 이 두 가지 가치는 서로 배타적이지 않았다. 육체적 즐거움을 위한 성에는 상대적으로 낮은 가치를 두고 정서적 친밀감과 유대감에 높은 가치를 둔 참가자는 전반적으로 친밀감이 관계의 건강에 매우 중요하다고 설명했다. 이들은 성적인 만남의 육체적 결과(성교나 오르가즘을 달성했는지 여부)에는 신경을 덜 쓰고 함께하는 시간에 더 신경 쓰는 경향이 있었다(p. 1641).

남성과 여성이 친밀감을 바라보는 방식에는 차이가 있다. 남성은 대개 성관계나 신체적 접촉을 친밀감의 핵심요소로 꼽는 반면, 여성은 친밀한 상황을 설명할 때 성관계를 언급하지 않는 경우가 많다(Graber et al., 2009, p. 900). 정서적 정보를 공유하는 것이 사실적 정보를 공유하는 것보다 더 큰 친밀감을 느끼게 한다(p. 899). Graber의 모델은 친밀감을 하나의 단일한 구성요소나 결과로 보지 않고, 오히려 배우자 간의 의사소통에 기반한 과정으로 바라본다. 언어적 의사소통은 부부가 친밀감을 표현할 수 있는 몇 안 되는 방법 중 하나일 수 있다.

건강관리전문가와의 의사소통

건강관리전문가로서, 우리는 친밀감이 환자와 배우자에게 무엇을 의미하는지 잘 모른다. 어쩌면 그것은 포옹, 마사지, 성교, 또는 조용한 대화일 수 있다. 우리가 아는 것은 친밀감이 동적이며 만성질환을 앓고 있는 동안 고정적이지 않다는 점이다. 또한 분명한 것은, 건강관리전문가가 이 주제를 다루는 경우가 드물며, 대화를 환자에게 맡긴다는 점이다.

연구에 따르면 남성과 여성 모두 암과 질병 치료로 인한 성적 변화를 관리하는 데 도움이 될 만한 정보, 지원 및 실용적인 전략을 의사에게 제공받지 못해 실망하는 경우가 많다(Varela 등, 2011). 게다가 일부 건강관리전문가는 이 주제나 그 결과에 대해 논의할 때 민감성이 부족할 수 있다.

문헌에서는 성과 친밀감 문제에 대해 환자가 건강관리전문가와 소통하거나 소통하지 않는 상황을 다룬 많은 연구를 제시했다. 이러한 소통에는 여러 가지 장벽이 존재하지만, 두 가지 주요 주제가 대표적이다. 첫 번째 주제는 '이 정보를 제공하는 것이 내 일이 아니'라는 것이고, 두 번째는 건강관리전문가가 환자와 배우자에게 걱정사항이 있을 경우 이를 스스로 말할 것이라고 기대한다는 점이다. 건강관리전문가는 이 주제를 먼저 꺼내는 것이 자신의 책임이라고 생각하지 않는다. 한 연구에서는, 병원 뇌졸중 정책에 친밀감과 성에 대한 논의가 포함되지 않았기 때문에 의사가 뇌졸중 생존자와 이러한 주제를 논의하지 않았다고 보고되었다(Kniepmann & Kerr, 2018).

Hordern과 Street(2007)의 초기 연구는 건강관리전문가가 환자와 친밀감 및 섹슈얼리티에 대해 의사소통하는 데 어려움을 겪는 이유를 조사했다. 건강관리전문가는 성적 활동과 친밀감에 대한 대화를 대개 의학적으로 접근하며, 예를 들어 불임, 성욕, 발기기능, 또는 폐경 상태와 관련된 이야기로 제한했다. 또 다른 믿음은 노인에서는 친밀감에 대한 환자의 욕구가 감소한다는 것이었으며, 이는 나이가 들수록 성에 대한 관심을 잃게 된다고 생각하는 경향이 있었다. 또한, 생명을 위협하는 질병에 직면한 환자는 질병과 싸우는 데만 집중하고 성적이거나 친밀한 삶의 부분에 대해서는 신경 쓰지 않는다는 믿음이 있었다. 다른 건강관리전문가는 대상자의 나이가 자신의 부모나 조부모와 비슷한 경우, 친밀감에 대해 이야기하는 것이 어려웠다고 표현했다.

Ussher 등(2013a)은 건강관리전문가와 환자의 성적 의사소통에 관한 개인적인 경험을 분석했다. 연구에서는 성적 문제를 완화하기 위한 교육과 중재의 필요성에 대한 광범위한 인정이 있었지만, 건강관리전문가의 담론과 실제 행동 사이에 불일치가 있었다. 응답자의 대다수는 대상자와 배우자의 성적 및 친밀감에 관한 대화에서 여러 가지 장애물을 언급했다. 이러한 장애물에는 불편함, 기술 부족, 자신감 부족, 일부 환자에게는 성이 무관하거나 부적절하다고 여김, 또는 임상환경에서의 구조적 제약 등이 있었다(p. 1385).

문헌에 따르면 환자와 배우자는 잠재적인 섹슈얼리티 및 친밀감에 대한 정보를 원한다는 것이 분명하다. 연구자들은 전립샘암 생존자와 그들의 배우자에게 성적 회복 중재를 할 때 원하는 것이 무엇인지 물었다. 치료 후 암 생존자는 치료 전에 더 많은 정보를 얻기를 원했다. 그들은 치료 후 성적으로 어떤 일이 일어날지에 대한 정보를 거의 받지 못한 것처럼 느꼈다. 한 환자는 이렇게 말했다. "아마도 일부 의사는 환자가 치료결과를 알게 되면 치료를 따르지 않을 수도 있기 때문에 아무 말도 하지 않는 것을 선택하는 것이다"(Mehta et al., 2019, p. 187).

유방암 치료 후 성적 건강은 신체적·정서적·사회적 기능의 중요한 차원이다. Canzo-na 등(2018)은 가정의학, 내과, 종양학, 산부인과 분야에서 36명의 의사를 면담했다. 이 연구의 목적은 의사가 유방암 환자와 성적 건강에 대한 대화를 언제 시작하는지 파악하고, 그들의 결정에 영향을 미치는 장벽을 파악하는 것이었다. 의사가 유방암 생존자와 신체적 친밀감에 대한 대화를 건너뛰는 결정에 영향을 미치는 네 가지 주제가 확인되었다. (1) 환자에 대한 신념, (2) 생존자의 우려를 해결할 수 없는 능력, (3) 진료 제공에 영향을 미치는 시간 제약, (4) 생존자 문헌에서의 전문적 역할에 대한 관점(p. 23).

대상자에 대한 신념에는 대상자와 의사 간의 연령과 성별 차이가 포함되었다. 나이가 많은 남성 의사는 젊은 여성과 성적 건강에 대한 대화를 시작하기를 망설였다. 연령도 일부 면담 환자가 고령 여성에게 신체적 친밀감에 대해 접근할 필요가 없다고 생각하는 요인이었다. 많은 의사는 여성의 성적 고민을 어떻게 해결해야 할지에 대한 '연구가 불분명하다'고 느꼈다. 다른 사람은 그런 분야에 대한 교육을 받지 못했다고 생각했기 때문에 주제를 꺼내지 않았다. 시간제약에는 환자의 병력을 검토할 시간 부족과 환자와의 관계를 구축할 시간 부족이 포함되었다. 또한 의사는 환자가 대화를 시작해야 한다고 생각하고, 자신이 시작해야 한다고는 생각하지 않았다. 그러나 주제가 제기되면 의사는 이러한 우려를 해결하는 것은 다른 사람의 책임이라고 생각했다(Canzona et al., 2018).

O'Connor 등(2019)은 건강관리전문가가 친밀감에 대해 이야기하는 또 다른 장벽으로 치료 단계(질환의 급성 단계에서는 이 주제를 논의해서는 안 되기 때문)를 꼽았다. 그 밖에도 시간 부족, 사생활 부족, 의뢰 선택지 부족 등의 장벽이 있었다. 그러나 친밀감에 대해 이야기하지 않는 진짜 이유는 건강관리전문가의 개인적인 불편함일 수 있다는 의견이 제시되었다.

건강관리전문가는 친밀감을 삶의 질 문제로 보지 않을 수도 있다. 예를 들어 암 진단을 받았다고 해서 대상자와 배우자의 친밀감에 대한 욕구가 줄어드는 것은 아니다. 게다가 섹슈얼리티에 관한 의학 및 간호학 문헌은 주로 성관계에 대해서만 다루고 있다. 심리학 문헌을 살펴보면 개인의 신체적 성행위 외에 다른 내용을 언급하고 있음을 알 수 있다.

Lindau 등(2011)의 연구에서는 (1) 폐암이 신체적·정서적 친밀감에 미치는 영향, (2) 친밀감이 폐암을 안고 살아가는 경험에 미치는 영향, (3) 폐암의 맥락에서 친밀감과 성에 대한 의사소통 등의 세 가지 문제에 대한 대상자, 배우자, 건강관리전문가의 관점을 탐구했다. 여기에 보고된 것은 건강관리전문가의 대답이다(pp. 183-185).

- 제공자와 대상자 관계에서 섹슈얼리티 및 친밀감에 대한 의사소통은 부족했다.
- 정서적 친밀감: 일부 제공자는 암이 정서적 친밀감에 부정적인 영향을 미친다고 주장한 반면, 다른 제공자는 친밀감이 증가하는 등 긍정적인 효과가 있을 수 있다고 주장하는 등 혼합된 반응이 나타났다.
- 신체적 친밀감: 건강관리제공자는 폐암이 신체적 친밀감에 미치는 영향에 대해 주로 부정적인 가정을 공유했으나, 성관계와 다른 형태의 신체적 친밀감 사이를 구분하지는 않았다.

성적 건강에 관한 대화 부족에 대해 건강관리제공자의 인식을 높이기 위한 연구도 진행되었다. 캐나다 뇌졸중 치료를 위한 최상의 실무 권장사항에 따라 모든 재활환자에게 성적 건강에 대한 우려를 논의할 수 있는 기회를 제공하는 프로젝트가 진행되었다. 이 품질개선 프로젝트에서는 모든 건강관리제공자와 이해관계자 회의를 개최했다. 작업치료사는 환자의 등록과정에서 환자와 초기 접촉을 할 것을 제안했다. 집단의 합의에 따라 절차를 표준화하기 위해 시나리오를 작성했다. 시나리오는 다음 네 가지 구성요소를 가지고 있었다. (1) 상황을 정상화한다. (2) 환자가 이해할 수 있도록 예시를 제공한다. (3) 환자의 우려를 경청할 것을 제안한다. (4) 환자에게 자원에 대해 알려준다. 작업치료사는 각 뇌졸중 생존자와 논의한 내용을 기록하여 후속조치가 쉽게 이루어질 수 있도록 했다.

이 프로젝트를 구현하는 과정에서 실어증이 있는 환자의 요구가 충족되지 않는 것으로 나타났다. 이 환자집단을 위해 시각적 지원 대화도구가 사용되었다. 1년 후 이 캐나다 시설의 모든 뇌졸중 생존자는 성적 건강에 대한 우려를 논의할 수 있는 기회를 제공받았다(Guo et al., 2015, p. 4).

네덜란드에서는 성건강 관리교육을 위한 다학제팀(multidisciplinary team for training about sexual health care, TTSHC)이 개발되었다. 다학제팀의 내용은 직원을 위한 9가지 교육모듈로 구성되었다.

① 소개 및 교육 정의
② 성생활이란 무엇인가?
③ 재활과 성건강
④ 전문성과 '성-인지 치료'
⑤ 성과 관련된 이야기하기
⑥ 전문적인 의사소통과 섹슈얼리티
⑦ 재활 성건강 관리는 팀워크
⑧ 신호를 인식하고 접근계획 개발
⑨ 약속 및 실행계획

교육과정 후 저자들은 다음과 같은 권고사항을 제시했다.

① 재활전문가는 성건강 교육 프로그램을 고려해야 한다.
② 다학제팀은 책임자를 명시적으로 구분해야 한다.
③ 기관정책은 대상자의 성건강의 중요성을 설명하는 방향으로 개발되어야 한다.
④ 재활 성건강 관리교육은 대상자의 경험을 교육효과의 지표로 사용해야 한다(Pieters et al., 2018).

중재

건강관리전문가가 중증질환을 가진 개인이나 부부에게 질환이 섹슈얼리티와 친밀감에 어떤 영향을 미칠지 예측하기는 불가능하다. 이에 따라 대상자와 배우자는 이에 대한 전문가이다. 대상자와 배우자는 건강관리전문가가 진심으로 진지한 접촉을 하기를 원한다. 다시 말해, 대상자와 배우자를 위해 '존재하는 것'이 필요하다. 이것은 섹슈얼리티와 친밀감에 대해 논의하는 데 필수적인 전제조건이다. 대상자와 배우자는 건강관리전문가가 섹슈얼리티와 친밀감을 자신들의 의제에 포함시키기를 원한다. 그렇게 된다면, 대상자와 배우자는 이를 단순히 자신만의 문제가 아닌 건강관리전문가의 우선사항으로 인식하게 된다. 대상자와 배우자는 이러한 문제에 대해 논의할 기회를 수용할지 여부를 결정할 수 있는 주체가 될 수 있다.

일반적으로 '성적 기능장애'를 치료하는 지배적인 모델은 생의학적 모델이었다. 문제에 기여하는 병태생리학을 찾는 것이 첫 번째 단계이며, 중재는 거의 전적으로 의학적 또는 약물치료에 기반하여 적용된다. 이 접근법은 성적 활동의 신체적 측면, 즉 성관계를 다룬다. 그러나 친밀감은 다른 방식으로 접근한다.

암의 맥락에서 섹슈얼리티의 변화는 활동으로서의 성관계를 넘어서까지 영향을 미칠 수 있다. 성관계가 중단되면 다른 형태의 친밀감과 애정 어린 신체적 접촉도 감소한다고 주장되어 왔다(Gilbert et al., 2010). 이런 일이 발생하면 환자와 배우자 모두 고립감, 불안감, 우울감, 부적절감을 느낄 수 있으며, 배우자는 서로에게 감정적 거리를 둘 수 있다(p. 998). 성적 협상을 연구한 사례는 거의 없으며, 연구결과 부부가 성생활과 친밀감을 재협상할 수 없는 것으로 나타났다.

Gilbert 등의 연구에서는 두 가지 질문을 던

졌다. (1) 암에 걸린 사람의 친밀한 배우자인 돌봄제공자는 암 발병과 돌봄제공자 역할 이후 어떻게 성적 관계를 재협상하는가? (2) 어떤 요인이 성공적인 재협상 또는 실패한 재협상과 관련이 있는가? (p. 999). 일부 참여자(n=20)는 암 환자의 비공식 돌봄제공자이자 친밀한 배우자였다. 반구조적 면담을 사용했고, 데이터는 근거이론접근법으로 분석했다.

해당 연구의 참가자 중 11명은 성관계를 더 이상 수행할 수 없게 된 후 모든 성적인 친밀감이 중단되었다. 그러나 나머지 9명은 성관계가 더 이상 불가능해졌을 때 성적 친밀감 행동을 재협상했다. 이들에게는 자위(자위와 상호 자위), 진동기 사용, 구강성교 등 대체적인 관행이 포함될 수 있었다. 포옹, 키스, 애정을 주고받는 것은 재협상을 한 9명 모두가 언급했으며, 성적으로 만족스럽고 보람 있는 것으로 여겨졌다(Gilbert et al., 2010, p. 1002). 이들은 또한 배우자와의 긍정적인 의사소통과 좋은 관계를 맺고 있다고 설명했다.

Ussher 등(2013b)은 다양한 생식 및 비생식 암을 가진 44명과 35명의 배우자를 면담했다. 결과를 분석한 결과, 성관계 또는 친밀감 재협상을 보고한 참가자는 70%에 달했으며 세 가지 주제로 분류되었다.

- 성교의 의무에 저항하기: 섹스 재정의
- 성교의 의무에 저항하기: 친밀감 포용
- 성교의 의무 채택하기: 첨단기술 활용 의료서비스를 통한 신체 재구성(Ussher et al., 2013b, p. 457)

연구에서 연구자들이 확인한 또 다른 주제는 '성적 재협상의 상호주관적 특성: 관계 맥락과 의사소통'이었다. 성적 협상은 주로 상호주관적인 경험으로, 암 대상자와 배우자 사이에서 이루어진다. 이 연구에서는 부부의 관계 맥락과 효과적인 의사소통이 성적 재협상의 주요 촉진요인으로 확인되었다. 참여자는 정직하게 말하고, 배우자가 무엇이든 물어볼 수 있도록 하며, 자신의 요구와 욕구를 전달하고, 시도할 수 있는 성적 또는 친밀한 행위에 대해 열려 있으며, 원하지 않는 것을 말하는 것에 대해 이야기했다(Ussher et al., 2013b, p. 458).

PLISSIT 모델(Annon, 1976)과 BETTER 모델(Steinke et al., 2013)은 대상자와 배우자와 함께 작업할 때 사용할 수 있는 두 가지 커뮤니케이션 모델이다. PLISSIT은 최초로 알려진 커뮤니케이션 모델이었다. PLISSIT 모델에서 P는 허가(permission), LI는 제한된 정보(limited information), SS는 구체적인 제안(specific suggestions), IT는 집중 치료(intensive therapy)를 의미한다. 2006년에는 확장된 PLISSIT 모델이 개발되었다. 이 모델은 각 단계의 핵심요소로 '허가부여'를 추가했다(Taylor & Davis, 2006). 이전 모델은 환자로부터 피드백을 이끌어내지 못하는 일방적인 모델이라는 비판을 받았다.

BETTER 모델은 건강관리전문가의 역할을 강조한다. 원래 이 모델은 특히 암전문 간호사가 환자의 성생활을 평가하고 소통하기 위해 개발되었다(Steinke et al., 2013). 이 모델에서는 다음과 같은 단계를 거친다.

- B: 주제 꺼내기
- E: 성생활이 삶의 질 일부임을 설명하기
- T: 환자에게 자원에 대해 알리기
- T: 논의시간 조절하기
- E: 환자 교육하기
- R: 환자기록에 기록하기

이러한 모델들은 환자와 배우자의 성적인 문제를 해결하는 데 도움을 줄 수 있다.

성과

지금까지 암에 걸린 환자와 배우자가 치료과정에서 겪을 수 있는 성적 기능과 친밀감의 변화를 다루었다. 대상자와 배우자가 원하는 결과는 다음과 같다.

- 질병과 치료로 인한 성적 변화를 감지할 수 있는 능력
- 성적 관심(sexuality; 섹슈얼리티)과 친밀감에 대한 감정을 표현할 수 있는 능력
- 환자와 배우자 간의 상호 합의된 친밀감을 재협상할 수 있는 능력
- 관계의 틀 안에서 성적 기능이나 욕구의 변화에 대해 배우자와 열린 의사소통을 할 수 있는 능력

* 환자보고 결과 측정시스템(PROMIS)

2004년, 미국국립보건원(NIH)은 환자보고 결과 측정시스템(Patient Reported Outcomes Measurement Information System, PROMIS)을 개발하기 시작했다(PROMIS, 2020). 2010년, 이 시스템은 신체적·정신적·사회적 안녕을 위한 환자보고 건강상태 지표를 측정하기 시작했다. PROMIS 도구는 다양한 만성질환과 상태에서, 그리고 일반인에게서 사용되었다. PROMIS는 전통적인 임상측정으로 평가할 수 없는 치료효과를 측정한다. 이러한 자료는 치료계획을 설계하는 데 사용될 뿐만 아니라, 환자와 의사가 의사소통을 개선하고 만성질환을 관리하는 데도 활용된다(Flynn et al., 2011).

이 장과 관련하여 PROMIS는 암 환자의 성적 기능과 친밀감의 범위와 중요성을 탐구하는 데 사용되었다. 초기 연구에서는 듀크대학교의 종양학과 혈액학 임상 및 종양 등록부를 통해 환자를 모집했다. 암 전반에 걸쳐 성적 기능과 친밀감에 영향을 미치는 가장 흔한 암 또는 치료 관련 영향은 피로, 치료 관련 탈모, 체중증가, 장기손실 또는 흉터였다(Flynn et al., 2011). 이러한 연구결과는 기능, 친밀감, 개인의 성생활 만족도 간의 복잡한 관계를 보여준다. 신체기능의 특정 측면과 반드시 일치하지 않는 성생활 만족도에 대한 평가가 이루어졌다. 많은 참가자는 신체기능이 감소했음에도 불구하고 성적인 측면과 친밀감에 만족한다고 보고했다(p. 385).

2015년에 PROMIS SexFS 버전 2.0이 재출시되었다. 새로운 버전에는 타당성에 대한 증거가 확장되었고, 성적으로 활동적인 미국 성인을 위한 규범에 중심을 둔 점수, 새로운 영역, 그리고 남성과 여성 모두, 배우자가 있는 사람과 없는 사람 모두에게 적용할 수 있는 최종 항목 세트가 포함되었다(Weinfurt et al., 2015). PROMIS SexFS 버전 2.0은 영어를 사용하는 미국 성인 3,535명으로부터 자료를 수집했다. 건강이 좋지 않은 참가자를 포함하여 많은 참가자에게 성건강은 삶의 질에 매우 중요한 측면이었다(Flynn et al., 2016, p. 1649). 이 자료의 임상적용은 의사가 평가할 때 성건강이 모든 환자에 대한 일상적인 부분이어야 함을 뒷받침하지만, 환자와 배우자의 성적인 우려를 해결할 수 있는 자원이 마련되어 있는 것이 중요하다(Flynn et al., 2016).

PROMIS SexFS 버전 2.0을 사용한 후속연구에서는 염증성 장질환(IBD) 대상자를 조사했다. Eluri 등(2018)은 크론병이나 궤양성 대장염을 앓고 있는 2,569명의 환자가 보고한 성적 활동에 대한 관심도와 성생활 만족도를 평가했다. 연구결과 IBD를 앓고 있는 여성과 남성은 일반인과 비교하여 성적 활동에 대한 관심도는 비슷했지만, 성생활 만족도는 일반 인구보다 현저히 낮았다. 성적 관심과 만족도는 특히 남성에서 질병 활성도와 반비례 관계에 있었다. 예상대로 우울증, 불안, 피로, 수면장애 및 통증은 관심도와 만족도 점수를 감소시켰다. 성적 관심과 만족도 점수는 질병 관련 삶의 질과 정적 관련성이 있었다.

근거기반실무

McGrath 등(2019)은 뇌졸중 생존자와 배우자가 성생활을 어떻게 경험하는지를 살펴본 질적 연구에 대한 체계적인 문헌고찰을 실시했다. 검토과정을 거쳐 최종적으로 43편의 논문이 포함되었다. 뇌졸중 후 성생활에 대한 두 가지 주요 주제가 설명되었다. (1) 섹슈얼리티를 말하지 않고 (2) 섹슈얼리티는 비록 조용해지고 때로는 변화하지만 잊혀지지는 않는다(p. 296). 첫 번째 주제는 친밀한 배우자에게 성적 욕구와 욕망을 전달하려는 어려움을 통해 입증되었다. 실어증이 이러한 어려움에 영향을 미쳤다. 건강관리제공자는 성생활에 대해 이야기하지 않기 때문에 개인의 배우자와의 관계와 건강관리전문가와의 관계 모두에서 침묵이 존재한다. 뇌졸중 생존자는 성생활과 장애를 금기시되는 주제로 인식했다(p. 297).

두 번째 주제인 '섹슈얼리티는 조용해지고 때로는 변화하지만 잊혀지지는 않는다'는 뇌졸중 생존자와 배우자가 성생활을 어떻게 변화시켰는지를 언급한 것이다. 뇌졸중 생존자와 그 배우자 간의 기존 관계는 뇌졸중 후 관계가 어떤 모습일지를 뒷받침했다. 역할수행의 중단은 가장 중요한 문제가 되었으며 정체성 문제가 되었다. 이러한 역할 재할당은 개인의 자기가치, 자존감 및 정체성에 영향을 미쳤다. 건강관리전문가가 섹슈얼리티를 다루지 않으려는 것은 중재를 제공하는 데 필요한 지식과 자신감 부족 때문일 수 있다(p. 300). 이러한 지식 부족을 해결하기 위해서는 교육 및 훈련이 필요하다. 현재로서는 건강관리전문가의 침묵과 뇌졸중 후 성생활을 다루기 위한 자원 부족으로 인해 섹슈얼리티가 뇌졸중 후에는 거의 관련이 없다는 인상을 준다.

출처 McGrath, M., Lever, S., McCluskey, A., & Power, E. (2019). How is sexuality after stroke experienced by stroke survivors and partners of stroke survivors? A systematic review of qualitative research. Clinical Rehabilitation, 33(2), 293–303. doi: 10.1177/0269215518793483

사례 연구

01 당신은 23세 여성 환자인 Megan의 담당 간호사이다. Megan은 최근에 장 파열과 패혈증으로 인해 결장루 수술을 받았다. Megan은 생물학을 전공하고 대학을 졸업했으며, 내년에 의대에 지원할 계획이다. 그녀의 남자친구는 26세의 Sam으로, 기업기술 분야에서 고속 승진을 하고 있다. Megan은 자신의 복부 모습에 대해 혐오감을 느끼고 있으며, 실제로 장루를 처음 보았을 때 구토를 했다. 당신이 Megan의 결장루 주머니를 교체하는 것을 돕고 있을 때, 그녀는 울기 시작하며 말했다. "내 인생은 끝났어요. Sam은 분명 나를 떠날 거예요. 내가 저걸 볼 수조차 없는데, 그가 어떻게 이 더러운 몸과 사랑을 나눌 수 있겠어요?"

토론 문제

01 이 대화를 Megan과의 '교육적인 순간'으로 본다면, 이 대화를 어떻게 계속 이어갈 것인가?
02 Megan에게 그녀의 신체적 변화가 성적 매력에 영향을 미치지 않는다고 어떻게 안심시킬 것인가?
03 Megan과 Sam의 다음 단계를 어떻게 도울 것인가?

사례 연구

02 Jack은 최근 파킨슨병 진단을 받은 50세 남성이다. 약물에 대한 초기반응은 좋았지만 지금은 Jack에게 도움이 되지 않는 것 같고 여전히 증상이 상당히 심하다. 어느 날 오후 Jack이 다른 방에 있을 때 아내 Patty가 진료실에서 이렇게 털어놓았다. "Jack은 예전에는 정말 로맨틱했고 자주 저를 만졌어요. 이제 제가 가까이 다가가기만 하면 몸이 굳어버려요. 이제부터 파킨슨병과 함께하는 우리의 삶은 이런 모습일까요?"

토론 문제

01 Jack의 행동을 어떻게 해석하고 Patty에게 어떻게 대답하겠는가?
02 Patty가 Jack의 행동에 대해 대화를 시작할 수 있도록 돕기 위해 무엇을 할 수 있는가?
03 파킨슨병과 친밀감에 미치는 영향에 대해 무엇을 말해줄 수 있는가?
04 Jack과 Patty에게 BETTER 모델을 어떻게 적용할지 설명한다.

학습문제

01 부부의 어떤 신호가 친밀감에 대해 언급할 기회를 제공할 수 있는가?

02 이 장에서는 여러 가지 섹슈얼리티와 친밀감에 대한 정의를 제시했다. 실무자로서 부부 관계, 그리고 섹슈얼리티와 친밀감 문제에 대해 어떤 경험을 하였는가?

03 부부의 성적 건강과 친밀감을 언급하는 것은 누구의 책임인가? 그 근거는 무엇인가?

04 가족 돌봄제공자는 만성질환을 앓고 있는 사랑하는 이를 돌보며 여러 방면으로 얽키고 설켜 있다. 모든 사람에게 모든 것을 다 하려고 애쓰는 돌봄제공자들과 어떻게 협력해야 하는가?

05 암과 다발경화증을 앓고 있는 환자와 배우자에게 BETTER 모델을 어떻게 적용할지 설명한다.

참고문헌

Agochukwu, N. Q., Wittman, D., Boileau, N. R., Dunn, R., L., Montie, J. E., Kim, T., Miller, D. C., Peabody, J., & Carlozzi, N. E., for the Michigan Urological Surgery Improvement Collaboration (2019). Validity of the patient-reported outcome measurement information system (PROMIS) sexual interest and satisfaction measures in men following radical prostatectomy. Journalof Clinical Oncology, 37(23), 2017–2028. https://doi.org/10.1200/JCO.18.01782

Annon, J. S. (1976). A proposed conceptual schema for the behavioural treatment of sexual problems. Journalof Sex Education and Therapy, 2(1), 1–15.

Beck, A. M., Robinson, J. W., & Carlson, L. E. (2013). Sexual values as the key to maintaining satisfying sex after prostate cancer treatment: The physical pleasure–relationship in timacy model of sexual motivation. Archivesof Sexual Behavior, 42(8), 1637–1647. https://doi.org/10.1007/s10508-013-0168-z

Belcher, A. J., Laurenceau, J. P., Graber, E. C., Cohen, L. H., Dasch, K., & Siegel, S. D. (2011). Daily support in couples coping with early-stage breast cancer:Maintaining in timacy during adversity. Health Psychology, 30(6), 665–673. https://doi.org/10.1037/a0024705

Buhmann, C., Dogac, S., Vettorazzi, E., Hidding, U., Gerloff, C., & Jurgens, T. P. (2017). The impact of Parkinson's disease on patients' sexuality and relationship. Journal of Neural Transmission, 124, 983–996. https://doi.org/10.1007/s00702-016-1649-8

Canzona, M. R., Ledford, C. J. W., Fisher, C. L., Garcia, D., Raleigh, M., & Kalish, V. B. (2018). Clinician barriers to initiating sexual health conversations with breast cancer survivors: The influence of assumptions and situational constraint. Families, Systems & Health, 36(1), 20–28. https://dx.doi.org/10.1037/jsh0000307

Eluri, S., Cross, R. K., Martin, C., Weinfurt, K. P., Flynn, K. E., Long, M. D., Chen, W., Anton, K., Sandler, R. S., & Kappelman, M. D. (2018). Inflammatory bowel diseases can adversely impact domains of sexual function such as satisfaction with sex life. Digestive Disease Science, 63(6), 1572–1582. https://doi.org/10.1007/s10620-018-5021-9.

Flynn, K. E., Jeffery, D. D., Keefe, F. J., Porter, L. S., Shelby, R. A., Fawzy, M. R., Gosselin, T. K., Reeve, B. B., & Weinfurt, K. P. (2011). Sexual functioning along the cancer continuum: Focus group results from the Patient-reported Outcomes Measurement Information System (PROMIS®). Psycho-Oncology, 20, 378–386. https://doi.org/10.1002/pon.1738

Flynn, K. E., Lin, L., Bruner, D. W., Cyranowski, J. M., Hahn,

E. A., Jeffery, D. D., Reese, J. B., Reeve, B. B., Shelby, R. A., & Weinfurt, K. P. (2016). Sexual satisfaction and the importance of sexual health to qualityof life throughout the life course of U.S. adults.Journal of Sexual Medicine, 13, 1642–1650. https://doi.org/10.1016/j.jsxm.2016.08.011.

Fugl-Meyer, K. S., Nilsson, M. I., Von Koch, L., & Ytterberg, C.(2019). Closeness and life satisfaction after six years for persons with stroke and spouses. Journalof Rehabilitation Medicine, 52, 492–498. https://doi.org/10.2340/16501977-2566

Gilbert, E., Perz, J., & Ussher, J. M. (2010). Sexuality after breast cancer: A review. Maturitas, 66, 397–407.

Gilbert, E., Perz, J., & Ussher, J. M. (2016). Talking about

sex with health professionals: The experience of people with cancer and their partners. European Journalof Cancer Care, 25, 280–293. https://doi.org/10.1111/ecc.12216

Graber, E., Laurenceau, J., & Belcher, A. (2009). Interpersonal process model of intimacy. In H. Reis & S. Sprecher (Eds.), Encyclopedia of human relationship.(pp. 899–901). Sage.

Grenier-Genest, A., Gerard, M., & Courtois, F. (2017). Stroke and sexual functioning: A literature review. NeuroRehabilitation, 41, 293–315.

Guo, M., Bosnyak, S., Bontempo, T., Enns, A., Fourie, C., Ismail, F., & Lo, A. (2015). Let's talk about sex! Improving sexual health for patients in stroke rehabilitation. BMJ Quality Improvement Reports, u207288.w2926. https://doi.org/10.1136/bmjquality.u207288.w2926

Hawkins, Y., Ussher, J., Gilbert, E., Perz, J., Sandoval, M., & Sundquist, K. (2009). Changes in sexuality and intimacy after the diagnosis and treatment of cancer:The experience of partners in a sexual relationship with a person with cancer. Cancer Nursing, 32(4), 271–280.

Holmes, L. J., Yorke, J. A., Dutton, C., Fowler, S. J., & Ryan, D. (2019). Sex and intimacy in people with severe asthma: A qualitative study. BMJ Open Respiratory Research, 6, e000382. https://doi.org/10.1136/bmjresp-2018-000382.

Hordern, A. J., & Street, A. F. (2007). Constructions of sexuality and intimacy after cancer: Patient and health professional perspectives. Social Science & Medicine, 64, 1704–1718. https://doi.org/10.1016/j.socscimed.2006.12.012.

Hughes, M. K. (2011). Sexuality and cancer. In J. D. Duffy & A. D. Valentine (Eds.), MD Anderson manual of psychosocial oncology (pp. 125–137). McGraw-Hill.

Kayser, K., Watson, L. E., & Andrade, K. T. (2007). Cancer as a "we-disease": Examining coping from a relational perspective. Families, Systems and Health, 25, 404–418. https://doi.org/10.1037/1091-7527.25.4.404.

Kniepmann, K., & Kerr, S. (2018). Sexuality and intimacy following stroke: Perspectives of partners. Sexuality and Disability, 36(2), 219–230. https://doi.org/10.1007/s11195-018-9531-2

Laurenceau, J. P., Rivera, L. M., Schaffer, A. R., & Pietromonaco, P. R. (2004). Intimacy as an interpersonal process: Current status and future directions. In D. J.Mashek & A. Aron (Eds.), Handbook of closeness and intimac.(pp. 61–78). Lawrence Erlbaum Associates.

Lindau, S. T., Surawska, H., Paice, J., & Baron, S. R.(2011). Communication about sexuality and intimacy in couples affected by lung cancer and their clinical care providers. Psycho-Oncology, 29(2), 179–185. https://doi.org/10.1002/pon.1787

Manne, S., & Badr, H. (2008). Intimacy and relationship processes in couples' psychosocial adaptation to cancer. Cancer, 112(11 suppl), 2541–2555.

Manne, S., Badr, H., & Kashy, D. (2012). A longitudinal analysis of intimacy processes and psychological distress among couples coping with head and neck or lung cancers. Journal of Behavioral Medicine, 35, 334–346.

Manne, S., Badr, H., Zaider, T., Nelson, C., & Kissane, D.(2010). Cancer-related communication, relationship in timacy and psychological distress among couples coping with localized prostate cancer. Journal of Cancer Survivorship, 4, 74–85. https://doi.org/10.1007/s11764-009-0109-y

Manne, S., Kissane, D., Zaider, T., Kashy, D., Lee, D., Heckman, C., & Virtue, S. M. (2015). Holding back, intimacy and psychological and relationship outcomes among couples coping with prostate cancer. Journal of Family Psychology, 29(5), 708–719.

Maslow, A. H. (1968). Toward a psychology of being (2nd ed.). Van Nostrand.

McGrath, M., Lever, S., McCluskey, A., & Power, E. (2019). How is sexuality after stroke experienced by stroke survivors? A systematic review of qualitative studies. Clinical Rehabilitation, 33(2), 293–303. https://doi.org/10.1177/0269215518793483

Mehta, A., Pollack, C. E., Gillespie, T. W., Duby, A., Carter, C., Thelen-Perry, S., & Wittmann, D. (2019). What patients and partners want in interventions that support sexual recovery after prostate cancer treatment:An exploratory convergent mixed methods study. Sexual Medicine, 7, 184–191. https://doi.org/10.1016/j.esxm.2019.01.002

O'Connor, S. R., Connaghan, J., Maguire, R., Kotronoulas, G., Flannagan, C., Jain, S., Brady, N., & McCaughan, E. (2019). Healthcare professional perceived barriers and facilitators to discussing sexual wellbeing with patients after diagnosis of chronic illness:A mixed-methods evidence synthesis. Patient Education and Counseling, 102, 850–863. https://doi.org/10.1016/j.pec.2018.12.015

Perndorfer, C., Soriano, E. C., Siegel, S. D., & Laurenceau, J.-P. (2019). Everyday protective buffering predicts intimacy and fear of cancer recurrence in couples coping with early breast cancer. Psycho-Oncology, 28(2), 317–323. https://doi.org/10.1002/pon.4942

Perz, J., Ussher, J. M., & Gilbert, E. (2013). Constructionsof sex and intimacy after cancer: Q methodology study of people with cancer, their partners and health professionals. BMC Cancer, 13, 270. https://doi.org/10.1186/1471-2407-13-270

Pieters, R., Kedde, H., & Bender, J. (2018). Training rehabilitation teams in sexual health care: A description and evaluation of a multidisciplinary intervention. Disability and Rehabilitation, 40(6), 732–739. https://doi.org/10.1080/09638288.2016.1271026. PROMIS (2020). https://www.healthmeasures.net/explore -measurement-systems/promis

Rainey, S. S. (2011). Love, sex and disability: The pleasures of care. Lynne Rienner.

Reis, H. T., & Shaver, P. (1988). Intimacy as an interpersonal process. In S. Duck (Ed.), Handbook of personal relationships (pp. 367–389). Wiley.

Steinke, E. E., Jaarsma, T., Barnason, S. A., Byrne, M., Doherty, S., Dougherty, C. M., Fridlund, B., Kautz, D., Martensson, J., Mosack, V., Moser, D. K., and on behalf of the Council on Cardiovascular and Stroke Nursing of the American Heart Association and the ESC Council on Cardiovascular and Allied Profession.(2013). Sexual counseling for individuals with cardiovascular disease and their partners. Circulation, 128(18), 2075–2096. https://doi.org/10.1161/CIR.0b013e31829c2e53

Taylor, B., & Davis, S. (2006). Using the extended PLISSIT model to address sexual health care needs. Nursing Standard, 21(11), 35–40. https://doi.org/10.7748/nx2006.11.21.11.35.c6382

Tucker, S. R., Speer, S. A., & Peters, S. (2016). Developmentof an explanatory model of sexual intimacy following treatment for localized prostate cancer: A systematic review and meta-synthesis of qualitative evidence. Social Science & Medicine, 163, 80–88.

Ussher, J.M., Perz, J., Gilbert, E., & Australian Cancer and Sexuality Study Team. (2015). Perceived causes and consequences of sexual changes after cancer for women and men: A mixed methods study. BMC Cancer, 15, 268. https://doi.org/10.1186/x12885-015-1243-8

Ussher, J. M., Perz, J., Gilbert, E., Wong, W. K. T., Mason, C., Hobbs, K., & Kirsten, L. (2013a). Talking about sex after cancer: A discourse analytic study of healthcare professional accounts of sexual communication with patients. Psychology and Health, 28(12), 1370–1390 https://dx.doi.org/10.1080/008870446.2013.811242

Ussher, J. M., Perz, J., Gilbert, E., Wong, W. K. T., & Hobbs, K. (2013b). Renegotiating sex and intimacy after cancer: Resisting the coital imperative. Cancer Nursing, 36(6), 454–462. https://doi.org/10.1097/NCC.0b013e3182759e21

Varela, V. S., Nelson, C. J., & Bober, S. L. (2011). Sexual problems. In V. T. DeVita, T. S. Lawrence, & S. A.Rosenberg (Eds.), DeVita, Hellman, and Rosenberg's Cancer: Principles and practice of oncology (9th ed., pp. 2456–2466). Lippincott Williams & Wilkins.

Weinfurt, K. P., Lin, L., Burner, D. W., Cyranowski, J. M., Dombeck, C. B., Hahn, E. A., Jeffrey, D. D., Luecht, R. M., Magasi, S., Porter, L. S., Reese, J. B., Reeve, B. B., Shelby, R. A., Smith, A. W., Willse, J. T., & Flynn, K. E. (2015). Development and initial validation of the PROMIS sexual function and satisfaction measures version 2.0. Journal of Sexual Medicine, 12, 1961–1974. https://doi.org/10.1111/jsm.12966

Wilmoth, M. C. (2013). Sexuality. In P. Larsen & I. Lubkin (Eds.), Chronic illness: Impact and intervention (8th ed., pp. 289–313). Jones & Bartlett Learning.

Wittman, D. (2016). Emotional and sexual health in cancer:Partner and relationship issues. Current Opinion in Supportive and Palliative Care, 10, 75–80. https://doi.org/10.1097/SPC.0000000000000189

World Health Organization. (2006). Defining sexual health: Report of a technical consultation in sexual health, 28–31 January 2002. https://www.who.int/reproductivehealth/publications/sexual_health/defining_sexual_health.pdf?ua=1

Wright, J. (2019). Addressing sexuality and intimacy in people living with Parkinson's during palliative care and at the end of life. British Journal of Nursing, 28(12), 772–779.

제2부

개인과 가족 중재

Individual and Family Interventions

제6장

대처 Coping

Pamala D. Larsen

개요

Vistoskt 등(1961)은 소아마비 환자에 관한 고전 연구에서 최초로 적응에 관한 질문을 제기했다. 연구자들은 환자에게 스트레스 요인, 즉 소아마비를 어떻게 다룰 수 있었으며 어떤 대처행위가 성공적인 성과를 달성하는 데 도움이 되었는지 질문했다. 60년 후 연구자들은 같은 질문을 반복했다. 대처와 적응의 특정 개념을 이해하는 데 진전이 있기는 했으나 여전히 많은 질문에 답을 얻지 못했다. 아울러 환자와 가족의 만성질환에 대한 심리사회적 적응을 지지하거나 보조하는 중재는 적은 수만 확인되었다.

초기의 대처에 관한 연구의 상당 부분이 Richard Lararus의 연구와 그의 1966년도 저서 Psychological Stress and the Coping Process에 관련된 것이었다. 이전의 대처에 관한 대부분의 연구는 자아심리학의 틀과 방어 개념에 대한 것이었고 병리학과 연관된 연구도 있었다(Folkman & Moskowitz, 2004). Lazarus의 이론은 스트레스에 대한 개인의 반응을 형성하는 데 있어서 인지평가의 역할을 강하게 강조했다. Lazarus의 대처에 관한 새로운 사고방식은 많은 연구자가 대처에 대해 재고하도록 유도했다. 결과적으로 대처는 1970~1980년대에 하나의 독립된 심리학 탐구영역으로 등장했다. 이 시기에 "Coping and Adaptation"(Coelho et al., 1974), "Health, Stress, and Coping"(Antonovsky, 1979), "Coping with Physical Illnes"s(Moos, 1977), "Vulnerability, Coping, and Growth from Infancy to Adolescence"(Murphy & Moriaty, 1976)를 비롯하여 대처에 관한 많은 저서가 출판되었다.

개인이 만성질환에 어떻게 반응하는가에 관한 다양한 심리사회적 모델이 개발되었다. 이 모델로는 스트레스-대처 모델(stress-coping model, Lazarus & Folkman, 1984), 질환표현 모델(the illness representation model; 현재 Common-Sense Model[CSM]로 알려짐. Lazarus et al., 2012), 적응 과업과 대처 모델(the adaptive task and coping model. Moss & Tsu, 1977), 적응 모델(adjustment model. Moss-Morris, 2013) 등이 있다. 이 중 가장 흔히 연구되는 모델은 Larzrus와 Folkman의 모델이다(Kato, 2015). CSM(Leventhal et al., 2012)은 두 번째로 많이 연구되는 도구이다. Lazarus와

Folkman의 모델과 마찬가지로 CSM은 완전한 대처 모델은 아니지만 만성질환자의 질환 인식과 대처 연구의 틀로 이용된다.

*** 대처와 심리사회적 조정**

심리사회적 조정(adjustment)이나 적응(adaptation)을 포함하지 않고 대처를 논할 수는 없다. 만성질환에 대한 심리사회적 조정은 긍정적 혹은 성공적인 대처의 성과라고 여겨졌다(Kraemer et al., 2011; Richardson et al., 2016; Sho et al., 2019; van Erp et al., 2017). 연구에서 대처를 심리사회적 조정의 매개요인으로 언급하기도 했다. 그러나 이 관계에 대한 여러 연구의 결과는 일관되지 않았다.

*** 대처에 영향을 미치는 요인**

환자와 가족의 만성질환에 대한 대처능력에 영향을 미치는 요인은 많다. 흔한 요인으로는 연령, 질병의 중등도, 장애의 정도, 사회적 지지, 성격 성향 등이 있다. White 등(2018)은 대처 연구를 검토하여 만성질환에 대처하는 내적·외적 대처 예측요인 틀을 개발했다. 1976년부터 2016년까지 발표된 총 106개 논문이 분석기준을 충족했다. 연구자들은 요인을 THRIVE로 범주화했는데, 각 범주를 다음과 같이 문자 THRIVE로 표시했다.

- T-치료적 중재(therapeutic intervention)의 존재. 치료적 중재는 환자의 신체기능과 심리사회적 안녕을 증진하기 위해 제3의 실무자가 실시하는 중재로 정의했다. 이 중재의 예로는 만성 건강문제에 대한 지식 개선, 새로운 대처기술 학습, 질환에 의한 정서적 결과를 검토하고 새로운 건강관리기술을 간호에 통합하는 데 중점을 둔 워크숍과 프로그램을 들 수 있다.
- H-습관과 행위 요인(habit and behavioral factors). 예로는 질환 한가운데에서 질환에 모든 것을 바치지 않으면서 일상을 확립하고 유지하며, 정기적으로 자가간호와 환자의 역량을 강화하는 중재에 참여하는 긍정적 습관이 있다.
- R-관계적/사회적 요인(relational/social factors). 사회적 지지는 정서적 관심과 돌봄 제공을 포함한다. 사회적 지지는 스트레스의 부정적 효과로부터 환자를 방어 혹은 완충할 수 있다. 실질적인 지지로는 경제적 지원이나 서비스 제공 혹은 안내나 충고와 같은 비공식적 지지가 포함된다.
- I-개인차(individual differences). 이 변수는 모든 개인에게 고유하다. 연령, 성별, 인종/문화적 배경, 자아존중감, 강인성, 건강상태, 증상 정도 및 사회경제적 특성을 말한다.
- V-가치와 신념(value and beliefs). 만성질환의 결과로 얻는 이득이나 긍정적 성과에 대한 신념은 긍정적 대처 성과(이득 확인)로 이어질 수 있다. 영성에 관한 신념과 가치는 성과에 중요한 역할을 한다.
- E-정서적 요인(emotional factors). 긍정적이고 표현적인 정서적 반응이 호의적인 대처 성과를 이끌어내는 반면 부정적이고 억압적인 정서적 반응은 부정적 적응이 예측된다.

많은 건강관리체계에서 환자 중심의 돌봄 제공을 강조한다. 환자 중심 돌봄의 특징은 열정, 존중, 환자의 가치에 부합하는 돌봄이다. Freedman-Hildreth 등(2019)은 건강관리자의 속성이 2형당뇨병 환자에게 어떻게 영향을 미치고, 이러한 속성과 대처능력의 관계가 어떻게 건강성과에 영향을 미치는가를 이해하고자 했다. 대처능력은 열정과 낙관적 생각을 제공함으로써 자가관리와 치료 만족도 간의 긍정적 관계를 충분히 매개했다. 그러나 돌봄제공자 측의 열정과 낙천주의 자체는 환자의 자가관리나 치료 만족도에 영향을 미치지 못했다.

Potter 등(2018)은 대처는 사회적으로 협상되며 건강관리체계와 같이 대처가 일어나는 사회적 공간에 의해 정의된다고 주장한다. 다시 말해서, 건강관리체계는 개인의 만성질환에 대한 대처능력을 돕거나 방해하는 역할을 한다. 불치의 만성질병을 앓고 있는 환자 48명과 면담한 연구자들은 이 서비스 참여가 개인의 만성질환 대처능력에 영향을 미치는 3가지 영역으로, 질환에 대한 상호인정(서비스에의 접근을 통해 가능해짐), 의료기관 간의 지속적 연계, 건강관리체계 전반에 걸친 행동조정 등을 강조했다(p.7).

다발경화증(multiple sclerosis, MS)에 대한 대처에 영향을 미치는 요인으로는 개인의 특성, MS의 임상적 양상, 심리사회적 요인이 있다. 생의 후기에 MS가 발병한 환자는 희망적-사고 대처전략을 덜 사용했다. 교육 수준이 높은 MS 환자는 문제 중심적인 대처를 더 많이 이용했다. 대처는 여성의 고용상태와 관련이 있는 것으로 드러났다. MS로 인한 퇴직은 대처를 위해 행동 철회와 물질 사용을 유도했다(Kar et al., 2019, p. 259). MS의 임상과정 역시 대처요인이었다. 악화기간에는 완화기간에 비해 정서 중심의 전략을 더 많이 사용했다. 우울, 불안, 태도 등 심리사회적 요인 모두가 대처에 영향을 미쳤다. 결론적으로 낮은 교육 수준, 첫 진단, 우울, 중증장애, 질병의 악화과정 등의 요인은 비효과적 대처전략 사용에 영향을 미쳤다. 적응적 대처를 촉진하는 요인은 여성, 유자녀, 긍정적 전망, 높은 자아존중감, 많은 영성 사용 등이다(p. 261). 그러나 이 연구는 무작위 실험연구가 아니라 편의표본을 이용한 횡단연구였다.

Thomsen 등(2010)은 말기 암에 대한 대처와 관련이 있는 잠정적 요인을 규명하기 위해 체계적 고찰을 실시했다. 30개 논문에서 약 160가지 특성을 확인했다. 연구자들은 이 결과를 대처에 영향을 미치는 7가지 요인으로 요약했다. 7가지 요인은 의미의 창출, 지지체계, 암의 영향 최소화, 신체적·정신적 기능 조절, 불확실성, 정서이다(p.3410). Thomsen 등(2010)은 연구에서 규명한 7가지 요인이 평가과정과 대처과정 모두와 관련될 것이라고 언급했다.

Cheng 등(2020)은 통합적 고찰을 통해 복합만성 건강문제(multiple chronic conditions, MCCs)에 대한 대처와 연관되는 5가지 요인으로 연령, 성별, MCCs의 집합, 사회적 지지, 인종과 문화적 배경 등을 확인했다. 연령은 노인을 대상으로 하는 여러 연구에서 규명된 요인으로, 환자의 대처경험이 가족과 건강관리 지지망에 깊이 연루되어 있음을 보여준다. 여성에 관한 연구는 여성이 긍정적 재평가, 현실 수용, 비난 등의 정서 중심 대처전략을 더 많이 사용하는 것을 발견했다. MCCs가 있는 참여자는 전염성 만성질환에 대해 더 많은 낙인행동을 보고했다. 공식적·비공식적 건강관리 자로부터의 사회적 지지 모두 대처에 도움이 되는 것으로 인식했고, 실제로 도움이 되었다. 사회적 지지는 문제 중심의 대처나 정서 중심의 대처와 중복되는 것이 아니라 독립된 대처자원이었다. 이 고찰에 포함된 3개 연구에서 참여자의 문화나 인종이 그들의 대처와 질병에 대한 이해에 어떻게 영향을 미치는가를 논했다.

대처 모델

대처 모델 혹은 틀은 환자의 만성질환 적응을 향한 움직임을 이해하는 데 도움이 된다. 두 가지 대처 모델이 있다. Lazarus와 Folkman의 스트레스와 대처 이론(Stress and Coping Theory, Larzarus & Folkman, 1984)과 자가조절의 상식 모델(Common-Sense Model of Self-Regulation, Leventhal et al., 2012)이다. 다음은 이 두 모델에

관한 논의로, 이 모델을 이용한 연구를 제시한다.

* 스트레스와 대처 이론

Lazarus와 Folkman(1984)은 대처를 사람들이 스트레스로 평가하는 내적·외적·상황적 요구를 관리하기 위해 사용하는 사고와 행위로 정의했다. 사람들은 이 틀을 이용하여 스트레스를 평가하고(1차 평가), 이 평가는 잠재적 반응을 염두에 두는 과정으로 이어진다(2차 평가). 대처는 이 반응을 집행하는 과정이다. Lazarus와 Folkman은 대처전략으로 정서 중심 전략과 문제 중심 전략을 규명했다. 정서 중심 대처는 사람들이 스트레스 사건에 의해 유발된 정서를 조절하고자 할 때 사용한다. 개인이 그 상황을 피하거나 도피하고자 할 때 이 전략을 사용한다. 문제 중심 대처전략은 그 상황을 해결하거나 변경하고자 할 때 사용한다. 개인이 스스로 상황을 관리할 수 있다고 믿고 있을 때 이 전략을 사용한다(Folkman, 2010; Lazarus & Folkman, 1984). 정서 중심 대처전략과 문제 중심 대처전략을 두 개의 독립적 대처전략 유형으로 취급하지 않아야 한다. 만성질환자의 삶과 같은 대부분의 스트레스 상황에서는 두 가지 전략을 모두 사용하는데, 이 두 전략은 상호 보충적이기 때문이다(Kristofferzon et al., 2018, p. 1856).

대처과정은 중요한 목표가 손상, 상실, 위협받았다는 개인의 평가에 대한 반응으로 시작된다(Folkman & Moskowitz, 2004). 대처는 환경과 환경의 요구 및 자원, 그리고 스트레스, 즉 이 상황의 경우 만성질환이라는 스트레스와 대처자원에 대한 평가에 영향을 미치는 개인적 성향 모두에 민감한 복합적이고 다차원적인 과정이다(Folkman & Moskowitz, 2004). 대처는 단독 개념이나 현상이 아니라 사람, 환경, 그리고 이 둘의 관계에 내재된 복합적이고 역동적인 과정이다.

Lararus와 Folkman은 1997년에 대처의 세 번째 범주인 의미 중심 대처를 이 모델에 추가했다. 의미 중심 대처전략은 부정적 정서를 조절하는 정서 중심 전략과는 반대로 긍정적 정서를 조절한다. 의미 중심 대처전략은 생활경험에서 강점에 초점을 두고 우선순위를 재배치하는 목표수정과 같은 전략의 형태로 가치와 신념을 이끌어낸다(Folkman, 2010. p. 902).

대처와 스트레스 및 대처 이론

Kim 등(2019)은 지각된, 그리고 실제 제공받은 사회적 지지, 대처전략(문제 중심, 희망적 사고, 회피/거부)과 사회적 고통 간의 관계를 검토했다. 브리티시컬럼비아 지역의 3차 병원에서 성인 선천적 심질환 프로그램(Adult Congenital Heart Disease program)에 참여한 편의표본 272명을 대상으로 3개 영역의 대처(문제 중심, 정서 중심, 비기능적)를 조사했다. 연구자들은 제3영역인 의미 중심 대처는 포함하지 않았다. 구조모형 구축방법을 이용하여 사람들의 심리적 고통(불안, 우울)이 지각된 사회적 지지와 직접 관련되고, 실제로 그들이 받은 사회적 지지와는 관련성이 없는 것을 밝혔다. 이 연구의 핵심적인 발견은 지각된 사회적 지지와 희망적-사고 대처전략은 역상관관계라는 것으로, 이는 사회적 지지에 대한 인식이 낮은 사람은 희망적-사고 대처전략을 더 많이 사용한다는 의미이다(p. 81).

연구자들은 다발경화증 환자 722명의 문제 중심 대처전략과 정서 중심 대처전략을 조사했다. 참여자의 평균연령은 49세이고, 질환기간의 중앙값은 9년, 그리고 참여자의 55%가 재발-완화 형태의 다발경화증을 앓고 있었다. 다수의 참여자가 수용, 계획, 긍정적 재해석과 성장, 적극적 대처 등의 문제 중심 대처전략과 정서 중심 대처전략을 혼합하여 사용하고 있었다(Holland et al., 2019, p. 217). 이 전략들은 적응적인 것으로 간주되었고,

더 좋은 심리사회적 적응의 지표, 더 좋은 정신적 삶의 질 및 전반적 삶의 질과 연관되어 있었다. 젊은 연령, 여성, 비고용상태, 재발-완화 형태의 다발경화증, 높은 장애점수는 부적응적 대처전략과 연관되었다. 이 특성들은 높은 물질남용 비율과도 연관성이 있었다(p. 221).

대처는 만성질환자의 건강 관련 삶의 질 예측의 관련요인이다(Vaske et al., 2017). 연구자들은 만성폐쇄폐질환(chronic obstructive pulmonary disease, COPD) 표본에서 질환대처와 질환인식의 영향을 분석했다. 444명의 표본은 Global Initiative for Chronic Obstructive Lung Disease(GOLD) 단계1(낮은 중등도)에서 단계4(가장 높은 중등도)에 걸쳐 있었다. 몇 가지 발견은 대처와 건강 관련 삶의 질에 관한 것이었다. (1) 질환인식은 인구학적 요소와 질병 중등도를 통제한 경우에도 건강 관련 삶의 질의 신체적 영역과 정신적 영역의 예측인자이다. (2) 질환인식을 통제한 상황에서, 질환에 대한 대처는 정신건강과 관련된 삶의 질뿐 아니라 신체건강과 관련된 삶의 질을 예측한다. 계획을 수립하고 이를 단계적으로 이행하는 등의 문제 중심 대처는 정신영역의 높은 건강 관련 삶의 질과 연관되었다. 분노, 자기연민, 반추, 사회적 위축과 같은 우울한 대처는 정신적 건강 관련 삶의 질뿐 아니라 신체적 건강 관련 삶의 질에 유해했다(Vaske et al., 2017. p. 1578).

Antonovsky(Kristofferzon, 2018에서 인용)는 통합균형감(sense of coherence) 개념을 규명했다. 통합균형감은 개인이 직면한 생활사건이 이해 및 관리가 가능하고 의미가 있다고 믿는 정도를 말한다. 통합균형감이 강하면 스트레스 상황에 더 잘 적응할 수 있고 삶의 질이 더 높을 수 있다. Kristofferzon 등의 연구에서 만성질환자의 통합균형감, 대처, 삶의 질의 관계를 확인하고자 했다. 이 연구의 개념적 모델인 Lazrus와 Folkman의 스트레스와 대처 이론에 근거하여 대처를 통합균형감과 정신적 삶의 질의 매개변수로 검증했다. 스웨덴에서 실시한 이 연구에 다발경화증, 말기 신부전, 만성 심부전, 뇌졸중, 파킨슨병 환자 272명이 참여했다. 이들이 사용한 대처전략과 그 효과는 통합균형감과 정신적 삶의 질의 관계를 매개했다. 정서 중심 대처와 문제 중심 대처 각각 혹은 혼합은 통합균형감과 정신적 삶의 질을 매개하지 않았다. 마지막으로 대처 효율성은 대처전략과 병합하여 혹은 단독으로 통합균형감과 정신적 삶의 질을 매개했다(pp. 1853-1859). 대처 효율성은 신체적, 심리적, 사회적 측면 및 일상생활의 실존적 측면의 관리에 대한 지각된 효율성에 근거한다.

* 자가조절에 관한 상식 모델

Levental 등(2012)은 1980년대에 환자와 가족이 건강위협에 반응하여 거쳐가는 여러 단계를 기술하기 위해 자가조절에 관한 상식 모델(common sense model of self-regulation, CSM)을 개발했다. 문헌에서 이 모델을 자가조절 모델(self-regulation model, SRM)로 칭하기도 한다. 초창기의 이 모델은 대처전략을 행동적 성과로 간주했고, 이 모델에 근거한 연구는 질환인식이 투약이행, 심장재활 참여, 당뇨병 자가간호와 같은 성과로서의 대처 예측인자 인지를 검토했다(Dempster et al., 2015). 최근 들어 이 모델은 대처를 행동적 성과보다는 광범위한 개념으로 간주하여 개인이 만성질환과 같은 부정적 상황을 관리하기 위해 사용하는 인지적 전략과 정서적 전략까지 포함한다. 이 모델에 의하면 개인은 건강위협을 더 잘 이해하기 위해 건강위협에 관한 자신만의 인식이나 아이디어를 개발한다. 정서적 반응은 긍정적 반응뿐 아니라 분노, 상처, 공포 등과 같이 부정적인 반응일 수 있다. 인지적 표현(cognitive representation)의 5가지 구성요소는 다음과 같다.

- 질환의 정체성(identity of the illness): 증상을 질환에 연결하고 질환에 대한 이해 구축. 질병명이나 질병부호가 쉽게 규명되지 않거나 진단이 증상과 들어맞지 않으면 어떤 일이 발생하는가?
- 시간성(timeline): 질환의 기간과 진행. '새로운' 만성질환자는 급성질환 관리의 틀을 지니는 반면 장기 환자는 만성적 관점을 지닌다.
- 원인(cause): 질환에 대한 지각된 이유. 대부분의 환자는 원인에 대한 가정을 형성하고 '내가 운동을 충분히 하지 않았는가?', '20년 동안 금연을 하기는 했지만, 그 이전에 담배를 너무 많이 피웠는가?', '환경이 내 질병에 기여했는가?'와 같은 질문을 한다.
- 결과(consequences): 질환이 환자와 가족에게 미치는 신체적·심리사회적·경제적 영향. 이 구성요소는 질병의 중등도에 관한 환자의 전반적인 평가이다.
- 통제 가능성(controllability): 이 질병이 통제, 관리, 혹은 치료될 수 있는지에 대한 신념

Leventhal 등(2012)은 인식이 행위를 유도하고, 이를 통해 적응적 혹은 비적응적 대처를 유도한다고 설명했다. 이 인식에 대한 설명은 사람들이 인지적 반응과 정서적 반응이 퍼즐조각처럼 맞추어진다고 생각하게 만든다. 또한 질환의 정체성부터 통제 가능성 혹은 치료 가능성에 이르기까지의 5가지 구성요소가 직선적으로 진행한다고 생각하게 만든다. 그러나 이는 그리 간단하지 않다. 당신이나 당신 가족 중 누군가에게 만성질환이 발생했다고 상상해보자. 당신은 진단을 받기 전에 이미 그 질병에 대해 어느 정도 지식을 가지고 있지만, 이제 그 건강상태는 '자신의' 문제가 되었고 당신의 인식은 변할 것이다. 당신은 인터넷을 검색하기 시작할 것이고, 거기서 자신이 흡수할 수 있는 양보다 훨씬 많은 정보를 얻게 될 것이다. 당신은 이 상태를 통제할 수 있고 치료도 가능할 수 있다는 생각을 가지고 시작한다. 그러나 온라인상에서 그렇지 않다는 것을 알려주는 너무도 많은 자료를 발견한다. 그리하여 질환에 대한 당신의 인식은 밤새 변화하고 이에 맞추어 정서적 반응, 행위, 대처 역시 변화한다.

CSM 모델에 의하면 질환인식은 개인이 질환에 어떻게 대처하는가를 결정한다(Richards et al. 2016; van Erp et al., 2017). 이어서 이 대처 전략은 질환에 대한 심리적·신체적·사회적 적응에 영향을 미친다. 일반적으로 통제 가능성에 대한 인식이 높으면 적응적 전략과 연관성이 높다. 반면 만성적인 시간성 및 결과가 심각한 중증질환으로 인식되면 비적응적 대처전략과 연관성이 높다(Richardson et al., 2016, p. 725).

대처와 상식모델

Dempster, Howell, McCorray(2015)는 상식모델(common-sense model, CMS)을 연구 틀로 적용하여 신체건강 문제에서의 대처와 질환인식에 대해 메타분석을 실시했다. 이 메타분석에 총 26개 연구가 포함되었다. 다수의 연구가 횡단적 설계를 적용했기 때문에 결론 도출에 한계가 있었다. 12개 연구에서 질환인식, 대처, 우울 증상을 검토했는데, 연구마다 다양한 대처 측정도구를 사용했기 때문에 결론을 내리기에는 너무 이질적이었다. 11개 연구는 계층적 회귀분석을 통해 질환인식과 대처가 우울의 변이 설명에 기여하는 정도를 검토했다. 일차적으로 질환인식을 대입했을 때 우울에 대한 기여도의 가중평균이 27.5%이고 대처는 7.2%이었다. 대처를 일차적으로 대입했을 때 질환인식에 대한 우울의 추가 기여도는 2개 연구에서는 적었고(9.2%), 나머지 연구에서는 크게 나타났다(33%). 대처에 대해서는 2개 연구에서 10%였고, 나머지

연구에서 25%였다. 11개 연구 중 7개 연구에서 대처 변수는 최종 회귀모델에서 가장 강력한 예측인자였다(pp. 508, 520). 9개의 연구는 장기추적연구로, 이 중 5개 연구는 대처를 적응의 매개요인으로 검토했다. 그러나 이 연구들의 결과에서 대처가 매개요인이라는 증거는 없었다. 모든 장기연구에서 시간에 따른 질환인식과 대처전략의 변화는 거의 없었다(p. 511). 이 메타분석 연구에서 연구의 기초 모델로 CMS를 언급하지만, 전체 연구에 걸쳐 대처 역할에 대한 조작적 정의는 일치하지 않았다.

이 메타분석 연구가 발표된 2년 후, Hagger 등은 이 메타분석을 출판했다. Hagger 등(2017)은 질환표현, 대처전략 및 질환의 성과 간의 상관관계를 검토하기 위해 한 가지 모델을 채택했다. 대처가 질환표현과 질환성과의 매개요인이 되는 과정 모델(process model)의 충족도와, 과정 모델 내의 매개요인의 효과를 검토했다. 이 분석에 포함된 연구에 대해 무작위 효과 메타분석을 실시했다. 메타분석의 경로분석은 질환성과에 대한 질환표현의 직접효과와 대처에 의해 매개되는 간접효과를 포함하여 과정모델을 지지했다. 정서적 표현과 인식된 통제감은 상대적으로 질환 관련 성과 및 기능적 성과와는 관련성이 낮았고 증상을 다루기 위한 대처전략이 좀 더 관련성이 높았다(p. 1117).

메타분석이 중요한 증거를 제공하는 반면, 개별 연구들은 만성질환에 대처할 때 인구집단과 문화에서 어떤 차이를 보이는지를 더 잘 규명해준다. Van Erb 등(2016)은 대처가 염증장질환 환자의 질환인식의 매개인자가 되는지를 질문했다. 네덜란드에 거주하는 211명의 염증장질환 환자를 표본으로 한 연구결과에서 질환에 대한 인식과 대처는 질병의 중등도를 통제한 상태에서 염증장질환에 대한 적응에 통계적으로 유의한 상관관계를 나타냈다. 질환인식과 대처는 삶의 질과 활동장애에 영향을 미쳤다. 연구자들은 다음과 같은 중요한 질문으로 논문을 마무리했다. 우리는 질환인식을 어떻게 조정할 것인가?

Vecchia 등(2019)의 연구에서 경증 뇌졸중 생존자와 반구조적 면담을 했다. CMS의 5가지 인지적 질환신념으로 면담의 틀을 구성했다. 건강관리자뿐 아니라 광범위한 사회적 지지망으로부터의 지각된 지지는 뇌졸중 생존자가 회복과정에 개입하는 방식에 영향력을 발휘했다. 발병 후 평균 7.5년 동안 뇌졸중과 그 결과에 대처하는 사람들은 다루기 힘든 공포, 불안, 좌절, 특이한 정서적 반응 등 정서적 반응을 나타냈다.

만성질환 경험은 개별적 과정도 아니고 고립된 과정도 아니다(Karademas, et al., 2019). 배우자의 역할이 환자의 적응과 안녕에 절대적이라고 알려져 있다. 환자와 배우자 모두 각 상대방의 인식과 행위에 영향을 미치고, 이들은 질환을 평가하고 대처하는 연합방식을 개발한다(p. 146). Karamas 등은 배우자의 질환표현이 처음 암 진단을 받은 환자의 대처행위에 직접적으로, 혹은 환자의 질환표현을 통해 간접적으로 미치는 영향을 검토했다. 30일 이내에 처음으로 암 진단을 받은 149쌍이 연구에 참여했다. 암에 대한 정신적 적응 척도(Mental Adjustment to Caner Scale)를 이용하여 암관련 대처행위를 평가했다. 연구자는 연구 질문에 답을 구하기 위해 구조방정식 모델(structurak equation model, SEM)을 이용하여 4가지 대안적 모델을 개발하고 가장 적합한 한 가지(부분적 중재) 모델을 선택했다. 연구결과는 다음과 같다. 배우자의 질환인식은 직접적으로, 또는 환자의 질환표현을 통해 간접적으로 환자의 대처와 관련된다. 양측 배우자의 통제에 대한 묘사는 배우자의 높은 적응적 대처와 긍정적 관계가 있다. 양측 배우자의 정서적 묘사는 높은 비기능적 대처와 관련이 있다(pp. 154-155).

암 진단은 그 개인과 배우자 모두에게 지

극히 복잡한 사건이다. 암 환자에 대한 일부 연구는 진단 후 10년에 이르기까지 정신적·신체적 성과가 불량함을 보여준다(Harringtron et al., 2010). Richardson 등(2016)은 암 환자의 질환표현, 대처, 질환의 성과에 관한 체계적 고찰을 실시했다. 회피 및 부정적인 대처행위와 연관되는 정서적 인식과는 대조적으로 개인적 통제감은 적응적 대처(인지평가와 문제 중심 대처)를 개선하는 가장 유망한 영역으로 나타났다. 전반적으로, 이 체계적 고찰에서 질환표현과 대처행위의 관계는 중등도에서 낮은 수준이었고 질환표현과 질환성과의 관계는 중등도에서 높은 수준인 것으로 나타났다(p. 733).

커플의 대처

지난 20년간 스트레스와 대처에 대한 개인 내(intrapersonal) 시각이 확대되어, 대처에 관한 두 가지 개인 간(interpersonal) 관점이 나타났다. 이 관점에는 양자 대처(dyadic coping)와 공동 대처(communal coping)에 대한 체계적 왕래 작용 모델(Systemic Transactional Model, STM)이 있다. 양자 대처는 Laazarus와 Folkman의 스트레스-대처 이론의 연장이다. 이 '우리-대처(we-coping)' 모델은 이제 대처 문헌의 전면 중앙에 자리매김한다. Bodenmann이 2005년에 언급했듯이 '상대 배우자 및 결혼생활에 미치는 영향을 고려하지 않은 채 배우자의 스트레스 평가나 대처 노력을 거부할 수 없다'(p. 36). 불행하게도 이 문헌은 우리-대처를 증진하는 방법을 거의 제공하지 않는다(Rohrbaugh, 2020).

* 양자 대처

전통적으로 연구는 만성질환에 대한 개인의 인식에 대한 노력에 초점을 맞추어 왔다. 그러나 최근에는 커플의 관점에서 대처와 심리사회적 적응을 바라볼 것을 강조하고 있고, 문헌에 양자 대처(dyadic coping)가 두드러지게 나타나고 있다. 일반적으로 만성질병을 개인의 병이 아닌 Kayser 등(2017)이 제안한 용어인 '우리-질병'으로 간주한다면 개인적 대처가 아니라 양자 대처를 심리사회적 적응의 한 요인으로 간주하는 것이 의미가 있다. 양자 대처는 커플이 스트레스 요인을 다룰 때 잠정적으로 상호작용하는 다양한 방식을 지칭한다(Upchurch, 2007). 양자 대처는 2가지 일차적인 목표, 즉 양측 배우자에 의해 스트레스를 경감시키는 목표와 관계 기능을 강화하거나 보존하는 목표를 지닌다. 문헌은 전체적으로 환자의 심리사회적 적응은 환자(혹은 배우자)가 그의 배우자가 통제를 통해 개입하거나 전혀 개입하지 않는다고 인식하는 경우가 아니라, 배우자가 지지와 협동을 통해 개입하고 있다고 인식할 때 강화된다고 제안한다(Berg & Upehurch, 2007, p. 921). 커플의 상호의존은 질환평가, 질환인식, 그리고 커플이 양측으로 대처하는 방식에 영향을 미친다.

Chection 등(2013)의 연구에서 커플 중 한 사람은 드러난 만성 건강문제가 없는 285쌍을 표본으로 이용했다. 커플 관계의 지속기간은 1년에서부터 61년까지였다. 환자와 배우자 각각 설문지를 작성했다. 다음은 이 연구에서 발견된 몇 가지 주요 결과이다. (1) 질환 간섭은 배우자의 지지보다 환자의 건강상태 관리에 더 강력한 예측인자(부정적이기는 하지만)이다. (2) 개인 관계의 질이 좋다고 인식할수록 환자는 배우자로부터 더 많은 지지를 받고 있다고 인식하고, 배우자도 환자로부터 지지를 더 많이 받는 것으로 인식한다. (3) 배우자가 환자의 질병이 자신의 삶에 방해가 된다고 인식할수록 환자가 자신에게 제공하는 지지가 적다고 인식한다. (4) 질환에 대한 '우리'의 관점은 환자보다 배우자에게 더 많이 관련될 수 있다.

Traa 등(2015)이 실시한 체계적 고찰의 일차적인 목표는 어떤 형태의 양자 대처가 암 환자 커플의 관계기능을 악화 혹은 향상하는가를 검토하는 것이었다. 연구결과 중 암 환자 커플의 결합효과가 있을 수 있다는 결과가 있었다(p. 92). 암을 우리-질병으로 직면하는 것이 관계를 강화했다. 이 체계적 고찰은 스트레스에 관한 의사소통(예: 암 관련 의사소통), 지지적 행동, 적정 양자 대처가 관계 유지와 강화에 중요하다는 것을 밝혀준다(p. 94).

* 공동 대처

공동 대처(communal coping)는 개인 간 대처의 관점에 근거하여 1990년대에 개발되었다. 이 모델은 스트레스 관리는 개별과정이 아니라 대인관계의 맥락에서 발생한다고 주장한다(Basinger, 2018). 사람들은 함께 인지적으로 대처할 수 있다. 예를 들면 스트레스 요인을 그들이 공유하는 것으로 생각한다(p. 690). 공동 대처는 부부나 그 외의 사회 단위에서 한 사람 또는 구성원 모두가 문제나 스트레스 상황을 '당신의' 혹은 '내' 일이 아니라 '우리'의 일로 간주할 때, 그 스트레스 상황에 대해 상호 소통할 때, 그리고 협동적으로 문제해결에 참여하고 배우자가 책임을 공유할 때 일어난다(Rentscher, 2019). Helgeson 등(2018)은 공동 대처가 여타의 대인관계 이론과 다른 점을 지적했다. 공동 대처는 배우자가 아닌 한 사람, 즉 환자의 이익을 향하는 연합과정이다. 공동 대처에서 질환에 대한 평가 역시 공유한다(p. 4). 연구자들은 또한 관계의 질이 공동 대처의 선행요인임을 지적했다.

다음 두 연구는 공동 대처와 만성질환의 관계에 관한 연구이다. Helgeson 등(2019)은 배우자가 1형당뇨병을 앓고 있는 199쌍의 공동 대처를 살펴보았다. 다수의 환자(68%)가 자신의 질환을 '자신의 문제'로 평가했으나 환자는 질환이 자신의 배우자에게 영향을 미쳤다고 진술했다. 반면 69%의 배우자가 질환을 공유하고 있다고 진술했다. 질환평가를 공유하는 환자는 나이가 많았고 장기간 현재의 커플관계를 유지해왔다. 공유된 질환평가는 더 많은 협동적이고 지지적인 행위 보고와 연관이 있었다.

Van Vleet 등(2019)은 공동 대처를 연구 틀로 이용하여 최근 2형당뇨병 진단을 받은 환자 123명과 그 배우자를 대상으로 대처과정을 연구했다. 연구자들은 공동 대처가 2형당뇨병 환자에게 이득을 가져다주는 과정을 이해하고자 했다. 환자와 배우자의 공동 대처는 배우자의 정서적 지지 영역에서 관련성이 높았다. 또한 배우자의 공동 대처는 환자가 배우자의 지지를 많이 수용하는 것과 관련성이 높았다.

만성질환에서의 대처의 공통점과 차이점

만성질병에 대한 적응은 대처의 효율성에 달려 있다. 대처는 적응과정을 조정한다. 예상한 바와 같이 많은 연구에서 정서적 대처와 회피 대처전략이 불량한 적응 및 불량한 삶의 질과 연관되는 것으로 나타났다. 문제 중심의 대처는 고도의 삶의 질, 더 양호한 적응, 높은 생활 만족도와 연관된다. 다음은 다양한 만성 건강문제에서 대처를 밝혀주는 연구이다.

Shao 등이 2019년에 실시한 연구에서 고혈압 노인 환자보다 관절염 노인 환자의 불안이 더 높았다. 연구자들은 고혈압 환자에 비해 관절염 환자가 장기간 더 심한 통증, 장애, 기능적 제약을 견뎌야 한다고 제언했다. 이 연구에서 고혈압 환자와 관절염 환자의 우울 증상은 차이를 보이지 않은 것으로 나타났다. 사회적 지지에서 심리사회적 자원, 위협 평가, 심리적 고통에 대한 자기효능감에 이르기까지 유의한 직접적인 경로가 있었다.

체계적 고찰에서 다발경화증을 지니고 살아가는 사람은 특히 질병 초기에 문제 중심 대처전략보다는 정서 중심의 대처전략을 더 많이 이용하고 있었다(Kar et al., 2019). 다발경화증 환자는 일반 인구에 비해 정신적 행동적 비개입과 부정을 포함하여 분리와 회피의 대처전략을 더 많이 이용했다(p. 259). Holland 등(2019)은 다발경화증 환자에 관한 연구에서 특정 대처전략 사용이 환자의 인구학적 혹은 질병 관련 특성과 연관되는지를 검토했다. 682명의 표본에서 적어도 참여자의 절반이 '종교에의 귀의'와 '물질사용'을 제외하고 대처전략을 극히 적게 사용했다. 가장 흔히 사용하는 대처전략은 (1) 수용 (2) 적극적 대처 (3) 계획 수립 및 긍정적 재해석과 성장 (4) 경쟁적 활동 억제와 억압 (5) 수단적 사회적 지지 추구 (6) 정서적 사회적 지지 추구 (7) 정서에 초점을 맞추고 정서 환기하기 (8) 유머 등이다.

Graven과 Grant(2013)는 심부전 환자의 건강 관련 삶의 질과 대처에 관한 연구에 대해 통합적 고찰을 실시했다. 통합적 고찰 대상 선정에서 연구 설계를 제한하지 않았음에도 심부전 환자의 건강 관련 삶의 질과 대처를 검토한 실험연구는 없었다. 많은 연구가 대처에 관한 조사연구였고, 대부분이 횡단적 설계의 연구였다. 13개 연구에서 대처가 심리적 건강 관련 삶의 질에 미치는 영향을 검토했고, 주로 불안과 우울을 다루었다. 기대한 바와 같이 문제 중심의 대처는 긍정적인 심리적 건강 관련 삶의 질과 관련이 있었다. 반대로 정서 중심의 대처는 건강 관련 삶의 질에 부정적 영향을 미쳤다. 문제 중심의 대처전략 사용은 자가간호와도 관련되었다. 여러 연구에서 참여자의 문제 중심 전략 사용은 자가간호를 촉진하는 것으로 나타났다. 몇몇 연구에서 참여자들은 자신의 에너지 한계를 극복하기 위해 환경을 조절하거나, 신체증상이 악화되었을 때 자가간호 결정에 도움을 얻기 위해 문제 중심 전략을 사용했다(p. 191). 신체적 건강관련 삶의 질과 대처와의 관련성에서, 문제 중심 대처(사회적 지지 사용, 적극적 대처 등)는 심부전 증상 감소와 관련이 있었다. 정서 중심 대처전략은 심부전의 신체증상 증가와 관련이 있었다.

대처 연구

건강관리 연구의 한 가지 쟁점은 표본의 다양성이 부족하다는 것이다. 매번 표본의 90%가 코카시안 백인이고 아프리카계 미국인이나 라틴계 미국인은 기껏해야 10% 정도이다. 이러한 연구에서 최종 언급은 표본이 다양하지 않아 결과를 일반화할 수 없다는 것이다. 대처 연구도 이와 다르지 않다. 참여자의 다양성이 부족하고 소수의 대처 연구만이 미국 원주민이나 태평양 군도의 대상자를 포함하고 있다. 예를 들어, 코로나19가 장애와 만성 건강문제를 지닌 사람의 스트레스와 대처전략에 미치는 영향을 검토한 최근 연구에서 269명의 표본을 백인 84%, 아프리카계 미국인 10%, 아메리카 원주민 혹은 알래스카 원주민 2.2%, 아시아계 미국인 4.8%, 기타 1.9%로 구성했다(Umucu & Lee, 2020). 이 연구의 표본에서 특이한 점은 소수 인구, 특히 흑인과 라틴계 미국인이 백인에 비해 코로나19 사망률과 유병률이 유의하게 증가했다는 것이다.

Kato(2013)는 1998년부터 2919년까지 대처 측정에 23개 도구가 사용되었다고 보고했다. 일부 도구는 특정 건강 관련 문제에 특화된 도구이고, 일부는 전반적인 스트레스를 측정하기 위해 개발된 도구이다. 표준화된 대처 측정도구가 없다면 각 도구는 서로 다른 틀로 대처를 '고찰'할 것이다. 그러므로 만성질환 연구를 비교할 때 당신은 사과 대 사과, 즉 동일한 것을 비교하지 않는 것일 수도 있다. 대처 측정도구에 관한 또 따른 쟁점은 일부 도구가 너무 광범위해서 만성질환 인구에 맞추어 규정된 도구와는 대조적으로 '학생들은 시험 스트레스에 어떻게 대처하는가'와 같이 스트레스와 대처를 일반적 의미로 본다는 것이다. 대처 측정도구에 대한 오랜 염려는 참여자에게 과거의 스트레스 사건에 어떻게 대처했는가를 질문한다는 것이다. 과거지향의 대처 측정도구에 대해서는 기억의 정확성에 대한 쟁점이 있을 수 있다.

횡단연구가 대처 연구의 대부분을 차지하고, 종단연구는 드물다. 임상전문가들은 질환은 만성적이지만 역동적이기도 하고, 대처전략은 질병단계, 악화와 완화, 사회적 지지의 부족 등에 따라 변화한다는 것을 알고 있다. 어느 한순간의 시기에 대처를 조사한다면 내릴 수 있는 결론이 거의 없을 것이다.

* 대처 측정도구

Kato(2013)는 1998년에서 2010년까지 학술지에서 대처척도 인용빈도를 보고하기 위해 문헌을 조사했다. 대처척도를 이용한 문헌을 포함하고 있는 2,000개 이상의 논문을 검토했다. 만성질환자에게 이용한 빈도가 가장 높은 대처척도는 Coping Orientation to Problems Experienced(COPE), Ways of Coping Questionnaire(WCQ) 또는 Ways of Coping Checklist(WCCL), Coping Strategies Questionnaire(CSQ)였다. 다음은 이 세 가지 척도에 대한 간략한 설명이다. 이 대처척도들은 건강 쟁점으로서의 스트레스와 참여자로서의 환자를 포함하는 연구에서 가장 자주 이용했다.

COPE는 53항목의 도구로, 14개 하위척도로 구성되었다. 이 척도의 이론적 근거는 행동 자가조절(behavioral self-regulation) 모델(Carver et al., 1989)과 Lazarus와 Folkman의 스트레스와 대처 이론(stress and coping theory)이다. 이 도구는 건강 스트레스 요인을 측정하기 위해 설계된 것은 아니며, 개인의 대처전략은 모든 유형의 스트레스 요인에 걸쳐 안정적이라는 관점에서 설계되었다(Kato, 2015). 스트레스 대처전략의 14개 하위척도는 단 1개 항목만을 포함하는 알코올-약물 철회 하위척도를 제외한 모든 척도가 4개 항목을 포함한다. 단축형 COPE 도구도 있다.

WCQ나 WCCL(Folkman & Lazarus, 1980)은 대처전략은 특정 유형의 스트레스 요인에 대한 반응에 따라 변화한다는 관점에서 개발되었다. 처음 개발된 도구는 방어적 전략, 문제해결, 정보 추구, 완화, 행동억제, 직접적 행동, 마법적 사고 등의 항목을 포함한 68개 대처전략으로 구성되었다.

CSQ는 Rosenstiel과 Keefe(1983)가 개발한 도구로, 처음 개발한 도구는 통증을 경험하는 사람이 대처전략을 이용하는 정도를 측정하기 위해 설계되었다. 지금도 CSQ를 통증 측정도구로 가장 많이 사용하기는 하지만 건강 관련 문제에 의해 초래되는 스트레스 측정에도 이용한다(Kato, 2015). CSQ는 여섯 가지 대처전략과 두 가지 행동전략을 측정하는 48개 항목의 7점 척도 도구이다(Rosenstiel & Leefe, 1983).

대처에서 건강관리 전문가의 역할은?

대처에 관한 중재연구는 드물다. 건강관리전문가가 만성질환자의 대처전략을 어떻게 개선할 수 있을 것인가? 만일 한 사람이 문제 중심 전략이나 행동전략에 비해 주로 정서 중심의 대처전략을 사용한다면 건강관리전문가는 이 사람이 문제 중심 전략을 더 많이 이용하도록 도울 수 있는가? 이 책에서 논의한 자가관리, 무력감 개선 중재, 사회적 지지 제공 등의 개념은 대처의 변화를 유도할 수도 있을 것이다. 또한 양자 대처와 공동 대처도 환자의 대처에서 배우자가 필수요소임을 강하게 지지한다.

몇 가지 연구에서 만성질환자의 긍정적 대처를 증진하기 위한 중재로 마음챙김(mindfullness)에 대한 교육을 검토했다. 이 연구 대부분이 암 환자를 대상으로 했다. 초기 유방암 환자에게 점진적 근육이완과 마음챙김 명상(mindfull meditation) 중재를 적용했다. 통제군은 일반적인 간호를 받았다. 12주 동안 매일 중재를 적용한 실험군은 피로가 유의하게 경감되었다. 또한 통제군에 비해 단축 COPE 도구의 계획과 적극적 대처 영역의 점수가 유의하게 높았다. Zimmerman 등(2020)은 성인 말기암 환자의 삶의 의미와 수용에 초점을 둔 마음챙김 중재에 대한 연구를 실시했다. 중재는 4주 과정의 사전 녹음된 마음챙김으로 구성되었다. 수용에서의 변화에 대한 사전과 사후 효과 크기는 중등도 수준에서부터 높은 수준이었으나 삶의 의미에서의 변화에 대한 효과는 통계적으로 유의하지 않았다.

다음 두 개의 체계적 고찰은 마음챙김과 신체질병에 초점을 두었다. Greeson과 Chin(2019)은 기질적 성향이자 기술 기반 훈련인 마음챙김은 여러 신체질환에서 환자의 증상보고를 줄이고 삶의 질을 개선할 수 있다고 결론지었다. Milolasek 등(2018)은 eHealth를 통해 마음챙김과 이완 기반의 중재를 제공한 연구를 고찰했다. eHealth 중재는 환자의 전반적인 건강과 심리적 안녕에 긍정적 효과가 있었다. 그러나 스트레스나 마음챙김 명상에는 효과가 없었다.

상식모델(Common Sense Model, CSM)을 이용한 연구들은 건강관리전문가가 환자와 가족의 질환인식에, 특히 이 인식이 정확하지 않은지에 주의를 기울인다고 주장한다. 물론 그 답은 정보나 교육을 통해 정확하지 않은 인식을 변화시키려 한다는 것이다. 그러나 특히 가족의 인식이 부정확하다면 이를 실천하기는 어렵다.

Martire 등(2010)은 커플을 대상으로 한 만성질병에 대한 중재를 메타분석했다. 33개 연구를 분석한 후 연구자들은 부부를 대상으로 한 중재의 효과는 작다고 결론지었다(p. 325). 부부의 전반적인 결혼의 질뿐 아니라 배우자의 영향과 배우자의 환자에 대한 지지에 목표를 둔 중재가 더 성공적일 것이라고 결론을 내렸다.

Richardson 등(2016)은 개인적 통제력을 향상하는 중재를 이용할 것을 제안했다. 이 중재는 다시금 적응적 대처전략 이용을 증가시킬 것이다. 논문 초록의 '이 검토는 암 환자의 정신건강 성과와 대처전략을 증진하기 위한 중재 설계에 정보를 제공할 수 있다'는 마무리 진술은 대처 연구의 전형적인 진술이다. 문헌에는 이러한 중재가 매우 드물다. Teo 등(2019)은 사고와 행위변화를 조준할 수 있는 틀로 인지행동치료(cognitive behavior therapy, CBT)를 제안한다. 연구자들은 말기 암 환자를 위한 의미 중심 심리치료 사용의 근거를 발견했다. 이들은 암이 진행되는 환자를 위한 심리사회적 중재에 관한 연구에서 삶의 의미를 향상하기 위한 인지행동치료 기반의 중재, 지지적 표현적 집단치료, 음악치료 및 생애 검토 중재에서 유망한 증거가 발견되었다고 결론지었다.

Berry 등(2017)은 만성 신체질환자를 위한 커플중재의 효과를 탐색하기 위해 35개 연구에 대해 체계적 고찰을 실시했다. 중재를 질환인식, 교육, 목표설정, 증상관리 및 문제해결에 초점을 둔 인지행동 기술훈련과, 성적 친밀감, 배우자 반응도, 의사소통 등 관계상의 문제에 초점을 둔 관계상담의 2개 범주로 그룹 지었다. 환자와 배우자의 성과는 두 범주에 근거를 두었다. 인지행동 접근을 채택한 커플중재는 인지적·기능적·행동적 성과에서 가장 효과적이었다. 관계 중심의 접근을 채택한 중재는 대인 및 친밀감 성과에 더 효과적이었다(p. 1290).

대처의 성과

대처는 만성질환자의 '최종' 행위가 아니다. 긍정적 대처는 질환에 대한 심리사회적 적응을 초래할 것으로 추측된다. deRidder 등(2008)은 심리적 적응에 관한 고전적 연구에서 성공적 적응의 다섯 가지 요소를 규명했다. (1) 적응적인 과업의 성공적 실천 (2) 심리적 장애의 부재 (3) 낮은 부정적 영향과 높은 긍정적 영향 (4) 직업을 유지하는 등의 적정 기능상태 (5) 다양한 삶의 영역에서 만족과 안녕(p. 264). 이 요소의 일부는 쉽게 측정된다. 예를 들어 심리적 장애의 부재나 존재, 그리고 직장 복귀는 어느 정도 확실하게 검증할 수 있다. 반면 그 외의 요소는 객관적으로 측정할 수 없다.

이 밖에 심리적 적응을 종착점이 아닌 과정으로 보기도 한다(Dekker & deGroot, 2018). 개인적 배경과 사회적 환경은 심리적 적응에 영향을 미친다. 이 배경요인은 개인이 스트레스 요인, 즉 만성질환을 바라보는 방식에 중요한 역할을 한다. 이 방식은 심리적 적응을 유도한다. 그러나 Dekker와 Degroot는 건강을 심리적 적응이 아닌 과정의 종착점으로 보았다.

심리적 적응이 가장 논리적 성과인 것처럼 보이지만 대처 성과에 대한 다른 시각이 있을 수 있다. 우울증상(부재 혹은 존재), 전반적인 심리적 고통, 전반적인 신체증상, 심리적 안녕(삶의 질, 건강 관련 삶의 질, 생활 만족도, 긍정적 정서 등)에 대한 검토는 대처의 지표를 제공할 것이라는 제안이 있다.

근거기반실무

연구자들은 처음 암 진단을 받은 환자의 질환인식이 환자의 대처행위에 직접적으로 그리고 환자의 질환표현에 상응하는 반응을 통해 간접적으로 미치는 영향을 검토하고자 했다. 연구의 목표는 배우자의 질환표현과 환자의 질환표현 간의 상호작용과 영향을 이해하는 것이었다. 149쌍의 표본에서 환자의 평균연령은 58.9세이고 배우자의 평균연령은 58.17세이다. 대부분 환자(77.18%)가 초기 암이었고, 나머지는 전이 암이었다. 환자의 질환표현을 평가하기 위해 수정 질환인식 설문지(Revised Illness Perception Questionnaire)를 이용했다. 배우자의 설문지도 환자 설문지와 동일하지만 배우자의 답변에 관한 문구는 다소 변경했다. 암 관련 대처행위는 암에 대한 정신적 적응척도(Mental Adjustment to Cancer Scale)로 평가했다. 이 분석에서 환자의 전반적인 삶의 질은 공변량 처리했다. QOQ-C30 설문지의 전반적 삶의 질(Global Quality of Life) 하위척도를 이용하여 전반적인 삶의 질을 평가했다.

연구결과 배우자의 질환표현이 환자의 상응적 질환표현을 통해 환자의 대처행위와 관련되는 것으로 나타났다. 배우자의 질환표현은 환자의 대처행위와 직접적인 관련성이 있었다. CSM은 질환표현은 역동적이고 변화에 개방되어 있으며 다양한 출처로부터의 정보에 의해 소설된다고 제안한다. 따라서 연구자들은 환자가 암 진단과 같은 건강위협을 받는 동안 그 상황에 대한 배우자의 신념에 개방되어 있다는 것에 놀라지 않았다. 또한 이 연구결과는 배우자의 참여가 암 환자에게 제공되는 전형적인 심리사회적 지지의 표준의 한 부분이 될 것임을 의미한다.

출처 Karademas, E. C., Dimitraki, G., Thomadakis, C. & Giannous, Z. (2019). The related of spouse illness representations to patient representations and coping behavior: A study in couple deling with a newly diagnosed cancer. Journal of Psychosocial Oncology, 37(2), 145–159.

사례 연구

01 John은 조기 알츠하이머 치매를 앓고 있는 65세 남자이다. 그는 2년 전에 알츠하이머 진단을 받았고, 부인 Joan이 가족 돌봄을 해왔다. John이 곧 안전한 환경에서 주 7일간 하루에 24시간 돌봄을 받아야 하는 증거들이 점차 증가하고 있다. Joan은 일주일에 3일 John을 주간 성인 프로그램에 동행한다. 당신은 주간 프로그램의 간호사이고, 환자와 가족 돌봄제공자를 간호한다. 오늘 아침 Joan이 John을 맡기면서 당신에게 이야기를 나누자고 요청했다. 그녀는 사무실 문을 열고 들어서면서 울음을 터트리며 "더 이상 감당할 수 없어요."라고 말했다.

토론 문제

01 당신은 Joan에게 어떻게 첫 반응을 시작할 것인가?

02 당신은 Joan의 경험이 어떤 것인지를 상상할 수 없다. 어떤 위로의 말을 그녀에게 해줄 수 있는가?

03 Joan은 이 상황에 대처하는 데 어려움을 겪고 있다. 그녀는 과거에 지지그룹 참여나 조기 알츠하이머 치매에 관한 온라인 블로그 검색을 주저했다. 당신은 Joan에게 이것을 제안해야 하는가? 그녀가 자신의 상황에 대처하도록 어떻게 도울 것인가?

사례 연구

02 Jan은 39세로 두 자녀의 어머니이다. 그녀는 최근 3기 유방암을 진단받았다. 그녀는 종괴 절제술을 마쳤고 다음 주부터 항암 화학요법을 시작한다. Jan은 자신이 암이라는 것에 분노하고 있고 그 분노를 가족과 친구에게 분출한다. 당신은 그녀의 항암 화학요법을 담당할 간호사이다. Jan이 방금 항암 화학요법 계획을 짜기 위해 당신의 진료소에 들어왔다.

토론 문제

01 Jan은 자신의 건강문제 대처에 어려움을 겪고 있다. 당신은 Jan과 비교적 새롭게 관계를 형성했으므로 그녀가 자신의 상황에 대처하도록 돕기 전에 신뢰관계를 먼저 수립할 필요가 있다. 이번 방문에서 당신은 무엇을 할 수 있는가?

02 Jan의 분노를 발산시키기 위해 당신은 어떤 하위 단계를 취할 수 있을 것인가?

03 Jan의 현재 대처전략은 정서 중심이다. 이 전략들을 수정하기 위해 당신은 그녀와 어떻게 일할 것인가?

학습문제

01 당신의 관점에서, 심리사회적 적응과 대처는 어떤 관계인가? 당신은 이 관계를 파악하고 있는가?

02 공동 대처와 양자 대처는 유사하다. 이 두 유형의 대처를 비교하고 대조한다.

03 연령, 교육 수준, 사회경제적 지위가 어떻게 대처에 영향을 미치는지 기술한다.

04 당신은 만성질환에 대처하는 사람들을 돕는 데 있어서 건강관리전문가의 역할을 파악하고 있는가? 이 역할을 기술한다. 이 역할의 성공을 어떻게 기술할 것인가?

참고문헌

Antonovsky, A. (1979). Health stress and coping. Jossey-Bass.

Basinger, E. D. (2018). Explicating the appraisal dimension of the communal coping model. Health Communication, 33(6), 690–699. https://doi.org/10.1080/11410236.2017.1300208

Berg, C. A., & Upchurch, R. (2007). A developmental-contextual model of couples coping with chronic illness across the adult life span. Psychological Bulletin, 133(6), 920–954. https://doi.org.10.1037/0033-2909.133.6.920

Berry, E., Davies, M., & Dempster, M. (2017). Exploring the effectiveness of couples interventions for adults living with a chronic physical illness: A systematic review. Patient Education and Counseling, 100, 1287–1303. https://dx.doi.org/10.1016/j.pec.2017.02.015

Bodenmann, G. (2005). Dyadic coping and its significance for marital functioning. In T. A. Revenson, K. Kayser, & G. Bodenmann (Eds.) Couples coping with stress: Emerging perspectives on dyadic coping (pp. 33–50). American Psychological Association.

Carver, C. S., Scheier, M. F., & Weintraub, J. K. (1989). Assessing coping strategies: A theoretically based approach. Journal of Personal and Social Psychology, 56, 267–283.

Checton, M. G., Magsamen-Conrad, K., Yenetis, M. K., & Greene, K. (2015). A dyadic approach: Applying a developmental-conceptual model to couples coping with chronic illness. Health Education and Behavior, 42(2),257–267. https://doi.org/10.1177/10901981114557121

Cheng, C., Inder, K., & Chan, S. (2020). Coping with multiple chronic conditions: An integrative review. Nursing and Health Sciences, 1–12. https://doi.org/10.1111/nhs.12695

Coelho, G. V., Hamburg, D. A., & Adams, J. E. (1974). Coping and adaptation. Basic Books.

Dekker, J., & de Groot, V. (2018) Psychological adjustment to chronic disease and rehabilitation: An exploration. Disability and Rehabilitation, 40(1), 116–120. https://doi.org/10.1080/09638288.2016.1247469

Dempster, M., Howell, D., & McCorry, N. K. (2015). Illness perceptions and coping in physical health conditions: A meta-analysis. Journal of Psychosomatic Research, 79, 506–513. https://dx.doi.org/10.1016/j.jpsychores.2015.10.006

deRidder, D., Geenen, R., Kuijer, R., & van Middendorp, H. (2008). Psychological adjustment to chronic disease. Lancet, 372, 246–254.

Folkman, S. (2010). Stress, coping, and hope. Psycho-Oncology, 19, 901–908. https://doi.org/10.1002/pon.1836

Folkman, S., & Lazarus, R. (1980). An analysis of coping in a middle-aged community sample. Journal of Health and Social Behavior, 21(3), 219–239.

Folkman, S., & Moskowitz, J. T. (2004). Coping: Pitfalls and promise. Annual Review of Psychology, 55, 1–25.

Freeman-Hildreth, Y., Aron, D., Cola, P. A., & Wang, Y. (2019). Coping with diabetes: Provider attributes that influence type 2 diabetes adherence. PLoS One, 14(4), e0214713. https://doi.org/10.1371/journal.pone.024713

Graven, L. J., & Grant, J. S. (2013). Coping and health-related quality of life in individuals with heart failure: An integrative review. Heart & Lung, 42, 183–194. https://dx.doi.org/10.1016/j.hrtlng.2012.12.002

Greeson, J. M., & Chin, G. R. (2018). Mindfulness and physical disease: A concise review. Current Opinions in Psychology, 28, 204–210. https://doi.org/10.1016/j.copsyc.2018.12.014

Haggar, M. S., Koch, S., Chatzisarantis, N. L. D., & Orbell, S. (2017). The common sense model of self-regulation: Meta-analysis and test of a process model. Psychological Bulletin, 143(11), 1117–1154. https://dx.doi.org/10.1037/bull0000118

Harrington, C. B., Hanse, J. A., Moskowitz, M., Todd, B. L., & Feuerstein, M. (2010). It's not over when it's over: Long-term symptoms in cancer survivors—a systematic review. International Journal of Psychiatry Medicine, 40(2), 163–181. https://doi.org.10.2190/PM.40.2.c

Helgeson, V. S., Berg, C. A., Kelly, C. S., Van Vleet, M., Zajdel, M., Tracy, E. L., & Litchman, M. L. (2019). Patient and partner illness appraisals and health among adults with type 1 diabetes. Journal of Behavioral Medicine, 42(3), 480–492. https://doi.org/10.1007/x10865-018-0001-1

Helgeson, V. S., Jakubiak, B., Van Vleet, M., & Zajdel, M. (2018). Communal coping and adjustment to chronic illness: Theory update and evidence. Personality and Social Psychology Review, 22(2), 170–195. https://doi.org/10.1177/1088868317735767

Holland, D. P., Schluter, D. K., Young, C. A., Mills, R. J., Rog, D. J., Ford, H. L., Orchard, K., & TONic Study Group (2019). Use of coping strategies in multiple sclerosis: Association with demographic and disease-related characteristics. Multiple Sclerosis and Related Disorders, 27, 214–222. https://doi.org/10.1016/j.msard.2018.10.016

Kar, M. K., Whitehead, L., & Smith, C. M. (2019). Characteristics and correlates of coping with multiple sclerosis: A systematic review. Disability and Rehabilitation, 41(3), 250–264. https://doi.org/10.1080/09638288.2017.1387295

Karademas, E. C., Dimitraki, G., Thomadakis, C., & Giannousei, Z. (2019). The relation of spouse illness representations to patient representations and coping behavior: A study in couples dealing with a newly diagnosed cancer. Journal of Psychosocial Oncology, 37(2), 145–159. https://doi.org/10.1080/07347332.2018.1508534

Kato, T. (2015). Frequently used coping scales: A meta-analysis. Stress and Health, 31, 315–323. https://doi.org/10.1002/smi.2557

Kayser, K., Watson, L. E., & Andrade, J. T. (2007). Cancer as a "we-disease": Examining coping from a relational perspective. Families, Systems and Health, 25, 404–418. https://doi.org/10.1037/1091-7527.25.4.404

Kim, M.-Y., Johnson, J. L., & Sawatsky, R. (2019). Relationship between types of social support, coping strategies, and psychological distress in individuals living with congenital heart disease. Journal of Cardiovascular Nursing, 34(10), 76–84. https://doi.org/10.1097/JCN.0000000000000531

Kraemer, L. M., Stanton, A. L., Meyerowitz, B. E., Rowland, J. H., & Ganz, P. A. (2011). A longitudinal examination of couples' coping strategies as predictors of adjustment to breast cancer. Journal of Family Psychology, 25(6), 936–972. https://doi.org/10.1037./a0025551

Kristofferzon, M.-L., Engstrom, M., & Nilsson, A. (2018). Coping mediates the relationship between sense of coherence and mental quality of life in patients with chronic illness: A cross-sectional study. Quality of Life Research, 27, 1855–1863. https://doi.org/10.1007/s11136-018-1845-0

Lazarus, R. S. (1966). Psychological stress and the coping process. McGraw-Hill.

Lazarus, R. S., & Folkman, S. (1984). Stress, appraisal and coping. Springer.

Leventhal, H., Bodnar-Deren, S., Breland, J., Hash-Converse, J., Phillips, L., Leventhal, E., & Cameron, L. (2012). Modeling health and illness behavior. In A. Baum, T. Revenson, & J. Singer (Eds.), Handbook of health psychology (2nd ed., pp. 3–35). Psychology Press.

Martire, L. M., Schulz, R., Helgeson, V. S., Small, B. J., & Saghafi, E. M. (2010). Review and meta-analysis of couple-oriented interventions for chronic illness. Annals of Behavioral Medicine, 40(3), 325–342. https://doi.org/10.1007/s12160-010-9216-2

Metin, Z. G., Karadas, C., Izgu, N., Ozdemir, L., & Demirci, U. (2019). Effects of progressive muscle relaxation and mindfulness meditation on fatigue, coping styles, and quality of life in early breast cancer patients: An assessor blinded, three-arm, randomized controlled trial. European Journal of Oncology Nursing, 42, 116–125. https://doi.org/10.1016.j.ejon.2019.09.003

Mikolasek, M., Berg, J., Witt, C. M., & Barth, J. (2018). Effectiveness of mindfulness-and relaxation-based eHealth interventions for patients with medical conditions: A systematic review and synthesis. International Journal of Behavioral Medicine, 25, 1–6. https://doi.org/10.1007/s12529-017-9679-7

Moos, R. H. (1977). Coping with physical illness. Plenum.

Moos, R. H., & Tsu, V. D. (1977). The crisis of physical illness: An overview. In R. H. Moos (Ed.), Coping with physical illness. Plenum.

Moss-Morris, R. (2013). Adjusting to chronic illness: Time for a unified theory. British Journal of Health Psychology, 13, 681–686.

Murphy, L. G., & Moriarty, A. E. (1976). Vulnerability, coping and growth from infancy to adolescence. Yale University Press.

Potter, C. M., Kelly, L., Hunter, C., Fitzpatrick, R., & Peters, M. (2018). The context of coping: A qualitative explorationof underlying inequalities that influence health services support for people living with long-term conditions. Sociology of Health & Illness, 40(1), 130–145. https://doi.org/10.1111.1467-9566.12624

Rentscher, K. E. (2019). Communal coping in couples with health problems. Frontiers in Psychology, 10, 398. https://doi.org/10.3389/fpsyg.2019.00398

Richardson, E. M., Schuz, N., Sanderson, K., Scott, J. L., & Schuz, B. (2016). Illness representations, coping, and illness outcomes in people with cancer: A systematic review and meta-analysis. Psycho-Oncology, 26, 724–737. https://doi.org/10.1002/pon.4113

Rohrbaugh, M. J. (2020). Constructing we-ness: A communal coping intervention for couples facing chronic illness. Family Process, 60(1), 17–31. https://doi.org/10.1111/famp.12595

Rosenstiel, A. K., & Keefe, F. J. (1983). The use of coping strategies in chronic low back pain patients: Relationships to patient characteristics. Pain, 17(1), 33–44. https://doi.org/10.1016/0304-3959(83)90125-2

Shao, J., Yang, H., Zhang, Q., Du, W., & Lei, H. (2019). Commonalities and differences in psychological adjustment to chronic illnesses among older adults: A comparative study based on the stress and coping paradigm. International Journal of Behavioral Medicine, 26, 143-153. https://doi.org/10.1007/s12529-019-09773-8

Teo, I., Krishnan, A., & Lee, G. L. (2019). Psychosocial interventions for advanced cancer patients: A systematic review. Psycho-Oncology, 28, 1394–1407. https://doi.org/10.1002/pon.5103

Thomsen, T. G., Rydahl-Hansen, S., & Wagner, L.(2010). A review of potential factors relevant to coping in patients with advanced cancer. Journalof Clinical Nursing, 19, 3410–3426. https://doi.org/10.1111/j.1365-2702.2009.03154.x

Traa, M. J., DeVries, J., Bodenmann, G., & Den Oudsten, B. L (2015). Dyadic coping and relationship functioning in couples coping with cancer: A systematic review. British Journal of Health Psychology, 20, 85–115. https://doi.org/10.1111/bjhp.12094

Umucu, E., & Lee, B. (2020). Examining the impact of COVID-19 on stress and coping strategies in individuals with disabilities and chronic conditions. Rehabilitation Psychology, 65(3), 193–198. http;//dx.doi.org/10.1037rep0000328

van Erp, S. J. H., Brakenhoff, L. K. M. P., Vollmann, M., van der Heijde, D., Veenendaal, R. A., Fidder, H., Hommes, H. H., Kapstein, A. A., van der Meulen-de-Jong, A. E., & Scharloo, M. (2017). Illness perceptions and outcomes in patients with inflammatory bowel disease: Is coping a mediator? International Journal of Behavioral Medicine, 24, 205–214. http://doi.org/10.1007/s12529-016-9599-y

Van Vleet, M., Helgeson, V. S., Seltman, H.J., Korytkowski, M. T., & Hausmann, L. R. M. (2019). An examinationof the communal coping process in recently diagnosed diabetes. Journal of Social and Personal Relationships, 36(4), 1297–1316. https://doi.org/10.1177/0265407518761226

Vaske, I., Kenn, K., Keil, D. C., Rief, W., & Stenzel, N. M.(2017). Illness perceptions and coping with disease in chronic obstructive pulmonary disease. Journal of Health Psychology, 22(12), 1570–1581. https://doi.org/10.1177/1359105316631197

Vecchia, C. D., Preau, M., Carpentier, C., Viprey, M., Haesebaert, J., Termoz, A., Dima, A. L., & Schott, A-M. (2019). Illness beliefs and emotional responses in mildly disabled stroke survivors: A qualitative study. PLoS One, 14(10), e0223681. https://doi.org.10.1371/journal.pone.02243681

Visotsky, H. M., Hamburg, D. A., Goss, M. E., & Lebovits, B. Z. (1961). Coping behavior under extreme stress:Observations of patients with severe poliomyelitis. Archives of General Psychiatry, 5, 27–52.

White, K., Issac, M. S. M., Karmoun, C., Leygues, J., & Cohn, S. (2018). The THRIVE model: A framework and review of internal and external predictors of coping with chronic illness. Health Psychology Open, 1–14. https://doi.org/10.1177/2055102918793552

Zimmerman, F. F., Jordan, J., & Burrell, B. (2020). Coping with cancer mindfully: A feasibility study of a mindfulness intervention focused on acceptance and meaning in life for adults with advanced cancer. European Journal of Oncology Nursing, 44, 1–1715. https://doi.org/10.1016/j.ejon.2019.101715

제 7 장

자가관리 Self-Management

Raeann G. LeBlanc

개요

세계보건기구(WHO)는 자가관리에서 장기간의 돌봄(chronic care) 증진을 주요 요소로 제시한다. 이를 위해서는 가정에서 상황(conditions)을 관리하는 행동기술(behavioral skills)을 지원하고 필요한 약제나 의학적 기구, 자가 모니터링 도구와 자가관리 기술을 갖추어야 한다(Nuño et al., 2012). 만성질환자의 자가관리란 동기를 부여하고 힘을 북돋워 증상관리뿐 아니라 건강과 삶의 선택에 있어서 현명한 결정을 할 수 있도록 일상적인 관리에 참여하는 것이다. 건강관리전문가의 코칭과 교육 상담은 만성적 상태, 발생 가능한 합병증과 증상관리에 필요한 자원을 제공하여 합병증을 예방하고, 필요할 때 지지를 해주어 건강을 유지하게 함으로써 효과적인 자가관리에 도움을 준다. 또한 자가관리는 사회적 지지를 통해서 향상될 수 있으며(Al-Dwaikat et al., 2020; Irani et al., 2019; Sloand et al., 2019), 자가 모니터링과 건강관리팀과의 의사소통 능력 증진기술을 통해서도 향상될 수 있다.

* 만성질환의 자가관리

만성질환은 모든 연령대의 사람에게 영향을 미치지만, 특히 노인, 대개 여러 가지 만성질환을 앓고 있는 노인에게 상당한 고통을 준다. 미국 65세 이상 노인 인구는 현재 4,600만 명에서 2060년에는 두 배가 넘는 9,800만 명으로 증가할 것으로 추정된다(U.S. Department of Health and Human Services, USDHHS, 2017). 노화에 따라 다양한 만성질환 상태(MCC)를 경험할 가능성도 증가한다. 미국인 4명 중 1명 정도(27.2%)가 다양한 만성질환 상태이며(Boersma et al., 2020), 아동은 15명 중 1명 정도이다(Anderson, 2010). 급성과 만성 상태를 함께 동반하는 다중이환도 노화가 진행됨에 따라 증가하며 복합성과 부담감이 추가된다(Porter, 2020).

Marengoni 등(2011)의 체계적 문헌고찰에 따르면 노인에서 다중질환의 유병률은 55~98%에 이르고, 이 조사에서 제시된 모든 연구에서 '노인인구의 다중질환 발병률은 심부전이나 치매와 같은 노인성 질환 중 가장 흔한 질환의 유병률보다 훨씬 더 높음'을 보여주었다(pp. 431-432). Nguyen 등(2019)은 체계적 문헌고찰과 지역사회기반 관찰연구 70편에 대한 메타분석을 통해 다중질환 발병률은 33.1%였으며, 전 세계 인구의 많은 사람, 특히 65세 이상 노인이 다중질환의 영향을 받으면서 살아가고 있다고 했다(Nguyen et al., 2019).

다중질환은 허약감과도 관련이 있으며, 이로 인해 자가관리가 더 복잡해진다(Vetrano et al., 2019). 많은 요인이 복합증상과 다양한 만성상태를 자가관리하는 개인의 능력에 영향을 미친다(Pefoyo et al., 2015). 자가관리 전략에는 자가 모니터링(self-monitoring), 약물 및 치료 관리, 건강한 생활방식, 증상관리, 자기옹호, 사회적 지원 활성화 및 건강관리 접근 등이 있다.

＊ 자기돌봄, 자가관리와 질병관리의 정의

자기돌봄(self-care), 자가관리(self-management), 질병관리(disease management)라는 용어들은 상호교환적으로 사용되기도 한다. 이러한 전략의 목표가 만성질환을 가지고 살아가는 동안 건강증진, 합병증 감소와 장애 예방 등에서 유사하더라도, 이 용어들은 별개의 의미를 가지고 있다. 자기돌봄은 건강한 생활방식으로 살아가는 것과 관련된 개념이다(Schulman-Green et al., 2012). 또한 자기돌봄은 만성질환의 자가관리와 특정 질병관리 접근법을 포함하는 포괄적인 용어로 개념화될 수 있다. 다양한 만성질환 관리자가 자기돌봄 개념을 명확히 설명할 때 이 개념은 다차원적으로 설명되고 여러 단계의 영향(개인, 지역사회 및 시스템 수준)을 받게 된다. “자기돌봄은 만성질환을 가지고 생활하며 건강관리를 할 때 시간이 지남에 따라 나타나는 개인의 능력, 성향 및 활동이다. 이들의 특징은 서로 영향을 미치며, 단계적(능력, 성향, 활동)이고 연속적이다”(LeBlanc & Jacelon, 2018, p. 6; LeBlanc, 2015).

자가관리는 건강을 규명하는 데 대상자의 참여를 강조하며, 상태에 따라 달라진다(O'Hara et al., 2019). 자가관리는 의도적이며 “특수 과정에 참여하고 특정 프로그램과 중재에 의해 영향을 받을 수 있을 뿐 아니라 특별한 형태의 결과를 유발한다”(Ryan & Swain, 2009, p. 218). 아울러 사회적 영향을 받는다(Martire & Helgeson, 2017). 질병관리는 건강관리전문가의 중재와 표준돌봄에 근거를 둔 치료에 초점을 맞추고 근거기반 실무지침을 적용한 합병증 예방을 강조한다(Care Continuum Alliance, 2017). 질병관리 프로그램은 특정 만성질환의 성공적인 관리를 위해 돌봄의 개인적인 측면을 강조한다(Grady & Gough, 2014). 예를 들면, 당뇨병, 만성폐쇄폐질환(COPD), 심부전 같은 단일 질환관리에 대한 근거기반 프로그램을 많이 제시했다. 이러한 프로그램은 성공적인 결과를 보여주었다(Jonkman et al., 2016; Lorig et al., 2016; Pinnock et al., 2016).

하지만 복합 만성질환자의 경우에는 한 가지 단일질환 접근법에 다른 접근법을 추가하는 방법은 효과적이지 않았다(Meranius & Hammar, 2016; Tinetti et al., 2016; Whitty et al., 2020). 동반질환자는 질병상태 간의 상호작용에 대한 복합적 관리를 이해하고, 우선순위의 균형을 맞추며, 합병증을 예방하고 자가관리할 수 있도록 치료법(regimens)을 단순화해야 한다. 복합 만성상태의 성공적인 관리를 위해서는 질병기반 접근법 대신, 환자 중심 또는 인간 중심 접근법을 자가관리 프로그램에 사용해야 한다(Tinetti et al., 2016).

복합질환에 대한 추가연구는 특정 요건에서 함께 나타나는 동반질환군에 중점을 둔다. 예를 들어, 당뇨병을 가지고 있는 질환군은 심장, 눈, 신경계 및 순환계에 영향을 미치는 질병이 있을 수 있다(Whitty et al., 2020). 군집(clusters)을 이해하고 여러 만성질환을 통합하면 정밀의학 분야를 기반으로 하는 향상된 치료 및 중재로 이어질 수 있으며, 이는 자가관리능력과 건강결과를 모두 크게 향상시킬 수 있다(Onder et al., 2020).

Ehrlich 등(2015)은 체계적인 문헌고찰에서 자가관리의 현상을 사회구조, 즉 서구문화에서는 독립심을 높게 평가하고 기대하는 사회구조로 이해하는 것이 중요하다고 했다. 소수민족집단과 토착문화에 자가관리 개념과 실무를 적용할 때는 총체적이며 효율적인 지원을 내포하고 있는 돌봄체계를 창출하는 것이 고도로 개별화된 기술 개발보다 효과적이다. 미래의 적용과 새로운 세대의 자가관리 프로그램은 건강불평등을 초래하지 않도록 평가에서 특정한 수준의 문화적 민감성이 필요하다(Ehrlich et al., 2015). 문화적 요인은 만성질환 자가관리에 영향을 미치기 때문에 이를 이해하는 것이 중요하다(Osokpo & Riegel, 2019).

* 자가관리의 지원

자가관리 지원은 만성질환의 복잡한 관리를 보다 광범위한 네트워크로 확장하는 개념으로, 단순히 개인의 행동과 기술에만 초점을 맞추는 것이 아니라 개인을 개별적 지원 자원, 의료시스템, 지역사회자원과 연결함으로써 결과를 개선하려는 것을 목표로 한다. 가족, 동료, 임상의 및 지역사회와의 협력은 개인의 건강관리를 보다 효과적으로 지원하고 예방과 건강증진을 도울 수 있다(Grady & Gough, 2014). 예를 들면, 동료 지원 프로그램을 통해 효과적인 자가관리를 달성할 수 있음을 나타내는 증거가 제시되었다(Arney et al., 2020; Boucher et al., 2019; Fisher et al., 2012; Kwan et al., 2017).

* 자가관리의 환경

대부분의 자가관리 프로그램은 지역사회의 개인에게 초점을 맞추고 있지만 자가관리는 외래환자나 지역사회 환경에만 국한되지 않는다. 실제로 자가관리 프로그램은 다양한 영역으로 확장되고 있다. 예를 들어, 자가관리 프로그램은 요양기관에서 살아가는 사람(Park et al., 2012; Roets-Merken et al., 2020; Schoberer et al., 2016)과 노숙을 경험한 사람(Campbell et al., 2020; Hulton et al., 2015)에게도 활용되고 있다. 근무장소와 관계없이 간호사는 만성질환자의 자가관리능력을 고려해야 하며, 자가관리를 지원하고 건강을 개선하는 기술, 태도 및 행동을 조장하는 대상자 중심적인 참여 접근법을 활성화해야 한다.

입원과 돌봄의 전환기간 동안, 교육적 요구, 자기조절, 자기효능감, 사회적 지지, 계획, 동기부여 및 자가 모니터링을 포함한 자가관리 촉진은 간호사와 대상자 간 협력의 기본적인 측면이다. 어느 현장이던지 간에 사례관리의 후속조치(case management follow-up)는 대상자에게 자가관리를 계속할 수 있도록 필수적인 자원을 제공한다. 간호사는 모든 간호현장에서 돌봄과 자가관리 지원을 받는 대상자를 관리하는 핵심적인 사람이자 옹호자이다.

지역사회에서 가정이란, 개인에게 치유와 건강관리의 공간으로서 의미를 가진다. 하지만 가정이 의료 및 사회복지 서비스를 받는 곳이 될 때에는 가정의 의미뿐만 아니라, 지원적 관리에 변화가 필요할 때의 자가관리 수단을 의미하기도 한다(Chung et al., 2017; Kegler et al., 2016; Lindahl et al., 2011). 질병을 자가 관리해야 하는 상황에서, 대상자의 역할이 돌봄과 지지를 받는 방향으로 조정될 필요가 있는 경우, 독립성, 사생활 및 개인의 요구를 결정하는 권한 등의 수준도 변화하게 된다. 이러한 변화 속에서도 대상자가 가능한 한 독립성을 유지하고 개인의 자율성을 증진할 수 있도록 간호사는 적절한 지지와 중재를 제공해야 한다(Chung et al., 2017; Lindahl et al., 2011). 주거지와 관계없이 하나 이상의 만성질환을 자가관리하는 사람은 그러한 경험에 대해 나름의 의미를 찾으면서 증상, 약물, 의료장비, 의료 및 의료 전문분야와의 약속 그리고 일상활동 등을 관리해야 한다(Corser & Dontje, 2011; Lorig et al., 2016). 미국 보건연구품질조사국(The Agency for Healthcare Research and Quality: AHRQ, 2016)의 자가관리 지원 자원 도서관은 건강관리제공자에게 대상자의 자가관리 지원을 위한 지식과 기술을 발전시키기 위한 자원이 될 수 있다.

*** 만성질환에 대한 자가관리 장려 정책**

미국 보건복지부(USDHHS; 2020)의 'Healthy People 2030'은 연방정부가 설정한 건강목표를 설명한다. 발의 안건에서 다루는 20가지 주제 중 일부는 관절염, 골다공증과 만성 요통, 만성 신장질환, 치매(알츠하이머병 포함), 당뇨병, 심장질환과 뇌졸중, 에이즈, 정신건강장애, 호흡기질환, 물질남용, 청각장애, 기타 감각장애 또는 소통장애 등의 특수 만성질환과 관련이 있다. 건강관리에 있어서 특히 일차 돌봄을 포함하는 다른 주제도 만성질환자를 돌보는 데 중요하다. 'Healthy People 2030'에서 다루는 관련 주제는 국민의 건강증진을 위해 만성질환을 예방하고 더 잘 관리하기 위한 요구를 강조하는 건강지표들이다.

2009년, 미국 경기부양책(American Recovery and Reinvestment Act)은 만성질환 자가관리 프로그램인 지역사회 예방사업 적용(Communities Putting Prevention to Work) 프로그램에 투자했다. 미국 보건복지부 산하 노인국(Administration on Aging, AoA)은 질병관리본부(CDC, 2011), 메디케어 및 메디케이드 센터(Center for Medicare and Medicaid Services, CMS)와 협력하여 이 법안을 통과시켰다. 지역기관, 보건복지부, 지역사회협의체를 활용하는 이 프로그램은 표준화된 만성질환 자가관리 프로그램(CDSMP)으로서 저소득층, 소수집단과 소외계층에게 특별한 관심을 기울인다. 또한 미국의 만성질환을 가진 노인이 자신의 질환을 어떻게 관리하고 자신의 건강을 어떻게 통제해야 하는지를 가르쳐준다(AoA, 2013).

만성질환 자가관리 프로그램이 시작된 이후 이 프로그램은 전국적으로 널리 시행되었다(Ory et al., 2020). 이러한 프로그램에 참여하면 건강 및 건강결과가 향상되고 입원이 감소한다는 결과가 일관되게 제시되었다(Ory et al., 2020). 구체적인 결과로는 활동 수준, 자기효능감, 삶의 질의 향상이 있다(Hevey et al., 2020). 최근에는 온라인 플랫폼을 통한 프로그램 제공(Lorig et al., 2016; Sangrar et al., 2019)과 기존 프로그램의 포용성을 보다 폭넓게 촉진하도록 조정하는 등의 방식으로 계속 발전하고 있다. 이에 대한 예가 Havercamp 등(2020)의 연구로서, 청각장애 학습자를 수용하고 청각장애 인구의 결과를 개선하기 위해 기존 만성질환 자가관리 프로그램을 미국 수화에 적용했다. 다른 연구에서는 만성질환 자가관리 프로그램의 접근성을 높이기 위해 교통수요 및 참여에 대한 재정적 장벽을 해결하는 등 사회적 건강 결정요인의 제시가 중요하다고 강조했다(Lin et al., 2020).

다른 장려책들은 만성질환자가 자가관리 프로그램을 통해 가정을 기반으로 하는 지역사회서비스, 기관의 지원과 고비용의 장기요양시설 입소나 병원 입원을 예방하는 돌봄의 도움을 받으면서 해당 지역사회 내에 거주하도록 돕는다(Kaye, 2012). 예를 들어, 미국에서 가장 허약한 계층을 위한 노인의료보험 가정요양 면제(Medicaid Home Care Waiver) 프로그램은 다양한 의료 및 사회복지서비스와 자가관리 지원을 통해 장기요양시설 대신, 아동과 성인이 집에서 돌봄을 받을 수 있는 선택권을 제공한다(Kaye, 2012). 이러한 정책에 따라 많은 사람은 가족과 집에서의 돌봄 제공을 선택하고 있다(Spencer et al., 2009).

* **자가관리에 대한 중범위 이론**

중범위 간호이론은 간호를 관계와 코칭에 기반한 것으로 개념화함으로써 자가관리 이론에 대한 이해를 제공하며, 협력적인 의사결정을 위한 지침을 제시한다. 최근에는 증상을 이론에 통합하도록 정교화된 버전(Riegel et al., 2019), Ryan과 Sawin(2009)의 개인 및 가족 자가관리 이론(IFSMT), Grey 등(2006)의 자가관리 및 가족 관리 틀로, Schulman-Green 등(2012)이 업데이트한 내용을 포함하고 있다.

만성질환에 대한 자가간호 이론은 건강관리전문가가 자가간호를 수행하고 있는 대상자의 과정을 잘 이해한다면, 이러한 정보를 이용해서 대상자가 어디에서 어려움을 겪는지를 확인할 수 있다는 전제에 근거를 둔다(Riegel et al., 2012, p.195). 이 이론의 세 가지 주요개념은 자기돌봄 유지(self-care maintenance), 자기돌봄 감시(self-care monitoring)와 자기돌봄 관리(self-care management)이다. 자가관리를 강조하는 과정은 의사결정과 반영을 포함한다. 또한 여러 요소가 자기돌봄, 경험과 기술, 동기, 문화적 신념과 가치, 자신감, 습관, 기능과 인지 능력, 다른 사람으로부터의 도움, 돌봄에 대한 접근성을 내포하는 자가관리의 복합적 과정에 영향을 미친다. 2019년에 이 이론을 보완하여 만성질환의 전반적인 자가관리에 필수적인 증상 감지, 해석 및 반응이 통합되었다. 증상관리는 신체 인식(몸 알아차림, somatic awareness)과 관련이 있다. 이러한 필수적 신체 인식은 성격, 연령, 성별과 진단을 포함한 개별요인의 영향을 받는다(Riegel et al., 2019). 만성질환의 자가간호 이론은 다음 7개의 명제를 포함한다.

① 서로 다른 만성질환이라 할지라도 자기돌봄에서는 핵심적인 유사점이 있다.
② 이전의 유병 경험은 자기돌봄의 질을 개선한다.
③ 목적은 있지만 목적을 반영하지 않는 자기돌봄에 참여하는 대상자는 복잡한 상황에서 자기돌봄을 숙련하는 능력에 제약을 받는다. 사고의 반영(reflective)를 요하는 자기돌봄은 학습될 수 있다.
④ 오해, 다른 생각, 무지 등은 불충분한 자기돌봄과 관련이 있다.
⑤ 자기돌봄 유지의 숙달은 자기돌봄 관리의 숙달에 앞서 이루어진다. 이는 자기돌봄 유지가 자기돌봄 관리를 위해 요구되는 의사결정보다 덜 복잡하기 때문이다.
⑥ 발현되는 증상과 징후의 변화에 대한 자기돌봄 감시는 효율적인 자기돌봄 관리를 위해 필수적이다. 이는 변화를 알아차리지 못하고 평가하지 못한다면, 변화에 대한 의사결정을 할 수 없기 때문이다.
⑦ 근거기반 자기돌봄(evidence-based self-care)을 수행하는 사람은 그렇지 않은 사람보다 더 좋은 결과를 얻는다(Riegel et al., 2012, pp. 199-200).

Ryan과 Sawin의 개인과 가족의 자가관리 이론(IFSMT)에 의하면, 자가관리는 '맥락, 과정 및 결과의 세 가지 측면으로 구성되는 역동적인 현상'을 의미한다(2009, p.9). IFSMT에서는 사회적 제도(예: 개인, 가족, 양자관계)라는 맥락 내에서 그리고 발달단계 전반에 걸쳐 일어나는 자가관리의 복합성을 인정한다. 개인 수준의 자가관리 대신, 개인과 가족의 자가관리 이론, 개인뿐 아니라 가족 수준에 대한 자가관리를 이해해야 한다(그림 7-1). 이 이론은 이미 언급한 맥락, 과정, 결과의 세 가지 측면에 있어서 자가관리의 복합성을 다룬다.

만성질환에 대한 개인과 가족 관리의 틀은 개인과 가족의 만성질환 관리능력에 영향을 미치는 요소를 이해하기 위한 구조를 제공하기 위해 고안되었다(Grey et al., 2006). 이 틀의 요소는 자가관리와 위험요소, 보호요소, 즉 질환요인, 개인요인, 사회심리적 특성, 가족요인 그리고 환경 등으로 구성된다(그림 7-2).

만성질환에 대한 개인과 가족 관리는 개개인이 일상적으로 자신의 만성 건강문제를 관리하고자 하는 결정과 활동으로 정의된다(Grey et al., 2006; Improving Chronic Illness Care, 2006-2017; Ryan & Sawin, 2009). 이러한 모델에 대한 심층적 연구에서 Schulman-Green 등(2012)은 자가관리의 세 가지 과정을 규명했다. '병의 요구사항에 집중하는 것'의 첫 과정은 개인이 신체를 돌보기 위한 활동과 질병 과정에 관계되는 처치, 즉 질병관리를 말한다. 두 번째 과정은 '자원을 활성화하기'이다. 이러한 과정을 활용하기 위해 개인은 가족, 친구, 지역사회의 도움과 지원을 추구한다. '만성질환과 살아가기'인 세 번째 과정은 개인이 만성질환을 인간으로서 살아가고 성장하는 맥락, 즉 질병관리 과정에 두는 것이다.

일부 개인, 특히 허약하거나 인지기능이 저하되었거나 지적 장애가 있는 사람을 자가관리에 참여하도록 하는 것은 지속적인 과제이다(Northway, 2019; Quinn et al., 2016). 이에 따라 간호사는 자신의 능력 내에서 대상자의 관리를 도와주는 일에 도전을 받게 된다(Jacelon et al., 2011). 자가관리 개념은 일상생활의 생물심리사회적 맥락 안에서 계속 진행되는 질병에 대한 관리를 이행하고 준수하는 것 이상의 확장된 개념이다. 간호사는 환자의 자가관리 능력 그리고 가족의 환자

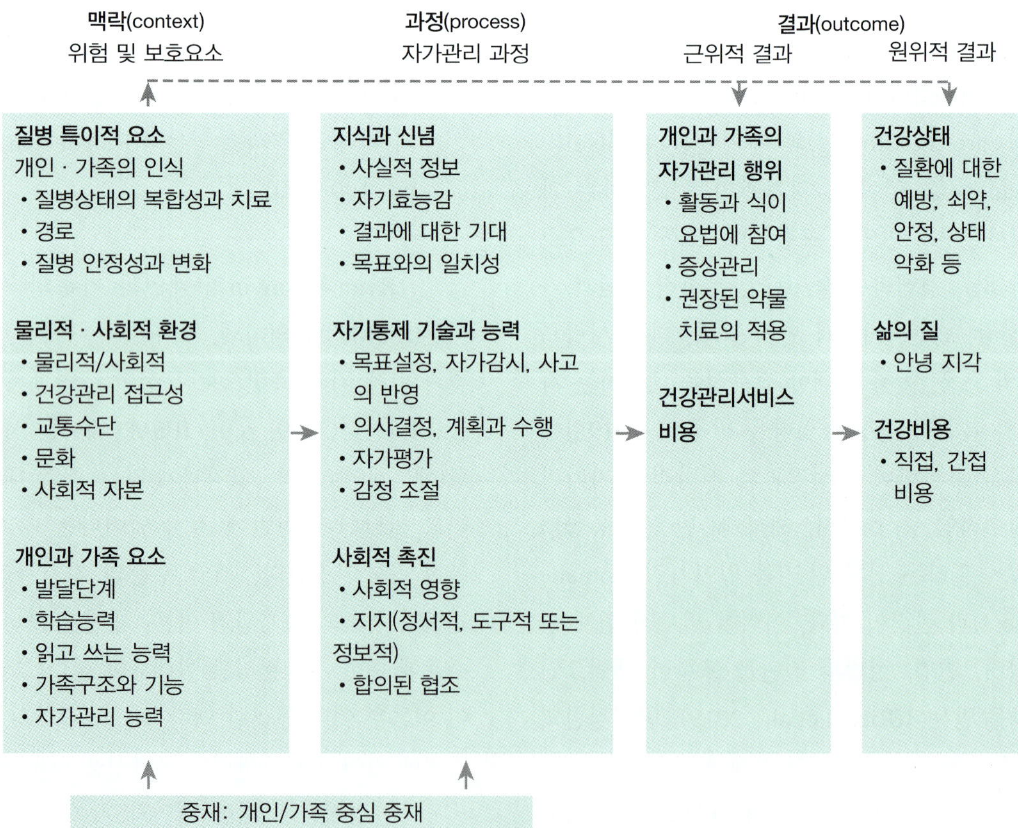

그림 7-1 개인과 가족 자가관리 이론: 맥락, 과정, 결과

출처 Ryan, P., & Sawin, K. J. (2009). The individual and family self-management theory: Background and perspectives on context process and outcomes. Nursing Outlook, 57, 217-225; Ryan, P. (2009). The integrated theory of health behavior change: Background and intervention development. Clinical Nurse Specialist, 23(3), 161-170. http://www4.uwm.edu/nursing/about/centers-institutes /self-management.cfm

자가관리에 대한 지지 능력(Grey et al., 2006)과 인간 중심 접근에 대한 능력(Havas et al., 2016)을 모두 고려해야 한다.

개인의 만성질환을 관리하는 능력과 사회적 지지에 대한 능력은 질병의 심각성, 치료요법, 질병 경과, 대상자와 가족의 특성, 대상자의 질병 관리 환경 등에 따라 달라진다(Grady & Gough, 2014; Grey et al., 2006). 질병의 심각성에 대한 대상자의 관점은 간호사가 알고 있는 것과 다를 수 있다. 관리에 대한 의미는 질병이 대상자와 가족에게 미치는 영향에 따라 달라질 수 있다. 질병의 원인(예: 흡연에 따른 폐기종과 같은 생활방식 질환 또는 유전적 질환)은 대상자의 자가관리 능력에 영향을 미친다. 이러한 상황에서 가족은 질병의 부정적인 예후에 대한 우려나, 질병 발생에 대한 죄책감을 경험할 수 있다. 만성질환에 대한 치료요법은 중요한 생활방식의 조정을 요구하므로 복잡할 수 있다. 연령, 만성질환의 수와 유형, 심리사회적 상황, 기능적 능력, 질병 관리에 대한 자기인지능력, 교육 수준, 사회경제적 상태 등과 같은 개별적 요인 모두 개인의 자가관리 능력에 영향을 미친다. 간호사의 신중한 사정이 간호를 제공하는 데 필수적이다. 일단 사정이 완료되면, 간호사는 질병관리에서 대상자나 가족을 지도할 수 있다.

자가관리와 가족관리의 모델에서는 증상의 감소, 질병관리의 수월성 증가, 삶의 질 향상, 자기효능감 증진 등 개인 및 가족의 결과가 향상된다(Grey et al,, 2006). 이 모델의 주요 목표는 개인이 건강에 대해 가능한 한 가장 광범위한 정의를 사용하여 자신의 건강을 증진하도록 돕는 것이다. 간호사는 대상자와 가족의 자가관리를 지원하고, 그들에게 건강을 증진하는 기술을 교육하며, 일상에서 그러한 활동을 통합하도록 대상자와 가족을 지도해야 한다.

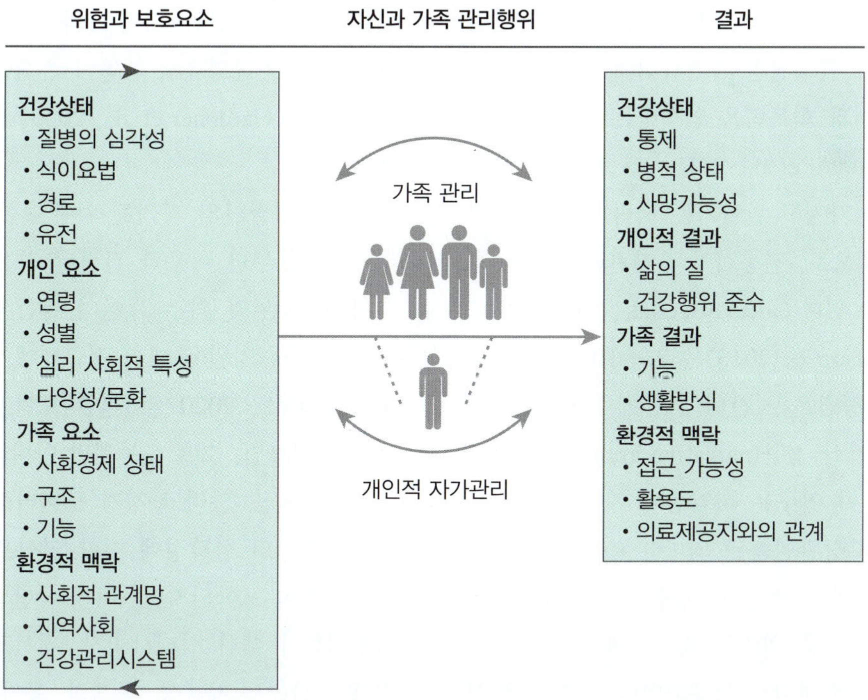

그림 7-2 자가관리와 가족관리의 틀: 위험과 보호요소, 자신과 가족 관리행위 및 결과

출처 Grey, M., Knafl, K., & McCorkle, R. (2006). A framework for the study of self- and family management of chronic conditions. Nursing Outlook, 54, 278-286.

자가관리의 의미

지역사회에 거주하는 개인이 자신의 건강을 관리하고, 지원적 돌봄에 대한 경험에 대해 어떠한 의미를 갖는지를 이해하는 것은 효율적이고 비용효과적이며 적절하게 상대를 존중하는 돌봄을 제공하는 데 필수적이다. 그 사람의 삶의 맥락에서 개인의 이러한 과정을 개별적인 관점의 과정으로 이해하는 것은 중요한 일이다. 효과적인 자가관리가 모두 한 번에 일어나지는 않는다. 실제로, 자가관리에 대한 종단연구(longitudinal study)(Audulv et al., 2012)로 대상자가 자가관리 과정을 단계별로 받아들인다는 것을 알아냈다. 만성질환의 진단 직후 환자는 효과적인 자가관리 전략을 찾는 데 전념한다. 이 단계 후에는 비용과 장점을 고려하고, 행동의 반복성과 계획을 수립하며, 자신의 삶에 맞는 자가관리를 협상해나간다. 연구 참여자들은 질병경험, 일상적 상황, 개인적 신념과 사회적 지지와 같은 자신의 맥락에 따라 그 단계들을 관리하고 있었다. 그러므로 만성질환 자가관리의 강점에 초점을 맞추고 강점과 회복력을 인식하는 것이 필수적이다(Kristjansdottir et al., 2018). 그룹 스토리텔링은 만성질환을 가지고 살아가는 맥락 내에서 의미를 만드는 방법으로, 전통적인 자가관리 중재와 동시에 사용될 수 있다(Gucciardi et al., 2019).

Nicholson 등(2013)은 86~102세의 허약 노인 15명의 경험을 시간의 흐름에 따라 이해하기 위해 이야기식 접근(narrative approach) 방식을 이용했다. 이 연구는 허약함이 자주 부정적으로 보여주는 고정관념화된 의미에 이의를 제기했다. 대신 집에서의 돌봄을 유지하고 허약함을 경험하는 의미가 새로운 의미와 자아정체성이 형성되는 잠재적 능력의 하나로 이해되었다. 노인들은 신체적·사회적·정신적 건강이 상실되었을 때, 그러한 불균형 상태에서도 나름의 의미를 찾았다. 이와는 대조적으로 새로운 관계를 형성하고, 신체기능 상실을 극복하고 안녕을 실현하는 능력이 있었다. Nicholsonet 등(2013)의 연구는 대상자가 '평범한 세계와 다른 방식으로 관계를 맺는' 능력을 유지하면서 자신과 다른 사람을 연결하는 능력과 상실을 모두 경험한다고 제안함으로써 집에 있는 노인이 허약하다는 관점에 이의를 제기했다(p. 1179).

* 균형을 유지하는 행동

자가관리의 상황적 복합성을 기술하려는 만성질환 연구에서는 시간이 지남에 따라 다양한 수준에서 균형을 유지하는 행동과 조율에 대한 주제가 제시되었다(Darlow et al., 2018; Ingersgaard et al., 2019; Lee & Heo, 2019; Tumilty et al., 2020). 만성질환의 자가관리를 역동적이고 다면적인 요구사항에 직면하여 자신의 돌봄을 유지하는 것으로 설명하는 '균형유지 행동'은 보편적 주제였다. 또한 만성질환을 가지고 살아가고 있는 사람에게 필요한 균형 외에도 건강관리전문가와 가족 돌봄제공자에게도 필요한 균형유지 행동이 존재한다(Freilich et al., 2020; Gardener et al., 2020; Holman et al., 2020).

만성질환의 자가관리에 대한 균형은 대개 추가 본인 부담 비용과 관련된 경제적 영향을 포함하여 내부 및 외부 요인의 복합성, 만성질환의 수, 자원 및 지원에 대한 접근성에 영향을 받는다(Costa et al., 2020). 이러한 요인에는 약물관리, 특별 식이요법, 호흡 운동뿐만 아니라 자가 모니터링, 자가사정, 그리고 자가 모니터링에서 얻은 결과 및 증상의 심각성에 대한 인식을 바탕으로 한 의사결정이 포함되지만, 이에 국한되지는 않는다. 만성질환에 대한 심리사회적, 정서적 반응과 사회적 관계관리는 자율성, 통제력, 동기부여를 촉진하는 데 중요한 역할을 한다.

*** 자가관리를 위한 가정과 이동하는 자원**

지역사회, 구체적으로 자가관리를 지원하는 환경으로서의 가정환경은 돌봄이 이루어지는 흔한 장소이다. 고혈압과 인지장애가 있는 60~89세 아프리카계 미국인의 경험을 기술하기 위해 Klymko 등(2011)은 참여자의 고혈압 자가관리에 초점을 둔 반구조화된 면담 과정을 이용했다. 가정이라는 환경은 안전하며, 자가관리를 증진할 수 있도록 정서적으로 지지해주는 곳으로 간주된다. 이 연구의 참여자는 가정과 가정에 연결된 자신과의 관계에서 정서적·정신적으로 스스로를 돌본다는 것을 깨닫게 되었다(Klymko et al., 2011, p. 207). 이들은 자신의 인지장애에도 불구하고 안정적으로 조절된 혈압을 유지했다. 자가관리를 유지하는 것은 어려운 일이지만, 가정은 건강을 증진하도록 도와주며, 지원해주는 의미 있는 장소였다.

모바일 건강(mHealth)은 건강을 지원하기 위해 휴대전화 같은 모바일 장치를 사용한다. 전자 건강(eHealth)은 전자건강기록과 같이 건강을 지원하는 전자 프로세스를 가리키는 더 넓은 의미의 용어이다. 모바일 건강과 전자 건강 모두 건강 문해력 외에도 일정 수준의 디지털 문해력이 필요하다. 2015년에 Gee 등(2015)은 만성질환 관리 모델(CCM)(Wagner, 1998)을 재구성하여 eHealth를 포함시키는 것을 목표로 이론 도출과정을 적용했다. 연구자들은 수정된 CCM인 eHealth 강화 만성질환 관리 모델(eCCM)을 제안했다. 이 모델은 CCM에 몇 가지 주요 변경사항을 제안했는데, 바로 자가관리를 위한 eHealth 교육의 중요성, eHealth 지원이 지역사회 내에 배치되어야 한다는 점, 필요한 사람과 그들의 돌봄팀 간의 지속적인 교환 피드백 고리(loop)이다. eCCM의 영역으로는 자가관리 지원, 전달시스템 설계, 임상 의사결정 지원, 임상정보시스템 및 eHealth 교육 등이 있다(Gee et al., 2015).

혁신적인 기술은 모바일 앱(Pérez et al., 2020; Walsh et al., 2016), 온라인 간호사 주도 웹 기반 교육 프로그램(Foster et al., 2016; Jiang et al., 2020) 및 원격의료(Ju, 2020)와 같이 만성질환의 자가관리를 지원하기 위해 점차 eHealth 및 mHealth에 초점을 맞추고 있다(Du et al., 2020; Rabenbauer et al., 2021; Wong & Lam, 2016). 이러한 중재들은 자가관리 정보, 교육 및 자가 모니터링을 촉진하고 건강관리제공자, 가족구성원 및 개인에게 이러한 지원을 확장한다(Boots et al., 2016; Still et al., 2020). 이러한 애플리케이션은 대상자가 살고 있는 곳에서 자가관리 지원을 돕고 사용법을 교육할 수 있으며, 쉽게 접근할 수 있을 뿐 아니라 일상생활에 통합될 수 있다. 최근 mHealth 및 eHealth와 같은 기술의 발전에도 불구하고 만성질환 자가관리를 위한 이러한 교육 프로그램은 널리 채택되기 전에 그 효과를 입증할 근거가 여전히 필요하다(Coster et al., 2020).

*** 자기결정과 정체성의 변화**

자기결정이란 자신의 삶을 통제하고 자신의 가치에 근거하여 결정을 내리는 능력이다(Holmberg et al., 2012). 자아정체성(self-identity)은 건강상태의 변화와 시간이 지나면서 건강관리를 위해 특정 측면에서 타인에게 의존해야 하는 필요성으로 인해 어려움을 겪게 된다. 자기결정은 사람들이 스스로 돌보는 방식을 선택하고, 자신의 건강을 관리하며 자가관리 결정을 내리는 데 어떤 역할을 맡거나 맡지 않는지와 관련된 중요한 측면이다. 자기결정은 사회적 관계와 돌봄제공자와의 상호작용에 의해 영향을 받을 수 있다. 여기에서 언급된 세 가지 연구는 만성질환자가 돌봄제공자로부터 어떻게 자기결정에 영향을 받는지와 자가관리의 결과를 이해하고자 했다.

공식적인 건강관리전문가들 사이에서는 간

호사가 주도하는 만성질환 자가관리를 지원하기 위한 만남에서 '공동 의사결정과 주체성'이 드러나지 않을 때, 지배와 통제의 존재로 인해 환자의 자기결정권을 저해하는 긴장이 자주 발생한다(Duprez et al., 2018; Franklin et al., 2018). Duprez 등(2020)은 횡단연구에서 자기결정 이론(Self-Determination Theory, Ryan & Deci, 2000)을 적용하여, 만성질환을 관리하는 사람과 상호작용할 때 간호사가 사용하는 다양한 유형을 연구했다. 이 유형은 자율성 지원, 구조, 통제, 또는 혼란의 정도를 반영한다. 네 가지 범주(profile)로 나타난 결과는 (1) 동기부여, (2) 의욕 저하 또는 혼란, (3) 적극적, (4) 구별이 어려움이었다. 간호사에 의한 만성질환 자가관리를 지원하는 최적의 프로필은 높은 자율성과 구조를 지원하는 것과 낮은 수준의 통제력과 혼란을 지원하는 것이었다. Duprez 등의 연구에서 이 범주들은 간호사의 상담 상호작용에서 20%에서만 이용되었으나(n=389), 간호사의 역할 개발에서 중요한 고려사항이 되었다.

관련 연구에서 Lee 등(2021)은 청소년기를 벗어난 17~20세 성인(n=23)의 만성질환 자가관리에 대한 부모의 영향을 이해하고자 했다. 이 질적 연구에서는 자가관리를 설명하기 위해 반구조화된 면담을 사용했다. 면담 질문은 자기결정 이론(역량, 자율성, 자율성 지원)을 기반으로 구성되었다(Ryan & Deci, 2000). 자가관리 능력과 자율성은 경험을 통해 시간이 지남에 따라 향상되었다. 이러한 자가관리는 구조(교육)와 자율성(부모로부터 성인이 되어가는 자녀에게 책임을 이전하기)을 통한 부모의 신뢰로 뒷받침되었다. 부모의 두려움과 자녀에 대한 신뢰 부족은 자녀의 자가관리 능력에 영향을 미쳐서 불안을 유발하고, 자율성과 능력을 약화시킨다(Lee et al., 2021).

인생력에 대한 면담과 참여 관찰 중심의 사례연구를 이용했던 Donlan(2011)은 6명의 허약한 멕시코계 미국 노인이 지역사회기반 돌봄을 받고 있는 의미에 대해 탐색했다. 이 연구에서는 여성과 남성을 동등하게 표집했다. 면담으로부터 나온 결과는 지역사회기반 돌봄제공자에게 받은 돌봄이라는 점에서 문화적 정체성에 대한 중요성을 드러냈다. 이 문화적 주제(themes)에는 라틴아메리카 가족주의(Latino familism), 노인 존중, 성별 정체성, 종교적 신념체계 등이 있었다. 연구의 주제는 참여자들이 자가관리의 의미를 가족과 동일시한다는 것을 보여주었다. 또한 이 연구의 참여자는 늙거나 허약한 사람이 대개 사회에서 얼마나 가치가 없는지를 공유하면서, 노인을 소중히 여기는 자신들의 히스페닉 문화와 이러한 관점을 비교했다. 자가관리를 유지하고, 질병을 관리하며, 긍정적인 정체성을 유지하는 것은 그들이 히스패닉 문화 내에서 조화로운 돌봄을 받으면서 스스로 결정한 것이었다. 문화적 요인이 맞춤형 자가관리 교육 및 중재에서 중요하다(Osokpo & Riegel, 2019).

이상의 많은 연구는 자기정체성의 위협과 취약성이 자기결정, 건강의 기대심리 및 자가관리에 어떻게 영향을 미치는지를 강조한다. 또한 사회경제적 상태와 문화적 정체성 등 사회적 건강 결정요인은 인지된 자기결정과 만성질환자의 자가관리 능력에 영향을 미친다는 것을 보여준다.

* 자가전환으로서의 자아실현

자아실현은 개인이 변화하거나 전환하도록 동기부여를 할 수 있는 자신에 대한 인식으로 이해된다. 자신의 요구와 욕망을 인식하는 것은 자아실현의 일부이며, 자기돌봄 관리의 한 부분이다. Dunn과 Riley-Doucet(2007), Söderhamn 등(2013)은 질적 연구에서 자가전환의 주제를 다루었다. Söderhamn 등(2013)의 연구에서는 복합질환의 관리능력을 위해 자아실현을 이해하는 것이 중요함을 제시했다. 이 연구에서는 지역사회에 거주하는 노인의 건강 유지, 향상 및 회복을 위한 수행이 이루어졌다. 동기부여의 주제로는 돌봄의 지속성, 타인에 대한 유용성, 자아실현, 미래를 설계하는 자신감 등이 있다. 연구는 노인이 자가간호를 관리하기 위해 어떻게 의미를 찾고 동기를 부여하는지를 보여줄 뿐만 아니라, 질병을 자가관리할 수 있는 노인이 동료로서 그리고 역할모델로서 다른 노인과 사회적 만남을 통해 실제적 도움이 필요한 노인에게 유익할 수 있음을 제시했다.

자아실현은 이러한 역동적인 자신에 대한 이해로, 개인과 타인의 건강과 돌봄을 증진하는 방안으로 작용하도록 개인을 동기유발하기 때문에 자가관리에서 중요하다. Söderhamn 등(2013)의 연구에서 참여자들은 자기이해는 물론 무엇이 자신의 신체적·사회적·심리적·영적 건강에 영향을 미치는지 알고자 했다. 전환은 자신의 돌봄을 위해 선택의 자유와 내적 방식(예: 기도, 이타심, 신념, 자신감, 생의 의욕 등), 외적 방식(예: 타인에게 도움을 주는 것)을 찾는 데 도움을 주었다.

이러한 질적 연구들은 자가관리에 대한 이해를 확장시켜주었다. 자가관리와 자기정체성의 통합성은 세심하지 않은 돌봄제공자, 다른 스트레스 요인(예: 낮은 사회경제적 상태), 노인의 자기결정을 방해하는 돌봄제공자와의 관계 등으로 훼손될 수 있다. 자아실현은 자가관리를 지원하는 안녕에 대한 접근방식의 일부로 이해될 수 있다(Simpson & Xu, 2020).

이 논문에서 강조하고 있는 한 가지 핵심은 복합 만성질환을 관리하는 개인이 자신의 건강과 자가관리의 의미를 특별히 질병의 자가관리로 보지 않으며, 질병을 자신의 건강에서도 그렇게 중요하게 생각하지 않는다는 점이다. 오히려 질병관리를 다른 돌봄 및 안녕 영역과 결합되는 과정으로 보았다(Simpson & Xu, 2020). 실제로 사회적인 지원과 관계관리가 안녕, 즉 건강과 질병을 관리하는 능력을 결정하는 것으로 보인다. 약을 복용하고 건강을 모니터하는 것과 같은 질병 자가관리 영역은 단지 개인에게 만성질환을 관리하고 건강의 안정성을 유지해주는 필수적인 활동의 일부이다.

중요한 것은 일상생활에서의 균형, 자기결정력과 안정성에 도움을 주는 관계와 활동이다. 건강은 질병관리에 관한 것이 아니라 다차원적인 자아에 대한 총체적인 감각에 관한 것이다. 질병, 타인에 대한 돌봄 의존성, 그리고 상실에 직면한 개인의 태도로 인해 혼란스러워지는 위험 속에서 균형과 대립성을 유지하기 위해 자가관리를 추구한다. 이러한 연구들은 건강관리전문가가 만성질환자의 사회생활에 관심을 더 가져야 하며, 건강을 일련의 진단으로 단순히 관리해나가는 것으로 이해하지 않아야 함을 나타낸다. 또한 더 광범위하고 총체적인 자기인식에 대한 가치를 이해하는 것이 돌봄에 필수적이다.

간호중재

Kawi(2012)는 자가관리 중재를 세 가지 범주로 편성했다. 첫 번째는 대상자 중심의 속성을 지원하는 전략으로, 대상자를 파트너로 참여시키고, 대상자의 특정 요구에 맞는 교육을 제공하며, 대상자 관리를 개별화하는 전략이다. 두 번째 중재의 범주에는 자가관리를 촉진하기 위한 적절한 지식, 기술 및 태도를 보유하는 것과 같은 건강관리전문가의 속성이 포함된다. 세 번째 중재의 범주는 전문가팀 및 적절한 사회지원을 활용하는 조직화된 돌봄시스템과 같은 조직적 속성이다(p. 108). 이러한 각각의 범주는 여기에서 논의한 중재로 제시했다.

만성질환 관리에서 전문직 간의 협동적 돌봄(interprofessional collaborative care)은 필수적이며, 간호사는 지도자로서 만성질환 관리를 증진하기 위해 대상자와 직접적인 관계를 유지하는 데 핵심적인 역할을 한다. 자가관리 분야의 지도자로서 Holman과 Lorig(2004)는 건강관리시스템의 대응방식을 변화시켜야 하는 만성질환 관리의 요소들을 강조했다. 만성질환 관리는 건강관리전문가와 대상자 사이에서 지속적인 파트너십을 요구한다. 건강관리전문가는 대상자가 자신의 돌봄에서 숙련되어 있으며 질병을 잘못 관리했을 경우 발생하는 결과에 대해 가장 잘 알고 있다는 점을 이해하는 것이 중요하다. 또한 건강관리전문가는 그러한 지식을 활용해야 한다. 대상자와 건강관리전문가는 건강증진에 대해 바라는 결과, 대처능력, 건강관리 비용 절감 등을 성취하기 위해 건강관리 과정의 보완지식과 권한을 공유해야만 한다(p. 239). 다음과 같은 간호사의 주도적 중재는 만성질환에 대한 대상자의 자가관리를 촉진하며, 여기에는 코칭, 약물관리 그리고 그룹방문이 포함된다.

* 자가관리와 가족관리 강화를 위한 기술로서의 코칭

만성질환 돌봄 모델(chronic care model, CCM)과 전자 만성질환 돌봄 모델(eCCM) (Gee et al., 2015)에서 핵심요소 중 하나는 자가관리 지원이다(Dineen-Griffin et al., 2019; Wagner, 1998). 간호사는 다양한 전략을 활용하여 만성질환 관리를 위해 대상자와 그들의 사회적 자원을 코칭하기에 매우 적합한 위치에 있다. 코칭은 간호사가 교육, 협동적 의사결정, 권한 부여를 조합하여 대상자가 건강 요구사항을 관리하도록 돕는 전략이다(Benzo et al., 2016; Butterworth et al., 2007; Huffman, 2007, 2009). 건강코칭에는 적극적인 경청, 질문과 반영하기가 포함될 수 있다(Howard & Ceci, 2013). 동기강화상담(motivational interviewing)은 물질남용 상담에 바탕을 둔 비교적 단기적이고 성공적인 전략으로 알려져 왔다. 동기강화 상담기법(Miller & Rollnick, 2012)을 사용하는 건강코칭은 자가관리에 대한 문제와 장애물에 초점을 맞춘 대상자 중심 돌봄 접근방식이다(Dye et al., 2018).

건강코칭은 간호사가 대상자에게 가장 염려되는 점에 대해 질문하면서 시작한다. 이러한 방식에서 간호사는 특정한 문제를 해결하거나 관리하려는 대상자의 관심을 활용할 수 있다. 다음 단계는 문제를 해결하기 위한 대상자의 능력이나 감정을 검증하는 것이다. 마지막으로, 간호사는 대상자가 문제를 해결하기 위해 과거에 어떤 방법을 사용했고, 어떤 전략을 시도하고 싶은지를 질문함으로써 문제에 대한 해결책을 찾도록 도울 수 있다(Huffman, 2007; Miyamoto et al., 2019).

* 약물 자가관리

약물관리는 만성질환에 대한 자가관리의 측면 중 하나이다. 건강관리제공자는 돌봄계획에 대한 대상자 관리뿐만 아니라 약물의 치료적 효과와 부작용을 감시한다. 대상자 관점에서의 약물 자가관리에는 조직화, 추적조사, 일정, 자가검사(예: 혈당, 체중, 활력징후) 및 기록보관이 필요하다. 약 복용에 대한 자가조직화(self-organization)에서는 독립적이든지, 도움을 받든지 간에 약물기획 관리자나 단서주기시스템(cueing system)과 같은 기술의 이용이 필요하다. 효과적인 자가관리를 위해서는 대상자가 건강관리전문가와의 정기모임에서 부작용, 역효과 또는 치료효능 부족 등을 보고해야 한다.

약물 자가관리에는 투약사정, 재복용과 비용 협상의 과정도 포함된다. 또한 추후 진료, 임상병리검사, 약물목록 확인과 투약의 변화 가능성이 포함된다. 만성질환에 대한 자가간호 이론에서 확인했듯이(Riegel et al., 2012), 이 과정에서는 비판적인 사고와 반영이 필요하다. 사회적 지지, 가족, 건강관리전문가와의 상호작용이 약물 안전성과 만성질환 관리에 영향을 미친다(LeBlanc & Choi, 2015). 간호사는 약물에 대한 대상자 자가관리를 지원하는 역할을 수행하며, 약사, 보험사, 사례관리자, 의사 등과의 전문직 간 협력뿐만 아니라 대상자와의 직접적인 상호작용을 통해 이를 실현한다.

eHealth 약물 자가관리 모델

eHealth를 활용한 만성질환 약물 자가관리 중재의 예는 문화적으로 맞춤화된 모바일 헬스 약물요법 자가관리 프로그램인 '스마트폰을 활용한 약물준수로 고혈압을 멈추자(SMASH)'가 있다(Chandler et al., 2019). SMASH 연구에서는 만성 고혈압이 있는 히스패닉 성인을 모집했다. 이 연구는 SMASH 중재그룹과 보강된 표준돌봄(Enhanced Standard of Care, ESC)그룹을 비교하는 소규모 무작위 대조실험을 적용했다. 결과는 휴식기 수축기 혈압(SBP), 확장기 혈압(DBP) 및 약물유지의 변화로 측정했다. 9개월 동안 진행된 연구에서는 블루투스(Bluetooth, 휴대폰, 노트북 등의 휴대기기를 서로 연결해 정보를 교환하는 근거리 무선기술표준) 지원 혈압 자가 모니터링 및 약물유지를 추적하는 전자 약물 트레이를 접속하는 스마트폰 SMASH 앱을 사용했다. 메시지 서비스(messaging)는 약물 알림, 맞춤형 동기부여 및 강화 메시지, 그리고 약물 조정을 적시에 하기 위한 통합 건강관리제공자 참여를 제공하는 데 사용되었다.

그룹 간 중재 전 평균 수축기압은 SMASH군 150.7 (n=26), ESC군 152.3 (n=28)으로 유사했다. 모든 참가자는 중재 시작 시 고혈압이 잘 조절되지 않았다. 결과는 1, 3, 6, 9개월에 측정되었다. 모든 시점에서 SMASH 그룹의 평균 수축기 혈압(SBP)은 ESC 대조군에 비해 통계적으로 유의미하게 낮았다($p < 0.01$). 9개월 후 수축기 혈압 평균은 SMASH군에서 121.8이었고 대조군에서는 147.7이었다. 약물순응도는 스마트 앱 사용으로 지원되었으며, SMASH군에서 89.1~95.2% 범위를 보였다. 이 중재는 eCCM 이론과 만성질환 돌봄의 자가관리 지원에 대한 mHealth 중재의 이점을 보여준다. 이러한 가능성 있는 결과를 임상실무에 일반화하려면 대상자를 확대한 추후 대규모 연구가 필요하다.

만성질환 자가관리의 여러 측면을 다루기 위해 기술이 개발되는 동안 고려해야 할 윤리적 측면이 있다. Redman(2013)은 형평성과 관련하여 세 가지 주요 사항을 제시했다. 첫째, 느리거나 불완전한 기술보급은 기존의 건강불평등을 확대할 수 있다. 둘째, 건강, eHealth 문해력 및 수리력과 같은 격차를 해결하는 기술을 개발해야 하며, 그러한 기술은 이를 가장 필요로 하는 다양한 사람에게 적용 가능해야 한다. 셋째, 의료 중심만의 기술이 아닌 만성질환을 관리하는 사람과도 기술을 개발해야 한다. 예를 들어, eHealth 기술을 사용하여 건강 바이오마커를 측정하고 자가 모니터링을 통해 이상을 감지할 때, 환자는 자신의 자가관리를 촉진하는 방식으로 그 측정값에 대응할 수 있는 능력을 갖추어야 한다(Redman, 2013, p. 96).

* 상급전문간호사가 주도하는 그룹방문

자가관리 지원의 두드러진 측면은 건강과 안녕(wellness)을 증진하기 위한 행동변화의 심리사회적인 측면에 중점을 둔다. 이를 위해서는 대상자와의 협력과 대상자의 자긍심과 자기효능감을 증진하기 위한 격려와 지원 제공이 필수적이다. '만성질환의 자가관리 지원 전략: 대상자와의 협력'은 캐나다 온타리오주의 간호사협회에서 제작한 근거기반실무지침이며, AHRQ(2010)에서 발행했다. 이 전략에는 '5가지 A 행동변화 접근법(Five As Behavioral Change Approach)'이 포함된다. 간호사는 만성질환자의 결과를 개선하기 위해 '5가지 As 행동변화 접근법[사정(assess), 조언(advise), 동의(agree), 보조(assist), 정리(arrange)]'을 이용하고 다양한 자가관리 전략을 통합했다. 다음 전략들이 "5가지 As"와 함께 사용된다.

- 신뢰관계(rapport) 구축하기
- 우울증 선별하기
- 진료예약 등 약속에 대한 서면목록 만들기
- 변화에 대한 대상자의 준비상태 사정하기
- 효과적인 행동 및 심리사회적 전략과 자가관리 교육과정을 결합시키기
- 감시방법과 자가관리 기술을 장려하기(예: 일기, 일지, 개인건강기록 등)
- 목표, 행동계획 및 진행결과에 대한 모니터링 수립하기
- 동기부여 면담
- 추후 관리하기(AHRQ, 2010)

이러한 사회심리적인 지원 영역을 포함하는 자가관리에서 인기 있는 전략은 그룹방문이다. 상급전문간호사(APN)는 일차 건강관리를 위한 그룹방문을 통해 자가관리 전략을 장려할 수 있는 이상적인 위치에 있다(Housden et al., 2017). 그룹방문은 특정 만성질환자는 요구가 비슷할 수 있기 때문에 임상 중재와 활동에 대한 효율적인 방법이 될 수 있다. 또한 심리사회적 지원, 동료 연결 및 동기부여 등을 제공할 수 있다. 아울러 그룹에 맞게 맞춤화할 수 있는 만성상태의 자가관리를 위해 온라인 그룹방문과 대면 그룹방문의 일부 요소를 결합하는 하이브리드 애플리케이션과 온라인 플랫폼을 통해 수행될 수 있다(Ju, 2020).

Simmons와 Kapustin(2011)은 2형당뇨병이 있는 대상자의 그룹방문에 초점을 맞춘 9개 연구를 검토했다. 평균 그룹 규모는 8~20명이었고, 방문은 2시간 동안 진행되었다. Simmons와 Kapustin의 근거에 기반한 체계적인 고찰은 그룹방문을 통해 긍정적으로 대상자를 만족시키고 대상자에게 간호에 대한 인식을 지속적으로 증진하며, 당뇨병에 대한 지식을 넓이고, 삶의 질 향상과 자가 모니터링을 증가시킨다는 것을 밝혀냈다. 대상자는 정기적인 기관 방문과 비교해 자신의 당뇨병 자가관리를 위한 그룹방문에 대해 더 긍정적인 태도를 보였다.

Simmons와 Kapustin의 고찰 중 4개 연구는 응급실 방문 감소와 건강관리제공자의 생산성 증가로 재정에서 긍정적인 영향을 보였다. 그룹방문은 보험기준(insurance standards)에 따라 변제받을 수도 있다. 또한 당화혈색소(HgbA1c)의 저하, 지질관리의 향상 및 발 검사와 같은 선별검사 향상 등 미국 당뇨병협회에서 제시한 건강선별지표의 개선된 형태로 대상자의 향상된 결과가 여러 연구에서 분명하게 나타났다.

그룹방문은 건강관리전문가와 대상자팀 간의 상호 전문적 협력을 내포하기도 한다. 아직까지 데이터는 그룹방문을 일차 건강관리에 포함시키는 것으로 한정하지만, Simmons와 Kapustin(2011)의 고찰은 실무수행 영역에서의 이러한 긍정적 결과는 물론 더 많은 연구의 필요성을 제시했다.

그룹방문 이외에 대상자와의 지속적인 연락과 개별적이거나 그룹별로 만성질환의 경험을 지원하기 위해 다른 기술적 혁신도 추가할 수 있다. 이메일로 알려주기(e-mail reminders), 가상교육 플랫폼, 텔레모니터링 그리고 온라인 지원그룹은 모두 지속적인 자가관리 지원이 필요한 만성질환자의 삶에서 선택사항이며, 연계가 장려되는 '5 As'를 포함한 이상적인 방법이다.

상급전문간호사는 만성질환에 대한 지식, 근거기반실무의 수행, 질적 향상을 위한 시스템 리더십 그리고 건강증진을 위해 대상자의 돌봄기술을 적용하는 능력 등에서 이들 프로그램의 이상적인 지도자이다. 또한 상급전문간호사는 합병증 예방과 대상자의 결과 개선을 위한 전문가팀 간의 유익한 활동 및 대상자 중심적이고 심리사회적인 지원을 위해 전문간호기술을 활용해야 한다(American Association of Colleges of Nursing, 2006).

* 자가관리의 윤리적 고려

만성질환자에 대한 자가관리 프로그램의 이행에서 주로 미국 의료시스템 내의 불평등과 권력의 구조적인 문제에 기반을 두고 있는 윤리 문제에 관한 인식은 중요하다. 자가관리의 근본적인 필요성은 대상자가 간호에 더 적극적으로 참여함으로써 얻는 긍정적인 결과에 있다. 이는 대상자에게 자율성, 자기효능감, 힘 북돋우기라는 개인적 이점을 제공하는 동시에 건강결과를 개선한다. 그러나 Redman(20013)이 지적한 바와 같이 매우 중요한 몇 가지 윤리적 문제가 해결되지 않은 채 남아 있다. Redman(2007)은 만성질환에 대한 대상자의 자가관리를 위한 운동(move)에서 4가지 주요 윤리 문제를 다음과 같이 규명했다.

① 시스템에 대한 접근성이 보장되지는 않는다. 상해를 피하기 위해 대상자와 가족이 자가관리에 충분히 능숙할 수 있도록 적절한 준비가 필수적이다.
② 자가관리 방법이나 능숙한 의료적 돌봄을 보장하지 않은 채 대상자에게 자가관리 과정의 책임을 맡긴다면, 자가관리 운동에 동참해온 대상자의 힘 북돋우기에 대한 철학적 적절성은 공허하게 느껴진다.
③ 교육이 받아들여지지 않거나 공식적인 서면동의를 요구하지 않는다는 가정이 있다.
④ '가난한 사람'은 문맹 등 지식의 부족으로 자체 교육이 힘들고, 학습요구에 부합하는 교육자료와 교육자에 대한 이용 제한 등의 어려움으로 건강관리에 있어, '부자'와 '가난한 사람' 사이의 격차가 현실적으로 심해질 수 있는 가능성이 있다(Redman, 2007, pp. 245-246).

이러한 4가지 윤리적 고려사항을 다루는 것은 양질의 자가관리 지원과 능숙한 돌봄에 통일된 접근방식을 제공하고, 건강관리의 불평등을 다루며, 대상자가 자신의 상태를 스스로 관리할 수 있다는 기대감을 지속적으로 유지하면서, 교육적 중재 및 자가관리에 대한 부적절한 지원이 상해가 될 수 있음을 인정하도록 하기 위해서이다. 만성질환자가 윤리적 문제로 잘못하거나 그들의 만성질환이 합병증 또는 심리사회적인 문제에 의해 복잡해질 경우, 스스로를 비난하는 경향을 보일 수도 있다.

Redman(2013)은 역량이론(Nussbaum, 2001)을 적용한 철학적 접근에 근거한 윤리적 틀을 권장한다. 역량틀 안에서 자가관리를 하는 사람은 자기결정권을 갖고 선택을 존중한다. 역량의 윤리적 틀은 형평성에 기반을 두는 비처벌적 접근방식에 주력하여 긍정적인 성장과 존엄성을 조성한다. 이는 전통적으로 돌봄 제공과 모니터링을 하는 의학적 모델을 환자가 준수하는 데 중점을 두는 자가관리 접근방식을 뒷받침하는 지배적 틀과는 대조를 이룬다(Redman 2013, p. 13).

만성질환자의 자가관리를 촉진하는 데 있어 간호사의 역할을 조사한 질적 연구에서, Wilkinson 등(2016)은 간호사가 대상자의 자가관리를 촉진하는 것의 중요성과 양질의 치료를 제공해야 하는 자신의 전문적 책임 사이의 균형을 맞출 필요성을 어떻게 인식하는지 확인했다. Wilkinson 등(2016)은 대상자의 능력과 자가관리 목표 사이에서 경계를 조율하는 자율성을 간호사가 항상 지원하지 않을 수 있다는 위험을 인식할 필요성에 대해 윤리적 고려사항으로 논의했다.

성과

복합 만성질환자의 요구를 다루는 데 있어서 미국 보건복지부(USDHHS, 2010)는 다음과 같은 4가지 목표를 제시했다.

• 목표 1: 복합 만성질환자의 건강을 증진하기 위

해 건강관리와 공중보건시스템의 변화를 촉진한다.

- 목표 2: 복합 만성질환자에 의해 입증된 자가관리와 기타 서비스의 이용을 극대화한다.
- 목표 3: 복합 만성질환자에게 돌봄을 제공하는 건강관리자, 공중보건인 및 사회복지사에게 더 나은 도구와 정보를 제공한다.
- 목표 4: 복합 만성질환자에게 유익한 중재와 시스템에 대한 지식의 격차를 좁힐 수 있는 연구를 촉진한다.

Grey 등(2006)은 만성질환의 효과적인 자가관리와 가족관리를 질환(condition)결과, 개인결과, 가족결과 및 환경결과가 포함된 다양하고 전반적인 영역에서의 여러 성과로 측정된다고 설명했다.

*** 질병결과**

만성질환에 대한 자가관리의 주된 목적은 질병결과의 개선이다. 향상된 건강, 만성질환의 합병증 예방 및 만성질환의 악화 방지 등이 효과적인 자가관리의 중요한 조치이다. 예를 들어, 당뇨병 대상자의 개선된 당화혈색소(HgbA1c) 수치, 천식 대상자의 향상된 최대호흡 측정값, 관절염 대상자의 개선된 기능적 가동성 등은 모두 질환의 측정 가능한 결과로서, 나아진 건강에 대한 근거이며, 향상된 자가관리의 결과이다. 마찬가지로, 입원과 응급실 이용의 감소는 만성질환에 대한 향상된 관리의 척도가 된다.

*** 개인결과**

개인결과는 개인과 가족·사회 집단의 삶의 질 및 안녕과 관계가 있다. 삶의 질은 만성질환과 함께 살아가는 데 중요하며, 기능적으로 잘 관리한다는 측면에서도 중요하다. 삶의 질과 관련된 결과로는 긍정적 행동변화, 자신감, 자기효능감 등이 있다. 안녕과 건강은 주관적인 경험이며, 개인에 따라 다르게 정의된다. Fried, Street와 Cohen(2020)은 대상자 중심으로 목표 중심 돌봄에 대한 주요 관점을 제시했다. 즉, 복합질환 대상자에게 '가장 중요한 것이 무엇인지' 묻고 가능한 경우 선택의 상충관계를 소통하고 관리하기 위해 협력하는 것이다. Fried 등(2020)은 허약하거나 관리해야 할 여러 만성질환을 가지고 있는 특정 그룹의 만성 돌봄 및 자가관리의 어려움을 강조했다. 이러한 목표와 우선순위의 확인은 치료계획에 영향을 미치며, 영향을 받는 요소를 파악하여 환자가 중요하게 여기는 결과를 염두에 두고 치료계획을 조정할 가능성을 열어준다. 이는 질병관리 결과와는 다른 대상자 중심의 결과이다.

*** 가족결과**

가족이나 사회집단의 결과는 사회적 체계 내의 관계를 반영하고, 만성질환 관리와 자가관리 결과가 어떻게 이 체계에 의해 영향을 받는지를 나타낸다. 향상된 가족의 자가관리 결과는 가족의 안녕과 기능에 초점을 둔다.

*** 환경적 결과**

환경적 결과는 삶의 질, 건강상태, 개인의 안녕과 가족의 안녕에서 건강관리시스템 같은 더 큰 환경적 결과로 확장된다. 환경적인 결과는 대상자와 가족에 의한 자가관리의 향상이 건강관리 비용과 활용에 어떻게 영향을 미치는지를 반영한다.

*** 근위 대 원위적인 결과**

Ryan과 Swain(2009)은 개인 및 가족의 자가관리 이론(IFSMT) 모델에서 근위적 또는 원위적인 결과를 설명했다. 예를 들어, 자가관리의 근위적인 결과는 질병의 특이성, 위험요소, 질병관리 등이다. 원위적인 결과는 근위적인 결과의 성공과 관련되며, 건강관리와 연관된 비용이 있다.

Ryan과 Swain(2009, p. 10)에 따르면 결과는 건강상태, 삶의 질, 건강비용의 세 가지 주요 범주로 나뉜다. 건강비용은 직접비용과 간접비용으로 나뉘는데, 직접비용은 건강관리 문제를 관리하는 금전적인 비용이며(예: 투약, 의료기관 방문, 내구성 있는 의료장비), 간접비용은 생산성 상실, 결근, 여가시간의 손실, 장애 등과 관련된 비용이다(DeLong et al., 2008).

* 대상자의 자가보고 성과 측정

Santana와 Feeny(2014)는 만성질환 자가관리에서 자가보고 성과 측정(patient-reported outcome measures, PROMs)을 평가하기 위해 기본틀을 구성했다. 대상자가 보고하는 성과 측정은 원위에서 근위까지에 이르며, 대상자-임상전문가(clinician) 간 소통, 대상자-가족 간 소통, 임상전문가-임상전문가 간 소통, 임상전문가-가족 간 소통의 결과로서, 의사소통 영역에서 근위적인 결과수치를 포함한다. 또한 대상자의 참여에 대한 근위 결과에는 의사결정의 공유가 포함된다. 대상자 관리, 대상자 만족, 임상전문가의 만족, 대상자 부합성 그리고 대상자의 질병결과는 모두 상호관계가 있으며, 측정이 가능하다. 이러한 틀은 만성질환을 관리하고 만성질환자의 돌봄을 향상하기 위한 중재를 개발하며, 중재가 이행된 후에 이러한 중재를 평가하는 데 사용될 수 있다(Gibbons et al.,2016; Santana & Feeny, 2014).

* 만성질환 자가관리에 대한 국가연구

Ory 등(2013)은 만성질환 자가관리 프로그램(CDSMP)이 6개월 동안 건강결과, 개인결과 그리고 건강관리비용 활용에 어떻게 영향을 미쳤는지를 조사했다. 만성질환 자가관리 프로그램은 미국보건복지부 산하 노인국(AoA, 2013)을 통해 미국 22개 주 노인서비스 네트워크로 전파된 근거기반 프로그램이다. 이 프로그램은 미국 경기부양법안(American Recovery and Reinvestment Act)으로부터 자금지원을 받았다.

이 연구는 사전-사후의 종적연구 설계를 이용했고, 기준선(baseline)과 6개월 동안 17개 주(영어와 스페인어 공용)에서 903명의 참가자를 평가했다. 만성질환 자가관리 프로그램의 참가자에 대한 1차, 2차 결과가 연이어 나왔다. 1차 결과에는 역할관리, 감정관리와 의료관리가 포함되었다. 구체적으로 사회적 역할과 활동의 제한, 우울증, 의사와의 소통은 추후 6개월 시점에서 기준선보다 모두 의미 있게 향상되었다. 2차 결과에는 6개월 동안 자가평가한 건강상태, 건강 관련 행위 그리고 의료기관 이용(healthcare utilization)이 포함되었다. 신체활동의 증가와 의료기관 이용(예: 응급실 방문과 입원)의 감소가 의미 있게 향상되었다.

요약

만성질환에 대한 자가관리는 대상자의 자가간호 요소 및 행위를 질병관리에 대한 지원 및 정보제공과 결합시키고, 대상자가 자신의 건강목표를 관리하는 데 적극적인 행위자가 되도록 권장한다. 자가관리는 약물과 처치, 증상에 대한 인식, 건강증진을 위한 계획에 대한 자가 모니터링 및 조직과 같은 전략을 통해서 이루어진다. 또한 효과적인 자가관리는 타인과의 협업을 통해 이루어진다. 일반적으로 효과적인 자가관리는 매우 개별화된 것으로 이해되지만, 협업으로 가장 잘 이해된다. 대상자, 가족, 지역사회, 건강관리전문가는 개인의 자신감, 동기 및 복합 질병 관리능력에 영향을 미친다.

자가관리는 비판적 사고와 반영을 필요로 한다. 궁극적으로, 간호사와 건강관리전문가는 대상자가 '자신의 질병관리에서 건강관리전문가가 주도적인 역할을 하지 않아도 될 정도의 자기주도성을 달성할 수 있을 때' 자신의 질병에 대한 전문가가 된다는 것을 이해해야 한다(Koch et al., 2004, p. 490). 만성질환에 대한 자가관리는 관계에 기반을 두고 대상자 중심 돌봄 모델 쪽으로 이동하고 있다.

근거기반실무

당뇨병 자가관리 교육은 통제된 실험에서 효과적임이 밝혀지고 있다. 그러나 실무에 적용된 프로그램의 소수만이 미국 당뇨교육자협회(American Association of Diabetes Educators) 표준을 충족한다. 이 연구는 온라인 및 대면 버전 모두에서 근거기반의 더 나은 선택, 더 나은 건강–당뇨병(Better Choices, Better Health–Diabetes) 자가관리 프로그램의 적용을 조사했다. 당뇨병 자가관리를 위한 온라인 프로그램을 미국 참가자 1,010명에게 제공했다. 또한 연구자들은 미국 5개 주에서 232명의 참가자에게 대면 워크숍을 진행했다. 자가관리 교육중재의 결과에서는 참가자가 자가관리 교육중재에 참여한 후 대상자 선정기준인 상승된 헤모글로빈 A1c(HbA1c), 우울증, 저혈당, 투약복용 불이행, 운동부족이 개선되었다.

6개월 후 884명의 참여자가 결과를 보고했다. HbA1c를 포함하여 측정된 6개 건강지표와 7개 자가관리행위가 통계적으로 의미 있게 향상되었다. 연구 참여자의 75%에서 목표기준 중 1개 이상의 기준이 개선되었다. 당뇨병 자가관리 프로그램인 더 나은 선택, 더 나은 건강–당뇨병(The Better Choices, Better Health–Diabetes, BCBH–D)은 두 가지 방식으로 제공되며 당뇨병 관리 개선에 효과적인 것으로 나타났다.

출처 Lorig, K., Ritter, P. L., Turner, R. M., English, K., Laurent, D. D., & Greenberg, J. (2016). Benefits of diabtes self–management for health plan members: A 6–month translation study. Journal of Medical Internet Research, 18(6).https://doi.org/10.2196/jmir.5568

사례 연구

01 학교 보건센터(school–based health clinic)에서 근무하는 간호사로, 동료(또래)지지가 질병의 자가관리를 개선하려는 청소년에서 효과가 있다는 근거를 적용해보고자 한다. 자가관리의 첫 번째 목표는 천식이 있는 학생들의 투약 자가관리를 확인하는 것이다. 이 학생들은 대부분 단기 구조흡입기(short–term rescue inhalers)에 의존하고 있으며, 천식이 조절되지 않고 악화되기 때문에 학교 결석이 잦은 상황이다.

토론 문제

01 이 프로그램을 위한 자원을 요청할 때, 또래 주도 프로그램이 사춘기 인구집단에서 전통적인 개별 중심의 천식 교육 프로그램보다 더 효과적이라는 것을 뒷받침하기 위해 어떤 근거를 사용할 것인가?

02 당신은 학생들의 참여를 격려하기 위해 또래가 주도하는 자가관리 프로그램을 어떻게 소개할 것인가?

03 당신은 자가관리 프로그램을 위한 또래집단을 어떻게 선정할 것인가?

04 당신은 천식 자가관리의 어느 분야에서 또래집단의 리더를 훈련할 것인가?

05 첫 번째 그룹 세션 내용에서, 많은 학생은 상태가 좋다고 느낄 때, 천식약 복용시간을 기억하기 어려워 장기조절 천식약을 규칙적으로 복용하지 않는다는 사실을 인정하는 것에 대해 다룰 것이다. 또래가 약물복용을 계속 준수할 수 있도록 어떻게 하면 서로를 지지할 수 있는가?

사례 연구

02 당신은 상급실무전문간호사(APRN)로 일차 건강관리기관에서 바쁘게 일하고 있으며, 만성질환으로 관리가 어려운 대상자를 여러 명 간호하고 있다. 대상자가 참석하는 만성질환 관리 프로그램은 그다지 성공적이지 않았다. 또한 기능적 건강문해력(functional health literacy), 수리능력과 eHealth 활용능력이 성과에 장애가 되어왔음을 확인했다. 이 밖에도 대상자 사이에서 만성적인 상태를 관리하는 데 강점과 장애에 대해 더 잘 이해하려고 하며, 맞춤형 자가관리 접근법을 제공할 수 있는 능력을 개발하고 있다.

토론 문제

01 건강문해력은 만성질환 자가관리에 어떤 영향을 미치는가?
02 문화는 만성질환 자가관리에서 어떤 역할을 하는가?
03 당신은 만성질환 자가관리 증진을 위한 대상자의 교육적 중재에서 어떻게 건강문해력을 논하기 시작할 것인가?
04 당신은 자가관리 요구를 논할 때 어떻게 언어장벽, 문화장벽 그리고 동시에 낮은 건강문해력을 제시할 것인가?
05 당신은 eHealth 만성질환 자가관리 프로그램을 제공할 때 어떤 점을 고려할 것인가?
06 문화적으로 민감한 만성질환 자가관리 중재를 촉진하기 위해 대상자 이외에 당신이 건강 돌봄에 포함시킬 사람은 누구인가?

학습문제

01 당신은 처음 진단받은 만성질환자나 가족에게 만성질환 자가관리 프로그램(CDSMP)을 어떻게 설명할 것인가?

02 질병 자가관리 프로그램을 성공적으로 만드는 요인을 논의한다.

03 개인 및 가족의 자가관리 이론에서 자가관리의 세 가지 측면은 무엇인가?

04 전자 만성질환 돌봄 모델(eCCM)은 원래의 만성질환 돌봄 모델(CCM)과 어떻게 비교되는가?

05 만성질환자의 자가관리에서 비판적 사고와 반영이 왜 필요한가?

06 만성질환을 자가관리하기 위해 일반인이 할 수 있는 활동에는 어떤 것이 있는가?

07 간호사는 복합 만성질환자와 가족을 위해 만성질환 자가관리 프로그램을 진행할 때, 어떤 전략을 사용할 수 있는가?

참고문헌

Acknowledgment

The author would like to thank Cynthia S. Jacelon for her contributions to this chapter in the ninth edition.

Internet Resources

Agency for Healthcare Research and Quality. (2016), Self-Management Support Resource Library: https://www.ahrq.gov/ncepcr/tools/self-mgmt/browse.html

Diabetes Initiative: A National Program of the Robert Wood Johnson Foundation: http://www.diabetes in itiative.org/index.html

Institute for Health Improvement, Self-Management Support Toolkit for Clinicians: http://www.ihi.org/resources/Pages/Tools/SelfManagementToolkitfor Clinicians.aspx

National Council on Aging, Chronic Disease Self-Management Fact Sheet: https://www.aarp.org/content/dam/aarp/livable-communities/old-learn/health/ncoa-chronic-disease-self-management-fact-sheet-aarp.pdf

Self-Management Resource Center (SMRC): https://www.self-managementresource.com/

References

Administration on Aging. (2013). American Recovery and Reinvestment Act Communities putting prevention to work: Chronic disease self-management program. https://www.federalgrantswire.com/arra—communities-putting-prevention-to-work-chronic-disease-self-management-program.html#.YGSvgS2cZlo

Agency for Healthcare Research and Quality. (2010). Strategies to support self-management in chronic conditions: Collaboration with clients. Registered Nurses' Associationof Ontario. http://www.guideline.gov/content.aspx?id=34758&-search=self+management

Al-Dwaikat, T. N., Chlebowy, D. O., Hall, L. A., Crawford, T. N., & Yankeelov, P. A. (2020). Self-management as a mediator of the relationship between social support dimensions and health outcomes of African American adults with type 2 diabetes. Western Journal of Nursing Research, 42(7), 485–494.

American Association of Colleges of Nursing. (2006). The essentials of doctoral education for advanced nursing practice. http://www.aacn.nche.edu/publications/position/DNPEssentials.pdf

Anderson, G. (2010). Chronic care: Making the case for ongoing care. Robert Wood Johnson Foundation.

Arney, J. B., Odom, E., Brown, C., Jones, L., Kamdar, N., Kiefer, L., Hundt, N., Naik, A. D. Gordon, H. S., & Woodard, L. D. (2020). The value of peer support for self-management of diabetes among veterans in the Empowering Patients in Chronic Care intervention. Diabetic Medicine, 37(5), 805–813.

Audulv, A., Asplund, K., & Norbergh, K.-G. (2012). The in tegration of chronic illness self-management. Qualitative Health Research, 22(3), 332–345.

Benzo, R., Vickers, K., Novotny, P. J., Tucker, S., Hoult, J., Neuenfeldt, P., Connett, J., Lorig, K., & McEvoy, C. (2016). Health coaching and chronic obstructive pulmonary disease rehospitalization: A randomized study. American Journal of Respiratory and Critical Care Medicine, 194(6), 672–680.

Boersma, P., Black, C. I., & Ward, B. W. (2020). Prevalenceof MCCs among U. S. adults, 2018. Preventing Chronic Disease, 17(9), e106. https://www.medscape .com/viewarticle/938602

Boots, L. M., de Vugt, M. E., Withagen, H. E., Kempen, G. I., & Verhey, F. R. (2016). Development and initial evaluation of the web-based self-management program "partner in balance" for family caregiversof people with early stage dementia: An exploratory mixed-methods study. Journal of Medical Internet Research:Research Protocols, 5(1), e33. https://www.ncbi .nlm.nih.gov/pmc/articles/PMC4795319/

Boucher, L. M., Liddy, C., Mihan, A., & Kendall, C.(2019). Peer-led self-management interventions and adherence to antiretroviral therapy among people living with HIV: A systematic review. AIDS and Behavior, 24(4), 998–1022.

Butterworth, S. W., Linden, A., & McClay, W. (2007). Health coaching as an intervention in health management programs. Disease Management of Health Outcomes, 15(5), 299–307.

Campbell, D. J., Campbell, R. B., Ziegler, C., McBrien, K. A., Hwang, S. W., & Booth, G. L. (2019). Interventions for improved diabetes control and self-management among those experiencing homelessness:Protocol for a mixed methods scoping review. Systematic Reviews, 8(100), 1–6. https://doi.org/10.1186/s13643-019-1020-x

Care Continuum Alliance. (2017). Definition of disease management. http://www.carecontinuum.org/dm_definition.asp

Centers for Disease Control and Prevention. (2011). Healthy aging: Chronic disease prevention and health promotion.

Chandler, J., Sox, L., Kellam, K., Feder, L., Nemeth, L., & Treiber, F. (2019). Impact of a culturally tailored mHealth medication regimen self-management program upon blood pressure among hypertensive Hispanic adults. International Journal of Environmental Research and Public Health, 16(7), 1226.

Chung, P. Y. F., Ellis-Hill, C., & Coleman, P. (2017). Supporting activity engagement by family carers at home:Maintenance of agency and personhood in dementia. International Journal of Qualitative Studies on Health and Well-Being, 12(1), 1267316.

Corser, W., & Dontje, K. (2011). Self-management perspectivesof heavily comorbid primary care adults. Professional Case Management, 16(1), 6–15. https://doi.org/10.1097/NCM.0b013e3181f508d0

Costa, I. G., Tregunno, D., & Camargo-Plazas, P. (2020). I cannot afford off-loading boots: Perceptions of socioeconomic factors influencing engagement in self-management of diabetic foot ulcer. Advances in Nursing Science, 43(4), 322–337.

Coster, S.., Yan, L., & James, N. I. (2020). Cochrane Reviewsof educational and self-management interventions to guide nursing practice: A review. International Journal of Nursing Studies, 110, 103698. https://doi.org/10.1016/j.ijnurstu.2020.103698

Darlow, B., Brown, M., Thompson, B., Hudson, B., Grainger, R., McKinlay, E., & Abbott, J. H. (2018). Living with osteoarthritis is a balancing act: An explorationof patients' beliefs about knee pain. BMC Rheumatology, 12, 215. https://doi.

org/10.1186/s41927-018-0023-x

DeLong, L. K., Culler, S. D., Saini, S. S., Beck, L. A., & Chen, S. C. (2008). Annual direct and indirect health care costs of chronic idiopathic urticaria: A cost analysisof 50 non-immunosuppressed patients. Archivesof Dermatology, 144(1), 35–39.

Dineen-Griffin, S., Garcia-Cardenas, V., Williams, K., & Benrimoj, S. I. (2019). Helping patients help themselves:A systematic review of self-management support strategies in primary health care practice. PloS One, 14(8), e0220116.

Donlan, W. (2011). The meaning of community-based care for frail Mexican American elders. International Social Work, 54(3), 388–403. https://doi.org/10.1177/0020872810396258

Du, S., Liu, W., Cai, S., Hu, Y., & Dong, J. (2020). The efficacy of e-health in the self-management of chronic low back pain: A meta-analysis. International Journalof Nursing Studies, 106, 103507.

Dunn, K. S., & Riley-Doucet, C. (2007). Self-care activities captured through discussion among community-dwelling older adults. Journal of Holistic Nursing, 25(3), 160–169.

Duprez, V., Beeckman, D., Verhaeghe, S., & van Hecke, A.(2018). Are person-related and socio-structural factors associated with nurses' self-management support behavior? A correlational study. Patient Education and Counseling, 101(2), 276–284.

Duprez, V., van der Kaap-Deeder, J., Beeckman, D., Verhaeghe, S., Vansteenkiste, M., & van Hecke, A. (2020). Nurses' interaction styles when supporting patients in self-management: A profile approach. International Journal of Nursing Studies, 110, 103604.

Dye, C., Willoughby, D., Aybar-Damali, B., Grady, C., Oran, R., & Knudson, A. (2018). Improving chronic disease self-management by older home health patients through community health coaching. International Journal of Environmental Research and Public Health, 15(4), 660.

Ehrlich, C., Kendall, E., Parekh, S., & Walters, C. (2015). The impact of culturally responsive self-management in terventions on health outcomes for minority populations:A systematic review. Chronic Illness, 12(1), 41–57. doi: 10.1177/1742395315587764

Fisher, E. B., Boothroyd, R. I., Coufal, M. M., Baumann, L. C., Mbanya, J. C., Rotheram-Borus, M. J., Sanguanprasit, B., & Tanasugarn, C. (2012). Peer support for self-management of diabetes improved outcomes in international settings. Health Affairs, 31(1), 130–139.

Foster, C., Grimmett, C., May, C. M., Ewings, S., Myall, M., Hulme, C., Smith, P. W., Powers, C., Calman, L., Armes, J., Breckons, M., Cornrer, J., Genlon, D., Batehup, L., Lennan, E., May, C. C., Morris, C., Neylon, A., Ream, E., & Richardson, A. (2016). A web-based interventio.(RESTORE) to support self-management of cancer-related fatigue following primary cancer treatment: A multi-center proof of concept randomized controlled trial. Supportive Care in Cancer, 24(6), 2445–2453.

Franklin, M., Lewis, S., Willis, K., Bourke-Taylor, H., & Smith, L. (2018). Patients' and healthcare professionals' perceptions of self-management support interactions: Systematic review and qualitative synthesis. Chronic Illness, 14(2), 79-103. doi:10.1177/1742395317710082

Freilich, J., Nilsson, G. H., Ekstedt, M., & Flink, M.(2020). "Standing on common ground": A qualitative study of self-management support for patients with multimorbidity in primary health care. BMC Family Practice, 21(1), 1–12.

Fried, T. R., Street, R. L., Jr., & Cohen, A. B. (2020). Chronic disease decision making and "what matters most." Journal of the American Geriatrics Society, 68(3), 474–477.

Gardener, L., Desha, L., Bourke-Taylor, H., & Ziviani, J.(2020). Responsibility sharing for adolescents with type 1 diabetes: A scoping review. Chronic Illness, 1742395320959406. https://pubmed.ncbi.nlm.nih.gov/32998528/

Gee, P. M., Greenwood, D. A., Paterniti, D. A., Ward, D., & Miller, L. M. S. (2015). The eHealth enhanced chronic care model: A theory derivation approach. Journal of Medical Internet Research, 17(4), e86.

Gibbons, E., Black, N., Fallowfield, L., Newhouse, R., & Fitzpatrick, R. (2016). Patient-reported outcome measures and the evaluation of services. In R. Raine, R. Fitzpatrick, H. Barratt, G. Bevan, N. Black, P. Brower, . . . M. Dixon-Woods (Eds.), Challenges, solutions and future directions in the evaluation of service innovations in health care and public health. Health Services Delivery Research, 4(16), 55–68. https://doi.org/10.3310/hsdr04160-55

Grady, P. A., & Gough, L. L. (2014). Self-management: A comprehensive approach to management of chronic conditions. American Journal of Public Health, 104(8), e25–e31.

Grey, M., Knafl, K., & McCorkle, R. (2006). A framework for the study of self-and family management of chronic conditions. Nursing Outlook, 54(5), 278–286.

Gucciardi, E., Reynolds, E., Karam, G., Beanlands, H., Sidani, S., & Espin, S. (2019). Group-based storytelling in disease self-management among people with diabetes. Chronic Illness, 1742395319859395. https://pubmed.ncbi.nlm.nih.gov/31266352/

Havas, K., Bonner, A., & Douglas, C. (2016). Self-management support for people with chronic kidney disease: Patient perspectives. Journal of Renal Care, 42(1), 7–14.

Havercamp, S. M., Gjessing, R., & Whalen Smith, C. N.(2020). Chronic disease self-management program in American Sign Language: Evaluation and recommendations. Health Promotion Practice, 21(2), 259–267.

Hevey, D., O'Raghallaigh, W., O'Doherty, J., Lonergan, K., Heffernan M., Lunt, V., Mulhern, S., Lowry, D., Larkin, N., McSharry, K., Evans, D., Roe, J. M., Kelly, M., Pardoe, P., Ward, H., & Kinsella, S. (2020). Pre–post effectiveness evaluation of Chronic Disease Self-Management Program (CDSMP) participation on health, well-being and health service utilization. Chronic Illness, 16(2), 146–158.

Holman, H., & Lorig, K. (2004). Client self-management:A key to effectiveness and efficiency in care of chronic disease. Public Health Reports, 119(3), 239.

Holmberg, M., Valmari, G., & Lundgren, S. M. (2012). Patients' experiences of homecare nursing: Balancing the duality between obtaining care and to maintain dignity and self-determination. Scandinavian Journalof Caring Sciences, 26(4), 705–712.

Housden, L., Browne, A. J., Wong, S. T., & Dawes, M.(2017). Attending to power differentials: How NP-led group medical visits can influence the managementof chronic conditions. Health Expectations, 20(5), 862–870.

Howard, L. M., & Ceci, C. (2013). Problematizing health coaching for chronic illness self-management. Nursing Inquiry, 20(3), 223–231.

Huffman, M. (2007). Health coaching: A new and exciting technique to enhance client self-management and improve outcomes. Home Healthcare Nurse, 25(4), 271–274.

Huffman, M. (2009). Health coaching: A fresh, new approach to improve quality outcomes and compliance for clients with chronic conditions. Home Healthcare Nurse, 27(8), 491–496.

Hulton, L. J., Strang, S., Brooks, S., & Hostetter, M. (2015). A pilot study of chronic disease self-management in a homeless population. Journal of Nursing and Health Care, 3(1), 30–34.

Improving Chronic Illness Care. (2006–2017). The chronic care model: Self-management support. http://www.improvingchroniccare.org/index.php?p =Self-Management_Support&s=22

Ingersgaard, M. V., Hoeeg, D., Willaing, I., & Grabowski, D. (2019). An exploratory study of how young people experience and perceive living with type 1 diabetes during late adolescence and emerging adulthood. Chronic Illness, 1742395319886487. https://doi.org/10.1177/1742395319886487

Irani, E., Moore, S. E., Hickman, R. L., Dolansky, M. A., Josephson, R. A., & Hughes, J. W. (2019). The contributionof living arrangements, social support, and self-efficacy to self-management behaviors among individuals with heart failure: A path analysis. Journal of Cardiovascular Nursing, 34(4), 319–326.

Jacelon, C. S., Furman, E., Rea, A., Macdonald, B., & Donoghue, L. C. (2011). Creating a professional practice model for post-acute care: Adapting the chronic care model for long-term care. Journal of Gerontological Nursing, 37(3), 53–60.

Jiang, Y., Shorey, S., Nguyen, H. D., Wu, V. X., Lee, C. Y., Yang, L. F., Koh, K. W. L., & Wang, W. (2020). The development and pilot study of a nurse-led HOMe-based HEart failure self-Management Programme (the HOMHEMP) for patients with chronic heart failure, following Medical Research Council guidelines. European Journal of Cardiovascular Nursing, 19(3), 212–222.

Jonkman, N. H., Westland, H., Groenwold, R. H., Ågren, S., Anguita, M., Blue, L., Bruggink-Andre de la Porte, P. W. F., DeWalt, D. A., Hebert, P. L., Heisler, M., Jaarsma, T., Kempen, G. I. J. M., Levanthal, E., Lok, D. J. A., Martenson, J., Muniz, J., Otsu, H., Peters-Kliman, F., Rich, M. W., & Hoes, A. W. (2016). What are effective program characteristics of self-management in terventions in patients with heart failure? An individual patient data meta-analysis. Journal of Cardiac Failure, 22(11), 861–871.

Josephson, R. A., & Hughes, J. W. (2019). The contribution-of living arrangements, social support, and self-efficacy to self-management behaviors among individuals with heart failure: A path analysis. Journal of Cardiovascular Nursing, 34(4), 319–326.

Ju, H. H. (2020). Using telehealth for diabetes self-management in underserved populations. The Nurse Practitioner, 45(11), 26–33.

Kawi, J. (2012). Self-management support in chronic illness care: A concept analysis. Research and Theory for Nursing Practice: An International Journal, 26(2), 108–125.

Kaye, H. S. (2012). Gradual rebalancing of Medicaid long-term services and supports saves money and serves more people, statistical model shows. Health Affairs, 31(6), 1195–1203.

Kegler, M. C., Haardörfer, R., & Alcantara, I. C. (2016). Targeting the home environment may help with weight control. Journal of Clinical Outcomes Management, 23(4), 153–156.

Klymko, K. W., Artinian, N. T., Price, J. E., Abele, C., & Washington, O. G. (2011). Self-care production experiences in elderly African Americans with hypertension and cognitive difficulty. Journal of the American Academy of Nurse Practitioners, 23(4), 200–208. https://doi. org/10.1111/j.1745-7599.2011.00605.x

Koch, T., Jenkin, P., & Kralik, D. (2004). Chronic illness self-management: Locating the "self." Journal of Advanced Nursing, 48(5), 484–492.

Kristjansdottir, O. B., Stenberg, U., Mirkovic, J., Krogseth, T., Ljoså, T. M., Stange, K. C., & Ruland, C. M. (2018). Personal strengths reported by people with chronic illness: A qualitative study. Health Expectations, 21(4), 787–795.

Kwan, B. M., Jortberg, B., Warman, M. K., Kane, I., Wearner, R., Koren, R., Carrigan, J., Martinez, V., & Nease, D. E. (2017). Stakeholder engagement in diabetes self-management: Patient preference for peer support and other insights. Family Practice, 34(3), 358–363. https://doi.org/10.1093 /fampra/cnw127

LeBlanc, R. G. (2015). Self-care: A conceptual model to promote a culture of health [Published abstract]. Nursing Research, 64(2), E44–E45.

LeBlanc, R. G., & Choi, J. (2015). Optimizing medication safety in the home. Home Healthcare Now, 33(6), 313–319.

LeBlanc, R. G., & Jacelon, C. S. (2018). Self-care among older people living with chronic conditions. International Journal of Older People Nursing, 13(3), e12191.

Lee, C. C., Enzler, C. J., Garland, B. H., Zimmerman, C. J., Raphael, J. L., Hergenroeder, A. C., & Wiemann, C. M.(2021). The development of health self-management among adolescents with chronic conditions: An application of self-determination theory. Journalof Adolescent Health, 68(2), 394–402. https://doi.org/10.1016/j.jadohealth.2020.05.053

Lee, S., & Heo, J. (2019). Life experience of older women with chronic conditions: Flow and balance as a coping resource. Educational Gerontology, 45(4), 259–268.

Lin, A. M., Vickrey, B. G., Barry, F., Lee, M. L., Ayala-Rivera, M., Cheng, E., Montoya, A. V., Mojarro-Huang, E., Gomez, P., Castro, M., Corrales, M., Sivers-Texeira, T., Tran, J. L., Johnson, R., Ediss, C., Shaby, B., Willis, P., Sannossian, N., Mehta, B., & Towfighi, A. (2020). Factors associated with participation in the Chronic Disease Self-Management Program: Findings from the SUCCEED trial. Stroke, 51(10), 2910–2917.

Lindahl, B., Lidén, E., & Lindblad, B. M. (2011). A meta-synthesis describing the relationships between clients, informal caregivers and health professionals in home-care settings. Journal of Clinical Nursing, 20, 3–4.

Lorig, K., Ritter, P. L., Turner, R. M., English, K., Laurent, D. D., & Greenberg, J. (2016). Benefits of diabetes self-management for health plan members: A 6-month translation study. Journal of Medical Internet Research, 18(6), e164.

Marengoni, A., Angleman, S., Melis, R., Mangialasche, F., Karp, A., Garmen, A., Meinow, B., & Fratiglioni, L.(2011). Aging with multimorbidity: A systematic reviewof the literature. Ageing Research Reviews, 10(4), 430–439.

Martire, L. M., & Helgeson, V. S. (2017). Close relationships and the management of chronic illness: Associations and interventions. American Psychologist, 72(6), 601.

Meranius, M. S., & Hammar, L. M. (2016). How does the healthcare system affect medication self-management among older adults with multimorbidity? Scandinavian Journal of Caring Sciences, 30(1), 91–98.

Miller, W. R., & Rollnick, S. (2012). Motivational interviewing:Helping people change. Guilford Press.

Miyamoto, S., Henderson, S., Fazio, S., Saconi, B., Thiede, E., Greenwood, D. A., & Young, H. M. (2019). Empowering diabetes self-management through technology and nurse health coaching. The Diabetes Educator, 45(6), 586–595.

Nguyen, H., Manolova, G., Daskalopoulou, C., Vitoratou, S., Prince, M., & Prina, A. M. (2019). Prevalence of multimorbidity in community settings: A systematic review and meta-analysis of observational studies. Journal of Comorbidity, 9, 2235042X19870934. https://pubmed.ncbi.nlm.nih.gov/31489279/

Nicholson, C., Meyer, J., Flatley, M., & Holman, C.(2013). The experience of living at home with frailty in old age: A psychosocial qualitative study. International Journal of Nursing Studies, 50(9), 1172–1179.

Northway, R. (2019, May). Nursing approach to the holistic care of patients with intellectual disability. In 21st European Congress of Endocrinology (Vol. 63). BioScientifica.

Nuño, R., Coleman, K., Bengoa, R., & Sauto, R. (2012). Integrated care for chronic conditions: The contributionof the ICCC Framework. Health Policy, 105(1), 55–64.

Nussbaum, M. C. (2001). Women and human development:The capabilities approach (Vol. 3). Cambridge University Press.

O'Hara, R., Rowe, H., & Fisher, J. (2019). Self-management in condition-specific health: A systematic review of the evidence among women diagnosed with endometriosis. BMC Women's Health, 19(1), 80.

Onder, G., Bernabei, R., Vetrano, D. L., Palmer, K., & Marengoni, A. (2020). Facing multimorbidity in the precision medicine era. Mechanisms of Ageing and Development, 190, 111287. doi: 10.1016/j.mad.2020.111287

Ory, M. G., Ahn, S., Jiang, L., Smith, M. L., Ritter, P. L., Whitelaw, N., & Lorig, K. (2013). Successes of a national study of the chronic disease self-management program: Meeting the triple aim of health care reform. Medical Care, 51(11), 992–998.

Osokpo, O., & Riegel, B. (2019). Cultural factors influencing selfcare by persons with cardiovascular disease: An integrative review. International Journal of Nursing Studies, 103383. doi: 10.1016/j.ijnurstu.2019.06.014

Park, Y. H., Chang, H., Kim, J., & Kwak, J. S. (2012). Client-tailored self-management intervention for older adults with hypertension in a nursing home. Journal of Clinical Nursing, 22(5), 710–722.

Pefoyo, A. J. K., Bronskill, S. E., Gruneir, A., Calzavara, A., Thavorn, K., Petrosyan, Y., Maxwell, C. J., Bai, Y., & Wodchis, W. P. (2015). The increasing burden and complexityof multimorbidity. BMC Public Health, 15(1), 415.

Pérez, Y. I. V., Medlow, S., Ho, J., & Steinbeck, K.(2019). Mobile and web-based apps that support self-management and transition in young people with chronic illness: Systematic review. Journal of Medical Internet Research, 21(11), e13579.

Pinnock, H., Steed, L., & Jordan, R. (2016). Supported self-management for COPD: Making progress, but there are still challenges. European Respiratory Journal, 48(1), 6–9.

Porter, T., Ong, B. N., & Sanders, T. (2020). Living with multimorbidity? The lived experience of multiple chronic conditions in later life. Health, 24(6), 701–718.

Quinn, C., Toms, G., Anderson, D., & Clare, L. (2016). A review of self-management interventions for people with dementia and mild cognitive impairment. Journalof Applied Gerontology, 35(11), 1154–1188.

Rabenbauer, L. M., & Mevenkamp, N. (2021). Factors in the effectiveness of e-health interventions for chronic back pain: How self-efficacy mediates e-health literacy and healthy habits. Telemedicine and e-Health, 27(2), 184–192. https://doi/org/10.1089/tmj.2019.0301

Redman, B. K. (2007). Responsibility for control: Ethicsof client preparation for self-management of chronic disease. Bioethics, 21(5), 243–250.

Redman, B. K. (2013). Advanced practice nursing ethics in chronic disease self-management. Springer.

Riegel, B., Jaarsma, T., Lee, C. S., & Strömberg, A. (2019). Integrating symptoms into the middle-range theoryof self-care of chronic illness. Advances in Nursing Science, 42(3), 206.

Riegel, B., Jaarsma, T., & Strömberg, A. (2012). A middle-range theory of self-care of chronic illness. Advances in Nursing Science, 35(3), 194–204.

Roets-Merken, L. M., Zuidema, S. U., Vernooij-Dassen, M. J., Teerenstra, S., Hermsen, P. G., Kempen, G. I., & Graff, M. J. (2018). Effectiveness of a nurse-supported self-management programme for dual sensory impaired older adults in long-term care: A cluster randomised controlled trial. BMJ Open, 8(1), e016674.

Ryan, M. K., & Deci, E. L. (2000). Self-determination theory and the facilitation of intrinsic motivation, social development, and well-being. American Psychologist, 55(1), 68–78.

Ryan, P. (2009). The integrated theory of health behavior change: Background and intervention development. Clinical Nurse Specialist, 23(3), 161–170.

Ryan, P., & Sawin, K. J. (2009). The individual and family self-management theory: Background and perspectives on context, process, and outcomes. Nursing Outlook, 57(4), 217–225.

Sangrar, R., Docherty-Skippen, S. M., & Beattie, K.(2019). Blended face-to-face and online/computer-based education approaches in chronic disease self-management: A critical interpretive synthesis. Patient Education and Counseling, 102(10), 1822–1832.

Santana, M. J., & Feeny, D. (2014). Framework to assess the effects of using patient-reported outcome measures in chronic care management. Quality of Life Research, 23(5), 1505–1513.

Schoberer, D., Leino-Kilpi, H., Breimaier, H. E., Halfens, R. J., & Lohrmann, C. (2016). Educational interventions to empower nursing home residents: A systematic literature review. Clinical Interventions in Aging, 11, 1351.

Schulman-Green, D., Jaser, S., Martin, F., Alonzo, A., Grey, M., McCorkle, R., Redeker, N. S., Reynolds, N., & Whittemore, R. (2012). Processes of self-managementof chronic illness. Journal of Nursing Scholarship, 44(2), 136–144.

Simmons, C., & Kapustin, J. F. (2011). Diabetes group visits: An alternative to managing chronic disease outcomes. Journal for Nurse Practitioners, 7(8), 671–679.

Simpson, V., & Xu, D. (2020). Difficulties with health self-management by older adults: The role of well-being. Geriatric Nursing, 41(6), 984–991.

Sloand, E., Butz, A., Rhee, H., Walters, L., Breuninger, K., Pozzo, R. A., Barnes, C. M., Wicks, M. N., & Tumiel-Berhalter, L. (2019). Influence of social support on asthma self-management in adolescents. Journalof Asthma, 58(3), 386–394. https://doi.org/10.1080/02770903.2019.1698601

Söderhamn, U., Dale, B., & Söderhamn, O. (2013). The meaning of actualization of self-care resources among a group of older home-dwelling people: A hermeneutic study. International Journal of Qualitative Studyof Health Well-Being, 8, 1–9. https://doi.org/10.3402/qhw.v8i0.20592

Spencer, S. M., Patrick, J. H., & Steele, J. C. (2009). An exploratory look at preferences for seven long-term care options. Seniors Housing & Care Journal, 17(1), 91–99.

Still, C. H., Dang, P. B., Malaker, D., & Peavy, T. D. (2020). The design and rationale of a pilot study: A community and tech-based approach for hypertension self-management (COACHMAN). Journal of National Black Nurses' Association, 31(1), 52–59.

Tinetti, M. E., Esterson, J., Ferris, R., Posner, P., & Blaum, C. S. (2016). Patient priority–directed decision making and care for older adults with multiple chronic conditions. Clinics in Geriatric Medicine, 32(2), 261–275.

Tumilty, E., Doolan-Noble, F., Latu, A. T. F. A., McAuley, K., Dummer, J., Baxter, J., Hannah, D., Donlevy, S., & Stokes, T. (2020). "A balancing act": Living with severe chronic obstructive pulmonary disease in southern New Zealand: A qualitative study. Journal of Primary Health Care, 12(2), 166–172.

U.S. Department of Health and Human Services. (2010). Multiple chronic conditions: A strategic framework:Optimum health and quality of life for individuals with multiple chronic conditions. U.S. Department of Health and Human Services.

U.S. Department of Health and Human Services. (2017). 2017 profile of older Americans. U.S. Department of Health and Human Services.

U.S. Department of Health and Human Services, Officeof Disease Prevention and Health Promotion. (2020). Healthy people 2030. U.S. Department of Health and Human Services.

Vetrano, D. L., Palmer, K., Marengoni, A., Marzetti, E., Lattanzio, F., Roller-Wirnsberger, R., Samaniego, L., Rodriguez-Marias, L., Bernabei, R., Onder, G., & Joint Action ADVANTAGE WP4 Group. (2019). Frailty and multimorbidity: A systematic review and metaanalysis. Journals of Gerontology: Series A, 74(5), 659–666.

Wagner, E. H. (1998). Chronic disease management:What will it take to improve care for chronic illness? Effective Clinical Practice, 1(1), 2–4.

Walsh, N., Salmon, V., & Pearson, J. (2016). A systematic identification and assessment of self-management apps for osteoarthritis. Osteoarthritis and Cartilage, 24, S491.

Whitty, C. J., MacEwen, C., Goddard, A., Alderson, D., Marshall, M., Calderwood, C. Atherton, F., McBride, M., Atherton, J., Stokes-Lamperd, H., Reid, W., Powis, S., & Marx, C. (2020). Rising to the challenge of multimorbidity. BMJ, 368, l6964. https://doi.org/10.1136/bmj.l6964

Wilkinson, M., Whitehead, L., & Crowe, M. (2016). Nurses perspectives on long-term condition self-management:A qualitative study. Journal of Clinical Nursing, 25(1–2), 240–246.

Wong, E. M. L., & Lam, G. Y. Y. (2016). Can E-health support program improve self-management for diabetes patients in the community. Journal of Community Public Health Nursing, 2, e111.

제 8 장

영성 Spirituality

Iris Mamier / Kristoff Foster / Jeremy Pangan

"살아야 할 '왜'를 아는 사람은 거의 모든 '어떻게'를 견딜 수 있다. 인간에게서 모든 것을 빼앗을 수 있지만 단 한 가지, 인간의 마지막 자유는 주어진 상황에서 자신의 태도를 선택하고 자신의 길을 선택하는 것이다."

-빅터 E. 프랭클, 인간의 의미 탐색

"모든 환자, 특히 가장 아픈 환자에게서 나는 항상 인간으로서의 현실, 모든 고통, 모든 기쁨, 모든 눈물, 모든 희망과 소망을 본다. … 신의 현존을 보여준다."

-의료/외과 병동에서 일하는 간호 연구 참여자

개요

이 책의 여러 장에서 확인되었듯이 만성질환과 함께 생활하는 것은 개인의 기능적 상태, 삶의 질 및 정체성에 중요한 방식으로 영향을 미친다. 상실, 불확실성, 심리사회적 적응, 무력감, 사회적 고립, 지속적인 불안 등을 고려하여 자가관리 및 치료준수에 대한 요구, 만성질환을 안고 살아온 경험은 종종 의미를 찾는 방법과 대처할 힘에 대한 질문을 던진다.

그러나 만성질환의 경험은 신체의 나약함을 보여줄 뿐만 아니라 사람의 깊은 갈망, 즉 인생에서 중요한 삶, 건강, 이동성, 힘과 에너지, 심지어는 치유와 행복에 대한 갈망을 보여준다. 대조적으로 의료서비스 제공의 초점은 진단과 치료에 있어 단순히 단지 생리학적일 뿐인 경우가 많다. 그러나 만성질환으로 인해 드러나는 욕망은 단순한 치료를 넘어, 대상자가 현재 질병의 맥락에서도 인간의 번영을 가져올 것이라고 믿는 것이 무엇인지 탐구한다. 이는 통증이 완화되지 않음에도 불구하고 평화로운 것부터 완치가 되지는 않지만 증상을 조절하려고 시도하는 치료를 통해 희망과 의미를 갖는 것까지 다양할 수 있다. 때로는 그러한 갈망이 의료서비스 제공자에게 암시되거나 공개되기도 한다. 임상의가 이러한 우려사항을 인식하면 가장 가까운 목사에게 전달되는 경우가 많다. 그러나 종종 영적인 단서는 인식되지 않고 해결되지 않은 채로 남아 있어 실존적 고립감과 영적 고통을 증폭시킬 수 있다. 만약 Balboni와 Balboni(2018)가 옳고 '영성은 가장 간절히 원하고 사랑하는 것의 핵심'(p.119)이라면 환자의 질병경험의 핵심은 영적 차원일 가능성이 크다.

만성질환과 함께 살아가는 경험에서 영성의 역할을 탐구하기 위해 이 장에서는, 영적 돌봄이란 무엇인가? 만성질환을 앓고 있는 사람의 영적 요구에 대해 우리는 무엇을 알고 있는가? 이러한 유형의 요구를 해결하는 데 있어 건강관리전문가의 역할은 무엇인가? 어떤 종류의 간호중재가 영적 복지를 촉진하거나 환자의 고통을 '완화'하는가? 영적인 돌봄을 관찰/측정할 수 있는가? 영적인 돌봄을 받은 것과 관련된 결과는 무엇인가? 등의 질문에 대해 논의한다.

지난 40년 동안 건강과학은 질병 과정과 그 관리에만 초점을 맞춘 협소하고 환원주의적인 질병에 대한 생물의학적 이해에서 벗어났다. 대신, 생물심리사회적 모델이나 확장된 버전인 생물심리사회적 영적 모델(BorrellCarrio et al., 2004; Sulmasy, 2002)과 같은 전체론적 치유 모델이 건강관리에 대한 현대적 이해를 형성해왔다. 그러한 모델은 인간 전체의 복잡성을 강조하고 인격의 영적 차원을 포함하는 돌봄에 대한 환자 중심, 관계 중심 접근방식의 필요성에 주목한다. 이러한 관점이 주류가 되면서 영성은 전문조직과 인증기관의 전문입장, 문서, 지침, 정책, 규정에서 자주 다루어진다. 공동위원회(Joint Commission)는 미국 내 병원 및 의료기관을 위한 최대 규모의 비영리 인증기관이다. 공동위원회는 15년 넘게 건강평가에 영적 선별검진을 포함하도록 병원에 요청해왔다. 가장 최근 핸드북(2020)에서는 알코올중독이나 기타 약물사용장애에 대한 치료를 모색하는 맥락에서 환자의 영성을 평가해야 할 필요성을 정의했다.

그러나 공동위원회가 '가능한 한 병원은 환자와 그 가족의 편안함, 존엄성, 심리사회적·정서적·영적 필요를 충족하는 치료와 서비스를 제공한다'(섹션 PC.02.02.13; PC는 '환자 치료')라고 명시한 것처럼 문구는 일반적인 상태로 유지된다. 또한 공동위원회는 선별검진이 어떻게 수행되는지, 누가 이러한 평가를 수행할 자격이 있는지에 대한 세부사항을 개별기관의 재량에 맡겼다. 의료기관은 서비스를 제공하는 측의 요구에 맞는 구체적인 접근방식을 정의할 수 있지만, 의료기관이 조직적 수준에서 적절한 프로세스와 정책을 계획하는 의도적인 단계를 거쳐야 영적 치료 측면에 많은 관심을 기울일 수 있다.

국제간호사협의회(ICN)는 개정된 2012년 윤리강령에서 환자의 영적 신념을 인정할 것을 촉구한다. ICN은 '간호사와 사람' 항목에서 다음과 같이 명시한다. "간호서비스를 제공할 때 간호사는 개인, 가족 및 지역사회의 인권, 가치, 관습 및 영적 신념이 존중되는 환경을 조성한다"(p. 2). ICN은 전체적인 접근방식을 장려하지만 '존중'이 간호활동으로 어떻게 변환되는지는 아직 정의되지 않았다.

미국 간호사협회(ANA, 2015)는 환자의 생활방식, 문화, 모국어, 가치체계 및 사회적 지원 시스템 외에도 환자의 영적 또는 종교적 신념을 고려하는 가족 및 인구 중심의 돌봄 접근방식을 요구한다. ANA에 따르면 "최적의 간호는 환자가 신체적·정서적·사회적·종교적 또는 영적 안녕을 최대한 누릴 수 있게 하며, 환자 자신의 가치를 반영한다"(조항 1.3). 마찬가지로, 간호사의 해석적 진술에 대한 윤리강령(Code of Ethics for Nurses with Interpretive Statements)에서 미국 간호사협회(2015)는 조항 1.2에서 간호사가 개인 또는 인구의 건강관리를 계획할 때 '종교적 또는 영적 신념'을 고려해야 한다고 명시한다(p. 1). 그러나 특정 개인의 영적/종교적(spiritual/religious, S/R) 신념을 고려하려면 사전평가가 수행되어야 한다.

간호윤리학자, 역사가, 윤리강령 학자이자 개정된 2015년 ANA 윤리강령의 주요 기여자인 Fowler(2020)는 한 걸음 더 나아가 '영적 돌봄의 간호영역'(p. 140)을 언급하면서 영적 돌봄이 전문간호의 실행범위에 속한다는 데 의심의 여지가 없다고 했다. 그녀의 견해에 따르면 간호사는 영적 돌봄에 대한 의무가 있다. Fowler는 이뿐만 아니라 간호사가 이 역량에 대비할 도덕적 의무도 추론하고 있다. Fowler는 이러한 유형의 돌봄이 제공되는 최고 수준의 성실성을 더욱 강조한다. 따라서 Fowler의 논평은 이 저자들이 검토한 대부분의 입장 진술보다 더 직설적이다.

12개의 전국 호스피스 및 완화의료 기관으로 구성된 연합체인 전국 호스피스 및 완화의료 연합(National Coalition for Hospice and Palliative Care)은 중증질환 환자의 치료를 위한 지침을 제공하기 위해 양질의 완화의료를 위한 임상실무지침(4판)을 개발했다. 이 실무지침은 돌봄을 8개 영역으로 분류하는데, 그중 하나는 '돌봄의 영적·종교적·실존적 측면'과 관련이 있다. 이 지침은 영적 돌봄이 '입원 시와 그 후 정기적으로 실시되는 선별, 병력청취 및 사정'을 포함하는 '양질의 완화돌봄의 필수 구성요소'라고 명시한다(2018, p. 35). 구체적인 사정도구는 지정되지 않았지만, 이 지침은 이상적으로는 전문 자격증을 소지한 사제를 포함한 학제간팀이 사정해야 한다고 강조한다. 문제는 영적 요구가 확인되면 어떻게 되는가이다. 특히 지역사회에서 이러한 요구를 맡는 것은 누구의 책임인가? 아니면 사제 서비스를 이용할 수 없거나 원하지 않는 경우인가?

요약하자면, 전문적이고 인증된 간호조직은 간호사가 환자의 영적/종교적 신념, 관행, 문화, 특히 임종간호나 완화치료, 약물남용 치료와 같은 질병경험을 형성하는 가치관을 관찰, 사정 및 통합할 수 있는 최고의 위치에 있는 것이 타당하다고 본다. 개별 환자가 기대할 수 있는 것과 환자의 문화, 가치 및 영적/종교적 신념에 대한 존중이 특정 의료정책으로 어떻게 변환되는지는 대체로 정의되지 않았다. 의료전문가가 전인적 치료를 제공하고 영적 복지와 어려움을 기록할 수 있도록 하려면 일종의 영적 선별, 병력 조사 또는 사정이 적절하다는 공감대가 커지고 있다. 전인적 진료를 적극적으로 육성하는 업무환경을 조성하는 의료기관이 없다면 이러한 개념은 너무 고상하게 남아 의료 문화의 일부가 되지 못할 것이다.

앞서 검토한 진술의 공유된 전제는 사람들이 자신의 삶을 살고, 건강에 관한 것이든 질병에 관한 것이든 결정을 내리는 방식이 그들이 지닌 세계관에 달려 있다는 것이다. 개인의 세계관은 그들의 신념과 가치에 영향을 미치며, 이는 결국 행동, 의사결정 및 영적/종교적 실행을 주도한다. 중증 또는 만성질환이 있는 사람을 대상으로 한 연구에서 밝혀진 바는, 역경의 상황 속에서 개인의 신념과 가치가 재평가될 수 있다는 것이다(예: Balboni & Balboni, 2018; Ferrell et al., 2020; Fitch & Bartlett, 2019). 이것이 질병의 맥락에서 영적/종교적 신념과 같은 '사적인' 것이 전면에 나타날 수 있는 이유이다. 이 과정은 진공상태에서 일어나지 않는다. 사회과학자들이 설명한 문화적 흐름은 전문간호사가 환자의 영성에 대한 인식을 더 잘 이해하는 데 도움이 될 수 있다.

그렇다면 현대 미국인에게 중요한 영적 신념과 실천은 무엇인가? 미국의 다양한 종교/문화적 환경에서 몇 가지 중요한 경향이 주목되었다. 하나는 세속화와 신앙공동체를 떠나는 추세('나는 영적이지만 종교적이지는 않다!')로, 특히 밀레니얼 세대와 Z세대에서 널리 퍼져 있다. Pew Research Center(2019)는 2018년과 2019년의 전화조사 데이터를 사용하여 미국의 종교 분포를 다음과 같이 설명했다. 기독교인 65%; 종교가 없는 경우 26%; 비기독교 신앙 7%(예: 유대교 2%, 이슬람교 1%, 불교 1%, 힌두교 1%), 나머지는 기타 개인신앙을 나타낸다. 기독교인 중 20%는 카톨릭, 43%는 개신교, 2%는 모르몬교이다. 종교적으로 관련이 없는 그룹 중 4%는 무신론자, 5%는 불가지론자, 17%는

'특별히 없음'이라고 밝혔다. 데이터에 따르면 종교적 소속감이 현저히 감소하고 있지만 영적 필요는 감소하지 않는다. 오히려 일부 연구에 따르면 환자는 영적/실존적 지원을 위해 간호사와 같은 의료서비스 제공자에게 훨씬 더 많은 관심을 기울이는 것으로 나타났다(Ross & Austin, 2015).

데이터에 따르면 전통적인 영적/종교적 신념, 관행 및 신앙공동체는 만성질환에 걸릴 가능성이 가장 높은 미국 노인에게 특히 중요하다(Hamilton et al., 2013; Lekhak et al., 2020; Lepherd et al., 2020). 이 노령 세대와 '영적이고 종교적'이라고 밝히는 사람에게 신앙공동체와 종교적 관행은 상당한 사회적·영적 지원의 원천이 될 수 있다. 대조적으로, 젊은 세대와 '영적이지만 종교적이지 않은' 사람은 질병경험에 대한 사회적·영적 지원의 특별한 원천으로서 신앙공동체를 많이 활용하지 않을 수 있다. 기술적으로는 연결성이 높음에도 불구하고 젊은 세대의 밀레니얼 세대와 Z세대는 종교공동체에 대해 의심을 품고 소속감이 덜한 경향이 있다. 젊은 세대의 영성은 더 넓은 문화와 교류하고 삶의 위기를 경험하면서 여전히 진화하고 있을 수 있다. 그러나 연구자들은 특히 젊은 세대에서 전례 없는 수준의 불안과 외로움을 발견했다(Kinnaman & Matlock, 2019). 만성질환은 그들이 진정한 관계, 신뢰, 지원을 찾을 수 있는 다른 공동체를 찾지 않는 한 공존하는 외로움을 악화시킬 수 있다. 결과적으로, 만성질환을 앓고 있는 젊은 환자의 경우 의료서비스 제공자의 영적 지원에 대한 필요성이 증가할 수 있다. 신흥 청년층(Emerging Young Adults, EYA)의 지배적인 종교적 회의론과 210명의 젊은 암 생존자 중 단지 41.5%만이 영성에 의존하고 있음을 나타냄에도 불구하고 Sira 등(2020)은 영성이 여전히 적응적 대처에 대한 가장 강력한 예측변수임을 발견했다.

미국의 또 다른 추세는 종교행위, 특히 기도가 공동 신앙행위에서 개인 단독행위로 변모했다는 것이다(Kinnaman & Stone, 2017). 숫자가 감소하고 있음에도 불구하고 대다수의 미국인은 계속해서 자신이 하나님을 믿는다고 주장하고 있으며(79~89%)(Newport, 2016), 기도는 미국에서 가장 일반적인 신앙 관행으로 남아 있다(Kinnaman & Stone, 2017). 1,015명의 응답자로 구성된 대표 표본 중 79%가 지난 3개월 동안 적어도 한 번 기도한 적이 있다고 답했다. Pew Research Center의 또 다른 연구에서 미국인의 55%가 매일 기도한다는 사실을 밝혔다(Pew Research Center, 2015). 65세 이상 인구 중 65%가 매일 기도한다고 답한 반면, 18~29세 성인 중 41%가 매일 기도했다. 기도하는 사람 중 90%는 하나님과 같은 신에게 기도하는데, 그중 50%는 예수를, 23%는 성령을 가리킨다. 다른 사람들은 더 높은 힘(5%), 야훼(2%), 알라(1%), 성자(5%), 조상(3%), 우주(3%), 자연(3%), 내 안에 신성(3%), 다른 신들 안에(2%)에게 기도한다(Kinnaman & Stone, 2017). Kinnaman과 Stone은 기도내용을 살펴보면서 다음과 같은 가장 빈번한 주제를 확인했다. 62%는 감사를 표현하기 위해 기도했고, 61%는 개인적인 필요사항이나 가족이나 지역사회 내 다른 사람의 필요사항을 위해 기도했으며, 49%는 위기상황에서 인도를 위해 기도했고, 47%는 특별히 그들의 건강과 복지를 위해 기도했다. 일반 대중에서 기도가 널리 사용되고 기도를 촉구하는 다양한 상황을 감안할 때, 건강관리전문가는 일상생활에서 기도를 통해 위로와 힘을 추구하는 사람을 위한 비약리적·보조적 관행으로 쉽게 무시하지 말아야 한다.

영성은 보완 및 대체 의학(Complemen-tary and Alternative Medicine, CAM)에 대한 연구에서 만성질환에 대한 지원의 원천으로 논의되며, 이는 기존 의료치료와 함께 사용되기도 한다. 전체적인 실천에 대한 관심이 증가함에 따라 더 자세한 정보는 이 책의 다른 장에서 찾을 수 있다. 그러나 전체적인 관행은 NHIS(National Health Interview Survey)에 응답한 미국 성인을 대상으로 질병통제 예방센터(CDC)에서 매년 평가한다. 2019년 NHIS는 참가자에게 통증관리를 위해 요가, 마사지, 명상을 사용했는지 질문했다(CDC, 2019). 2020년 설문조사 질문에는 치유 또는 건강유지에 사용되는 CAM 행위로, 신체적 이완, 정신적 평온 및 심리적 균형을 달성하기 위한 유도 이미지, 동양 종교 전통의 명상 또는 중국 전통 태극권 등을 꼽았다. Burke 등(2017)은 2012년 NHIS 데이터 세트에 대한 2차 분석을 수행한 결과 5.3%(1,190만)의 성인이 다양한 이유로 하나 이상 다른 유형의 명상을 사용한 것으로 나타났다. 마음챙김 명상은 74%가 안녕 증진이나 예방 목적(74%)을 위해 사용되었다. 명상은 자가관리(81%)의 한 형태라는 견해가 지배적이었다. 대조적으로, 30%는 실제 건강문제를 치료하기 위해 명상으로 전환했고, 26%는 기존 치료법이 도움이 되지 않았기 때문이었다. 명상은 특히 다른 CAM을 사용하고 우울증을 보고한 비히스패닉계, 대학교육을 받은 신체적으로 활동적인 백인 여성이 선호했다. Carron(2019)은 기도가 2007년 NHIS 조사 이후로 평가되지 않았다고 지적했다. 비록 그때까지의 데이터에 따르면 기도는 치유, 건강 및 대처를 달성하기 위해 미국 성인에서 광범위하게 사용되고 있는 것으로 나타났다.

전체론적 간호문헌은 다양한 종교적 전통과 세속적 영성의 관점에서 사용되는 많은 영적 실천을 소개한다. 그 예로는 축복 실천(Atkinson, 2020), 용서(Recine et al., 2020), 기도, 명상(Lekhak et al., 2020), 마음챙김 실천(Hilton et al., 2017)이 있다. 궁극적으로 환자의 영적 지향과 그들에게 도움이 되는 것으로 보이는 것이 어떤 전체론적 실천이 적절한지 결정하는 요인이 될 것이다.

만성질환자의 경우 일반적으로 치료가 불가능하지만 치유, 성장 및 온전함의 기회가 있다(Haque et al., 2020). 영성은 인지적·경험적·직관적·미학적·내적 지식을 포함한 다양한 방식의 지식을 포함한다. 영적인 수행은 개인이 자신의 질병 경험 내에서 목적과 의미를 찾을 뿐만 아니라 다른 사람 및 초월적인 존재와 연결되는 데 도움이 될 수 있다(Burkhardt & Nagai-Jacobson, 2016).

* 영성과 건강

오랫동안 과학계에서 무시되었지만 S/R 변수는 1980년대 후반부터 연구에서 점점 더 많은 관심을 받아 왔다. 영성과 건강 사이의 연관성에 대한 강력한 증거가 있다. 많은 연구가 단면적이었지만 종단적으로 설계된 역학연구가 현재 진행되고 있다. 예를 들어, Chen 등(2020)은 최근 종교예배 참석이 성인기 전반의 건강과 복지 결과에 미치는 영향을 조사했다. 연구자들은 세 가지 대규모 코호트 연구에서 종교성을 측정하는 일반적인 척도인 종교예배 참석이 전인구 사망, 자살, 과도한 음주, 흡연 및 우울증에 대한 위험 감소와 관련성이 높았으며, 더 큰 심리사회적 안녕(예: 긍정적 영향, 삶의 목적의식, 삶의 만족도, 사회적 통합)과 관련이 있음을 발견했다. 그러나 예배 참석은 신체적 질병 결과와 관련이 없었는데, 그 이유는 아직 완전히 이해되지 않았다. S/R이 건강에 영향을 미치는 메커니즘은 더 많은 연구가 필요하다.

만성질환에 직면한 많은 환자가 기도한다. Jors 등(2015)은 환자의 질병경험에서 기도의 역할을 조사하기 위해 문헌(16개 연구)에 대한 체계적 고찰을 수행했다. 연구 표본의 크기는 10명에서 360명까지였으며, 대부분의 참여자는 암, 심장병, 심장문제, 낫적혈구병(sickle cell disease), 인간면역결핍바이러스 감염, C형 간염을 포함한 만성질환을 앓고 있었다. 연구자들은 사람들이 질병 중에 기도하는 이유, 기도주제, 기도방법을 탐구했다.

질병 중심 기도가 가장 일반적이었다. 개선을 위한 기도, 의사결정 및 질병관리에 대한 지침, 질병경험에서 의미/긍정적인 것을 찾는 기도였다. 참여자는 애도기도(두려움, 불평, 의심 표현)를 가장 적게 사용했다. 일부 참여자는 가족, 친구, 의사를 포함한 다른 사람을 위해 기도했다. 신 중심 기도는 질병에서 눈을 돌리고 신의 현존, 그의 위대함, 예배와 숭배, 그리고 신과 그 사람의 관계에 초점을 맞췄다. 참여자는 공식적(암기한 기도)과 비공식적 또는 대화적 기도를 모두 사용했다. 연구자들은 사람들이 치유를 위해 기도할 뿐만 아니라 질병경험에서 의미를 찾는 데 도움이 되도록 기도한다는 결론을 내렸다. 이 연구는 기도가 다양한 만성질환을 앓고 있는 환자의 대처와 힘의 원천이자 의사결정의 지침이 될 수 있음을 보여준다.

만성질환과 관련된 손실(예: 건강, 독립성, 활력, 업무능력, 사회적 관계), 충족되지 않은 목표 및 어려움은 스트레스 요인으로 경험될 가능성이 높다. 선구적 연구인 '스트레스, 평가, 대처(Stress, Appraisal, and Coping)'에서 Lazarus와 Folkman(1984)은 심리적 스트레스를 '개인과 환경 간의 특정 관계로, 개인이 자신의 자원을 과중하게 여기거나 초과하여 자신의 안녕을 위협한다고 평가하는 것'이라고 정의했다(p. 19). 어떤 사람은 특정 사건이 스트레스를 준다고 생각할 수도 있지만, 다른 사람은 같은 사건이 스트레스를 받지 않는다고 생각할 수도 있다. 차이점은 자신에게 일어나고 있는 일에 대한 개인의 평가나 중요성에 있다(Lazarus & Folkman, 1984).

개인의 실존적 신념(예: 우주의 질서나 통제하는 신)도 질병경험을 평가하는 방식에 영향을 미칠 수 있다. 따라서 S/R 신념은 사람들이 의미를 찾고 스트레스가 많은 사건에서 희망을 촉진하는 데 도움이 될 수 있다(Lazarus & Folkman, 1984). 그러나 모든 S/R 신념이 성공적인 대처를 가능하게 하는 것은 아니다. 일부 신념은 실제로 대처를 방해할 수 있다. Lazarus와 Folkman(1984)은 적응적 대처와 부적응적 대처를 구분했다. S/R 신념이 개인이 양호한 정신건강과 문제해결능력을 유지하는 방식으로 질병상황에 적응하고 조정할 수 있도록 하는 경우, 적응적 대처가 존재한다. 삶의 스트레스에도 불구하고 적응적 대처의 결과는 일반적으로 영적 안녕과 개인적 성장이 향상되는 것이다. 반대로 부적응적 대처는 만성질환에 대한 적응력 저하, 부적절한 자가관리, 낮은 영적/정신적 안녕으로 이어질 수 있다.

Pargament(1997)의 획기적인 연구는 종교적 대처를 종교나 신성한 것과의 관계를 활용한 부정적인 삶의 사건에 대한 조정으로 정의했다. 앞서 언급한 적응적/부적응적 대처와 유사하게 Pargament는 유용한 패턴과 잠재적으로 해로운 패턴을 지적한다. 긍정적·부정적인 종교적 대처 패턴은 Pargament의 측정도구인 RCOPE(Pargament et al., 2011)를 사용하여 평가할 수 있다.

긍정적인 종교적 대처는 여러 방식으로 나타난다. 대표적으로 (1) 영적 기반 대처(하나님을 의지함) 또는 협력적 종교적 대처(하나님과 협력하여 일함)가 있다. 역경이 닥쳤을 때 이러한 형태의 대처방법을 사용하는 사람은 압도적이라고 인식될 수 있는 상황을 헤쳐나가도록 지원하고 안내하는 성스러운 것과의 관계에 자신의 안전을 두게 된다. Pargament에 따르면, 영적인 기반의 대처는 결과를 가장 강력하게 예측하는 지표이지만, 극단적인 입장에 처하게 되면 사람들은 모든 책임을 신성/신에게 맡길 수 있다. 협력적인 종교적 대처에서 사람들은 자신이 해야 할 역할이 있고 신도 관여한다고 가정한다. (2) 회중적 지원(Congregational support)은 신앙공동체를 통한 사회적 지원을 말한다. (3) 자비로운 종교적 재구성은 자비로운 틀 내에서 역경이나 부정적인 삶의 사건에 대한 관점을 제안하는데, 이는 신성/신이 상황에도 불구하고 모든 것을 통제하고 있다고 믿는 것을 의미한다.

대조적으로, 부정적인 종교적 대처는 부정적인 건강결과와 관련이 있다. (1) 하나님 및/또는 신앙공동체의 다른 사람에 대한 불만이나 실망을 특징으로 한다. 사람들은 가장 어려운 시기에 '실망감을 느낀다'고 말할 수 있으며, 이는 분노와 부정적인 감정으로 이어진다. 신뢰하는 개인의 실망이나 하나님께 실망하거나 버림받은 느낌을 표현하는 것은 절망을 초래할 수 있다. (2) 부정적인 종교적 재구성이 있을 수 있다. 이는 하나님을 징벌적이거나 보복적이거나 변덕스러운 분으로 보는 관점이다. 이러한 견해는 부정적인 마음상태와 연관되어 있으며, 죄책감, 수치심, 두려움, 분노와 연관될 수 있다.

부정적인 종교적 대처의 임상적 중요성은 그것이 더 나쁜 건강결과와 연관되어 있고, 종교적 투쟁/영적 고통을 가리킬 수 있다는 것에 있다. 극심한 고통 외에도 S/R 고통/투쟁은 효과적인 질병관리 및 자가관리에 심각한 장벽을 만들 수 있다. 그러므로 S/R 투쟁과 부정적인 대처의 신호를 심각하게 받아들여야 한다. 건강관리전문가는 이러한 문제를 해결할 위치에 있지 않을 수 있지만, S/R 고통의 단서를 인식하고 환자와 함께 깊은 고통과 의문에 대한 어떤 종류의 처리가 필요한지(예: 목사, 성직자, 상담사 또는 환자의 소셜 네트워크에서 신뢰할 수 있는 사람에게 의뢰)를 모색해야 한다.

Mulcahy(2007)는 만성질환 경험에 대한 보다 적용 가능한 관점과 통찰력 있는 설명을 제공했다. 정신질환으로 어려움을 겪고 있는 Mulcahy는 회복과 회복탄력성(resilience)의 여정을 추적한다. 영성의 역할은 그가 받아들일 수 있는 목적 있는 삶을 '재조립'하는 것이다. Mulcahy는 또한 그의 정신과적 증상이 너무 심해서 영적인 수행을 할 수 없을 때 정신과 의사와 다른 치료사가 그를 어떻게 격려했는지 설명한다. 건강관리전문가는 대상자를 자신의 내면적·영적 자원과 연결시켜 위기를 극복하고 치유의 여정으로 이끌 수 있다.

요약하면, 개인의 영적/종교적 신념은 긍정적이고 생명을 주는 방식으로 건강에 영향을 미칠 수 있지만 부정적인 방식으로도 영향을 미칠 수 있다. 종교와 신앙공동체는 강력하고 지원적인 역할을 할 수 있으며, 역경에 대한 개인의 대처능력을 향상시킬 수 있다. 그러나 이러한 자원이 실패하면 위기로 이어질 수 있다. 종교기관이나 구성원 개인에 대한 실망은 감정적으로나 영적으로 무너질 수 있으며, 신앙과 정신건강의 위기로 이어질 수 있다. 따라서 건강관리전문가가 종교를 갖고 있는지 여부에 관계없이 S/R이 환자의 질병경험에서 수행하는 역할에 주목해야 한다. 그 사람은 어떤 유형의 대처기술을 사용하고 있는가? S/R 신념이 자원으로 기능하고 있는가, 아니면 영적 고통이나 명백한 종교적 투쟁을 가리키는 단서가 있는가? 만성질환과 함께 살아가는 데 있어 환자와 가족의 영적 견해는 어떤 영향을 미치는가?

* 만성질환의 영성에 대한 역사적 관점

Sessannaet 등(2020)은 교구 간호(parish nursing)와 전인적 간호의 역사를 비교할 때 다음과 같이 언급했다. "전문간호의 뿌리는 고대의 문화적으로 다양한 치유 전통, 영적 신념과 가치, 종교기반 신앙의 조직화된 시스템의 절충적 토대에 기반을 두고 있다"(p. 1). 치유와 영성 사이의 연관성은 히포크라테스의 고대 그리스 의학저술에서 찾을 수 있다(Gergianaki et al., 2019). 마찬가지로 간호, 치유, 영성은 그리스에서 기독교 이전 시대, 초기 로마 시대, 중세 시대, 현대까지 추적할 수 있는 오랜 상호관계의 역사를 가지고 있다(Barnum, 2003).

영성은 알려진 가장 이른 시대부터 의료에 통합되었다. 이는 특히 자연 종교에서 그러했으며 오늘날까지 전 세계 토착민 집단에 적용된다. 잘 문서화된 건강격차, 특히 미국 보호구역에 사는 원주민의 경우, 영성과 만성질환에 대한 원주민의 인식에 대한 연구를 검토하는 것이 관련성이 있는 것으로 보인다.

Terpstra 등(2020)은 원주민의 영성, 삶의 질, 임종에 대한 인식의 관점에 대한 범위를 확인하기 위해 30개 논문을 검토하고 영성에 대한 원주민의 믿음에서 5가지 차원을 확인했다. (1) 영혼(조상, 동물, 알려지지 않은 사람, 선한 영혼 및/또는 해로운 영혼)에 대한 믿음이 있다. (2) 삶과 죽음은 죽음이 종착점이 아닌 새로운 여정의 시작으로 여겨진다. 사후세계로의 전환은 아메리카 원주민에게 매우 중요하며, 지역사회는 성공적인 통과를 촉진하는 데 중요한 역할을 한다. 따라서 죽음의 과정은 일반적으로 많은 토착문화의 다양한 의식 및 의례에 연관되어 있다. (3) 전통은 다양하며 부족별로 정의된다. (4) 주변의 지배적인 문화가 토착민의 S/R 신앙에 영향을 미쳐 어느 정도의 문화적응을 이끌어냈다. 오늘날 토착민은 부족에 의해 정의된 전통적인 영적 신념을 갖고 있을 수도 있고, 전통적인 신념을 버리거나 이중 신앙체계로 통합하면서 기독교를 받아들였을 수도 있다. (5) 가족과 지역사회가 중심적인 역할을 하며, 그들의 존재는 일반적으로 질병에서 회복하거나 사망하는 과정에서 영적 지원의 한 형태로 바람직하다(Terpstra et al., 2020). 토착민은 맞춤형 진료에 대한 접근성과 건강관리전문가와의 양질의 의사소통을 중요하게 생각하지만, 의사소통 선호도에 영향을 미치는 영적인 신념을 갖고 있는 경우가 많다. 생명을 위협하는 질병 및 진단, 임종문제, 사망, 방금 사망한 사람의 이름이 언급될 수 있는지 여부에 대해 의사소통하는 방법에 차이가 있다. 문화적으로 민감한 전체론적 치료를 제공하기 위해 건강관리전문가는 이러한 문화적 측면을 염두에 두어야 한다. 질병경험의 모든 차원과 밀접하게 연결된 토착민의 영적 세계관을 인식하지 못하면 서구 생물의학적 치료 모델과 토착민의 건강 및 치유에 대한 이해 사이에 단절이 생길 수 있으며(Isaacson, 2018), 이로 인해 이미 취약한 인구에서 건강결과가 좋지 않을 수 있다(Terpstra et al., 2020).

토착민 영성의 맥락에서 Hodge와 Wolosin (2014)의 연구는 유익하다. 연구자들은 Press Ganey Associates에서 발행하고 미국 4개 지역에서 수집한 860명의 토착민 노인의 익명 환자 만족도 설문조사 샘플을 바탕으로 영적 요구와 병원 치료에 대한 전반적인 만족도 간의 관계를 탐구했다. Hodge와 Wolosin은 8가지 가능한 변수 유형을 포함하는 영적 돌봄의 포괄적인 모델을 통계적으로 테스트했다. 그들은 아메리카 원주민의 영적 필요를 해결하는 것이 입원 경험에 대한 전반적인 만족도에서 더 높은 점수와 관련이 있음을 발견했다. 이 긍정적인 관계는 전체 만족도 점수를 높이는 4개의 매개체를 규명했다. 간호가 가장 강력한 매개변수였으며, 의사와 퇴원 경험, 방문객을 병원에서 어떻게 대접했는지가 그 뒤를 이었다. 연구자들은 간호사와 기타 의료전문가가 문화적으로 적절하고 환자의 영성에 민감함으로써 아메리카 원주민에게 보다 효과적인 치료를 제공할 수 있다고 결론지었다.

서양 전통에서 플로렌스 나이팅게일은 일반적으로 현대 간호의 창시자이자 최초의 간호 이론가로 여겨진다. 그녀는 저술 전반에 걸쳐 간호를 영적인 관점에서 설명했다. 나이팅게일은 간호에 대한 자신의 소명을 하나님의 부르심에 대한 응답이자 하나님을 섬기는 것으로 인식했다(Macrae, 2001). 나이팅게일의 간호 개념화에는 영적인 의미가 있었다. 예를 들어, 그녀는 신체가 신의 영의 성전이라고 제안했다. 마찬가지로, 간호의 목적에 대한 이해는 '환자를 자연(즉, 신)이 그에게 행동할 수 있는 최상의 위치에 두는 것'이었다(Nightingale, 1868/2010, p. 133). 요약하자면, 나이팅게일의 글은 깊은 철학적·도덕적 신념과 간호에 대한 그녀의 주장을 입증하는 과학적 접근방식 외에도 종교에 기반한 신비로운 영성에 대한 심오한 경험을 반영한다. 현대 간호의 선구자인 나이팅게일은 간호의 영적 측면과 과학적 측면을 결합하여 전문적 실무에 대한 비전을 만들었다.

미국의 초기 간호학교는 나이팅게일의 간호 모델을 따랐으며, 일반적으로 종교기관과 제휴했다(O'Brien, 2018). 20세기 후반에 간호교육은 대학으로 전환되면서 세속화되었다. 이 과정에서 간호교육은 점점 더 과학적 지식을 환자치료의 기초로 수용했다(O'Brien, 2018). 돌봄의 영적인 측면은 생물심리사회적 모델에 따라 심리사회적 문제로 제거되거나 재구성되었다(Barnum, 2011). 수년 동안 영성과 영적 간호 실천은 간호 이론과 연구에서 많은 관심을 받지 못했다.

나이팅게일 이후 간호직의 발전을 분석하면서 Barnum(2003)은 간호에 있어서 역사적으로 종교적 지향에서 도덕성과 가치에 기초한 지향으로의 전환, 이어서 과학적인 지향으로의 전환을 주목했다. 지난 수십 년 동안 간호 분야의 영성은 새로운 관심을 불러일으켰고(Barnum, 2011; O'Brien, 2018), 이번에는 학문 전반에 걸쳐 과학적·세속적 포스트모던 영성 관점에서 확장되었다(예: Demmrich & Huber, 2019), 이는 전통종교에 더 냉담한 입장이다.

사고방식의 포스트모던적 전환의 한 표현은 "Journal of Religion and Health"의 창간호에 실린 사설에서 찾을 수 있다. 편집자 George Christian Anderson(1961)은 새로운 이해와 건강관리에 대한 다학제적 접근방식이 필요하다고 말했다. 어떤 단일 집단도 전체적인 진실을 가지고 있지 않다. Anderson은 개인의 인생철학이 총체적 건강에 기여한다는 것을 인식했다. 따라서 사회적·심리적·신체적·영적 요인 간의 상호작용은 더 나은 이해를 촉진하기 위해 추가조사가 필요했다.

1990년대에 영성, 종교, 건강 및 만성질환 간의 관계를 조사하는 더 많은 연구가 발표되었다. 이러한 추세는 연구 프로그램의 수립과 함께 계속 성장해왔다. 예를 들어, 듀크대학교 영성, 신학, 건강 센터에서는 Harold Koenig 박사의 지도 아래 이러한 연구 프로그램이 발전해왔다. 1998년에 설립된 이 센터는 S/R 및 건강 연구에 관심이 있는 연구자, 임상의, 신학자 및 기타 관련자 간의 대화를 촉진한다.

만성질환을 다루는 많은 국가보건기관은 웹사이트에 영성과 건강에 관한 정보를 제공한다. 예를 들어, 지원 자원으로서 영성의 역할에 대한 정보는 국립 보완 및 통합 건강센터, 질병통제예방센터(CDC), 미국 심장협회 및 미국 암협회 웹사이트에서 찾을 수 있다.

정의

만성질환이 있는 사람에게 효과적인 영적 치료를 제공하려면 다음과 같은 문헌에 사용된 용어를 이해해야 한다. 다양한 세계관, 종교적 전통, 영적 관점과 시간이 지남에 따라 용어의 의미가 진화함에 따라 수많은 정의가 제안되었다.

종교라는 용어는 라틴어 'religare'에서 유래했다. 종교의 정의적 특징은 신이나 초월자를 섬기거나 숭배하는 것이고(초월자는 신, 알라, 부처, 도, 더 높은 힘 또는 궁극적인 진실/현실일 수 있음), 종교적 신앙에 대한 사명감(commitment)/헌신(devotion), 종교적 신념, 태도 및 관행의 체계이다. 종교는 지역사회에서 또는 혼자서 실천될 수 있지만 일반적으로 공유된 신념과 관행이 존재한다(Burkhardt & Nagai-Jacobson, 2009).

전 세계적으로 종교 전통에는 기독교(33%),

이슬람(24%), 힌두교(14%), 불교(7%), 유대교, 시크교, 중국 민속종교(6%), 민족종교(4%), 신종교(1%), 도교, 영매주의, 불가지론(9%), 무신론(2%) 등이 있다(Herzog et al., 2020). 북미와 유럽에서는 종교적 소속이 감소하고 있지만 전 세계적으로는 그렇지 않다.

종교 사회학자들은 개인 수준에서 종교의 역할을 평가하기 위한 네 가지 주요 종교 측정 기준을 제안한다(Herzog et al., 2020). (1) 소속(예: 종교적 소속 - 종교, 종파, 소속 없음 등), (2) 행동(예배 참석, 기도, 경전 낭독, 종교의식 등의 종교행위), (3) 믿음(대처와 관련된 종교적 신념) 및 (4) 유대감(종교적 관계, 즉 경외심, 용서, 신/신과의 관계, 친밀감, 일관성, 불안, 분노). 처음 세 개는 잘 확립된 범주를 나타내는 반면, 유대감 범주는 만성질환과 관련된 S/R을 연구하는 데 매우 관련성이 높은 것으로 보이는, 비교적 새롭게 떠오르는 연구범주이다. 종교에 대한 유용하고 광범위한 정의는 Pargament(1997)로부터 얻을 수 있다. Pargament(1997)는 종교를 '신성과 관련된 방식으로 의미를 찾는 과정'(p. 32)이라고 정의한다.

마지막으로 Koenig 등(2012)은 '종교'라는 용어가 일부에게는 부정적인 의미를 가질 수 있으며, 엄격함과 위선의 분위기를 띠거나, 의료 분야에서 종교적 담론이 교회와 국가의 분리와 상충된다는 우려를 불러일으킬 수 있다는 면책조항을 추가했다. 이 측면은 S/R 사정의 실천과 관련이 있을 수 있다. 간호에서 '영성'이라는 용어를 선호하는 것은 간호사가 일부 환자와 상호작용할 때 '종교'라는 단어가 언급될 때 겪는 불편함으로 설명될 수 있다.

영성은 수용 가능한 특성이 부족하고 진화하는 특성 때문에 정의하기 어렵다(Demmerich & Huber, 2019; Koenig et al., 2012). 영어 'spirit'이라는 단어는 라틴어 'spiritus'에서 유래되었으며, '숨'을 의미한다(Merriam-Webster Online Dictionary, 2017b). Gergianaki 등(2019)은 영성을 "사람들이 목적과 의미를 찾고 표현하는 방식, 더 구체적으로 순간, 자기 자신, 다른 사람, 자연, 그리고 중요하거나 신성한 것과의 연결을 경험하는 방식을 의미하는 인류의 한 측면"이라고 정의했다(p. 1). 간호이론 문헌에도 포함되는 영성의 핵심 차원은 자기초월(즉, 자신을 넘어서는 능력)이며(Khait et al., 2020), 연결성(개인 내, 대인관계, 개인 초월)(Lepherd et al., 2020; Reed, 1992)이다. Reed(1992)에 따르면 연결성에는 희망, 생산성, 내적 의미, 신비로운 경험 및 종교적 행동이 포함된다. 더욱이 더 광범위한 의료문헌에서 영성은 삶의 의미 이해, 목적, 중요성의 세 가지 범주를 중심으로 실존주의적 관점에서 점점 더 개념화되었다(George & Park, 2016).

사회학자들은 대부분의 사람이 '영적 및 종교적'이라고 식별하지만 일부는 '나는 영적이지만 종교적이지는 않다'고 말하기 때문에 영성은 일반적으로 종교 또는 종교성과 관련된 더 광범위하고 포괄적인 구성으로 간주된다(Demmerich & Huber, 2019). Demmerich와 Huber(2019)는 종교를 부정적인 의미를 지닌 경직되고 제도적인 부분으로 분류하고, 이를 유연하고 포괄적이며 긍정적인 용어인 '영성'으로 대체함으로써 두 구성의 개념적 모호성을 해결하는 데 반대한다.

Demmerich와 Huber(2019)는 48명의 세속적 유럽인을 대상으로 한 심층 영성 면담 데이터에 대해 확립된 종교성의 5차원 모델과 영성의 3차원 모델을 테스트한 몇 가지 흥미로운 개념 작업을 제시했다. 연구자들은 종교성의 건전한 모델은 인지, 지각, 신념, 감정 및 행동이라는 심리적 모드의 전체 스펙트럼을 포함해야 한다고 주장한다. 그들의 경험적 분석은 이전의 이론적 및 경험적 작업을 확인할 뿐만 아니라 사적 [영적] 실천, 공적 [영적] 실천, 윤리(윤리적 신념과 가치), [영적] 경험, 지성

(삶의 의미에 대한 의문, 신정론, 반성성, 영적 정보의 출처), 이념(영적 신념과 태도)의 6가지 하위 차원을 가진 통합된 S/R 모델을 제안하게 되었다. 윤리적 차원을 추가함으로써 Demmerich와 Huber의 확장된 종교성 모델은 정성적 분석에서 나타난 모든 코드를 설명할 수 있었다. 이 연구는 간호사들의 오랜 주장을 뒷받침한다. 표현은 다양하지만 영성은 인간 존재의 핵심차원이며, 역경을 처리하는 데 특히 중요하다. 따라서 영성과 종교는 관련 요소이다.

영성과 치유라는 용어는 관련이 있다. heal, whole, holy라는 단어는 모두 '전체'를 의미하는 같은 고대 영어단어 'hal'에서 유래했다(Burkhardt & Nagai-Jacobson, 2009; Merriam-Webster Online Dictionary, 2017a). Burkhardt와 Nagai-Jacobson(2009)은 다음과 같이 썼다.

> 본질적으로 치유는 개인의 온전함에 주의를 기울이는 영적인 과정이다. 치유작업에는 치유자를 포함한 각 사람의 영적 차원에 대한 인식과 모든 만남에 영성이 스며들어 있다는 인식이 필요하다. (p. 623)

마찬가지로 Reed(2004)는 간호의 의도가 다른 사람을 존중하고, 지원하고, 성장시키고, 가능하게 하고, 사랑하고, 감사하는 방향으로 지향되기 때문에 간호의 핵심은 영적 훈련이라고 제안한다. 이러한 입장은 처음에는 나이팅게일을 연상케 할 수 있지만 Reed는 철학적 입장에서 지식과 가치가 의료 분야에서 환자 요구를 충족하기 위한 행동과 통합되는 실천이라고 주장한다. 따라서 영적인 차원은 '자유롭게 선택한 행동에 대한 규범적이고 실용적인 행동촉구'(p. 174)와 통합된 것으로 간주된다.

요약하자면, 건강관리전문가는 종교와 영성 사이의 공통 연관성을 이해해야 한다. '종교'를 특정 조직의 관행과 신념에 기반을 둔 것으로, '영성'을 더 개인적인 것으로 분류하는 것은 용어 간의 차이를 지나치게 단순화한 것이다. 종교와 영성 간의 근본적인 연결고리는 둘 다 신, 초월적 존재 또는 궁극적인 것에 대한 해석을 통해 표현되는 신성함을 포함한다는 것이다. 삶에서 신성함을 찾는 것은 많은 사람의 여정이자 목적지이다.

* 간호이론에서의 영성

이 장의 목적이 간호이론 전체에서 영적 차원이 개념화되는 방식을 검토하는 것은 아니지만 간호에서 발생한 풍부한 학술적 사고는 인정되어야 한다. 간호의 개념적 모델인 범이론(grand theory)은 보다 추상적인 수준에서 이론화한다. 간호의 영성에 대해 추론할 수 있는 몇 가지 관련 명제를 검토해보고자 한다. 중범위 이론(Middle-Range Theories, MRT)은 실무 문제를 보다 직접적으로 다루고 무엇을 할 수 있거나 해야 하는지에 대한 지침을 제공하는 경향이 있다. 여러 MRT는 영적 돌봄의 측면을 다룬다.

Watson의 인간돌봄 이론(2008)은 간호가 돌봄과학이라고 이론화했다. Watson의 관점에서 돌봄은 직업의 본질이며 학문의 기초이다. 그녀는 돌봄을 알고 존재하는 영적인 방식을 포함하는 것으로 설명했다. 돌봄이 의미하는 바는 10가지 핵심 카리타스 프로세스(Caritas Processes)에서 개념화된다. 돌봄은 개인의 정신과 연결하고, 치유에 도움이 되는 환경을 조성하고, 개인의 신념체계를 존중하고, 삶과 죽음에 대한 인간경험의 영적 차원에 민감하게 반응함으로써 발생한다. 따라서 카리타스 돌봄 패러다임에서 실천하는 간호사는 치유, 힘, 온전함을 증진한다.

Roy 적응 모델은 사람들이 서로, 커뮤니티, 그리고/또는 최고의 힘에서 지원을 찾는다고 가정한다(Roy, 2009). 이 모델의 기본 가정은 최고의 힘/신이 세상의 다양성에서 나타난다는 것이다.

Roy는 간호사의 역할은 사람들이 변화하는 상황에 적응하도록 돕는 것이라고 가정한다. 개인의 영적 신념과 가치에 대한 지식은 간호사가 그 사람을 더 잘 이해하는 데 도움이 된다. 이러한 신념과 가치는 환경요인에 대한 그 사람의 반응을 형성하기 때문이다. 중요한 점은 영성이 개인의 자아개념을 정의할 수 있으며, 이는 건강행동에 영향을 미칠 수 있다는 것이다.

Neuman의 시스템 모델의 강점은 영적 차원을 모델의 핵심개념 중 하나로 개념화한다는 것이다. Neuman은 개인의 영성이 방어선과 저항선을 통해 환경 스트레스 요인에 대한 반응을 형성한다고 가정한다(Aylward, 2010). Leininger의 문화적 보살핌 다양성 및 보편성 이론은 사람들의 질병에 대한 문화적 반응에 영향을 미치는 종교적 및 영적 요인의 중요성을 인식한다(Leininger & McFarland, 2010). Rogers의 단일 인간과학 이론에는 특정 영적 구성요소가 포함되지 않는다(Rogers, 1989). 오히려 Rogers는 사람들이 영적 시스템과 같은 시스템으로 세분화될 수 없는 통합된 인간 에너지장이라고 가정했다(Butcher & Malinski, 2010). Cowling(2004)은 Rogers의 이론을 기반으로 하면서도, '인간 존재의 전체성'(p. 279)을 설명하기 위해 신체적·정신적·영적 데이터의 가치를 강조하는 단일 감사 탐구(unitary appreciative inquiry)를 제안하면서 기존의 관점에서 한층 더 나아갔다.

O'Brien(2014)은 질병에서의 영적 안녕에 대한 중범위 이론을 개발했다(그림 8-1). 이전 이론가들과 마찬가지로 O'Brien은 사람들이 신체적·심리사회적 본성 외에도 질병이나 장애를 받아들이고 초월할 수 있는 영적 본성을 가지고 있다고 가정한다. 이 경험의 핵심은 질병경험에서 영적 의미를 찾는 능력이며, 이는 영적 안녕으로 이어질 수 있다. 이 이론에 따르면 개인의 신앙, 영적 만족, 종교적 관행 등의 여러 요인이 질병에서 영적 의미를 찾는 개인의 능력에 영향을 미친다. 관계에서 중재요인에는 질병의 심각성, 사회적 지지, 스트레스가 많은 삶의 사건이 포함될 수 있다.

사람들은 질병의 의미를 찾거나 이해해 나가는 과정에서 신앙을 포함한 여러 영향요인과 내적으로 갈등하거나 이를 탐색하게 될 수 있다(O'Brien, 2014). 사람들의 신념체계에 따라 질병에 기인할 수 있는 가능한 의미가 많다. 어떤 사람은 자신의 질병을 과거의 범죄에 대한 신의 처벌로 인식할 수 있다. 이렇게 생각하는 사람 중에는 질병을 신과의 화해의 한 형태로 보는 사람도 있을 것이다. 어떤 사람은 신에게 화를 내고, 어떤 사람은 이 질병을 신이 그들의 믿음을 시험하는 거라고 생각할 수 있으며, 그들은 그 도전에 부응하기도 한다. 또 다른 사람은 하나님께서 '그들에게 질병을 주셨다'는 생각에 반대하지만 그것을 이 세상을 사는 과정의 일부로 보고, 그들을 향한 신의 사랑을 계속 신뢰한다. 간호사는 공감을 통해 경청함으로써 그들을 지원할 수 있다. 그 의미는 때때로 간호사의 신념체계와 맞지 않지만 의미를 찾는 것은 개인의 과정이라는 것을 기억하는 것이 중요하다. 영적 고통이나 종교적 갈등이 발견되면 간호사는 영적 상담사, 신뢰할 수 있는 성직자 또는 교인과 함께 이러한 문제를 해결하도록 제안할 수 있다. 다른 중재로는 과거 위기를 극복할 수 있었던 영적 실천을 장려하는 것이 있다(O'Brien, 2014).

Burkhart와 Hogan(2008)은 간호사 대상 질적 연구를 통해 간호 영적 돌봄 실무 이론(Theory of Nursing Spiritual Care in Practice)을 개발했다. 이 이론은 임상전문가를 관찰하여 귀납적으로 개발되었다(그림 8-2). 영적 돌봄의 출발점은 간호사가 환자로부터 영적 필요(예: 영적 고통)를 가리키는 신호를 관찰하는 것이다. 이 시점에서 간호사는 신호를 포착하고 환자를 영적인 만남에 참여시킬지

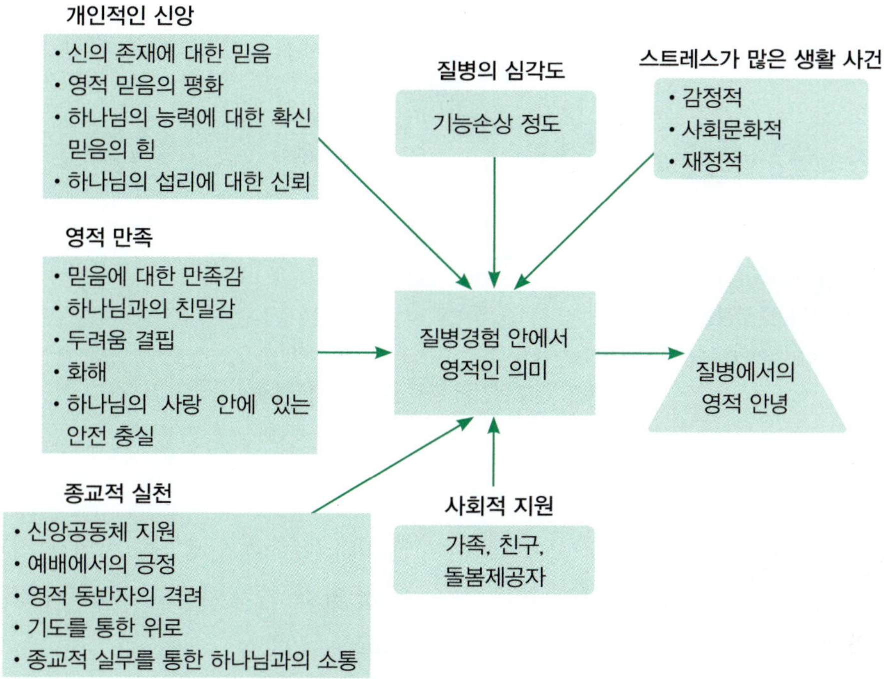

그림 8-1 질병에 따른 영적 안녕의 개념적 모델

출처 O'Brien, M. E. (2014). Spirituality in nursing: Standing on holy ground. Jones & Bartlett Learning.

말지 결정해야 한다. 참여는 환자의 자기성찰(예: 질병경험의 의미 처리)을 촉진하거나 환자와 환자에게 중요한 타인 간의 연결을 촉진하는 등 영적인 중재/간호 활동으로 이어질 수 있다. 마찬가지로, 환자의 영적 자원(예: 신, 기도)과의 연결을 촉진할 수 있다. Burkhart와 Hogan은 영적 만남에 대한 감정적 반응이 있다고 주장한다. 상호작용이 잘 진행되었다면, 그 만남에서 일어난 일을 떠올리면서 간호사는 그 만남에 대해 기분 좋게 느끼고, 긍정적인 감정과 기억을 떠올리게 된다. 반면, 상호작용이 잘 이루어지지 않으면 간호사는 나타난 것에 대해 고민하고 낙담하고, 부정적인 감정이 간호사의 기억에 남게 된다. 따라서 긍정적인 경험은 간호사가 만남을 통해 성장하고, 미래에 영성의 단서에 직면했을 때 다시 그 만남을 갖도록 격려한다. 부정적인 경험에 이어 부정적인 감정이 나타나는 경우는 그 반대이다. 간호사는 다음에 그런 상황이 생기면 영적인 것에 관여하지 않을 가능성이 크다.

이 이론은 간호사가 실제 환자 만남과 반성적 실천을 통해 영적 치료에 대해 배우는 방식을 적절하게 설명한다. 일부 간호사가 영적 치료를 제공하는 데 기쁨을 느끼고 이 경험의 결과로 성숙하고 깊어지는 이유도 설명한다. 또한 다른 사람이 부정적인 만남에 대해 말할 기회가 없었기 때문에 영적 치료를 피하는 이유도 설명한다.

요약하자면 간호이론은 영성이 연민적이고 환자 중심적이며 전체론적인 치료와 분리될 수 없는 이유에 대한 타당한 근거를 제공한다. 만성질환자가 간호사로부터 영적 지원을 원하는 정도에 따라 영적 치료는 환자가 질병에 대처하고 질병을 받아들이고 만성질환과 관련된 절실히 필요한 자가관리를 수행하는 데 강력한 도움이 될 수 있다. 지각력 있고 연민이 많은 간호사는 환자와 함께하는 방식을 긍정적으로 인식하는 방법을 배울 것이다. 환자는 간호사가 영적 치료에 대해 배우는 데 강력한 교사가 된다.

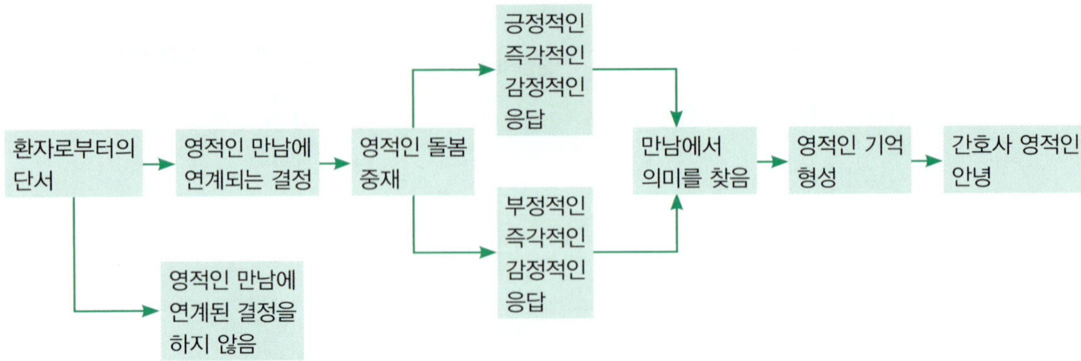

그림 8-2 간호실천의 영적 돌봄의 이론적 틀

출처 Burkhart, L., & Hogan, N. (2008). An experiential theory of spiritual care in nursing practice. Qualitative Health Research, 18(7), 928–938. 10.1177/1049732308318027

영향: 영성 및 만성질환

누적된 연구 증거에 따르면 개인의 S/R은 많은 만성질환의 중요한 건강결과와 연관이 있다. 여기서는 개인의 S/R이 특정 만성질환의 건강결과와 어떻게 연관되어 있는지 알려주는 연구를 검토하고자 한다.

* 안녕

안녕은 삶의 목적과 의미를 찾는 것뿐만 아니라 삶의 만족, 행복, 희망, 사기와도 관련이 있다(Koenig et al., 2012). 자가평가 건강(self-rated health)은 안녕의 강력한 예측변수이다. 224개의 정량적 연구를 검토한 Koenig 등(2012)은 연구의 78%가 종교와 안녕 사이에 긍정적인 관계가 있음을 확인했다. 종교와 영성은 신념과 관행과 같은 직접적인 효과를 통해 또는 간접적으로 심리사회적 효과를 통해 안녕과 연관된다.

영적 안녕은 S/R 연구에서 일반적으로 접하는 결과 척도이며, 간호실무에 중요한 것이다. 영적 안녕이라는 개념은 삶의 질 운동의 맥락에서 개발되었다. Paloutzian과 Ellison(1982)가 개발한 영적 안녕 척도는 광범위하게 사용된다. 해당 도구에서 영적 안녕은 '종교적 안녕'(신/더 높은 권위와의 연결)과 '실존적 안녕'(즉, 삶의 목적과 의미를 갖는 것)의 두 가지 차원으로 조작적으로 정의되었다(Ellison, 1983).

* 치매

치매, 그리고 가장 흔한 형태인 알츠하이머병은 점점 더 흔해지는 만성질환이다. 알츠하이머협회(2020)에 따르면, 이 질환을 앓고 있는 미국인은 580만 명이며, 2025년까지 710만 명으로 증가할 것으로 예상된다. 체계적 고찰(Agi et al., 2015; Daly et al., 2019), 대규모 국가 데이터 세트의 2차 분석(Lekhak et al., 2020), 주거치료시설의 노인을 대상으로 한 연구(Lepherd et al., 2020) 및 치매 환자를 돌보는 간호사(Ødbehr et al., 2014)를 통해 얻은 증거는 환자가 더 이상 이러한 필요를 말로 표현할 수 없을 때에도 노인에게 S/R 요구와 관행이 계속 존재한다는 것을 강조한다. S/R 요구사항은 다양하거나 없을 수 있지만 간호사와 돌봄제공자는 자신이 표현할 수 있는 다양한 방법을 알고 있어야 한다. 가족, 친구 및 지역사회와의 연결성은 대부분에게 중요한 문제이다. 자연, 창의성, 예술(예: 음악) 및 평화로운 공간은 많은 사람에게 위안을 제공할 수 있다(Lepherd et al. 2020). 종교적 유산을 가진 사람의 경우 신과 신앙공동체와의 관계가 중요하거나 더욱 강화될 수 있다. 이러한 연결, 종교적 관행 및 신앙표현을 유지하는 것은 개인이 두려운 쇠퇴에도 불구하고 이에 잘 대처하고 적응하며 희망과 자신감을 경험하는 데 도움이 될 뿐만 아니라(Agil et al., 2015), 비약리적 방식으로 고통과 불안의 증상을 줄일 수도 있다. 예를 들어, 영적 찬송가를 부르거나 친숙한 기도문이나 글(예: 시편 23)을 낭송하여 평생에 걸쳐 의미 있는 환자의 영적 관행에 적극적으로 참여한 간호사는 개별 환자에게 진정효과가 있음을 관찰했다(Ødbehr et al., 2014). 치매 환자가 S/R 관행을 사용하면 삶의 질을 더 오래 효과적으로 유지하고, 긍정적인 관계를 유지하며, 불확실한 미래에 대한 인지저하에 대처하고 관리하는 경우가 많다는 증거에 비추어볼 때(Agil et al., 2015; Lekhak et al., 2020), 이 집단을 돌볼 때에는 영성에 주의를 기울일 필요가 있다. 첫째, 간호사는 치료를 시작할 때 영적 병력을 포함하여 삶에 대한 철저한 사정을 실시해야 한다(Daly et al., 2019; Lepherd et al., 2020). 또한 간호사는 '적절한 경우 대상자의 특정 종교적 필요를 지원하는 것을 꺼리지 않아야 한다'(Daly et al., 2019, p. 464). 이는 Durepos 등(2017)이 전문적 지침과 권장사항에 대한 체계적 검토를 수행한 결과, 검토된 지침의 절반이 이 집단에서 치료의 영적 측면, 상실과 슬픔, 임종 측면을 무시하거나 최소한으로 다루었다는 점을 발견했기 때문에 특히 중요하다.

*** 인간면역결핍바이러스(후천성 면역결핍증후군)**

1980년대 이후 연간 신규 발병률이 급격히 감소한 반면, 2018년에는 미국에서 13세 이상의 약 120만 명이 인간면역결핍바이러스(HIV)/후천성 면역결핍증후군(AIDS)을 앓고 있었다(CDC, 2020a). 현재는 치료 가능한 만성질환이지만 HIV/AIDS는 여전히 심각한 편견과 낙인과 연관되어 있다(Lassiter & Parsons, 2017; Pinho et al., 2017).

스트레스는 자가관리 중이나 또는 임종 시 HIV/AIDS 경험의 핵심으로 남아 있다(Lyon et al., 2020; Shiau et al., 2020). 계속되는 치료부담(약물준수, 건강한 식습관 및 운동; Schreiner et al., 2020)은 종종 치료피로와 불순응으로 이어지며(Lyon et al., 2020; Shiau et al., 2020), 이는 질병진행 및 질병확산으로 이어질 수 있다. 효과적인 예방전략을 계획하기 위해 연구자들은 공동 발생하고 상호 강화되는 위험요인과 건강상태(Lassiter & Parsons, 2017; Shiau et al., 2020)인 신더믹(syndemics)에 대한 인식을 높이고 있다. 이는 HIV 경험의 복잡성을 더 잘 포착하고 건강결과, 위험요인 및 예방에 대한 영성, 신앙 및 종교(예: Vigliotti et al., 2020)의 역할과 영향에 초점을 맞춘다. 여러 체계적 고찰은 다양한 척도와 환경을 사용하여 S/R과 건강결과 간의 긍정적 연관성에 대한 증거를 제공하는 연구를 요약한다. 그러나 일부 S/R 척도는 영적 위기를 나타내며, 더 나쁜 결과와 관련이 있었다.

Doolittle 등(2018)은 체계적 고찰(1980~2016)에서 S/R 측정이 환자의 HIV 임상결과에 미치는 영향을 조사했다. 검색된 671건의 연구 중 15건이 검토기준을 충족했으며, 특정 HIV 임상결과(바이러스 부하, CD4 수치 또는 사망위험)를 평가했다. 대부분의 연구(73%)는 S/R과 긍정적인 임상결과(높은 CD4 세포 수, 낮은 바이러스 부하 및 감소된 사망률) 사이에 양의 상관관계를 보였다. 두 연구에서는 부정적 연관성이 보고되었고, 두 연구에서는 연관성이 발견되지 않았다. 주목할 점은 부정적 연관성을 보고한 연구 중 하나가 '영적 투쟁'이라는 구성요소를 측정했는데, 이는 검출 가능한 바이러스 부하, 낮은 삶의 질 및 더 많은 HIV 관련 증상과 관련이 있었다. 연구와 체계적 고찰에서 측정도구가 S/R의 특정 차원과 관련하여 무엇을 포착하는지 주목해야 한다. 일부 구성요소는 대처를 위한 자원으로 기능하는 반면 다른 구성요소는 위기와 고통을 나타낸다. 예를 들어, Doolittle 등(2018)은 'View of God Inventory'라는 도구를 사용한 Ironside 등의 4년간의 종단연구를 참조했다. 신을 자비롭고 용서하는 분으로 보는 환자는 CD4 세포 수, 바이러스 수치, 사망률 측면에서 긍정적인 결과를 보였다. 신을 가혹하고, 판단적이고, 처벌하는 분으로 보는 인식은 더 빠른 질병 진행과 관련이 있었다. 따라서 이러한 연구는 건강관리제공자가 환자의 신념을 중요하지 않은 것처럼 무시할 수 없음을 강조한다. 더욱이 증거에 따르면 지속적인 영적 갈등과 부정적인 종교적 대처는 검출 가능한 바이러스 수치와 낮은 삶의 질, 더 많은 HIV 관련 증상, 더 많은 우울증, 더 적은 사회적 지원, 더 낮은(낮은) 자존감과 관련이 있을 수 있다. 따라서 간호사와 건강관리제공자가 환자의 영적 안녕에 주의를 기울이는 것이 중요하다.

브라질의 간호사 연구자 그룹은 '임상 데이터 조사'(Pinho et al., 2017)에서 환자의 영성과 대처를 평가하기 위해 몇 가지 확립된 도구를 사용하여 HIV/AIDS(Persons Living With HIV/AIDS, PLWHA)에 걸린 52명을 평가한 연구를 발표했다. PLWHA의 설문조사 채점을 바탕으로 세 명의 전문간호사로 구성된 팀이 진단의 관찰 가능한 정의 특성을 기반하여 두 가지 관련 NANDA 간호 진단(영적 고통 및 종교 장애)의 정의적 특성 유무를 평가했다. 이 과정을 통해 SPSS 데이터 행렬이 만들어졌다. 정의적 특성(진단의 '징후와 증상')에 대한 기술적 분석을 통해 외래 HIV 치료를 받는 대상자가 질병에 대처하기 위한 자원으로 S/R을 경험한 곳이나 영적 필요로 나타난 곳이 어디인지 시각화했다. 연구자들은 '손상된' 종교성이 종교적 신념과 관행의 존재를 가리킨다고 언급했다. 진단과 관계없이 S/R 대처를 위한 자원은 높은 점수를 받았다. 반면 보다 일반적인 영적 고통 진단은 의미, 목적, 연결성 및 자기용서를 평가했다. 높은 점수는 영적 투쟁을 가리켰다. 대상자에 대한 평가에 따르면, 영적 고통은 대상자의 73%에서 나타났다. 이 환자들은 HIV/AIDS 진단을 받은 후 삶의 의미와 목적 또는 방향 및 자기용서와 자기수용 능력에서 낮은 점수를 받았다. 반면, 37%는 종교성 진단에서 높은 점수를 받았고, 긍정적인 대처요인에 접근하여 종교적 신앙에서 위안과 희망을 얻었다. 연구자들은 종교적 소속이 자신의 삶에 HIV를 통합하는 것, 자기수용을 촉진한다는 것을 관찰했지만, 일부 종교단체가 낙인과 편견을 강화하여 PLWHA가 자기용서와 자기수용을 어렵게 만든다는 점도 지적했다.

Lassiter와 Parsons(2017)은 다양한 S/R 측정이 남성과 성관계를 갖는 남성(Men who have Sex with Men, MSM)의 건강과 건강격차에 어떤 영향을 미치는지에 대한 신데믹 관점을 설명했다. S/R은 위험예방을 위한 자원이자 고통의 원천으로 작용할 수 있다. 종교의 모호성에도 불구하고, 흑인 MSM은 신앙공동체의 긍정적 효과를 경험할 수 있는 장소와 소셜 미디어에서 영적 경험을 찾고 있었다(Barnes & Hollingsworth, 2020).

* 심장병/심부전

심장병(HD)은 개인에게 신체적·정서적·영적·사회적으로 영향을 미치며, 우울증, 불안, 괴로움, 육체적 고통, 사회적 손상 및 삶의 질 저하와 관련이 있을 수 있다(Clark & Hunter, 2019). 특히 심부전(Heart Failure, HF)의 진행 단계에는 심각한 고통이 동반될 수 있다. 따라서 완화의료는 삶의 질을 향상시키고 질병궤적에 걸쳐 심장학적 관리와 함께 포함되도록 권장되었다(Sobanski et al., 2020).

HD와 우울증은 동반질환으로 알려져 있다. Kendler 등(2009)은 둘 사이의 양방향 관계를 지적했다. HD를 앓는 개인은 우울증에 대한 경향이 더 높지만, 우울한 개인은 5~10년 후에 심근경색을 포함하여 HD가 발생할 가능성도 더 높았다. 연구자들은 최근 우울증과 관상동맥심장병의 연관성에 대한 유효한 매개체로 중성지방, 염증 표지자 IL-6, C-반응성 단백질(Khandaker et al., 2020)이 포함되며, 이는 모두 우울증 환자에게서 증가한다고 제안했다. 더욱이 우울증은 이미 심장질환을 앓고 있는 개인의 예후를 악화시킬 수 있다(Koenig et al., 2012). 우울증 진단 외에도 300만 명 이상의 환자와 1억 1,300만 명의 대조군을 대상으로 한 대규모 인구기반 메타분석(Correll et al., 2017)에서 중증 정신질환(Serious Mental Illness, SMI) 환자를 평가했다. 분석에 따르면 중증 정신질환 환자는 같은 지역에 사는 일반 인구에 비해 심혈관질환을 앓을 위험이 53%, 발병위험이 78% 더 높으며, 심혈관질환으로 사망할 가능성이 83% 더 높은 것으로 나타났다.

우울증과 SMI는 HD의 위험요소이지만, 희망과 영적 안녕은 우울증 감소와 관련이 있으며(Clark & Hunter, 2019), 이는 결국 심혈관 사건의 낮은 수준과 연관된다(Koenig, 2008). Park 등(2016)은 영적 평화에서 더 높은 점수를 받은 심부전 환자의 사망위험이 20% 더 낮음을 발견했다(위험비율 = 0.795, p = 0.01). 이는 신체적 건강상태는 물론 인구통계학적·심리사회적 요인도 통제한 것이다.

영성, HD 및 정신건강 사이의 관찰된 관계를 고려할 때, HD 환자를 관리하는 맥락에서 환자의 우울증 수준에 대한 평가뿐만 아니라 S/R이 질병 경험에서 수행하는 역할을 이해하는 것도 임상적으로 중요하다. Li와 Shun(2016)은 체계적인 고찰(26개 연구)을 통해 만성 심부전 환자를 대상으로 한 연구에서 자가관리 대처유형의 역할을 탐구했다. 문제 중심 대처와 감정 중심 수용/부정 대처라는 두 가지 대처유형이 더 나은 자가관리와 관련이 있었다. 대조적으로, 도피/회피에 대한 감정 중심의 대처(부정, 이탈, 분출, 자기비난과 같은 행동 포함)는 부정적인 적응형 자가관리와 관련이 있었다. 두 연구에서 영적 지원과 수용 유형의 감정 중심 대처 간의 연관성이 확인되었다. 한 연구에서 연구자는 종교적 대처 뒤에 감정 중심(수용) 대처와 문제 중심 대처가 결합되어 있다고 언급했다. 수용에 이르는 종교적 재구성도 질적 연구에서 중요한 발견이었다. Li와 Shun(2016)은 환자의 수용에 대한 감정 중심 대처가 보다 과제 지향적인 문제 중심의 적응적 대처로 이어질 수 있다고 결론지었다.

HF 환자는 상당한 영적 요구가 있음이 확인되었다. 이러한 요구사항의 미충족은 환자결과의 악화와 관련이 있다(Park & Sacco, 2017). Ross와 Austin(2015)은 말기 심부전 환자들과 질적 면담을 하면서 '질환과의 싸움'에서 '남은 시간을 최대한 활용하는 것'으로의 전환을 관찰했다. 그들의 영적 요구는 사랑과 소속감, 의미와 목적, 믿음/신념, 희망, 대처, 미래에 대한 걱정에 집중되었다. 환자 면담에서 연구자들은 많은 사람이 가정간호사로부터 더 많은 영적 지원을 원하고 대화를 통해 희망과 연결의 필요성을 표현했다는 사실을 발견했다(Ross & Austin, 2015). 단 6명만이 종교적 신앙을 적극적으로 실천했지만, 16명 모두 초월적 차원과 관련되어 있으며, 어느 정도 영적인 욕구를 표현했다.

현상학적 연구에서 Olano-Lizarraga 등(2020)은 HD를 앓고 있는 사람들의 면담에서 나타난 다음과 같은 주요 주제를 확인했다. 질병은 질병을 안고 살아가는 사람을 변화시키며, 환자는 이것이 자신의 주변환경에 부정적인 영향을 미칠 수 있다고 느낀다. HD 환자는 질병상황을 받아들이고 자신의 삶이 '정상'이라고 느끼며, 이를 다른 사람에게 보여줄 필요성을 느낀다. HD로 인해 환자가 사망 가능성을 지속적으로 인식하게 되더라도 희망이 필요하다.

Davidson 등(2007)은 긍정적인 미래 지향을 촉진하고 환자의 대처 및 적응 능력을 확인하는 데 맞춰진 전환 중 희망 유지 이론적 틀을 개발했다. 환자의 임상적 특성과 사회적 상황 외에(예: 사회적 지지) 간호사는 영적/실존적 우려에 주목한다. 간호사는 정상화를 달성하고 불확실성을 해결하기 위해 현실의 재구성이 필요한 환자의 취약성, 변화된 삶, 상황을 인정한다. 그들은 자가관리 및 감시사건 처리를 촉진하는 것 외에도 정보, 도구적 지원, 옹호 및 힘 북돋우기를 제공함으로써 환자와 가족에게 예측지침을 제공한다. 기대되는 결과는 자립심과 자가관리 행동의 증가와 희망이다.

유럽 완화치료협회 심부전 대책위원회(Sobanski et al., 2020)는 전문가 성명서에서 HF 환자의 복잡한 완화치료 요구사항을 설명했다. HF의 진행성, 수명단축 특성으로 인해 진단부터 수명이 다할 때까지 완화치료(Palliative Care, PC)가 필요하지만 PC가 없는 경우가 많다. 그러나 PC에는 증상관리와 삶의 질을 최적화하기 위해 신체적 증상, 심리적 문제, 사회적 및 가족적 필요는 물론 질병 경험의 영적/실존적 측면에 대한 주기적인 사정이 필요하다. 태스크포스 구성원은 영적 고통이 질병경험에 따라 다르지만 반드시 신체적 쇠퇴를 따르지는 않으며, 종종 사회적·심리적 쇠퇴를 동반한다는 점에 주목했다. 특히 전문가들은 자신감 상실, 의존성 경험, 부담이 되는 두려움으로 인해 발생하는 절망감, 고립감, 변화된 자아상에 맞서 싸울 필요가 있다고 조언한다. 이 입장 성명서는 HF 질환의 질병 궤적, PC에서 모니터되는 주요 HF 증상, PC 평가의 유발요인에 대한 흐름도에 대한 훌륭한 개요를 제공한다. 각 평가 후 임상의는 심장학 팀이 PC 요구사항을 단독으로 충족할 수 있는지, 아니면 PC 컨설턴트를 포함해야 하는지, PC 전문가팀에 문의해야 하는지 결정해야 한다.

Cavanagh 등은 환자의 선호도와 가치 사정을 포함하는 의사소통 모델을 제시했다(2020). 이 모델은 HF 질병 궤적에 대한 환자와의 반복적인 대화를 안내한다. 예후를 넘어 질병과정에 대한 환자의 지식, 현재 증상 진행, 준수 및 참여가 정보에 입각한 환자 의사결정을 지원하기 위해 논의된다. 이 문서에서는 진단, 증상 진행 후, 상위 단계로의 이행 또는 의료제공자와의 연례상담 시 등 중요한 시점에서 이러한 유형의 대화를 나누는 방법에 대한 지침/모범사례를 제공한다.

*** 우울증**

우울증은 전 세계적으로 흔한 건강문제이다. 또한 일반 인구에서 가장 흔한 정신건강 상태로, 수백만 명의 삶에 영향을 미친다(Lim et al., 2018). 만성적이거나 심각한 형태로는 신체건강, 삶의 질, 업무, 관계에 영향을 미칠 수 있으며, 최악의 경우 장애, 사망, 자살위험이 증가할 수 있다.

많은 연구에서 S/R과 우울증 간의 연관성을 탐구했다. 모든 연구에서 동일한 효과가 입증된 것은 아니며 S/R 측정치는 연구마다 다르지만, S/R 참여는 반복적으로 우울증 감소와 삶의 스트레스에 더 잘 대처하는 것과 관련이 있다. 많은 연구에서 우울증에 대한 유익한 효과와 많은 환자에게 S/R 신념과 참여가 두드러지기 때문에 연구자와 치료사는 치료의 효과를 높이기 위해 환자의 S/R 신념을 치료 접근방식(심리치료)에 포함시키기 시작했다(Bonelli et al., 2012).

Braam과 Koenig(2019)는 152개의 전향적 연구에 대한 체계적 고찰에서 S/R과 우울증 간의 연관성을 조사했다. 모든 연구에서 2~9회 환자 우울증 데이터를 수집했다. 연구자들은 138개 연구 중 거의 절반(49%)에서 S/R이 후속평가 지점에서 유의하게 낮은 우울증과 관련이 있음을 발견했다. 연구의 10%만이 S/R이 유의하게 더 많은 우울증과 연결되었고 나머지 연구에서는 효과가 나타나지 않았다. S/R은 정신과적 증상이 있는 사람에게 보호적인 경향이 있는 반면, 이 효과는 젊은 사람이나 신체질환이 있는 사람에게는 크지 않았다. S/R 측정이 더 많은 우울 증상과 관련이 있다는 연구 중 이러한 연구는 부정적인 종교적 대처 또는 종교적/영적 고통을 평가했다. 종교적 투쟁은 해당 측정을 사용한 22개 연구 중 59%에서 유의하게 더 높은 수준의 우울증을 예측했다. 따라서 종교는 정신건강에 긍정적인 영향을 미칠 수 있는 잠재력이 있는 반면, S/R 고통/투쟁은 해로운 영향을 미칠 수 있으므로 임상적으로 관련이 있다.

Payman과 Ryburn(2010)은 노인성 주요 우울증을 진단받은 94명의 환자(71% 여성, 평균 연령 76세)를 24개월 간 추적관찰했을 때 내재적 종교성(Intrinsic Religiosity, IR)이 우울증 점수를 유의하게 낮춘다는 사실을 발견했다. IR은 종교적 신념에 대한 개인의 헌신과 동기로 정의되었다. 입원 후 6, 12, 24개월에 94명의 환자를 추적한 결과, 연구자들은 듀크대학교 종교지수(Duke University Religion Index, DUREL)의 5개 항목으로 측정된 종교성이 우울증에 대한 보호요인이라는 사실을 발견했다. 보다 구체적으로 말하면 병원 입원 시 IR 점수가 높을수록 24개월 후 우울증 점수가 낮아질 것으로 예측되었다. IR이 낮은 우울증 점수를 유의미하게 예측하는 유일한 기본 특성이기 때문에 종교성의 건강상의 이점은 일상생활에서 신의 존재를 경험하고 자신의 종교적 신념이 삶과 관련이 있다고 단언하는 사람에게 나타날 가능성이 더 높다. 노인이 IR을 수용하는 정도에 따라 그들은 노화 및 만성질환과 관련된 손실에 직면할 때 영적인 돌봄과 종교적 지원으로부터 상당한 혜택을 받을 수 있다. 저자들은 내재적 신앙심이 높은 사람은 그들의 영적 신념이 그들을 행복하게 보이도록 장려하기 때문에 우울증을 숨길 수 있다고 제안했다. 반대로, 종교적 신념을 가진 사람은 응답이 더 진실할 수 있으므로 결과가 실제로 정확할 수도 있다.

종종 인식되지 않을 수 있지만, 모든 정신건강 장애의 절반은 14세에 시작된다(WHO, 2014). 청소년에서 성인 건강까지의 전국적 종단연구에서 Fruehwirth 등(2019)은 1만 5,000명이 넘는 초등학생을 대상으로 한 설문조사를 사용하여 종교와 우울증 간의 연관성을 조사했다. 그들은 청소년 아동의 종교성이 우울증의 상대적 위험을 상당히 감소시킨다는 것을 발견했다. 구체적으로, 0~13의 척도에서 종교성이 1단위 증가하면 전체 아동기 확률 24%에서 우울증에 걸릴 가능성이 3% 감소했다. 또한 결과에 따르면 종교가 우울증에 미치는 유익한 효과는 더 우울하거나 우울증에 걸릴 경향이 높은 환자에게서 더 유의미했다. 이 발견은 우울증의 일차 치료법인 인지행동치료가 우울증의 심각성이 증가함에 따라 덜 효과적이라는 점을 감안할 때 중요하다. 중요한 점은 종교를 가진 개인의 스트레스 요인이 더 적을 가능성이 높지 않았다는 것이다. 구체적인 방법이나 이유는 완전히 이해되지 않았지만 청소년의 종교성 증가는 클럽, 친구 수, 학교사회의 지원과 같은 대체지원 형태로는 교정되지 않는 방식으로 우울증에 대한 보호효과가 있었다.

많은 연구에서 S/R과 정신건강 결과 간의 연관성을 제시했지만 이러한 연관성의 이면에 있는 메커니즘은 여전히 활발한 연구 분야이다. Mosqueiro 등(2020)은 종교가 건강에 미치는 영향의 가능한 매개체를 제시했다. 부정적이든 긍정적이든 종교적 대처는 건강결과에 영향을 미치는 것으로 나타났다. Mosqueiro 등은 48개 연구를 평가한 결과, 긍정적인 종교적 대처가 연구의 37%에서 우울증과 반비례하고, 62%의 연구에서 우울증과 관련이 없음을 발견했다. 부정적인 종교적 대처를 조사한 연구는 연구의 89%에서 우울증과 긍정적으로 상관관계가 있었고, 신에 대한 부정적인 견해를 가진 개인과 관련이 있었다. 종교가 정신건강에 영향을 미칠 수 있는 또 다른 메커니즘은 환자와 그 가족에게 사회적 지원 시스템을 제공하는 것이다. 영성은 규칙적인 운동, 건강한 식단과 같은 건강행동을 장려함으로써 우울증을 예방할 수도 있다. 마지막으로, 기도, 마음챙김, 자기연민과 같은 개인적인 영적 수행은 스트레스나 우울증 증상을 겪는 환자에게 도움이 될 수 있다(Mosqueiro et al., 2020).

* 2형당뇨병

미국에서 2형 당뇨병(T2DM)의 유병률이 증가하고 있다. CDC(2020b)는 2018년에 3,420만 명(미국 인구의 10.5%)이 당뇨병을 앓고 있으며, T2DM이 모든 당뇨병 사례의 90~95%를 차지한다고 보고했다. 식단, 운동, 혈당 모니터링과 같은 자가관리는 T2DM의 상태를 조절하고 합병증을 피하는 데 중요하다(CDC, 2020b). 우울증 및 기타 합병증과 관련된 질병의 부담, 그리고 삶과 환경의 새로운 요구사항은 생활양식의 변화, 증상관리 및 치료순응을 어렵게 만들 수 있다(Zuniga et al., 2018).

근거에 따르면 영성은 당뇨병 환자의 자가관리에 영향을 미칠 수 있다. 여러 연구에서 흑인/아프리카계 미국인 커뮤니티에서 이러한 연관성이 발견되었으며, 이들은 당뇨병과 기타 만성질환에 특히 취약하다(Zuniga et al., 2018). Newlin 등(2008)은 109명의 참가자를 대상으로 한 연구에서 흑인 여성의 포도당 조절에 대한 영성의 영향을 평가했다. 이 참가자들은 평균 48세였고, 대부분 고등학교 교육을 받았으며, 연봉은 24,999달러 이하였다. 연령, 소득, 체질량지수, 당뇨병 약물을 통제한 결과, 영성은 더 나은 포도당 조절과 관련이 있었다. 구체적으로 종교적 안녕과 실존적 안녕은 HbA1c 수치의 설명된 분산을 5.9% 증가시키는 것으로 나타났다. 흥미롭게도, 향상된 조절은 정서적 고통과 사회적 지지와 같은 심리사회적 요인에 의해 매개되지 않았다.

아프리카계 미국인 여성의 당뇨병과 HIV 자가관리에 대한 질적 연구에 대한 체계적 고찰에서 Zuniga 등(2018)은 두 가지 상태와 관련된 매우 유사한 전략과 장벽을 발견했다. 여성의 자기돌봄과 자가관리는 신과의 관계, 신앙경험/영성, 기도, 자원봉사, 교회 및 공동예배 참여를 통해 강화되었다. 자신과 다른 사람을 용서하는 것은 만성질환을 받아들이는 데 필요한 단계로 설명되었다. 마찬가지로 S/R 신념은 질병경험에 의미를 부여하고 이 현실을 받아들이는 데 도움이 될 수 있다.

Newlin 등(2015)은 교회 교인 및 지도자를 대상으로 한 질적 연구에서 종교적 신념이 당뇨병 예방 행동과 자가관리를 촉진한다는 사실을 발견했다. 그러나 일부 참가자는 영적/종교적 신념을 이유로 의학적 조언(예: 약 복용)을 따르지 않았다. 건강관리제공자를 불신하는 경향이 있는 인구에서는 의학적 조언을 따르지 않을 위험이 증가한다. 건강관리제공자가 환자의 S/R 신념과 연결되어 준수를 촉진할 수 있는 경우 더 나은 치료적 동맹이 있을 수 있다. Newlin 등(2015)은 교회 기반의 당뇨병 예방 및 자가관리 프로그램이 특히 신앙공동체에 속한 취약계층에게 잠재적인 지원 및 중재 기회가 됨을 확인했다.

Duke와 Wigley(2016)는 다양한 국가와 대륙의 연구를 포함하는 체계적 고찰에서 영성이 T2DM 환자의 자가관리에 영향을 미치는 다섯 가지 메커니즘을 확인했다. 즉, 식단, 운동, 약물준수, 대처능력, 보완 및 대체 의학과 관행의 사용이다. 영성은 만성질환의 맥락에서 대처 메커니즘을 제공할 수 있지만 당뇨병 관리에 대한 전반적인 효과는 보유한 특정 신념에 따라 달라진다. 환자가 당뇨병에 걸릴 운명이라고 믿는 경우(예: 신의 뜻 때문에) 건강결과를 건강을 관리하려는 의도적인 노력의 결과로 볼 가능성이 낮다. 이러한 신념이 있으면 당뇨병 관리가 제대로 되지 않을 수 있다. 문헌에 따르면 영성은 회복력과 당뇨병 자가관리에 대처하는 데 도움이 될 수도 있지만 자가관리가 감소할 수도 있으므로 Duke와 Wigley는 임상전문가는 환자가 세상을 보는 관점을 이해해야 한다고 결론지었다.

확립된 관계를 바탕으로 Duke와 Wigley (2016)는 환자가 S/R 신념에 대해 이야기할 의향이 있는지 판단할 것을 제안한다. 그렇다면 HOPE 모델의 수정된 버전을 적용한 당뇨병 환자의 S/R 신념 평가를 권장한다. 환자의 희망의 원천(H)을 탐구하면서 간호사는 다음과 같은 질문을 할 수 있다. 당뇨병에 대처할 수 있는 힘을 주는 것은 무엇인가? 또는 과거에 당뇨병의 요구에 대처하는 데 도움이 된 것은 무엇인가? 조직화된 종교(O)를 조사하면서 임상의는 다음과 같이 질문할 수 있다. 특정 종교/신앙/세계관을 고수하는가? 그렇다면 당뇨병을 관리하고, 먹는 방식에 영향을 미치는 영적 수행(예: 단식)이 있는가? 개인적인 영적 수행(P)을 탐구하기 위해 간호사는 다음과 같이 질문할 수 있다. 당뇨병을 관리하는 데 도움이 된 영적 수행이 있는가? 일상적인 치료에 대한 개인의 S/R의 영향(E)은 다음과 같이 질문하여 평가할 수 있다. 일상적인 치료에 영향을 미칠 수 있는 다른 수행(예: 약초 사용 또는 기타 보완의학)이 있는가?

이전 연구에서 Polzer와 Miles(2007)는 40~75세의 T2DM을 앓고 있는 아프리카계 미국인 남녀 29명을 대상으로 참가자가 신과 느끼는 관계를 연구했다. 관계와 책임에 대한 세 가지 주제가 나타났다. 첫 번째 주제에서 신은 2형당뇨병(T2DM)을 앓고 있는 개인의 경우 자가관리에서 보조적인 역할을 하는 배경에 있었다. 개인의 영성은 신의 형상으로 창조된 신의 선물에 대한 존경심에서 스스로를 돌봐야 한다고 가르쳤다. 두 번째 주제는 신이 최전선에 있고 T2DM을 앓고 있는 개인은 배경에 있음을 보여주었다. 이 참가자는 신이 자가관리 프로그램을 승인하지 않으면 T2DM을 앓고 있는 개인에게 결과가 있을 수 있다고 믿었다. 세 번째 주제 그룹에서 신은 치유자로 여겨졌다. 이 그룹의 참가자는 신이 자신을 치유할 수 있다고 믿었고 그 결과 T2DM 자가관리가 필요하지 않았다. 영성이 당뇨병 관리에 무차별적으로 긍정적이거나 부정적인 영향을 미치는 것이 아니라, 환자가 지닌 특정 영적 신념이 당뇨병 결과와 만성질환에 대처하는 능력에 영향을 미칠 수 있다. 그럼에도 불구하고, 임상가가 S/R 신념이 자가관리, 건강 및 위험 행동과 관련하여 개별 환자에게 어떤 역할을 하는지 아는 것이 도움이 될 수 있으며, 특히 S/R 점수가 높은 경우 더욱 그렇다.

중재

* 영적 사정

영적 사정은 환자가 S/R과 어떻게 관련되고 그것이 건강에 어떤 영향을 미치는지에 대한 방향을 제공할 수 있다. 만성질환, 완화치료, 임종치료의 맥락에서 건강관리전문가(특히 가정간호사, 호스피스 간호사, 노인 전문간호사, 가정간호 전문간호사)는 환자와 관계를 구축해야 한다. 확립된 신뢰와 전문적인 관계를 바탕으로 환자는 대부분 자신의 S/R에 대한 몇 가지 질문을 환영한다.

Balboni와 Balboni(2018)는 세 가지 유형의 영적 사정, 즉 영적 선별, 영적 역사 취득 및 영적 사정을 제안했다. Fowler(2020)는 양파 이미지를 사용하여 사람에게 친밀감의 층이 있다는 것을 설명하면서 이점을 잘 보여준다. 우리는 잘 모르는 사람과 간단한 사실 정보는 기꺼이 공유하지만, 방금 만난 사람과 더 깊은 경험이나 심각한 문제를 공유할 가능성은 거의 없다.

영적 선별은 환자가 처음 만난 건강관리제공자와 공유할 의향이 있는 하나 또는 두 개의 초기 질문(간략하고 비침입적이며 사실적인)을 제시한다. 일반적인 질문은 다음과 같다. 당신은 중요한 종교, 신앙 공동체 또는 기타 그룹에 속해 있는가? 병원에 입원하는 상황인 경우, 원한다면 언제든지 이용할 수 있는 사목 서비스가 있다는 것을 말해주는 것이 적절할 수 있다.

영적 개인력 수집에는 일반적으로 개방형 질문이 포함된다. 종종 영적 개인력 도구는 종교적 소속 및 실행, 힘의 원천, 언급하고 싶은 우려사항 또는 요청과 같은 영역에서 몇 가지 탐구적인 질문을 한다. 구체적인 문구는 도구마다 다를 수 있지만 조정할 수도 있다. 다음은 대표적인 예이다.

① 종교적 소속: 종교가 당신의 삶에서 역할을 합니까? 아니면 어떤 종교, 신앙, 철학이 당신을 가장 크게 형성합니까? 당신은 종교예배에 참석한 적이 있습니까? 당신의 믿음은 당신에게 얼마나 중요합니까?

② 힘의 원천: 당신의 힘의 원천은 무엇입니까? 당신을 하나로 묶는 것은 무엇입니까? 상황이 어려울 때 계속 나아갈 수 있도록 도와주는 사람 또는 무엇이 있습니까? 어려울 때 누구에게 의지합니까? 당신의 삶에 가장 큰 기쁨을 가져다주는 사람 또는 무엇이 있습니까? 당신의 믿음은 어려운 시기에 당신에게 어떻게 도움이 됩니까?

③ 영적/종교적 관행: 당신에게 중요하고 제가 알아두었으면 하는 S/R 관행이 있습니까? … 아니면 그러한 S/R 관행이 우리가 당신을 돌보는 방식에 영향을 미칩니까?

④ 추가 우려사항/요청사항: 간호사나 의료팀이 알았으면 하는 다른 사항이 있습니까? 현재 슬픔을 유발하는 우려사항이 있습니까? 병원에 있는 동안 목사님이 당신을 만나러 오길 원합니까?

영적 개인력 도구의 질문은 특별히 깊지 않지만 환자가 편안한 수준에서 자신의 생각을 공유할 수 있도록 한다. 환자가 정말로 괴로워한다면 생각을 표현하도록 이끄는 것이다. "평화로우신가요?"와 같은 간단한 질문을 통해 환자가 말하도록 하고, 필요성을 확인할 수 있다(Balboni and Balboni, 2018). 영적 개인력 수집은 간호사나 의사가 주도할 수 있다. 실제 질문보다 더 중요한 것은 건강관리제공자의 존재와 진정한 돌봄과 세심함이다.

영적 사정은 환자와의 보다 심층적인 대화이며 전문 돌봄제공자(목사)나 환자와 관계를 구축한 건강관리제공자가 수행할 수 있다. 그들은 도구나 특정 질문을 사용하여 의미와 희망의 차원, 자기, 다른 사람, 초월자와의 연결성, 고통과 투쟁의 근원을 평가할 수 있다.

Anandarajah와 Hight(2001)는 영적 사정을 실시하기 전에 영적 사정을 향상시킬 수 있는 전제조건 요인을 설명한다. 즉, 영적 자기이해와 자기돌봄, 관계 및 타이밍이다. 첫째, 건강관리제공자는 다른 개인의 가치와 신념을 이해하기 위해 자신의 영적 배경을 인정해야 한다. 또한 건강관리제공자는 자신을 돌볼 시간을 내어 다른 사람에게 줄 에너지를 가져야 한다. 영적 자기돌봄의 대표적인 조치로는 가족 및 친구와 함께하는 시간, 명상, 지역사회 봉사 또는 영적/종교적 관행 등이 있다. 영적 사정을 위한 두 번째 전제조건은 개인과의 강력한 관계의 존재이다(Anandarajah & Hight, 2001). 환자는 건강관리제공자와 이미 신뢰관계를 맺고 있는 경우 영적 토론에 더 열려 있다고 느낄 수 있다.

BOX 8-1 의료 면담에서 공식적인 영적 사정을 위한 HOPE 질문

H: 희망, 의미, 위로, 힘, 평화, 사랑, 연결의 원천
O: 조직된 종교
P: 개인적인 영성과 실천
E: 의료 및 임종문제에 미치는 영향

출처 Anandarajah, G., & Hight, E. (2001). Spirituality and medical practice: Using the HOPE questions as a practical tool for spiritual assessment. American Family Physician, 63(1), 81-89.

BOX 8-2 믿음 니모닉 (Mnemonic: 기억을 돕는)

B: 신념체계(영적 또는 종교적 집단 참여)
E: 윤리 또는 가치(중요한 가치 또는 윤리학)
L: 생활방식(영적 의식, 식이요법 제한)
I: 영적 공동체에 참여 (영적 공동체 활동 참여)
E: 교육(영적 교육, 종교 학교에 참여)
F: 미래의 사건(예방접종, 출산 통제, 낙태, 수혈, 사망)

출처 McEvoy, M. (2000). An added dimension to the pediatric health maintenance visit: The spiritual history. Journal of Pediatric Health Care, 14, 216-220.

영적 사정을 위한 마지막 전제조건은 영적 토론의 적절한 타이밍이다(Anandarajah & Hight, 2001).

특히 만성질환에 대한 새로운 진단, 진행 중인 만성질환 또는 만성통증, 사전지시서 또는 임종치료계획에 대해 논의할 때 영적인 토론이 적절할 수 있다. 영적 사정은 공식적일 수도 있고 비공식적일 수도 있다. 비공식적 영적 사정에는 환자의 영적 돌봄요구에 관한 영적 단서를 찾기 위해 환자의 말을 듣는 것이 포함된다. 이러한 영적인 단서에는 의미 탐색, 미지의 것에 대한 두려움, 희망과 절망, 고립과 같은 주제에 대한 대화가 포함될 수 있다. HOPE 영적 사정은 일상적인 진료환경에서 사용하기 위해 건강관리전문가를 위해 개발되었다(Anandarajah & Hight, 2001).

평가는 HOPE의 니모닉(Mnemonic: 기억을 돕는)을 중심으로 구성된 개방형 질문에 초점을 맞춘다(BOX 8-1).

McEvoy(2000)는 소아과 환경에서 영적 사정을 돕기 위해 BELIEF 니모닉을 개발했다. 그러나 이 니모닉은 성인 환경에서도 적용할 수 있다(BOX 8-2).

영적 사정은 임상 환경에서 수행할 수 있다. 예를 들어 HOPE 또는 BELIEF 도구에서 한 가지 질문으로 시작한 다음, 개인 및/또는 가족의 강점과 연결의 중심을 찾기 위해 자신의 아이디어로 확장한다.

* 영적 간호 중재

만성질환에 대한 영적 간호중재는 이론, 역사적 관점, 평가 및 측정을 통해 얻은 지식에 기반을 둔다. O'Brien(2014)은 영적 간호 및 중재를 기반으로 하는 돌봄신학을 제안했다. 이 저자에 따르면 영적 간호의 필수 구성요소는 존재, 경청 및 접촉이다. 간호사와 개인 간의 행동은 간호사-환자 관계의 영적 차원을 반영할 수 있다. 간호사는 개인과 함께 있고 적극적으로 경청한 다음 지지 또는 위로의 말을 통해 신체적 또는 언어적 접촉으로 개인의 생각에 응답할 수 있다(O'Brien, 2014).

간호사와 임상간호사(nurse practitioners)의 영적 간호중재에 대한 지식이 필요하다. Grant(2004)는 미국 남서부의 교육병원에서 간호사 299명의 영적 수행을 조사했다. 간호사가 가장 일반적으로 사용하는 다섯 가지 영적 간호는 환자 손잡기(92%), 경청(92%), 웃음(84%), 기도(71%), 환자와 함께 있기(62%)였다. 영적 상담은 목록에서 11위(29%)를 차지했고, 경전 읽기는 12위(26%)를 차지했다. 가장 적게 사용된 영적 중재는 바이오피드백(8%), 침술(7%), 찬송(4%), 금식(4%), 생활패턴의 재구성(재패턴화; repatterning) (2%)이었다.

이 연구에서는 간호사가 영적 중재가 유익할 수 있다고 생각하는 상황도 확인했다. 가장 자주 인용된 다섯 가지 상황은 환자가 영적 지지를 명확하게 요청하는 경우(98%), 죽음을 앞둔 환자

(96%), 슬픔(93%), 나쁜 소식을 접한 환자나 가족(93%), 울음(86%)이었다. 간호사에 따르면 영적 중재가 유용할 수 있는 다른 상황으로는 자주 기도하거나 신과 가까워 보이는 환자(81%), 교회 신자인 환자(71%), 친구와 가족에게서 소외된 환자(67%), 신에게 화가 난 환자(65%), 신체적 고통을 겪고 있는 환자(46%)가 있다. Grant(2004)는 간호사가 영성이 유익할 수 있다고 믿었다고 보고했지만, 연구결과에 따르면 간호사는 어떤 영적 중재를 사용해야 할지, 언제 사용해야 할지 확신하지 못하는 것으로 나타났다. 연구자는 영적 간호돌봄에 대한 추가 연구가 필요하다고 제안했다.

Quinn Griffin 등(2008)은 HF질환자 84명과 HF비질환자 84명을 대상으로 영적 수행을 조사했다. 저자들은 연구를 위해 종교적·영적 중재 체크리스트를 설계했다. HF 그룹은 남성 30명과 여성 14명으로 구성되었고, 비HF 그룹은 남성 7명과 여성 33명으로 구성되었다. 참여자는 65세 이상이었고, 대부분이 65~75세였다. 결과에 따르면 가족활동 참여, 다른 사람 돕기, 긍정적인 생각 떠올리기가 전체 대상자와 각 하위 그룹에서 가장 많이 사용된 종교적·영적 중재였다. 혼자 기도하고 교회나 조용한 장소에 가는 것도 두 그룹 모두의 참여자 대부분이 사용했다. 이 연구는 만성질환을 앓고 있는 많은 노인의 영적 수행에 대한 지식의 범위를 더욱 확장했다.

이 연구에서 어떤 영적 간호중재가 적절한지, 그리고 언제 실무에 사용해야 하는지 명확히 해야 한다는 Grant(2004)의 주장을 확인할 수 있다. 또한 간호사의 영적 및/또는 종교적 간호중재 의도를 측정하는 도구의 개발이 필요하다. 다시 말해, 간호사가 측정해야 할 것을 측정하고 있는가?

무작위 대조시험은 노인이 만성질환을 관리하는 데 도움이 되는 영적 대처를 장려하는 가정 기반 비디오와 워크북의 효과를 조사했다(McCauley et al., 2011). 평균 세 가지 만성질환을 앓고 있는 62%가 여성인 100명의 성인을 두 그룹으로 무작위로 나누었다. 가장 흔한 만성질환은 고혈압(74%), 관절염(54.5%), 당뇨병(41.4%), 심장병(27.3%)이었다. 영적 중재 비디오는 다양한 영적 배경을 가진 성인이 들려준 영적 대처에 대한 이야기로 구성되었다. 워크북은 (1) 더 높은 존재의 보살핌에 대한 신뢰, (2) 파괴적인 습관의 '집' 청소, (3) 삶의 축복에 대한 감사, (4) 다른 사람을 돕거나 삶의 목적을 찾는 것, (5) 도움이나 사회적 및 영적 지원의 요청 등의 비디오 주제를 담았다. 대조군은 체중, 식단, 흡연, 혈압, 활동을 포함한 표준치료 교육주제에 초점을 맞춘 교육중재를 받았다. 결과에 따르면 영적 중재 그룹에서는 에너지 수준이 상당히 증가했고 교육적 중재 그룹에서는 감소했다. 연구자들은 영적 중재가 불쾌하지 않고, 추가적인 임상시간이 필요하지 않으며, 환자에게 에너지를 증가시켰다는 결론을 내렸다. 그들은 또한 환자 사정에 영적 개인력을 통합할 것을 권장했고, 환자가 자신의 신념을 건강관리에 통합하는 방법을 모색할 것을 제안했다.

간호중재에는 치료사 또는 간호사뿐만 아니라 돌보는 개인의 내면적 정신을 돌보는 것도 포함될 수 있다. 간호사는 각 개인이 고유한 방식으로 자신의 영성을 나타낸다는 것을 알아야 한다(Burkhardt & Nagai-Jacobson, 2009). 영적인 면을 돌보는 중재에는 손을 잡는 것과 같은 접촉, 가족, 친구, 영적 그룹, 사진, 예술작품 또는 반려동물 방문을 통해 중요한 개인관계 지원, 기도, 명상, 마음챙김, 존재, 인식과 같은 영적 의식 지원 등이 있다(Burkhardt & Nagai-Jacobson, 2009).

영적 중재는 어렵거나 시간이 많이 걸리거나 특정 종교적 영역이어야만 할 필요가 없다. 예를 들어, Treolar(2000)는 전이성 폐암을 앓고 있는 환자와의 개별적인 만남에서 영적 중재의 사용을 설명했다. Treolar는 방에서 성경을 읽고 그 여성에게 중요한 종교적 신앙이 있는지 물었다. 신앙은 그 여성에게 중요했다. Treolar는 그 여성과 함께 기도하자고 제안했고, 그녀는 수락했다. Treolar는 "나는 그녀와 그녀의 가족을 위한 위로와 힘, 그녀와 의료진을 위한 지혜, 그리고 치료에 대한 미래의 결정을 위해 기도하기 시작했다."(p. 283)라고 썼다. Treolar에 따르면, IV 주입 동안 중재는 5분이 걸렸다. 이 저자는 '영적 단서에 민감하다면 영적 간호를 환자와의 일상적인 상호작용에 통합할 수 있다'고 결론지었다(p. 284).

23명의 간호사가 환자에게 효과적이라고 생각되는 영적 중재를 보고했다(Delgado, 2015). 간호사에게 문헌에서 찾은 14가지 중재 목록에서 사용했던 영적 중재를 식별하도록 요청했다. 참여자들은 로마 또는 정교회 가톨릭(42.3%), 개신교(45.5%), 유대교(4.1%), 불가지론자 또는 무신론자(2.4%)였다. 참여자들이 보고한 가장 효과적인 영적 중재는 환자의 말 경청(88.0%), 환자의 우려사항 경청(78.6%), 영적 요구를 사정하거나 영적 요구 필요사항에 대해 질문(73.5%), 손을 잡고 포옹하는 것과 같이 지지를 위한 신체적 접촉 제공(67.5%), 환자의 영적 고문에게 연락(61.5%) 등이었다. 참가자들이 가장 효과적이지 않다고 생각하는 영적 중재는 수행이나 의식을 위한 영적 자료 제공(17.1%), 영적 독서자료 제공(19.7%), 환자의 영적 요구에 대해 가족이나 친구에게 연락하기(30.8%), 환자와 함께 명상하거나 기도하기(34.2%), 환자가 알지 못하는 사이에 환자를 위해 명상하거나 기도하기(35.9%)였다. Delgado는 간호사는 경청과 같은 비종교적 영적 수행이 환자에게 더 효과적이라고 보고했다고 결론지었다.

* 영적 수준 측정도구

영성 수준의 측정에 사용할 수 있는 도구는 여러

BOX 8-3 일반적인 영성 측정

- 영적 관점 척도(Reed, 1986)
- 영성 평가 척도(Howden, 1992)
- 영성 척도(Delaney, 2005)
- Ironson · Woods 영성/종교성 지수(약식) (Ironson et al., 2002)

BOX 8-4 영적 복지 조치

만성질환 치료의 기능적 평가
- 영적 안녕 척도 (FACIT–Sp)(Peterman et al., 2002)
- 영적 안녕 척도(SWBS)(Ellison, 1983)
- JAREL 영적 안녕 척도(Hungelmann, Kenkel–Rossi, Klassen, & Stollenwerk, 1989)
- 안녕의 영성 지수(SIWB)(Daaleman & Frey, 2004)

BOX 8-5 영적 대처 방법

- 정신의학 연구에 사용하기 위한 영성 및 종교적 대처 평가를 위한 반구조적 임상 면담: 면담 기반(Mohr et al., 2007)
- 영적 전략 척도(Nelson–Becker, 2005)

BOX 8-6 영적 요구 조치

- 영적 요구 목록(Hermann, 2006)
- 질병 도구(SPIRIT)와 관련된 영적 관심(Taylor, 2006)

가지이다. Monod 등(2011)은 영성 도구와 측정에 대한 체계적인 검토를 수행했다. 그들의 문헌 검색에서 성인의 영성을 사정하는 35개의 도구를 찾았다. 종교성에만 초점을 맞춘 도구는 제외되었다. 도구는 일반 영성(N = 22), 영적 안녕(N = 5), 영적 대처(N = 4), 영적 필요(N = 4)로 분류되었다. Monod 등(2011)이 확인한 영적 측정의 예는 BOX 8-3~8-6을 확인한다. 이러한 측정 척도는 관절염, 알코올 중독, 약물남용, 급성 또는 만성 질환, 정신질환, 암 및 HIV/AIDS가 있는 환자, 중범죄자 및 노인 외래환자(Monod et al., 2011)를 포함한 많은 인구에서 검증되었다. 결과적으로 많은 도구가 만성질환에 적용 가능하다. 영성 도구는 영성 또는 영적 안녕과 삶의 질과 같은 결과 간의 관계를 추가로 평가하는 데 사용할 수 있다(Monod et al., 2011).

영적 안녕 척도(Spiritual Well-Being Scale, SWBS)와 만성질환 치료의 기능적 평가-영적 안녕 척도(Functional Assessment of Chronic Illness Therapy—Spiritual Well-Being Scale, FACIT-Sp)는 연구에서 가장 일반적으로 사용되는 영적 측정도구 중 하나이다(Monod et al., 2011). 1982년 Paloutzian과 Ellison이 개발한 SWBS는 가장 오래된 영적 측정도구 중 하나이다. 이 자가보고 척도는 두 가지 하위 척도로 영적 안녕을 측정한다. (1) 종교적 안녕 또는 신과의 관계, (2) 실존적 안녕은 삶의 목적과 만족을 찾는 척도이다. SWBS는 신과의 개인관계에 초점을 맞춘 질문 때문에 영적 안녕에 대한 보다 복음적인 개신교적 관점을 강조한다는 비판을 받아왔다(Peterman et al., 2002).

Peterman 등(2002)은 영성을 광범위하게 해석하는 영적 안녕 척도에 대한 필요성에 대응하여 FACIT-Sp를 개발했다. 이 저자들은 이 척도가 자신을 영적이라고 생각하지만 종교적이지 않은 사람을 위해 설계되었다고 언급했다. 이 도구는 (1) 신앙, (2) 의미/평화의 두 가지 하위 척도로 구성된다. 척도에는 신이나 기도와 같은 특정 종교적 관행의 사용에 대한 언급이 없다. 대신 삶의 의미, 평화, 목적을 찾는 영적 안녕 및 질병과 개인의 영적 신념 간의 관계에 초점을 맞춘다. FACIT-Sp에는 신앙이나 영적 신념의 가치, 삶의 목적의식, 평화감, 질병 경험 속에서 모든 것이 최선의 방향으로 진행될 것이라는 확신에 대한 진술이 포함된다. 이러한 모든 영성 도구와 측정에는 한계가 있다. Monod 등(2011)은 검토된 도구 대부분에 대한 심리측정적 특성에 대한 데이터가 제한적이라고 밝혔다. 또한 도구에 대한 검사-재검사 신뢰도 데이터가 제한적이었다. 게다가 Monod 등(2011)은 일부 척도가 영적 안녕을 측정하는 반면, 영적 고통을 측정하는 척도는 거의 없다고 지적했다. 이 저자들이 지적했듯이, 영적 안녕이 없다는 것이 반드시 영적 고통과 동일하지는 않다. 결론적으로, 영적 도구의 범위는 영성과 건강 측정에 대한 관심을 나타낸다.

영적 돌봄에서 간호교육

미국 간호대학협회(The American Association of Colleges of Nursing, AACN, 2020)는 1986년 이래 미국 간호교육의 표준을 정립했다. 구체적으로, 소위 Essentials 시리즈는 학부, 석사 및 간호실무 박사(Doctor of Nursing Practice, DNP) 프로그램을 제공하는 대학에 교육의 틀을 제공했다. 현재 AACN 태스크포스는 "The Essentials: Core Competencies for Professional Nursing Education"이라는 제목의 새로운 통합문서에서 이 틀을 개정하는 과정에 있다. 이 초안 문서는 전문간호실무와 10개의 공유 영역(domain)에 걸친 고급간호실무에 대한 역량을 설명한다. 이 역량기반 커리큘럼 모델에서 전문간호사와 상급전문간호사(APRN)는 4가지 영역에서 다양한 인구에게 전 인생 기간 동안 치료를 제공한다. (1) 건강과 안녕의 예방 및 증진, (2) 만성질환 치료, (3) 중증/외상 치료, (4) 호스피스/완화 치료.

영역 2는 전문간호사와 APRN 모두에게 사람 중심적 치료역량을 요구한다. 사람 중심적 치료는 '전체적, 공정한, 존중하는, 연민적인, 조정된, 근거기반 및 발달적으로 적절한' 것으로 정의된다(p. 11). 게다가 사람 중심적 돌봄은 다양성, 형평성, 포용성을 강조하고 연민적이고 관계 중심적인 돌봄을 강조한다. 역량 수준에서 이러한 유형의 돌봄은 '다양성, 차이, 선호도, 가치, 필요, 자원 및 개인에게 고유한 건강 결정요인에 대한 존중'을 이끌어내는 의사소통 기술이 필요하다(p. 23). 또한 전문간호사를 위한 평가기술이 다음과 같이 언급된다. "2.3a 체계적인 방식으로 완전하고 정확한 병력을 수집한다" 및 "2.3b 임상적으로 관련된 전체적 건강 평가를 수행한다"(p. 25). APRN의 경우 이는 고급 의사소통 및 기술(2.2f)에 대한 역량과 포괄적인 평가에서 지식과 기술을 적용하여 의사소통할 때 어려운 대화와 민감한 정보 공개를 용이하게 하고(2.3e, 2.3g), 적절한 선별검사 및 진단 프로토콜을 사용하는 능력(2.3f)을 의미한다.

영역 9는 전문성을 특징으로 한다. 이 영역은 간호윤리와 돌봄에 대한 인권(9.1a)에 주의를 기울여 전문적 실무에서 윤리적 행동을 요구하지만(9.2a), 공감적 돌봄을 통해 건강과 치유를 증진하고(9.2b), 환자의 삶의 경험에 대한 공감(9.2c)과 문화적 민감성과 겸손을 보여주기 위한 의도적인 존재감을 요구한다. APRN과 RN은 모두 다양성, 형평성, 포용성을 증진하는 옹호자가 되어야 한다. 근본적으로 간호사는 환자의 개별적 차이점을 존중하고(9.6a), 개인적 가치와 전문적 가치 및 의식적·무의식적 편견(9.6b)을 인식해야 한다.

이 문서는 아직 초안 상태이지만, AACN의 미래 간호사에 대한 전체론적 비전은 이제 실무 수준에서 매우 구체적이고 관찰 가능한 역량으로 변환되는 것으로 보인다. 간호교육자는 이러한 역량을 프로그램으로 변환해야 한다.

환자의 요구에 문화적·영적으로 민감한 돌봄을 위한 교과과정 의무에도 불구하고, 치료의 영적 측면은 전체론적 건강관리의 누락된 고리로 남아 있다(Southard, 2020). 연구조사에 따르면 실제 영적 돌봄과 제공된 평가 수준이 낮거나 적당하다고 보고하고 있다(예: Green et al., 2020; Taylor et al., 2017). 영성을 다루는 방법에 대한 교육적 준비 부족은 환자 영성에 참여하지 않는 주요 이유 중 하나이다(예: Green et al., 2020; Siler et al., 2018). 영적 돌봄에 대한 교육을 전혀 받지 못했다고 주장하는 간호사의 수는 다양하지만(11.5%, Delgado, 2015; 59.4%, Green et al., 2020; 35%, Mamier et al., 2019), Mamier 등은 영적 돌봄에 대한 교육을 받았다고 주장하는 사람이 이러한 유형의 돌봄을 제공하는 데 상당히 높은 점수를 받았다는 것을 보여줄 수 있었다. 사실, 과거 교육은 3차 의료 대학 건강 시스템에서 근무하는 554명의 간호사 대상자에서 영적 돌봄 빈도를 예측하는 4가지 변수 중 하나로 남아 있었다. 그러나 가장 강력한 예측요인은 간호사가 영적 문제가 돌봄의 맥락에서 자주 발생한다고 공유하는 것이다. 이 변수는 간호사가 영적 요구(Mamier et al., 2019)에 대한 단서를 인식하거나 고통을 겪어 영적 돌봄으로 반응하는 것으로 보인다. 흥미롭게도, 이 예측요인이 있을 때 간호사의 S/R에 대한 편안함 수준은 다중회귀 모델에서 더 이상 유의하지 않았다.

위에 인용된 연구와 이 장에서 제시된 다른 연구에서 얻은 교과과정 내용에 대한 의미는 다음과 같다.

- 간호사가 자신의 삶에서 영성 및 종교의 역할에 대한 자기인식을 촉진한다. 여기에는 편견과 스스로 설정한 경계에 대한 인식이 포함된다.
- 고급간호실무에서 영적 선별검사, 영적 개인력 또는 사정을 실시하여 만성질환의 맥락에서 환자의 S/R의 역할을 파악하는 데 필요한 도구를 제공한다.
- 간호사에게 환자의 영적 요구나 영적 고통을 인식하고 이러한 충족되지 않은 S/R 요구가 어떻게 부정적인 건강결과로 이어질 수 있는지 이해하는 데 도움이 되는 도구를 제공한다.
- 의사소통 기술과 경청/공감/존재감/회복력 기술의 질을 촉진한다.
- 간호사가 일반적인 영성과 종교적 안녕을 촉진하는 방법에 대해 논의한다.
- 전문간호 영적 돌봄을 제공하는 윤리적 지침을

이해한다.

환자의 S/R에 대한 구체적인 지식과 기술을 개발해야 할 필요성을 감안할 때, '이러한 역량을 학업 프로그램을 통해 어떻게 배양할 수 있을까?'라는 의문이 제기된다. 이를 위해 여러 가지 접근방식이 시도되었다. 영적 문해력을 촉진하기 위해 의도적인 교육적 조치를 취할 때마다 교육자는 학습의 징후를 관찰하고 간호사는 환자경험의 영적 측면이 표면화되는 상황에 더 잘 대비할 수 있다고 느낀다.

Blesch(2015)는 시뮬레이션 시나리오를 사용하여 영적 치료를 교육할 것을 제안한다. Blesch는 간호학생이 환자와 간호사의 역할을 해보며 환자의 영적 고통에 대응하는 방법을 배우도록 돕는 시뮬레이션 시나리오를 개발했다. 이 시뮬레이션 모델은 SBAR 커뮤니케이션 모델을 사용한다. 학생은 현재 상황, 환자의 배경, 사정 및 권장사항이라는 범주를 고려한다. Blesch는 시뮬레이션 방법이 임상현장에서 즉시 적용이 가능하지 않을 수 있는 다양한 상황에 적용될 수 있다고 언급한다.

Strand 등(2017)은 노르웨이의 간호 학생이 환자에게 영적 돌봄을 제공하는 데 자신감을 갖도록 돕기 위해 고안된 중재에 대해 보고했다. 중재는 교수진, 병원 사제, 간호학생, 임상간호사 멘토가 참여하는 교육 세션으로 구성되었다. 처음에 학생은 영적 치료에 대해 설명하고, 환자에게서 관찰된 영적 문제에 대해 이야기했으며, 잠재적인 영적 돌봄에 대한 질문의 예를 들었다. 그런 다음 학생은 환자를 만나 직접 질문을 해본 후 임상 멘토와 경험에 대해 논의했다. 저자들은 학습 모델 중재를 통해 학생이 환자에게 영적 돌봄을 제공할 수 있는 자신감과 지식을 얻었다고 보고했다. 이 연구는 임상실무에 영적 돌봄 역량을 포함하는 것의 중요성을 강조한다. 실무기술을 육성하려는 이러한 의도성은 학습경험을 공고히 하기 위해 임상 세션 후에 디브리핑 세션이 필요하다.

이 리뷰에서 Beckman 등(2007)은 간호교육자 또는 임상 간호관리자가 간호사 또는 학생의 영성 감각을 향상시키는 데 사용할 수 있는 학습활동을 제안했으며, 이는 환자의 영적 돌봄에 영향을 미치는 데 사용될 수 있다. 학습활동은 영성이 신체적·심리적·사회문화적·발달적 측면을 포함한 사람들의 모든 부분에 있는 차원인 Neuman 시스템 모델을 기반으로 했다. 학습 활동에는 (1) 자신의 영성 탐구, (2) 임종문제, (3) 슬픔과 상실, (4) 만성질환과 함께 사는 것, (5) 환자의 영적 사정이 포함되었다. 예시 활동에는 비문 쓰기, 몇 주밖에 남지 않은 말기질환을 앓고 있다고 상상하기, 만성질환과 관련된 상실을 조사하기, 환자의 삶에 기쁨을 가져다주는 것이 무엇인지 묻기 등이 있다.

최근 Attard 등(2019)은 완화 및 임종 간호의 공통영역을 넘어 영성을 다루는 영적 돌봄 역량 기틀을 개발했다. 광범위한 문헌검토를 바탕으로, Baldacchino(2006)가 규명한 영역과 Van Leeuwen과 Cusveller(2004)가 개발한 역량을 바탕으로 7개 영역(domain)과 116개 역량 항목이 구분되었다. Attard 등의 가장 중요한 공헌은 저자들이 직접 밝힌 바와 같이, 그들의 기틀이 영적 돌봄 커리큘럼, 즉 콘텐츠와 그러한 콘텐츠를 습득하는 방법론을 통해 성과를 도출하는 방식을 어떻게 안내하는지에 대한 것이다. 그러므로 영적 돌봄을 제공하는 데 필요한 지식은 단순히 내용을 아는 것이 아니라 그 내용을 자신의 삶과 환자와의 상호작용에 효과적으로 적용하는 것이다.

교육적 과제에 대응하여 Barss(2020)는 일반적이고 포괄적인 영성 관점에서 영성과 건강이라는 3개 단원으로 구성된 하이브리드 선택과정을 개발했다. 저자는 온라인에서 가르치고 대면 묵상기간을 포함하는 과정에 대한 잘 개발된 교과

과정 개요를 제시한다. 이 교육 프로그램은 포괄적 영적 돌봄을 위한 TRUST 모델을 기반으로 한다. TRUST는 전통과 관행, 화해, 이해, 탐구, 교사를 의미하며, '서구 생물의학과 학문을 넘어 전통과 관행을 활용한 의료와 교육의 탈식민지화'를 목표로 한다(p. 124). 이 프로그램의 교육방법은 매우 사색적이며 안전하고 포용적인 환경에서 개인의 사색, 공유학습, 비판적 성찰을 촉진하는 데 중점을 둔다. 간호학생은 자신의 영적 돌봄 필요성을 인식하도록 권장된다. 다른 사람에게 영적 지원을 제공하도록 간호학생에게 동기를 부여하기 전에 영적 자기인식을 함양하도록 하는 것이 기본이 된다. Barss는 영적 포용성 접근방식이 긍정적인 학생평가에 따라 '근거 중심'으로 제시된다고 제안했다. 이 교육의 궁극적인 목표는 참가자가 개인적으로나 직업적으로 영적 돌봄을 유능하고 자신감 있게, 관련성 있고 비침입적인 방식으로 제공할 수 있는 더 나은 위치에 있게 되는 것이다.

요약하자면, 간호교육기관에서 영적 돌봄 역량을 육성해야 할 필요성은 전문기관(예: AACN)의 새로운 교과과정 지침에 의해 강화될 수 있다. 간호교육자는 검증된 이론적 개념 작업과 교육적 접근방식을 활용하여 영적 역량을 특정 학부 및 대학원 프로그램에 구현하는 방법을 찾는 데 도움을 줄 수 있다.

성과

환자에 대한 영적 돌봄 또는 지원은 만성질환 환자의 결과에 반영될 수 있다. 연구에 따르면 많은 만성질환에서 영성과 건강 또는 안녕 사이에 긍정적인 연관성이 있다. 그러나 일부 영적 신념, 관행 또는 경험은 큰 고통(분노, 죄책감, 내면의 갈등)의 원천이 될 수도 있으며, 개인의 영적 문제에 대한 관점에 따라 건강, 안녕, 대처 및 자가관리에 부정적인 영향을 미칠 수 있다. 그동안 검토된 연구에서 알 수 있듯이, 영적 고통/종교적 갈등과 부정적인 건강 결과(삶의 질 저하, 삶과 신체기능에 대한 만족도 감소, 우울증 증가, 입원빈도 증가 등) 간의 연관성은 의료비를 증가시킬 뿐만 아니라 환자의 고통이 증가할 것이라는 확신 때문에 임상적으로 중요하다.

S/R 및 결과에 대한 현재 과학 상태는 환자가 영적 요구사항이 충족되었다고 보고하는 것과 양질의 치료를 받았다는 인식, 전반적인 돌봄에 대한 만족, 건강관리제공자를 더 신뢰하는 것 사이에 상당한 연관성이 있음을 보여준다. 영성 결과 연구는 새로운 탐구 분야이다(Steinhauser et al., 2017). 앞으로 이 분야에서 더 흥미로운 연구활동과 보고서가 나올 가능성이 크다.

정신건강 분야의 한 가지 흥미로운 연구는 이 분야가 결과연구에서 어떻게 확장되고 있는지 보여준다. Van Nieuw Amerongen-Meeuse 등(2020)은 네덜란드의 두 정신건강관리기관(세속적, 기독교적)에서 치료동맹과 정신과 입원치료 준수를 연구했다. 그들은 돌봄제공자가 영성을 다루기를 원하고 실제로 경험한 환자가, 영적 요구가 충족되지 않은 환자보다 치료동맹에서 상당히 높은 점수를 받았음을 발견했다. 반대로 영성에 대한 관심을 환영했지만 경험하지 못한 환자는 치료동맹에서 상당히 낮은 점수를 받았고, 특히 영적 치료에 대한 기대가 더 높았을 수 있는 기독교 병원에서 더욱 그렇다. 흥미롭게도 연구자들이 발견한 가장 강력한 치료동맹은 '간호사와의 종교적 고통에 대한 대화'였다. '간호사와의 기도' 항목도 치료동맹에서의 높은 점수와 상당한 관련이 있었다. 연구자들은 간호가 정신과 입원치료가 제공되는 치료적 환경을 크게 형성한다는 결론을 내렸다. 또한 건강관리제공자의 영적 관점과 환자 간의 일치가 종교적 환자와 비종교적 환자 모두에서 치료동맹과 유의미하게 연관되어 있음을 발견했다. 치료에 대한 결과준수(약물복용 준수로 측정)는 이러한 변수 중 어느 것과도 연관이 없었다. 이 연구는 환자의 S/R에 대한 관심이 관련 치료결과에 어떤 영향을 미칠 수 있는지에 대한 초기 증거를 반영한다.

만성질환은 전 세계에서 증가하고 있다. 특히 노인은 하나 이상의 만성질환에 걸리기 쉽다. 이러한 맥락에서 임상전문가와 연구자는 어떤 보완적 심리-영적 중재가 더 유리한 결과와 연관될 수 있는지 알아내고자 한다(예: Hooker et al., 2017). 만성질환을 앓고 있는 환자의 영적 요구를 평가하면, 건강관리전문가가 환자가 환영하고 가장 도움이 된다고 생각하는 종류의 S/R 지원을 제공하도록 정보를 제공할 수 있다. 영적 신념은 만성질환 경험에 상당한 영향을 미친다. 신앙에서 나오는 힘은 만성질환자가 질병의 실제 경험에서 목적과 의미를 찾을 수 있도록 해줄 수 있다. 따라서 임상지침은 S/R도 다루어야 한다.

근거기반실무

온라인 커뮤니티를 통한 영적 지원

온라인 건강 커뮤니티(Online Health Communities, OHC)는 만성 또는 심각한 질병을 앓고 있는 사람이 사회적 지지를 받을 수 있는 사회기술적 도구이다. Smith 등(2020)은 문헌검토에서 다양한 만성질환 인구에게 서비스를 제공하는 다양한 OHC에 대한 개요를 제공한다. HC의 예로는 Lotsahelpinghands(lotsahelpinghands.com), Mealtrain(mealtrain.com) 및 CaringBridge(www.caringbridge.org)(Smith et al., 2020)가 있다. 저자는 문헌에서 논의된 세 가지 주요 사회적 지지 형태, 즉 정서적 · 정보적 · 도구적 지원을 설명한다. OHC는 낯선 사람에게도 중요한 정보 및 정서적 지원을 제공할 수 있다. 더욱이 Caring Bridge와 같은 OHC는 질병을 겪고 있는 사람이 블로그/일지를 통해 질병을 겪는 과정의 기복을 공유하는 가족, 친구, 동료 및/또는 영적 공동체 구성원의 기존 네트워크를 활용한다. 그렇게 하면서 식사, 자동차 탑승, 재정 지원 등에 이르는 도구적 지원을 요청할 수도 있다.

Smith와 동료들(2020)은 최근 2단계 탐색적 혼합 방법 설계연구를 수행했다. 먼저, 연구팀은 만성질환 환자와 그 가족이 소셜 네트워크를 통해 어떤 도움을 가장 좋아하는지 알아 보고자 했다. 두 번째 단계에서 연구원들은 사용자에게 다양한 유형의 지원이 얼마나 중요한지 평가하도록 요청하는 설문조사 도구를 개발했다. 또한 원하는 도움이 사회적 관계망이 기꺼이 제공하려는 도움과 어느 정도 일치하는지 조사했다.

연구자들은 감사 표현(Expressions of Appreciation, EoA)이 포함된 항목을 검색하기 위한 검색전략을 개발한 후 641개 저널 항목의 내용을 체계적으로 분석했다. 그들은 가장 빈번하게 언급된 지원이 기도 지원이었고, 그 다음이 정서적 지원, 도구적 지원으로 보완된 것으로 나타났다. 팀은 또한 참가자가 정보 지원을 찾기 위해 사회적 관계망을 많이 찾지 않았다는 점에 주목했다. 도구적 지원에는 음식과 생활용품, 교통, 집안일, 가족돌봄, 그리고 정도는 덜하지만 운동, 쉼터, 개인돌봄, 재정적인 돌봄이 포함되었다. 기도 지원은 연구의 양적 단계에서 가장 일반적인 범주이며, 일반적으로 환자와 돌봄제공자 모두에게 '매우 중요'하다고 평가되었다.

출처 Smith, C., Levonian, Z., Ma, H., Giaquinto, R., Lein-Mcdonough, G., Li, Z., ... Yarosh, S. (2020). "i cannot do all of this alone": Exploring instrumental and prayer support in online health communities. ACM Transactions on Computer-Human Interaction. (1). 1-62. https://doi.org/0000001.0000001

사례 연구

01 아메리카 원주민 환자의 영적 지원

64세 나바호족 여성 Odina는 나바호 네이션(Navajo Nation) 보호구역에서 남편 Jay, 성인 딸 2명, 손주 3명을 포함한 가족과 함께 살고 있으며, 기숙학교에 다니는 10대 아들이 있다. 잠에서 깨어난 그녀는 '기분이 이상하지만' 좀 더 쉬기로 결심한다. 두 시간 후, 그녀의 남편은 그녀가 말하는 데 어려움을 느낀다는 것을 알아차리고 그녀를 차로 90분 거리에 있는 가장 가까운 의료센터로 데려가겠다고 고집했다. 그녀의 동반질환은 2형당뇨병, BMI > 34, 말기 신장질환이다. 그녀는 신장이식 대기자 명단에 올라 있다. Odina는 뇌졸중 진단을 받기 위해 노력하는 사이 증상이 악화되었다. 그녀의 의사는 그녀를 종합 뇌졸중센터로 이송하기로 결정했다. Odina와 Jay는 증상 발생 후 8시간 후에 도착했는데, 이는 급성 뇌졸중 치료를 받을 때가 이미 지난 시점이어서 상해를 되돌릴 수 없게 되었다. 그녀의 임상상황은 영양관, 흡인 및 치명적인 부종 가능성에 대한 문제를 해결해야 했다. Odina는 말을 할 수 없고, Jay가 그녀와 함께 있다. Odina를 담당하는 간호사 Cecilia는 이 위기 상황에서 Odina와 Jay를 어떻게 영적으로 지원할 수 있을지 고민한다.

토론 문제

01 어떤 나바호 S/R 신념이 당신이 Odina와 그녀의 남편 Jay를 돌보고 소통하는 방식에 영향을 미칠 수 있는가?
02 급성치료 상황이 임종치료 상황으로 바뀌면서 Odina와 그녀의 남편 Jay와 함께 해결해야 할 문제는 무엇인가?
03 문화적으로 민감한 치료를 제공하고 환자가 현재 필요한 S/R 지원을 받을 수 있도록 Odina와 Jay에게 어떤 질문을 하겠는가?

사례 연구

02 HIV 환자의 영적 지원

Greg는 1년 넘게 HIV 클리닉에 가지 않았다. 약사는 그와 나눈 이야기를 다음과 같이 기록했다. "그는 약이 다 떨어졌고 필요할 때마다 다른 약을 복용했다. 그는 스케줄대로 약을 복용하는 것이 중요하다는 말을 반복해서 들었다." 사정결과 다음 정보가 드러났다. Greg는 이전에 암페타민에 중독되었다. 그의 마약 중독은 15년 전 여자친구와 함께 마약을 하면서 시작됐다. 그녀가 과다복용으로 사망한 후, 그는 어린 세 자녀를 혼자 키우게 되었다. 몇년 전 그는 마약 소지 혐의로 체포됐다. 그의 집에서 마약이 발견되자 그는 감옥에 갔고 세 자녀는 아동보호서비스(CPS)가 양육했다. Greg는 감옥에 있는 동안 자신이 HIV에 감염되었다는 사실을 알게 되었다. 감옥에서 나온 후 그는 안정된 직업인 바닥 설치공에 취직했고, 데이트를 시작했으며 한동안 마약을 하지 않았다. 그의 자녀 중 HIV에 감염된 사람은 없었지만 CPS는 그의 HIV 상태 때문에 자녀 양육권을 되돌려주면 안 된다고 주장했다. Greg는 처음에는 부모의 권리를 포기하는 것을 거부했지만 10년 동안 사귄 여자친구와 헤어졌을 때 세 자녀를 위탁가정에 입양시키는 데 동의했다. 6개월 전, 그는 최종 입양서류에 서명했다. 그는 그때까지 꾸준하게 약을 복용했지만, 자녀를 포기한 후 다시 약물남용에 빠져 직장에서 해고되었다. 그의 영적 건강력에 관한 사실: 감옥에 있는 동안 그는 기독교인이 되었고 계속해서 실천(예배 출석, 성경공부, 기도)을 했다. 그는 일주일에 4~5회 AA(Alcoholics Anonymous)와 NA(Narcotics Anonymous)에 참석한다.

토론 문제

01 Greg를 진료하는 건강관리제공자가 해결해야 할 문제는 무엇이며, 이것이 왜 중요한가?
02 Greg의 삶에는 어떤 정신-영적 문제가 일어나고 있는가?
03 의료팀이 Greg와 그의 영성에 대해 이야기해야 하는가? 이것이 Greg와 S/R에 관해 이야기하는 합법적인 요점이 되는 이유는 무엇인가? 아니면 왜 그렇게 하지 말라고 권하는가? 대신 무엇을 제안하겠는가?
04 Greg의 질병경험의 영적인 측면을 언급한다면 어떻게 진행하겠는가? 어떤 질문을 하는 것이 적절한가?
05 Greg와 영적으로 소통하는 방식을 통해 어떤 결과를 얻고 싶은가?

학습문제

01 종교에 대한 인구통계 데이터와 일반 인구의 S/R 선호도를 평가하는 여론조사를 살펴보면 어떤 경향이 관찰될 수 있으며 만성질환자를 돌보는 데 어떤 영향을 미칠 수 있는가?

02 부정적인 생활사건, 역경 및/또는 만성질환에 대한 개인의 S/R은 만성질환의 건강, 대처 및 자가관리에 어떤 영향을 미칠 수 있는가?

03 영성은 당신에게 무엇을 의미하며, 관련 용어인 종교/종교성과 어떻게 비교되는가? 다른 용어보다 한 용어를 선호하는가? 그 이유는 무엇인가?

04 문학의 관점에서 본 영성과 종교의 핵심적 속성은 무엇인가?

05 치료의 영적 · 종교적 · 실존적 차원을 다루려는 의도로 환자와 대화할 때 어떤 용어를 선호하는가?

06 당신은 환자의 S/R을 다루는 데 얼마나 익숙한가? 이 장에서 당신이 환자를 영적으로 더 쉽게 돌볼 수 있기 위해 무엇을 얻었는가? 영적 돌봄에서 당신의 역할에 대해 생각할 때 어떤 걱정이 남아 있는가?

07 간호이론은 만성질환자 돌봄의 영적인 측면에 대해 어떤 방향을 제공하는가?

08 특정 만성질환 환자 치료의 영적인 측면에 관해 연구조사와 체계적 고찰은 어떤 방향을 제공하는가?

09 영적 지원을 제공하기 위해 선호하는 방법은 무엇이며, 다른 영적 중재에 대해 배웠는가?

10 영적 지원이 필요한 환자를 만났을 때 그 사람이 당신과 다른 영적/종교적 배경을 갖고 있다면 영적 사정과 중재 제공 측면에서 의사결정을 하는 기준은 무엇인가?

11 영적 개인력이나 사정을 실시한 적이 있는가? 어떤 질문을 했고, 어떻게 진행되었는가? 이 장에서 당신의 수행에 유용할 수 있는 다른 어떤 영적 사정 질문을 접했는가?

12 만성질환자가 영적 지원을 받기 위해 간호사를 찾는 이유는 무엇이라고 생각하는가? 이러한 기대가 미래에 작아지거나 커질 것이라고 예상하는가? 그리고 그 이유는 무엇인가?

13 이 장을 검토하면서 당신이 얻는 가장 중요한 점은 무엇이며, 그것이 당신의 실무를 어떻게 변화시킬 것인가?

14 이 장을 읽고 놀라웠던 점은 무엇인가?

참고문헌

Agil, O., Bailly, N., & Ferrand, C. (2015). Spirituality and religion in older adults with dementia: A systematic review. International Psychogeriatrics, 27(5), 715–726.

Alzheimer's Association. (2020). 2020 Alzheimer's disease facts and figures. Alzheimer's & Dementia, 16, 391–460. https://doi.org/10.1002/alz.12068

American Association of Colleges of Nursing. (2020). The essentials: Core competencies for professional nursing education (draft 11.5.20). https://www.aacnnursing.org/Portals/42/Downloads/Essentials/Essentials-Draft -Document-10-20.pdf

American Nurses Association (2015). Code of ethics for nurses with interpretive statements. https://www.nursing world.org/practice-policy/nursing-excellence/ethics/code-of-ethics-for-nurses/coe-view-only/

Anandarajah, G., & Hight, E. (2001). Spirituality and medical practice: Using the HOPE questions as a practical tool for spiritual assessment. American Family Physician, 63(1), 81–89.

Anderson, G. C. (1961). Editorial. Journal of Religion and Health, 1(1), 9–11.

Atkinson, C. F. (2020). Blessing: A practice of presence, intentionality, and appreciation. Journal of Holistic Nursing, 38(1), 158–162. https://doi.org/10.1177/0898010119882860

Attard, J., Ross, L., & Weeks, K. W. (2019). Developing a spiritual care competency framework for pre registration nurses and midwives. Nurse Education in Practice, 40, 102604. https://doi.org/10.1016/j.nepr.2019.07.010

Aylward, P. D. (2010). Betty Neuman's system's model. In M. E. Parker & M. C. Smith (Eds.), Nursing theories and nursing practice (3rd ed., pp. 182–201).F. A. Davis.

Baldacchino, D. (2006). Nursing competencies for spiritual care. Journal of Clinical Nursing, 15, 855–896. doi: 10.1111/j.1365-2702.2006.01643

Barnes, S. L., & Hollingsworth, C. (2020). Spirituality and social media: The search for support among Black men who have sex with men in Tennessee. Journal of Homosexuality, 67(1), 79–103. https://doi.org/10.1080/00918369.2018.1525945

Barnum, B. S. (2003). Spirituality in nursing: From traditional to new age (2nd ed.). Springer.

Barnum, B. S. (2011). Spirituality in nursing: The challenges of complexity (3rd ed.). Springer.

Barss, S. D. (2020). Spiritual care in holistic nursing education: A spirituality and health elective rooted in T.R.U.S.T and contemplative education. Journal of Holistic Nursing, 38(1), 122–130. https://doi.org/10.1177/0898010119889703

Beckman, S., Boxley-Harges, S., Bruick-Sorge, C., & Salmon, B. (2007). Five strategies that heighten nurses' awareness of spirituality to impact client care. Holistic Nursing Care, 21(3), 135–139.

Blesch, P. (2015). Can spiritual care be taught via simulation? Journal of Christian Nursing, 32(4), 232–235. https://doi.org/10.1097/CNJ.0000000000000204

Bonelli, R., Dew, R. E., Koenig, H. G., Rosmarin, D. H., & Vasegh, S. (2012). Religious and spiritual factors in depression: Review and integration of the research. Depression Research and Treatment, 2012, 962860. https://doi.org/10.1155/2012/962860

Borrell-Carrió, F., Suchman, A. L., & Epstein, R. M. (2004). The biopsychosocial model 25 years later: Principles, practice, and scientific inquiry. Annals of Family Medicine, 2(6), 576–582.

Braam, A. W., & Koenig, H. G. (2019). Religion, spirituality and depression in prospective studies: A systematic review. Journal of Affective Disorders, 257, 428–438. https://doi.org/10.1016/j.jad.2019.06.063

Burke, A., Lam, C. N., Stussman, B., & Yang, H. (2017). Prevalence and patterns of use of mantra, mindfulness and spiritual meditation among adults in the United States. BMC Complementary and Alternative Medicine, 17(1), 316. https://doi.org/10.1186/s12906-017-1827-8

Burkhardt, M. A., & Nagai-Jacobson, M. G. (2009). Spirituality and health. In B. M. Dossey & L. Keegan (Eds.), Holistic nursing: A handbook for practice (5th ed., pp. 617–645). Jones & Bartlett Learning.

Burkhardt, M. A., & Nagai-Jacobson, M. G. (2016). Spirituality and health. In B. Dossey & L. Keega.(Eds.), Holistic nursing: A handbook for practic.(7th ed., pp. 135–164). Jones & Bartlett Learning.

Burkhart, L., & Hogan, N. (2008). An experiential theory of spiritual care in nursing practice. Qualitative Health Research, 18(7), 928–938. https://doi.org/10.1177/1049732308318027

Butcher, H. K., & Malinski, V. M. (2010). Martha E. Rogers' science of unitary human beings. In M. E. Parker & M. C. Smith (Eds.), Nursing theories and nursing practice (3rd ed., pp. 253–276). F. A. Davis.

Carron, R. (2019). Spirituality. In P. D. Larsen (Ed.), Lubkin's chronic illness: Impact and intervention (10th ed., pp. 81–105). Jones & Bartlett Learning.

Cavanagh, C. E., Rosman, L., Spatz, E. S., Fried, T., Gandhi, P. U., Soucier, R. J., & Burg, M. M. (2020). Dying to know: Prognosis communication in heart failure. ESC Heart Failure, 7(6), 3452–3463. doi:10.1002/ehf2.12941. Epub ahead of print.

Centers for Disease Control and Prevention. (2019). 2019 National Health Interview Survey (NHIS) public use summary report for the sample adult file (Version: September 2020). ftp://ftp.cdc.gov/pub/Health_Statistics/NCHS/Dataset_Documentation/NHIS/2019/adult-summary.pdf

Centers for Disease Control and Prevention. (2020a). HIV surveillance report, 2018 (updated). http://www.cdc.gov/hiv/library/reports/hiv-surveillance.html

Centers for Disease Control and Prevention. (2020b). National diabetes statistics report, 2020. Centers for Disease Control and Prevention, U.S. Department of Health and Human Services.

Chen, Y., Kim, E. S., & VanderWeele, T. J. (2020). Religious service attendance and subsequent health and well-being throughout adulthood: Evidence from three prospective cohorts. International Journalof Epidemiology, 49(6), 2030–2040. https://doi.org/10.1093/ije/dyaa120

Clark, C. C., & Hunter, J. (2019). Spirituality, spiritual well-being, and spiritual coping in advanced heart failure:Review of the literature. Journal of Holistic Nursing, 37(1), 56–73. https://doi.org/10.1177/0898010118761401

Correll, C. U., Solmi, M., Veronese, N., Bortolato, B., Rosson, S., Santonastaso, P., Thapa-Chhetri, N., Fornano, M., Gallichio, D., Collanton, E., Pigato, G., Favaro, A., Monaco, F., Kohler, C., Vancampfort, D., Ward, P. B., Gaughran, F., Carvalho, A. F., & Stubbs, B. (2017). Prevalence, incidence, and mortality from cardiovascular disease in patients with pooled and specific severe mental illness: A large-scale meta-analysis of 3,211,768 patients and 113,383,368 controls. World Psychiatry, 16(2), 163–180. https://doi.org/10.1002/wps.20420

Cowling, W. R. III. (2004). Unitary appreciative inquiry. In P. G. Reed, N. C. Shearer, & L. H. Nicoll (Eds.), Perspectives on nursing theory (pp. 271–284). Lippincott Williams & Wilkins.

Daaleman, T. P., & Frey, B. B. (2004). The Spirituality Index of Well-Being: A new instrument for health-related quality-of-life research. Annals of Family Medicine, 2(5), 499–503. doi:10.1370./afm.89

Daly, L., Fahey-McCarthy, E., & Timmins, F. (2019). The experience of spirituality from the perspective of people living with dementia: A systematic review and meta-synthesis. Dementia, 18(2), 448–470. https://doi.org/10.1177/1471301216680425

Davidson, P. M., Dracup, K., Phillips, J., Padilla, G., & Daly, J. (2007). Maintaining hope in transition: A theoretical framework to guide interventions for people with heart failure. Journal of Cardiovascular Nursing, 22(1), 58–64.

Delaney, C. (2005). The Spirituality Scale: Development and psychometric testing of a holistic instrument to assess the human spiritual dimension. Journal of Holistic Nursing, 23, 145–167. doi:10.1177/0898010105276180

Delgado, C. (2015). Nurses' spiritual care practices: Becoming less religious? Journal of Christian Nursing, 32(2), 116–122. doi: 10.1097/CNJ.0000000000000158

Demmrich, S., & Huber, S. (2019). Multidimensionalityof spirituality: A qualitative study among secular in dividuals. Religions, 10(11), 613. https://doi.org/10.3390/rel10110613

Doolittle, B. R., Justice, A. C., & Fiellin, D. A. (2018). Religion, spirituality, and HIV clinical outcomes: A systematic review of the literature. AIDS Behavior, 22(6),1792-1801. https://doi.org/:10.1007/s10461-016-1651-z

Duke, N., & Wigley, W. (2016). Literature review: The self-management of diet, exercise and medicine adherenceof people with type 2 diabetes is influenced by their spiritual beliefs. Journal of Diabetes Nursing, 20(5), 184–190.

Durepos, P., Wickson-Griffiths, A., Hazzan, A. A., Kaasalainen, S., Vastis, V., Battistella, L., & Papaioannou, A. (2017). Assessing palliative care content in dementia care guidelines: A systematic review. Journal of Pain and Symptom Management, 53(4), 804–813.

Ellison, C. W. (1983). Spiritual well-being: Conceptualization and measurement. Journal of Psychology and Theology, 11(4), 330–338. https://doi.org/10.1177/009164718301100406

Ferrell, B., Chung, V., Koczywas, M., Borneman, T., Irish, T. L., Ruel, N. H., Azad, N. S., Cooper, R. S., & Smith, T. J. (2020). Spirituality in cancer patients on phase 1 clinical trials. Psycho-Oncology, 29(6), 1077–1083. https://doi.org/10.1002/pon.5380

Fitch, M. I., & Bartlett, R. (2019). Patient perspectives about spirituality and spiritual care. Asia-Pacific Journalof Oncology Nursing, 6(2), 111–121. https://doi.org/10.4103/apjon.apjon_62_18

Fowler, M. D. (2020). The nursing domain of spiritual care. Journal of Christian Nursing, 37(3), 140–141. https://doi.org/10.1097/CNJ0000000000000727

Frankl, V. E. (1984). Man's search for meaning. Washington Square Press.

Fruehwirth, J. C., Iyer, S., & Zhang, A. (2019). Religion and depression in adolescence. Journal of Political Economy, 127(3), 1178–1209. https://doi.org/10.1086/701425

George, L. S., & Park, C. L. (2017). The multidimensional existential meaning scale: A tripartite approach to measuring meaning in life. Journal of Positive Psychology, 12(6), 613–627. https://doi.org/10.1037/gpr0000077

Gergianaki, I., Kampouraki, M., Williams, S., & Tsiligianni, I.(2019). Assessing spirituality: Is there a beneficial role in the management of COPD? NPJ Primary Care Respiratory Medicine, 29(1), 1–5. https://doi.org/10.1038/s41533-019-0134-x

Grant, D. (2004). Spiritual interventions: How, when and why nurses use them. Holistic Nursing Practice, 18(1), 36–41.

Green, A., Kim-Godwin, Y. S., & Jones, C. W. (2020). Perceptions of spiritual care education, competence, and barriers in providing spiritual care among registered nurses. Journal of Holistic Nursing, 38(1), 41–51. https://doi.org.10.1177/0898010119885266

Hamilton, J. B., Sandelowski, M., Moore, A. D., Agarwal, M., & Koenig, H. G. (2013). You need a song to bring you through: The use of religious songs to manage stressful life events. The Gerontologist, 53(1), 26–38. https://doi.org/10.1093/geront/gns064

Haque, O. S., Lenfest, Y., & Peteet, J. R. (2020). From disability to human flourishing: How fourth wave psychotherapies can help to reimagine rehabilitation and medicine as a whole. Disability and Rehabilitation, 42(11), 1511–1517. https://doi.org/10.1080/09638288.2019.1602674

Hermann, C. (2006). Development and testing of the spiritual needs inventory for patients near the end of life. Oncology Nursing Forum, 33(4), 737–744.

Herzog, P. S., King, D. P., Khader, R. A., Strohmeier, A., & Williams, A. L. (2020). Studying religiosity and spirituality:A review of macro, micro, and meso-level approaches. Religions, 11(9), 437. https://doi.org/10.3390/rel11090437

Hilton, L., Hempel, S., Ewing, B. A., Apaydin, E., Xenakis, L., Newberry, S., Colaiaco, B., Maher, A. R., Shanman, R. M., Sorbero, M. E., & Maglione, M. A. (2017). Mindfulness meditation for chronic pain: Systematic review and meta-analysis. Annals of Behavioral Medicine, 51(2), 199–213. https://doi.org/10.1007/s12160-016-9844-2

Hodge, D. R., & Wolosin, R. J. (2014). American Indians and spiritual needs during hospitalization: Developing a model of spiritual care. The Gerontologist, 54(4), 683–692. https://doi.org/10.1093/geront/gnt042

Hooker, S. A., Ross, K., Masters, K. S., Park, C. L., Hale, A. E., Allen, L. A., & Bekelman, D. B. (2017). Denver Spirited Heart: Mixed-methods pilot study of a psychospiritual intervention for heart failure patients. Journal of Cardiovascular Nursing, 32(3), 226–235. doi:10.1097/JCN.0000000000000337

Howden, J. W. (1992). Development and psychometric characteristicsof the Spirituality Assessment Scale. Unpublished doctoral dissertation, Texas Women's University.

Hungelmann, J., Kenkel-Rossi, E., Klassen, L., & Stollenwerk, R. (1989). Development of the JAREL spiritual well-being scale. In R. M. Carrol-Johnson (Ed.), Classification of nursing diagnosis: Proceedings of the 8th conference, North American Diagnosis Associatio.(pp. 393–398). J. B. Lippincott.

International Council of Nursing. (2012). Code of ethics. https://www.icn.ch/sites/default/files/inline-files/2012_ICN_Codeofethicsfornurses_%20eng.pdf

Ironson, G., Solomon, G. F., Balbin, E. G., O'Cleirigh, C., George, A., Kumar, M., Larson, D., & Woods, T. E.(2002). The Ironson–Woods Spirituality/Religiousness Index is associated with long survival, health behaviors, less distress, and low cortisol in people with HIV/AIDS. Annals of Behavioral Medicine, 24(1), 34–48.

Isaacson, M. J. (2018). Addressing palliative and end-of-life care needs with Native American elders. International Journal of Palliative Nursing, 24(4),160-168. https://doi.org/10.12968/ijpn.2018.24.4.160

Jors, K., Bussing, A., Hvidt, N. C., & Baumann, K.(2015). Personal prayer in patients. Complementary & Alternative Medicine, 20(15), 1–12. https://doi.org/10.1155/2015/927973

Kendler, K. S., Gardner, C. O., Fiske, A., & Gatz, M.(2009). Major depression and coronary artery disease in the Swedish twin registry: Phenotypic, genetic, and environmental sources of comorbidity. Archivesof General Psychiatry, 66(8), 857–863. https://doi.org/10.1001/archgenpsychiatry.2009.94.

Khait, A. A., Sabo, K., & Shellman, J. (2020). Analysis and evaluation of Reed's Theory of Self-Transcendence. Research and Theory for Nursing Practice, 34(2), 170–187. https://doi.org/10.1891/RTNP-D-19-00015

Khandaker, G. M., Zuber, V., Rees, J. M., Carvalho, L., Mason, A. M., Foley, C. N., Gkatzionis, A., Jones, P. B., & Burgess, S. (2020). Shared mechanisms between coronary heart disease and depression: Findings from a large UK general population-based cohort. Molecular Psychiatry, 25(7), 1477–1486. https://doi.org/10.1038/s41380-019-0395-3

Kinnaman, D., & Matlock, M. (2019). Faith for exiles. Baker Books

Kinnaman, D., & Stone, R. L. (2017, August 15). Silent & solo: How Americans pray. http://www.barna.com/research/silent-solo-americans-pray/Koenig, H. G. (2008). Medicine, religion, and health: Where science and spirituality meet. Templeton Foundation Press.

Koenig, H., King, D., & Carson, V. B. (2012). Handbook of religion and health (2nd ed.). Oxford University Press.

Lassiter, J. M., & Parsons, J. T. (2017). Religion and spirituality's in fluences on HIV syndemics among MSM:A systematic review and conceptual model. AIDS and Behavior, 20(2), 461–472. https://doi.org/10.1007/s10461-015-1173-0

Lazarus, R. S., & Folkman, S. (1984). Stress, appraisal, and coping. Springer.

Leininger, M. M., & McFarland, M. R. (2010). Madeleine Leininger's theory of culture care diversity and universality. In M. E. Parker & M. C. Smith (Eds.), Nursing theories and nursing practice (3rd ed., pp. 317–336). F. A. Davis.

Lekhak, N., Bhatta, T. R., & Zauszniewski, J. A. (2020). Episodic memory in later life: Benefits of prayer and meditation. Journal of Holistic Nursing, 38(1), 30–40. https://doi.org/10.1177/0898010119898547

Lepherd, L., Rogers, C., Egan, R., Towler, H., Graham, C., Nagle, A., & Hampton, I. (2020). Exploring spirituality with older people: Rich experiences. Journal of Religion, Spirituality & Aging, 32(4), 306–340. https://doi.org/10.1080/15528030.2019.1651239

Li, C. C., & Shun, S. C. (2016). Understanding self-care coping styles in patients with chronic heart failure:A systematic review. European Journal of Cardiovascular Nursing, 15(1), 12–19. https://doi.org/10.1177/1474515115572046

Lim, G. Y., Tam, W. W., Lu, Y., Ho, C. S., Zhang, M. W., & Ho, R. C. (2018). Prevalence of depression in the community from 30 countries between 1994 and 2014. Scientific Reports, 8(1), 2861. https://doi.org/10.1038/s41598-018-21243-x

Lyon, M. E., D'Angelo, L. J., Cheng, Y. I., Dallas, R. H., Garvie, P. A., Wang, J., & Adolescent Palliative Care Consortium. (2020). The influence of religious beliefs and practices on health care decision-making among HIV positive adolescents. AIDS Care, 32(7), 896–900.

Macrae, J. (2001). Nursing as a spiritual practice: A contemporary application of Florence Nightingale's views. Springer.

Mamier, I., Taylor, E. J., & Winslow, B. W. (2019). Nurse spiritual care: Prevalence and correlates. Western Journalof Nursing Research, 41(4), 537–554. https://doi.org/10.1177/0193945918776328

McCauley, J., Haaz, S., Tarpley, M. J., Koenig, H. G., & Bartlett, S. J. (2011). A randomized controlled trial to assess effectiveness of a spiritual-based intervention to help chronically ill adults. International Journal of Psychiatry in Medicine, 41(1), 91–105. doi:10.2190/PM.41.1.h

McEvoy, M. (2000). An added dimension to the pediatric health maintenance visit: The spiritual history. Journalof Pediatric Health Care, 14, 216–220. Merriam-Webster online dictionary and thesaurus. (2017a). Healing. http://www.merriam-webster.com Merriam-Webster online dictionary and thesaurus. (2017b). Spirit. http://www.merriam-webster.com

Mohr, S., Gillieron, C., Borras, L., Brandt, P. Y., & Huguelet, P. (2007). The assessment of spirituality and religiousness in schizophrenia. Journal of Mental and Nervous Disorders, 195(3), 247–253

Monod, S., Brennan, M., Rochat, E., Martin, E., Rochat, S., & Büla, C. J. (2011). Instruments measuring spirituality in clinical research: A systematic review. Journalof General Internal Medicine, 26(11), 1345–1347. https://doi.org/10.1007/s11606-011-1769-7

Mosqueiro, B. P., De Rezende Pinto, A., & Moreira-Almeida, A. (2020). Spirituality, religion, and mood disorders. In D. H. Rosmarin & H. G. Koenig (Eds.), Handbookof spirituality, religion and mental health (2nd ed., pp. 1–25). Academic Press

Mulcahy, L. (2007). My journey of spirituality and resilience. Psychiatric Rehabilitation Journal, 30(4), 311. https://doi.org/10.2975/30.4.2007.311.312 National Coalition of Hospice and Palliative Care. (2018). Clinical practice guidelines for quality palliative car.(4th ed.). National Coalition of Hospice and Palliative Care.

Nelson-Becker, H. (2005). Development of a spiritual support scale for use with older adults. Journal of Human Behavior in the Social Environment, 11, 195–212.

Newlin, K., Melkus, G. D., Tappen, R., Chyun, D., & Koenig, H. G. (2008). Relationships of religion and spirituality to glycemic control in Black women with type 2diabetes. Nursing Research, 57(5), 331–339. https://doi.org/10.1097/01.NNR.0000313497.10154.66

Newlin, L. K., Arbauh, N., Banach, P., & Melkus, G.(2015). Diabetes: Christian worldview, medical distrust and self-management. Journal of Religion and Health, 54(3), 1157–1172. https://doi.org/10.1007/s10943-015-0022-9

Newport, F. (2016, June 29). Most Americans still believe in God. Gallup. https://news.gallup.com/poll/193271/americans-believe-god.aspx

Nightingale, F. (1868/2010). Notes on nursing: What it is and what it is not. Dover.

O'Brien, M. E. (2014). Spirituality in nursing: Standing on holy ground (5th ed.). Jones & Bartlett Learning.

O'Brien, M. E. (2018). Spirituality in nursing: Standing on holy ground (6th ed.). Jones & Bartlett Learning.

Ødbehr, L., Kvigne, K., Hauge, S., & Danbolt, L. J. (2014). Nurses' and care workers' experiences of spiritual needs in residents with dementia in nursing homes:A qualitative study. BMC Nursing, 13(1), 1–9. https://doi/org.10.1186/1472-6955-13-12

Olano-Lizarraga, M., Martín-Martín, J., Oroviogoicoechea, C., & Saracíbar-Razquin, M. (2020). Unexplored aspects of the meaning of living with chronic heart failure:A phenomenological study within the frameworkof the model of interpersonal relationship between the nurse and the person/family cared for. Clinical Nursing Research. https://doi.org/10.1177/1054773819898825. Epub ahead of print.

Paloutzian, R. F., & Ellison, C. W. (1982). Loneliness, spiritual well-being and quality of life. In L. A. Peplau & D. Perlman, (Eds.), Loneliness: A sourcebook of current theory, research and therapy. Wiley Interscience.

Pargament, K. I. (1997). The psychology of religion and coping: Theory, research, practice. Guilford Press.

Pargament, K., Feuille, M., & Burdzy, D. (2011). The Brief RCOPE: Current psychometric status of a short measure of religious coping. Religions, 2(1), 51–76. https://doi.org/10.3390/rel20100

Park, C. L., Aldwin, C. M., Choun, S., George, L., Suresh, D. P., & Bliss, D. (2016). Spiritual peace predicts 5-year mortality in congestive heart failure patients. Health Psychology, 35(3), 203–210. https://doi.org/10.1037/hea0000271

Park, C. L., & Sacco, S. J. (2017). Heart failure patients' desires for spiritual care, perceived constraints, and unmet spiritual needs: Relations with well-being and health-related quality of life. Psychology, Health & Medicine, 22(9), 1011–1020. https://doi.org/10.1080/13548506.2016.1257813

Payman, V., & Ryburn, B. (2010). Religiousness and recovery from inpatient geriatric depression: Findings from the PEJAMA study. Australian & New Zealand Journal of Psychiatry, 44(6), 560–567. https://doi.

org/10.3109/00048671003606078

Peterman, A. H., Fitchett, G., Brady, M. J., Hernandez, L., & Cella, D. (2002). Measuring spiritual well-being in people with cancer: The functional assessment of chronic illness therapy—Spiritual Well-Being Scal.(FACIT-Sp). Annals of Behavioral Medicine, 24(1), 49–58.

Pew Research Center. (2015, November 3). U.S. public becoming less religious. http://www.pewforum.org/2015/11/03/u-s-public-becoming-less-religious

Pew Research Center. (2016, November 14). If the U.S. had 100 people: Charting America's religious affiliations. http://www.pewresearch.org/fact-tank/2016/11/14/if-the-u-s-had-100-people-charting-americans-religious -affiliations/

Pew Research Center. (2019, October 17). In U.S., declineof Christianity continues at rapid pace: An update on America's changing religious landscape. https://www.pewforum.org/2019/10/17/in-u-s-decline-of -christianity-continues-at-rapid-pace/

Pinho, C. M., Gomes, E. T., Trajano, M. F. C., Cavalcanti, A.T. A., Andrade, M. S., & Valença, M. P. (2017). Impaired religiosity and spiritual distress in people living with HIV/AIDS. Revista Gaúcha de Enfermagen, 38(2), e67712. https://dx.doi.org/10.1590/1983-1447.2017.02.67712

Polzer, R. L., & Miles, M. S. (2007). Spirituality in African Americans with diabetes: Self-management through a relationship with God. Qualitative Health Research, 17(2), 176–188. https://doi.org/10.1177/1049732306297750

Quinn Griffin, K. T., Salman, A., Lee, Y., Seo, Y., & Fitzpatrick, J. J. (2008). A beginning look at the spiritual practice of older adults. Journal of Christian Nursing, 25(2), 100–102.

Recine, A.G., Recine, L., & Paldon, T. (2020). How people forgive: A systematic review of nurse-authored qualitative research. Journal of Holistic Nursing, 38(2), 233–251. https://doi.org/10.1177/0898010119828080

Reed, P. G. (1986). Religiousness among terminally ill and healthy adults. Research in Nursing and Health, 9, 35–41.

Reed, P. G. (1992). An emerging paradigm for the investigationof spirituality in nursing. Research in Nursing & Health, 15(5), 349–357. https://doi.org/10.1002/nur.4770150505

Reed, P. G. (2004). Nursing reformation: Historical reflections and philosophic foundations. In P. G. Reed, N. C. Shearer, & L. H. Nicoll (Eds.), Perspectives on nursing theory (4th ed.). Lippincott, Williams, & Wilkins.

Rogers, M. E. (1989). An introduction to the theoretical basis of nursing. F. A. Davis.

Ross, L., & Austin, J. (2015). Spiritual needs and spiritual support preferences of people with end-stage heart failure and their carers: Implications for nurse managers. Journal of Nursing Management, 23(1), 87–95. https://doi.org/10.1111/jonm.12087

Roy, C. (2009). The Roy adaptation model (3rd ed.). Pearson Education.

Schreiner, N., Perazzo, J., Digenarro, S., Currie, J., Daly, B., & Webel, A. (2020). Examining the association between item specific treatment burden and adherence in people living with HIV. Western Journalof Nursing Research, 42(7), 495–502. https://doi.org/10.1177/0193945919880317

Sessanna, L., Askew, Y. D., & Pomeroy, S. H. (2020). Faith community nursing practice and holistic nursing practice: A comprehensive and inclusive comparisonof both specialties. Journal of Holistic Nursing, https://doi.org/10.1177/0898010120928620. Epub ahead of print.

Shiau, S., Krause, K. D., Valera, P., Swaminathan, S., & Halkitis, P. N. (2020). The burden of COVID-19 in people living with HIV: A syndemic perspective. AIDS and Behavior, 24(8), 2244–2249. https://doi.org/10.1007/s10461-020-02871-9

Siler, S., Mamier, I., & Winslow, B. (2018). The perceived facilitators and challenges of translating a lung cancer palliative care intervention into community-based settings. Journal of Hospice and Palliative Nursing, 20(4), 407-415. https://doi.org/10.1097/NJH.0000000000000470

Sira, N., Lamson, A., & Foster, C. L. (2020). Relational and spiritual coping among emerging and young adult cancer survivors. Journal of Holistic Nursing, 38(1), 52–67. https://doi.org/10.1177/0898010119874983

Smith, C., Levonian, Z., Ma, H., Giaquinto, R., Lein-Mcdonough, G., Li, Z., O'Connor-Von, S., & Yarosh, S. (2020). "I cannot do all of this alone": Exploring in strumental and prayer support in online health communities. ACM Transactions on Computer–Human Interaction, 27 (5), 1–62. https://dl.acm.org/doi/10.1145/3402855

Sobanski, P. Z., Alt-Epping, B., Currow, D. C., Goodlin, S. J., Grodzicki, T., Hogg, K., Janssen, D. J. A., Johnson, M.J., Krajnik, M., Leget, C., Martinez-Selles, M., Morini, M., Mueller, P. S., Ryder, M., Simon, S. T., Stowe, G., & Larkin, P. J. (2020). Palliative care for people living with heart failure: European Association for Palliative Care Task Force expert position statement. Cardiovascular Research, 116(1), 12–27. https://doi.org/10.1093/cvr/cvz200

Southard, M. E. (2020). Spirituality: The missing link for holistic health care. Journal of Holistic Nursing, 38(1), 4–7. https://doi.org/10.1177/0898010119880361

Steinhauser, K. E., Alexander, S., Olsen, M. K., Stehuchak, K. M., Zervakis, J., Ammarell, N., Byock, I., & Tulsky, J. A. (2017). Addressing patient emotional and existential needs during serious illness: Results of the Outlook randomized controlled trial. Journal of Pain and Symptom Management, 54(6), 898–908. https://doi.org/10.1016/j.jpainsymman.2017.06.003

Strand, K., Carlsen, L. B., & Tveit, B. (2017). Nursing students' spiritual talks with patients: Evaluation of a partnership learning programme in clinical practice. Journal of Clinical Nursing, 26(13–14), 1878–1886.

Sulmasy, D. P. (2002). A biopsychosocial-spiritual model for the care of patients at the end of life. The Gerontologist, 42(suppl 3), 24–33.

Taylor, E. J. (2006). Prevalence and associated factors of spiritual needs among patients with cancer and family caregivers. Oncology Nursing Forum, 33(4), 729–735.

Taylor, E. J., Mamier, I., Ricci-Allegra, P., & Foith, J.(2017). Self-reported frequency of nurse-provided spiritual care. Applied Nursing Research, 35, 30–35. https://doi.org/10.1016/j.apnr.2017.02.019

Terpstra, J., Lehto, R., & Wyatt, G. (2020, August 27). Spirituality, quality of life, and end of life among in digenous peoples: A scoping review. Journalof Transcultural Nursing. https://doi.org/10.1177/1043659620952524

The Joint Commission. (2020). 2020 hospital accreditation standards. https://store.jcrinc.com/2020-hospital -accreditation-standards/hs20/Treolar, L. L. (2000). Integration of spirituality into health care practice by nurse practitioners. Journal of the American Academy of Nurse Practitioners,

12(7), 280–285.

Van Leeuwen, R., & Cusveller, R., (2004). Nursing competencies for spiritual care. Journal of Advanced Nursing, 48(3), 234–246. https://doi.org/10.1111/j.1365-2648.2004.03192.x/

van Nieuw Amerongen-Meeuse, J. C., Schaap-Joiner, H., Westerbroek, G., Anbeek, C., & Braam, A. (2020). Religious/spiritual care needs among clinical mental health patients in the Netherlands. Journal of Nervous and Mental Disease, 208(7), 524–532.

Vigliotti, V., Taggart, T., Walker, M., Kusmastuti, S., & Ransome, Y. (2020). Religion, faith, and spirituality in fluences on HIV prevention activities: A scoping review. PLoS One, 15(6), 1–20. https://doi.org/10.1371/journal.pone.0234720

Watson, J. (2008). Nursing: The philosophy and science of caring (rev. ed.). University of Colorado Press.

World Health Organization. (2014). Health for the world's adolescents: A second chance in the second decade: Summary. https://www.who.int/maternal_child_adolescent/documents/second-decade/en/

Zuniga, J. A., Wright, C., Fordyce, J., West Ohueri, C., & Garcia, A. A. (2018). Self-management of HIV and diabetes in African American women: A systematic reviewof qualitative literature. The Diabetes Educator, 44(5), 419–434. https://doi.org/10.1177/0145721718794879

제 9 장

대상자와 가족 교육 Client and Family Education

Elaine T. Miller

개요

만성질환은 대상자와 가족에게 삶의 변화를 일으키는 여러 가지 일을 겪게 한다. 즉, 장기간에 걸친 질병과정은 그들의 생활에 추가적인 요구를 유발하며, 신체적·정신적·경제적·사회적·영적인 측면에 영향을 미친다. 더 중요한 것은 만성질환(예: 심장질환, 암, 뇌졸중, 당뇨병, 관절염, 천식, 고혈압)은 질병의 진행과 관리 측면에서 항상 예측 가능한 경로를 밟지 않는다. 또한 이러한 질병들은 연령, 인종, 성별, 사회경제적 상태, 문화나 민족성에 따라 차별을 두지 않는다는 것이다. 더욱이 만성질환자와 가족의 대처자원과 반응은 매우 다양하므로, 건강관리전문가(health care professionals, HCPs)는 각 대상자와 가족의 특정 능력과 한계, 요구, 기대, 자원과 개인의 목표에 알맞게 조율해야 한다.

미국에서 만성질환은 사망과 장애의 주요 요인으로, 매년 전체 의료비용의 90%를 차지하며 수백만 명의 삶의 질을 저하시킨다(CDC, 2020). 미국에서는 10명 중 6명이 만성질환자이며, 성인 10명 중 4명은 2개 이상의 만성질환을 가지고 있다(CDC 2020). 그러나 대다수의 만성질환(예: 뇌졸중, 심장질환, 고혈압)은 대상자와 가족의 참여, 대상자 자신의 관리와 지속적인 삶의 질 개선을 위해 좀 더 대상자 중심적이고, 전문가 간의 상호협력적이며 근거기반적인 접근방식을 채택함으로써 예방이나 관리를 더욱 효과적으로 할 수 있다(Bunn et al., 2017; Dwamena et al., 2012; Jacobs et al., 2012; Rosen et al., 2018; Wensing & Kersnik, 2012). 예를 들어, Auger 등(2014)은 14건의 연구보고서를 체계적으로 고찰한 결과, 퇴원 후 조정된 지원과 함께 적절한 맞춤교육과 피드백이 천식이나 암을 앓고 있는 아동의 응급실 방문과 재입원을 감소시킨다는 것을 알아냈다. Lo 등(2018)은 다수의 체계적 문헌고찰에 대한 또 다른 메타분석에서 맞춤형 자가관리 중재가 뇌졸중 생존자의 사망률을 낮추고 독립성을 높이는 데 효과적이라는 사실을 밝혔다. 또한 Farley의 문헌고찰(2020) 연구 결과에 따르면 만성질환자에게 설정된 결과의 달성을 위해 자기효능감을 촉진하는 주요 전략은 자가관리 프로그램, 원격 의료, 모바일 애플리케이션(앱), 게임 및 소셜 미디어였다.

점점 더 많은 연구에서 만성질환자와 가족의 대처능력을 극대화하고 대상자와 가족의 지식,

태도, 행동을 개선하는 것이 대상자의 결과를 변화시킨다는 소견을 지지하고 있다. 또한 보다 통일된 접근, 사후 모니터링, 관리, 간호결과에 대한 평가를 제공하는 건강관리전문가는 의료전달 과정에서 중요한 부분을 담당하고 있다(Cameron, 2013; Kokorelias et al., 2019; Kyung et al., 2012). 많은 대상자와 가족은 평생 다양한 만성질환을 경험할 가능성이 있기 때문에, 건강관리전문가는 실금, 피로, 인지기능 저하, 이동성 저하 등과 같은 추가적인 손실과 관련된 문제에 대한 대상자와 가족의 반응에 영향을 미칠 수 있으며, 또한 이러한 여러 만성질환 간의 상호작용 가능성에 대해 인식하고 있어야 한다.

대상자와 가족 교육이 만성질환과 장기적인 삶의 질 유지에서 성공적인 대처를 위해 중요하다는 점은 잘 제시되어 왔다. 또한 가족은 대상자를 우선적으로 지원하는 시스템으로서, 건강관리를 추구하는 능력, 자발성, 건강에 대한 대상자의 의사결정에 영향을 미치며, 권장된 건강관리방안을 지속적으로 유지하는 데 영향을 미치기도 한다(Delisel, 2013; Falvo, 2011; Kokorelias et al., 2019). 가끔씩 어느 정도 공통점이 있기는 하지만, 각 대상자와 가족의 상황은 그 나름의 독특한 특징이 있기 때문에 건강관리전문가는 대상자와 가족의 자원, 학습능력과 교육성과에 도달할 수 있는 능력에 대해 가정하지 말고, 모든 상황을 세심하고 체계적으로 접근해야 한다. 또한 건강관리전문가는 대상자와 가족의 교육적 요구, 자원(예: 사회적 지원, 재정적, 지리적), 교수-학습 방식, 장기적-단기적 성과에 대한 평가에 영향을 미치는 요인을 지속적으로 사정해야 한다. 이 교육과정에 있어서 또 다른 주요 요소는 대상자와 가족이 학습하기 원하는 바를 확인한 다음 대상자의 교육적 요구에 우선권을 두고 상호목표를 설정하여 대상자, 가족과 건강관리전문가가 함께 공동의 단기목표뿐 아니라 장기목표를 성취할 수 있도록 하는 것이다.

대상자와 가족 교육의 성패에 관여하는 요인은 수없이 많기 때문에, 이 장에서는 만성질환과 관련된 대상자와 가족 교육에 포함되는 근거기반의 지식 상황을 밝히고, 고려해야 할 기본요소를 개괄적으로 제시했다. 대상자와 가족 교육에 대해서는 두루 알려져 있음에도 불구하고, 문헌은 모든 상황에서 이 교육과정을 최적화하는 단순한 해결책이나 접근방식을 제시하지는 않는다. 더욱이 연령, 성별, 인종/민족, 문화, 사회경제적 상태, 동기, 자기효능감, 건강에 대한 전반적인 이해력(건강문해력), 독해능력, 심리장애(예: 우울증, 양극장애), 감각손상(예: 시력저하, 청각손상), 학습능력이나 장애와 같은 학습자 개개인의 특정 요소뿐 아니라 만성질환의 특성은 건강관리전문가가 각 대상자와 가족의 교육적 만남에서 어떻게 성공적으로 접근하고 평가할 것인가에 유의미한 영향을 미친다.

이 장의 우선적인 초점은 성인 학습자이지만, 성인과 아동 학습의 주요 차이점도 제시한다. 마지막으로, 이 장에서는 대상자와 가족의 교육과정에 영향을 미치는 주요 문제에 대해 광범위한 개요만을 제공하므로, 만성질환이 우려되는 대상자군을 구체적으로 대상으로 하는 추가적인 근거기반 자원을 확보하는 것을 강력히 권장한다. 이로써 연구가 기존의 과학을 계속해서 확장한다는 사실을 인식하게 된다.

*** 교수학습 과정**

교수-학습 과정은 대상자-가족 교육과 간호실무에 기본이 되는 다면적, 역동적, 상호 간의 교환을 특징으로 한다. 교육활동은 대상자의 확인된 교육적 요구와 기대결과에 대한 성취에 목표를 두고, 신중하면서도 의도적으로 개인에게 정보를 전달하는 행위이다(Bastable, 2017; McDonald, 2018). 반면, 학습은 측정될 수 있는 새로운 지식, 기술, 태도를 개인이 습득하도록 돕는다(Bastable, 2017; McDonald, 2018). 건강관리전문가가 교육활동의 목적을 반영할 때, 40개 이상의 주요 근거기반 교수-학습 이론은 학습상황을 평가하고, 교육목표를 확인하며, 교육중재를 계획하고 교육성과를 결정하는 방법을 제공한다. 예를 들어, 새롭게 고혈압으로 진단받은 뒤 처방대로 약을 복용하고 11.3kg을 감량하며, 건강식단으로 섭취하고 직장 및 가족과 관련된 스트레스를 보다 효율적으로 관리하는 방법을 학습해야 하는 대상자가 있다고 가정해보자. 이때, 여러 가지의 이론적 틀을 고려해야 한다. 아마도 사회인지 이론이나 인본주의적 학습이론 또는 구성주의 이론이 적합할 수 있다.

교수-학습 이론이 교육경험 설계에 어떤 영향을 미치는지를 제시하기 전에 건강관리전문가에게는 학습내용이나 교육자 중심 교육에서 학습자 중심 교육으로의 사고전환이 권장된다. 표 9-1은 대상자-가족 교육의 맥락에서 틀을 짤 때, 이러한 두 가지 패러다임의 주요 차이점을 열거하고 있다.

다양한 교수-학습 이론을 검토할 때 건강관리전문가가 초점을 두는 것과 각 이론에서 가장 중요한 점이 다르게 제시되고 있음을 쉽게 알 수 있다. 각 이론은 교육목적, 학습요구의 사정, 이론의 가정에 따른 교수-학습 과정의 구성, 선별된 이론의 개념과 관련 진술, 개념에 대한 측정, 단기적·장기적 교육활동의 성과에 대한 평가에 대해 각각의 관점을 갖는다. 특정 교수-학습 이론을 생각할 때, 항상 문헌을 찾아 증거가 있는지 확인하고 현재의 교수-학습 상황이 이전 연구와 비교하여 어떻게 적합한지 확인하는 것이 바람직하다(예: 대상자/가족군, 맥락, 선호하는 결과). 또한 모범사례가 입증되었는지, 연구가 제한적인지 또는 연구가 충분히 엄격한지 확인해야 한다. 종합적으로, 이 모든 정보는 교육자에게 특정 대상자/가족 학습 상황에 이론을 적용하는 방법을 제공한다.

예를 들어, 행동주의자의 틀을 적용할 때, 학습은 환경과 개인의 반응에 대한 연관성에 따라 구성된다(Skinner, 1974). 이 틀 안에서 교육자는 환경적 혹은 지원적 조치(예: 고혈압과 생활방식의 변화에 관한 교육용 소책자, 병원의 교육방송 채널, 인근 운동시설이나 산책로 위치, 지역의 지지그룹, 체중감량이 진전되었을 때의 칭찬)를 확인하고, 대상자가 처방된 항고혈압 약물요법과 체중감량을 유도하는 생활방식의 변화에 따르도록 한다.

표 9-1 대상자 중심 대 교육자 중심 교육

대상자-가족(학습자) 중심	건강관리전문가 교육자(교사) 중심
협동적인 교육목표를 설정하고 대상자/가족과 교육자에 초점	교육을 실시하는 건강관리전문가에 초점
대상자/가족이 교육을 실시하는 건강관리전문가와 능동적으로 상호작용하면서 참여한다.	교육을 실시하는 건강관리전문가가 말하고 대상자/가족은 듣는다.
대상자/가족은 대상자/가족과 함께 진행을 감시하고 교육을 실시하는 건강관리전문가와 일관된 양방향 소통을 한다. 양측은 피드백을 제공하고 교육 계획과 성과의 수정에 협력한다.	교육을 실시하는 건강관리전문가가 대상자/가족을 감시하고 수정한다: 일방향 소통
상호작용의 강조는 지식을 학습하고 대상자/가족의 실생활에서 지속적으로 나타날 수 있는 문제를 밝히기 위함이다.	지식의 습득에 초점을 두지만 특정 대상자/가족의 쟁점이나 문제에 맞춰지지 않을 수 있다.
대상자/가족도 교육자와 마찬가지로 그들의 단기적-장기적 학습성과를 평가한다.	학습은 교육자에 의해 결정된다.
교육환경은 협동적 · 상호협력적이고 보완적이다.	교육환경은 보다 개별적이고 비참여적이다.

반면, 사회인지 이론은 그 중심개념인 역할 모델을 포함하고, 대상자와 가족의 교육에 서로 다른 접근방식을 제공한다(Bandura, 1986, 2018). 앞서 제시된 대상자와 상황에 사회인지 이론을 적용할 때, 건강관리전문가는 처방받은 항고혈압 약물의 장기적인 복용을 유도하기 위한 전략을 논의해야 한다. 또한, 권장된 식이계획에 맞는 적절한 메뉴를 선택하게 하며, 일주일에 0.5~1kg의 체중 감량에 도움이 되는 현실적인 일상운동을 확인해야 한다. 이 이론에서 피드백은 매우 중요하므로 건강관리전문가는 대상자/가족과 교육자에 의해 상호 설정된 계획과 성과에 도달하는 권장계획 및 과정에 근거한 활동을 수정하여, 대상자의 자신감을 높여주는 방식을 확고히 하게 된다.

한편 Maslow의 단계적 욕구 이론(가장 잘 알려진 인본주의적 틀 중 하나; Maslow, 1962)을 이 동일한 시나리오에 적용한다면, 교육자는 전략을 확인하기 전에 먼저 낮은 단계의 생리적 욕구를 충족시켜야 할 것이다. 확인해야 할 전략으로는 대상자가 처방받은 항고혈압 약물을 올바르게 복용하고 균형 잡힌 식사와 함께 장기간의 체중감량을 용이하게 해줄 규칙적인 운동을 늘리는 것이 있다. 이러한 이론틀을 사용할 때, 상호목표의 설정과 피드백은 일반적으로 포함되지 않지만, 교육자는 이 틀을 이용하여 학습자 중심의 교수-학습 접근을 추가할 수는 있다.

마지막으로, 구성주의(constructivism) 학습 이론은 건강관리전문가의 교육적 대면에 지침이 될 수 있는 또 다른 실행 가능한 이론적 관점을 제공한다. 이는 학습자가 학습할 때 적극적으로 의미를 구축할 것을 강조한다. 이러한 구성주의자적 방식에서 볼 때 학습은 시간, 사회적 접촉 및 동기를 요구할 뿐 아니라, 시간이 지남에 따라 학습을 촉진하는 의미를 창출하게 되는 전후 맥락적인 것으로 인식된다(Hein, 1991; Narayan et al., 2013). 처방받은 대로 약물을 복용하는 방식의 학습과 관련하여 구성주의자의 이론은 처방대로 항고혈압 약물을 복용하는 것이 왜 중요한지, 부작용을 어떻게 관리하는지, 대상자의 학습동기에 대한 대상자의 이해/의미를 연결하는 이론적 틀을 제공하며, 이러한 지식을 규칙적인 생활방식과 장기적 건강증진을 위해 적용한다. 이러한 시나리오에 구성주의자의 이론을 적용할 때 필수적인 것은 약물치료와 생활 방식의 변화와 관련된 인식과 의미를 조율하는 것이며, 단기적-장기적 기간에 걸친 대상자의 생활상황에서 있을 법한 일을 밝히고, 이에 대해 대상자와 가족을 조율하는 것이다.

건강관리전문가가 대상자/가족의 교육적 만남을 실시할 때, 그 방향을 제시하는 수많은 교수-학습 이론과 함께 이러한 상호작용을 뒷받침하는 여러 가지 기본 가정을 고려하는 것도 도움이 된다. Petty(2006)에 따르면, 학습은 단순하게 배운 것을 정확하게 이해하는 것보다는 '능동적으로 의미를 만드는 과정과 학습한 것을 개인적으로 해석하는 것'(p. 8)이다. 이때 발생하는 일은 어떤 사실과 생각에 대한 개인적인 해석을 단순하게 저장하는 것 이상이다. 즉, 학습은 어떤 생각을 다른 아이디어, 이전의 학습과 연결하는 방식으로 새로운 의미와 이해를 만들어낸다(p. 8). 이러한 시각에 따라 학습자는 만성질환을 가지고 살아가는 것과 연관된 많은 책임과제를 이행할 수 있도록, 문제해결에 쉽게 적용할 수 있는 의미를 만들고, 판단을 내려서 대상자와 그 가족을 도울 수 있다. 구성주의적 관점과 그 긍정적인 성과를 뒷받침하는 근거가 꾸준히 확장되고 있다(Brown et al., 2019; Rhee et al., 2013). 또한 교육연구에 대한 여러 메타분석 결과에 따르면, 피드백과 강화가 그룹교육뿐 아니라 개인교육에서 중추적인 영향을 미친다(Brown et al., 2019; Petty, 2006).

요약하자면, 이론틀은 교수-학습 상황에 접

근하는 대안적 방식을 제공한다. 수많은 이론틀이 있기 때문에 건강관리전문가는 각 특정 상황에 가장 관련성이 있는 것이 무엇인지를 결정하고, 그 틀과 관련된 이용 가능한 근거기반의 연구(지난 5년 안에 출판된 근거가 바람직하다)를 조사해야 한다. 그다음 특정 대상자/가족의 상호관계에 있어 그 틀을 해석하고, 교육적 중재를 제시할 수 있도록 합당한 관점을 활용하여 그 효율성을 체계적으로 평가해야 한다.

* 실무와 건강관리비용에 대한 대상자와 가족 교육의 의의

미국 간호협회(ANA), 미국 간호대학협의회(AACN), 간호사국제연맹(NLN)의 실무표준, 전문간호 실무표준과 다른 나라의 기록들은 일관되게 건강교육을 간호실무의 기본적인 구성요소로 규명하고 있다(AACN, 2008; ANA, 2015; Camicia et al., 2020; Camicia et al., 2014; Lindell et al., 2012; NLN, 2003). 심지어 플로렌스 나이팅게일의 초기 저서에서도 교육은 중요한 간호행위로 간주되었다(Nightingale, 1992). 이 밖에도 미국 모든 주의 간호실무법에는 간호실무 책임범위 안에 교육이 포함되며, 대상자와 가족이 최적의 건강과 질병관리를 증진하는 데 교육을 중요요소로 제시했다.

'Healthy People 2030'(U.S. Department of Health and Human Services, 2020)에서는 개인의 건강이 더 큰 지역사회의 건강과 대부분 불가분의 관계이며, 이 지역사회의 집단적 믿음, 태도 및 행동에 의해 큰 영향을 받는다는 것을 기본 전제로 하고 있다. 이 포괄적인 국가 건강증진과 질병예방 로드맵을 통해 사회의 주요 건강지표와 관련된 건강 관련 정보의 유용성과 보급 개선에 대한 강조는 매번 되풀이되는 주제이다. 이러한 건강목표를 달성하는 데 중요한 것은 모든 이해관계자(예: 대상자, 가족, 건강관리전문가 및 지역사회 전체)에 대한 교육이다. 한 발 더 나아가 'Healthy People 2030'에서 소득과 교육의 격차는 질병발생률 및 사망률의 증가와 관련이 있으므로 지역사회기반의 건강교육 프로그램을 목표로 하는 것이 중요하다고 강조한다.

의료기관평가위원회의 2016년 병원 인증 매뉴얼(Joint Commission's 2016 Comprehensive Accreditation Manual for Hospitals)에서는 만성질환의 증가는 계속되고 대상자는 집에서 자신의 건강을 관리하는 책임이 더 커질 것임을 강조한다. 더불어 급성기 대상자는 의료기관에서 붕대 교체로부터 배액관리, 가정 주입에 이르기까지의 자기돌봄을 지시받고 퇴원하게 된다. 대상자 교육은 대상자의 성과에 대한 영향과 건강증진행위를 더 중시하도록 지속된다. 대상자가 자신의 건강관리요구를 충족할 수 있도록 적절히 준비시키기 위해, 기관은 대상자의 이해 수준과 능력에 적합하게 대상자의 학습요구를 사정하고 교육 및 지시 방법을 사용할 필요가 있다.

의료기관평가위원회 교육표준에서는 더 나아가 대상자와 가족도 교육자와 마찬가지로, 이 과정에서 능동적인 역할을 담당하고 책임질 것을 명시하고 있다. 그 예로서 대상자가 정보를 이해하지 못하는 경우, 대상자는 이러한 사실을 말하고 자신에게 필요한 것을 스스로 관리할 책임을 지는 것이다(예: 투약, 안전, 영양, 통증). 나아가 교육자는 교육성과에 영향을 미치는 대상자와 가족의 학습요구와 장애요인을 폭넓게 지속적으로 사정해야 한다. 평가위원회에 따르면, 교육활동에서는 대상자와 가족의 요구/능력에 맞추거나 조절하고 학습이 이루어졌는지를 판단하기 위한 평가가 이루어져야 한다.

질병통제예방센터(CDC)는 만성질환에 대한 대상자의 자가관리에 있어 교육의 중추적인 역할을 강조한다(CDC, 2018). CDC는 심장질환과 뇌졸중에 대해서는 고혈압, 고콜레스테롤, 흡연, 제한된 신체활동 및 영양불량과 같은 주요 위험요인을 감소시킴으로써, 이 두 가지 질병과 관계된 많은 부담이 감소될 수 있다고 강조한다. 수정 가능한 위험요인에 대한 대상자와 가족 교육을 목표로 함으로써 심장질환과 뇌졸중의 발병 가능성이 의미 있게 감소될 수 있고, 개인 및 재정적 비용을 줄일 수 있다. CDC의 만성질환 비용계산기(Chronic Disease Cost Calculator) 버전 2는 주(state) 수준에서 관절염, 천식, 암, 심혈관질환, 우울증, 당뇨병에 대한 의료비와 결근비용 추정치를 산출할 수 있도록 했다(Trogdon et al., 2015).

미국에서 장애, 결근 또는 생산성 저하를 초래하는 고용인의 건강문제로 인한 비용은 연간 약 2,258억 달러, 즉 개인당 1,685달러이다(CDC, 2016). 직장 웰니스 프로그램의 비용효율성에 대해 Astrella(2017)가 실시한 문헌고찰에 따르면 검토된 연구의 대부분은 이러한 프로그램이 의료비 지출 및 수익과 관련하여 재정적으로 긍정적인 결과를 내는 것으로 나타났다. 또한 Basu 등(2015)의 연구에 따르면 만성질환 자가관리 프로그램 참가자는 질 조정 수명 연도당(per quality-adjusted life years) 8만 3,285달러에서 3만 1,285달러 사이의 점증적 비용효과 비율을 보였다. 더욱이, 만성질환 자가관리 프로그램은 진료소 방문 필요성과 입원기간을 상당히 줄이는 것으로 나타났다(Hevey et al., 2020).

환자보호 및 의료비용 합리화법(ACA)은 대다수의 미국 시민과 합법적 거주자에게 건강보험에 가입하도록 요구함으로써 미국의 무보험자를 2013년 4,440만 명에서 2017년 2,740만 명으로 감소시켰다(Garfield et al., 2019; Kaiser Foundation, 2020). ACA는 소득이 연방 빈곤 수준 133~400%인 개인/가족이 이용할 수 있는 보험료(premium) 및 비용분담 크레딧을 통해 개인이 보장을 구매할 수 있는 주 기반 미국 건강혜택거래소(state-based American Health Benefit Exchanges)를 만들었다(2017년 3인 가구당 빈곤 수준은 2만 420달러였다). 또한 중소기업이 보험혜택을 구매할 수 있는 별도의 거래소를 설립했다.

ACA의 주요 혜택은 다음과 같다.

- 기존 질환을 가진 사람을 위한 보험
- 암, 당뇨병과 같은 질병의 선별검사와 예방접종 등의 예방적 조치에 대한 보장
- 돌봄에 대한 지출 증가 - 대상자 비용의 최소 80%는 직접적인 의료와 양질의 돌봄 개선에 필요하다.
- 모든 보험계획에 정신건강과 물질남용 서비스를 포함해야 한다.

트럼프 행정부에서는 ACA 폐지를 선호했으나 이를 대체할 다른 계획은 수립되지 않았다. ACA와 관한 폐지 및 대체 논의의 중요한 측면은 개인이 건강보험을 감당할 수 있도록 보조금의 종류와 금액을 고려해야 한다는 점이다. 이는 직장에서 보험적용이 불가능하여 개인적으로 보험을 구매해야 하는 소득이 낮거나 중간 정도인 이들에게 특히 중요하다(Cox et al., 2017).

법률 시행 및 목표로 하는 장·단기 성과달성의 기본은 급성치료에서 장기치료에 이르기까지 다양한 환경에서 효과적인 근거기반 교육중재를 시행하는 것이다. 또한 어느 때보다 간호사의 교육적 중재를 뒷받침하는 근거기반을 확대하고 선호하는 대상자와 가족의 성과를 달성하기 위해 보다 엄격한 연구를 수행해야 한다는 요구가 커지고 있다. 이러한 서면교육 자료를 선택하고 개발하는 방법을 고려할 때 Bastable(2017)과 McDonald(2018)가 제시한 권장사항이 유용하다.

건강관리 교육의 중요성이 국제적으로 증가하고 있다는 것은 건강전문가 교육에 관한 의학연

구소(Institute of Medicine, IOM)의 글로벌 포럼(2016)을 통해 예시되었다. 이 포럼에서 IOM은 건강전문가 교육을 위한 높은 수준의 기틀을 개발하기 위해 전문가위원회를 소집했다. 결과 보고서는 사회적 건강 결정요인을 해결하기 위한 건강전문가의 교육틀로서, 이해관계자 그룹이 기관, 교육계 및 지역사회와 함께 건강불평등을 해결할 수 있는 방법을 계획할 수 있도록 돕는 개념적 모델을 제공한다.

*** 아동, 청소년, 중년층과 노인에서의 주요 학습 고려사항**

교육자는 대상자와 가족을 위한 교육활동을 계획하거나 실행할 때 아동, 젊은 성인, 노인과의 작업과 관련하여 각각의 차이점을 고려해야 한다(Bastable & Myers, 2019; Mauk, 2018). 아동교육의 과학과 기술(교육학, pedagogy)은 젊은 성인교육(성인교육론, andragogy) 및 노인교육(노인교육론, gerogogy)과 비교하여 독특한 접근방식과 이해 수준을 필요로 한다. 또 다른 견해로 노인교육은 각 시기의 성장과 발달 단계에 대한 신체적·인지적·사회심리학적·영적 요소를 수용해야 한다. 노인은 새로운 상황에 대해 학습하고 적응할 수 있지만, 그들의 교육적 중재를 구성할 때, 친밀감(rapport) 형성, 개별적 목표, 단서 주기, 긍정적 강화, 휴식시간과 속도 조절하기, 연습, 질문을 위한 시간, 정보의 내재화, 융통성, 편안한 환경, 청각장애자를 위한 자원이나 쉽게 읽을 수 있는 자료의 개발을 고려해야 한다(Mauk, 2018; McDonald, 2018).

건강문해력

환자보호 및 부담적정보험법(Affordable Care Act), Title V(미국 모자건강서비스법)에 따르면, 건강문해력(health literacy)은 건강판단을 적절하게 내리기 위해 기본적인 건강정보와 서비스를 이해하고, 정보를 얻고, 의견을 나누고, 처리하는 능력에 대한 개인의 수준으로 정의된다. 불행하게도 미국의 약 8,000만 명의 성인은 건강문해력이 제한적이거나 낮아서 대중매체, 의료시설 및 지역사회를 통해 제공되는 일상적인 건강정보를 사용하기가 어렵다(Prince et al., 2018). 낮은 건강문해력은 고령자, 낮은 교육 수준, 저소득, 만성질환이 있는 경우와 영어가 모국어가 아닌 사람들과 연관되는 경향이 있다(MacLeod et al., 2017; Prince et al., 2018; Schaffler et al., 2018). 또한, 읽고 쓰는 능력이 낮은 개인은 예방서비스를 거의 사용하지 않고, 진단이 지연되고, 치료요법을 잘 따르지 않으며, 질병률과 사망률이 증가하는 경우가 많다(MacLeod et al., 2017; Miller, 2016).

건강문해력에는 세 가지 수준이 있다. 기본 또는 기능적 이해능력은 일상활동을 효과적으로 수행하는 데 필요한 읽기 및 쓰기의 기본 수준을 완전히 익히는 것이다(Nutbeam, 2000). 즉, 기본적인 이해능력은 약병에 쓰여 있는 의료지침을 읽을 수 있는 능력을 말한다(Wittink & Oosterhaven, 2018). 건강문해력의 두 번째 수준은 의사소통 이해능력이다. 의사소통 이해능력은 대상자에게 다양한 정보자원에서 의미를 추출하고 이를 새로운 상황에 적용할 수 있는 보다 진보된 인지적·사회적 기술을 요구한다(Nutbeam, 2000). 예를 들어, 대상자는 건강 웹사이트의 정보를 읽고 이해할 수 있으며, 건강관리제공자와 치료적 선택에 대해 논의할 수 있다(Wittink & Oosterhaven, 2018). 건강문해력의 세 번째 수준은 비판적 이해능력으로, 대상자는 보다 상급 수준의 인지능력을 지니고 있다(Nutbeam, 2000). 다른 사회적 기술과 함께 이 수준의 대상자는 건강 관련 정보를 비판적으로 평가할 수 있고, 생활 상황관리에 더 큰 역할을 하며, 자신의 돌봄과 관련하여 정보에 입각한 결정을 내릴 수 있다(Wittink & Oosterhaven, 2018).

불행하게도 일상적인 관행으로 대상자의

건강문해력에 대한 사정이 결과를 개선하는 것으로 밝혀지지는 않았다. 일반적으로 모든 대상자에게 이해 가능한 건강정보를 제공함으로써 보편적인 이해능력 예방책에 따르는 것을 강력히 권장한다(Hersh et al., 2015; Wittink & Oosterhaven, 2018). 낮은 건강문해력의 장벽을 극복하는 데 도움이 되는 다른 전략으로는 대상자와의 효과적이고 명확한 의사소통 기술 적용, 대상자의 언어 선호도 평가 및 필요한 경우 통역사 사용, 의학용어 사용 피하기, 대상자에게 정보를 작은 단위로 나누어 간단한 방법으로 제공하기, 대상자에게 그들의 단어를 사용하여 정보를 다시 말하도록 요청하기 등이 있다(Hersh et al., 2015).

근거에 기반할 때, 대상자가 명확한 건강정보를 받지 못하고 그 중요성을 이해하지 못하면 의학적 검사 및 진료 예약을 건너뛸 가능성이 높아지고, 의학적 지시를 덜 따르며, 필요 이상으로 응급실에 자주 가거나 자신의 불만사항을 부정확하게 보고할 수 있다. 또한, 천식, 고혈압, 심장질환과 당뇨병 같은 만성질환의 상황관리에서 어려움이 커지고 필요할 때 생활방식을 조정하는 데 더 큰 어려움을 겪는다(Brown et al., 2019; Wittink & Oosterhaven, 2018).

이러한 우려를 해결하고 건강문해력을 향상하기 위해 건강관리전문가, 지역사회 구성원, 입법자 및 그밖의 이해관계자가 함께 협력해야 한다. 협력적이고 조율된 노력을 통해 필요한 자원의 구축과 유지를 위해 다양한 사회경제적 집단, 인종 및 문화적 배경과 지리학적 측면에서 개인의 건강지식에 대한 체계적이고 포괄적인 사정에 기반을 두고 목표에 적합한 행동계획이 개발되어야 한다.

* 교육적 중재를 이끌기 위한 연구의 질 평가

대상자와 가족에게 교육적 중재를 전개할 때, 계획된 행동의 기반이 되는 질적 근거를 우선적으로 결정하는 것은 매우 중요하다. 근거기반실무(EBP)는 세 가지 구성요소, 즉 최고로 적용 가능한 근거, 건강관리전문가의 임상 전문지식, 대상자의 가치와 선호도를 결합시켜 실무에 적용하는 문제해결 접근을 지칭한다(Melnyk & Fineout-Overholt, 2019). 무작위 대조실험(RCTs) 연구에 대한 메타분석과 체계적 문헌고찰은 최고 수준의 근거로 인정된다(Melnyk & Fineout-Overholt, 2019). 그러나 현재 이용할 수 있는 근거의 상당 부분은 아직까지 대다수가 단일 무작위 실험연구, 비무작위 실험연구, 전문가들의 합의된 의견, 사례연구와 같이 낮은 수준이어서 이 기준에 미치지 못한다. 그 결과, 교육자는 각각의 교육상황에 대한 적용을 결정하기 위해 근거의 수준과 적용의 엄격성을 세심하게 살펴야 하고 대상자나 가족의 고유한 특성과 교육상황의 특성을 고려해야 한다.

연구는 교육, 학습 환경과 양상에 대한 견해에 영향을 주고 발전을 도모한다. 최근 Pew Research Center 조사결과(Vogels, 2019)에 따르면 밀레니얼 세대 10명 중 9명 이상(2019년 23~38세 연령층의 93%)이 스마트폰을 소지한 반면, X세대(39~54세)는 90%가 스마트폰을 소유하고 있고, 베이비붐세대(55~74세) 68%, 침묵세대(75~91세)는 40%가 스마트폰을 소유하고 있었다. 또한 이번 2019년 설문조사에서 밀레니얼 세대의 대다수(86%)는 이전 세대에 비해 소셜 미디어를 더 많이 사용한다고 보고했다. 소셜 미디어를 사용한다고 답한 밀레니얼 세대의 수는 2012년 이후 크게 변하지 않았지만, 소셜 미디어를 쓰고 있는 X세대, 베이비붐 세대, 침묵의 세대의 수는 모두 지난 8년 동안 최소 10% 증가했다. 흥미롭게도 태블릿 보유율은 이제 거의 모든 세대에서 비슷했다. X세대의 55%, 밀레니얼 세대 53%, 베이비붐 세대의 52%가 태블릿을 소유하고 있으며, 반면 침묵세대는 33%가 태블릿을 소유하고 있었다(Vogels, 2019).

건강관리조직과 교육자는 소셜 미디어 사이트의 힘을 인정하기 시작했다. 또한 교육자와 간호사 모두, 대상자와 가족에게 평판이 좋은 건강관리 정보자원(예: CDC, National Institutes of Health, Cochrane Library, National Guideline Clearinghouse[NGC], PubMed, World Health Organization[WHO])의 확인과 접속의 중요성 그리고 가장 최신 근거를 찾는 것의 중요성에 대한 이해력을 도와주는 전문적 책임을 갖는다. 몇몇 체계적 문헌고찰(De Anglesis et al., 2018; Lee et al., 2018)의 결과는 만성질환이 있는 개인과 돌봄자가 그들의 상태를 관리하는 데 도움을 줄 수 있는 다양한 소셜 미디어 플랫폼의 효능, 장벽 및 촉진자를 결정하기 위해 엄격한 연구가 필요함을 시사했다. 건강관리제공자나 교육자는 대상자와 가족 돌봄제공자에게 건강상태와 관련된 신뢰할 수 있는 온라인 자원 목록을 정기적으로 제공해야 한다. 신뢰할 수 있는 인터넷 웹사이트 목록의 예는 의학도서관협회(Medical Library Association)에서 제공한다(Dai et al., 2019).

*** 건강 웹사이트 평가방법에 대한 환자교육**

인터넷의 보급으로 이용가능한 건강 관련 정보의 양이 극적으로 증가하여 다양한 질환을 가진 대상자가 광범위한 정보에 쉽게 접근할 수 있게 되었으며, 그에 따라 건강추구행동을 변경하려는 개인의 결정에 잠재적으로 영향을 미칠 수 있다(Chen et al. , 2018; Din et al., 2019). 실제로 이는 대상자와 가족이 자신의 건강상태, 치료선택, 가능한 합병증 및 이를 방지하는 방법, 건강관리자원에 대해 더 많은 정보를 얻을 수 있게 하여 건강관리 결과를 개선함으로써 긍정적인 영향을 미쳤다. 그러나 일부 온라인 자원은 오해의 소지가 있거나 잘못된 정보를 제공하므로 인터넷 정보 접근과 연계되어 해로운 영향을 받을 수 있다. 또한 온라인에 정확한 의학적 정보가 있더라도 수준이 높은 의학용어로 작성된 정보라면 대상자와 가족이 정보를 오해할 수 있다(Amante et al., 2015; McNichol & Rootman, 2016). 다행히 환자와 돌봄제공자가 온라인 건강정보를 사용할 수 있도록 돕기 위한 일부 교육 프로그램이 개발되었다. 예를 들어, Dai 등(2019)은 이해능력 수준이 다양한 대상자가 인터넷을 검색하고, 검색결과를 평가하고, 받은 정보를 사용할 수 있도록 돕기 위해 사용자 친화적인 프로그램을 고안했다.

2000년 이후 전국적으로 인터넷 사용이 52%에서 89%로 증가하여(Pew Research Center, 2018) 대상자와 가족이 자원를 찾는 능력이 향상되었다. 인터넷 접속이 증가함에 따라 대상자와 가족의 안녕 및 건강유지능력도 향상되었다(CDC, 2018). ACA의 결과로 일부 대상자에 대한 돌봄 전달 및 접근성이 향상되어 대상자 포털 및 전자미디어를 통해 건강정보기술과 인터넷의 인터페이스가 확장되었다(CDC, 2018). 그러나 이러한 발전에도 불구하고 개인 모두가 인터넷에 접속할 수 있고 사용방법을 아는 것은 아니다(Nguyen et al., 2017).

건강관리 정보를 위해 인터넷에 접속하는 대상자와 가족의 비율이 증가함에 따라 이들에게 건강관리정보의 품질을 탐색, 접근, 사용 및 평가하는 올바른 방법을 알려주는 것이 중요해졌다. 대상자와 가족 돌봄제공자에게 건강 관련 정보의 정확성과 적절성을 평가하는 방법을 가르쳐야 할 건강관리전문가의 책임이 점차 더 커지고 있다. 또한 건강관리전문가는 대상자와 가족 돌봄제공자에게 신뢰할 수 있는 온라인 자원과 신뢰할 수 없는 온라인 자원을 구별하는 방법을 교육해야 한다(Bianco et al., 2013).

Moreno 등(2010)은 환자가 건강 관련 정보를 제공하는 웹사이트를 평가하는 데 사용할 수 있는 방법론을 제시했다. 그들은 웹사이트를 평가하기 위한 30가지 (품)질 기준을 식별했다. 이러한 기준은 신뢰성, 내용, 유용성, 외부 링크 및 상호작용형 서비스라는 5가지 질적 차원을 기반으로 한다. 그외 기준은 다음과 같다. (1) 웹사이트의 소유자와 주소가 명확하게 기재되어야 하며, (2) 팝업광고 메시지가 표시되지 않아야 하고, (3) 외부 웹사이트로의 링크에 대한 자세한 설명이 제공되어야 하며, (4) 웹사이트에는 서비스 질에 대한 질문이 있어야 한다. 이와 같은 기준을 통해 대상자와 가족은 온라인 건강정보 출처의 신뢰성을 쉽게 판단할 수 있게 되었다. Moreno 등이 언급한 것 외에도 건강 관련 웹사이트 평가를 위해 출간된 몇 가지 체크리스트가 있다. 바로 인터넷 건강평가를 위한 Medline Plus 체크리스트(U.S. National Library of Medicine, 2019)와 Michigan 대학의 소비자 건강 웹사이트 평가 체크리스트(Anderson et al., 1999)이다. 건강 웹사이트를 평가하는 데 사용할 수 있는 체크리스트는 복잡성과 세부사항이 다양하므로, 자격을 갖춘 교육자나 경험이 풍부한 건강교육자가 대상자와 가족의 정보 요구사항을 파악하고 관련 웹사이트를 평가하는 데 도움을 주어야 한다. 또한 웹사이트를 평가할 때 대상자의 이해능력, 교육 수준 및 기본 건강상태를 고려해야 한다(Paige et al., 2019).

* 소셜 미디어와 원격의료를 활용한 대상자 교육

이미 언급한 바와 같이, 기술발전은 대상자 돌봄의 모든 측면에 다양한 형태의 기술이 도입됨에 따라 건강돌봄시스템 제공방식을 변화시켰다. 원격의료란 기술을 사용하여 먼 거리에 있는 대상자에게 의료적 돌봄을 제공하는 것이다. 원격의료는 대상자 교육을 포함하여 대상자 돌봄의 다양한 측면에서 사용되었다(Kuwabara et al., 2019). 과거에는 대상자 교육 시 대면교육과 지면기반 책자(brochures), 전단(leaflets) 또는 홍보물 전단지(flyers)에 인쇄된 정보를 사용하는 전통적인 교육수단에 전적으로 의존했다(Stoop et al., 2004). 현재 기술기반 대상자 교육방식은 대상자 교육의 전통적인 일부 방법을 대체했다. 모바일 애플리케이션, 특히 문자메시지 앱(소셜 미디어)과 디지털 장비는 대상자 교육을 제공하는 데 점점 더 많이 사용되고 있다. 대상자 교육에 기술을 적용하면 시간과 거리의 제약 없이 정보전달이 쉬워지므로 대상자 관리가 향상된다. 대상자 교육에 기술을 통합하면 대상자의 학습방식에 맞춰 대상자의 학습과정 참여가 용이해진다(Kuwabara et al., 2019). 또한 건강관리에 기술이 도입되면서 대상자가 자신의 관심사와 치료목표를 공유할 수 있는 보다 편리한 방법을 제공하기 때문에 대상자에게 더욱 맞춤화된 돌봄을 제공할 수 있게 되었다(Adam et al., 2018). 건강관리비용 측면에서 대상자 참여로 사용 첫 번째 해에 건강관리비용의 약 8%를 건강돌봄시스템에서 절약할 수 있는 것으로 나타났다(Wellpepper, 2019).

오늘날 문자메시지 앱은 전 세계적으로 가장 널리 사용되는 의사소통 방법 중 하나이다(Anstey Watkins et al., 2018). 스마트폰에서 문자메시지 앱의 높은 보급률과 수용성을 고려할 때, 건강관리 제공자는 이 기술을 사용하여 많은 대상자에게 쉽게 접근할 수 있을 것이다(Kuwabara et al., 2019). 문자메시지는 다이어트, 체중감량, 신체활동, 만성질환 관리와 같은 건강문제와 관련된 대상자의 자가관리를 증진시키는 데 효과적인 것으로 나타났다(Hall et al., 2015). 게다가 문자메시지는 다양한 인종그룹을 통해 대상자의 만성질환 관리를 지원하기 위해 비공식 돌봄제공자를 참여시키는 데 효과적이었다(Mayberry et al., 2019). 문자메시지는 치료요법에 대한 대상자의 순응도를 높이기 위한 알림으로 사용될 수 있다(Khonsari 등, 2015). 그러나 이러한 유형의 기술이 장기적으로 효과적이라는 근거는 제한적이다(Kuwabara 등, 2019).

Ybarra 등(2012)은 대상자에게 정보를 전달하기 위해 문자메시지 시스템을 설계할 때 고려해야 할 몇 가지 유용한 팁을 제시했다. 첫째, 건강관리기관과 대상자 모두를 위해 일방향 또는 양방향 메시지 전달시스템을 설계하는 비용을 고려해야 한다. 대상자에게 상환하거나 무료 문자메시지 요금제에 대상자를 등록시키는 것이 잠재적인 해결책이다. 둘째, 메시지 디자인 시 허용되는 문자 수보다는 메시지의 간결성에 초점을 맞춰야 한다. 셋째, 단시간에 동일하거나 다른 메시지를 보내는 것은 피해야 한다. 넷째, 메시지를 디자인할 때 문화적·언어적 적합성을 고려해야 한다(Ybarra et al., 2012). 마지막으로 중요하고 민감한 개인정보는 문자메시지를 통해 대상자에게 전송되지 않아야 한다.

대상자와 가족을 위한 또 다른 중요 건강정보자원은 소셜 미디어이다. 만성질환자는 건강 관련 목적으로 소셜 미디어를 사용할 가능성이 두 배 더 높다. 또한, 근거는 소셜 미디어로 만성질환자가 서로를 지원하고, 고립을 줄이며, 건강상태와 관련된 문제를 논의하고, 질환관리 계획과 관련된 의사결정에 영향을 주는 데 도움이 되었음을 뒷받침한다(Cate-Carter et al., 2019; Kantor et al., 2018; Patel et al., 2015). 더욱이 소셜 미디어는 대면 의사소통과 유사한 온라인 대면 의사소통을 수행할 수 있는 기회를 제공한다(Moorhead et al., 2013; Patel et al., 2015).

소셜 미디어는 만성질환자에게 이점이 있지만 몇 가지 제한사항도 있다. 첫째, 소셜 미디어 규제의 속성상 온라인 출처의 신뢰성과 신뢰도를 판단하기 어렵다. 소셜 미디어에는 대중에게 이용되는 부정확한 건강 관련 정보와 오해의 소지가 있는 조언이 많다. 이 정보에 따라 행동하면 건강에 좋지 않은 결과를 초래할 수 있다(Cate-Carter et al., 2019; Kantor et al., 2018; Moorhead et al., 2013; Patel et al., 2015). 둘째, 정보 프라이버시 및 비밀유지는 대상자가 알아야 할 또 다른 고민이다. 대상자는 소셜 미디어 플랫폼에서 자신의 상태와 관련된 개인정보나 민감한 의학적 정보를 공유하지 않아야 한다(Cate-Carter et al., 2019; Kantor et al., 2018; Moorhead et al., 2013).

대상자 교육에서 기술(technology)의 긍정적이고 유망한 효과에도 불구하고 아직은 초기 단계에 있다. 대상자 교육에 기술을 광범위하게 통합하려면 대상자의 개별화된 요구를 해결하기 위한 맞춤형 시스템, 단순화된 지침 언어, 헌신적인 대상자 및 건강관리제공자가 필요하다(Kantor et al., 2018; Stoop et al., 2004). 그러나 이러한 기준을 충족하더라도 기술은 전통적인 대상자 교육 방법을 대체하기보다는 보완적이어야 한다(Cate-Carter et al., 2019; Kantor et al., 2018; Patel et al., 2015).

학습자의 사정

대상자와 가족의 교수-학습 경험과 연관된 사정 과정에서 근거(evidence)는 받아야 할 적절한 관심을 받지 못할 수도 있음을 보여준다(Bastable, 2017; McDonald, 2018). 교육경험을 설계할 때 학습자의 요구, 학습준비 및 학습방식에 대한 평가를 고려해야 한다(Bastable, 2017). 대상자와 가족에 대한 사정은 개별화되어야 한다. 그리고 사정에서 얻은 정보는 대상자나 가족 중심적인 학습목표, 계획, 수행과 각각의 교육적 측면에서 성과에 대한 평가로 통합되어야 한다. 만성질환을 다루는 대상자와 가족은 건강관리전문가와 동등한 파트너라는 것을 가정하기 때문에, 다음은 대상자와 가족에게 질문해야 할 중요한 사항이다.

- 당신은 어떤 정보를 제공받기 원하는가? 대상자와 가족에게는 서로 다른 요구사항이 있을 수 있으며, 이러한 요구는 교육자가 가장 중요하다고 여기는 것과 다를 수 있음을 인정한다. 또한 대상자와 가족은 자신에게 필요한 정보를 모를 수 있으므로, 대상자와 가족의 각 요구사항을 검토하고 확인한다. 이와 더불어 대상자 또는 가족구성원이 중요하다고 여기는 것에 대해 공을 들이는 것은 상호 간의 관계형성을 용이하게 하고, 좀 더 협력적인 관계를 맺을 수 있도록 한다.
- 당신이 학습을 원하는 새로운 기술이나 검토하고 싶은 것이 있는가?
- 대상자와 가족을 위한 구체적인 교육적 목표는 무엇인가? 예를 들어 줄 필요가 있다(예: 저혈당 반응의 증상/징후를 올바로 확인하고, 인슐린 반응이 일어날 때 해야 할 일과 인슐린 주사를 올바로 놓는 법을 아는 것 등). 예를 들면, 건강관리자는 대상자가 5년 동안 당뇨병을 앓아왔기 때문에 그 사람이 정보를 잘 받았다던가, 정확한 정보를 알고 있다거나, 대상자 자신이 시행한다고 말하는 것을 실제 행한다고 생각하지 않는다. 예상하지 못한 진단을 받은 환자와 그 진단으로 인한 스트레스도 생각해보면, 대상자가 '배울 준비'가 될 만큼 스트레스가 완화되는 데는 어느 정도의 시간이 걸릴 수 있다. 대상자와 반복적인 논의를 할 것으로 예상해야 한다. 실제로 인슐린(정확한 양, 종류)을 주사기로 빼내기 전에 손씻기부터 정확하게 주입하기, 주사부위 바꿔주기에 이르기까지, 시작부터 끝까지 대상자가 이행하는 것을 관찰하는 것이 최선이다.
- 지식 습득, 태도 향상, 특정 행동이나 활동(예: 주사 주입, 드레싱의 올바른 교환, 침상에서 의자로 대상자를 안전하게 옮기기)에 대한 자신감이 교육의 초점인가?
- 목표로 설정한 것 중에서 어느 것이 가장 중요한가? 다시 말하면지만, 대상자와 가족은 서로 구체적인 목표와 우선순위에서 다를 수 있다. 대상자와 가족 모두의 이야기를 경청한다.
- 이러한 교육 목표를 달성하기 위해 대상자의 능력에 영향을 미치는 요인으로 대상자 자신이 인지하고 있는 것은 무엇인가? 방해요인은 어떻게 극복할 것인가?
- 대상자가 제공된 정보를 이용할 때 자신감을 느끼는가? 그렇지 않다면, 건강관리전문가는 대상자의 이러한 정보이용 능력과 자신감을 어떻게 증진시킬 수 있는가?

대상자와 가족구성원에게 정보를 제공할 때, 건강관리전문가는 정확하게 듣고, 판단해야 하며, 개별적이고 달성할 수 있는 대상자와 가족의 목표를 개발할 수 있어야 한다. 이에 따라 건강관리전문가는 자신이 청취한 것에 대한 이해를 대상자와 가족에게 확인해야 한다(Bastable, 2017; McDonald, 2018). 대상자와 가족 관련 자료를 수집하는 동안 건강관리전문가는 이 자료를 정리하며, 적절한 시기에 맞춰 사정하고, 사정한 자료를 판독할 수 있어야 한다. 또한 만성질환자는 사정에 영향을 미칠 수 있는 제한요소(예: 쉽게 피곤을 느끼거나 청력, 시력, 이해도가 감소되는 것)를 동반할 수 있다.

교육과 학습에 대한 영향

이 부분에서는 교육과 학습 과정에 영향을 미칠 수 있는 다양한 요인을 규명하지만 여기 제시된 요인 목록이 모든 것을 포함하지는 않는다. 만성질환을 가진 각 개인은 독특하며, 그들의 교수-학습은 다른 요인의 영향을 받을 수 있다.

*** 가족의 구조와 기능**

가족은 구조와 기능에서 상당히 다양하다. 가족의 구조와 기능이 가족구성원의 결혼, 자녀양육, 죽음과 연관되어 변화하듯이, 가족 내 만성질환의 발생은 가족의 구조와 기능에 변화를 초래할 것으로 예상된다. 가족 중에 만성질환을 가진 가족구성원이 있을 때, 이 변화에 대한 가족의 반응과 가족이 적응능력은 그들의 교육에 대한 수용에 영향을 미친다. 대상자와 가족이 크게 불안해할 경우에는 정보의 수용과 이해력, 정상적인 가족기능의 유지, 적절한 대응방식의 이용을 현저하게 방해할 수 있다. 문화와 생활양식은 가족의 가치와 신념의 발달에 영향을 미치기 때문에 대상자와 가족, 건강관리전문가 간의 요인은 교육과정의 역동에 영향을 미칠 수 있다(McDonald, 2018; Phillips et al., 2020). 일단 신념과 가치가 확인되면, 신념과 가치는 개별화된 교육을 통해 표현될 수 있다. 그러므로 가족 구조, 기능(예: 역할, 자원, 강점과 약점)과 규범의 사정과 더불어 교육계획 과정에서 이러한 측면을 반드시 고려해야 한다.

2016년 의료기관평가위원회의 기준에 따르면, 대상자의 교육에 가족을 포함시켜야 한다(예: 낙상감소 전략, 간호 및 안전과 관련된 우려사항 보고하기). 대상자의 가족은 다양한 역할과 기능을 가진 구성원들로 이루어진 대가족일 수도 있기 때문에 건강관리전문가는 관련 교육을 받아야 할 주요 가족구성원을 결정해야 한다. 대상자의 경우와 마찬가지로 건강관리전문가는 가족 중에서 주 돌봄제공자의 역할, 기대, 학습 요구와 목표, 학습방식, 두려움, 우려사항, 인지 및 신체적 능력과 대상자의 건강관리 요구에 대해 현재 알고 있는 정도를 사정해야 한다(Bastable, 2017; McDonald, 2018). 더불어 대상자와 가족구성원은 그들의 지식 또는 수행 기술과 관련된 정보에 관한 강화 및 피드백을 받을 필요가 있다. 많은 경우에 가족구성원은 대부분 교육에 대한 계획의 성공이나 실패를 결정 짓는 가장 중요한 단일요소이다(Rose et al., 2017; Rosland et al., 2018).

*** 문화**

대상자/가족과 일할 때, 문화는 교육활동의 구성이나 전달 및 평가에 큰 영향을 미칠 수 있다. 대상자와 가족의 문화는 그들 삶의 기본적인 요소를 의미한다. 문화는 사회적으로 전달된 행동패턴, 신념, 가치, 관습, 생활방식, 예술의 총합이며, 세계관과 의사결정을 이끄는 인구집단의 직무 및 사고 특성의 또 다른 산물이다(Purnell, 2014). 건강관리전문가가 해야 할 첫 번째 기본단계는 문화에 민감해지는 것이다. 이것은 다른 문화나 민족집단에 대한 편견과 자신의 선입견을 숙지하는 과정을 지칭한다. 문화적 역량(높은 수준의 지식)은 대상자 또는 가족의 문화에 대한 지식, 이해, 존중, 수용을 반영하는 교육적 중재를 의미한다(Bastable, 2017; McDonald, 2018; Ong-Artborirak & Seangpraw, 2019).

성공적인 교육이 이루어지기 위해서는 건강관리전문가, 대상자, 가족이 효율적인 상호소통을 통해 이러한 문화적 차이에서 가교역할을 해야 한다. 건강관리전문가, 대상자와 그 가족의 공통이해 구축은 건강관리전문가가 다음과 같은 과제를 수행함으로써 수월해진다.

- 대상자와 가족이 언급한 만성질환, 선호도, 지원체계, 자원과 요구의 의미를 건강관리전문가가 확실하게 이해하는지를 확인하고 대상자와 가족의 신념, 가치와 의사소통의 효율성을 탐색하고 존중한다.
- 상호신뢰관계(rapport)와 신뢰의 구축 정도를 확인한다. 이 과정에서 도움이 될 잠재적인 정

보자원에는 대상자의 가족구성원, 동료, 지역사회 집단, 평판이 좋은 웹사이트 등이 있다.

- 공통적 견해나 관심에 대해 알아보고 결정한다.
- 건강관리전문가 자신의 선입견과 가정(가설)을 확인한다.
- 무조건적인 긍정적 관심을 유지하고 전달한다. 잘 듣고, 열린 태도를 유지하며, 판단을 하지 않는다. 또한 소통된 것에 대한 이해 정도를 사정하기 위해 지속적으로 인지도를 체크한다.
- 특정 대상자와 가족의 문화와 건강에 대한 차이나 차별을 숙지한다. 이 장의 끝부분에 제시된 웹사이트는 평판이 좋은 출처의 자원에 대한 출발점이 될 것이다.
- 필요하다면 통역 서비스를 이용한다.

문화적 차이는 각 대상자와 가족의 상황을 독특하게 만들고 의사소통 방식, 상호작용의 성격, 교육활동 전달의 궁극적인 방식에 영향을 미친다. 예를 들어 Lea 등(2019)은 암에 걸린 젊은 성인을 대상으로 한 19개 연구를 고찰하여 젊은 성인은 '젊은이에게 친숙한 맞춤형 환경'을 원하고, 돌봄을 받는 동안 전달과정에서 대상자의 선택을 허용하는 것이 교육의 효과적인 전달과 성과에 필수적임을 제시했다.

히스패닉계 성인을 대상으로 2형당뇨병에 대한 신념에 초점을 둔 체계적 문헌고찰에서, Hatcher와 Whittemore(2007)는 교육적 중재를 개발할 때 고려해야 할 몇 가지 핵심요소를 확인했다. 연구자들은 15개 연구보고를 고찰한 후에 일반적으로 히스패닉계 성인의 당뇨병 원인에 대한 이해에는 생물의학적 원인(예: 유전)과 전통적인 민속신앙이 통합된 것이라는 결론을 내렸다. 히스패닉계 사람의 당뇨병에 대한 견해로 유전과 민간신앙을 중요하다고 여기는 지식에 대해서 Hatcher와 Whittemore는 오해를 분명히 하는 것과 교육 및 돌봄에 대한 개별화된 계획의 개발을 출발점으로 하도록 권고했다. 이러한 연구의 종합결과에서는 인종과 문화가 교육성과의 구조, 수행 및 평가에 미치는 영향을 구체적인 지식으로 습득할 필요가 있음을 강조했다.

Brundisini 등(2013)은 체계적인 문헌고찰과 근거에 준한 질적 메타합성을 통해 지방에 사는 것이 만성질환자와 가족의 취약성에 기여하고, 세부적으로 문화에 영향을 미친다고 했다. 연구자들은 특히 늘 고려해야 할 세 가지 주요 주제로서 지방 문화, 지형, 건강관리전문가의 이용 가능성을 꼽았다. 일반적으로 지방의 여러 지역사회는 자기의존성, 지역사회에 대한 소속감, 지역사회에서 멀리 떨어진 곳에 있는 의료기관을 쉽게 찾지 않는 특성이 있었다. 더욱이, 필요 서비스 측면에서 지리적으로 떨어져 있다는 점은 돌봄에 대한 접근에 어려움을 주는데, 특히 날씨가 좋지 않을 경우에 이동이 어려워 치료받기가 쉽지 않았다. 또한 건강관리전문가에 대한 제한된 접근은 대상자의 취약성을 더욱 증가시킨다. 하지만 지역적으로 돌봄을 받게 될 때, 특히 그들의 건강에 대한 지식이 낮을 경우, 임상전문가와의 장기적인 관계와 개별적인 돌봄에 대상자는 감사하며, 그들이 변두리에 소외되어 있다는 생각이 줄어든다. 요약하자면, 모든 대상자와 그 가족을 위한 교육성과의 설계, 수행 및 평가에서 문화의 영향을 항상 고려해야 한다.

* 성별과 학습방식

대상자와 가족을 위한 교육과 학습경험을 계획할 때, 교육자는 학습방식이 정보의 인식, 처리, 저장, 회상과 학습활동에 대한 접근방식에 어떻게 영향을 미치는지를 고려해야 한다. 학습방식에 대한 성별의 영향을 연구한 대부분의 연구는 이분법적인 성별을 전제로 하고 있으며, 이는 비이분법적 학습자에게 해당 연구결과의 적용 가능성에 대해 의문을 제기한다. Rahmanet 등(2017)은 대다수의 남녀 대학생은 학습방식 선호도에는 차이가 없었으며, 학습의 다중모드를 선호하는 것으로 나타났다고 했다. 이 연구에서 남학생은 기술을 적용하려는 유용성과 의도를 더 크게 인식하고 업무 중심적인 경향을 보였다.

온라인 강좌와 웹 기반 교육자료의 사용이 증가함에 따라, 연구보고에서는 온라인 방식 수업을 듣는 학생과 면대면 강의를 듣는 학생 간에 학습방식의 차이가 있었다. 또한 연구에 따르면 학습방식과 참여도는 성별과 관련이 있었다. 예를 들면, 여학생은 남학생보다 필수 수업활동을 수행하려는 동기가 더 높은 경향이 있었다(Park et al., 2019; Wu, 2014; Yang et al., 2015).

성별과 강의 전달 형식이 인지된 강의실 수행목표 구조에 미치는 상호작용 효과는 남학생이 여학생보다 온라인 강의에서 수행목표 구조 수준을 더 높게 인식한 반면, 여학생은 대면강의에서 남학생보다 수행목표 지향적인 인식을 하는 것으로 나타났다(Park et al., 2018; Wu, 2014; Yang et al., 2015). 온라인 및 면대면 과정에서 여학생과 남학생에게 동등한 동기를 부여하려면 강사는 성별에 따라 학습 요구사항이 다르다는 점을 인식해야 한다. 예를 들어, 남학생은 온라인 수업에서 더 많은 관심과 지원을 필요로 하는 반면, 여학생은 면대면 수업에서 더 많은 관심이 필요할 수 있다. 그러나 온라인 학습, 학습방식, 성별, 학습자 연령 간의 관계뿐만 아니라 온라인 강좌 및 교육 프로그램을 구축하고 설계할 때 양성평등에 대한 고려의 중요성에 대해서는 좀 더 연구가 필요함이 분명하다.

임상실무와 관련하여 Stamp(2014)는 심부전이 있는 여성의 자가관리 준수를 개선하기 위해 남성과 다른 접근방식이 필요한지를 조사했다. 65세 이후 여성은 심부전 위험이 더 커지며, 심부전이 발생하면 남성에 비해 증상 부담, 재입원, 사회적 고립 및 사망률이 더 높아질 가능성이 있다. 이 연구에서 다음과 같은 결과가 가장 두드러졌다. 여성은 자신의 증상을 심부전과 연관시킬 가능성이 적다는 점과 이에 따라 생활양식 변화, 처방된 약물의 수용 및 수행에 영향을 미칠 수 있다는 점을 건강관리전문가가 인식하여 좀 더 성별에 따라 적용해야 한다. 더불어 목표로 하는 교육과 상담은 심부전의 가장 흔한 두 가지 기저질환인 고혈압과 당뇨병을 관리하기 위해 이루어져야 한다. Stamp의 연구결과에서는 또한 자가관리에 대한 지식을 향상시키고 그 중요성에 대한 이해를 높이기 위해 여성 대상자와의 양질의 의사소통에 대한 중요성을 강조한다. 더욱이, 여성은 건강관리전문가가 심부전이나 동반질환의 원인을 충분히 설명하지 않거나 분명하게 하지 않았을 때, 그리고 여성 자신이 실제 상황에서 그 상태를 관리할 수 있는 최선의 방법을 충분히 설명하지 않거나 분명하게 하지 않았을 때 무력감과 좌절감을 나타내었다. 연구자들은 심부전 전문간호사에게 의뢰를 함으로써 개선된 의사소통을 제공할 수 있다고 제안했다.

성별의 차이를 평가해야 하는 것과 같이, 많은 교육자가 개개인의 학습방식에 대한 결정 역시 중요함을 제시했다. 일반적으로 대상자는 자신이 가장 잘 학습할 것으로 추정되는 방식을 본인의 학습방식으로 정의한다. 근거에 대한 존재와 질에 대한 논란에도 불구하고 대상자와 가족에게 그들이 선호하는 학습 접근방식(예: 말하기, 읽기, 쓰기, 행동하기나 상호작용)을 확인하는 것은 여전히 중요하다. 건강관리전문가는 이러한 정보를 얻음으로써 교육적 중재를 더 효율적으로 계획할 수 있다. 또한 연령, 지능, 운동능력, 장애 수준, 불안과 과거의 경험은 개인의 학습능력에 큰 영향을 미칠 수 있다(Bastable, 2017; McDonald, 2018).

* 학습준비성, 자기효능감 변화를 위한 준비단계

대상자와 가족의 학습요구가 파악되면, 그들의 학습준비성과 자기효능감에 대한 결정이 다음 단계에서 중요하다. 학습준비성은 학습자가 학습을 받아들이는 시점을 지칭하는 반면, 자기효능감은 대상자와 가족이 특정 사고 및 감정뿐 아니라 특정 목표와 행동양상을 이룰 수 있는 자신감을 의미한다(Bandura, 1994; Bastable, 2017; Kim et al., 2020). 학습이 일어나기 위해서는 대상자와 가족이 학습할 준비가 되어야 하고, 높은 자기효능감을 가지고 있어야 한다. Peters 등(2019)은 자기효능감이 높은 복합 만성질환자가 삶의 질이 더 높은 경향이 있음을 발견했다. 한편, 학습 준비는 신체적 준비, 정서적 준비, 경험적 준비, 지식 준비 등 다양한 영역에서 나타난다. 보다 구체적으로 말하면, 신체적 준비 상태는 대상자의 작업 수행능력, 작업의 복잡성, 대상자의 주의와 관심을 유지하는 환경조건, 대상자의 건강상태 및 성별에 의해 영향을 받을 수 있다(Bastable, 2017). 여성은 남성보다 흡연, 음주 등 건강을 위협하는 위험행동을 할 가능성이 적다(St-Pierre et al., 2019). 또한 남성보다 건강돌봄 교육에 참여할 가능성이 더 높다(Winkley et al., 2016).

반면, 학습에 대한 정서적인 준비는 불안 수준, 개별적 지원시스템의 견고성, 동기, 마음상태와 발달단계의 영향을 받는다(Bastable, 2017). 이전의 긍정적 학습경험뿐 아니라 부정적인 학습경험도 대상자와 가족구성원의 경험 준비성에 큰 영향을 미칠 수 있다. 그러므로 건강관리전문가가 교육활동을 계획할 때에는 이전 학습의 성공과 실패, 유사한 상황에 대한 이전의 대응방식을 확인해야 한다. 마지막으로, 새로운 지식에 대한 학습의 준비성은 대상자나 가족구성원이 이미 알고 있는 것, 개인의 인지능력, 학습장애 및 일반적 학습방식에 의해 영향을 받을 수 있다(Bastable, 2017; Mauk, 2018; Muijs & Reynolds, 2005; Rankin et al., 2005).

대상자와 가족구성원의 학습준비 상태를 사정하는 동안 자기효능감도 결정해야 한다. 연구 문헌에서 강한 자기효능감, 즉 행동을 성취할 능력에 대한 자신감은 만성질환을 가진 개인의 건강증진행위에서 긍정적인 영향을 미친다는 것을 재차 확인했다(Bandura, 2018; Farley, 2020; Manne et al., 2020). 대상자의 자기효능감은 권장되는 행동의 준수, 어려움을 극복하기 위해 취하는 노력, 생각 유형과 개인의 목표달성에 영향을 미친다(Bandura, 1994, 2018). 더욱이 Bandura(1994)의 사회인지이론에 따르면 대상자의 자기효능감은 쉽지 않은 상황에서 경험하는 스트레스 수준과 대상자가 이러한 상황을 관리하는 방식에 영향을 미친다. 아울러, 자기효능감은 대상자가 질병의 결과에 대처하는 데 도움이 되는 내부 자원으로 간주되고(Manne et al., 2020), 성공적인 행동 변화 및 이러한 행동의 유지와 관련이 있으며(Farley, 2020), 체중조절, 금연, 권장운동 및 약물준수와 같은 건강관리에 영향을 미칠 수 있다는 근거도 있다. 흥미롭게도 원하는 행동변화가 달성되면 자기효능감이 향상될 수 있다(Bandura, 2018; Farley, 2020). 만성질환이 있는 대상자의 자기효능감은 자가관리를 지원하는 중재로 개선되는 것으로 나타났지만, 장애물을 없애고 성공적 행위를 유지하기 위한 전략을 구현하지 않으면 이러한 중재는 성공하지 못할 수 있다(Farley, 2020). 이 밖에 Bandura(2019)는 대상자에게 성공을 위한 지속적인 지원과 자원이 부족한 경우 행위을 변경하려는 시도의 가치가 제한적이라고 주장했다. Roncoroni 등(2019)은 또한 자기효능감이 건강증진활동에 대한 참여와 치료요법 준수를 향상시킨다는 사실을 알게 되었다. 그러나 건강관리전문가가 대상자의 자기효능감을 높이고 이러한 활동이나 지원시스템을 지속하도록 돕는 방법을 찾는 것이 중요하다. 자기효능감을 개발하기 위해 노력할 때는 개인의 특성뿐 아니라 장애물과 촉진 요인도 고려해야 한다. 반면 이것은 모든 경우에 적용되는 단일 접근방식이 아님을 알아야 한다(Fors et al., 2018). 최종적으로 Cutler 등(2018)의 체계적 문헌고찰 결과에서는 건강관리기관이 결과를 개선하고, 입원을 줄이고, 전체 비용을 절감하려면 만성질환이 있는 개인의 자기효능감을 유지하는 데 도움이 되는 새로운 프로그램과 전략에 우선순위를 두어야 한다고 주장하고 있다.

'변화를 위한 준비성'은 점점 더 만성질환에 적용되는 친숙한 용어가 되고 있다. 변화를 위한 준비성이 다양하게 정의될 수 있더라도, 의도적인 의사결정을 포함하여 긍정적인 행위 변화를 용이하게 하는 효율적 중재의 증진을 위해 발전한 범이론적 변화 모델(transtheoretical model, TTM)이 가장 잘 알려져 있다. 범이론적 변화 모델은 다른 이론들로부터 집대성된 구조를 반영하고, 더 긍정적인 행위를 습득하기 위해 흡연, 운동제한, 과식 같은 문제행동을 개별적으로 어떻게 수정할지를 설명한다(Prochaska & DiClemente, 1983; Prochaska et al., 1992; Prochaska & Velicer, 1997). 핵심적인 구성은 변화단계로 이루어지나, 그 모델에는 자기효능감, 변화과정, 의사결정의 균형, 유혹과 같은 다른 변수들도 포함된다. 범이론적 변화 모델은 건강에 해로운 행위(예: 흡연, 운동제한)를 변화시킬 개인의 준비와 관련된 단계 중심적인 중재에 초점을 둔다. 범이론적 변화 모델 내에는 변화 준비에 대한 5단계, 즉 사전숙고, 고려, 준비, 실행과 유지 단계가 있다. 신뢰성과 타당성이 입증된 이러한 단계의 측정도구는 암예방연구센터(2017)의 웹사이트에서 얻을 수 있다.

* 발달단계

연대기적 연령은 대상자와 가족구성원의 예상되는 신체적·인지적·심리적 발달상태에 대한 기본적인 정보를 제공한다. 대상자와 가족구성원을 위한 교육-학습활동을 계획할 때, 과거의 학습경험, 스트레스 수준, 신체적·정서적 건강, 개인적인 동기, 환경조건 및 이용 가능한 지원시스템과 함께 대상자나 가족구성원의 발달단계를 고려하는 것이 중요하다(Bastable, 2019).

상당수의 저명한 발달이론가는 건강관리전문가의 생애단계에 대해 견해를 제시해왔다(Erikson, 1968; Piaget, 1951, 1976). 학습이 학생 중심적으로 이루어지는 유년기와는 달리, 성인의 학습은 우선적인 문제에 대해 새로운 기술과 지식을 어떻게 적용할 것인지를 강조하며, 문제 중심적인 경향이 있다. 성인은 변화에 더욱 더 저항하는 경향이 있기 때문에, 건강관리전문가와 함께 상호목표와 행동계획을 수립하는 것이 교육성과를 현저하게 향상시킨다.

표 9-2에서는 성인의 발달단계, 성인학습자의 주요 속성과 적용 가능성이 높은 교육전략을 간략히 소개한다. 일반적인 오해로는 노인은 학습을 할 수 없다는 것이다. 실제로 노인은 관련이 있는 자료를 천천히 제공받고 긍정적인 피드백을 받는다면, 새로운 지식과 기술을 보다 잘 학습할 수 있다(Bastable, 2019; Mauk, 2018). 우울증, 외로움, 슬픔은 노인에게만 국한된 것이 아니기 때문에, 이 요인은 대상자나 가족에서도 제시된 학습내용에 대한 집중능력에 영향을 미칠 수 있다. 더욱이 건강관리전문가는 대상자와 가족구성원의 학습능력에 영향을 미칠 수 있는 잠재적인 인지적·신체적인 제약(예: 통증, 피로감, 시력저하나 청력저하)에 대해 지속적으로 숙지해야 한다.

교육과 학습 과정에 영향을 미치는 시스템 요인

대상자, 가족, 건강관리전문가의 교육상황을 최적으로 보장하기 위해서는 특정 요소가 준비되

표 9-2 발달단계별 학습자의 특성과 교육전략

발달단계	학습자의 특성	권장되는 교육전략
젊은 성인 (18~39세)	• 최고의 신체기능 • 자기주도(self-directive) • 학습에서의 독립성 • 진로(career), 교육, 사회적 역할에 대한 결정 • 역량기반 학습자 • 만성질환이 있더라도 가능한 한 독립성을 유지하면서 학습하기를 원하고 가능한 한 정상적인 생활로 이끄는 성향이 있음	• 즉시 적용 • 능동적인 참여 • 학습은 편리하고, 자기주도적으로 진행하며, 시각적 자료와 글이 혼합된 형태여야 함 • 그룹 상호작용 • 조직화된 자료와 발표 • 과거 경험을 학습자료로 사용 • 학습자의 문제에 실제적인 응답 제공 • 교육에서 즉각적인 적용을 위한 기회 제공 • 신뢰할 만한 근거기반 정보를 추구
중년 (40~64세)	• 잘 발달된 자아의식 • 보통 직업에서의 정점 • 신체 변화에 관심 • 목표와 가치 재검토 • 능력에 대한 자신감 • 삶의 불만 양상을 감소시키려는 경향 • 중년의 위기를 경험할 수 있음	• 독립성을 유지하고 정상적인 생활패턴을 구성하도록 재설정 • 이전의 긍정적 · 부정적 학습경험에 대한 사정 • 잠재적인 스트레스 확인 • 삶의 문제나 걱정에 합당한 정보 제공, 학습자료에 과거 경험을 이용 • 대상자의 문제에 대한 실제적 해결방안 제공 • 교육의 즉각적인 적용을 위한 기회 제공
노인 (65세 이상)	• 인지적 변화 • 추상적 사고능력 감소 • 단기기억 감소 • 반응시간이 길어짐 • 과거 생활경험에 초점 • 운동능력, 감각의 상실 • 청각 및 시각 변화 • 특히 고음, 저음, 빠른 말을 듣지 못함 • 주변 시야 감소 • 위험 감행(risk taking) 감퇴	• 구체적 예시 사용 • 과거 경험 구축 • 관련 정보 구성 • 처리 및 반응시간의 허용 • 언어적 상호작용과 코칭 • 적극적 개입 격려 • 짧게 설명(20~40분) • 천천히 명료하게 말함 • 교육 동안 산만함의 최소화 • 큰 소리를 피하고 대규모 그룹으로 교육할 때는 필요에 의해 마이크 사용 • 유인물에 큰 글씨 사용 • 번쩍거림을 피하고 조명을 최적화 • 안전한 환경 제공 • 교육시간은 짧게, 휴식시간 제공 • 강의실은 너무 춥지도 덥지도 않은 적정온도 유지

출처 Bastable, S. B. (2017). Essentials of patient education (2nd ed.). Jones & Bartlett Learning; Mauk, K. L. (Ed.). (2018). Gerontological nursing: Competencies for care (3rd ed.). Jones & Bartlett Learning.

어야 한다. 긍정적인 교육성과에 의미 있게 기여할 수 있는 시스템 요소는 다음과 같다(Fattouh et al., 2019; Kivela et al., 2014; Kokturk et al., 2018; Mahajan et al., 2020; Shippee et al., 2018; Sinnema et al., 2018; Yen & Leasure, 2019).

• 교육내용에 대한 지식, 교수능력, 대상자의 자기돌봄능력 강화, 건강코칭, 대상자와 가족의 문화적 차이 및 요구에 대한 민감성 측면에서의 건강관리전문가의 준비
• 교육적 접근에서 개인에게 도움을 줄 수 있는 다른 모든 요인과 연관된 지식 및 문화적 역량(예: 연령, 발달단계, 만성질환과 관련된 인지

적·신체적 상태)

- 효율적인 교육을 위해 필요한 자료(예: 장비와 기술, 자료-소책자, 도표)
- 교육계획 업데이트, 평가도구 이용, 교육 프로토콜 개발 및 업데이트를 할 수 있는 시간적 제약
- 퇴원계획 그리고 소통이 필요한 대상자와 가족의 또 다른 정보와 일치하는 교육활동으로 조정
- 다른 사람에게 도움이 될 수 있고 교육을 강화하기 위해 가르쳐야 할 것은 무엇이고, 언제 가르쳐야 하는지, 결과는 무엇인지에 대한 간결하고 시기적절한 기록
- 의료시스템에 의한 대상자와 가족 교육의 가치, 우수하고 긍정적인 교육성과에 대한 보상
- 대상자와 가족 교육에 대한 부적절한 기록 유지 및 상환 정책

건강문해력이 낮은 대상자와 가족을 처음으로 평가하고 교육할 때 다음 전략을 제공할 수 있다(Bastable, 2017; Falvo, 2011; Mayer & Vallaire, 2007; McDonald, 2014; Petty, 2006).

- 자료는 5학년 수준을 넘지 않아야 하고, 문화적으로 적절해야 한다.
- 문장은 짧게 유지하며, 가급적 단어 20개를 초과하지 않도록 한다.
- 가능하면 한두 음절로 이루어진 짧은 단어로 말하거나 쓰도록 한다.
- 대부분의 사람이 쉽게 이해할 수 있는 일반적인 단어를 사용한다.
- 중요한 정보를 먼저 제공한 후에 대상자와 가족이 알아야 하는 것에 초점을 둔다.
- 기술 용어 혹은 익숙하지 않은 단어(예: 공복 시 혈당치나 고혈압)는 분명하고 간결하게 밝히고, 고혈압(hypertension) 대신 혈압이 높음(high blood pressure)과 같이 단순한 어휘로 바꿔 전달한다.
- 문해력이 부족한 사람은 자료를 읽고 받아들이는 데 시간이 더 걸린다는 점을 기억한다.
- '천 마디 말보다는 한 번 보는 게 더 낫다'는 말처럼 문해력이 부족한 이들에게는 시각적으로 제시하는 것이 특히 도움이 될 수 있다.
- 약어(예: MI, FBS) 사용을 피한다.
- 설명이나 발표를 하는 동안에는 같은 단어를 사용한다(예: 식이를 메뉴나 식이처방과 혼용하지 않는다).
- 정보를 기억하기 쉽도록 묶어서 구성한다. 숫자는 꼭 필요할 때만 사용한다. 건강문해력이 낮은 대상자와 가족에게는 숫자와 통계가 혼란스럽고 의미가 없을 수 있음을 기억한다.
- 기억해야 할 항목이 7개를 넘지 않도록 한다.
- 교육시간은 짧게 잡도록 하며, 10~15분 정도가 바람직하다.
- 일상적 관리와 문제가 있을 때의 경고증상(즉, 상처감염 또는 요로감염의 징후, 심근경색이 아닌 심장마비나 뇌졸중의 징후)을 확실하게 이해하도록 대상자에게 배운 내용을 역으로 가르치는 시뮬레이션(teach-back-method)을 이용한다. "이해했습니까?"라고 질문하지 말고, 대상자가 과정을 설명하거나 감염, 뇌졸중, 심장마비의 징후를 설명해보도록 대상자에게 요청한다. 이러한 인식 점검은 교육-학습 과정에서 중요한 부분이고, 건강관리전문가에게는 학습이 계획대로 이루어졌는지를 평가할 수 있도록 해준다. 더욱이 이러한 인식 점검은 대상자나 가족의 교육적 성과가 달성되지 못한 경우 건강관리전문가가 다시 교육하도록 한다.
- 문해력 수준을 확인하기 위해 전문가가 서면자료를 검토하게 한다. 또한 기술된 자료를 읽고 이해하는 특이 능력을 확인하기 위해 대상자와 가족에게 질문을 하도록 그들에게 요청한다. 교육자료가 대상자와 가족구성원의 모든 관심을

지, 또는 제공된 자료에 포함되지 않은 것에 의문사항이 있는지 문의한다.

담고 있다고 가정하지 말고, 누락된 것이 있는지, 또는 제공된 자료에 포함되지 않은 것에 의문사항이 있는지 문의한다.
- 서면자료와 청취 중재를 결합하는 것은 정보의 학습과 기억을 높여준다는 것을 명심한다.
- 교육속도를 맞추기 위해서 한 번에 한 단계씩 정보를 제공하고, 대상자와 가족구성원이 각 단계를 이해하도록 하며, 다음 단계로 넘어가기 전에 대상자와 가족에게 질문을 하도록 한다.

이러한 중재 형성에 가장 유용한 근거는 무엇인가? 여러 연구자(Fattouh et al., 2019; Kivela et al., 2014; Shippee et al., 2018)는 건강관리전문가가 대상자의 경험, 특히 여러 만성질환을 앓고 있으며 주요 생활습관을 바꿔야 하는 이들의 경험에 영향을 미치는 긴장과 모호성을 항상 인식하지는 않는다고 주장한다. 연구자들은, 만성질환자가 증상관리를 위해 여러 가지 기술을 이용하고 가족과 건강관리전문가를 위해 '잘' 관리하는 것과 '정상적인 생활'을 유지해야 한다는 것에 압박감을 느낀다는 사실을 총괄적으로 제시했다.

대상자와 가족을 위한 교육적 중재

이 장의 전반부에서 제시했듯이 만성질환자와 가족을 위한 교육계획의 전개에는 많은 요인이 평가되고 고려되어야 한다. 이러한 요인이 나타나는 방식은 다양하기 때문에 대상자, 가족, 건강관리전문가가 상호 간에 목표를 설정하여 중재로 연결하고, 그 성과를 개개인에게 적합하게 계획하고 수행하며 평가해야 한다. 대부분의 경우, 대상자와 가족을 위해 이 교육과정에 지속적으로 참여하고, 끊임없이 간호를 제공하는 주요 건강관리전문가는 간호사이다.

* 교육계획의 전개

교육계획은 행동목표, 제시할(교육) 내용, 교육전략, 교육시간 프레임과 평가방법 간의 관계를 규정하는 설명서의 청사진 또는 개요가 된다(Bastable, 2017). 모든 면에서 대상자, 가족, 건강관리전문가는 상호 동의하에 미리 정한 목표를 이루기 위해서 협력한다. 학습성과의 개요를 설명할 때 교육자는 3가지 학습영역(인지 영역, 정서적 영역, 정신운동 영역) 각각의 학습성과를 제시해야 한다. 각 학습 영역에는 고유한 하위 영역이 있다(Wilson, n.d.). 학습영역은 1956년 Benjamin Bloom이 지도한 연구자 그룹에 의해 처음으로 설명되었다(Hoque, 2016).

인지 영역은 사물의 가치를 회상하고 해석하고 판단하는 것과 같은 사고와 정신적 기술을 통해 습득되는 학습을 의미한다. 인지 영역에는 6단계 수준이 있다. 이러한 수준은 가장 낮은 것부터 가장 높은 순으로 지식, 이해, 적용, 분석, 종합 및 평가이다(Hoque, 2016). 정서적 영역은 태도, 가치, 감정, 느낌을 포함하는 학습이 해당된다. 정서적 영역의 수준은 수용, 반응, 가치평가, 조직 및 특성화이다(Hoque, 2016). 정신운동 영역은 신체적 움직임과 행동을 통해 획득하는 학습과제와 관련이 있다. 정신운동 영역의 7가지 수준은 지각, 설정, 유도반응, 메커니즘, 복합적인 명백한 반응, 적응 및 개시(origination)이다(Hoque, 2016).

이러한 학습영역을 제시하기 위한 교육계획을 구성할 때 건강관리전문가는 미국 보건연구품질조사국(Agency for Healthcare Research and Quality, AHRQ), 전문직 간호사 집단, 자체 근거기반 지침을 개발한 미국 심장협회와 같은 특정 질병 기구에서 제시한 실무표준 자료도 참조해야 한다.

구체적인 교육계획에는 교육계획의 목적과 목표(들), 즉, 달성해야 할 목표에 대한 포괄적인 명시, 구체적이고 측정 가능한 목표, 각각의 목표를 달성하기 위해 다룰 내용, 교육전략, 해당 개념을 가르치기 위해 필요한 시간, 학습이 이루어졌는지 판단하기 위한 평가방법과 같은 요소들이 포함된다. 교육계획의 주요 요소는 구체적인 예시와 함께 다음에 설명할 예정이다.

교육전략

교육목표를 달성하기 위해 다양한 교육전략 사용법을 아는 것은 건강관리전문가와 학습자에게 대상자와 가족 교육을 더 흥미롭고 도전적이며 효율적으로 만들 수 있다(Rankin et al., 2005). 널리 사용되고 있는 교육을 위한 일반적인 학습전략은 표 9-3을 참조한다. 만성질환자에 대한 연구에서 여러 차례의 교육 중 다양한 교육방식을 결합하면 단일 교육방법이나 수업보다 더 대상자의 긍정적인 성과를 지속적으로 나타낸다고 제시한다(Bastable, 2017; Mahajan et al., 2020; McDonald, 2018; Stamp, 2014). 반면, 건강관리전문가는 교육과정의 성공과 실패의 원인이 되는 시스템 요인도 인식하고 있어야 한다.

특정 대상자와 가족만이 받는 교육이라고 해도, 그 핵심적 요소는 명시된 시간 안에서 달성될 수 있어야 하고, 측정 가능한 목표하에 개발되어야 한다. 예를 들어, 당뇨병 대상자는 저혈당 반응의 증상과 징후를 학습할 필요가 있다. 적절하게 측정할 수 있는 목표는 "Ms. Jones는 이번 12시간의 근무시간까지 저혈당 반응의 4가지 증상과 징후를 진술할 수 있다."와 같이 제시한다.

웹을 가장 많이 이용하는 청년층에서 중년층에 이르기까지 점차 더 많은 만성질환자와 가족 구성원이 웹기반 자료로부터 질병관리에 관한 교육을 받고 있다(Fredericks et al., 2015; Lee et al., 2007; Schweier et al., 2016; Stone, 2014; Win et al., 2016). Chen 등(2018)의 연구에 따르면 인터넷 이용자의 80%가 온라인으로 건강정보를 찾고 있다는 것을 보여준다. 이는 이메일과 검색 엔진 이용에 이어 세 번째로 인기 있는 온라인 검색항목이다.

만성질환자에게 인터넷은 지식의 공유, 교육, 질병에 대한 더 나은 이해를 위해 필요한 행동변화를 권장하는 도구로 이용된다. Win 등(2016)은 만성질환 관리를 위한 온라인 대상자 교육(OPE) 웹사이트의 필수 설계기능으로 대상자 맞춤형 정보, 상호작용성, 콘텐츠 신뢰성, 콘텐츠의 명확한 표현, 멀티미디어 사용 및 해석 등을 규명했다. 또한 이들은 OPE 프로그램을 사용하면 대상자가 정보를 편리하게 볼 수 있고 아울러 그 정보를 더 잘 흡수할 수 있을 때 사이트를 다시 방문할 수 있다는 사실을 제시했다.

연구결과로, Schweier 등(2016)은 이메일에 대해 상기시켜주는 것뿐만 아니라 자신의 건강상태를 유지하거나 개선할 수 있다고 믿는 대상자에게 웹기반 중재에 참여하도록 동기를 부여하는 것이 중요한 요소임을 제시했다. 웹기반 중재는 적극적인 참여를 장려하는 개인의 문화적·사회경제적 요인을 반영하도록 설계되어야 한다(Fredericks et al., 2015).

학습곡선

학습곡선은 학습자가 태도 또는 심리운동기술을 습득하는 데 걸리는 기간을 나타내며, 이러한 변화를 달성하는 데 있어서 어려움의 정도를 포함한다(Bastable, 2017). 개인의 학습곡선은 불규칙성으로 특징된다. 성과의 변동은 흥미, 집중력, 에너지, 능력, 상황적 정황, 학습환경 내에서 적절하거나 부적절한 조건과 같은 요인에 의해 초래될 수 있다(Gage & Berliner, 1998). 만성질환자의 사례로 뇌졸중 후 다시 보행을 익히는 것은 신체적 능력이 기대에 미치지 못하기 때문에 좌절감을 느낄 수 있고, 시간이 걸린다. 학습이 항상 순차적으로

표 9-3 공통 교육전략에 대한 일반 개요

교육전략	학습영역	학습자 역할	교육자 역할	강점	약점
강의	인지적	수동적	정보 제시	비용효율적, 대규모 그룹 대상	개별화 되지 않음
그룹 토론	인지적, 정서적	학습자 참여시 능동적	지시와 토론 중심	감정과 아이디어 공유	소극적 혹은 주도적인 구성원이 참여에 영향을 주고, 초점을 잃을 수 있음
일대일 교육	인지적, 정서적, 심리운동적	능동적	정보 제시와 개인화된 학습 격려	대상자와 가족구성원의 요구와 목표에 맞춤	다양성이 큼, 노동집약적; 학습자의 고립(격리)
시범	인지적	수동적	기술이나 행동의 모델화	기술이나 행동에 대한 예습. 질문을 할 수 있음	시각화를 위해 개별화나 소그룹을 요함
양방향 시범	심리운동적	능동적	기술 이행의 개선을 위한 개별적 피드백	즉각적인 피드백	노동집약적; 불안이 행동에 영향을 줄 수 있음
게임하기	인지적, 정서적	대상자/가족 참여 시 능동적	속도를 감독, 보고받기(debriefs)	학습자의 열성과 참여를 자극	지나치게 경쟁적이거나 자극적일 수 있음
모의실험(시뮬레이션)	인지적, 심리 운동적	능동적	상황을 설계, 학습을 용이하게 함, 보고받기	안전한 환경에서 현실 상황에 대한 실습	노동집약적; 장비 비용/장비 이용, 스케줄 문제
온라인 학습	인지적, 정서적	수동적; 그러나 대상자와 가족이 그룹토의, 문제해결, 그룹과제에 참여할 시 능동적 가능	보통 프로그램/클래스로 설계, 정보 제시; 능동적 학습 연습, 토의, 사례연구, 그룹과제 제공	학습자는 보통 원격에 위치하며, 학습 내용과 활동에 접근할 때 유연성이 필요함. 학습자는 동기부여가 되어야 하며, 제공되는 피드백은 보통 개별적이고 즉각적임	접속할 장비 필요, 개별적 접촉 부족; 접근성; 모든 피드백이 즉각적이지 않을 수 있음
컴퓨터 보조 교육	인지적, 정서적	능동적	프로그램을 설계하거나 구매, 학습자에게 피드백을 제공하도록 기대	개별화된 교육. 학습자가 학습속도를 조절할 수 있음; 피드백을 받을 수 있도록 프로그램화 가능. 청각장애, 학습장애, 또는 실어증이 있는 경우에 유용한 방식임	장비와 소프트웨어의 구비가 필수적

출처 Bastable, S. B. (2017). Essentials of patient education (2nd ed.). Jones & Bartlett Learning; Miller, E. (2020). Theoretical Basis for Clinical Reasoning (29NURS8002): Online course manual. Cincinnati, OH: University of Cincinnati, College of Nursing; Wantland, D. J., Portillo, C. J., Holzemer, W. L., & Slaughter, R.(2004). The effectiveness of web-based vs. non-web-based interventions: A meta-analysis of behavioral change outcomes. Journal of Medical Internet Research, 6(4), 40-71.

일어나는 것은 아니기 때문에 건강관리전문가는 이러한 사실을 인지하고, 대상자와 가족이 예상한 대로 성취되거나 진행되지 않는 것에 대해 분노, 좌절, 낙심을 경험할 때, 대상자와 가족을 도와야 한다. 또한 연구에서 학습의 정체도 다른 이들을 교육하는 것과 마찬가지로 보고, 듣고, 시범을 관찰하고 토론하며 실습할 때 좋아질 수 있다는 사실을 뒷받침한다(Bastable, 2017; Mahajan et al., 2020; Mauk, 2018; McDonald, 2018).

평가

교육성과의 평가는 교육학습 과정에서 중요한 단계이다. 평가는 교육목표가 달성되었는지를 판단하기 위해 자료를 수집·이용하는 것을 내포하는 체계적이고 지속적인 활동이다. 이러한 성과평가(outcome evaluation)는 총괄평가(summative evaluation)라고 불리지만, 형성평가(formative evaluation)로도 지칭될 수 있다. 형성평가는 교육실행이 지속되는 동안 실제 교육과정 중에 이루어진다. 형성평가는 건강관리전문가에게 교육 프로그램이나 과정에 대한 수업의 전달과 질을 향상시킬 수 있는 실행과정의 요소를 조정하거나 변경할 것을 허용한다. 그 예로 건강관리전문가는 대상자와 가족과 함께 과제에 대해 웹기반 프로그램과 면대면 시범의 이용을 결정할 수 있다. 대상자가 익숙하지 않은 컴퓨터 사용이나 프로그램에 내켜하지 않는 것에 대해 즉각적으로 피드백하는 경우, 건강관리전문가는 웹기반 교육에서 대상자와 가족을 포함하는 소규모 토의로 교체할 수 있다.

어떤 유형의 평가를 실시할 때에는 성과가 측정되는지, 데이터를 언제, 어떻게 수집했는지, 그러한 데이터를 어떻게 해석했는지를 밝히는 것이 중요하다. 예를 들어, 건강관리전문가는 '대상자가 12시간 근무가 끝날 때까지 저혈당의 세 가지 징후와 증상을 설명할 수 있다'는 목표를 대상자와 정할 수 있다. 이 목표를 달성했는지에 대한 판단은 간단하다. 하지만 때때로 이러한 평가과정을 방해하는 장애물이 발생할 수 있다. 특히 문제 소지가 있는 장애요인에는 평가되고 있는 것의 명료성 부족, 평가수행능력 부족, 처벌에 대한 두려움이나 낮은 자아존중감 등이 포함된다(Bastable, 2017). 능력 부족과 관련하여 말하자면, 건강관리전문가는 대상자와 가족이 당뇨병에 대해 기본적으로 이해하고 있는지를 판단하기 위해 간단한 시험을 어떻게 구성할지 모를 수도 있고, 아니면 그들의 학습을 평가하기 위해 구술로 문제를 푸는 것을 불편하게 생각할 수도 있다. 다른 상황으로는 대상자가 심하게 아파서 정보를 학습할 수 없거나, 새로운 과제를 할 수 없거나, 아니면 건강관리전문가가 대상자에게 기대하는 반응을 하지 못할 수도 있다.

실무지침이나 프로토콜은 여러 상황에서 형성평가와 총괄평가가 어떻게 이루어지는지, 어떤 정보가 기록되는지를 제시한다. 특히 대상자와 가족의 교육 및 학습 과정을 적용할 때, 평가과정에 대한 데이터는 만성질환의 경과와 추가적 인지, 정서 및 개발되어야 할 심리운동적 기술에서 특별히 쓰일 수 있다.

교육계획의 예

Jones는 4주 전에 대장암 진단을 받은 72세 대상자이다. 그는 부분 대장절제술을 받았으며 복부에 장루주머니가 있다. Jones는 최근 화학(항암)요법 치료를 시작했으며 오심, 피로, 식욕부진, 탈모 등의 부작용을 겪고 있다. 지난 5년간 고혈압 병력이 있었으며 혈압은 항고혈압제로 조절하고 있다. 그는 2년 전 엔지니어로 은퇴했으며 교회에서 매우 활동적이다. 병에 걸리기 전에는 보통 매주 친구들과 골프를 쳤으며, 결혼 후 43년이 된 아내는 은퇴한 교사로, 그는 부인과 정기적으로 지역 음악행사에 참석했다. 아내는 초기 알츠하이머병을 앓고 있다.

Jones을 위한 교육계획

목표	내용(주제)	시간틀	교육전략	평가방법
1. Jones는 집에서 장루에 대한 적절한 전략을 제시할 수 있다. * 인지적, 정서적, 심리 운동적 영역	a. 건강한 장루의 특징 b. 장루 세척 및 장루주머니 교체기술과 장루 세척 시기 및 방법 c. 장루 감염의 증상과 징후 d. 장루의 정기적인 모니터링에 대한 중요성	10분	• 일대일 교육 설명 • 교육용 비디오 재생 – 장루 세척 및 장루주머니 교체의 올바른 기술 • 장루관리를 제시하는 포스터 검토 – 문화적으로 적절하고 대상자의 건강문해력에 맞는 소책자 제공 – Jones에게 주제와 관련된 질문이 있는지 확인	• Jones에게 장루를 정기적으로 모니터링하는 것의 중요성, 건강한 장루의 특징, 장루 감염의 증상과 징후에 대해 설명하도록 한다. • Jones에게 장루를 세척하고 장루주머니를 교체하는 기술을 시연해보도록 한다.
2. Jones는 자신의 변화된 신체상을 받아들인다는 것을 제시할 수 있다. * 정서적 영역	a. 긍정적인 특성과 개인적 성취에 초점을 둠 b. 부정적인 생각을 멈추는 연습 c. 이러한 변경사항 중 어떤 사항은 가역적일 수 있음을 인식	10분	• 간단한 토론과 강화를 혼합한 일대일 교육	• Jones에게 긍정적인 생각을 유지하는 전략과 부정적인 생각을 멈추도록 하는 전략을 구두로 진술하게 한다. • Jones에게 부정적인 생각보다 긍정적 생각에 초점을 두는 능력을 0(신뢰 없음)부터 10(완전한 신뢰)까지의 점수척도로서 평가하도록 한다.
3. Jones는 자신의 항암치료와 관련된 오심, 피로 및 다른 증상의 관리 방법을 제시할 수 있다(예: 통증, 신경병증 가능성).	a. Jones, 가족, 지원시스템의 다른 구성원(예: 친구, 건강관리전문가)과 함께 수술 및 항암요법의 잠재적인 부작용 검토 b. 증상관리를 위해 처방된 약물을 복용하는 것에 대한 중요성 토론	10분	• 증상관리를 위해 처방된 약물과 처방된 대로 복용하는 것의 중요성 • 질문과 자원에 대한 답변을 위한 서면자료와 온라인 및/또는 직접 지원	• Jones는 항암요법과 다른 치료로 발생한 오심 및 기타 부작용을 감소시키기 위해 시도할 수 있는 방안을 설명한다. • Jones의 가족과 지원체계는 그의 증상관리를 돕기 위해 할 수 있는 것을 명시한다.
4. Jones는 개선된 식습관과 수면패턴을 보여줄 것이다.	a. 오심을 감소시키는 방법을 기술 b. 처방된 약물복용의 중요성에 대한 논의 c. 치유과정에서 균형 잡힌 식단의 중요성과 충분한 수면에 대한 검토 d. 식이와 수분 섭취량을 매일 기록	5분	• 일대일 교육과 간단한 토론과 강화, 그리고 피드백 • 일주일간 소책자 및 샘플 메뉴 제공. 식단을 검토하고 그가 현실적으로 따를 수 있는 것에 대한 검토	• Jones에게 3일간 자신의 임상적 상황에 적합한 식이섭취를 계획해보도록 요청한다. • Jones에게 통상적인 수면을 이루는 데 도움이 되는 전략을 나열하도록 한다.

Jones을 위한 교육계획

목표	내용(주제)	시간틀	교육전략	평가방법
※ 인지적, 심리 운동적 영역	e. 팬데믹 관련 문제에서 의약품과 식료품을 확보하기 위한 전략 설명 f. 이전의 수면패턴과 효과적인 수면패턴을 갖는 방법을 설명 g. Jones가 안전하게 식사를 준비할 수 있는지 또는 Jones가 식사준비를 하는지 확인		• 약제구입, 식료품과 식사준비가 문제인 경우, 약품을 사전주문하는 방법에 대한 정보 및/또는 자원을 제공. 또는 해당 지역에서 식료품, 배달, 픽업 서비스를 이용할 수 있음	
5. Jones는 정신상태가 개선된 모습을 보일 수 있다. ※ 정서적, 인지적 영역	a. Jones의 정신상태를 향상시키는 데 있어서 건강한 식습관과 적절한 수면의 중요성 b. 지원 및/또는 정신자문을 구하기 위한 유용한 자원의 규명 c. 정기적인 만남(예: 매일, 매주)을 유지하도록 Jones 및 가족과 함께 실행 가능한 전략에 대해 논의 d. 긍정적인 생각에 집중하고 부정적인 생각은 멈춤 e. 스트레스 관리 전략, 과거에 일한 경력과 Jones의 선호도에 대한 논의 f. 팬데믹 기간 동안 사회적 지원을 얻기 위해 신뢰할 수 있는 사람과 의사소통을 하는 대안의 규명	10분	• 일대일 교육, 간단한 토론과 강화, 그리고 피드백 • 직접 또는 가상으로 이용할 수 있는 교회, 지원그룹을 통한 정신적 자문과 기타 지원을 위해 유용한 자원에 대해 이야기함 • Jones의 수술과 치료 이전과 현재에 있어 이완과 스트레스 활동, 그리고 스트레스를 감소시키는 데 도움이 되는 것을 확인하고 기록 • 이러한 우선적인 스트레스 감소 활동을 어떻게 수행할 수 있는지 설명함 • 심호흡, 명상과 같은 이완 기법 실시 • Jones가 자해를 생각하거나 자살충동을 느끼는 경우를 대비해 긴급연락에 대한 제공	• Jones에게 정신상태를 향상시키는 데 도움이 되는 3가지 전략을 제시하도록 한다. • Jones에게 정신과 상담이나 지원을 받을 수 있는 유용한 자원 2가지 정도를 제시하도록 한다.
6. Jones은 팬데믹 동안 준수할 예방조치를 규명할 수 있다. ※ 인지적, 정서적 영역	a. 코로나19 안전지침에 대한 반복적인 논의 b. 항암요법을 받는 암 환자를 위한 코로나19 예방조치 준수의 중요성 검토 c. 팬데믹 기간 동안 사람들과 소통할 수 있는 대안 찾기	5분	• 일대일 교육 설명 • 코로나19 안전 예방조치를 제시하는 포스터 검토 및 문화적으로 적절하고 읽기 수준에 맞는 소책자 제공 • 지지적인 다른 사람들과 가상으로 연결하기 위해 사용 가능한 선택에 대한 논의	• Jones에게 코로나19 팬데믹 상황에서 따라야 할 예방조치를 확인하도록 한다. • Jones에게 팬데믹 동안 가상으로 사람들과 연계할 수 있는 유용한 선택에 대해 2가지 정도를 제시하도록 한다.

Jones가 대장암 진단을 받기 한 달 전, 세계보건기구(WHO)는 코로나19를 팬데믹(세계적 대유행)으로 선언했다. 그 팬데믹은 Jones의 삶에 큰 영향을 미쳤다. 2시간 이상 떨어진 곳에 살고 있으며 어린 자녀를 둔 그의 아들과 딸 및 가족을 포함하여 그의 사회적 지원 시스템에 대한 접근이 제한되었다. 게다가 그는 더 이상 교회 예배에 직접 참석할 수 없었고 온라인으로 참석해야 했다. 이틀 전에 실시한 Jones의 간호사정에서는 그가 불안, 신체변화에 대한 부정적인 생각, 우울증의 일부 증상과 징후(일상활동의 즐거움 상실, 불면증 및 절망감)을 겪고 있는 것으로 나타났다. Jones의 교육계획을 참조한다.

성과

교육은 대상자와 가족에게 만성질환을 가지고 살아가는 것과 관련하여 여러 측면에서 해결에 필요한 지식, 기술과 자신감을 중요한 매체로 제공한다. 다양한 요인이 이러한 교육과정의 성패에 관여하지만, 건강관리전문가, 특히 간호사는 그들의 실무분야에서 중요한 역할을 담당한다.

건강관리 교육에 관한 연구근거는 모든 학습자의 평가에 필요한 자료, 교육계획 개발, 최종 교육성과를 지속적으로 확대하고 있다. 교육과 학습은 가족 구조와 기능, 문화, 성별, 학습방식, 학습과 변화에 대한 준비, 자기효능감, 발달단계, 문해력, 사회경제적 상태, 자원, 학습능력과 같은 많은 요인을 고려해야 하는 복잡한 과정이다. 또한 건강관리전문가는 대상자 및 가족과 협력관계를 이루면서, 대상자의 교육목표를 평가하고, 필요할 때 그들의 행동을 다시 지도해야 한다. 미국 인구의 50% 이상이 최소 한 개의 만성질환을 갖고 있기 때문에 교육과 학습 과정에서는 대상자가 확장된 양질의 삶을 얻고, 만성질환에서 역동적인 본질에 적응하는 것이 가장 중요하다.

근거기반실무

목적과 배경: 만성질환 관리에서 대상자 교육은 중요한 역할을 한다. 이 연구는 효과적인 온라인 대상자 교육(OPE)의 설계 특징 및 이점과 관련된 대상자 선호도를 알아보았다. 기존 문헌에 대한 검토는 OPE의 이점과 필수 설계 특징을 알아보기 위해 먼저 수행되었다.

방법: 설계 특징은 215명의 대상자 및 건강관리 참가자를 대상으로 연구를 수행함으로써 경험적으로 테스트되었다. 자료 분석은 신뢰성 분석, 구성 타당도 및 회귀분석으로 했다.

결과/결론: 설문조사 결과에서 만성질환관리를 위한 OPE 웹사이트의 필수기능은 대상자 중심 정보, 상호작용, 콘텐츠 신뢰성, 콘텐츠의 명확한 제시, 멀티미디어 사용 및 해석 가능성이었다. 이 연구는 OPE의 건강 및 사회적 이점과 함께 OPE 만성질환 웹 사이트에 대한 이점을 확인하고 검정했다.

출처 Win, K. T., Hassan, N. M., Oinas-Kukkonen, H., & Probst, Y. (2016). Online patient education for chronic disease management: Consumer perspectives. Journal of Medical Systems, 40, 88-99.

사례 연구

Jahmal Thompson은 13개월, 3세의 두 자녀를 혼자 키우는 27세 여성이다. 그녀는 20세부터 조절하기 어려운 경계성 우울증, 당뇨병, 고혈압을 앓았고, 체질량지수(BMI)가 32 이상이었다. 지난 5년간 그녀는 지역초등학교에서 영양사 보조원으로 근무하고 있다. 24시간 전 그녀는 초기 울혈성 심부전으로 입원했다. 일반적으로 긍정적이고 낙관적이었던 Thompson은 현재의 상황과 자신 및 자녀에게 일어날 일에 대해 매우 두려워하고 있다. 다행히도, 그녀는 직장 건강보험에 가입되어 있다.

토론 문제

01 Jahmal Thompson의 주 간호에서 우선순위는 무엇인가?

02 현 상황을 고려할 때 교육적 중재의 초점은 무엇이며, 현재의 상태는 잠재적 전략 및 후속조치에 어떤 영향을 미치는가?

03 가장 적합한 교육방법은 무엇인가? 어떤 시점이 적절한가? 이러한 결정에 대한 당신의 근거는 무엇인가? 가장 적합한 교수법을 결정하기 전에 어떤 상담이 필요할 수 있는가?

04 교육계획을 간략히 설명한다. 목표, 내용, 타임라인(일정) 및 교육전략 측면에서 무엇으로 구성할 것인가?

학습문제

01 연구결과를 실무에 적용할 때 가장 큰 확신을 주는 근거 수준은 무엇인가?

02 만성질환자의 교육에 사용할 수 있는 다양한 교육전략의 장단점은 무엇인가?

03 단기 및 장기 교육성과의 달성 가능성을 높이는 교육계획 수립에서 무엇을 필수적이라고 생각하는가?

04 대상자가 남성인 경우 여성과 비교하여 교육적 중재에 대한 접근은 어떻게 다른가?

05 문화적 · 인종적 · 민족적 차이와 지원시스템은 특정 교육중재의 성과를 구성하고 평가하는 방법에 어떤 영향을 미칠 수 있는가?

06 대상자와 가족의 건강문해력을 구체적으로 어떻게 평가할 것인가?

07 'Healthy People 2030'과 의료기관평가위원회 표준(Joint Commission standards)이 실무에서 교육적 중재에 어떤 영향을 미치는지 기술한다.

참고문헌

Adam, R., de Bruin, M., Burton, C. D., Bond, C. M., Clausen, M. G., & Murchie, P. (2018). What are the current challenges of managing cancer pain and could digital technologies help? BMJ Supportive & Palliative Care, 8(2), 204–212.

Amante, D. J., Hogan, T. P., Pagoto, S. L., English, T. M., & Lapane, K. (2015). Access to care and use of the internet to search for health information: Results from the U.S. National Health Interview Survey. Journal of Medical Internet Research, 17(4), e106. https://doi.org/10.2196/jmir.4126

American Association of Colleges of Nursing [AACN]. (2008). The essentials of baccalaureate education for professional nursing. AACN.

American Nurses Association [ANA]. (2015). Nursing: Scope and standards of practice (3rd ed.). ANA.

Anderson, P. F., Allee, N., & Grove, S. (1999). Web site evaluation checklist. http://www-personal.umich.edu/~pfa/pro/courses/WebEvalNew.pdf

Anstey Watkins, J., Goudge, J., Gómez-Olivé, F. X., Huxley, C., Dodd, K., & Griffiths, F. (2018). mHealth text and voice communication for monitoring people with chronic diseases in low-resource settings: A realist review. BMJ Global Health, 3(2), e000543. https://doi.org/10.1136/bmjgh-2017-000543

Astrella, J. A. (2017). Return on investment: Evaluating the evidence regarding financial outcomes of workplace wellness programs. Journal of Nursing Administration, 47(7/8), 379–383.

Auger, K. A., Kenyon, C. C., Feudtner, C., & Davis, M. M.(2014). Pediatric hospital discharge interventionsto reduce subsequent utilization: A systematic review. Journal of Hospital Medicine, 9(4), 251–260.

Bandura, A. (1986). Social foundations of thought and action: A social cognitive theory. Prentice Hall.

Bandura, A. (1994). Social cognitive theory and exercise of control over HIV infection. In R. J. DiClemente & J.L. Peterson (Eds.) Preventing AIDS (pp. 25–59).Springer.

Bandura, A. (2018). Toward a psychology of human agency: Pathways and reflections. Perspectives on Psychological Science, 13(2), 130–136. https://doi.org/10.1177/1745691617699280

Bandura, A. (2019). Applying theory for human betterment. Perspectives on Psychological Science, 14(1), 12–15. https://doi.org/10.1177/17456 91618815165

Bastable, S. B. (2017). Essentials of patient education (2nd ed.). Jones & Bartlett Learning.

Bastable, S. B. (2019). Nurse as educator: Principles of teaching and learning for nursing practice (5th ed.). Jones & Bartlett Learning.

Bastable, S. B., & Myers, G. M. (2019). Developmental stages of the learner. In S. B. Bastable (Ed.), Nurse as educator: Principles of teaching and learning for nursing practice (5th ed., pp. 169–218). Jones & Bartlett Learning

Basu, R., Ory, M. G., Towne, S. D. Jr., Smith, M. L., Hochhalter, A. K., & Ahn, S. (2015). Cost-effectiveness of the chronic disease self-management program: Implications for community-based organizations. Frontiers in Public Health, 3, 27.

Bianco, A., Zucco, R., Nobile, C. G. A., Pileggi, C., & Pavia, M. (2013). Parents seeking health-related information on the internet: Cross-sectional study. Journal of Medical Internet Research, 15(9), e204.

Brown, B., Gude, W. T., Blakeman, T., van der Veer, S., Ivers, N., Francis, J. J., Lorencatto, F., Presseau, J., Peck, N., & Daker-White, G. (2019). Clinical Performance Feedback Intervention Theory (CP-FIT):A new theory for designing, implementing, and evaluating feedback in healthcare based on a systematic review and meta-synthesis of qualitative research. Implementation Science, 14, 40. https://doi.org/10.1186/s13012-019-0883-5

Brundisini, F., Giacomini, M., DeJean, D., Vanstone, M., Winsor, S., & Smith, A. (2013). Chronic disease clients' experiences with accessing health care in rural and remote areas: A systematic review and qualitative meta-synthesis. Ontario Health Technology Assessment Series, 13(15), 1–33.

Bunn, F., Goodman, C., Reece Jones, P., Russell, B., Trivedi, D., Sinclair, A., Bayer, A., Rait, G., Rycroft-Malone, J., & Barton, C. (2017). What works for whom in the managementof diabetes in people living with dementia:A realist review. BMC Medicine, 15, 141. https://doi.org/10.1186/x12916-017-0909-2

Cameron, V. (2013). Best practices for stroke patient and family education in the acute care setting: A literature review. Medsurg Nursing, 22(1), 51–55.

Camicia, M., Black, T., Farrell, J., Waites, K., Wirt, S., Lutz, B., & Association of Rehabilitation Nurses Task Force.(2014). The essential role of the rehabilitation nurse in facilitating care transitions: A white paper by the Association of Rehabilitation Nurses. Rehabilitation Nursing, 39(1), 3–15.

Camicia, M., Lutz, B. J., Harvath, T., & Joseph, J. G. (2020). Using the preparedness assessment for the transition home after stroke instrument to identify stroke caregiver concerns predischarge: Uncertainty, anticipation, and cues to action. Rehabilitation Nursing, 46(1), 33–42. https://doi.org/10.1097/rnj.0000000000000267

Cancer Prevention Research Center. (2017). Measures. http://www.uri.edu/research/cprc/measures

Cate-Carter, T. D., Schnurr, K., Stinson, J., & McPherson, A. C. (2019). Connected for health: Examining the useof a health-related social media platform for children with chronic medical conditions. Child: Care, Health and Development, 45(4), 585–591.

Centers for Disease Control and Prevention. (2016). Worker productivity measures. https://www.cdc.gov/workplace health-promotion/model/evaluation/productivity.html

Centers for Disease Control and Prevention. (2018). Self management education. https://www.cdc.gov/learnmorefeelbetter/in dex.htm

Centers for Disease Control and Prevention. (2020). Health and economic costs of chronic diseases. https://www.cdc.gov/chronicdisease/about/costs/index.htm

Chen, Y. Y., Li, C. M., Liang, J. C., & Tsai, C. C. (2018). Health information obtained from the internet and changes in medical decision making: Questionnaire development and cross-sectional survey. Journalof Medical Internet Research, 20(2), e47. https://doi.org/10.2196/jmir.9370

Cox, C., Claiton, G., & Lewitt, L. (2017). How Affordable Care Act repeal and replace plans might shift health in surance tax credits. Kaiser Foundation. http://kff.org/health-reform/issue-brief/how-affordable-care-act-repeal-and-replace-might-

Cutler, S., Crawford, P., & Engleking, R. (2018). Effectivenessof group self-management interventions for persons with chronic conditions: A systematic review. Medsurg Nursing, 27(6), 359–367.

Dai, J., Granikov, V., Sherif, R. E., Grguric, E., Turcotte, E., & Pluye, P. (2019). Patient information aid: An in novative educational program to improve outcomesof online consumer health information. Education for Information, 35(1), 41–49.

De Angelis, G., Wells, G. A., Davies, B., King, J., Shallwani, S. M., McEwan, J., Cavallo, S., & Brosseau, L. (2018). The use of social media among health professionals to facilitate chronic disease self-management with their patients: A systematic review. Digital Health, 4. https://doi.org/10.1177/2055207618771416

Delisel, D. R. (2013). Care transitions programs: A reviewof hospital-based programs targeted to reduce readmissions. Professional Care Management, 18(6), 273–283.

Din, H. N., McDaniels-Davidson, C., Nodora, J., & Madanat, H. (2019). Profiles of a health informationseeking population and the current digital divide:Cross-sectional analysis of the 2015–2016 California Health Interview Survey. Journal of Medical Internet Research, 21(5), e11931. https://doi.org/10.2196/11931

Dwamena, F., Holmes-Rovner, M., Gaulden, C. M., Jorgenson, S., Sadigh, G., Sikorskii, A., Lewin, S., Smith, R. C., Coffey, J., Olumu, A., & Beasley, M.(2012). Interventions for providers to promote a patient-centered approach in clinical consultations. Cochrane Database Systematic Review, 12, CD003267. doi:10.1002/14651858.CD003267.pub2

Erikson, E. H. (1968). Identity: Youth and crisis. Norton.

Falvo, D. R. (2011). Effective patient education: A guide to increased adherence (2nd ed.). Jones & Bartlett Learning.

Farley, H. (2020). Promoting self-efficacy in patients with chronic disease beyond traditional education: A literature review. Nursing Open, 7(1), 30–41. https://doi.org/10.1002/nop2.382

Fattouh, N., Hallit, S., Salameh, P., Choueiry, G., Kazour, F., & Hallit, R. (2019). Prevalence and factors affecting the level of depression, anxiety, and stress in hospitalized patients with a chronic disease. Perspectivesof Psychiatric Care, 55, 592–599. https://doi.org/10.1111/ppc.12369

Fors, A., Blanck, E., Ali, L., Ekberg-Jansson, A., Fu, M., Lindström Kjellberg, I., Mäkitalo, Å., Swedberg, K., Taft, C., & Ekman, I. (2018). Effects of a person-centered telephone-support in patients with chronic obstructive pulmonary disease and/or chronic heart failure: A randomized controlled trial. PLoS One, 13(8), e0203031. https://doi.org/10.1371/journal.pone.0203031

Fredericks, S., Martorella, G., & Catallo, C. (2015). A systematic review of web-based educational interventions. Clinical Nursing Research, 24(1), 91–113.

Gage, N. L., & Berliner, D. C. (1998). Educational psycholog.(6th ed.). Houghton Mifflin.

Garfield, R., Orgera, K., & Daminoc, A. (2019). The uninsured and the ACA: A primer: Key factors about the health insurance and the uninsured amidst changes to the Affordable Care Act. Kaiser Foundation: https://www.kff.org/report-section/the-uninsured-and-the-aca-a-primer-key-facts-about-health-insurance-and -the-uninsured-amidst-changes-to-the-affordable -care-act-how-many-people-are-uninsured/

Hall, A. K., Cole-Lewis, H., & Bernhardt, J. M. (2015). Mobile text messaging for health: A systematic reviewof reviews. Annual Review of Public Health, 36, 393–415.

Hatcher, E., & Whittemore, R. (2007). Hispanic adults' beliefs about type 2 diabetes: Clinical implications. Journal of the American Academy of Nurse Practitioners, 19(10), 536–545.

Hein, G. E. (1991). Constructivist learning theory. Instituteof Inquiry. http://www.exploratorium.edu/ifi/resources/constructivistlearning.html

Hersh, L., Salzman, B., & Snyderman, D. (2015). Health literacy in primary care practice. American Family Physician, 92(2), 118–124.

Hevey, D., Wilson O'Raghallaigh, J., O'Doherty, V., Lonergan, K., Heffernan, M., Lunt, V., Mulhern, S., Lowry, D., Larkin, N., McSharry, K., Evans, D., Roe, J. M., Kelly, M., Pardoc, P., Ward, H., & Kinsella, S. (2020). Pre-post effectiveness evaluation of Chronic Disease Self-Management Program (CDSMP) participation on health, well-being and health service utilization. Chronic Illness, 16(2), 146–158.

Hoque, M. E. (2016). Three domains of learning: Cognitive, affective and psychomotor. Journal of EFL Education and Research, 2(2), 45–52.

Institute of Medicine. (2016). A framework for educating health professionals to address the social determinantsof health. http://www.ncbi.nlm.nih.gov/books/NBK395983/Jacobs,

J. A., Jones, E., Gabella, B. A., Spring, B., & Brownson, R. C. (2012). Tools for implementing an evidence-based approach in public health practice. Preventing Chronic Disease, 9, 110324. doi:10.58888.pcd9.110324

The Joint Commission. (2016). Comprehensive accreditation manual for hospitals. Author.

Kaiser Foundation. (2020). Key facts about the uninsured population. kff.org/uninsured/issue-brief/key-facts-about-the-uninsured-population

Kantor, D., Bright, J. R., & Burtchell, J. (2018). Perspectives from the patient and the healthcare professional in multiple sclerosis: Social media and patient education. Neurology and Therapy, 7(1), 23–36.

Khonsari, S., Subramanian, P., Chinna, K., Latif, L. A., Ling, L. W., & Gholami, O. (2015). Effect of a reminder system using an automated short message service on medication adherence following acute coronary syndrome. European Journal of Cardiovascular Nursing, 14(2), 170–179.

Kim, H., Sereika, S. M., Lingler, J. H., Albert, S. M., & Bender, C. M. (2020). Illness perceptions, self-efficacy, and self-reported medication adherence in persons aged 50 and older with type 2 diabetes. Journal of Cardiovascular Nursing. Online ahead of print. https://doi.org/10.1097/JCN0000000000000675

Kivela, K., Elo, S., Kyngas, H., & Kaarianen, M. (2014). The effects of health coaching on adult clients with chronic diseases. Patient Education and Counseling, 97, 147–157.

Kokorelias, K. M., Gignac, M. A. M., Naglie, G., & Camerson, J. (2019). Towards a universal model of family centered care: A scoping review. BMC Health Services Research, 19, 564. https://doi.org/10.1186/s12913-019-4394-5

Kokturk, N., Polatli, M., Oguzulgen, I. K., Saleemi, S., Al Ghobain, M., Khan, J., Doble, A., Tariq, L., Aziz, F., & El Hasnaoui, A. (2018). Adherence to COPD treatment in Turkey and Saudi Arabia: Results of the ADCARE study. International Journal of Chronic Obstructive Pulmonary Disease,

13, 1377–1388. https://doi.org/10.2147/COPD.S150411

Kuwabara, A., Su, S., & Krauss, J. (2019). Utilizing digital health technologies for patient education in lifestyle medicine. American Journal of Lifestyle Medicine, 14(2), 137–142.

Kyung, C. A., Fritschi, C., & Kim, M. J. (2012). Nurse-led empowerment strategies for hypertensive patients with metabolic syndrome. Contemporary Nurse, 42(1), 118–128.

Lea, S., Gibson, F., & Taylor, R. M. (2019). The culture of young people's cancer care: A narrative review and synthesisof the UK literature. European Journal of Cancer Care, 28, e13099. https://doi.org/10.1111/ecc.13099

Lee, J. A., Choi, M., Lee, S. A., & Jiang, N. (2018). Effective behavioral intervention strategies using mobile health applications for chronic disease management:A systematic review. BMC Medical Informatics and Decision Making, 18(1), 12. https://doi.org/10.1186/s12911-018-0591-0

Lee, T., Yeh, Y., Liu, C., & Chen, P. (2007). Development and evaluation of a patient-oriented education system for diabetes management. International Journal of Medical Informatics, 76, 655–663.

Lindell, D., Aucoin, J. W., Adams, C. E., Connolly, M. A., Devaney, S., Love, A., . . . Ortelli, T. A. (2012). The scope of practice for academic nurse educators. National League for Nursing.

Lo, S. H. S., Chang, A. M., & Chau, J. P. C. (2018). Stroke self-management support improves survivors' self-efficacy and outcome expectation of selfmanagement behaviors. Stroke, 49, 758–760.

MacLeod, S., Musich, S., Gulyas, S., Cheng, Y., Tkatch, R., Cempellin, D., Bhattarai, G. R., Hawkins, K., & Yeh, C. S. (2017). The impact of inadequate health literacy on patient satisfaction, healthcare utilization, and expenditures among older adults. Geriatric Nursing, 38(4), 334–341. doi:10.1016/j.gerinurse.2016.12.003

Mahajan, M., Hogewoning, J. A., Zewald, J. J. A., Kerkmeer, M., Feitsma, M., & van Rijssel, D. A. (2020). The impact of teach-back on patient recall and understandingof discharge information in the emergency department: The Emergency Teach-Back (EM-TeBa) study. International Journal of Emergency Medicine, 13. doi:10.1186/s/12245-020-00306-9

Manne, S. L., Kashy, D. A., Kissane, D. W., Ozga, M., Virtue, S. M., & Heckman, C. J. (2020). Longitudinal course and predictors of communication and affect management self-efficacy among women newly diagnosed with gynecological cancers. Supportive Care in Cancer, 28(4), 1929–1939.

Maslow, A. H. (1962). Towards a psychology of being. John Wiley and Sons.

Mauk, K. L. (Ed.). (2018). Gerontological nursing:Competencies for care (4th ed.). Jones & Bartlett Learning.

Mayberry, L. S., Bergner, E. M., Harper, K. J., Laing, S., & Berg, C. A. (2019). Text messaging to engage friends/family in diabetes self-management support: Acceptability and potential to address disparities. Journal of the American Medical Informatics Association, 26(10), 1099–1108.

Mayer, G. G., & Vallaire, M. (2007). Health literacy in primary care: A clinician's guide. Springer.

McDonald, M. E. (2014). The nurse educator's guide to assessing learning outcomes (3rd ed.). Jones & Bartlett Learning.

McDonald, M. E. (2018). The nurse educator's guide to assessing learning outcomes (4th ed.). Jones & Bartlett Learning.

McNichol, B. R., & Rootman, I. (2016). Literacy and health literacy: New understandings about their impact on health. In D. Raphael (Ed.), Social determinants of health:Canadian perspectives (3rd ed., pp. 261–290). Canadian Scholars' Press.

Melnyk, B. M., & Fineout-Overholt, E. (2019). Evidencebased practice in nursing and healthcare (4th ed.). Wolters Kluwer.

Miller, E. (2020). Theoretical basis for clinical reasonin. (29NURS8002): Online course manual. Cincinnati, OH:University of Cincinnati, College of Nursing.

Miller, T. A. (2016). Health literacy and adherence to medical treatment in chronic and acute illness: A meta-analysis. Patient Education and Counseling, 99(7), 1079–1086. https://doi.org/10.1016/j.pec.2016.01.020

Moorhead, S. A., Hazlett, D. E., Harrison, L., Carroll, J.K., Irwin, A., & Hoving, C. (2013). A new dimensionof health care: Systematic review of the uses, benefits, and limitations of social media for health communication. Journal of Medical Internet Research, 15(4), e85.

Moreno, J. M., Del Castillo, J. M., Porcel, C., & Herrera-Viedma, E. (2010). A quality evaluation methodology for health-related websites based on a 2-tuple fuzzy linguistic approach. Soft Computing, 14(8), 887–897.

Muijs, D., & Reynolds, D. (2005). Effective teaching:Evidence and practice (2nd ed.). Sage.

Narayan, R., Rodriguez, C., Araujo, J., Shaqlaih, A., & Moss, G. (2013). Constructivism:Constructivist learning theory. In B. J. Irby, G. Brown, R. Lara-Alecio, & S. Jackson (Eds.), The handbook of educational theorie.(pp. 169–183). IAP Information Age Publishing.

National League for Nursing. (2003). Innovation in nursing education: A call to reform (Position statement). http://www.nln.org/docs/default-source/about/archived-position-statements/innovation-in-nursing-education-a-call-to-reform-pdf?sfvrsn=4

Nguyen, A., Mosadeghi, S., & Almario, C. V. (2017). Persistent digital divide in access to and use of the internet as a resource for health information: Results from a California population-based study. International Journal of Medical Informatics, 103, 49–54. https://doi.org/10.1016/j.ijmedinf.2017.04.008

Nightingale, F. (1992). Notes on nursing: What it is and what it is not. Lippincott.

Nutbeam, D. (2000). Health literacy as a public health goal: A challenge for contemporary health education and communication strategies into the 21st century. Health Promotion International, 15(3), 259–267. Ong-Artborirak, P., & Seangpraw, K. (2019). Association between self-care behaviors and quality of life among elderly minority groups on the border of Thailand. Journal of Multidisciplinary Healthcare, 12, 1049–1059. https://doi.org/10.2147/JMDH.S227617

Paige, S. R., Stellefson, M., Krieger, J. L., & Alber, J. M.(2019). Computer-mediated experiences of patients with chronic obstructive pulmonary disease. American Journal of Health Education, 50(2), 127–134.

Park, C., Kim, D., Cho, S., & Han, H. (2019). Adoptionof multimedia technology for learning and gender difference. Computers in Human Behavior, 92, 288–296. https://doi.org/10.1016/j.chb.2018.11.029

Patel, R., Chang, T., Greysen, S. R., & Chopra, V.(2015). Social media use in chronic disease: A systematic review and novel taxonomy. American Journalof Medicine, 128(12), 1335–

1350. https://doi.org/10.1016/J.AMJMED.2015.06.015

Peters, M., Potter, C. M., Kelly, L., & Fitzpatrick, R.(2019). Self-efficacy and health-related quality of life:A cross-sectional study of primary care patients with multi-morbidity. Health & Quality of Life Outcomes, 17, 33. doi:10.1186/s12955-019-1103-3

Petty, G. (2006). Evidence based teaching: A practical approach. Nelson Thornes.

Pew Research Center: Internet, Science & Technology. (2018; April 29, 2019). Internet/broadband fact sheet. http://www.pewinternet.org/fact-sheet/internet-broadband/

Phillips, S., Wyatt, L. C., Turner, M. M., Trinh-Shevrin, C., & Kwon, S. C. (2020). Patient–provider communication patterns among Asian American immigrant subgroups in New York City. Patient Education and Counseling. https://doi.org/10.1016/j.pec.2020.10.002

Piaget, J. (1951). The origin of intelligence in children. International Universities Press.

Piaget, J. (1976). Behavior and evolution. McCutchen.

Prince, L. Y., Schmidtke, C., Beck, J. K., & Hadden, K. B. (2018). An assessment of organizational health literacy practices at an academic health center. Quality Management in Health Care, 27(2), 93–97. https://doi.org/10.1097/QMH.0000000000000162

Prochaska, J. O., & DiClemente, C. C. (1983). Stages and processes of self-change of smoking: Toward an in tegrative model of change. Journal of Consulting and Clinical Psychology, 51, 390–395.

Prochaska, J. O., DiClemente, C. C., & Norcross, J. C. (1992). In search of how people change: Applications to addictive behavior. American Psychology, 47(9), 1102–1114.

Prochaska, J. O., & Velicer, W. F. (1997). The transtheoretical model of health behavior change. American Journal of Health Promotion, 12, 38–48.

Purnell, L. (2014). Guide to culturally competent health car.(3rd ed.). F. A. Davis.

Rahman, S. M., Alam, T., Alam, N. N., Haque, M. Z., & Alam, T. (2017). Medical undergraduates' preference in learning style: A single-institute experience from Bangladesh. Kuwait Medical Journal, 49(1), 12–16.

Rankin, S. H., Stallings, K. D., & London, F. (2005). Patient education in health and illness (5th ed.). Lippincott.

Rhee, J., Zwar, N., & Kemp, L. (2013). Advance care planning and interpersonal relationships: A two-way street. Family Practice, 30(2), 219–226.

Roncoroni, J., Tucker, C., Wall, W., Wippold, G., & Ratchford, J. (2019). Associations of health self-efficacy with engagement in health-promoting behaviors and treatment adherence in rural patients. Family & Community Health, 42(2), 109–116. doi:10.1097/FCH.0000000000000219

Rose, L., Istanboulian, L., Allum, L., Burry, L., Dale, C., Hartn, N., Kydonaki, C., Ramsay, P., Pattison, M., Connolly, B., & PERFORM Study Investigators.(2017). Patient-and family-centered performance measures focused on actionable processes of care for persistent and chronic critical illness: Protocol for a systematic review. Systematic Reviews, 6, 84. https://doi.org/1186/s13643-017-0476-9

Rosen, M. A., DiazGranados, D., Dietz, A. S., Benishek, L. E., Thompson, D., Pronovost, P. J., & Weaver, S. J.(2018). Teamwork in healthcare: Key discoveries enabling safer, high-quality care. American Psychologist, 73(4), 433–450. doi:10.1037/amp0000298

Rosland, A.-M., Piette, J. D., Trivedi, R., Kerr, E. A., Stoll, S., Tremblay, A., & Heisler, M. (2018). Engaging family supporters of adult patients with diabetes to improve clinical and patient-centered outcomes: Study protocol for a randomized controlled trial. Trials, 19. https://doi.org/10.1186/s13063-018-2785-2

Schaffler, J., Leung, K., Tremblay, S., Merdsoy, L., Belzile, E., Lambrou, A., & Lambert, S. D. (2018). The effectivenessof self-management interventions for in dividuals with low health literacy and/or low in come: A descriptive systematic review. Journal of General Internal Medicine, 33(4), 510–523. https://doi.org/10.1007/s11606-017-4265-x

Schweier, R., Romppel, M., Richter, C., & Grande, G.(2016). Dissemination strategies and adherence predictors for web-based interventions: How efficient are patient educational sessions and email reminders? Health Education Research, 31(3), 384–394.

Shippee, N. D., Shippee, T. P., Mobley, P. D., Fernstrom, K. M., & Britt, H. R. (2018). Effect of a whole-person model of care on patient experience in patients with complex chronic illness in late life. American Journalof Hospice & Palliative Care, 35(1), 104–109. doi:10.1177/1049909117690710

Sinnema, H., Terluin, B., SinneVolker, D., Wensing, M., & van Balkom, A. (2018). Factors contributing to the recognition of anxiety and depression in general practice. BMC Family Practice, 19. https://doi.org/10.1186/s12875-018-0784-8

Skinner, B. F. (1974). About behaviorism. Merrill.

Stamp, K. (2014). Women with heart failure: Do they require a special approach for improving adherence to self-care? Current Heart Failure Report, 11, 307–313.

Stone, K. (2014). Enhancing preparedness and satisfactionof caregivers of patients discharged from an inpatient rehabilitation facility using an interactive website. Rehabilitation Nursing, 39(2), 76–85. doi: 10.1002/rnj.123

Stoop, A. P., van't Riet, A., & Berg, M. (2004). Using information technology for patient education: Realizing surplus value? Client Education and Counseling, 54(2), 187–195.

St-Pierre, M., Sinclair, I., Elgbeili, G., Bernard, P., & Dancause, K. N. (2019). Relationships between psychological distress and health behaviors among Canadian adults: Differences based on gender, income, education, immigrant status, and ethnicity. SSM-Population Health, 7, 100385.

Trogdon, J. G., Murphy, L. B., Khavjou, O. A., Li, R., Maylahn, S. M., Tangka, F. K., Nurmagambetov, T. A., Ekwueme, D. U., Nwaise, I., Chapman, D. P., & Orenstein, D. (2015). Costs of chronic disease at the state level: The chronic disease cost calculator. Preventing Chronic Disease, 12, 150131. https://dx.doi.org/10.5888/pcd12.150131

U.S. Department of Health and Human Services. (2020). Healthy People 2030. http://www.healthypeople.gov

U.S. National Library of Medicine. (2019). Checklist:Evaluating internet health information. https://medlineplus.gov/webeval/webevalchecklist.html

Vogels, E. (2019). Millennials stand out for their technology use, but older generations also embrace digital life. https://www.pewresearch.org/fact-tank/2019/09/09/us-generations-technology-use/

Wantland, D. J., Portillo, C. J., Holzemer, W. L., & Slaughter,

R.(2004). The effectiveness of web-based vs. non-web-based in terventions: A meta-analysis of behavioral change outcomes. Journal of Medical Internet Research, 6(4), 40–71.

Wellpepper. (2019). White papers. https://www.wellpepper.com/whitepapers

Wensing, M., & Kersnik, J. (2012). Improving the qualityof care for patients with chronic diseases: What research and education in family medicine can contribute. European Journal of General Practice, 18, 238–241.

Wilson, L. E. (n.d.). Three domains of learning—cognitive, affective, psychomotor. https://thesecondprinciple.com/instructional-design/threedomainsoflearning/Win, K. T., Hassan, N. M., Oinas-Kukkonen, H., & Probst, Y. (2016). Online client education for chronic disease management: Consumer perspectives. Journalof Medical Systems, 40, 88–99.

Winkley, K., Stahl, D., Chamley, M., Stopford, R., Boughdady, M., Thomas, S., Amiel, S. A., Forbes, A., & Ismail, K. (2016). Low attendance at structured education for people with newly diagnosed type 2 diabetes: General practice characteristics and individual patient factors predict uptake. Patient Education and Counseling, 99(1), 101–107.

Wittink, H., & Oosterhaven, J. (2018). Patient education and health literacy. Musculoskeletal Science and Practice, 38, 120–127.

Wu, J. (2014). Gender differences in online reading engagement, metacognitive strategies, navigation skills and reading literacy. Journal of Computer Assisted Learning, 38, 252–271.

Yang, Y., Cho, Y., & Watson, A. (2015). Classroom motivation climate in online and face-to-face undergraduate courses: The interplay of gender and course format. International Journal of E-learning and Distance Education, 30, 1–17.

Ybarra, M. L., Holtrop, J. S., Bosi, A. T. B., & Emri, S.(2012). Design considerations in developing a text messaging program aimed at smoking cessation. Journalof Medical Internet Research, 14(4), e103.

Yen, P. H., & Leasure, A. R. (2019). Use and effectiveness of the teach-back method in patient education and health outcomes. Federal Practitioner, 36(6), 284–289.

제 10 장

사회적 지지 Social Support

Allison H. Findlay / Nicholas Nicholson

개요

사회적 지지와 건강 간의 유익한 관계를 보여주는 근거는 많다. 넓은 의미에서 사회적 지지는 이용 가능하거나 인지된 지원을 제공하는 가족, 친구, 지역사회 및 의료체계와의 사회적 관계를 의미한다. 'Heathy People 2030'(U.S. Department of Health and Human Services, USDHHS, 2020)은 개인의 건강, 기능, 삶의 질의 결과 및 위험에 영향을 미치는 사회와 지역사회 맥락 내에 사회적 지지를 배치한다. 사회적 요구(사회적 건강 결정요인)를 해결하기 위해 협력하고 이러한 요구를 해결하는 치료계획을 개발하면 사람들의 건강과 안녕을 개선하고 건강증진의 길을 확장할 수 있다. 남부 캘리포니아의 통합의료시스템 내의 임상종사자(의사, 사회복지사, 간호사 및 약사) 258명을 대상으로 한 연구에서 건강관리제공자의 84%가 임상환경에서 사회적 요구를 조사하는 아이디어에 찬성했으나, 41%만이 그렇게 할 수 있다고 자신감을 나타냈다(Schickedanz et al., 2019).

만성질환과 노화요인은 사회구조를 변화시키고 개인이 물리적·사회적 환경과 상호작용하는 능력에 영향을 미친다. 점점 늘어나던 공식 서비스 비용은 외래환자 및 가정환경으로 진료를 전환하여 비공식 지원체계에 더 많이 의존하게 되었다(National Institute on Aging, 2020).

사회적 지지는 사람이 신체적으로나 심리적으로 얼마나 기능하는가에 큰 역할을 한다. 충분한 사회적 지지를 받는 개인은 더 나은 자아건강(Kel-ley et al., 2019), 더 나은 인지능력(Zamora-Macorra et al., 2017), 낮은 사망위험률(Olaya et al., 2017), 더 높은 삶의 질과 낮은 우울증상(Wedgeworth et al., 2017)을 보고한다. 반면 낮은 사회적 지지는 낮은 삶의 질을 예측했다(Wang et al., 2020). 나아가 증가한 사회적 지지는 건강에 긍정적으로 작용하여 더 나은 자가관리 행위(Bustamante et al., 2018), 치료이행, 그리고 낮은 요양원 입소 가능성을 보였다(Turan et al., 2019).

사회적 지지는 건강관리제공자가 건강상태를 평가할 때 고려해야 하는 변경 가능한 요소이다. 건강에 영향을 미치는 사회적 기전에 대한 이해는 만성질환자 개인의 삶의 질과 기대수명을 향상하기 위한 전반적인 전략을 설계하는 데 도움이 된다(WHO, 2015).

*** 연구동향**

지난 10년간 사회적 지지에 대한 연구는 주로 신체장애가 있는 노인과 정신건강 및 주관적 안녕과의 연관성에 초점을 맞추었다. 연구자들은 다차원적 접근방식을 사용하여 사회관계망 규모의 구조적 특성과 기능적 평가 및 지원 수령을 통한 대인관계 빈도가 건강에 미치는 영향을 확인하고 있다. 기능적 지원이 건강결과와 긍정적 또는 부정적인 관련이 있다는 증거는 많이 축적되었다. 이러한 효과를 유발하는 기전과 경로를 이해하기 위해 다차원적인 사회적 지지 도구를 사용하여 정서적·정보적 지원과 같은 기능적 지원 유형을 구별했다. 연구자들은 또한 성격과 대처, 자존감, 탄력성과 같은 차별적 특성이 사회적 지지와 건강결과에 미치는 영향을 조사하고 있다. 지금까지 양적 연구가 많이 이루어졌지만, 질적 연구도 증가하고 있으며, 양적 방법으로는 발견되지 않은 건강과의 관련성을 보여주는 결과가 나오고 있다. 시간에 따른 지지체계 변화를 평가하는 종단적 설계를 사용한 연구는 거의 없다. 광범위한 연구를 통해 성인에서 심장질환, 당뇨병, 말기 신장질환, 이식, 암, 고혈압 및 신체장애가 있는 개인의 사회적 지지와 건강결과의 긍정적인 관련성이 입증되었다. 그러나 이러한 연구 중 다수는 연령집단을 구분하지 않았는데, 이는 건강관리제공자가 특정 인구집단에 맞게 중재를 조정할 수 없음을 의미한다. 만성질환의 유병률에도 불구하고 사회적 지지의 다양한 영역과 복합질환에서 이들이 수행하는 역할을 평가한 연구는 거의 없다.

*** 건강관리제공자를 위한 시사점**

사회적 지지는 임상환경에서 활용되지 않은 자원으로, 노인의 건강과 복지를 향상시킬 수 있다. 의사들이 사회적 요구의 중요성을 깨닫는다고 할지라도 대다수의 의사는 환자의 사회적 요구를 충족시키는 자신의 능력에 대한 확신이 부족하므로 양질의 의료를 제공하는 데 영향을 준다(Schickedanz et al., 2019). 의료전문가는 개인의 사회적 관계와 관계망 자원을 평가하기 위해 사회적 지지의 역할을 이해해야 한다. 비공식적·공식적 지원 전략은 개별화되어 중재가 환자 중심으로 이루어지고 대상자의 필요, 소망, 능력에 따라 맞춤화되어야 한다. 의료전문가는 치료를 계획하고 관리할 때 개인이 그들의 사회적 지지체계의 변화를 받아들이도록 계획을 조정하는 데 동반자가 될 필요가 있다. 또한 만성질환 및 생애주기 사건의 영향에 대응하는 외래환자 및 지역사회집단 등에게 사회적 지지자원을 유지하고 확장하도록 도움을 주어야 한다. 이 장에서는 사회적 지지, 구조, 그리고 개인의 신체적·심리사회적 복지와 삶의 질에 미치는 영향과 지지시스템에 대한 개요를 제공한다.

사회적 지지의 진화

1951년 프랑스 사회학자 Emile Durkheim의 자살 발생을 낮은 수준의 사회적 유대 및 연결망과 연관시킨 획기적인 연구는 건강결과에서 사회적 관계가 중요하다는 인식을 불러일으켰다(Berkman et al., 2000). 사회적 지지는 1970년대에 연구되기 시작했으며, 주로 심리사회적 요인과 건강에 대한 스트레스의 관련성을 조사했다. Cobb(1976)의 검토에서는 사회적으로 다양한 관계를 지닌 개인이 사회적으로 더 통합되고 정신건강이 더 좋다고 보고했다. Cobb은 사회적 지지를 개인의 신념으로 정의했다. 그것은 그들이 사랑받고, 보살핌을 받고, 존중받으며, 정보에 대한 사회관계망의 상호구성원이라는 것이다. Cassell(1976)의 고찰에서는 사회적 지지가 생물학적 과정을 수정하여 신체적 건강을 보호하는 요소로 작용할 수 있다고 결론지었다. 사회적 지지가 건강에 직접적인 영향을 미친다는 증거가 나타났으므로 스트레스 요인에 대한 노출을 줄이기보다는 사회적 지지를 강화하는 데 초점이 이동했다. 사회적 지지 이론은 사회적 관계가 적응행동이나 신경내분비 반응을 촉진하여 개인을 유지하거나 혹은 유지함으로써 심리사회적 스트레스와 건강의 위험에 대해 잠재적인 해로운 영향을 완화하거나 완충한다고 제시했다(Berkman et al., 2000).

사회적 관계와 사망률에 대한 Berkman과 Syme(1979)의 대규모 인구를 대상으로 한 종단연구는 사회적 지지를 건강의 위험요소로 확정했다. 사회적으로 더 통합된 사람은 유대가 적은 사람보다 오래 살았다. 사회적 유대는 필요할 경우 이용 가능한 사회적 지지 자원에 대한 간접적인 척도가 된다. 사회적 통합은 건강한 행동과 관리를 촉진하고 낮은 사망률을 포함하여 정신적·육체적 건강과 긍정적으로 관련된다는 의미를 연구에서 제시했다(House et al., 1988). 또 다른 주요 발견은 사회적 통합보다는 인지된 정서적 지지와 관계의 질이 스트레스를 완화하고 신체적·정신적 건강에 긍정적인 영향을 직접적으로 미친다는 것을 보여주었다. 연구자들은 또한 의식하고 있고 받아들인 지지에 대한 연결망 구조의 응집력과 크기의 중재 효과의 가능성에 주목했다(Thoits, 1995). House와 Kahn(1985)은 인지되고 수용된 지지의 차원을 도구적·정보적·정서적 지원으로 분류했다. 특히 인지한 사회적 지지, 특히 타인으로부터 사랑과 배려, 동정, 이해, 존경, 가치를 얻을 수 있다는 믿음과 같은 정서적 지지가 정신건강에 있어 실제 받은 지지보다 훨씬 강한 영향을 받았다고 언급했다.

스트레스 완충 모델은 스트레스가 부정적인 정신적·신체적 영향과 열악한 자가관리 행동을 초래할 수 있음을 보여준다(Cohen & Wills, 1985, p. 312). 사회적 관계는 스트레스를 줄이고 개인의 대처를 증대시키는 자원을 제공함으로써 스트레스로 인한 영향을 완화할 수 있다. 주요 효과 모델(the Main Effects Model)은 사회적 자원이 스트레스와 상관없이 유익한 효과를 갖는다고 제안했다(Cohen & Wills, 1985). 대규모 사회관계망과 같은 구조적 지지는 안녕을 증진하는 긍정적인 경험, 안정감, 자기가치감, 자존감을 줄 수 있으며, 개인이 건강에 대한 부정적인 영향을 피하는 데 도움이 될 수 있다(Cohen & Wills, 1985, p. 311). 신체적인 이득은 신경내분비나 면역체계 기능에 대한 감정 유발효과, 또는 의료추구행위나 흡연 및 음주와 같은 건강행동의 변화를 통해 나타날 수 있다(Cohen & Wills, 1985, p. 312). 의료사회학적 관점에서 Thoits(1995)는 사회적 지지를 "대처자원, 즉 사람들이 스트레스 요인을 처리할 때 인출할 수 있는 사회적 '기금'"으로 정의했다(p. 64).

사회적 지지는 가족이나 친구와 같은 중요한 타인이 개인에게 제공할 수 있는 심리사회적 자원 및 지원으로 간주된다. House 등(1988)은 부정적인 건강을 초래하는 결과에 대한 위험요소로서 열악한 건강상태보다는 낮은 수준의 사회적 지지 사이의 인과관계를 제시했다. 비록 연구자와 이론가들이 사회적 지지를 평가하기 위한 정의, 구성 및 전략에 대해 합의한 바는 없으나(Gottlieb, 1985), 두 가지 범주의 사회적 지지가 대두되었다(Berkman et al., 2000; Cohen & Wills, 1985; Uchino, 2006). Sarason과 Sarason(2009)은 관찰, 전기, 행동, 인지 및 발달 증거를 통합한 다학문적 접근방식을 제안했다. 사회적 지지의 차원과 건강 결과 증진으로 이어지는 경로는 현재 연구의 주요 관심사이다.

*** 사회적 지지의 정의**

사회적 지지는 신체적·심리적·사회적 영역을 포함하는 다차원적 구조이다. 그것은 인지된 가용성으로 정의되며, 사회관계망을 통해 접근할 수 있는 재정적·정보적 지원과 같은 유형의 물질적 자원과 정서적 지지, 소속감, 존중과 같은 무형 자원의 가용성과 실제 사용이다. 사회적 지지는 개인을 돕기 위해 제공되는 자원의 지원을 의미한다(Barrera, 1986; Berkman et al., 2000; Cohen & Wills, 1985; Gottlieb & Bergen, 2010; Wellman & Wortley, 1990; Wills & Shinar, 2000).

* 사회적 지지의 핵심개념

사회적 지지를 설명하는 데는 사회적 연결망, 사회적 응집력, 사회적 통합과 같은 용어가 사용된다. 그러나 이러한 용어는 일부의 모습을 반영한다. 두 가지 핵심 구성요소는 구조적 지지와 기능적 지지이다.

구조적인 사회적 지지

구조적인 사회적 지지는 개인이 사회관계망에 통합되는 정도를 말하며, 사회관계망의 규모, 수, 다양성, 접촉빈도, 공동체 안의 소속감에 대한 인식으로 측정된다(Cohen et al., 2000). 사회적 통합은 가족과 지역사회 안에서 사회적 활동과 관계, 사회적 역할에 적극적으로 참여하는 정도를 설명한다(Brisette et al., 2000). 구조적 지지는 개인의 사회적 통합 수준에 따라 개인에게 긍정적인 경험과 안정성을 제공함으로써 건강에 직접 영향을 미칠 수 있다(Berkman et al., 2000).

기능적인 사회적 지지

기능적인 사회적 지지는 인지되고 수용된 사회적 지지를 의미한다. 인지된 지지에는 개인의 다른 사람과의 연결에 대한 평가와 지원 가용성에 대한 인식이 포함된다(Uchino, 2009). 받은 지원은 제공된 실제 자원과 지지를 의미한다(Berkman et al., 2000). 만성질환자는 지지를 더 높게 인지하고 있듯이 지원을 받아야 할 필요성이 더욱 크다. 받은 지원은 부정적인 결과와 연관될 수 있지만 Siedlecki 등(2014)은 이것이 삶의 만족도를 예측하는 중요한 변수라는 사실을 발견했다. 이는 주관적 인식에 영향을 주기보다는 생활조건 개선에 따른 것일 수 있다. 받은 지원이 유익하다면 긍정적인 건강결과를 가져온다(Schwarzbach et al., 2014). 현재 연구에 따르면 실제 받은 지원보다 더 높게 인지된 지원은 건강과 안녕에 지속적으로 긍정적인 영향을 미친다. 결과적으로 중재의 목표는 부정적인 스트레스원에 대한 보호적 완충장치로 인식된 사회적 지지에 점점 더 집중되고 있다.

사회적 지지의 유형

사회적 지지는 (1) 정서적(예: 애정, 공감, 돌봄, 신뢰), (2) 정보적(예: 조언, 안내), (3) 도구적(예: 실제적 도구, 보조), (4) 평가 지원(예: 소속감, 통합, 존재 또는 사회적 참여 가능성)을 포함하여 사회관계망의 구성원이 제공하는 기능에 따라 분류할 수 있다(Cohen & Wills, 1985). 긍정적인 의사소통과 같은 정서적 지지는 개인이 상호 의무를 지닌 관계망에 소속되어 있다는 느낌과 함께 자신이 존중받고 있으며 가치가 있다고 느끼게 할 수 있다(Cobb, 1976). 정보적 지지는 의료전문가가 건강문제나 질병에 관한 사실을 제공하고 지지자가 자신의 경험을 바탕으로 조언을 제공하는 경우와 같이 문제해결에 도움이 될 수 있다. 정보적·도구적 지지는 만성질환과 같은 통제 가능한 사건에 가장 효과적인 반면, 정서적·평가적 지지는 질병으로 인한 건강변화와 같은 통제할 수 없는 사건에 가장 효과적이다(Uchino, 2009, p. 238). 정서적·정보적 지지는 우울증상의 해로운 영향을 중재하여 개인의 신체적 건강과 삶의 질을 향상시켰다(Benca-Bachman et al., 2020; Ratajska et al., 2020; Sun et al., 2017; Wang et al., 2020).

사회적 자본

구조적·기능적인 사회적 지지는 '사회적·정서적·실제적 지원에의 접근을 제공하는 일련의 사회적 접촉'으로 정의되는 사회적 자본의 한 형태를 구성한다. 이용 가능한 지원은 네트워크 유대, 타인과의 관계의 질, 실제 가용성, 보유가치 및 그들에 대한 신뢰의 결과이다(Gray, 2009, p. 6). 사회적 지지는 건강과 안녕에 기여하는 사회적 자본의 자원 또는 결과일 수 있다. 예를 들어, 사회경제적 지위가 높은 사람은 장애가 있더라도 필요할 때 활용할 수 있는 사회적 자원과 지지의 수준이 더 높다고 보고할 가능성이 높다(Torres et al., 2016). 사회적 지지는 고등교육 및 소득과 직접적으로 연관되어 있다(Eom et al., 2013).

이웃과의 관계는 중요한 자원이 될 수 있다. Gray의 연구(2009)는 이웃과의 대화, 사람들과의 만남 등 비공식적인 사회적 관계가 조직적인 활동보다 사회적 지지에 더 큰 영향을 미침을 확인했다. 이웃과의 통합이 높은 사람은 사회적 지지가 더 크고 소득 수준이 더 높을 가능성이 크다. 지속적인 종교활동은 우정관계를 강화하는 한편 스포츠 활동에의 참여는 긍정적인 건강효과와 사회적 상호작용을 유지하는 능력을 통해 사회적 지지를 증가시킨다. 연구에 참여한 노인 중 자녀가 없고, 배우자나 파트너가 없으며, 건강이 좋지 않은 노인은 사회적 지지가 낮았다. 만성질환자에게는 이웃이 연결되어 있거나, 배우자 혹은 파트너나 자녀와 함께 살고 있거나, 중간 정도의 신체적 장애나 동반질환이 있는 경우, 특히 더 많은 자원이 있는 지역에서는 이웃이 실질적이고 정서적인 지지의 원천이 될 가능성이 더 높다(Waverijn et al., 2017).

* 사회적 지지의 발생 및 확산

로버트 우드 존슨 재단(Robert Wood Johnson Foundation)에 따르면 건강의 결정요인 중 40%는 사회경제적 요인, 10%는 물리적 환경, 30%는 건강행위, 그리고 나머지 20%는 임상치료였다(de la Vega et al., 2019). 이는 건강행동과 치료를 개선하기 위한 사회적 지원과 관련된 연구와 중재의 우선순위를 정해야 할 필요성을 분명히 강조한다. 인터넷, 교통 변화, 사회관계망 사이트, 스마트폰 기술 등의 발전으로 사회적 관계의 통로가 확대됨에 따라 지난 20년간 미국 성인의 사회적 지지에 대한 접근이 약간 증가했다(Verdery & Campbell, 2019). 성인은 친구보다 가족에게서 더 높은 수준의 지원을 받을 가능성이 높은데, 특히 여성에서 높다. 가족 지지에 대한 접근성이 높은 성인은 친구 지지도 높은 수준으로 보고한다. 중년에 비해 노년층에서는 가족 및 친구에 대한 접근이 증가하는데, 이는 아마도 기존 관계가 강화되어 더 크게 지지받을 것임을 기대하기 때문일 것이다.

미국 성인 중 거의 절반이 필요할 경우 가족이나 친구로부터 도움을 받는다고 보고했다. 성인의 약 10~20%는 지지를 거의 또는 전혀 받지 못한다고 보고했는데, 이는 지난 20년 동안 거의 변화가 없었음을 반영한다. 저소득층이나 편부모 가구 등 가장 큰 도움이 필요한 성인은 이용 가능한 지원과 자원이 부족하다. 저소득 가구의 성인은 교육 수준이 낮고 취업 가능성이 낮아 소득이 적고, 보다 강한 가족결속력으로 더욱 지역화된 이웃과 사는 경향을 보인다. 교육은 가족을 통한 사회적 지지에 대한 접근에 부정적으로 연관되며, 친구 지지와 긍정적으로 연관된다. 교육 수준이 높은 성인은 친구망이 더 큰 경향이 있는 반면, 사회경제적으로 중하위인 집단에서는 가족망이 더 크다(Verdery & Campbell, 2019).

가족의 지원을 받을 수 있다고 보고하는 인종과 민족 간의 격차가 줄어들었으며, 현재 비히스패닉계 백인 성인, 아프리카인 간에는 보고된 차이가 없다. 미국인 또는 히스패닉 성인, 비히스패닉계 백인 성인은 다른 인종 및 민족 집단보다 친구로부터 더 높은 수준의 지지를 받고 있다고 보고했다(Verdery & Campbell, 2019).

사회적 지지의 위험요소

낮은 수준의 사회적 지지는 위험요인이 될 수 있으며, 부정적인 심리사회적·정신적·신체적 결과를 예측할 수 있다. 사회인구통계, 관계의 질, 만성질환, 노화, 건강행동에 대한 사회적 지지의 효과 등이 건강상태에 영향을 미칠 수 있다.

* 사회인구통계학

10년 전 연구에 따르면 백인은 가족과 지역사회 지지보다 미디어와 의료전문가에 더 많이 의존하는 데 비해, 소수자는 가족과 친구의 지지를 더 선호할 가능성이 컸다. 인종과 민족, 지리적 위치, 성별은 지지원의 선호도에 영향을 미칠 수 있다(Strom & Egede, 2012). 이러한 양상은 소셜 미디어에 대한 비전통적인 지지원이 인기를 얻으면서 변화할 수 있다. 낮은 사회적 지지는 백인, 남성, 미혼, 실업, 낮은 교육 수준 및 가계소득 등 사회인구학적 요인과 직접적인 연관이 있다(Eom et al., 2013).

가족의 지지는 성별, 결혼상태, 가족유대의 강도와 질에 따라 보호적일 수 있다(Antonucci et al., 2013). 배우자의 지지는 부정적인 심리적 결과에 대해 중요한 보호적 완충장치를 제공한다(Gariepy et al., 2016; Schwarzbach et al., 2014). 연구에 따르면 사회적 지지에 대한 남녀의 인식이 유사하다고 밝혀졌지만 남성은 배우자를 주요 지지자로 보는 경향이 더 많은 반면, 여성은 성인 자녀, 가까운 친구, 가족도 해당 범주에 포함한다(de la Vega et al. , 2019;Tkath 외, 2017). 연구에 따르면 노인 남성은 혼자 보내는 시간이 적고 의지할 수 있는 사람이 더 많으며, 여성이 갖는 대규모 집단망보다는 긴밀한 사회적 관계를 더 지지적인 것으로 인식하여 자신이 더 높은 지지를 받는다고 인지한다. 여성은 집단활동에 참여하는 경향이 있다(Caetono et al., 2013). 연령별 차이와 관련하여 Gariepy 등(2016)이 실시한 사회적 지지와 우울증에 대한 체계적 고찰에서는 어린이와 청소년을 위한 가장 보호적인 지지원은 부모, 교사, 가족이라고 했다. 중년 및 노년층의 경우 배우자와 가족으로부터 정서적·도구적 지원을 주고받는 것은 상당한 보호를 제공한다. 연로한 부모에게 자녀가 재정적·도구적·정서적 지원을 할지라도 배우자의 지지는 더욱 유익하다. 긍정적인 친구의 지지는 모든 연령대에서 우울증을 예방해준다.

* 사회적 지지의 양과 질

개인이 자신에 대한 지지를 어떻게 보는가는 초기 발달조건, 성격 특성, 사회적 기술, 자존감, 개인적 통제감의 개인차에 따라 달라질 수 있다(Uchino, 2009). 이러한 특성은 대처행동과 스트레스를 관리하는 방식에 영향을 미치며, 이는 지지를 인식하는 방식과 건강결과로 이어지는 적응능력에 영향을 미친다. 그러나 최근 연구에서는 연령과 개인적 특성보다는 친구 수, 가족의 근접성, 배우자 유무, 건강상태에 대한 만족 여부가 지지의 인식과 관련이 있었다. 연락빈도보다는 친구 수가 많고, 집에 사는 구성원보다는 가까운 가족의 근접성이 더 중요하다는 것은 곧 가족 및 우정 네트워크의 지지를 받는다고 느끼는 것이 일반적인 연락보다 더 중요하다는 점을 시사한다(Ahmed- Mohamed et al., 2013; Geue et al., 2019).

배우자나 파트너가 있다고 해서 당연히 더 높은 수준의 사회적 지지를 의미하는 것은 아니다. 관계의 양과 질은 건강결과에 중요한 위험요소이다. 파트너의 건강상태가 활동을 제한할 수도 있고, 사회적 지지를 쉽게 이용할 수 없을 정도로 관계가 긴장될 수도 있다. 점점 더 많은 노인, 특히 여성이 파트너 없이 노화하고 있으며, 일상활동 및 사회적 참여를 위한 다른 지지원이 필요하다(Federal Interagency Forum on Aging-Related Statistics, 2020). 배우자를 잃으면 사회적 지지가 낮아지고 슬픔의 증가, 우울 증상, 외로움 등 정신건강이 악화될 수 있다.

관계에 있어 사회적 긴장은 정신적·육체적 건강에 부정적인 영향을 미칠 수 있다. 대인관계 갈등, 잦은 비판, 지원에 대한 과도한 요구는 심리사회적 스트레스를 유발하고 생리학적 결과가 악화될 위험을 증가시킬 수 있다. 미국 중년 발달연구(1995~2009)로부터 성인 647명에 대한 Yang 등의 국가종단연구는(2014)는 10년 이상의 사회적 관계와 염증 간의 관련성을 조사했다. 가족, 친구, 배우자의 사회적 지지는 염증 위험에 대해 보호효과가 있었다. 그러나 가족구성원이나 가족 전체의 사회적 긴장은 염증 위험을 크게 증가시켰다(Yang et al., 2014). 특히 중요한 타인과의 관계갈등과 별로 긍정적이지 못한 관계는 우울증, 외로움, 낮은 실행기능의 유병률 및 심각도와 유의한 관련이 있다(Chen & Feeley, 2014; Gasiorowski & Rudowicz, 2017; Lee et al., 2012) Schwarzbach et al., 2014; Utz et al., 2013). 그러나 문화적 차이는 사회적 긴장에 영향을 미칠 수 있다. 중국계 미국인 노인을 대상으로 한 인구조사에서 배우자로부터 사회적 긴장이 높을수록 전반적인 인지기능 및 기억력이 유의하게 높았으며, 배우자와 친구와의 사회적 긴장이 높을수록 실행기능이 유의하게 높아졌다고 보고했다(Ge et al., 2017).

삶의 질과 관련하여 18~39세의 암 환자는 70세 이상 노인보다 더 부정적으로 인식하는 사회적 지지와 더 해로운 상호작용을 보고했다(Geue et al., 2019). 배우자나 파트너, 자녀의 더 많은 지지와 낮은 부담은 직접적으로도 안녕상태를 개선하고, 외로움을 줄여 안녕상태를 더 향상시킨다(Chen & Feeley, 2014; Gasiorowski & Rudowicz, 2017). 가족의 지원이 중요하기는 하지만 항상 가능한 것은 아니다. 폴란드에서 진행된 소규모 연구는 일차진료 환자가 가족에게서 정서적·정보적·도구적 지원을 거의 받지 못했다고 보고했다(Gasiorowski & Rudowicz, 2017). 지지에 대한 만족은 실제로 받은 지지보다 더 유익할 수 있다. 예를 들어, 정서적·정보적·도구적·승인적 지원에 만족하는 노인은 우울증상이 적다고 보고했다(Chen et al., 2012).

*** 만성질환**

사회적 지지는 만성질환 관리에 중요한 역할을 하며, 우울증(Zhang et al., 2020; Zhao et al., 2018), 암(Eom et al., 2013), 당뇨병(Bustamante et al., 2018; Strom & Egede, 2012), 뇌졸중(Tomaka et al., 2006), HIV(Maragh-Bass et al., 2018), 낭성섬유증(Flewelling et al., 2019), 심혈관질환(Buursma et al., 2020; Wiesmaierova et al., 2019)에서 긍정적인 건강결과와 관련이 있었다. 인지된 지지는 자가평가한 신체적·정신적 건강, 건강에 대한 만족도(Asante & Castillo, 2018), 삶의 질(Theofilou et al., 2020)과 밀접한 상관관계가 있다.

사회적 지지는 면역, 심혈관, 내분비계를 포함한 생리적 건강에 직접적인 영향을 미친다. Maragh-Bass 등(2018)의 연구에서 가족이나 중요한 지인으로부터 사회적 지지를 받은 HIV 감염 남성은 다른 출처의 지원을 받은 남성보다 바이러스 억제 가능성이 더 높았다. Zhu 등(2019)은 정서적·정보적 지원, 유형적 지원, 긍정적인 사회적 상호작용, 보살핌과 같은 지지 수준이 높은 노인일수록 고혈압이 더 잘 조절될 가능성이 높았음을 밝혔다. 인지되고 수용된 지지는 더 나은 인지기능 및 기억력과 같은 긍정적인 건강결과와 관련이 있다(Oremus et al., 2020; Zamora-Macorra et al., 2017). 대인관계 활동으로 인한 정신적 자극과 정서적 지지는 스트레스 수준을 낮추고 인지기능을 향상시키는 데 직접적인 효과가 있을 것이다.

사회적 지지가 클수록 신체적으로 동반되는 질환이 발생할 가능성은 감소하는 것으로 보인다(Menendez-Villalva et al., 2015). 동반질환의 수가 증가하면 사회적 지지가 감소하여 사망위험(Mazzella et al., 2010)과 노인장애(Xie et al., 2018)의 위험이 증가한다. 코로나19와 관련하여 중국에서 실시된 소규모 연구에서 좋은 사회적 지지는 성인에서 수면의 질 개선을 예측하는 것으로 보였다. 열악한 사회적 지지는 우울증을 증가시켰다. 가족 중 감염자 수가 많은 것은 불안과 관련이 있었다(Yang, Yang et al., 2020).

기능적 장애는 사회적 관계의 질을 저하시키고 지지에 대한 인식에 부정적인 영향을 미칠 수 있다. 사회적 지지가 열악한 만성질환자는 우울증의 악화, 절망감, 낮은 삶의 질, 높은 수준의 증상과 고위험상태의 기능에 놓여 있다(Buursma et al., 2020; Eom et al., 2013; Lee et al., 2012; Wu & Chiou, 2018; Zhu et al., 2019). 그 영향은 양방향일 수 있어서 우울증이 사회적·정서적 상호작용을 감소시켜 지지에 대한 낮은 인식으로 이어지며, 이는 다시 우울 증상에 영향을 미칠 수 있다(de la Vega et al., 2019; Sachs-Ericsson et al., 2019).

사회적 지지는 신체건강에 영향을 미치는 심리적 경로를 통해 만성질환을 다루는 사람에게 대처능력을 향상시키고 보호요소를 제공할 수 있다. 인지하고 받아들인 지지는 심혈관질환에 우울증이 미치는 영향을 완화할 수 있다(Lui et al., 2017). 그러나 이는 Levy 등(2017)의 캐나다 전국 규모 연구에서 사회적 지지가 성인 당뇨병 환자의 기능장애에 대한 우울증과 불안에 미치는 영향을 조절한다는 사실을 발견하지 못함으로써 상충되었다. 건강한 대학생과 만성질환을 앓고 있는 대학생이 친구나 중요한 타인으로부터 인지한 사회적 지지에 대한 비교연구에서는 인지된 사회적 지지 수준에는 차이가 없었지만, 고통스럽거나 기능성 만성질환을 앓고 있는 학생은 더 적은 수의 친구에게 이를 공개하는 것으로 보였다. 구조적 연결망은 더 작았지만 인지되고 받은 지지는 두 집단 모두 동일하게 유지되었다(Feldman et al., 2020).

사회적 지지에 대한 인식은 질병단계와 개인적 선호도에 영향을 받는다. Yang, Zhang 등(2020)은 경도의 치매가 있는 노인에서 지지에 대한 인식이 낮았으며, 질병이 진행됨에 따라 지지가 증가하여 지지에 대한 인식 수준이 높아졌다고 보고했다. 인지기능이 더 나은 노인은 치매의 영향을 더 잘 인식하고, 이를 자신의 행복에 대한 위협으로 여기고 질병과 관련된 정보를 회피할 가능성이 더 높았다. 중등도 치매노인을 돌보는 사람은 부정적인 행동을 무시하는 경향이 있는데, 이는 지지가 낮다는 인식에 영향을 미쳤으며, 지지의 빈도와 규모에 따라 지지에 대한 인식이 달라졌다.

*** 노화**

대다수의 미국 노인은 가능하다면 집과 지역사회에서 살기를 선호하며, 만성질환을 갖고도 더 오래 살고 있다. 이를 위해서는 독립성을 지지하고 가족 및 지역사회 네트워크를 강화해야 한다. 문헌은 요양시설 입소를 줄이고 집이나 지역사회에 머물 가능성을 높이는 데 사회적 지지 자원과 가족연계망이 수행하는 강력한 역할을 문서화했다(Administration for Community Living, 2020; Zhao et al., 2018). 건강증진 및 연령 관련 문제의 진행을 멈추거나 늦추면 노인이 집에 더 오래 머무르고 안녕이 향상될 수 있다.

만성질환을 앓고 있는 노인은 가까이 살지

않는 가족이나 친구의 비공식적인 돌봄서비스가 더 필요할 수 있다. 혼자 사는 노인의 비율이 증가했고, 가족의 규모가 작아지고 집밖에서 일하는 성인 자녀의 증가로 인해 이용 가능한 신체적·정서적, 재정적 지원이 제한되었다. 노인은 자신의 필요를 충족하기 위해 공식 돌봄서비스에 의존하는 경우가 많다(WHO, 2015).

만성질환을 앓고 있는 노인은 신체적·인지적 기능이 저하되면서 적응 수준이 낮은 경향이 있다(Yilmaz & Kil, 2020). 그러나 사회적 지지는 노화에 적응하는 데 도움이 될 수 있다. 사회적 지지가 더 많은 노인은 신체적·정신적 안녕 정도가 더 좋고 질병 및 기타 생활 스트레스 요인에 대한 회복력이 더 뛰어나다(Zhao et al., 2018). 지지 연결망이 더 넓고, 사회활동에 정기적으로 참여하며, 높은 수준의 만족도와 지지 활용도를 보이는 노인은 우울증이 덜한 것으로 보고되었다(Chen et al., 2012). 사회적 지지와 사회적 지지에 대한 만족도는 노인에서 삶의 질을 예측하고, 자존감과 우울증이 삶의 질에 미치는 영향을 완화시킨다(Sun et al., 2017; Wedgeworth et al., 2017).

* 건강행동

사회적 지지는 만성질환을 앓고 있는 개인의 자가관리와 건강증진 행위에 중요한 역할을 한다. 도움은 실질적일 수 있어 직접 과업을 돕거나 건강관리제공자 방문, 격려나 조언, 신체운동, 식이요법 및 체중관리와 같은 건강한 행동에 참여하는 데 도움이 된다.

더 높은 수준의 지지는 천식, 간질, 당뇨병, 만성 신장질환, 심장질환이 있는 사람에 대한 자가관리행동의 향상과 관련이 있다. 이는 당뇨병의 자가관리, 식이요법, 운동, 체중관리 및 의료준수 행위에 특히 해당되는 것으로 보인다(Bustamente et al., 2018; Pieroth et al., 2017; Reynolds et al., 2018). 당뇨병 환자에 대한 사회적 지지 수준이 높을수록 혈당조절 개선, 지식 증가, 치료준수 및 식이요법 개선, 우울증상 감소, 사망위험과 건강저하 위험의 감소 등과 관련이 있는 것으로 나타났다(Strom & Egede, 2012). Chan과 Li(2020)의 연구에 따르면 사회적 지지가 많을수록 자기효능감이 증가한다. 이는 긍정적인 자가관리행동에 영향을 미쳤다.

활용되는 지지의 출처와 유형은 질병에 따라 달라질 수 있다. 예를 들어 당뇨병의 경우 자기효능감을 향상시키는 새로운 과업과 지지유형을 숙달해야 하는 한편, 관절염의 경우 정서적 또는 유형적 지지가 더 유익할 수 있다. 사회적 지지가 클수록 성인 고혈압 환자의 약물치료 순응도가 높아지며, 이는 다른 지지 구성원보다 가족이 제공하는 경우가 더 많다(Turan et al., 2019). 가족의 지지뿐만 아니라 친구 및 지역사회의 지지는 모든 연령대의 당뇨병 환자의 건강 행동과 결과를 개선하며, 의사 외 건강관리제공자의 지원은 식사계획 및 발검사와 같은 예방서비스 활용 가능성을 높인다(Schwarzbach et al ., 2014).

인지된 사회적 지지는 건강증진 행위에도 영향을 미칠 수 있다. 사회적 지지가 높은 개인은 흡연 가능성이 낮고(Lawhon et al., 2009), 여가시간에 신체활동에 참여할 가능성이 더 높으며(Lindsay Smith et al., 2017), 의료요법을 더 잘 준수하고(Strom & Egede , 2012) 건강에 대한 지식이 향상되었다(Menendez-Villalva et al., 2015). 오해, 이해 부족, 긴장관계, 또는 권장사항과 상충되거나 건강에 해로운 행동을 조장하는 조언으로 인해 발생하는 가족이나 친구의 부정적인 지지는 자가관리 행위를 방해할 수 있다.

사회적 지지와 건강관리 활용

Valtorta 등(2018)은 체계적 검토를 통해 의료요구와 관계없이 사회적 관계와 노인의 의료이용 간의 연관성을 조사했다. 검토에는 19개국에서 22만 6,078명이 참여한 126개 연구가 포함되었다. 검토에서 의사의 진료, 응급실 이용, 병원 입원과 입원기간, 의료서비스 이용을 측정했다. 대부분의 연구에서는 사회적 관계가 약할수록 병원 재입원율이 증가하고, 사회적 연결망이 작을수록 입원기간이 길어졌다. 사회적 지지가 의사 진료, 응급실 이용, 입원, 노인센터와 가정 및 지역사회 서비스 이용과 연관되어 있다는 증거는 거의 없었지만, 일부 연구에서는 낮게 인지된 지지는 병원에서 더 많은 시간을 보내는 것과 관련이 있었음을 시사했다(Löfvenmark et al., 2009). 대부분의 연구는 사회적 지지와 일반적인 의료서비스 이용 간의 관련성에 대한 증거를 찾지 못했다. 관련성이 있음을 나타내는 연구의 증거는 상반된 결과를 나타냈는데, 즉 사회적 지지는 의료서비스 및 활용에 대한 의존도를 높이거나 낮추었다. HIV 환자에 대한 Maragh-Bass 등의 연구(2018)는 더 많은 사회적 지지를 받은 사람이 급성치료를 더 많이 이용할 가능성이 높다는 사실을 발견했으며, 이는 인식하고 받은 사회적 지지가 영향을 미칠 수 있음을 시사했으나 의료활용에서의 역할을 결정하려면 더 많은 근거가 필요하다.

부정적인 건강결과

낮은 수준으로 인지된 사회적 지지는 신체와 인지기능의 저하를 포함하는 열악한 신체건강(Levy et al., 2017; Zamora-Macorra et al., 2017), 심혈관질환 및 심근경색의 발생(Lui et al., 2017; Zhu et al., 2019)과 직접적으로 연관되어 있다. 그러나 Barth 등(2010)의 메타분석에서 사회적 지지와 심혈관질환 발생 간의 관련성에 대한 결과는 상반되었다. 사회적 지지가 낮은 노인은 조절되지 않는 고혈압을 앓을 가능성이 높고, 심혈관질환의 위험이 더 높다(Zhu et al., 2019). 성인 암 환자에서 낮게 인지한 사회적 지지는 높은 수준의 우울증과 낮은 수준의 삶의 질로 이어졌다(Eom et al., 2013). 환자에서 낮은 수준으로 인지한 사회적 지지는 높은 유병률의 통증, 피로, 호흡곤란, 변비, 수면장애, 설사, 메스꺼움 및 구토와 같은 증상과 관련이 있었다(Eom et al., 2013).

여러 연구결과에서 열악한 사회적 지지와 작은 연결망이 노인의 사망위험을 증가시킴을 보여주었다(de Brito et al., 2017; Holt-Lunstad et al., 2010; Mazella et al., 2010). 두 가지 이상의 만성질환이 있으면서 사회적 지지가 낮은 노인의 경우 더 높은 위험에 처했다(Olaya et al., 2017). 기능적인 사회적 지지가 부족하면 심장 및 모든 원인으로 인한 사망위험이 증가하는 한편, 구조적인 사회적 지지가 부족하면 모든 원인으로 인한 사망위험이 유의하게 증가한다(Barth et al., 2010), 심혈관질환이 있는 성인이 낮게 인지하고 받아들이는 지지 수준은 위험성을 배가시킨다(Menendez-Villalva et al., 2015; Wiesmaierova et al., 2019). Untas 등(2011)의 국제연구는 열악한 사회적 지지가 혈액투석 환자에서 사망률 증가, 의료순응도 저하, 신체적 삶의 질 저하와 관련이 있음을 시사했다. 사회적 지지와 당뇨병 연구에 대한 메타분석 결과는 충분한 사회적 지지를 받은 성인이 인종이나 민족에 무관하게 임상결과가 개선되고, 사망위험이 감소하며, 정신적 안정성이 증가하는 것으로 결론지었다(Strom & Egede, 2012).

반면 최근 한 연구는 사회적 지지보다 사회적 통합이 사망위험을 더 감소시켰고, 친구의 지지가 사망위험을 증가시켰음을 발견했다. 사회적 지지는 자가평가한 건강, 신체적 기능, 흡연요인을 통해 사망률에 간접적인 영향을 미쳤다(Yang, Sun et al.,2020).

사회적 지지 측정도구

사회적 지지를 측정하기 위한 연구들은 다양한 도구를 사용한다. 일반적으로 사용된 도구는 인지된 사회적 지지의 다차원 척도(MSPSS; Zimet et al., 1988)이며, 인지된 지지를 측정하는 12개 항목과 가족, 친구 및 중요한 타자의 지지인 3개 하위척도 점수로 구성된다. 항목은 매우 강하게 동의하지 않음(1)부터 매우 강하게 동의함(7)까지 7점 Likert 척도로 평가된다. 총점의 범위는 12~84점, 하위척도 점수의 범위는 4~28점으로 각 그룹은 4개 항목으로 구성된다. 점수가 높을수록 인지된 사회적 지지 수준이 높음을 의미한다. 이 척도는 전체적으로 그리고 각 출처로부터 지지의 적절성에 대한 주관적인 척도를 평가한다. 총점의 신뢰도는 가족 하위척도의 경우 chronbach's α=0.91과 0.90, 친구 하위척도의 경우 0.94, 중요한 기타 하위척도의 경우 0.95였다. 이 도구는 간단하고 사용이 간편하며 다양한 연령층에 적용할 수 있다. 이는 건강한 집단과 임상환경의 환자 모두에게 적합하다(Dahlem et al., 1991).

의료결과 연구-사회적 지지 설문조사(The Medical Outcomes Study—Social Support Survey, MOS-SSS; Sherbourne & Stewart 1991)는 만성 질환자를 위해 개발된 자가작성 설문지이다. 19개 항목 도구는 4가지 하위척도에 걸쳐 인지된 사회적 지지를 측정한다. 즉, (1) 정서적 지지(긍정적 정서 표현, 공감적 이해, 감정표현 격려; 4개 항목) 및 정보적 지지(조언, 정보, 안내, 피드백; 4개 항목), (2) 유형적 지지(물질적 지원 또는 행동 지원 제공; 4개 항목), (3) 긍정적인 사회적 상호작용(다른 사람이 대상자와 함께 재미있는 일을 할 수 있는 가능성; 4개 항목), (4) 애정적 지지(사랑과 애정 표현 포함; 3개 항목)으로 응답 선택의 범위는 1(항상 그렇지 않음)부터 5(대부분의 경우)까지 점수가 높을수록 인지된 사회적 지지가 더 크다는 것을 의미한다. 전체 점수는 각 하위척도에 대한 참가자 점수의 평균으로 구성된다. 전체 규모에 대한 신뢰성이 우수하여 Cronbach's α= 0.91~0.96이고 하위척도의 경우 0.72~0.97이다. 도구의 측정은 외로움이나 소속감, 정신건강, 현재 건강에 대한 인식, 가족 및 사회적 기능의 기타 측면, 구조적인 사회적 관계망 측정과는 다름을 보였다.

인지된 지원에 대한 또 다른 자가보고 도구는 Glasgow 등이 개발한 64개 항목의 만성질환 지지 조사(CIRS)이다(2000). 또한 임상의가 사용할 수 있는 간략한 버전도 있다. 항목 선정에는 정보적·정서적·도구적·유형적인 지지 자원을 포함시키려는 노력이 이루어졌다. 설문조사는 의사와 의료팀, 가족과 친구, 개인행동, 이웃, 지역사회, 미디어 및 정책, 지역사회 조직, 직장 등 8가지 수준의 심리사회적 환경 지지를 반영하도록 분류되었다. 각 항목에서 6~9개의 질문은 해당 자원으로부터 받은 지지의 정도를 조사한다[예: 5점 리커트 척도(1='전혀 없음'~ 5='매우 좋음')로 "당신의 의사나 다른 의료조언자가 당신의 질병에 관해 당신이 말한 내용을 주의 깊게 들었습니까?", "당신이 쇼핑하는 식료품점에 신선한 과일과 야채가 충분히 갖추어져 있습니까?"]. 각 항목의 마지막 질문은 질병관리에 있어 해당 자원의 인지된 중요성을 측정한다. 이 질문은 임상목적으로 포함되어 중재전문가는 환자가 중요하다고 생각함에도 지지 수준이 낮은 영역에서 자원을 강화하기 위한 계획을 개발하도록 환자를 도울 수 있다. 중요도 등급은 하위

척도에 포함되지 않고 별도로 분석되었다. CIRS 도구와 하위척도 및 간략도구는 뛰어난 내부일관성(α =.90), 중간에서 높음 사이의 검사-재검사 신뢰도(*r*=.71~.83), 양호한 구성 타당성(*r*=.58), 중간 정도의 동시 및 전향적 기준타당도가 있다. CIRS는 만성질환 관리를 위한 다단계 지원 및 자원을 평가하는 데 신뢰할 수 있고 유효한 도구이다. 이는 질병 자가관리(예: 식습관, 질병관리) 및 삶의 질(예: 정신건강, 질병침입)의 수준을 동시 및 전향적으로 적절히 예측한다. 포괄적인 다단계 CIRS 도구는 잘 개발되어서 이전에 검증된 단일통로 지지척도(예: 식습관에 대한 사회적 지지 및 운동 조사, 대인지원 평가 체크리스트)보다 더 강력한 예측변수로 구성되었다. 22개 항목은 지지에 대한 인식을 평가하고 7개 항목은 지지의 중요성을 평가한다. 전체 CIRS 하위척도와 간단한 CIRS 하위척도 간의 상관관계는 .83~.96; 총 척도점수 사이의 상관관계는 .94이다(Glasgow et al., 2000).

중재

비공식적이거나 공식적인 환경에서 개인과 집단에 대한 사회적 지지에 영향을 미치기 위해 다양한 중재가 사용되었다. 이러한 중재는 면대면 또는 원격으로 이루어질 수 있다. 중재유형에는 동료지지, 가족지지 및 사회관계망을 통한 중재, 지지집단, 건강관리제공자와 인터넷이나 전화를 사용한 원격 중재 등의 기술적 구성요소가 포함된다.

* 동료지지 중재

동료는 자가관리 요구사항을 지원하고 건강한 행동을 격려하는 동시에 사회적·정서적·실질적 지지를 제공할 수 있는 경험적 지식이 있다. 동료는 직접 또는 전화나 웹 기반 대화방을 통한 원격으로 일대일 또는 소집단 중재를 할 수 있고, 목표에 따라 질병에 따른 혹은 일반화된 지지를 통해 연결될 수 있다(Embuldeniya et al., 2013).

Peimani 등(2018)은 동료지지 중재에 의뢰되거나 통제된 집단의 25~75세 당뇨병 환자 200명에 대해 무작위 통제실험을 시행했다. 통제군과 중재군은 4주간 90분씩 당뇨병에 대한 증상, 자가혈당측정, 식이요법과 체중조절, 혈압, 콜레스테롤, HbA1c에 대한 교육을 받았다. 중재군은 그에 더해 동료의 지지를 받았다. 나아가 자원봉사자는 중재군이 좀 더 사회적·정서적·행동적 지지를 받도록 매주 전화로 접촉했다. 필요할 경우 더 많은 접촉도 가능했다. 6개월이 지났을 때 동료의 지지를 받은 집단은 처음에 비해 BMI가 약간 감소했으며, 평균 HbA1c 수치의 유의한 감소, 자가관리 행위와 자기효능감 및 삶의 질이 통제군에 비해 유의하게 증가했다.

동료지지는 많은 만성질환 중재에서 사용되었다. Carter 등(2020)은 2007~2017년의 문헌고찰에서 치매 환자를 돌보는 사람에 대한 온라인 및 직접 지지가 효과적인 전달방법임을 시사했다. 중재에는 일반적으로 정보 및 개인경험 공유, 실용적인 지식 및 기술 개발, 대처기술 및 자가관리 행위 개선과 같은 다양한 전략을 통합하는 여러 구성요소가 포함된다. 공식 진료서비스에 비공식적으로 연결된 전화나 대면을 통한 전문적인 지지를 추가한다. 동료지지가 돌봄자의 정신적·신체적 건강을 개선하고 그들의 부담, 불안 및 우울증을 줄일 수 있다는 증거가 있다. 그러나 이러한 중재가 인지된 사회적 지지를 증가시킬 수 있는지 여부는 연구에서 다루어지지 않았다(Carter et al., 2020).

유방암 환자를 위한 15가지 동료지지 중재에 대한 체계적 검토에서는 건강결과가 상반되었으나 더 많은 연구에서는 삶의 질과 고통의 감소가 긍정적으로 관련됨을 보고했다. 중재에는 일대일 대면, 전화 및 인터넷 중재, 그룹 전화 및 그룹 인터넷 중재가 포함되었다. 동료 훈련이 없이 조절되지 않고 구조화되지 않은 온라인 집단 동료지지를 사용한 중재는 통제집단에 비해 거의 또는 전혀 건강결과에 영향을 미치지 않았으며, 이는 중재 개발 때 동료 훈련을 통한 대면 및 전화 전달방식이 중요한 고려사항임을 시사한다(Hu et al., 2019).

Ihrig 등(2020)은 온라인 동료지지 집단에 대한 23편의 질적 연구와 1편의 무작위 통제실험에 대한 고찰 결과 전립샘암 남성을 위한 온라인 동료지지 집단 간의 정보 및 정서적 지지가 삶의 질을 향상시키고 치료결정에 도움이 되었음을 발견했다. 젊은 암 환자를 위해 사회적 지지를 목표로 하는 P2P(peer to peer) 모바일 앱이 개발되고 있다. 만성질환을 앓고 있는 젊은층 인구를 대상으로 한 동료지지 앱은 사용자가 일반적인 만성질환에 대한 앱에서는 찾을 수 없는 경험과 감정을 공유할 수 있는 편리한 방법이다(Lazard et al., 2020).

* 가족지지 중재

Gomeset 등(2017)은 2형당뇨병(T2DM) 환자 164명을 대상으로 무작위 대조실험을 실시했다. 당뇨병 교육 프로그램은 2시간짜리 4회 세션으로 10명으로 구성된 그룹에게 제공되었다. 중재 집단에는 가족지지 자원을 교육에 포함했다. 환자와 가족 간의 대화와 정서적·정보적 지원을 장려하기 위해 가족에게 전화 통화를 했다. 최종 통화에서 목표가 충족되지 않았을 경우 가족에게 도구적 지지를 제공하도록 장려했다. 가족의 지지를 받은 사람은 대조군보다 임상 및 대사조절이 더 좋았다. 또한 2형당뇨병 환자를 돌보는 데 가족을 포함시켜 지속적인 지지를 제공하는 과정에서 가족 간의 유대를 강화했다.

가족의 참여를 높이는 중재는 지지를 위한 더 많은 자원과 기술 및 지식을 제공한다. Whitehead 등(2017)은 2002~2016년에 진행된 20개의 질적 연구에 대한 체계적인 검토 결과(2017) 만성질환의 자가관리에 가족지지가 중요함을 확인했다. 가족 내외에서 다양한 사회적 상호작용을 함으로써 만성질환의 자가관리가 정상화되었으며, 더 넓은 사회환경에서 규칙적인 생활 중심의 행동을 촉진하는 데 더 중점을 두었다. 가족은 의사결정과 돌봄부담을 공유하고, 상황 변화에 더 잘 적응하여 가족의 조화와 행복을 높였다. 가족은 옹호자 역할을 하며 전문서비스 활용을 강화했다. 가족지지 집단을 포함하는 중재는 성인의 만성질환자의 관리에 긍정적인 영향을 미칠 수 있다(Whitehead et al., 2017).

Mohd 등(2019)은 체계적 고찰을 통해 지역사회에 거주하는 노인의 사회적 지지와 우울증 간의 연관성을 조사했다. 66개 논문이 연구자들이 설정한 검토 기준을 충족했다. 검토에는 24개 관찰연구, 5개 코호트연구, 19개 횡단연구가 포함되었다. 구조적인 사회적 지지 척도는 결혼상태, 동거형태, 연결망 규모, 연결망 구성, 사회적 지지, 사회적 접촉 빈도, 인근 자녀 등이었다. 기능적인 사회적 지지는 사회적 지지의 유형, 친구의 존재, 지지에 대한 만족도로 측정했다. 인지된 사회적 지지는 받은 사회적 지지보다 더 자주 측정되었다. 결과는 아시아 지역사회에 거주하는 노인은 배우자나 파트너가 있을 때, 가족과 동거, 넓은 사회적 연결망, 가족 및 친구와의 접촉, 정서적 도구적 지지, 가족의 훌륭한 지지에서, 그리고 아시아에서 지역사회에 거주하면서 함께 살 때 전반적으로 좋은 사회적 지지를 나타냈다. 연구자들이 내린 결론은 가족이 중재에 관여할 필요가 있다는 것이었다.

* 집단지지 중재

전문가나 일반인 지도자가 주도하는 집단중재는 만성질환자에 대해 지지를 추가하고, 친구와 가족의 부담을 줄이고, 개인적 지지보다 저렴한 비용으로 지지를 주고받을 수 있는 기회를 제공한다.

Ventura와 Chung(2019)은 우울증과 만성통증이 있는 성인을 위한 교육적 지지집단을 개발했다. 'Lighten Your Life Program'은 우울증 교육과 대면 집단세션을 결합했으며, 선택적 모바일 앱이 자체 관리도구로 사용되었다. 우울증, 대처, 목표설정, 치료선택 및 약물에 대해 1시간씩 4회의 교육이 제공되었다. 자발적인 참가자를 앱 내의 비공개채팅 집단에 추가했다. 전문간호사가 집단토론과 활동을 위해 6개월 동안 2주마다 대면회의를 주도했다. 참가자는 문자, 전화 또는 앱을 통해 매주 연락을 했고 6개월의 중재기간에 앱을 통해 집단과 계속 연결되도록 격려했다. 이 프로그램은 우울 증상 감소, 삶의 질 향상, 의미 있는 관계 조성, 대처 및 자가관리행위 지원 측면에서 긍정적인 결과를 보였다. 마찬가지로, 만성질환이 있는 16세 이상의 개인을 대상으로 전문적으로 주도하는 집단중재에 대한 14편의 무작위 대조시험을 체계적으로 고찰한 결과 통증, 건강지식, 심리적 증상, 자기효능감, 자가관리 및 삶의 질에서 긍정적인 결과를 보고했다(Jackson et al. al., 2019).

* 기술

온라인 사회관계망 사이트

소셜 미디어는 만성질환자를 위한 중요한 온라인 사회적 지지가 되고 있다. 사회관계망 사이트(SNS)는 회원에 대한 접근성을 높이고 사람들이 게시물과 토론 맥락을 통해 만나고 상호작용할 수 있게 함으로써 사회적 연결망 규모를 확장할 수 있으며, 이를 통해 비슷한 문제를 가진 회원들의 커뮤니티를 구축할 수 있다. 사람들은 문제해결에 도움이 되고 자기개념과 자기검증을 강화하는 데 도움이 되는 조언, 지도, 제안의 형태로 정보적·정서적·존중적 지원을 주고받을 수 있다. 사회관계망 사이트의 사용은 유연하며, 단기간 또는 장기간 일정과 질병을 피할 수 있다. 구성원은 변경되지만 공동체는 유지될 수 있고, 사회적 연결을 유지하기 위해 다른 집단을 시작하거나 가입할 수 있다. 사회적 지지는 필요할 때 가장 효과적이며, 게시활동은 오프라인의 사회적 지지망에 비해 더 또는 덜 지지하도록 조정될 수 있다.

Hanet 등(2018)은 HIV 양성인 중국인 432명에 대해 Weibo에서의 사회관계망 사이트 활동을 연구했다. 온라인에서의 인지된 사회적 지지는 친구와 가족의 오프라인 지지보다 높았고, CD4(세포표면항원무리 4) 세포 수의 감소와 유의미한 관련이 있었으나 항레트로바이러스 치료에는 그렇지 않았다. 온라인에서 지지를 더 많이 주고받는 것은 더 높게 인지한 사회적 지지와 긍정적으로 관련되었고, 더 나은 주관적 안녕이 예측되었다. 사람들은 긍정적인 HIV 상태를 공개하고 온라인에서 더 많은 시간을 보냈으며, 오프라인 지지망보다 Weibo 친구로부터 더 많은 사회적 지지를 받았다. Bensonet 등(2020)은 호스피스 암 환자의 비공식 돌봄제공자를 위한 온라인 페이스북 지지집단의 게시물과 토론을 조사한 결과 제공된 지지의 대부분이 정서적인 것이라고 판단했다. 지지집단은 또한 동료애, 평가, 정보 지지를 했으며, 드물게는 도구적 지지도 제공했다. 집단구성원은 더 많은 정보자료와 호스피스 분야의 집단참여가 필요하다고 표현했다.

e-health 중재

e-health 중재는 전화, 문자, 원격의료, 가상 또는 웹 기반 기술을 사용하여 임상환경 외부에서 건강정보나 서비스를 제공한다. e-health는 지리적으로 멀리 떨어져 있고 만성질환을 앓고 있는 사람이 이용할 수 있으며 일정을 짜는 데 유연성이 있다. Choi(2020)의 연구에 따르면 e-health 이용과 정보

지지는 자기효능감에 직접적인 영향을 미쳤고, 결국 만성질환이 있는 노인의 건강증진 행위에 영향을 미쳤다. 건강관리제공자는 조언, 건강정보, 피드백과 같은 정보적 지지가 적절하고 개인적으로 관련된 정보를 포함하도록 함으로써 건강행위를 촉진할 수 있다.

Villaniet 등(2018)은 유방암 근치수술을 받고 화학요법을 앞둔 55세 이상의 유방암 여성 29명을 대상으로 e-health 중재를 실시했다. 참가자 중 절반은 2주간 e-health 스트레스 예방접종 훈련(stress inoculations training, SIT)을 받았고 대조군은 아무런 중재도 받지 않았다. 첫 번째 세션에서 참가자는 화학요법을 받는 유방암 환자에 대한 일련의 라이브 비디오 면담을 시청하여 치료의 심리사회적·임상적 영향과 신체적·정서적 변화에 대처하는 전략을 배웠다. 그 후 명상, 근육이완 및 마음챙김 기술을 교육하는 비디오를 시청했다. 3개월 후 중재집단의 정서적 억압은 감소했고 암과 관련하여 정서적 안녕이 증가했다는 결과를 보고했다.

무작위 대조실험과 두 가지 비교 중재실험으로 구성된 18편의 연구에 대한 체계적인 고찰을 통해 만성질환을 앓고 있는 취약한 성인을 위한 전자(인터넷), 모바일 건강(mHealth; 스마트폰 및 태블릿), 원격의료(음성, 데이터 및 이미지) 도구의 이점을 평가했다(Parker et al., 2018). 대부분의 중재는 목표설정을 격려하고, 성취상을 수여하며, 정보 및 기타 유형의 지지를 장려하고 제공함으로써 자가관리 및 자기효능감을 향상시키는 데 중점을 두었다(Parker et al., 2018). 2형당뇨병 성인을 대상으로 한 이전 연구에서는 e-health 중재가 자가관리 행위, 약물준수, 혈당 모니터링, 발관리, 건강한 식사, 운동, 건강한 대처 및 문제해결을 향상시키는 것으로 나타났다(Vorderstrasse et al., 2016). 문자 및 전화통화에 더해 방문하는 동안에 임상적 관리를 관찰하기 위해 자가관리와 치료목표에 대한 집단교육 외에 직접 또는 원격 동료지지를 중재에 포함했다(Vorderstrasse et al., 2016).

e-health 중재는 개인과 건강관리전문가 및 동료 간의 지지를 제공한다. 사회적 지지는 개인적으로, 적절한 때, 지식이 풍부한 의료전문가, 동료, 문화적으로 관련된 사람, 유사성이 있는 타인으로부터 받을 때 효과적이다(Vorderstrasse et al., 2016).

웹 기반 기술에는 장비, 접근 및 기술이 필요하다. 중재는 개인의 속도와 관심 수준에 따라 개개인의 능력, 기술, 접근성에 맞게 조정되어야 한다. 또한 개인과의 접촉 및 기술관리가 더 많이 필요하다. 사회적 지지의 요구는 시간이 지남에 따라 변하므로 건강관리제공자는 행동적·교육적·심리사회적·임상적 지지 요구를 해결하기 위해 지지 유형과 방법을 다양화해야 한다.

전반적으로 가장 효과적인 중재는 만성질환자를 동료 및 가족 지지 연결망에 연결하고, 전문적인 건강관리와 연결하는 다중 구성요소 전략이다. 동시적인 지원 통화 및 집단방문 유무에 관계없이 온라인 자가관리 프로그램은 자가관리 행위나 임상결과 면에서 집단 간의 차이가 드러나지 않았다. 그러나 웹 기반 중재는 만성질환에 대한 장기적인 건강행동을 유지하는 데 효과적이었다. 모든 연구가 사회적 지지의 구성요소를 측정한 것은 아니며, 측정에 사용된 도구가 다르기 때문에 결과를 판단하기가 어려웠다. 증거에 따르면 사회적 지지 중재는 정서적 그리고 감정적 지지를 향상시키고, 정보 및 도구적 지지를 강화하며, 자가관리 및 건강행위를 촉진하고 유지한다. 사회적 지지 중재는 전문건강서비스를 강화하고 연결하는 지속적인 지지를 제공한다.

*** 건강관리제공자**

의학연구소(Institute of Medicine)는 환자 중심 치

료가 양질의 의료서비스를 위한 중요한 기준임을 확인해왔는데, 이는 환자가 치료계획 및 질병관리의 파트너가 되는 것이다. 환자 중심 치료의 필수적인 부분은 사회적 지지이다. 치매 환자를 대상으로 한 연구에서 건강관리제공자는 의사결정 때 환자의 관점이 거의 고려되지 않았으며, 기본욕구와 증상관리에 초점이 맞춰졌다고 보고했다(Yang, Zhang, et al., 2020).

건강관리제공자는 사회적 지지의 양뿐만 아니라 개인적 관계의 질과 주고받는 사회적 지지의 유형을 평가해야 한다. 사회적 지지관계망을 강화하고 사회적 긴장을 줄이거나 제거하기 위한 중재는 대상자의 건강상태에 변화를 일으킬 수 있다. 최근 사별한 성인의 경우, 사별자 지지집단이나 사별자 간의 또래 프로그램 등을 추천하면 유사한 경험을 가진 또래와 경험을 공유할 수 있는 기회를 제공할 뿐만 아니라 친구나 가족보다 더 쉽게 이용할 수 있는 새로운 사회적 지지관계망을 구축할 수 있다.

건강관리제공자는 치료를 설계할 때 만성질환의 단계와 환자의 요구 및 선호도를 고려하여 정보와 자원을 제공한다. 지역사회 및 노인센터 집단에 가입하거나 유사한 만성질환을 앓고 있는 개인을 위해 온라인 사회적 지지관계망을 구축하는 등 사회관계망을 유지하거나 확대하는 중재는 건강개선을 위한 사회적 지지에 대한 인식을 높일 수 있다.

만성질환에는 우울증이 동반되는 경우가 많다. 건강관리전문가는 신체적·정신적 건강을 증진하는 사회적 지지 중재를 통합해야 한다. 건강관리제공자는 대상자가 가족 및 친구와 어울리고 집단활동에 참여하여 사회적 관계의 질을 향상하도록 권장해야 하며, 이는 결과적으로 유대를 강화하고 돌봄 환경을 조성할 것이다.

만성질환자는 부정적인 건강결과를 예방하기 위한 중재를 통해 조기사정을 받아야 한다. 건강관리제공자는 고객이 기존의 사회관계망을 통해 사회적 지지를 찾거나 외래환자 또는 심장재활프로그램이나 커뮤니티 센터와 같은 지역사회 집단에 가입하도록 권장할 수 있다. 건강관리제공자는 사회적 지지관계망을 장려하는 핵심역할을 해야 한다. 사회적 지지의 위험요소를 탐색하고 사회적 지지 영역의 효과적인 측면을 겨냥한 중재를 구현하면 사회적 지지를 향상시킬 수 있다.

Gasiorowski와 Rudowicz(2017)의 연구에 따르면 건강한 환자는 높은 수준의 정보 및 도구 지원을 보고한 고혈압 환자에 비해 건강관리제공자로부터 더 높은 수준의 기능적인 사회적 지지를 기대하는 것으로 나타났다. 정보적 지지는 신체질환에 대한 조정의 중요한 구성요소이다.

결론

노인 및 고령층의 증가와 만성질환의 만연으로 건강관리제공자와 사회는 개인의 건강관리능력을 향상시키고 또한 삶의 질을 향상시켜야 하는 도전을 맞게 되었다. 사회적 지지는 신체적·심리적·사회적 영역에서 지지의 상호적인 교환을 설명하는 다차원적인 구성이다. 이는 사회관계망을 통해 접근할 수 있는 재정적·정보적 지지와 같은 유형의 물질적 자원뿐만 아니라 정서적 지지, 소속감, 존중과 같은 무형의 자원에 대해 인지한 가용성과 실제 사용으로 정의된다. 사회적 지지는 개인을 돕기 위한 자원의 제공을 반영한다. 더 큰 사회적 지지는 신체적·정신적·사회적 건강결과에 직간접적인 보호 효과를 제공할 수 있다. 낮은 사회적 지지는 신체적·인지적 건강 저하, 우울증, 외로움, 불안, 삶의 질 저하, 전 생애에 걸친 안녕 저하 등 부정적인 건강결과를 초래하는 위험요소이다.

건강으로 이어지는 경로와 기전을 이해하고 중재를 목표로 하는 분야를 식별하는 것이 중요하다. 건강관리제공자에 의해 실시되는 수혜자의 지지관계망의 양과 질에 대한 심사, 사회적 부담의 평가는 그들이 사회적 유대와 연결망 지지를 강화하기 위한 중재를 설계하는 데 도움이 된다.

인지된 사회적 지지는 건강결과에서 중요한 개념이 되었지만 아직 많은 연구는 지지에 대해 광범위한 차원의 측정을 사용함으로써 연구를 비교하고 건강결과를 향상시키는 사회적 지지요소를 식별하기 어렵게 만든다. 사회적 지지는 건강결과를 향상시키는 자가관리 및 건강증진 행위를 개선하는 데 중요하다. 지지관계망을 구축하고 일차건강관리제공자와의 의료관리를 촉진하기 위한 일대일 및 집단적 중재와 기술적 중재는 만성질환자 개인의 의료에 대한 질을 향상시킨다. 의료전문가는 사회적 지원시스템을 촉진하는 중재를 선별하고 적용하는데 능숙해야 한다. 사회적 지지 중재는 결과적으로 만성질환의 자가관리 및 건강증진행동을 증대시켜 건강결과를 향상시킬 수 있다.

근거기반실무

Simpson과 동료들은 기술과 기술 기반 사회적 지지를 사용하여 비만을 해결하는 혁신적인 방법을 조사했다. BMI가 높고 스마트폰을 소유한 노인이 연구 참여에 모집되었다. 참가자는 체중감량에도 관심이 있어야만 했다. 중재의 초기 구성요소인 1단계가 있었는데, 여기서 참가자의 포커스 그룹은 나중에 최종 중재를 지지하기 위해 연구원에게 정보를 제공했다.

중재집단은 1년 동안 체중감량을 위한 사회적 지지 애플리케이션과 웹사이트에 접근할 수 있었다. 참가자는 목표를 설정하고 진행상황을 관찰하며 기존의 사회관계망에서 자원봉사자를 초대하여 사회적 지지를 활용했다. 신체활동, 식이측정, BMI가 세 가지 주요결과 측정치였다. 참가자 수가 적고 실제 차이를 감지할 수 있는 능력이 부족함에도 불구하고 저자는 이러한 유형의 사회적 지지 중재의 가능성을 강조했다. 이는 인구건강과 비만이라는 공중보건문제를 해결하는 데 있어 기술을 통합하는 독특하고 참신하며 저렴한 방법이었다.

출처 Simpson, S. A., Matthews, L., Pugmire, J., McConnachie, A., McIntosh, E., Coulman, E., Hughes, K., Kelson, M., Morgan-Trimmer, S., Murphy, S., Utkina-Macaskill, O., & Moore, L. (2020). An app-, web- and social support-based weight loss intervention for adults with obesity: The HelpMeDoIt! feasibility RCT. NIHR Journals Library. https://doi.org/10.3310/phr/08030

사례 연구

01 Brenda는 두 자녀를 둔 42세의 이혼한 여성이다. 그녀는 전신홍반루푸스 진단을 받기 전까지 5년 동안 피로, 통증, 뇌 흔미 등의 신체적 증상을 경험해왔다. Brenda는 근처에 사는 여동생과 각별히 친한 사이이다. 부모님과 다른 세 형제자매는 5시간 거리에 살고 있다. 전남편은 1,000마일 떨어진 곳에 살고 있으며, 방학이나 휴일에 아이들을 만난다. Brenda는 면역체계가 손상되어 감염에 취약해지고 회복시간이 길어졌다. 발적과 루푸스 관련 문제에 대처하면서 때때로 슬프고, 좌절하고, 화나고, 압도당하는 느낌을 받는다. Brenda는 특정 음식, 제품 및 활동을 피한다. 질병으로 인해 관계의 형성과 발전 및 유지가 어려워지면서 친구, 가족 및 사회관계망과의 관계가 어려워졌다. 자신의 질병에 기꺼이 대처할 의향이 있는 파트너를 찾고 데이트하는 것은 어렵다. 건강이 좋은 시기에도 그녀는 합병증이 항상 코앞에 있음을 알고 있다. Brenda는 심리학 학위를 취득하고 상담사로 일했지만 많은 고객을 감당할 수 없었고 질병으로 인해 직업을 바꿔야 했다. Brenda는 의료비 청구 과정을 수강했으며, 자녀와 함께 집에 있기 위해 재택근무를 한다. 불황 중에 그녀는 일을 할 수 없어 재정적인 어려움을 겪었다.

그녀의 여동생은 떨어져 있는 두 집을 오가며 아이들을 돌보고, 학교 행사에 참석하고, 교통편을 제공하고, 식사는 물론 정서적 · 재정적 지원을 해준다. 여동생은 자신의 가족에 대한 책임을 유지하면서 언니를 돌보는 것과 아이들을 돌보

사례 연구

는 것에 대해 압도됨을 느낀다. 부모님은 전화와 방문을 통해 정서적인 지지를 한다. Brenda가 아프면 가족은 전화 대신 문자를 보낸다.

토론 문제

01 Brenda는 질병으로 인해 지지관계망이 제한되었다. 그녀의 심리적 · 신체적 · 사회적 건강결과를 악화시킬 수 있는 위험요소를 제시한다.

02 건강관리제공자로서 Brenda의 사회관계망을 확장하고 그녀의 우려사항을 해결하기 위해 어떻게 협력하겠는가?

03 Brenda의 여동생은 Brenda의 정서적 · 재정적 지지에 깊이 관여해왔지만, 두 가족을 돌볼 수 없는 한계점에 도달했다. 여동생은 Brenda의 돌봄계획에 참여해야 한다. 그녀의 참여를 독려하기 위해 어떤 조치를 취하겠는가? 그 자매는 과거처럼 계속 참여해야 하는가? 그 이유는 무엇인가?

04 Brenda와 여동생에게 어떤 중재를 추천하겠는가? 그 이유는 무엇인가?

사례 연구

02 Ada와 Franco는 결혼한 지 50년이 되었다. Ada의 가족이 마을로 이사했을 때, 고등학교 시절부터 연인이 되었고 그 이후로 계속 함께 지냈다. 수년 동안 그들은 항상 서로를 위해 함께 지내고 있었다. Franco는 교사로일했고, Ada는 영어를 잘하지 못하는 이민자였다. Franco는 그녀가 고등학교를 마칠 수 있도록 언어를 배우는 데 도움을 주었다. 두 사람은 고등학교 졸업 직후 약혼하고 결혼했다. Franco가 대학에 갔을 때 Ada는 대학생활 내내 그를 지원하기 위해 일했다. 예상대로 우여곡절이 많았다. Ada는 항상 편안하게 무슨 일이 일어나고 있는지 경청하기 위해 그곳에 있었다. 그녀는 대부분 있었을 뿐이었지만 때로는 제안도 했다. Franco는 대학을 졸업한 후 기숙학교에 취직하여 교장이 되었다. 그곳에서 수년간 살면서 Franco와 Ada는 세 자녀를 두었다. Franco는 주로 가족을 위한 돈을 벌기 위해 일했고, Ada는 주로 가족을 돌봤다. Ada가 아이들을 위한 돈이 필요할 때마다 Franco는 몇 마디 질문만 하며 기꺼이 응했다! 그들은 서로 훌륭하고 지지적인 관계를 유지했다. 최근 70세인 Ada는 병이 나서 입원해야 했다. 그녀는 의자에서 빨리 일어나려다 어지러워서 넘어지며 머리를 부딪혔다. 그녀는 낙상의 원인이 될 수 있는 심각한 근본적인 문제를 배제하기 위해 관찰을 했다. Ada는 자신이 어디에 있으며 병원에 있는 지금 무슨 일이 일어나고 있는지를 기억하는 데 어려움을 겪고 있다.

토론 문제

01 Franco와 Ada의 삶에는 어떤 유형의 사회적 지지가 뚜렷이 나타나는지 나열하고 정의한다.

02 Ada가 이전에 건강문제를 겪은 적이 없었던 이유는 무엇인가? 사회적 지지의 역할은 무엇인가?

03 당신이 Franco와 치료계획을 논의하고 있는 Ada의 퇴원계획자라면 어떤 질문을 하겠는가? 어떤 추가정보가 필요한가?

04 Ada는 사회적 지원과 관련된 부정적인 건강결과에 대해 고위험, 중간위험 또는 저위험 중 어디에 속하는가? 이를 과거의 Ada, 그리고 Ada의 현재 상황의 두 단계로 나누어 생각해본다.

출처 Simpson, S. A., Matthews, L., Pugmire, J., McConnachie, A., McIntosh, E., Coulman, E., Hughes, K., Kelson, M., Morgan-Trimmer, S., Murphy, S.,Utkina-Macaskill, O., & Moore, L. (2020). An app-, web- and social support-based weight loss intervention for adults with obesity: The HelpMeDoIt! feasibility RCT. NIHR Journals Library. https://doi.org/10.3310/phr/08030

참고문헌

Administration for Community Living. (2020). About community living. https://acl.gov/about-community-living

Ahmed-Mohamed, K., Fernandez-Mayoralas, G., Rojo-Perez, F., Forjaz, M. J., Martinez-Martin, P., on behalfof Spanish Research Group on Quality of Life and Ageing. (2013). Perceived social support of older adults in Spain. Applied Research in Quality of Life, 8(2), 183–200. https://doi.org/10.1007/s11482-012-9184-8

Antonucci, T. C., Ajrouch, K. J., & Birditt, K. S. (2013). The convoy model: Explaining social relations from a multidisciplinary perspective. The Gerontologist, 54(1), 82–92. https://doi.org/10.1093/geront/gnt118

Asante, S., & Castillo, J. (2018). Social connectedness, perceived social support, and health among older adults. Innovation in Aging, 2 (suppl 1), 737. https://doi.org/10.1093/geroni/igy023.2719

Barrera, M. (1986). Distinctions between social support concepts, measures, and models. American Journal of Community Psychology, 14(4), 413–445. https://doi.org/10.1007/BF00922627

Barth, J., Schneider, S., & von Känel, R. (2010). Lackof social support in the etiology and the prognosisof coronary heart disease: A systematic review and meta-analysis. Psychosomatic Medicine, 72(3), 229–238. https://doi.org/10.1097/PSY.0b013e3181d01611

Benca-Bachman, C. E., Najera, D. D., Whitfield, K. E., Taylor, J. L., Thorpe, R. J., & Palmer, R. H. C. (2020). Quality and quantity of social support show differential associations with stress and depression in African Americans. American Journal of Geriatric Psychiatry, 28(6), 597–605. https://doi.org/10.1016/j.jagp.2020.02.004

Benson, J. J., Oliver, D. P., Washington, K. T., Rolbiecki, A. J., Lombardo, C. B., Garza, J. E., & Demiris, G.(2020). Online social support groups for informal caregivers of hospice patients with cancer. European Journal of Oncology Nursing, 44, 101698. https://doi.org/10.1016/j.ejon.2019.101698

Berkman, L. F., Glass, T., Brissette, I., & Seeman, T. E.(2000). From social integration to health: Durkheim in the new millennium. Social Science & Medicine, 51(6), 843–857. https://doi.org/10.1016/s0277-9536(00)00065-4

Berkman, L. R., & Syme, S. L. (1979). Social networks, host resistance, and mortality: A nine-year follow-up study of Alameda County residents. American Journalof Epidemiology, 185(11), 1070–1088. https://doi.org/10.1093/aje/kwx103

Brissette, I., Cohen, S., & Seeman, T. E. (2000). Measuring social integration and social networks. In S. Cohen, L. G. Underwood, & B. T. Gottlie.(Eds.), Social support measurement and intervention:A guide for health and social scientists (pp. 53–85). Oxford University Press. https://doi.org 10.1093/med:psych/9780195126709.003.0003

Buursma, M. P., Tintle, N. L., Boven, E., DeVon, H. A., & Dunn, S. L. (2020). Lack of perceived social support in patients with ischemic heart disease is associated with hopelessness. Archives of Psychiatric Nursing, 34(2), 14–16. https://doi.org/10.1016/j.apnu.2019.12.001

Bustamante, A. V., Vilar-Compte, M., & Ochoa Lagunas, A. (2018). Social support and chronic disease management among older adults of Mexican heritage:A U.S.–Mexico perspective. Social Science & Medicine, 216, 107–113. https://doi.org/10.1016/j.socscimed.2018.09.025

Caetano, S. C., Silva, C. M., & Vettore, M. V. (2013). Gender differences in the association of perceived social support and social network with self-rated health status among older adults: A population-based study in Brazil. BMC Geriatrics, 13(1). https://doi.org/10.1186/1471-2318-13-122

Carter, G., Monaghan, C., & Santin, O. (2020). What is known from the existing literature about peer support in terventions for carers of individuals living with dementia: A scoping review. Health & Social Care in the Community, 28(4), 1134–1151. https://doi.org/10.1111/hsc.12944

Cassell, E. J. (1976). Illness and disease. Hastings Center Report, 6(2), 27–37. https://doi.org/10.2307/3561497

Chan, M., & Li, X. (2020). Smartphones and psychological well-being in China: Examining direct and indirect relationships through social support and relationship satisfaction. Telematics and Informatics, 54, 101469. https://doi.org/10.1016/j.tele.2020.1010469

Chen, Y., & Feeley, T. H. (2014). Social support, social strain, loneliness, and well-being among older adults:An analysis of the Health and Retirement Study. Journal of Social and Personal Relationships, 31(2), 141–161. https://doi.org/10.1177/0265407513488728

Chen, Y., Hicks, A., & While, A. E. (2012). Depression and related factors in older people in China: A systematic review. Reviews in Clinical Gerontology, 22(1), 52–67. https:doi.org/10.1017/S0959259811000219

Choi, M. (2020). Association of eHealth use, literacy, informational social support, and health-promoting behaviors:Mediation of health self-efficacy. International Journal of Environmental Research and Public Health, 17(21). doi: 10.3390/ijerph17217890

Cobb, S. (1976). Social support as a moderator of life stress. Psychosomatic Medicine, 38(5), 300–314. https://doi.org/10.1097/00006842-197609000-00003

Cohen, S., Underwood, L. G., & Gottlieb, B. H. (2000). Social relationships and health. In S. Cohen, L. G. Underwood, & B. T. Gottlieb (Eds.), Social support measurement and intervention: A guide for health and social scientists (pp. 3–25). Oxford University Press. doi: 10.1093/med:-psych/9780195126709.003.0001

Cohen, S., & Wills, T. A. (1985). Stress, social support and the buffering hypothesis. Psychological Bulletin, 98(2), 310–357. https://doi.org/10.1037/0033-2909.98.2.310

Dahlem, N. W., Zimet, G. D., & Walker, R. R. (1991). The Multidimensional Scale of Perceived Social Support: A confirmation study. Journal of Clinical Psychology, 47(6), 756–761. https://doi.org/10.1002/1097-4679(199111)47:63.0.CO;2-L

de Brito, T. R. P., Nunes, D. P., Corona, L. P., da Silva Alexandre, T., & de Oliveira Duarte, Y. A. (2017). Low supply of social support as risk factor for mortality in the older adults. Archives of Gerontology and Geriatrics, 73, 77–81. https://doi.org/10.1016/j.archger.2017.07.016

de la Vega, R., Molton, I. R., Miró, J., Smith, A. E., & Jensen, M. P. (2019). Changes in perceived social support predict changes in depressive symptoms in adults with physical disability. Disability and Health Journal, 12(2), 214–219. https://doi.

org/10.1016/j.dhjo.2018.09.005

Embuldeniya, G., Veinot, P., Bell, E., Nyhof-Young, J., Sale, J. E. M., & Britten, N. (2013). The experience and impact of chronic disease peer support in terventions: A qualitative synthesis. Patient Education and Counseling, 92(1), 3–12. https://doi.org/10.1016.j.ped.2013.02.02

Eom, C.-S., Shin, D. W., Kim, S. Y., Yang, H. K., Jo, H. S., Kweon, S. S., Kang, Y. S., Kim, J.-H., Cho, B.-L., & Park, J.-H. (2013). Impact of perceived social support on the mental health and health-related quality of life in cancer patients: Results from a nationwide, multicenter survey in South Korea. Psycho-Oncology, 22(6), 1283–1290. https://doi.org/10.1002/pon.3133

Federal Interagency Forum on Aging-Related Statistics.(2020). Older Americans 2020: Key indicators of well-being. Author.

Feldman, E. C. H., Macaulay, T., Tran, S. T., Miller, S. A., Buscemi, J., & Greenley, R. N. (2020). Relationships between disease factors and social support in college students with chronic physical illnesses. Children's Health Care, 49(3), 267–286. https://doi.org/10.1080/02739615.2020.1723100

Flewelling, K. D., Sellers, D. E., Sawicki, G. S., Robinson, W. M., & Dill, E. J. (2019). Social support is associated with fewer reported symptoms and decreased treatment burden in adults with cystic fibrosis. Journalof Cystic Fibrosis, 18(4), 572–576. https://doi.org/10.1016/j.jcf.2019.01.013

Gariépy, G., Honkaniemi, H., & Quesnel-Vallée, A.(2016). Social support and protection from depression:Systematic review of current findings in Western countries. British Journal of Psychiatry, 209(4), 284–293. doi:10.1192/bjp.bp.115.169094

Gasiorowski, J., & Rudowicz, E. (2017). Functional social support for hypertensive patients in primary care setting in Poland: What is expected and what is received? Value in Health Regional Issues, 13, 39–43. https://doi.org/10.1016/j.vhri.2017.07.003

Ge, S., Wu, B., Bailey, D. E., & Dong, X. (2017). Social support, social strain, and cognitive function among community-dwelling U.S. Chinese older adults. Journals of Gerontology: Series A, 72(suppl 1), S16–S21. https://doi.org/10.1093/gerona/glw221

Geue, K., Götze, H., Friedrich, M., Leuteritz, K., Mehnert-Theuerkauf, A., Sender, A., Stöbel-Richter, Y., & Köhler, N. (2019). Perceived social support and associations with health-related quality of life in young versus older adult patients with haematological malignancies. Health and Quality of Life Outcomes, 17(1), 145. https://doi.org/10.1186/s12955-019-1202-1

Glasgow, R. E., Strycker, L. A., Toobert, D. J., & Eakin, E. (2000). A social–ecologic approach to assessing support of disease self-management: The Chronic Illness Resources Survey. Journal of Behavioral Medicine, 23(6), 559–583. doi: 10.1023/A:1005507603901

Gomes, L. C., Coelho, A. C. M., Gomides, D. dos S., Foss-Freitas, M. C., Foss, M. C., & Pace, A. E.(2017). Contribution of family social support to the metabolic control of people with diabetes mellitus:A randomized controlled clinical trial. Applied Nursing Research, 36, 68–76. https://doi.org/10.1016/j.apnr.2017.05.009

Gottlieb, B. H. (1985). Social support and the study of personal relationships. Journal of Social and Personal Relationships, 2(3), 351–375. https://doi.org/10.1177/0265407585023007

Gottlieb, B. H., & Bergen, A. E. (2010). Social support concepts and measures. Journal of Psychosomatic Research, 69(5), 511–520. https://doi.org/10.1016/j.jpsychores.2009.10.001

Gray, A. (2009). The social capital of older people. Ageing & Society, 29(1), 5–31. https://doi.org/10.1017/S0144686X08007617

Han, X., Li, B., Qu, J., & Zhu, Q. (2018). Weibo friends with benefits for people live with HIV/AIDS? The implications of Weibo use for enacted social support, perceived social support and health outcomes. Social Science & Medicine, 211, 157–163. https://doi.org/10.1016/j.socscimed.2018.06.016

Holt-Lunstad, J., Smith, T. B., & Layton, J. B. (2010). Social relationships and mortality risk: A meta-analytic review. PLoS Medicine, 7(7). https://doi.org/10.1371/journal.pmed.1000316

House, J. S., & Kahn, R. (1985). Measures and concepts of social support. In S. Cohen & S. L. Syme (Eds.), Social support and health (pp. 79–108). Academic Press

House, J. S., Landis, K. R., & Umberson, D. (1988). Social relationships and health. Science, 241(4865), 540–545. https://doi.org/10.1126/science.3399889

Hu, K., Wang, X., Guo, S., Chen, F., Wu, Y. Y., Jji, F. J., & Fang, X. (2019). Peer support interventions for breast cancer patients: A systematic review. Breast Cancer Research and Treatment, 174(2), 325–341. https://doi.org/10.1007/s10549-018-5033-2

Ihrig, A., Karschuck, P., Haun, M.W., Thomas, C., & Huber, J. (2020). Online peer-to-peer support for persons affected by prostate cancer: A systematic review. Patient Education and Counseling, 103(10), 2107–2115. https://doi.org/10.1016/j.pec.2020.05.09

Jackson, M., Jones, D., Dyson, J., & Macleod, U. (2019). Facilitated group work for people with long-term conditions: A systematic review of benefits from studies of group-work interventions. British Journalof General Practice, 69(682), e363–e372. https://doi.org/10.3399/bjgp19X702233

Kelley, D. E., Kent, E. E., Litzelman, K., Mollica, M. A., & Rowland, J. H. (2019). Dyadic associations between perceived social support and cancer patient and caregiver health: An actor-partner in terdependence modeling approach. Psycho-Oncology, 28(7), 1453–1460. https://doi.org/10.1002/pon.5096

Lawhon, D., Humfleet, G. L., Hall, S. M., Reus, V. I., & Muñoz, R. F. (2009). Longitudinal analysis of abstinence-specific social support and smoking cessation. Health Psychology, 28(4), 465–472. https://doi.org/10.1037/a0015206

Lazard, A. J., Saffer, A. J., Horrell, L., Benedict, C., & Love, B. (2020). Peer-to-peer connections: Perceptions of a social support app designed for young adults with cancer. Psycho-Oncology, 29(1), 173–181. https://doi.org/10.1002/pon.5220

Lee, C.-T., Yeh, C.-J., Lee, M.-C., Lin, H.-S., Chen, V. C.-H., Hsieh, M.-H., Yen, C.-H., & Lai, T.-J. (2012). Social support and mobility limitation as modifiable predictors of improvement in depressive symptoms in the elderly: Results of a national longitudinal study. Archives of Gerontology and Geriatrics, 55(3), 530–538. https://doi.org/10.1016/j.archger.2012.03.002

Levy, M., Burns, R. J., Deschênes, S. S., & Schmitz, N.(2017). Does social support moderate the association among major depression, generalized anxiety disorder, and functional disability in adults with diabetes? Psychosomatics, 58(4), 364–374. https://doi.org/10.1016/j.psym.2017.03.004

Lindsay Smith, G., Banting, L., Eime, R., O'Sullivan, G., & van

Uffelen, J. G. Z. (2017). The association between social support and physical activity in older adults:A systematic review. International Journal of Behavioral Nutrition and Physical Activity, 14(1), 56. https://doi.org/10.1186/s12966-017-0509-8

Liu, R. T., Hernandez, E. M., Trout, Z. M., Kleiman, E. M., & Bozzay, M. L. (2017). Depression, social support, and long-term risk for coronary heart disease in a 13-year longitudinal epidemiological study. Psychiatry Research, 251, 36–40. https://doi.org/10.1016/j.psychres.2017.02.010

Löfvenmark, C., Mattiasson, A.-C., Billing, E., & Edner, M. (2009). Perceived loneliness and social support in patients with chronic heart failure. European Journalof Cardiovascular Nursing, 8(4), 251–258. https://doi.org/10.1016/j.ejcnurse.2009.05.001

Maragh-Bass, A. C., Denison, J. A., Thorpe, R. J. Jr., & Knowlton, A. R. (2018). The interactive effects of social support and physical functioning on HIV medical outcomes among African Americans who inject drugs. Journal of Ethnicity in Substance Abuse, 17(4), 401–419. https://doi.org/10.1080/15332640.2016.1264337

Mazzella, F., Cacciatore, F., Galizia, G., Della-Morte, D., Rossetti, M., Abbruzzese, R., Langellotto, A., Avolio, D., Gargiulo, G., Ferrara, N., Rengo, F., & Abete, P. (2010). Social support and long-term mortality in the elderly: Role of comorbidity. Archives of Gerontology and Geriatrics, 51(3), 323–328. https://doi.org/10.1016/j.archger.2010.01.011

Menendez-Villalva, C., Gamarra-Mondelo, M. T., Alonso-Fachado, A., Naveira-Castelo, A., & Montes-Martinez, A. (2015). Social network, presenceof cardiovascular events and mortality in hypertensive patients. Journal of Human Hypertension, 29(7), 417–424. https://doi.org/10.1038/jhh.2014.116

Mohd, T. A. M. T., Yunus, R. M., Hairi, F., Hairi, N. N., & Choo, W. Y. (2019). Social support and depression among community dwelling older adults in Asia: A systematic review. BMJ Open, 9(7), e026667. https://doi.org/10.1136/bmjopen-2018-026667

National Institute on Aging. (2020). The National Institute on Aging: Strategic directions for research, 2020–2025. 49. https://www.nia.nih.gov/sites/default/files/2020-05/nia-strategic-directions-2020-2025.pdf

Olaya, B., Domènech-Abella, J., Moneta, M. V., Lara, E., Caballero, F. F., Rico-Uribe, L. A., & Haro, J. M.(2017). All-cause mortality and multimorbidity in older adults: The role of social support and loneliness. Experimental Gerontology, 99, 120–126. https://doi.org/10.1016/j.exger.2017.10.001

Oremus, M., Tyas, S. L., Maxwell, C. J., Konnert, C., O'Connell, M. E., & Law, J. (2020). Social support availability is positively associated with memory in persons aged 45–85 years: A cross-sectional analysisof the Canadian Longitudinal Study on Aging. Archives of Gerontology and Geriatrics, 86, 103962. https://doi.org/10.1016/j.archger.2019.103962

Parker, S., Prince, A., Thomas, L., Song, H., Milosevic, D., & Harris, M. F. (2018). Electronic, mobile and telehealth tools for vulnerable patients with chronic disease: A systematic review and realist synthesis. BMJ Open, 8(8), e019192. https://doi.org/10.1136/bmjopen-2017-019192 References 265

Peimani, M., Monjazebi, F., Ghodssi-Ghassemabadi, R., & Nasli-Esfahani, E. (2018). A peer support intervention in improving glycemic control in patients with type 2 diabetes. Patient Education and Counseling, 101(3), 440–466. https://doi.org/10.1016/j.pec.2017.10.007

Pieroth, R., Rigassio Radler, D., Guenther, P. M., Brewster, P. J., & Marcus, A. (2017). The relationship between social support and diet quality in middle-aged and older adults in the United States. Journal of the Academyof Nutrition and Dietetics, 117(8), 1272–1278. https://doi.org/10.1016/j.jand.2017.03.018

Ratajska, A., Glanz, B. I., Chitnis, T., Weiner, H. L., & Healy, B. C. (2020). Social support in multiple sclerosis:Associations with quality of life, depression, and anxiety. Journal of Psychosomatic Research, 138, 110252. https://doi.org/10.1016/j.jpsychores.2020.110252

Reynolds, R., Dennis, S., Hasan, I., Slewa, J., Chen, W., Tian, D., Bobba, S., & Zwar, N. (2018). A systematic review of chronic disease management interventions in primary care. BMC Family Practice, 19(1), 11.https;//doi.org/10.1186/s12875-017-0692-3

Sachs-Ericsson, N., Carr, D., Sheffler, J., Preston, T. J., Kiosses, D., & Hajcak, G. (2019). Cognitive reappraisal and the association between depressive symptoms and perceived social support among older adults. Aging & Mental Health, 25(3), 453–461. https://doi.org/10.1080/13607863.2019.1698516

Santini, Z. I., Jose, P. E., Cornwell, E. Y., Koyanagi, A., Nielsen, L., Hinrichsen, C., Meilstrup, C., Madsen, K.R., & Koushede, V. (2020). Social disconnectedness, perceived isolation, and symptoms of depression and anxiety among older American. (NSHAP): A longitudinal mediation analysis. Lancet Public Health, 5(1), e62–e70. https://doi.org/10.1016/S2468-2667(19)30230-0

Sarason, I. G., & Sarason, B. R. (2009). Social support:Mapping the construct. Journal of Social and Personal Relationships, 26(1), 113–120. https://doi.org/10.1177/0265407509105526

Schickedanz, A., Hamity, C., Rogers, A., Sharp, A. L., & Jackson, A. (2019). Clinician experiences and attitudes regarding screening for social determinants in a large integrated health system. Medical Care, 57(suppl 6 2), S197–S201. https://doi.org/10.1097//MLR.0000000000001051

Schwarzbach, M., Luppa, M., Forstmeier, S., König, H.-H., & Riedel-Heller, S. G. (2014). Social relations and depression in late life: A systematic review. International Journal of Geriatric Psychiatry, 29(1), 1–21. https://doi.org/10.1002/gps.3971

Sherbourne, C. D., & Steward, A. L. (1991). The MOS social support survey. Social Science & Medicine, 32(6), 705-714. https://doi.org/10.1016/0277-9536(91)90150-B

Siedlecki, K. L., Salthouse, T. A., Oishi, S., & Jeswani, S. (2014). The relationship between social support and subjective well-being across age. Social Indicators Research, 117(2), 561–576. https://doi.org/10.1007/s11205-013-0361-4

Simpson, S. A., Matthews, L., Pugmire, J., McConnachie, A., McIntosh, E., Coulman, E., Hughes, K., Kelson, M., Morgan-Trimmer, S., Murphy, S., Utkina-Macaskill, O., & Moore, L. (2020). An app-, web-and social support-based weight loss intervention for adults with obesity: The HelpMeDoIt! feasibility RCT. NIHR Journals Library. https://doi.org/10.3310/phr/08030

Strom, J. L., & Egede, L. E. (2012). The impact of social support on outcomes in adult patients with type 2 diabetes: A systematic review. Current Diabetes Reports, 12(6), 769–781. https://doi.org/10.1007/s11892-012-0317-0

Sun, Y., Zhang, D., Yang, Y., Wu, M., Xie, H., Zhang, J., Jia, J., & Su, Y. (2017). Social support moderates the effects of self-esteem and depression on quality of life among Chinese rural elderly in nursing homes. Archivesof Psychiatric Nursing, 31(2), 197–204. https://doi.org/10.1016/j.apnu.2016.09.015

Theofilou, P., Stefanidou, M., Giannakopoulou, N., Tzavella, F., Zyga, S., Tsironi, M., & Alikari, V. (2020). The effect of perceived social support on the qualityof life of hemodialysis patients. A preliminary study. Progress in Health Sciences, 10(1), 19–25.

Thoits, P. A. (1995). Stress, coping, and social support processes: Where are we? What next? Journalof Health and Social Behavior, 53–79. https://doi.org/10.2307/2626957

Tkatch, R., Musich, S., MacLeod, S., Kraemer, S., Hawkins, K., Wicker, E. R., & Armstrong, D. G. (2017). A qualitative study to examine older adults' perceptionsof health: Keys to aging successfully. Geriatric Nursing, 38(6), 485–490. https://doi.org/10.1016/j.gerinurse.2017.02.009

Tomaka, J., Thompson, S., & Palacios, R. (2006). The relation of social isolation, loneliness, and social support to disease outcomes among the elderly. Journalof Aging and Health, 18(3), 359–384. https://doi.org/10.1177/0898264305280993

Torres, J. L., Lima-Costa, M. F., Marmot, M., & Oliveira, C. de. (2016). Wealth and disability in later life: The English Longitudinal Study of Agein.(ELSA). PLoS One, 11(11), e0166825. https://doi.org/10.1371/journal.pone.0166825

Turan, G. B., Aksoy, M., & Çiftçi, B. (2019). Effect of social support on the treatment adherence of hypertension patients. Journal of Vascular Nursing, 37(1), 46–51. https://doi.org/10.1016/j.jvn.2018.10.005

Uchino, B. N. (2006). Social support and health: A reviewof physiological processes potentially underlying links to disease outcomes. Journal of Behavioral Medicine, 29(4), 377–387. https://doi.org/10.1007/s10865-006-9056-5

Uchino, B. N. (2009). Understanding the links between social support and physical health: A life-span perspective with emphasis on the separability of perceived and received support. Perspectives on Psychological Science, 4(3), 236–255.

Untas, A., Thumma, J., Rascle, N., Rayner, H., Mapes, D., Lopes, A. A., Fukuhara, S., Akizawa, T., Morgenstern, H., Robinson, B. M., Pisoni, R. L., & Combe, C. (2011). The associations of social support and other psychosocial factors with mortality and qualityof life in the dialysis outcomes and practice patterns study. Clinical Journal of the American Society of Nephrology, 6(1), 142–152. https://doi.org/10.2215/CJN.02340310

U.S. Department of Health and Human Services. (2020). Healthy People 2030. Social determinants of health. https://health.gov/healthypeople/objectives-and-data/social-determinants-health

Utz, R. L., Swenson, K. L., Caserta, M., Lund, D., & DeVries, B. (2013). Feeling lonely versus being alone:Loneliness and social support among recently bereaved persons. Journals of Gerontology, Series B: Psychological Sciences and Social Sciences, 69B(1), 85–94. https://doi.org/10.1093/geronb/gbt075

Valtorta, N. K., Moore, D. C., Barron, L., Stow, D., & Hanratty, B. (2018). Older adults' social relationships and health care utilization: A systematic review. American Journal of Public Health, 108(4), e1–e10. https://doi.org/10.2105/AJPH.2017.304256

Ventura, J., & Chung, J. (2019). The Lighten Your Life Program:An educational support group intervention that used a mobile app for managing depressive symptoms and chronic pain. Journal of Psychosocial Nursing and Mental Health Services, 57(7), 39–47. https://doi.org/10.3928/02793695-20190221-01

Verdery, A., & Campbell, C. (2019). Social support in America: Stratification and trends in access over two decades. Social Forces, 98(2), 725–752. https://doi.org/10.1093/sf/soz008

Villani, D., Cognetta, C., Repetto, C., Serino, S., Toniolo, D., Scanzi, F., & Riva, G. (2018). Promoting emotional well-being in older breast cancer patients: Results from an eHealth intervention. Frontiers in Psychology, 9, 2279. https://doi.org/10.3389/fpsyg.2018.02279

Vorderstrasse, A., Lewinski, A., Melkus, G. D. E., & Johnson, C. (2016). Social support for diabetes self-management via eHealth interventions. Current Diabetes Reports, 16(7), 56. https://doi.org/10.1007/s11892-016-0756-0

Wang, J., Xue, J., Jiang, Y., Zhu, T., & Chen, S. (2020). Mediating effects of depressive symptoms on social support and quality of life among rural older Chinese. Health and Quality of Life Outcomes, 18(1), 242. https://doi.org/10.1186/s12955-020-01490-1

Waverijn, G., Heijmans, M., & Groenewegen, P. P. (2017). Neighbourly support of people with chronic illness:Is it related to neighbourhood social capital? Social Science & Medicine, 173, 110–117. https://doi.org/10.1016/j.socscimed.2016.12.004

Wedgeworth, M., LaRocca, M. A., Chaplin, W. F., & Scogin, F. (2017). The role of interpersonal sensitivity, social support, and quality of life in rural older adults. Geriatric Nursing, 38(1), 22–26. https://doi.org/10.1016/j.gerinurse.2016.07.001

Wellman, B., & Wortley, S. (1990). Different strokes from different folks: Community ties and social support. American Journal of Sociology, 96(3), 558–588. https://www.journals.uchicago.edu/doi/pdf/10.1086/229572

Whitehead, L., Jacob, E., Towell, A., Abu-qamar, M., & Cole-Heath, A. (2018). The role of the family in supporting the self-management of chronic conditions:A qualitative systematic review. Journal of Clinical Nursing, 27(1–2), 22–30. https://doi.org/10.1111/jocn.13775

Wiesmaierova, S., Petrova, D., Moreno, A. A., Catena, S., Hernandez, J. A. R., & Garcia-Retamero, R. (2019). Social support buffers the negative effects of stress in cardiac patients: A cross-sectional study with acute coronary syndrome patients. Journal of Behavioral Medicine, 42(3), 469–480. https://doi.org/10.1007/s10865-018-9998-4

Wills, T. A., & Shinar, O. (2000). Measuring perceived and received social support. In S. Cohen, L.G. Underwood, & B.H. Gottlieb (Eds.), Social support measurement and intervention: A guide for health and social scientist.(pp. 86–135). Oxford University Press. https://doi.org/10.1093/med:psych/9780195126709.003.0004

World Health Organization. (2015). World report on ageing and health. Author. http://www.who.int/ageing/publications/world-report-2015/en/Wu, H.-Y., & Chiou, A. F. (2020). Social media usage, social support, intergenerational relationships, and depressive symptoms among older adults. Geriatric Nursing, 41(5), 615–621. https://doi.org/10.1016/j.gerinurse.2020.03.016

Xie, H., Peng, W., Yang, Y., Zhang, D., Sun, Y., Wu, M., Zhang, J., Jia, J., & Su, Y. (2018). Social support as a mediator of physical disability and depressive symptoms in Chinese elderly. Archives of Psychiatric Nursing, 32(2), 256–262. https://doi.org/10.1016/j.apnu.2017.11.012

Yang, S., Zhang, Y., Xie, S., Chen, Y., Jiang, D., Luo, Y., Zhao, Q., & Yang, B. (2020). Predictors of perceived social support for patients with dementia: A mixed-methods study. Clinical Interventions in Aging, 2020, 595–607. https://doi.org/10.2147/CIA.S249223

Yang, T.-C., Sun, F., & Choi, S. E. (2020). Rural residence and mortality in later life: Exploring the role of social in tegration and social support from a longitudinal perspective. Population, Space and Place, e2377. https://doi.org/10.1002/psp.2377

Yang, X., Yang, X., Kumar, P., Cao, B., Ma, X., & Li, T.(2020). Social support and clinical improvement in COVID-19 positive patients in China. Nursing Outlook, 68(6), P830–P837. https://doi.org/10.1016/j.outlook.2020.08.008

Yang, Y. C., Schorpp, K., & Harris, K. M. (2014). Social support, social strain and inflammation: Evidence from a national longitudinal study of U.S. adults. Social Science & Medicine, 107, 124–135. https://doi.org/10.1016/j.socscimed.2014.02.013

Yilmaz, C., & Kil, A. (2020). The relationship between the older adults' adaptation to old age and perceived social support level. Cukurova Medical Journal, 45(1), 338–346. https://doi.org/10.17826/cumj.638504

Zamora-Macorra, M., de Castro, E. F. A., Ávila-Funes, J. A., Manrique-Espinoza, B. S., López-Ridaura, R., Sosa-Ortiz, A. L., Shields, P. L., & del Campo, D. S. M.(2017). The association between social support and cognitive function in Mexican adults aged 50 and older. Archives of Gerontology and Geriatrics, 68, 113–118. https://doi.org/10.1016/j.archger.2016.10.005

Zhang, B., Zhang, W., Sun, X., Ge, J., & Liu, D. (2020). Physical comorbidity and health literacy mediate the relationship between social support and depression among patients with hypertension. Frontiers in Public Health, 8, 304. https://doi.org/10.3389/fpubh.2020.00304

Zhao, X., Zhang, D., Wu, M., Yang, Y., Xie, H., Li, Y., Jia, J., & Su, Y. (2018). Loneliness and depression symptoms among the elderly in nursing homes: A moderated mediation model of resilience and social support. Psychiatry Research, 268, 143–151. https://doi.org/10.1016/j.psychres.2018.07.011

Zhu, T., Xue, J., & Chen, S. (2019). Social support and depression related to older adults' hypertension control in rural China. American Journal of Geriatric Psychiatry, 27(11), 1268–1276. https://doi.org/10.1016/j.jagp.2019.04.014

Zimet, G. D., Dahlem, N. W., Zimet, S. G., & Farley, G. K. (1988). The Multidimensional Scale of Perceived Social Support. Journal of Personality Assessment, 52(1), 30–41. https://doi.org/10.1207/s15327752jpa5201_2

제 11 장

건강행위 준수 Adherence

Susan Sochacki

개요

65세 이상 미국인 4명 중 3명은 복합 만성질환을 앓고 있으며(Powell & Deroche, 2020), 14%는 6개 이상의 만성질환을 앓고 있다(Heid et al., 2020). 이러한 엄청난 수치는 복합 만성질환을 앓는 사람들의 높은 의료비와 열악한 건강결과 등 미국 의료시스템에 여러 가지 어려움을 초래한다는 것은 잘 알려져 있다(Parekh & Barton, 2010; Tinetti et al., 2012). 만성 건강상태는 피로, 통증 및 다양한 신체적 제한을 유발하여 질병부담을 가중시킨다(Boehmer et al., 2016). 게다가 만성질환 자체가 환자의 치료부담을 가중시킨다. 치료부담은 환자의 기능과 안녕에 영향을 미치는, 환자에게 요구되는 치료작업으로 정의된다(Eton et al., 2013). 만성질환으로 인한 신체적 어려움과 치료부담으로 인해 많은 환자가 건강관리전문가의 조언을 따르기 어려워한다.

환자가 치료권고를 준수하는 것과 관련된 내용은 최근 의료문헌에서 인기 있는 주제이다. 치료준수에 대한 대부분 연구에서의 기본가정은 더 잘 준수하면 더 나은 결과가 따른다는 것이다(Chubak & Hubbard, 2016). 세계보건기구(WHO, 2003)는 준수(adherence)를 "약의 복용과 더불어 음식 조절이나 생활습관의 변화를 가져야 하는 개인의 행동에 대해 전문의료인이 추천하는 것에 동의하여 따르는 것"이라고 정의한다. 이 정의의 중요한 부분은 환자가 건강관리자의 권고에 수동적인 것이 아니라 동의하여 추천사항을 따른다는 것이다. 모든 건강관리자는 만성질환이 있는 환자와 협력하여 치료요법에 대한 명확한 이해와 부작용 및 가능한 치료결과를 환자와 가족에게 명확하게 이해시켜야 한다.

미국의 연간 의료비 3조 5,000억 달러 중 90%는 만성 신체 및 정신 건강 문제를 가진 사람을 위한 것이었다(Center for Dissease Control and Prevention, CDC, 2020). 이러한 상당한 비용 지출에도 불구하고 모든 만성질환 요법 전반에 걸쳐 의료적 권고사항의 준수는 열악하여, 이로 인한 의료비용의 증가는 결국 환자가 다른 치료를 통해 받을 수 있는 혜택을 충분히 받지 못하게 만든다. 또한 대부분의 만성질환은 약물요법, 식이요법, 운동요법을 포함하는 다양한 요소를 포함하여 치료계획을 세우게 된다. 따라서 환자는 매우 복잡한 약물요법, 일상적인 자기돌봄 일정, 다양한 건강관리자로부터 정보를 추적하고 조정해야 할 필요성을 요청받는 경우가 많다(Barile et al., 2013). 투약, 생활방식, 식이요법 불순응률은 50~80% 범위로 추정된다(Brown et al., 2016; WHO, 2003).

준수의 주제는 다각적이고 복잡하며, 환자와 건강관리자, 시스템 역학은 낮은 준수율과 부적절한 건강상태에 영향을 미친다. 그럼에도 불구하고, 새로운 의학적 치료법의 개발보다 기존 치료법에 대한 준수의 개선이 전 세계적으로 더 큰 건강이득을 실현시키고 있음을 보여주고 있다(Bosworth, 2010; WHO, 2003). 이러한 복잡한 문제에 대한 이해를 돕기 위해 이 장에서는 준수행동에 영향을 미치는 요소를 다루려고 한다. 준수에 대한 우리의 이해를 돕는 이론을 논의하고, 치료 준수를 향상시키기 위한 전략을 검토한다.

* Healthy People 2030의 목적

1979년부터 Healthy People Initiative는 국가의 질병예방 및 건강증진 목표를 설정했다. 'Healthy People 2020'(Healthy People, 2020a)은 (1) 예방 가능한 질병, 장애, 상해와 조기사망이 없는 높은 질의 더 긴 수명을 달성하고, (2) 건강 형평성, 불평등의 제거, 모든 그룹의 건강향상을 성취하며, (3) 모든 사람과 생애 모든 단계에 걸쳐 건강을 증진하는 사회적·물리적 환경을 조성하고, (4) 삶의 질, 건강한 발달, 건강한 행동을 조성하는 것이다. 2020년까지 10년 동안 다루어야 할 600개 가까운 목표와 1,300개의 측정지표가 포함된 42개의 주제 영역이 있다. 전반적인 목적은 미국인이 건강하고 장수하며, 건강불평등을 줄이는 데 있다. 개인의 행동에 더 많은 초점을 두고 건강 관련 사회기반시설 개선으로의 전환이 2020 목적에 반영되었지만, 이 문서의 상당 목표는 개인의 행동변화와 관련된 내용으로 구성되었다. 예를 들면, 당뇨인 경우 Healthy People 2020의 목적은 생활습관의 변화와 질환관리의 향상과 더불어 심혈관질환이나 사망과 같은 합병증을 예방하는 교육을 대부분 포함하고 있다. Healthy People 2020의 목적은 만성질환 관리요법에 대한 준수와 같은 건강행동 변화와 질병 위험요소 발견을 위한 선별검사 등의 예방적 행동을 포함한다.

지난 10년간 수집된 데이터 분석을 토대로 Healthy People 2030 위원회는 2030년 목적과 목표를 설정하기 위해 적극적으로 노력해왔다(Healthy People, 2020b). 2020년 목표 중 다수는 유지되었지만 결과의 중복으로 인해 일부는 다른 목표와 그룹화되었다. Healthy People 2030 목표에서 건강 관련 삶의 질과 안녕, 글로벌 건강, 사회적 건강 결정요인 등 만성질환자를 대상으로 하는 추가적인 범주가 연구되고 있다(Healthy People, 2020b).

건강행위 준수와 만성질환

질병의 주요 양상은 과학과 기술이 진보하면서 급성질환에서 만성질환으로 변화했다. 이러한 기술의 발달과 더불어 치료요법은 더 복잡해졌다. 그러나 사례관리(managed health care)의 변화 때문에 이렇게 복잡한 요법은 환자나 가족이 가정에서 처방된 요법을 제한적으로 수행하거나 지도 없이 수행한다. 따라서 전문간호사는 어떤 환자가 치료계획을 수행할 수 있는지를 파악해야 하고, 또한 환자의 반응을 평가해야 한다.

만성질환 관리에 대한 환자의 책임은 증가되었지만, 준수에 관한 부분은 의료성과와 경제적 비용의 관련성으로서 고려되고 있다. 예를 들면, 1형당뇨병이 있는 개인은 주사기 사용이나 하루 6~10회씩 정확한 용량 계산을 할 필요가 없는 인슐린 주입을 위한 전산화된 인슐린 펌프를 갖고 있을 수 있다. 이 접근방식의 단점은 펌프를 작동하려면 복잡한 전자장치에 대한 이해와 조금은 어려울 수 있는 기술에 대한 학습이 필요하며, 보험 요구사항과 기기 사용에 대한 재정적 장애가 있는지 알아보아야 하고, 보험을 유지하는 것이 어렵다는 것이다. 유사하게 실시간 연속 혈당 모니터링이 10년 전부터 가능해졌지만 일상적인 당뇨병 관리에 이 제품이 사용된 것은 최근에서야 일반화되었다. 그러나 연구에 따르면 지속적으로 착용하면 혈당 조절이 개선되는 것으로 나타났다(Olczuk & Priefer, 2018; Patton, 2015). 당뇨병 환자의 90% 이상이 2형당뇨병을 앓고 있으며, 이는 연령과 체중의 증가, 가족력과 관련이 있다(American Diabetes Association, 2018). 당뇨병 환자는 어느 시점에서 합병증으로 인해 혈액투석 또는 신장이식의 대상이 될 수 있다. 모든 치료방식은 최대한의 이익을 보장하고 일상생활에 대한 장애를 최소화하며, 더 중요한 것은 환자의 피해를 최소화하기 위해 준수행위를 요구한다는 것이다.

변화하는 의료환경 또한 만성질환자의 부담에 영향을 미쳤다. 의료비 상환에서 조기퇴원, 병원 방문 감소 및 가정간호 의뢰 증가로 입증된 바와 같이 건강관리체계에 확실한 영향을 미쳤다. 연속 혈당 모니터(CMG)에 대한 비용상환도 문제가 되었다. 2017년 초까지 메디케어는 CGM을 보조장치로 분류했기 때문에 이 비용을 상환해주지 않았다. 즉, 의학적으로 필요한 것으로 간주되지 않은 것이다. 메디케어는 2021년에서야 모든 CGM에 대한 비용을 상환해주었다(Hoskins, 2020).

가족은 만성질환을 앓고 있는 환자를 지속적으로 돌보는 데 더 많은 책임을 지고 있다. 미국에서 약 4,350만 명의 돌봄제공자가 성인 혹은 아동에게 무급으로 돌봄을 제공하고 있다(Family Caregiver Alliance, 2015). 이러한 비공식 돌봄제공자 6명 중 1명은 친구나 가족에게 지원을 제공하면서 풀타임 또는 파트타임으로 일하고 있다(Family Caregiver Alliance, 2015). 가족 돌봄제공자는 간호사가 일반적으로 수행하는 업무를 수행한다. 이러한 업무에는 약물관리, 드레싱 교체, 요실금 간호, 심지어 위관영양(tube feeding)과 산소와 같은 장비관리가 포함되며(Harvath, Lindauer, & Sexson, 2016), 이러한 일을 혼자서 하기도 한다. 건강관리제공자는 환자와 가족구성원이 이러한 복잡한 치료요구를 관리하기 위한 적절한 자원을 가질 수 있도록 해야 한다.

보건의료연구자들은 수년 동안 다양한 만성질환과 관련된 준수 여부를 조사했지만 여전히 문제는 지속되고 있다. 만성질환 요법은 매우 복잡할 수 있으며, 만성질환을 앓고 있는 개인을 지원하기 위한 자원은 제한적인 경우가 많다. 따라서 건강관리전문가는 치료요법을 준수하는 환자의 능력에 영향을 미치는 변수를 이해해야 한다.

* 준수에 대한 명칭

과거에는 건강관리제공자의 치료조언을 따르지 않는 환자에게 '비협조적, 비순응적, 제대로 통제되지 않은, 저항적, 기만적, 교정 불가능, 부주의한'이라는 꼬리표가 붙었다(Greene, 2004, p. 330). 그러나 현재 '준수(adherence)'라는 용어는 환자가 자신의 건강에 적극적으로 참여하고 자신의 건강에 대한 궁극적인 책임을 인식하여 건강에 대한 충고를 따를지 여부를 선택할 수 있는 환자의 권한을 함축한다(Brown & Bussell, 2011). 건강관리전문가는 환자가 치료에 대한 추천사항을 따랐는지 여부를 알지 못한 채 치료효과에 대해 결정을 내리기도 한다(Brown et al., 2016). 돌봄제공자 사이에서 준수행동은 긍정적이고, 존경받을 만하고, 현명한('좋은' 환자) 것으로 인식되는 반면, 비준수행동은 부정적, 바람직하지 않은, 현명하지 않은 ('문제' 환

자) 것으로 보는 경향이 있음을 인식하는 것이 중요하다. 이러한 견해를 갖고 있는 건강관리전문가는 준수에 대한 장애가 무엇인지를 찾기 위한 노력은 하지 않고, 환자에게 단순히 '비준수자'라는 라벨을 붙인다.

만성질병을 가진 개인은 적응을 위해 다양한 스트레스 환경에 직면한다. 그들은 자율성의 손실, 질병 진행에 대한 위협, 규정된 요법에 대한 요구를 충족하기 위한 자신의 행동수정에 대한 어려운 문제를 처리해야 한다. 생활방식의 수정이 필요해지고, 식이요법의 변화, 약물사용, 신체활동에 변화가 생긴다. 이러한 수정된 내용의 준수는 치료 성공과 질병진행을 늦추는 데 상당한 영향을 미친다. 만성질환자에게 준수 실패는 합병증의 증가, 재원기간의 증가, 더 많은 의료비용의 지출과 더불어 생활습관, 가족역학, 대처기술의 혼란과 같은 결과를 초래한다(WHO, 2003). '비준수'로 환자를 간주하는 것은 환자건강을 다루는 데 도움이 되는 의료전략이 아니다.

처방된 치료에 대한 비준수는 감춰져 있는 경우가 많으므로, 준수를 개선하는 중요한 첫 단계는 비준수를 밝혀내는 것이다(Brown et al., 2016). 건강관리전문가는 만성질환자를 위해 다양한 종류의 치료요법을 처방한다. 처방된 가장 일반적인 중재는 약물치료이기 때문에 약물복용에 대한 준수를 순서대로 살펴보아야 한다(Moral et al., 2015).

*** 유병률**

비록 만성질병에서 비준수의 진상을 확정적으로 이야기하기는 어렵겠지만, 여러 연구에서 제시한 만성질환에서 준수율은 약 50% 정도이며(Lee et al., 2017; WHO, 2003), 비준수의 범위는 급성질병에서는 약 20~40%, 만성질병에서는 20~60%, 믿기 힘들지만 예방적인 요법에서는 50~80%로 추정된다고 보고하고 있다(Bosworth, 2010; Chen, Brooks, et al., 2020; WHO, 2003). 최근 약 20만 개의 전자처방전에서는 오직 78%만이 약을 구입해갔고, 새로운 처방전을 발급받은 72%만이 약을 조제해 갔다(Fischer et al., 2010). 일차의료전문가, 특히 소아과 전문의(84%)와 18세 미만의 환자(87%)에 대한 처방전의 준수율은 높았다(Fischer et al., 2010). 관상동맥질환자의 심혈관계 약물의 자가보고 준수는 거의 40%였다. 25%에 가까운 환자가 심장문제에 대비하여 퇴원 후 처방된 약

사례 연구

01 91세 남성 TJ는 85세에 심부전 진단을 받았고, 50년 동안 히드로클로로티아지드(HCTZ)로 고혈압을 잘 조절하고 있다. 그는 높은 콜레스테롤 수치로 인해 25년 동안 아토르바스타틴 치료를 받았다. TJ는 혼자 살고 있으며 자신이 필요한 모든 사항에 대해 거의 독립적이다. 그는 ADL과 IADL에 문제가 없지만 운전을 포기하고 가족에게 교통수단을 의존하고 있다. 지난 8일 동안 그는 피로감이 증가하고 발과 발목에 상당한 부종이 있음을 알게 되었다. 신발은 너무 껴서 신을 수 없었다. 숨이 차고, 베개 세 개를 베고 자며, 기침도 자주 한다. 그는 "내가 잠을 좀 잘 수 있도록 하기 위해" HCTZ 복용을 중단했다. 그는 매일 점심으로 통조림 수프를 먹고 며칠에 한 번씩 감자칩 한 봉지를 먹는다고 한다.

토론 문제

01 어떤 추가적인 사정을 수행해야 할 것인가?
02 TJ는 어떤 자원을 이용할 수 있을까?
03 권장되는 건강행동 변화에 대한 TJ의 비준수를 평가하기 위해 어떤 질문을 할 것인가?
04 어떤 교육목표를 개발하고, 그 목표의 우선순위를 어떻게 할 것인가?

물을 부분 혹은 완전 비준수했으며, 무려 50%가 6~12개월 동안 항고혈압제 복용을 중단하기도 했다(Baroletti & Dell'Orfano, 2010; Brooks, et al., 2020). 만성질환자의 약물준수에 대한 대규모 후향적 연구(참가자 40만 명)에 따르면 65세 이상 환자가 처방을 받고 약물복용 후 다시 처방을 받는 비율이 47~53%인 반면, 50~54세 환자는 처방을 받고 다시 처방받는 비율은 39~44%인 것으로 나타났다(Gillespie et al., 2020).

준수는 약물치료의 효과에 중요한 요소이지만, 특히 만성질환 치료에서 중요하다(Brown et al., 2016). 약물준수를 평가하는 데 사용할 수 있는 방법은 여러 가지이다. 환자 자가보고서는 일차진료 환경에서 일반적으로 사용된다(Brown & Bussell, 2011). 단순히 처방된 대로 약을 복용하고 있는지 환자에게 물어보는 것은 명백하게 한계가 있다. 환자는 의료진이 알고 싶어 하는 것에 대한 그들의 생각을 말하거나 권장사항을 따르지 않는다는 사실을 인정하여 말하는 것을 두려워할 수 있다. 일부는 권장사항(예: 공복에 섭취)을 따르지 않는다는 사실조차 인식하지 못할 수도 있다. 일부 건강관리자는 알약 수를 세거나 약국에서 약을 재구입하는 비율 같은 보다 객관적인 측정을 사용한다(Brown & Bussell, 2011). 여기서의 위험은 없어진 약물만큼 실제로 환자가 약물을 복용했다고 가정하는 것이다. 또한 혈청 약물 수준을 측정하는 생화학적 측정을 통해 준수에 대한 정보를 제공받을 수 있다. 이러한 준수 평가방법의 조합은 일반적으로 원하는 생리적 반응에 대한 모니터링과 함께 권장된다(Brown & Bussell, 2011).

준수에 대한 연구는 일반적으로 질병에 따라 다르다. 즉, 연구집단은 특정 질병 존재에 의해 정의된다. 그러나 만성질환이 있는 사람의 준수행동에 대한 최신 고찰에 따르면, 준수 문제의 본질과 범위는 질병, 요법, 연령 그룹에 걸쳐 유사하다고 한다(Brown et al., 2016; Chen, Brooks, et al., 2020; Hamood et al., 2016).

만성질환자의 처방약 준수 여부를 조사한 연구에 따르면 환자는 처방자의 권고를 따르지 않는 것으로 나타났다. 자료는 수없이 많다. Hamood 등(2016)의 연구에서는 급성 심근경색 후 20% 이상의 환자가 처방된 4가지 심장보호약물을 준수하지 않는 것으로 나타났다. 뇌졸중 후 환자에 대한 2년간의 후속연구에서 26.1%가 처방된 스타틴 약물을 비준수한 것으로 나타났다(Sjolander et al., 2016). 조현병 환자의 퇴원 후 처방약물 복용에 대한 연구에서 36%는 퇴원 후 한 달 동안 3주 이상 약물을 복용하지 않은 것으로 나타났다(Abdel Aziz et al., 2016). 이 외 다른 질환에 대한 약물준수율은 다음과 같다.

- 결핵(TB): 치료의 지속기간 동안 80.6%의 준수율을 보고했다(Tola et al., 2016).
- 성인의 인간면역결핍바이러스(HIV) 약물: 성인의 62%가 고활성 항레트로바이러스 요법(HAART) 약물에 대해 90% 이상의 준수를 보고했다(Ortego et al., 2011).
- 뇌졸중: 2년 동안 추적한 1만 5,192명의 뇌졸중 환자 중 73.9%가 퇴원 후 스타틴 치료를 준수했다(Sjolander et al., 2016).
- 심방세동: 심방세동 진단을 받고 퇴원한 환자의 40%가 경구 항응고제 처방을 받지 않았거나 건강관리전문가와 상의하지 않고 약물복용을 중단했다(Chen, Brooks et al., 2020).
- 정맥혈전색전증: 정맥혈전색전증 진단 후 연구된 3만 8,044명의 환자 중 24%는 처음 30일 동안 항응고제를 전혀 시작하지 않았다(Albertsen et al., 2020).
- 관상동맥심장병: 개발도상국에서 관상동맥심장병을 예방하기 위해 처방된 약물에 대해 전반적으로 57% 준수하고 있다(Jungst et al., 2019).

- 만성폐쇄폐질환(COPD): 만성폐쇄폐질환 환자 중 30~61%가 약물치료 프로토콜을 정확하게 준수하지 않았다(Brandstetter et al., 2017).
- 관절염: 류마티스 관절염 환자 중 30~90%가 질병조절약물(disease-modifying drug)을 복용했다(Lopez-Medina et al., 2019).
- 당뇨병: 치료 강화 전 6개월에 걸친 메트포르민 복용률은 16%로 낮았다(Min et al., 2019).
- 발작: 간질 환자 중 42.8%가 간질에 대한 처방된 항발작제를 복용하지 않았다(Teh et al., 2020).

만성질환에서의 준수 유병률을 볼 때, 처방된 약물에 대한 준수 이상의 것을 보는 것이 중요하다. Riaz 등(2014)은 1형당뇨병 환자의 식이준수를 조사한 결과 58.5%가 준수하지 않았고, 같은 집단의 운동준수는 59.4%였다고 했다.

질경검사(colposcopy) 예약 후 나타나지 않은 비율 관련 연구에 따르면, 자궁경부암 위험이 높은 여성의 12.3%가 예정된 검사를 받지 않은 것으로 나타났다(Luckett et al., 2015). Alves Vieira 등(2015)은 페닐케톤뇨증 환자 중 13세 미만 환자의 56%와 13세 이상 환자의 77%에서 높은 페닐알라닌 수치를 보였으며, 이는 처방된 식단을 준수하지 않았음을 나타낸다. 식도 신생물에 대한 내시경 치료를 받은 환자의 준수를 살펴본 연구자들은 내시경 추후관리 준수율이 72%임을 확인했다(Cassani et al., 2016). Chan 등(2015)은 신장완화치료 클리닉에서 추후 방문율을 연구했는데, 예정된 클리닉 방문의 30~50%가 유지되지 않았다고 했다. 연구에 따르면 대부분의 환자는 만성질환 요법을 준수하는 것이 어렵고, 어떤 환자는 준수가 불가능하다는 사실이 계속해서 제시되고 있다.

정신과 환자에 대한 대부분의 준수 연구는 약물준수에 중점을 두지만 일부 연구자는 약속 유지행동을 보았다. Pantalon 등(2014)의 연구에 따르면 정신장애가 있는 환자의 42%와 이중진단이 있는 환자의 66%가 정신병동을 퇴원한 후 첫 진료에 참석하지 않았다. 치료 프로토콜의 준수가 모든 건강관리제공자와 그들의 환자가 겪는 문제라는 점은 명백하다.

* 준수의 구성요소

준수에 대한 문헌에서의 개념화는 세 가지 개념, 즉 개시(initiation), 수행(execution), 지속(persistence)을 말한다(Blaschke et al., 2012). 이 저자들은 개시는 처방전이 작성되고, 처방약이 조제된 뒤, 처방된 약물의 용량을 처음으로 복용하는 것으로 규명했다(Blaschke et al., 2012; Gadkari, 2010). 중단은 환자가 약물복용을 중단하는 것이다. 개시와 중단 사이에 수행(정기적인 복용, 처방된 섭생에 상응하는 행동으로 정의됨)과 지속(개시와 중단 사이의 시간경과)이 포함된다(Blaschke et al., 2012). 준수의 개념을 명확하게 하고 연구에서 정량화할 목적으로, 이러한 준수의 단계는 연속적인 행동(수행과 지속을 포함)과 중단적인 행동(개시와 중단을 포함)으로 세분화할 수 있다(Lehmann et al., 2014). 연속적인 행동은 상황적으로 지속성과 연속성을 모두 포함하며, 중단적인 행동은 연속적인 행동을 끝낸 것이다. 새로운 처방전을 받은 환자 중 대략 16%는 치료를 시작하지 않는다(Gadkari & McHorney, 2010).

결정적으로 중요한 비준수의 또 다른 구성요소는 의도적인 것인지, 비의도적인 것인지에 대한 것이다. 환자는 의도적으로 약을 조제받지 않거나 복용하지 않고, 식이나 운동 권고를 따르지 않기로 결정하거나 혹은 그들의 건강에 직접적으로 영향을 주는 다른 행동을 중단하거나 수행할 수도 있지만, 일부 환자에게는 비의도적인 비준수가 있을 수 있음을 고려해야 한다. 환자는 잊어버리거나, 부주의하거나, 낮은 건강문해력과 사회경제적 능력, 인지장애 등으로 인해 의도하지 않게 약물을 복용하지 못할 수 있다.

치료 비준수의 또 다른 요인은 일상과 계획의 혼란이다. 저녁, 주말, 휴일 동안의 약물복용은 잘못된 시간에 약물을 복용하거나 약물복용 자체를 완전히 잊는 것에 영향을 미칠 수 있다. 대부분 약물은 월요일부터 목요일까지(96%) 아침에 복용하고, 토요일 저녁(82%)에는 더 적게 복용하는 것으로 조사되었다. 정확한 시간의 약물복용은 대부분 월요일에서 목요일 아침(61%)에 이루어지며, 이는 토요일 저녁(33%)과는 대조적이다(Vervloer et al., 2013).

약물준수에서 중요한 다른 개념은 전향적 기억(prospective memory)이다. 즉, 이것은 나중에 무엇을 해야 하는지, 기억하는 신경인지능력과 관련이 있다. 전향적 기억은 삽화적 기억 구조의 하위 범주로, 연령과 신경인지장애에 따라 감소한다. HIV, 류마티스 관절염, 당뇨 자가관리의 약물준수와 관련된 연구에서 전향적 기억의 중요성을 보여주고 있는데, 이것은 질병상태 전반에 걸쳐 약물준수행동을 증가시킬 수 있는 중재로 중요한 방안이 될 수 있을 것이다(Zogg et al., 2012).

만성질환만을 관리하는 것은 어렵고 복잡할 수 있다. 따라서 일부 환자는 의사결정, 복잡한 요법의 준수, 단순하게 질병에 대처하기 위한 도움을 가족과 친구에게 의존한다. 많은 연구자가 친구와 가족의 역할에 대해 연구를 했다. Stephens 등(2010)은 2형당뇨병 환자의 식이요법 준수를 향상시키기 위해 부정적·긍정적 전략을 사용하는 배우자들을 조사했다. 조사 결과, 부적절한 식이요법으로 식사한 환자에게 경고를 하는 경우 낮은 준수를 보였고, 더 건강한 음식을 선택하도록 격려한 경우 더 높은 수준의 준수를 보였다. HIV 분야 연구에서는 가족 돌봄제공자가 복잡한 요법을 제공하는 역할에 대해 기술했고, 다양한 낙인의 종류가 HIV 감염자의 가족구성원이 간호를 하는 데 미치는 영향에 대해 설명했다(Beals et al., 2006). 비슷하게 천식으로 고통받는 청소년에게 가족의 지지는 천식을 조절하고 삶의 질을 향상시키는 데 긍정적인 영향을 주었다(Rhee et al., 2010). Sussman 등(2016)은 가족과 친구의 치료에 대한 환자의 인식을 연구한 결과, 참가자의 43.9%가 자신의 친구나 가족이 거의 매일 자가간호에 참여한다고 믿었으며, 60.8%가 이러한 참여가 긍정적인 영향을 미친다고 했다.

만성질환을 앓고 있는 사람과 함께 사는 가족은 일상생활에서 일상적인 일(routine)이나 흐름(flow)을 위해 노력한다. 이 '흐름'을 이루는 것이 만성질환이 있기 전과 같은 삶을 위해 노력하는 것보다 훨씬 더 중요하다고 했다(Arestedt et al., 2014). 만성질환자가 있는 가족에게 적합한 매일의 흐름을 찾으려면 가족구성원이 서로를 도울 수 있는 방법을 찾는 것이 중요하다. 생각과 감정을 전달하는 것은 가족이 질병이 아닌 건강에 집중하는 데 도움이 된다(Arestedt et al., 2014). 만성질환을 앓고 있는 아프리카계 미국인과 라틴계 사람은 추가적인 가족 스트레스 요인이 있는 것으로 밝혀졌다. Saulsberry 등(2016)의 연구에 따르면, 아프리카계 미국인의 24%와 만성질환을 앓고 있는 라틴계 사람들의 38%가 건강보험이나 가족건강계획이 없어 가족 대처에 추가적인 부담이 있었다. 가족 건강 유지에 대한 공유된 책임이 있음을 고려하면, 준수 증가를 위한 전략은 치료요법에 포함된 모든 사람과 함께 해야 하고, 가족구성원 사이의 책임 분배에 대해 명쾌한 토론이 필요하다는 것이 설득력 있어 보인다.

*** 준수 행동의 기여요인**

많은 연구에서 대다수의 사람이 건강관리 권고를

완전히 따르지 않는다는 것을 밝혔다. 비준수가 문제로 점점 더 인식되고는 있지만, 준수를 증가시키기 위한 적절하고 효과적인 방법에 대한 합의는 아직 이루어지지 않았다. 이러한 어려움 중의 일부는 준수에 대한 연구가 충분하지 못하고, 환자와 건강제공자가 기대하는 역할이 다른 데 있으며, 어떤 것은 가치의 충돌과도 관련이 있다. 건강관리전문가는 치료요법에 대해 환자에게 처방하고 가르치고 상담을 한다. 따라서 그들은 환자에게 어떤 특별한 전략을 도입하기 전에 주어진 상황에서 준수행동에 대한 가정을 세울 때 주의해야 한다.

개인적 특성

준수에 영향을 미치는 환자의 특성으로는 인구학적 요소, 심리적 요인, 사회적 지지, 과거 건강행동, 신체적 요소, 건강신념 등이 있다(Dunbar-Jacob et al., 2002). 일부 연구자는 진단적 검사에서 준수에 영향을 미치는 요소로 민족성을 조사했다(Cook et al., 2010; Luckett et al., 2015). Luckett 등(2015)은 질경검사 예약을 지키지 않은 환자가 백인보다 아프리카계 미국인과 라틴계 사람일 가능성이 더 높다고 했다. 반면 Cook 등(2010)은 라틴계 여성과 아프리카계 미국 여성은 백인 여성보다 자궁경부암 검사를 받을 확률이 각각 2배, 1.45배 더 높다고 했다. Lank 등(2019)은 멕시코계 미국인이 비히스패닉계 백인보다 뇌졸중 재발률이 더 높다는 사실을 발견했지만, 2차 뇌졸중 발병률을 높이는 것으로 설명되는 약물준수의 차이는 찾지 못했다. 데이터가 혼합되어 있으며, 준수와 관련된 민족 인구통계에 대한 명확한 그림은 나타나지 않았다.

2018년 현재 65세 이상 인구는 5,240만 명으로 미국 인구의 16%를 차지한다(Administration on Aging, AoA, 2019). 2019년에 65세 이상 인구의 23%는 아프리카계 미국인, 아시아인 또는 태평양 섬 주민, 아메리칸 원주민, 알래스카 원주민, 히스패닉계와 같은 소수인종 또는 민족이었으며, 거의 10명 중 1명은 빈곤 수준 이하로 살았다(AoA, 2019). 만성질환은 노년층에서 가장 자주 발생하므로 건강관리제공자가 이러한 통계에 주의를 기울여야 할 필요가 있다.

연령과 준수 행동을 조사한 연구에서 많은 불일치가 있었기 때문에 이러한 관계에 대한 전반적인 설명은 불가능하다. Hoegyet 등(2020)은 낫적혈구병(sickle cell disease)이 있는 청소년과 성인 환자를 연구한 결과 이 질병과 관련된 가장 일반적인 문제는 본질적으로 사회와 관련되어 있음을 발견했다. 성인은 자신이 보이지 않는 존재라고 느꼈고, 질병과 함께 살아가는 법을 배우고 싶어했다. 그러나 청소년은 소외감을 느꼈고 질병이 없는 것처럼 살고 싶어 했다. 이 연구에서는 성인이 청소년 참가자보다 치료계획을 더 잘 준수하는 것으로 나타났다.

Barnestein-Fonseca 등(2011)에 따르면, 다양한 요인이 노인의 의료적 지시를 준수하려는 능력에 영향을 미칠 수 있다고 했다. 노화과정에서 발생할 수 있는 인지적 변화와 중년기의 바쁜 생활의 장벽을 고려하는 것이 중요하다. 베이비부머 세대(1946-1964)가 계속해서 건강 분야를 지배하고 있지만, 그들 역시 만성질환을 앓고 있다(Eifert et al., 2016). 2060년에는 65세 이상 인구가 9억 4,070만 명에 이를 것으로 추정되며, 그중 다수가 다양한 민족으로 이루어질 것이다(AoA, 2019).

- 심리적 요소

직관적으로 건강관리전문가는 심리적 요소가 준수행동에 영향을 미친다고 믿는다. 만성 비염 환자의 40%에서 우울증이 발견되었는데, 우울은 생산성이 떨어지고 수면을 저해한다(Schlosser et al., 2016). 우울증은 낮은 치료준수와 관련될 수 있다(Gast & Mathes, 2019). 우울증은 삶의 질에 부정적인 영향을 미친다. 만성질환에 동반된 우울증의 존재는 대개 부정적인 건강결과와 관련이 있다(Schlosser et al., 2016). 만성폐쇄폐질환(COPD) 환자의 경우 우울증은 삶의 질 저하, 건강관리 이용률 증가, 사망률 증가와 관련이 있다(Panagioti et al., 2014). 우울증은 또한 급성 관상동맥증후군(Kronish et al., 2006)과 HIV 감염(Lima et al., 2007)에서 의료적 권고를 따르지 않는 환자의 사망률과도 관련이 있다. 비준수위험이 있는 환자의 우울증을 선별하고 치료하는 것에 신중해야 할 것이다.

모호함, 적대감, 일반적인 감정적 디스트레스와 같은 다른 심리적인 요소는 준수행동의 단일적 요소로서의 예측요인은 아닐 수 있지만, 실제적으로 동기의 요소가 될 수 있다(Dunbar-Jacob et al., 2012). 조현병 환자에 대한 연구에서, 질병에 대한 통찰력 부족과 피해망상은 정신병원 퇴원 후 약물에 대한 비준수의 주요 심리적 지표였다(Abdel Aziz et al., 2016).

• 사회적 지지

사회적 지지는 준수 관련 연구에서 흔히 탐구되는 변수이다. 당뇨병과 마찬가지로 식이변화를 고려할 때 일부 사람에게 익숙하지 않거나 일반적으로 먹지 않는 음식이 권장사항에 포함될 수 있다. 소외된 일부 사람은 전통음식과 요리방법을 당뇨병 친화적인 식단에 적응하기 위해 도움이 필요할 수 있다(Vanstone et al., 2017). 먹는 방식과 먹는 것을 바꾸는 것은 사는 방식을 바꾸는 것이다. 건강문해력이 제한적이거나 주로 사용하는 언어로 말을 하지 못하는 경우 소외는 더 확대된다. 당뇨병에서의 식이 변경은 중요하며, 개인의 삶의 대부분 측면에 영향을 미칠 수 있다. 상당한 지지를 받는 동기부여된 대부분의 사람조차도 식이요법을 준수하는 데 문제가 있을 수 있다. 어떤 유형의 사회적 소외에 직면한 사람은 더 적은 사회적 자원으로 동일한 변화를 만들려고 노력한다. 준수는 종종 어렵거나 불가능하다(Vanstone et al., 2017).

Hoegyet 등(2020)은 낫적혈구병이 있는 성인 환자의 심리사회적 요구가 청소년 참가자와 상당히 다르다는 것을 발견했다. 성인 참가자는 질병 지식과 함께 친구와 가족의 지지는 물론 사회적 가시성을 원했다. 청소년 참가자는 사회적 정상성을 원했으며 질병 지식에는 관심이 없었다.

Gast와 Mathes(2019)는 치료준수에 대해 발표된 체계적 리뷰를 검토한 결과, 직장이 있고 결혼한 사람이거나 헌신적인 파트너(사회적 지지)와 함께 사는 참가자의 약물준수가 증가한 것으로 나타났다. 이는 파킨슨병, 염증성 관절염, 심혈관질환, HIV 및 기타 여러 만성질환에 해당되는 내용이었다.

• 이전 건강행동

어느 한 시점에서의 특정한 건강관리요법에 대한 준수가 이후의 준수를 예측할 수 있다고 제안되었다. Lipid Research Clinics Coronary Primary Prevention Trial에서 10년 동안 연구한 결과, 최초의 약물준수는 연구기간 내의 준수를 정확하게 예측했으나, 이것이 다른 준수행동으로 확대되지는 않았다. 일반적으로, 초기행동이 앞으로 진행해야 할 행동과 유사할수록 준수 가능성이 커진다(Dunbar-Jacob et al., 2009).

Hancerliogluet 등(2019)은 만성질환이 있는 참가자의 자기돌봄 관리가 증가함에 따라 치료요법 준수도 증가하는 것을 발견했다. 자기돌봄 관리행위 중 일부는 이전 건강문제의 결과로, 참가자가 숙지한 이전 건강행동과 관련될 수 있다.

• 신체적 요소

증상의 존재가 의학적 권고를 더 준수하게 한다는 것이 인정되어 왔다. 예를 들어, 증상이 없는 고혈압 환자는 혈압이 높아졌을 때 이를 인지하고, 준수가 증상을 완화시켰다고 믿기 때문에 이러한 시기에 치료를 준수했다고 밝혔다(Chen et al., 2011). 폐질환이 있는 사람을 대상으로 한 다른 연구에서는 호흡곤란이 증가하면 분무요법에 대한 준수가 더 높아질 것이라고 예측했다(Laforest et al., 2013). 류마티스 관절염 환자에 대한 연구에서 경증 관절 증상만 있는 환자는 처방된 질병조절 항류마티스 약물(DMARD)에 대해 비준수성을 보일 가능성이 더 높았다(Kumar et al., 2016). Gast와 Mathes(2019)는 C형 간염 및 심혈관질환 환자의 신체적 동반질환(통증 포함)으로 인해 약물준수가 감소한다는 것을 발견했다.

중증 질병으로 심각한 통증을 가진 환자는 건강이 악화됨에 따라 간호제공자와의 관계가 위축되면서 더 낮은 치료준수를 보였다. 이 환자들은 우울해지고, 비관적이며, 사회적으로 내성적이 되며 희망이 없어지거나 생존과 관련하여 양가감정을 갖게 되어 치료준수가 소용이 없다고 느낀다(DiMatteo et al., 2007). 그러므로 질병과 관련된 증상은 치료권고를 따르게 하는 중요한 단서가 될 수 있다.

- 치료요법의 특성

치료요법의 형태와 복잡성은 준수행동과 관련이 있으며, 특히 복잡성은 더 중요한 요인이다(Dunbar-Jacob et al., 2009). 복잡성은 다약제, 빈번한 치료(예: 식이, 운동, 약물 등), 다양한 종류의 치료, 치료기간, 복잡한 치료전달시스템, 자극적인 부작용으로 인해 심화된다(Chesney, 2003). 복잡한 치료요법은 낮은 준수율을 초래한다(Choudhry et al., 2011). HIV/AIDS 환자가 매우 복잡한 약물요법을 사용함에 따른 이러한 효과가 HIV 관련 문헌에 잘 정리되어 있다(Chesney, 2003; Hinkin et al., 2002; Waldrop-Valverde et al., 2010). Gast와 Mathes(2019)는 약물복용 기간, 하루에 복용하는 알약 수, 처방된 알약의 빈도, 식사와 함께 알약을 복용해야 하는 필요성과 같은 치료 관련 요인이 약물준수에 부정적인 영향을 미친다는 사실을 발견했다. Yeager 등(2019)은 암성 통증이 있는 아프리카계 미국인 환자의 진통제 복용 준수가 좋지 않다는 사실을 알게 되었다. 이는 아마도 의사가 통증이 아닌 치료에 중점을 두어 진료소 방문 중 통증에 대한 관심이 부족하기 때문일 수 있다. 건강관리제공자는 치료요법뿐만 아니라 요법의 엄격성에 대한 환자의 반응에도 초점을 맞춰야 한다.

- 경제적 요소

가난, 낮은 영어 능력, 건강관리에 대한 제한적 접근은 비준수의 예측요인이다(Peetes et al., 2011). 경제적 비용에 대한 부담만으로도 건강관리서비스나 물자 공급 혹은 만성질환을 관리하기 위한 약물을 얻는 데 장애가 될 수 있다. 준수에 또 다른 주요 장애물은 불편하거나 어려운 교통수단, 부적절하고 이용이 어려운 보육자원, 저임금으로 인한 시간의 손실, 불확실한 직업 안정성 등과 같은 자원의 부족이다.

특히 사회경제적 지위가 낮거나 처방약에 대해 보험이 적용되지 않는 사람에게는 약물 구매 비용이 매우 비쌀 수 있다. 약물 비준수는 피할 수 있는 입원과 관련이 있다(Iuga & McGuire, 2014). 의사의 서비스 증가, 치료 강화에 따른 약물 비용, 만성질환 진행에 따른 진단검사 등으로 인해 추가 비용이 발생한다. 사회경제적 지위는 경구혈당강하제에 대한 준수가 낮은 것과 관련이 있는 것으로 밝혀졌다. 도시 지역 환자의 약 33%는 다양한 경쟁적 경제적 요구가 처방된 약물복용 중단 결정에 영향을 미쳤다고 보고했다(Blackmon et al., 2016).

건강문해력은 또한 만성질환을 관리하는 데 문제로 작용할 수 있다. 일부 연구에서 건강문해력이 낮을수록 항레트로바이러스 약물 준수도가 낮았고(Waldrop-Valverde et al., 2010; Wolf et al., 2007), 다른 HIV 약물의 준수도는 높았다(Paasche-Orlow et al., 2006).

만성질환 관리에 있어 준수에 관한 일부의 장애물은 비효과적인 건강관리시스템과 명확한 관련이 있다. 특히 도심지와 시골 지역 내의 이주노동자, 새로운 이민자, 노숙자 및 AIDS 환자는 일차 돌봄서비스의 이용 접근성이 감소되어 있다. 추가적으로 정부와 제3지불자(third-party payers) 정책과 규제의 모호함은 예방이나 교육적인 서비스를 제공하기 어렵게 하고, 환자가 이런 서비스를 이용하는 것도 어렵게 한다. 미래에는 더 나은 보험보장이나, 더 나은 만성질환 관리로 바꿀 수 있는 방법으로 변화시켜야 할 것이다. Gast와 Mathes(2019)는 자기부담금이 약물복용 준수에 부정적인 영향을 미친다는 사실을 발견했다. 그들은 또한 건강보험이 있으면 연구된 대부분의 질병에서 약물준수가 높아진다는 사실을 알게 되었다. McRaeet 등(2020)은 모든 약물에 대해 가장 높은 자기부담금을 부담해야 하는 노인이 가장 낮은 준수율을 보이는 것으로 나타났다고 보고했다. 건강관리제공자는 만성질환자의 약물치료 비용을 고려하여 준수를 최적화해야 할 것이다.

• 문화적 요소

문화가 건강행동에 미치는 영향과 환자와 건강관리전문가 간의 상호작용에 있어서의 영향은 많은 주목을 받고 있다. 문화적 영향은 성인과 아동이 그 질병과 치료에 대해 경험하고 해석하고 대응하는 방식에 영향을 끼친다. 인구학적인 변화와 미국 내 이민자의 유입으로 인해 서로 다른 문화적 집단에서의 행동을 설명하기 위한 연구가 수행되기 시작했다. 일부 연구에서는 건강문제가 있는 소수민족 구성원을 대상으로 조사를 진행했다. 언어적인 문제는 건강관리의 이용과 건강관리전문가와의 관계형성 능력에 영향을 미쳤다. 다른 문화적 규범 또한 준수행동을 간섭할 수 있다. Abdel Aziz 등(2016)은 아랍에미리트의 조현병 환자를 연구했는데, 신앙적 치료사를 찾는 환자는 처방된 약물에 대해 비준수하는 경향이 있는 것으로 보고되었다. 라틴계는 또한 건강관리서비스를 늦게 찾고, 찾더라도 전통적인 치유자를 먼저 찾아 치료를 받는다고 한다(Ranford et al., 2010). 건강관리서비스의 이용이 지연되는 이유 중 일부는 보험문제, 언어적 장벽, 이민 상태와 관련되어 있다.

Gast와 Mathes(2019)는 소수민족에 속하는 것이 약물준수 감소와 관련이 있을 수 있음을 보고했다. 그러나 Lank 등(2019)은 뇌졸중 후 약물준수와 관련된 멕시코계 미국인과 비히스패닉계 백인 참가자 간의 인종적 차이가 없다고 했다.

준수행동에서 문화와 민족적인 영향을 이해하는 것은 건강관리전문가에게 점점 더 중요해질 것이다. 건강행위와 문화 연결의 이해를 어렵게 하는 문제 중 하나는 사회경제적인 지위이다. 준수가 낮은 것이 민족성, 문화 혹은 사회경제적 요인과 관련이 있는지 또는 이러한 요인의 상호작용과 관련이 있는지 구별할 필요가 있다.

환자-제공자 상호작용

비준수와 관련된 변수 중에서 환자-제공자 상호작용은 매우 중요하게 부각되어 왔다. 최근 연구에서는 건강행동 변화를 촉진하는 방법으로 제공자와 환자 간의 관계에 초점을 맞추고 있다(Chan et al., 2015; Hall et al., 2016; Harvath et al., 2016; Levy & Signorelli, 2014). 중요한 것은, 자신과 타인의 관계 유지가 환자와 전문가 모두에게 주요한 목표로 남아 있기 때문에 자가관리(self-management) 주제는 일차 진료상담에서 자주 논의되지 않는다(Blakeman et al., 2010). 환자 스스로 자신의 상태를 관리할 수 있게 하는 것은 의학적 계층을 위협하고, 환자-제공자 관계에 긴장을 조성할 수 있다. 건강관리제공자의 처방 대신 약초요법을 선택한 환자는 해당 제공자의 통제에 도전하여 환자와 제공자 간의 상호작용에 긴장을 초래한다.

환자와 건강관리전문가는 만성질환, 치료,

준수행동에 대한 이점에 관해 서로 다른 관점을 가지기 쉽다. 환자는 질병과 함께 살고, 치료는 오직 개인 생활의 한 부분이기 때문이다. 치료결과와 같이 하는 삶은 제공된 조언, 상담, 교육, 건강관리 권고에 대한 경고와는 매우 다르다. 한편으로 환자는 아프고, 걱정하며, 다른 이들의 권고에 책임을 지려고 하고, 수혜자격을 주장하는 근거가 필요하기 때문에 건강관리전문가에게 도움을 요청한다. 일부 건강관리제공자는 환자의 비준수를 인식하지 못할 뿐만 아니라 복잡한 요법을 처방하고, 혜택을 충분히 설명하지 못하며, 처방의 재정적 영향을 고려하지 못하여 비준수에 기여한다(Brown & Bussell, 2011).

* 윤리와 준수 행동

건강관리자원이 제한되어 있고 공급자는 시간, 돈, 에너지를 최적으로 사용해야 하는 결정을 내려야 할 때 갈등이 발생하기 때문에 건강행동을 위해 권고를 준수하는 것은 건강관리비용 억제에서 점점 더 중요한 윤리적 문제가 되고 있다. 그러나 준수에서 경제적인 문제와 윤리적인 문제는 다르다. 경제적인 문제는 자원의 효율적인 분배를 중요하게 생각하지만, 윤리적인 문제는 자원의 공평한 분배를 중요하게 생각하기 때문이다(Guindo et al., 2012). Bosworth(2010)는 환자가 적극적이고 효과적으로 자기돌봄을 증진하고 향상하도록 하는 전략에서는 윤리적인 면과 경제적인 면을 모두 중요하게 다루어야 한다고 했다.

치료 비준수가 아주 높은 개발도상국에서 만성질환자를 돕기 위해 자원을 제공하는 것 또한 우려가 있다(WHO, 2003). 환자와 돌봄제공자 상호 간의 권리와 책임, 가부장주의, 돌봄제공자의 강압, 환자의 자율성, 제안된 치료법의 상대적인 위험과 이익, 비준수에 따른 사회적 비용 등이 윤리적 문제의 중심이 된다. 다시 말하지만, 건강관리제공자와 함께 환자의 적극적인 참여에 초점을 맞추는 것은 윤리적 우려를 불러일으킬 수 있다(Guindo et al., 2012). 이는 환자의 참여 없이 전문가 단독으로 제공되는 건강관리서비스가 윤리적인지, 비준수에 대한 책임은 오직 환자에게만 있어야 하는지에 대한 질문을 갖게 한다.

* 준수행동의 이론적 기틀

이론적 기틀과 개념적 모델은 평가를 안내하고 환자와 제공자 간의 상호작용을 위한 구조를 제공함으로써 건강관리전문가에게 방향을 제시할 수 있다. 이론과 모델을 효과적인 실무중재로 변환할 것을 강조한다. 개인의 건강행위를 이해하기 위한 모델은 경험적인 연구를 기반으로 했을 때만 유용하고, 효과적인 중재를 생성하는 데 사용될 수 있다. 이 연계는 현재의 전환연구(translational research)와 근거기반실무에 대한 의무와 관련이 있다. 현재 사용되는 행동 모델에 대한 간략한 검토를 다음에 제시했다.

건강신념 모델

Hochman 등(Rosenstock, 1974에서 재인용)에 의해 개발된 건강신념 모델(Health Belief Model, HBM)은 건강 관련 행동 중 특별하게 예방적인 건강행동을 설명하도록 고안되었고, 적절한 신념과 태도 관련 내용을 포함하고 있다(Becker & Maiman, 1975). 원래의 모델은 일반적인 건강 동기부여를 포함하도록 수정되었으며(Becker, 1976), 그 다음 환자역할 행위가 포함되도록 다시 수정되었다. 건강신념 모델의 주요 명제는 개인이 권고된 행동을 수행하는 것은 (1) 질병의 지각된 심각성, (2) 특수한 행동이 위협을 감소시킬 수 있는 것에 대한 개인의 추정, (3) 권고를 따르는 것에 대한 지각된 장애에 기반을 둔다. 건강신념 모델은 특히 지각된 민감성, 지각된 심각성, 지각된 장애와 관련하여 준수행동에 대한 태도와 행위 관계를 설명하기 위해 사용된다(Jerant et al., 2013). 건강신념 모델을 활용한 최근 연구에서 정보제공에 대한 중재의 효과로 준수행동을 의미 있게 증가시켰다고(대부분 중간에서 큰 정도) 보고했다(Jones et al., 2014; Pettey et al., 2016; Tola et al., 2016). 그러나 저자는 건강신념 모델이 전체적으로 사용되지 않았고, 또한 대부분 연구에서 건강신념이 결과변수로 측정되지 않았기 때문에 중재의 성공이 특별한 건강신념 모델 구성요소와 관련되어 나타난 것은 아니라고 결론을 내렸다.

Foot 등(2016)은 다양한 질병에서의 약물준수를 연구했으며, 현재와 미래의 건강에 약물이 필요하다고 생각하는 사람은 복잡한 약물요법에도 준수할 가능성이 더 높음을 발견했다. 같은 연구조사에 따르면 강력한 '염려신념(concern belief)'을 가진 사람은 비준수를 할 가능성이 더 높다고 했다. 이 연구는 비용편익 분석을 통해 환자가 특정 행동을 선택하는 방법에 대한 정보를 제공했는데, 이익(더 나은 건강상태)이 지각된 비용(통증, 업무 손실, 재정 비용)과 균형을 이룬다고 했다 (Foot et al., 2016).

Tong 등(2020)은 건강신념 모델을 사용하여 코로나19 예방조치(손씻기, 사회적 거리두기, 얼굴 가리개 등) 준수 여부를 알아보기 위해 중국 성인 616명을 대상으로 전화 설문조사를 실시했다. 얼굴 가리개 사용은 코로나19 이전 아시아 국가에서 일반적으로 실천되고 있는 것이었고, 개인위생 실천이 잘 받아들여졌다. 연구자들은 사회적 공리와 함께 5가지 건강신념 모델 요인이 전염병에 대한 예방조치와 긍정적으로 관련 있음을 보고했다.

건강증진 모델

건강신념 모델에서 발전된 간호모델이 건강증진 모델(Health Promotion Model, HPM)이다(Pender, 1996; Pender et al., 2001). Pender는 건강을 목표로 개념화하고 건강증진활동에서 오직 건강하고자 하는 욕구가 참여를 이끌어낸다고 믿었다. Pender는 개인적 특성, 경험, 행동 특이적인 인지와 영향, 행동 결과의 틀에서 개념을 조직화했다. 건강증진 생활양식(Health Promoting Life Profile)은 건강증진 행위를 사정하는 도구이며, 영어뿐 아니라 스페인어로도 번역되어 타당도가 입증되었고(Kwan et al, 2010; Walker et al, 1987), 계속 사용되고 적용되고 있다(D'hooghe et al., 2013; Padden et al., 2013; Tucker et al., 2014). 건강증진 모델을 사용한 최근 연구에서 적은 소득과 낮은 교육 수준은 건강증진 행위에 부정적인 영향을 미침을 발견했다 (Harley et al., 2014; Smylie et al., 2014).

Masoudiet 등(2020)은 건강증진 모델을 사용하여 만성 신부전증 환자의 치료준수 향상을 목표로 교육중재를 개발했다. 중재는 대조군과 더불어 실시되었다. 그 결과 자기효능감 점수와 치료준수 점수의 증가를 보였고, 시간이 지나도 지속적인 치료준수를 나타냈다.

자기조절 상식 모델

자기조절 상식 모델(Common Sense Model of Self-Regulation, CSM)은 두 개의 기존 모델에서 발전되었다. 하나는 상식 모델로 1980년 Leventhal, Meyer와 Nerenz가 개인이 질병 관련 사건을 어떻게 처리하는지, 어떻게 이러한 대처와 준수가 형성되는지 설명하기 위해 개발했다. 이 모델을 사용한 초기 연구는 우선적으로 무증상 질병을 가진 개인을 대상으로 진행되었다. 요약하자면, 개인의 질병 관련 사건의 처리는 원인(무엇이 질병에 대한 책임인가), 결과(질병으로 인하여 어떻게 바뀔 것인가), 정체성(질병을 식별할 수 있게 하는 것), 연대표(질병의 진행) 등의 4개 관점에 의존한다. 1987년에 Leventhal, Glynn과 Fleming

Leventhal은 행동 모델에 대한 회환 기전을 발견하고 자기조절이론이라고 명명했다. 조절-치료의 차원이 질병 출현의 한 부분으로 검토되었다.

이 두 가지 모델이 현재 자기조절 상식 모델로 알려진 하나의 모델로 합쳐졌다(Leventhal et al., 2003). 합쳐진 모델(CSM)은 현재 또는 미래의 건강위협에 대응하여 건강행동을 조절하는 변수 간의 역동적인 상호작용을 설명하도록 설계되었다(Leventhal et al., 2016). 이 모델을 사용한 연구에 따르면 질병에 대한 믿음이 대처에 영향을 미치는 것으로 나타났다(Gould, 2011; Snell et al., 2013). 그러나 발표된 연구분석 결과에 따르면 연구자들은 CSM을 사용한 중재가 준수에 긍정적인 영향을 미쳤다는 증거를 찾지 못했다고 했다(Jones et al., 2016). 그러나 CSM 모델은 준수를 이해하는 데 유용하다. 만성질환자는 처방된 치료요법을 초기에는 잘 지키지만 그만두기도 한다. 그러나 건강관리자는 환자가 초기 수행 행동에서 자신의 일상적인 행동의 한 부분으로 변화할 수 있도록 전환하는 데 도움을 주어야 한다. Fallet 등(2020)은 질병에 대한 인식과 환자가 질병을 받아들이고 관리할 수 있다고 생각하는 방식이 2형당뇨병 환자의 치료준수와 삶의 질에 긍정적인 영향을 미친다는 사실을 발견했다.

합리적 행동이론과 계획된 행동이론

합리적 행동이론(Theory of Reasoned Action, Fishbein & Ajen, 1975)과 계획된 행동이론(Theory of Planned Behavior; Ajen, 1985)은 주요 요소로 '의도(intention)'를 포함하고 있다. 이 이론에 따르면, 개인은 행동과 사회적인 영향에 대한 태도를 기반으로 건강행위에 의도적으로 참여한다. 계획된 행동이론은 어떠한 행동에 대해 개인이 갖는 통제의 정도를 의미하는 '지각된 행동통제' 요인을 모델에 추가했다. 이 두 가지의 이론은 당뇨병의 양호한 혈당조절(Jannuzzi et al., 2020), 운동 프로그램에 참여하기(Lee et al., 2016; Martin ett al., 2007), 식이선택(Ackerman & Palmer, 2014), 콘돔 사용하기(Gredig et al., 2006), 폭음 피하기(Norman et al., 2007) 등과 같은 예방적인 행동을 설명하는 데 유용했다. Rich 등(2015)은 태도, 주관적 규범 및 지각된 행동통제가 준수 의도의 예측인자이며, 의도는 치료준수 행동의 예측인자임을 발견했다. 이 이론들은 또한 HIV 환자의 HAART 준수 사정(Vissman et al., 2013)이나 만성질환 치료요법에서 신체활동 사정(Eng & Martin Ginis, 2007) 시 가치를 입증했다. 또한 이러한 이론은 외래 치료시설에서 약물남용을 치료하는 사람에게 어떤 치료 선택지를 권장해야 하는지를 예측하는 데도 사용되었다(Roberto, Shafer, & Marmo, 2014).

인지사회학습 이론

인지사회학습 이론(cognitive social learning theory)은 결과와 효능 기대감에 영향을 주는 행동을 예측하기 위한 이론이다. 이 이론은 건강행위 변화의 이해를 위해 환경, 인지, 감정을 결합했다(Bandura, 2004). 건강행위를 변화시키기 위한 세 가지 필수적인 전제조건은 (1) 생활습관 요소가 해로울 수 있고, (2) 행동의 변화가 유익할 수 있다는 것, (3) 새로운 행동을 받아들일 능력(자기효능감)이 있다는 인식이다(Schwarzer, 1992). 변화를 일으키려면 각자 개인이 건강행동에 대해 자기 모니터링과 자기조절을 할 수 있어야 한다. 자기조절의 이러한 측면은 질병을 대처하기 위한 다양한 자가관리 전략을 이끌어낸다. 환자가 권고된 조치를 수행할 수 있는 능력에 대한 기대 또는 자신감으로 정의되는 자기효능감은 건강행동 변화에 중요한 효능감 증진전략을 검증하기 위한 연구도 촉진했다. 자기효능감은 AIDS(Johnson et al., 2006; Tatum & Houston, 2017), 심장질환(Hiltunen, et al., 2005), 우울증(Sussman et al., 2016)과 당뇨병(Stupiansky et al., 2013) 치료에서 자가관리 행위의 중요한 예측인자로 밝혀졌다. 인지학습 이론은 당뇨병 관리에서 의사 행동의 예측인자로도 사용되었다(Presseau et al., 2014).

변화단계의 범이론적 모델

변화의 단계 모델이라고도 불리는 범이론적 모델(Transtheoretical Model, TTM)은 Prochaska와 DiClemente(1983)에 의해 변화 과정을 조사하고 예측하는 것을 목표로 하는 절충적 모델로 개발되었다. 이 모델은 변화 단계, 변화 과정, 자기효능감, 의사결정 균형의 4개 속성을 포함한다(DiClemente et al., 1991). 이 모델의 전제조건은 사람은 지원이 있거나 없거나 특정한 건강행동을 받아들이는데, 그들의 의도적인 욕구가 서로 다른 단계에 있다고 제안한다. 이 모델은 또한 중재를 각각 세분화된 변화의 단계에 맞출 것을 제안한다. 비록 계층적으로 제시되었지만, 변화의 과정은 나선형으로 간주되며, 건강한 행동에서 재발하면 개인이 건강한 행동에 대한 성찰을 향해 뒤로 물러서는 위치에 놓이게 된다. 단계는 다음과 같다.

- 계획 전 단계: 행동 변화에 대한 의도 없음
- 계획 단계: 미래의 행동을 고려함
- 준비: 행동을 위한 시간표가 있음
- 행동 단계: 행동 변화를 포함
- 유지 단계: 변화 후 적응, 재발이 가능함

건강행동에 대한 변화의 단계 모델은 초기에 중독행동의 치료에 적용되었다. 현재는 만성질환의 행동 변화에 대한 연구에서 이 모델을 적용하고 있다. 각 단계별로 임상적 중재가 제시되어 있다. Wilson 등(2016년)은 만성 폐질환 환자에게 TTM의 각 구조를 적용했고, 모델이 환자의 신체활동을 정확하게 예측했다고 했다. 동기강화상담(motivational interview, MI)과 TTM 사이에 이론적 연계가 없다는 비판이 있지만, 동기강화상담의 사용은 환자를 준비 단계에서 행동 단계로 이동하기 위한 수단으로 검토되었다(Moral et al., 2015; Pantalon et al., 2014).

Lee-Lin 등(2016)은 유방조영술 선별검사 자료의 종단적 검사에서 행동 변화가 단계별로 발생하고, 순환적이고 선형적이지 않으며, 사람들에게 한 번에 한 단계씩 이동하게 하는 것이 더 쉽다는 것을 발견했는데, 이것은 TTM 이론을 완벽하게 지지하는 것이다. 그들은 모든 연구 그룹의 환자가 시간이 지남에 따라 단계별로 이동한다는 것을 발견했는데, 한 그룹에서는 무려 65%나 되었다. 과체중과 비만 성인의 신체활동을 측정하는 연구에서, 연구자들은 TTM이 대상자의 변화행동계획을 정확하게 측정했다는 것을 확인하게 되었다(Romain et al., 2016).

Chen, Wang 등(2020)은 무릎 골관절염 환자의 운동준수를 높이기 위한 중재를 설계하는 데 이 모델을 적용했다. 운동 프로그램(24주간 지속)은 참가자의 결정 균형을 높여 운동 변화의 장단점을 가늠할 수 있게 해주는 것으로 나타났다. 이 이론 기반 운동계획은 또한 운동계획에 대한 지각과 준수 측정을 증가시켰다.

생태학적 관점

개인 및/또는 환자-의료 제공자(양자관계 수준)에 대한 고려사항을 넘어 시스템 수준의 요소를 포함하도록 준수 범위를 확대하면 준수의 수정 가능한 측면을 개선하기 위한 중재 선택지를 확대할 수 있다. 이러한 요인에는 임상의의 환자 부담, 이용 가능한 상담시간, 제공자 교육, 정책 및 규정이 있다(Berben et al., 2012). 개인, 미시 그리고 거시 수준의 구현을 포함한 이러한 다단계적 관심은 개인이 자신과 가족을 성공적으로 돌보는 데 도움이 될 수 있다.

요약하자면, 만성질환에서의 준수행동을 연구하기 위해 많은 모델이 사용되었다. 제안된 중재에 대한 이론적 근거를 갖는 것이 중요하지만, 이론 기반 중재의 효과를 평가하기 위한 더 많은 연구가 필요하다. 약물과 치료 준수의 다양성을 설명하는 요인의 이해는 준수행동을 촉진하기 위한 이론 기반 중재의 설계에 정보를 제공할 수 있다.

* 준수행위 측정

널리 사용되는 몇 가지 방법론적 접근방식은 준수에 중점을 두며, 준수 평가는 항상 예측변수나 결과가 아닌 행동으로서의 준수에 초점을 두어야 한다고 제안되었다(Morisky & DiMatteo, 2011). 주요 방법으로는 자가보고서, 실무자 보고서, 관찰, 생리적 측정, 약물 모니터링과 전자모니터 등이 있다.

약물치료가 처방되었을 때, 권고의 효과는 전적으로 환자가 잘 따라오느냐에 달려 있다. 만약 처방된 약물치료가 효과적이지 않다면 의료진은 약물용량을 바꾸거나 진단에 대해 의문을 가지거나 혹은 공격적인 접근(때때로 위협적인)을 시도하게 된다. 때때로 비효과적인 치료에 대한 반응을 놓칠 수 있기 때문에 환자가 처방된 행동을 준수하는 정도를 사정해야 한다(Brown et al., 2016).

환자 행동을 측정하는 것은 복잡할 수 있고, 각기 다른 맥락과 질병에 따라 다른 방법이 존재할 수 있다. 적절한 측정방법을 선택하는 데 중요한 점은 정확하고 포괄적이며 쉽고, 시행하는 비용이 적절해야 한다는 것이다(Brown & Bussell, 2011).

약물, 생활습관 혹은 식이요법 준수를 측정하는 표준화된 지표는 없으며, 현재 환자의 질병상태 결과를 나타내는 다양한 지표를 통해 약물에 대한 치료준수를 확인할 수 있다(Brown et al., 2016; Brown & Bussell, 2011; Desroches et al., 2013; Lehmann et al., 2014). 전자모니터는 많은 연구에서 약물준수를 측정하기 위한 방법으로 자주 사용된다(Erdine & Arslan, 2013; Park et al., 2015). 만성질환에서 다양한 약물을 투여하는 경우, 약물준수를 관찰하고 측정할 때 다른 방법이 추가되어야 한다. 각 측정은 약간의 오류가 일어나기 쉬우며, 항상 준수의 과한 추정에 대한 오류를 고려해야 한다(Lehmann et al., 2014). 그러나 특별한 준수행동을 측정하기 위해 복합적인 방법을 사용하면 한 가지 방법으로 측정할 때보다 결과의 정확도나 신뢰도는 상승한다(Brown & Bussell, 2011; WHO, 2003).

환자의 전체적인 안녕이나 심리적 구조에 대한 사정 또한 환자의 준수행동의 보다 나은 이해

사례 연구

02 M.P.는 2형당뇨병을 20년 동안 앓고 있는 62세 여성이다. 그녀는 고혈압, 고콜레스테롤, 비만의 병력이 있다. 그녀는 여러 가지 체중 감량 다이어트를 시도했지만 체중이 줄어들지 않는 것 같다. 그녀는 패스트푸드 식당에서 일하며 근무시간 동안 그곳에서 최소 두 끼의 식사를 하는 경우가 많다. 그녀는 운동을 하려고 노력했지만 식당에서 교대근무를 한 후 지쳐서 대개 저녁마다 TV를 시청한다. 오늘 아침 손가락에서 채취한 혈당이 210이었는데, 항상 높기 때문에 검사를 그만두는 편이 낫겠다고 생각한다.

토론 문제

01 M.P.에게 어떠한 추가적인 정보를 묻는 것이 도움이 될까?

02 우선순위의 건강문제는 무엇이며, 이를 해결하기 위한 전략은 무엇일까?

03 M.P. 자신의 질병에 대한 관점과 건강관리 제공자의 관점은 어떻게 다를 수 있을까?

를 위해 필수적인 요소이다. 환자에 대한 체계적인 사정에는 환자의 가족, 사회문화적·경제적인 요소, 지식 수준, 믿음, 태도, 현재 계획된 치료법에 대한 이해가 포함되어야 한다. 같은 맥락에서 의도는 환자의 질병위협에 대한 인식, 권고의 효과, 수행하기 위한 환자의 능력을 나타낼 수 있다. 기대되는 상대적인 해로움과 이익에 대한 추정을 포함하여 특정 환자 처방의 '올바름' 확인도 필요하다. 간호사는 이러한 사정을 진행함에 있어 치료요법 관리 측면에서 준수행동이 달성되지 않을 것 같은지, 치료목표를 이루는 데 가장 중요한 것은 무엇인지, 요구된 행동변화를 달성하기 위해 가장 필요한 학습은 무엇인지를 확인하여야 한다. Hingson 등은 다음과 같은 질문을 한 지 거의 40년이 되었지만 현재의 문헌에서 의미가 있거나 더 나은 대체물을 내놓지는 못했다. 준수 지향적 건강력에서는 다음 질문을 해야 한다(Hingson et al., 1981).

- 이전에도 이런 문제가 있었던 적이 있는가?
- 질병과 관련한 걱정이 있는가?
- 만약 권고된 요법을 따르지 않는다면, 어떤 일이 일어날 수 있는가?
- 권고된 요법을 따르지 않는 일은 어떤 때 발생되는가?
- 치료요법을 따를 경우, 어떠한 문제가 일어날 수 있는가?
- 치료요법이나 수행방법 관련 질문이 있는가?

간접 측정

- 자가보고

준수행동의 환자 자가보고는 준수에 대한 정보를 수집하는 간단하고 가장 저렴한 방법이며, 모든 돌봄 현장에서 실행이 가능하다. 자가보고서 또한 다른 어떤 측정방법보다 낮은 준수와 관련된 상황에 대해 더 자세한 정보를 수집할 수 있게 한다(Dunbar-Jacob et al., 2009; Park et al., 2015). 자가보고 자료는 간단한 질문을 통해 도출될 수도 있고, 보다 복잡하고 체계적인 면담이나 검증된 질문지를 통해 얻을 수도 있다. 일반적인 자가보고 도구로는 약물과 증상 일지, 구조화된 질문, 면담 등이 있다.

가장 흔히 사용되는 자가보고 약물복용 준수도구 중 하나는 모리스키 투약준수척도(Morisky Medication Adherence Scale, MMAS-8)이다. MMAS-8은 약물복용 행동을 평가하는 데 사용되는 간단한 설문지로, 8개의 질문으로 구성된다(Morisky et al., 1986). 자가보고 약물복용 준수를 측정하는 데 사용되는 또 다른 도구는 지식과 함께 하는 준수시작(Adherence Starts with Knowledge, ASK-12) 도구로, 약물복용과 관련된 건망증, 치료 신념 및 행동을 평가하는 12개 질문으로 구성되어 있다(Matza et al., 2009).

자가보고된 준수행동에 대한 이러한 방법이 신뢰성과 타당성이 떨어진다고 생각되어 면밀하게 검토되고 있다(Brown & Bussell, 2011). 환자가 자가보고한 준수가 정확하지 않다고 생각하는 것에는 몇 가지 이유가 있다. 비준수를 보고하는 환자는 자신의 행동을 정확하게 보고하는 경향이 있지만(Bosworth, 2010), 일부는 자신이 약물을 먹었는지를 기억하지 못할 수도 있고, 자신이 권고를 따르지 않고 있다는 것을 인식하지 못할 수도 있으며, 복용일정에 대한 잘못된 이해가 있을 수 있다(Bosworth, 2010; Brown et al., 2016). 유방암을 가진 여성을 대상으로 한 연구에 따르면 여성의 88%가 6개월간 처방된 모든 경구 항암제를 스스로 복용한다고 보고했지만 객관적인 평가는 78%만 준수하는 것으로 나타났다(Addeo et al., 2015).

비준수의 다른 이유는 경제적 요인, 자원 부족, 건강관리전문가에게 정직해야 하는 것에 대한 불편감 등이 있다. 따라서 제공자는 환자가 권고안을 수행할 수 있고, 기꺼이 따르려고 하는지에 대해 반드시 사정해야 한다. 마지막으로 연구자는 요법준수에 대한 타당한 반응을 이끌어내기 위해 비난하지 않는 태도를 일관되게 유지하며 질문할 것을 권한다(Brown et al., 2016).

많은 연구에서 자가보고된 준수의 정확도를 평가하고 정의했다. 그 연구 중 다수는 환자의 알약 수에 대한 보고와 전자모니터, 체액 내의 약물 수준이나 생물학적 지표를 비교했다. 대부분의 사람은 자신의 준수를 과하게 평가하는 것으로 보고되었다(Garfield et al., 2011; Shi et al., 2010). 이러한 과대평가에 대한 몇 가지 이유는 다음과 같다. (1) 연구에서 추방되어 연구 참여자에게 제공되는 혜택을 잃을 수 있다는 두려움, (2) 연구간호사와 참여자 간의 사회적 거리로 인한 불신, (3) 비준수를 비난하는 것으로 인식되는 직원, (4) 개방성을 억제하거나 지나치게 관대한 연구직원의 상담으로 인해 잘못된 보고가 발생함(Ngowi et al., 2020).

Krikorian 등(2019)의 연구에 따르면, 약의 개수와 환자가 스스로 보고하는 복용준수도를 결합하면 경구 항암제 복용준수도가 개선되는 효과적인 방법이라는 것을 발견했지만, 주요 장벽으로는 건망증, 부작용을 피하고 싶은 마음, 압도감, 약을 복용하기 전에 잠이 드는 것 등이 있었다. 내재된 문제에도 불구하고, 자가보고는 여전히 준수행동 사정에서 가장 흔하게 사용된다. 또한 환자가 복용한 약물을 기억할 수 있고, 기억한 것을 절대적으로 진실되게 말하는 한 환자가 한 것에 대한 가장 정확한 기록을 얻을 수 있는 가능성이 있다(Morisky & DiMatteo, 2011). 따라서 환자-제공자 관계에서 신뢰를 수립하고 회상을 증진하는 전략을 개발하는 것이 정확한 정보를 얻는 데 필수적이다.

• 관찰과 의료진 판단

준수를 측정하기 위해 환자를 직접 관찰하는 것은 거의 불가능하고 비현실적인 방법이다. 이론적으로는 이 방법이 준수행동의 증거로 제공될 수 있는 이상적인 방법일 수는 있으나, 사람들은 '관객에게 연극'을 할 수 있고, 누가 지켜보고 있다는 인식은 행동에 영향을 미칠 수 있는데, 이를 호손(Hawthorne) 효과라고 한다. 직접적인 관찰은 약물복용 준수의 수동적인 방법으로 여겨진다. 이는 환자의 치료에 대한 적극적인 참여를 제한하고 실제 생활에서 적응하기 어렵다(Erdine & Arslan, 2013).

천식이 있는 개인에 대한 이러한 행동을 예로 들면, 정량흡입기(metered-dose inhalers, MDIs)를 사용하는 올바른 방법을 시연 또는 재시연하는 것이다. 그리고 천식 환자에게 가르쳐준 요법에 대해 수행능력을 사정한다. 간호사는 건강관리와 관련된 과업을 수행하는 환자의 행동을 사정하지만, 집에서 그 행동을 지속할 것이라는 가정은 할 수 없다.

환자의 약물요법 준수에 대한 의료진의 판단 또한 좋지 않았는데, 낭성섬유증 약물복용과 관련하여 의료진이 관찰했을 경우는 50~60%로 측정된 것에 비해, 전자모니터로 수행했을 때는 36%로 나타났다(Daniels et al., 2011). 약물준수에 관한 의료진의 사정은 과소평가보다 과대평가가 흔하며 부정확하다(Brown & Bussell, 2011).

• 모니터링

약물준수를 측정하는 여러 방법(예: 약물용량 회상, 알약 세기, 자가보고 조사, 약국에서 약물 리필 등)이 사용되어 왔고 준수율은 비슷했다(DiMatteo, 2004; Dunbar-Jacob et al., 2002). 각 방법에는 알약 수를 계산하는 동안 발생한 오류, 의료기록에서 용량 수정을 문서화하지 못함, 그리고 환자가 약국에서 조제된 약을 정확하게 복용했는지를 알 수 없음 등과 같은 잠재적인 한계가 있다(Atkinson et al., 2016).

약물준수를 측정하기 위해 알약 세기, 약물 리필 모니터, MDI 용기의 무게 달기를 사용할 수 있다. 알약 세기를 사용한 연구에서 환자는 매달 정확한 수의 알약이 들어 있는 약병을 받았고, 이 약병을 매달 새것으로 교환해주었다. 약병에 남은 약으로 약물을 복용한 것으로 추측되는 숫자와 비교할 수 있다. 이것은 또한 환자가 진료실 방문 때마다 원래 용기에 있는 모든 처방약을 가지고 올 때 이루어질 수 있다. 비슷하게 환자가 약국에서 리필(refill)을 요구할 때, 요구한 시간과 약물을 처방에 따라 복용했을 때 리필받을 것으로 예상되는 날짜를 비교한다. 이러한 방법은 환자가 약물을 다른 사람이랑 공유하거나 리필 전 '폐기'하는 경우는 적용할 수 없다. 용기는 환자에게 제공되기 전에 무게를 재고, 치료 동안 특정한 시간에 다시 잰다. 일부 MDI 약물은 바이알에 복용량 카운터와 함께 제공되지만 환자가 정확하게 약을 사용하지 않을 가능성은 항상 존재한다.

약물 모니터 방법이 상당히 정확해 보이는 것 같지만 환자의 행동준수가 과대평가될 수 있다(Jentzsch et al., 2009; Rapoff, 2010). Berg와 Arnstein(2006)은 알약 수를 확인하기 위해 약물을 가지고 오라고 환자에게 요구하는 것은 모욕적이고, 환자와 제공자 사이의 관계 형성에 역효과가 될 수 있다고 조언했다.

전자모니터는 준수행동을 측정하기 위한 최신 기술이다. 이 기구를 가장 흔하게 사용하는 것은 전자 약물 모니터이다. 전자모니터는 운동준수와 함께 심박동수와 근육의 움직임을 확인하거나(Sylvia et al., 2013) 수면무호흡 환자에게 비강 지속적 양압 환기 준수를 모니터하는 데 사용되었다(Fox et. al., 2012). Casciaro 등(2020)은 스마트 알약 분배기가 약물복용 준수를 모니터하고 환자와 비공식 돌봄자에게 예약된 약물복용을 놓친 경우 알림을 제공할 수 있음을 발견했다. 이러한 스마트 분배기는 돌봄제공자가 돌봄에 너무 몰두하여 약물 복용량을 잊어버리는 경우 도움이 될 수 있다.

의료 분야에서 전자모니터가 낙상위험이 있는 환자의 부동성 준수를 위해 사용되었다. Lapiere 등(2018)은 문헌 고찰을 완료한 결과 웨어러블 장치(관성센서)에서 주변 장치(시각센서)에 이르기까지 10가지 기술이 사용되고 있음을 발견했다. 이러한 장치는 기술적 기반과 통제된 환경에서 평가되었다. 수용성, 비용 및 구현 장벽은 거의 해결되지 않았다.

전자모니터는 전자센서와 모바일/무선 기술의 사용을 통해 급속한 발전을 거듭하고 있다. 이 기술로 마이크로프로세서를 특수 병뚜껑이나 수포팩(blister pack)에 넣어 약용기 조작 때마다의 날짜와 시간을 모니터링할 수 있게 했고, 며칠 또는 몇 주 동안 약물복용 행동에 대한 정보를 제공받을 수 있게 했다. 알약 복용(또는 복용하지 않음) 패턴을 알면 임상반응(또는 임상반응 결여)이나 부작용을 평가하는 데 유용할 수 있으며, 환자마다 특별한 맞춤형 중재에 대한 지침을 제공할 수 있다(Park et al., 2015). 전자모니터는 많은 연구에서 약물준수 여부를 평가하기 위해 사용되었으며, 일반적으로 자가보고 데이터보다 낮은 준수 추정치를 제공했다(Park et al. 2015; Sayner et al., 2015).

Menditto 등(2018)은 시각적 아날로그 척도를 사용하여 일일 비염 증상일기를 기록하는 스마트폰 애플리케이션을 설계했다. 이 연구의 목표는 보고된 증상을 기반으로 약물복용 준수 여부를 평가하는 것이었다. 그들은 애플리케이션을 통해 참가자의 68.9%가 처방된 비염 약물을 준수하지 않는다는 것을 확인할 수 있었다.

직접 측정

• 생리적 측정

준수에 대한 생리적 측정은 혈청 약물 수준, 심박수 모니터, 근육 강도, 소변 분석, 콜레스테롤 수준, 당화혈색소 수치 등을 확인하는 것이다. 생리적 방법의 장점은 환자의 기억이나 진실성에 의존하지 않는 방법이라는 것이다.

모든 생리적 지표 중 약물 수준을 측정하는 방법이 가장 흔히 사용된다. 약물 수준이 자가보고나 의료진 보고보다 더 높은 정확도를 보인다 하더라도, 몇 가지 문제가 존재한다. 첫 번째, 이 측정은 준수의 수준을 반영하지 않고(Brown et al., 2016), 단순히 만성질환의 상태를 확인할 뿐이다. 두 번째, 생화학적 시험이 비준수를 측정하는 직접적이고 객관적인 방법이긴 하지만, 이 방법은 모든 약물에 사용할 수 없다. 세 번째, 생리학적 기술은 용량 수준을 알아내는 것이 종종 불가능하다. 바이오마커는 처방된 중재에 대한 정상적인 생물학적, 병원성 또는 약리학적 과정의 지표로 객관적으로 측정되는 특징으로 정의된다. 바이오마커에는 바이러스 부하 및 전해질 수준과 같은 만성질환의 상태를 평가하는 임상병리검사 또는 혈액, 소변 또는 모발 표본과 같은 직접 약물농도를 측정하는 표본이 포함될 수 있다(Park et al., 2015). 마지막으로, 약물 수준 검사를 통한 비준수의 정확한 확인은 비준수의 이유에 대한 설명이나 통찰력을 제공하지는 않는다(Park 등, 2015). 하지만 건강관리제공자는 검사를 통해 환자에 대한 후속조치가 필요함을 알 수 있다.

Pelouch 등(2019)은 혈청 약물 수치를 측정했을 때 울혈심부전이 있는 참가자의 25%가 심장 및 이뇨제 약물을 준수하지 않는 것으로 나타났으며, 3회 방문 후 비준수율이 34%로 증가했다고 했다. Patel 등(2019)은 2형당뇨병으로 1년에 한 번 진료를 받는 환자 중 스타틴을 준수하지 않는 경우가 23.7%, 혈당강하제를 준수하지 않는 경우가 9.3%라고 보고했다. 이 검사는 비준수 이유에 대한 통찰력을 제공하지 않지만 건강관리제공자가 비준수가 발생하는 이유를 파악하도록 하는 추가 이점을 확실히 제공한다.

결론적으로 준수를 측정함에 있어 어떠한 단일 측정도 신뢰와 존중을 기반으로 한 전문적인 의료진-환자 관계에서 실행 가능한 자가보고와 합리적이고 객관적인 측정을 결합하는 다중 접근방법의 정확성에 비할 수 없다(Brown et al., 2016; Krikorian et al., 2019). 사정은 준수를 증가시킬 수 있는 전략에 초점을 맞추고 이를 이끌어낼 수 있어야 할 것이다. 의학치료에 대한 준수에서 다른 이들의 도움 없이는 달성할 수 없는 상황인 경우 자기돌봄으로서 준수의 개념은 많이 제한적일 수 있다는 것이 일찍이 언급되었다. 일례로서 장애와 만성질환이 같이 있는 경우 자기돌봄 능력으로 준수를 개념화하는 것은 부적절하다. 그런 경우 사회적 지지 관계망이 준수에 가장 주요한 요인이 될 수 있으며, 준수 증진전략 수립 시 이에 초점을 맞추어야 할 것이다. 그러나 간호사는 준수에서 사회적 지지의 효과를 또한 신중히 사정해야 한다. 가족이나 친지로부터 혹은 지지체계를 통한 사회적 지지가 어떤 사람에게는 만성질환을 대처하는 데 도움을 줄 수도 있고, 준수행동을 강화시켜줄 수도 있지만, 모든 사람이 다 그런 것은 아니다. 일부 사람은 항상 다른 사람으로부터 도움받기를 원하지 않을 수 있고, 항상 다른 사람으로부터 도움을 받을 수도 없기 때문에 이와 같은 관계를 모든 개인에게 적용하지 않아야 한다.

행동준수 강화를 위한 중재

비준수와 관련된 복잡한 변수 때문에 건강관리전문가가 환자와 협력하여 최적의 건강 권장사항을 최대한 통합하는 것을 단념해서는 안 된다. 최대의 준수를 성취하기 위해 준수 증진전략을 사용하는 건강관리제공자는 환자의 안전과 이해를 보장할 책임이 있다. 환자와 의료진 사이에 연락과 같은 서비스를 자주 제공하는 간호사는 특별한 준수 증진

전략의 선택과 시작에 앞서, 문제를 정확하게 파악하기 위해 한쪽 혹은 양쪽 사이에서 의사소통을 해야 한다. 준수행동 강화는 환자에게 해야 할 일을 이야기하고, 요구된 결과가 달성되지 않았을 때 다시 이야기하는 것과 같이 간단하지 않다. 처방된 치료에 대한 환자 관점의 모든 측면을 살펴보는 것이 중요하다. 처방은 환자의 능력범위 내에 있어야 하고, 부작용이 최소화되어야 하며, 원하는 긍정적인 효과를 내야 하며, 환자가 노력할 만한 가치가 있어야 한다(Atkinson et al., 2016). 준수행동에 영향을 미치는 사회·문화·심리적 요인에 대한 이해와 존중은 비준수 문제를 해결하는 데 도움이 된다. 그뿐만 아니라 환자나 돌봄제공자는 단순히 지시를 이해하지 못하거나 기억하지 못할 수 있다. 만약 환자에게 권고된 행동이나 치료를 이행할 지식이나 기술이 부족하다면, 환자들은 준수를 하지 않을 것이다. 치료요법과 관련된 지시는 준수행동이 향상될 때까지 시간이 지남에 따라 지속적으로 강화해 줄 필요가 있다.

환자가 처방된 치료요법 적용에 대해 적극적으로 참여하여 배우고, 치료결정에 참여할 경우, 준수가 증가한다는 것이 일반적인 믿음이다. 따라서 건강관리전문가가 참여자에게 가장 원하는 수준의 내용을 사전에 정해두거나 정형화시키는 것은 적절하지 못하다. 독재적인 제공자와 적극적이고 활동적인 학습자 사이의 부조화는 준수에 영향을 미칠 수 있다. 반대로 적극적인 참여과정을 기대하는 제공자는 소극적이고 적극적이지 않은 학습자에게 압력을 줄 수 있다.

환자와 제공자 사이의 차이점은 준수행동의 중요한 측면이 된다. 오만과 저항을 뒤로 하고 배려와 공감을 제공하여 환자가 치료요법에 대해 명확하게 알 수 있도록 하고 준수를 결정할 수 있도록 힘을 주어야 한다(Levy & Signoreli, 2014).

환자의 동기부여를 증진하기 위해서는 행동변화를 만들고 유지할 수 있도록 환자의 준비 정도를 신중히 사정해야 한다. 기술 습득을 위해서는 식품영양정보 읽기, 음식점에서 적절한 음식 선택하기, 일상생활에서 약물 복용하기와 같은 과업을 학습하기 위한 환자의 준비가 필요하다. 다른 한편으로 환자는 특히 환자의 일상생활을 방해하는 새로운 행동을 적용하고 유지하기 위한 도움을 받기 위해 새로운 전략을 배워야만 한다(Barnestein-Fonseca et al., 2011; Hall et al., 2016).

Lin 등(2019)은 허리 통증을 줄이기 위해 고안된 침술 중재 측정을 위해 휴대전화 애플리케이션(앱)을 사용했다. 연구자들은 환자가 기억을 통해 통증 강도를 식별하는 데 어려움을 겪거나 통증 수준을 과대평가하는 경우가 많다는 것을 알게 되었다. 이는 치료방법 선택에 영향을 미칠 수 있다. 스마트폰 앱은 환자에게 실시간 통증 평가 및 문서화를 제공하여 기억편향을 제거했다.

만성질환자에게 근거기반 권고를 제안하는 것이 중요하다는 것은 일반적으로 동의하는 사항이다(WHO, 2003). 치료준수를 증진하기 위해 건강관리전문가는 다양한 전략을 적용할 수 있다. 이러한 전략 중 몇 가지는 교육적이고, 몇 가지는 행동적이며, 몇 가지는 조직적이다. WHO(2003)는 사정(assess), 조언(advise), 동의(agree), 도움(assist), 준비(arrange), 5가지 'A'를 만성질환자의 자가관리를 돕는 데 사용하도록 제안했다. 치료준수의 중요성에 대해 환자에게 조언하고, 치료계획에 대한 동의를 받고, 적절한 후속조치를 준비하는 것은 환자에게 치료준수 중재를 제공하는 건강관리전문가에게 필수적인 과정이다. WHO의 게시판에서 Narasimhan과 Kapil(2019)은 건강관리제공자에게 자가관리가 건강을 관리하고 유지하거나 증상에 대응하기 위해 '개인이 통제할 수 있는' 행동으로 구성되어 있다고 상기시키고 있다. 환자는 건강관리제공자의 조언을 구함으로써 이를 수행한다.

개인의 강점과 한계를 파악하고 건강을 유지하거나 증상을 통제하기 위한 치료법이 개인의 '통제' 내에 있는지 확인하는 것은 건강관리제공자의 몫이다.

덧붙여, 치료준수의 4단계-계획(contemplating), 개시(initiating), 유지(maintaining), 행동 장기간 지속(sustainning long-term behavior)-가 있음이 밝혀졌는데, 각 단계마다 다른 장애요소와 촉진요소를 갖고 있다(Bosworth, 2010). 환자의 치료준수 단계와 제공자의 중재 사이의 불일치는 비준수를 초래할 수 있고, 이는 중재에 대한 환자의 준비 부족이 원인이다. 이 장에서 제안하는 중재는 이러한 틀 안에서 적용 가능하다.

＊ 교육과 코칭

교육적 중재는 환자의 지식, 문화적 배경, 특정한 목표에 대한 사정을 바탕으로 개발되어야 한다. 교육적 정보는 관리 가능한 부분에서 제공되어야 하며, 추후 만남에서 추가 정보와 강화가 제공되어야 한다. 간호사는 치료요법의 관리에서 주요 문제에 집중해야 하고, 건강유지에 가장 필수적인 중요한 부분을 선택해야 한다. 어려운 기술은 시연하고, 환자가 연습해보도록 하며 재시연을 해보여야 한다. 어려운 기술은 또한 환자가 방문할 때마다 다시 검토해야 한다.

건강코칭은 만성적이고 장기적인 질환이 있는 사람을 위한 자가관리 중재이며, 만성폐쇄폐질환(COPD) 환자의 삶의 질과 기타 건강결과를 개선하는 것으로 나타났다(Long et al., 2019). 현재 연구에서는 경제적 영향을 최소화하는 동시에 가장 효과적인 건강코칭 구성요소와 제공방식을 확립하려고 노력하고 있다.

건강문해력은 적절한 건강결정을 내리는 데 필요한 기본적인 건강정보와 서비스를 획득, 처리, 의사소통 및 이해하는 환자의 능력으로 정의된다(Zang et al., 2014). 환자가 충분한 정보를 얻고 자신이 무엇을 하도록 요청받았는지를 명확하게 이해할 때, 그들은 자신의 건강에 영향을 미치는 결정에 대해 더 잘 공유할 수 있고, 그들이 새로 해내야 할 요법을 더 잘 준수할 수 있다.

건강문해력은 모든 건강관리제공자의 관심사가 되어야 한다. Miller(2016)는 건강문해력 중재가 환자의 건강문해력 수준을 22% 향상시키고 치료준수를 16% 증진하는 데 효과적이었다고 했다. Turkogluet 등(2019)은 방광암 환자의 적절한 건강문해력이 치료 프로토콜을 더 잘 준수하는 것과 관련이 있다고 했다. 간호사는 건강문해력을 사정하고 정보격차를 해소하기 위한 중재가 시행되도록 하는 데 중요한 역할을 할 수 있다. 체계적 문헌고찰에서 Tan 등(2019)은 교육은 약물준수를 포함한 최적의 질병관리에 직접적으로 비례하는 건강문해력을 향상시킨다고 했다.

환자는 종종 복잡한 치료요법의 세부사항을 해석하기 위해 집에서 가족에게 의지하는데, 건강문해력에 대한 어려움 때문에 당혹감을 느낄 수 있다(Zhang et al., 2014). 그러므로 만성질환자를 교육할 때, 가족구성원이나 친지를 교육과정에 같이 참여시켜야 한다. 교육에서 강조할 점은 질병에 대한 지식뿐 아니라 치료하는 과정에 필요한 기술도 다루어야 한다는 것이다(Morello et al., 2011; Zhang et al., 2014). 또한 치료요법은 최대한 간단해야 하고 의학적 용어가 아니라 가능한 한 일상생활에서 사용하는 단어로 구성해야 한다.

유병률에 대한 인식과 만성질환 관리의 복잡성 때문에 간호사는 코칭기술 적용을 점점 증가시켜나가야 할 것이다. 간호사나 다른 건강관리 전문가에 의해 진행되는 건강코칭은 참가자와 코치 간의 다양한 상담을 활용하여 질병관리를 향상시킨다(Melko et al., 2010). 코칭은 대장내시경 사후관리(Lucett et al., 2015), 고혈압 치료(McGilicuddy et al., 2015), 항응고제 혈청검사

(Levy & Signoreli, 2014; Shaha et al., 2015), 구강 항암치료(Hall et al., 2016), 결핵 치료(Tola et al., 2016), 류마티스성 관절염 치료(Kumar et al., 2016; Lee et al., 2017)에 대한 환자의 준수 개선에 효과적이었다. 건강코칭은 자기효능감을 향상시킬 수 있는 인지행동적 치료기술과 동기강화상담을 활용한다. Wong-Rieger와 Rieger(2013)는 가장 많이 활용되는 건강코칭 원칙을 다음과 같이 제시했다.

- 환자는 개인 행동변화 전략에 대한 가장 좋은 정보원이다.
- 교육은 환자가 준비되었을 때 제공한다.
- 목표는 건강에 대한 환자의 비전과 개인의 가치에 맞추어 조정한다.
- 강조는 왜 현재의 행동을 하는가가 아니라 어떻게 행동을 변화할 것인가를 강조한다.
- 계획은 문제를 어떻게 다룰 것인가를 설정한다.
- 코치는 환자 자신의 가치와 스토리를 사용하여 책임감을 강화시킨다.
- 오직 환자만이 가장 동기부여가 될 수 있는 목표를 설정할 수 있다.
- 우선순위는 환자의 현재 생활에 가장 중요한 것과 장기간의 전망을 조정하여 설정해야 한다.
- 인내심과 환자에 대한 믿음은 코칭 관계에서 신뢰를 형성하는 데 결정적이다.
- 코치는 환자의 행동변화와 그들의 삶의 목적을 연결하도록 지도한다.

간호사는 코칭에서 중요한 역할을 한다. Shaha 등(2015)은 간호사가 교육과정 개발에 참여할 때 구강 항응고치료에 대한 환자의 준수가 강화된다고 했다. 간호사는 교육 세션에 무엇이 포함되어야 하는지에 대해 설문조사를 받았고, 그들은 최종 대형 글꼴 도구, 색상으로 구분된 차트와 문서화를 위한 메커니즘이 중요한 역할을 한다고 답변했다. 이러한 도구는 항응고제 약물에 대한 준수를 증진하기 위해 코칭 세션 중에 사용되었다. Puigdemont 등(2019)은 동기강화상담(MI)이 감정상태 관리를 허용하고, 교육기술을 높이며, 환자 동기를 높이고, 환자와 건강관리제공자 간의 신뢰를 향상시켜 약물준수를 향상시킨다고 했다.

동기강화상담과 같은 전략 또한 건강행위 변화를 지지하는 건강관리전문가에 의해 성공적으로 사용될 수 있다. 동기강화상담은 행동변화를 촉진하도록 설계된 상담유형이다. 이것은 '환자들이 자신의 건강을 위해 자신의 행동을 바꾸도록 동기를 부여하는 일련의 목표 의사소통 기술'로 정의된다(Moral et al., 2015, p. 2). 실무자는 네 가지 핵심원칙을 활용하여 동기강화상담의 정신을 활용하고, 환자를 보다 큰 자기 동기부여 변화로 안내한다. 즉각적인 반사에 저항하고, 환자의 동기를 이해하고, 공감하며 듣고, 환자에게 힘을 실어준다(Moral et al., 2015). 동기강화상담은 단순한 일련의 기술뿐 아니라 협업정신을 조성하고 개인 자원에 대한 감각의 격려를 목표로 한다(Patton, 2015). 동기강화상담은 중독치료를 위해 개발되었지만, 이후 건강관리환경에 적응하는 것을 포함하여 다른 맥락에서 사용하도록 수정되었다. 이 기법은 효과적으로 사용되어 왔다.

- 관상동맥 우회이식술(CABG) 환자의 신체활동 촉진(Lavoie & Dube, 2020)
- 노인의 신체활동 개선과 BMI, 콜레스테롤 및 수축기 혈압 개선을 통한 더 나은 치료준수 실현(Olayinka et al., 2020)
- 다약제 치료를 받는 노인 환자의 약물준수 향상(Moral et al., 2015)
- 건강한 체중 유지의 이점을 더 잘 인식하도록 동기를 향상시키는 것(Jensen, 2015)
- 정신장애가 있는 환자의 약속준수 행동의 개선(Pantalon et al., 2014)

- 항고혈압제 준수의 개선(Insel et al., 2016)
- 2형당뇨병의 혈당 자가 모니터링의 개선(Ong et al., 2014; Patton, 2015).

동기강화상담은 변화에 대한 환자 자신의 의지를 강화하는 데 초점을 맞추고 있으며, 준수를 개선하는 중요한 요인이 될 수 있다.

지식과 이해 능력 또한 역시 필요하다. 그러므로 만약 준수가 중재의 결과라면, 교육적 목표는 단순한 지식의 습득보다 더 넓게 설정되어야 할 것이다. 준수의 결과는 단순히 듣고, 읽고 정보를 이해하는 것을 넘어 학습자의 참여에 달려 있다. 즉, 의료인은 환자 돌봄을 위해 환자의 참여를 적극 격려해야 한다. 유연한 자가관리요법을 통해 사람들은 표준요법에 포함된 것보다 더 완전한 수준의 자율성을 행사할 수 있으며, 이러한 요법이 어느 정도 개인에게 맞게 조정된 경우에도 마찬가지이다. "만약 당신이 이런 증상이나 징후가 있다면 이런 활동을 할 수 있다."와 같은 유동적인 지시는 정보의 선택을 통해 사람들이 자유를 느끼고, 더 높은 삶의 질과 자주성을 확립할 수 있도록 한다(Jimenez, 2017; McWilliam, 2009; Moral et al., 2015).

* 준수 증진을 위한 행동전략

행동전략은 다양한 기술 활용을 통해 직접적으로 특정한 준수 행동에 영향을 미칠 수 있다. 이러한 전략은 원하는 결과를 달성하기 위해 한 가지 중재나 혹은 복합적인 중재를 사용할 수 있다. 인지행동 기술에는 목적설정, 자가 모니터링과 더불어 암시, 연결짓기(설정된 하나의 행동과 새로운 행동을 연관지음)와 같은 행동기술, 긍정적 강화, 환자와의 계약 등이 있는데, 이것은 준수행동에 긍정적인 영향을 미치는 전략이다(McGillicuddy et al., 2015; Rains et al., 2006). 휴대전화, 메일, 비디오를 통해 몇 주 혹은 몇 달 동안의 지속적인 연락을 통해 행동적인 지지와 교육을 제공한 중재는 고혈압, 고지혈증, 심부전, 심근경색 질환에서 약물 복용의 이행 증가를 나타내는 데 큰 성공을 보여주었다(Jones et al., 2016; Ma, 2016; McGillicuddy et al., 2015; Viswanathan et al., 2012).

* 개인 맞춤

준수전략을 개발함에 있어 간호사는 최소한 환자 참여에 대한 성과를 위해 환자의 요구, 선호, 일상 활동, 문화적 가치를 개인 맞춤(tailoring)을 하여야 한다. 모든 환자, 상태, 상황을 포괄하는 효과적인 단 하나의 중재전략은 없기 때문에 환자 중심으로 맞춰진 중재는 치료준수의 증진을 위해 필수적인 요소가 된다(Bosworth, 2010; Jimenez, 2017). 효과적인 맞춤형 치료요법은 간헐적인 질병, 돌봄 부담 및 일정 변경과 같은 고유한 장벽을 해결하는 전략을 통합적으로 세울 수 있다. 치료활동과 일상적인 활동이 일치하도록 두 가지를 통합하는 것은 치료계획을 개별화하고 향상시키며 준수 가능성을 높이는 중요한 방법이다. 먹고, 일어나고, 자고, 씻고, 좋아하는 프로그램 등을 포함하는 하루 일정에 건강행동을 통합해야 하는 것이다. Insel 등(2016)은 매일 같은 시간에 약물을 복용할 수 있도록 일상생활을 정함으로써 약물준수가 개선되었으며, 특정 시간이 아닌 아침식사와 같은 환경적 암시가 관련이 있음을 보고했다.

맞춤형 중재는 일반적으로 간호과정과 건강목표 의사소통(targeted health communication)을 기반으로 한다. 이 조합의 전제는 불필요한 정보를 제거하면 남은 정보가 개인적으로 더 관련성이 있고 환자가 더 잘 처리할 가능성이 높기 때문에 행동 변화와 치료준수 증가로 이어질 것이라는 것이다(Bakken et al., 2005). Delgado-Ramos 등(2020)은 조기치료, 간기능, 호르몬 수용체 양성 또는 음성을 고려하여 말기 유방암이 있는 노인 환자에게 화학요법을 맞춤화할 수 있다고 보고했다. 약물 맞춤화는 노인 인구에서 안전하게 수행될 수 있으며 재발률을 낮추고 전반적인 생존율을 높일 수 있다.

건강관리전문가와 함께 지속적으로 연락하는 것 또한 맞춤형 중재에서 준수를 향상할 수 있는 방법이다. 이러한 연속성은 전문가가 환자가 권고된 행위의 활동에 적응하는 동안 환자의 준비단계가 변화하는 것을 사정할 수 있게 해준다. 개인 맞춤 준수 중심 중재는 서면 매체, 휴대전화 연락, 문자, 이메일, 인터넷을 통해 제공할 수 있다(Hugtenburg et al., 2013; Jimenez, 2017). 중재는 또한 인지장애, 낙인, 사회적 장애, 자율성 부족, 약물 부작용, 증상 결여와 같이 준수를 저해할 수 있는 장벽을 겨냥할 필요가 있다(Lee et al., 2017).

* 치료요법 단순화

환자와 간호사가 의논한 결과, 환자가 처방된 요법의 복잡함을 관리할 수 없는 경우가 자주 있다. 이를 해결하기 위한 방법은 그 장애물을 명확히 밝히고 치료요법을 단순화하는 것이며, 이를 통해 더 나은 준수를 이끌어낼 수 있다. 대표적인 방법은 약물의 복용횟수와 복용용량을 최소화로 유지하는 것이다(Schernthaner, 2010). Brown과 Bussell(2011)은 가능한 한 최대 복용용량으로 처방하면 빈번한 추가투약의 부담을 줄이고 준수가 증가하는 것을 확인했다. 또한 1일 1회 투약도 준수율을 높였다고 언급했다.

Moosavi와 Ansari(2018)는 두 가지 안과 약물을 한 방울로 합쳐 투약한 결과 녹내장 환자의 준수도가 증가했고, 비용이 감소했으며, 환자 만족도가 증가했고, 안압이 감소했다고 했다. Taybani 등(2019)은 2형당뇨병 환자를 하루에 두 가지 다른 인슐린을 여러 번 주사하던 것을 하루 한 번 iDegLira로 전환한 결과 저혈당 발생이 감소하고 혈당 조절과 HbA1c가 전반적으로 더 많이 개선되었다고 했다. 참가자의 92%가 치료목표를 달성했고, 하루 한 번 용량투여를 준수했다고 보고했다.

프랑스의 한 연구에서는 비용요인만으로 HIV 환자가 치료를 단순화하지 않음을 확인했다(Giraud et al., 2020). 현재 HIV에 감염된 환자는 약의 용량을 한 개의 알약 복용으로 유지하거나 혹은 매일 두 알씩 복용하는 일정으로 전환할 수 있는 선택권이 주어졌다. 두 알씩 복용하는 요법은 비용이 상당히 저렴했고 알약은 복제약(generic)이었다. 연구에 참여한 98명의 환자 중 45명은 두 알약 옵션(더 복잡함)을 선택했다. 37명의 참여자는 전환을 거부했으며, 대부분이 알약 수를 이유로 들었다. 다수의 환자에게 비용절감이 동기부여 요인이기는 하지만, 연구 참여자의 35% 이상이 단순화된 요법을 선호했다. 치료요법을 설계할 때 비용은 중요한 고려사항이지만, 모든 환자가 비용절감에 큰 동기를 부여받는 것은 아니며, 단순성을 선택할 수도 있다.

* 상기 메모 제공

상기(reminder) 혹은 기억 지원은 환자에게 요구된 행동의 하나 혹은 그 이상을 수행하는 것을 잊어서 행위에 실패했을 때 유용하게 사용할 수 있다. 달력, 시계, 개인별로 준비된 포스터는 약물과 식품에 대한 상기에 많은 도움이 될 수 있다. 약물의 하루 분량을 분리해 놓으면 특정 용량을 복용했는지를 기억하기 어려운 환자에게 도움이 될 수 있다.

현재 복용량으로 정확한 약물목록을 작성하고 유지하는 것은 중요하다. 약물조정을 검토하고 각 환자와 만날 때마다 업데이트를 해야 한다. 이러한 강화에는 알약 세기(pill counting), 환자 일기나 행동에 대한 보고서를 검토하는 것, 자가 모니터링을 이용할 수 있다. 이러한 모든 방법은 환자에게 준수의 가치를 상기시키고 만성질환 관리 참여를 유도하기 위한 것이다.

모든 방법(예: 전화, 문자, 메일, 호출, 대화형 음성응답 시스템, 화상통화, 프로그램된 전자 시청각 알림 장비 등)을 포함한 상기 중재는, 이 모든 중재가 실무적이고 경제적이지 않더라도 치료 준수를 향상시키는 데는 효과적이다. Mulleret 등(2019)은 다학제팀이 7~15일마다 추적관찰을 했을 때 C형 간염 환자의 약물준수가 향상되었음을 발견했다. 전화 통화, 의료 또는 간호 약속을 통해 환자가 팀에 접근하는 것은 약물치료 지속성을 유지하는 데 중요한 것으로 언급되었다.

Pew 연구소(2019a)의 연구에 따르면 미국인의 81%가 스마트폰을 소유하고 있다고 한다. 저소득층(연간 가족소득 3만 달러 미만)에 속한 사람들의 71%가 스마트폰을 소유하고 있다(Pew Research Center, 2019b). 이에 따라 환자와 전자적으로 연결하기가 쉬워지고 있다. 기술(technology)을 사용하면 고혈압 환자의 자가간호 행동 증가(McGillicuddy et al., 2015); 노인의 약물복용 준수 장려(Cicolini et al., 2016; Doggrell, 2010); 당뇨병을 앓는 저소득 소수집단의 준수 촉진(Walker et al., 2011); 응급실 방문 후 추후관리의 개선(Arora et al., 2014)이 있음을 나타냈다. 사하라 이남 아프리카에서 SMS 중재(문자 메시지)는 환자-제공자 관계 개선을 통해 환자의 항레트로바이러스 치료 준수를 향상시켰다(Chi & Stringer, 2010; Lester et al., 2010). Miguel-Cruz 등(2019)은 노인을 대상으로 전자식 알약통 사용에 대한 문헌을 고찰했다. 연구자들은 친구나 친척의 '목소리'로 설정된 여러 가지 알림기능이 있는 전자식 알약통을 사용하면 약물복용을 더 잘 준수할 수 있다고 했다. 이는 전자식 알약통이 사회적 역할을 맡고 있음을 의미하며, 그 자체로 복용을 더 잘 준수할 수 있다.

Wiecek 등(2019)은 교육, 동기부여 및 기술적 중재 모두가 표준치료에 비해 약물복용을 개선했지만 다중 구성요소 중재가 장기적 약물복용을 유지하는 데 가장 유망한 결과를 보였다고 했다. 기술과 보상 구성요소는 단기적으로 준수를 개선하는 반면, 교육과 태도에 대한 중재는 시간이 지남에 따라 더 효과적으로 발전했다(Wiecek et al., 2019). 이러한 도전으로 인해 한 가지 이상의 전략을 사용하는 건강관리실무자는 치료준수를 개선하기 위한 중재를 신중하게 계획해야 한다.

무작위 대조시험의 메타분석에서 Thakkar 등(2016)는 휴대전화 문자메시지가 만성질환이 있는 중년환자의 약물복용 준수를 높인다는 것을 발견했다. 사용의 용이성, 정보의 즉각적인 공유, 무한한 도달범위 덕분에 문자 메시지는 공중보건문제를 해결하는 데 매우 유용한 도구가 되었다.

유지관리 약물을 복용 중인 환자를 90일 처방으로 전환하고 환자를 자동 리필 프로그램에 등록하는 방법은 긍정적인 중재로 밝혀졌다. 한 연구팀(Leslie et al., 2016)은 처방자에게 팩스를 보내 30일 처방을 받은 경구 항고혈압제와 스타틴 복용 환자에게 90일 처방과 리필 알림을 해줄 것을 요청했다. 처방자의 응답률은 54%였고 90일 리필 승인률은 47%였다. 준수율은 2% 증가했으며, 이는 통계적으로 유의했다. 자동 리필은 일부 처방에서 과잉공급과 과다복용에 대한 우려에 기여할 가능성이 있다고 문헌에서 문제가 제기되었다(Leslie et al., 2016). 자동 리필과 90일 처방은 제시간에 약국에서 약을 구매하는 데 어려움이 있거나, 교통수단이 없거나, 기억하기 어려운 환자에게 가장 적합할 수 있다.

당뇨병과 심혈관질환이 있는 환자를 위한 준수 중재 모델이 연구되었다. 대면모델(in person model) 중에서 대면방식(face to face)이 가장 성공적이었고, 그 다음으로는 퇴원, 진료소 기반 중재,

전화 통화가 뒤따랐다(Leslie et al., 2016). 간접 준수 중재 중에서 전자 전략(전자 약통, 자동화된 전화통화 또는 문자 메시지, 컴퓨터 표적 생성 메시지)이 서면 메시지보다 더 성공적이었다(Leslie et al., 2016). 건강관리제공자는 퇴원 시 대면 상호작용 시간을 극대화하는 것을 고려하고, 전자 메커니즘을 사용할 계획을 세워야 한다.

환자는 의료팀에게 준수 장벽을 알리는 데 어려움을 느낄 수 있으며, 비준수의 결과를 완전히 이해하지 못할 수도 있다. 동기부여상담을 통한 주요 질문은 비준수에 대한 환자 중심 해결방법 개발에 필수적이다. 환자 교육과 공감적 경청은 환자 이해와 약물치료 지속에 매우 중요하다. 건강관리전문가는 기술통합을 통해 치료준수를 향상시킬 수 있는 일의 표면적인 부분을 이제 막 시작했다. 휴대전화, 소셜 미디어 플랫폼, 기존 이메일의 사용은 모두 준수에 영향을 미친다.

＊민족문화적 중재

효과적인 상호작용을 위해서는 환자와 가족의 의사소통 형태가 제공자 자신의 형태와 다를 수 있다는 것에 대한 인식이 중요하다. 덧붙여 문화적 요소는 진행하고자 하는 전략 안으로 통합될 필요가 있다. 기본적인 관심을 갖고 문화적인 요소를 포함한 간호접근을 제공하면 치료준수를 향상시킬 수 있다. 이들 전략의 대부분은 Healthy People 2020과 Healthy People 2030과 같은 문헌에 기술되어 있다. 제공자를 위한 한 가지 목표는 현재 간호를 제공하는 데 존재하는 불평등을 제거하여 모든 사람의 건강을 개선하는 것이다. 주류 문화권에 속해 있지 않은 환자는 소외될 수 있다. 예를 들어 Vanstone 등(2016)은 소수민족에 속한 2형당뇨병 환자에 대해 연구하면서 식단관리 방법에 대해 물었다. 당뇨병 진단을 받은 모든 환자는 실질적인 매일의 변화를 요구하는 자기훈련이 필요하다. 사회적으로 소외된 환자의 경우, 연구자는 2형당뇨병 환자의 식이수정에 대한 5가지 상호 연결된 장벽이 존재했다(Vanstone et al., 2016):

- 자기훈련-전통음식의 즐거움
- 감정-음식 선택에 대한 우울증, 외로움, 스트레스
- 가족 지지-가족이 환자와의 식단변경을 주저하거나 거부함
- 음식의 사회적 중요성-음식은 문화 정체성의 일부임
- 지식과 정보-균형 잡힌 식품 선택에 대해 배울 것이 많음

이러한 문제는 모든 2형당뇨병 환자가 직면하고 있지만, 위에 열거된 5가지 장애는 인종적 또는 문화적으로 소외된 인구에서 높아지고 있다. 문화적으로 유능한 치료를 제공하는 것은 극히 어려운 일이다. 이러한 진료를 제공하려는 건강관리제공자는 환자의 원래 문화를 철저히 이해해야 한다. 그렇지 않으면 진료에서 제공하려는 모든 시도는 성공하지 못할 것이다(제12장 문화 및 건강불평등 참조). 라틴계 이민자를 대상으로 문화중재를 통해 결핵약물 준수를 향상시킨 연구가 있었다. 이 연구에서는 대상자와 관계를 구축하고 개인적인 관심(예: 9개월의 치료기간 동안 같은 간호사가 담당)에 가치를 두며, 가족에 대해 묻고, 각 단계에서 라틴계에서 많이 사용하는 속담을 활용하며(예: '통탄하는 것보다 예방하는 것이 좋다'), 이해하기 쉬운 서면자료(예: 6학년 수준의 스페인어)를 라틴계 가족사진과 함께 배부하고, 매 방문 종료시점에 여자는 팔, 남자는 어깨를 접촉하는 문화적으로 적용 가능한 비언어적 소통을 사용했다(Ailinger, Martyn, Lasus, & Lima Garcia, 2010). 이 연구는 팬데믹 이전에 발표된 것이므로 팔을 만지는 것이 적절할 수 있다. 팬데믹 기간 동안 건강관리제공자는 환자와 접촉하는 행동을 재고해야 했다.

Kumar 등(2016)은 증상경험, 질병인식, 지각된 유익성과 치료의 위험, 질병 및 치료에 대한 정보의 질과 양이 류마티스 관절염의 준수 여부를 결정하는 데 중요하다고 했다. Pettey 등(2016)은 고혈압이 있는 아프리카계 미국인을 연구했다. 연구결과로 식이요법, 운동, 알코올 조절, 스트레스 감소 및 금연을 포함한 생활방식 수정이 본 연구 참가자 모두에게 지키기 힘든 일었다는 것을 알게 되었다. 많은 사람이 처방된 치료와 함께 또는 대신 문화에 근거한 가정요법을 시행하여 치료결과에 중대한 영향을 미쳤다. 이 연구에서 지식은 중요한 문제였다. 예를 들어, 참가자들은 소금섭취를 줄이고 체중을 감량하라는 말을 들었지만 어떻게 해야 하는지의 방법을 몰랐다.

난민과 이주노동자는 건강관리전문가에게 고유한 과제를 안겨준다. 이주노동자는 계절노동자인 경우가 많으며, 한곳에 오래 머물지 않아 의료팀과 강력하고 신뢰하는 관계를 발전시킬 수 없다. Shahin 등(2020)은 개인의 질병에 대한 정신모델(mental model)은 사적이며, 대개 건강관리제공자와 공유되지 않는다는 것을 발견했다. 환자는 잘못된 정보를 접할 수 있다는 공포 때문에 질병에 대한 믿음에 대해 이야기하기를 꺼릴 수 있다. 건강관리제공자는 단서를 듣고 환자의 질병에 대한 이해에 맞는 중재를 목표로 삼아야 한다.

건강관리전문가는 건강관리를 향한 '그들의' 신념체계, 가치, 태도가 또한 문화적으로 결정되고, 이러한 것이 사상이나 철학적 차이를 만들 수 있음을 인식할 필요가 있다(McWilliam, 2009). 서양 의학체계에서 자기돌봄의 강조는 서구문화에서 개인의 자율성과 자기책임을 중시하는 가치관과 이념적으로 일치한다(Anderson et al., 2007). 그러나 다른 문화권의 사람들에게는 자기돌봄의 가치가 낯설게 느껴질 수도 있다.

성과

건강결과를 향상시킬 수 있는 특별한 전략의 근거와 관련된 문헌에 대한 관심이 증가하고 있다. 오늘날에는 다양한 생리적 행동적 중재에 대한 근거기반 활동지침이 모든 건강관리전문가가 사용할 수 있도록 준비되어 있다(Agency for Healthcare Research and Quality를 통해 가능). 이것은 우리가 환자에게 권고하는 것이 효과적인 근거기반이 되어야 함을 의미한다. 그럼에도 불구하고 우리는 아직까지도 환자가 권고를 따르도록 돕기 위한 도전에 직면하고 있다. 우리가 제공하는 중재의 질이 보장되었을 때 환자에게 이익이 될 것이며, 비로소 환자는 그 중재를 실제로 사용할 것이다. 건강관리전문가는 환자가 우리의 제안을 이행할 수 있을지, 그리고 그 결과의 평가에 있어 더 효과적으로 사정할 수 있어야 한다.

근거기반실무

목적

이 프로젝트의 목적은 근거기반 관찰 선별도구를 개발하고 약물준수에 대한 장벽을 식별할 수 있는 잠재력을 확인하는 데 있다.

방법

약물복용 장벽은 5가지 범주로 나뉘었다. 이러한 장벽은 선별도구의 기초를 제공했다. 도구를 시범적으로 검사하기 위해 후향적(retrospective), 유사실험(quasiexperimental), 관찰적 비교연구로 설계되었다.

연구대상자

참가자 250명의 환자기록을 종양학 치료 모델(Oncology Care Model, OCM)에서 후향적으로 검토했다.

중재

관찰 선별도구는 250명의 암 환자의 기록 검토에 사용되었다. 이 도구는 약물복용 준수에 대한 장벽을 찾아내기 위해(관찰하기 위해) 설계되었다.

결과

검토된 250건의 환자기록 중 187건(74%)에서 조절되지 않는 동반질환 또는 사건이 있는 환자에게 잠재적인 약물준수 장벽이 있는 것으로 나타났다.

간호학적 의의

이 임상전문가들은 건강관리전문가가 중재할 수 있도록 약물준수 장벽을 사정할 수 있는 새로운 도구를 찾고 있었다. 간접적 또는 관찰적 관점에서 준수 장벽을 구체적으로 살펴보는 도구를 찾지 못해 그들은 자체적으로 만들고 검사했다. 이 파일럿 연구는 반복되어야 하며, 도구는 실시간으로 검사되어 암 환자 집단에서의 유용성을 추가로 확인해야 한다.

출처 Washburn, D. L., & Thompson, K. (2020). Medication adherence barriers: Development and retrospective pilot test of an evidence-based screening instrument. Clinical Journal of Oncology Nursing, 24(2), E13-E20.

학습문제

01 치료요법 준수는 만성질환자에게 어떤 영향을 주는가?

02 처방된 치료를 준수하는 요소는 무엇인지 논의한다.

03 치료 비준수가 널리 발생하고 있다. 자신의 실무에서 예를 생각해본다. 비준수를 어떻게 해결하겠는가?

04 비준수에 기여하는 신체적 · 심리사회적 · 정신적 요인은 무엇인가?

05 건강관리제공자가 불량한 준수를 처리하려고 할 때 발생하는 윤리적 문제는 무엇인가? 윤리적 틀에서 이 질문에 대해 논의한다.

학습문제

06 비준수에 경제적 요인이 존재하는가? 만일 그렇다면 누가 이러한 경제적 요인을 조절해야 하는가?

07 환자가 특정 문화의 의식, 규범 및 수용된 관행을 고수하는 문제를 어떻게 다루어야 하는가? 예를 들어 나바호족, 라틴계 이민자, 아프리카계 미국인 환자의 경우에 어떻게 다룰 것인가?

08 건강관리제공자는 환자의 준수에 어떤 역할을 하는가? 환자의 준수를 다루는 데 있어 그들의 책임은 무엇인가?

09 이론적 모델은 준수에 대한 이해에 어떠한 도움이 되는가?

10 준수를 평가하는 데 임상적으로 가장 유용한 질문은 무엇인가? 자신의 건강관리 분야 내에서 해당 질문을 해결하는 것이 본인의 실무에 어떠한 영향을 미치는가?

참고문헌

Abdel Aziz, K., Elamin, M. H., El-Saadouni, N. M., El-Gabry, D. A., Barakat, M., Alhayyas, F., & Moselhy, H. F. (2016). Schizophrenia: Impact of psychopathology, faith healers and psycho-education on adherence to medications. International Journal of Social Psychiatry, 62(8), 719–725.

Ackerman, C. L., & Palmer, A. (2014). The contribution of implicit cognition to the theory of reasoned action model: A study of food preferences. Journal of Marketing Management, 30(5), 529–550.

Addeo, R., Iodice, P., Maiorino, L., Febbraro, A., Incoronato, P., Pisano, A., Bianco, M., Mabilia, R., Riccardi, F., & Del Prete, S. (2015). Acceptance and adherence of oral endocrine therapy in women with metastatic breast cancer: Exacampania group study. Breast Journal, 21, 326–328.

Administration on Aging. (2019). A profile of older Americans: 2018. https://acl.gov/aging-and-disability-in-america/data-and-research/profile-older-americans

Ailinger, R. L., Martyn, D., Lasus, H., & Lima Garcia, N. (2010). Populations at risk across the lifespan: Population studies: The effect of a cultural intervention on adherence to latent tuberculosis infection therapy in Latino immigrants. Public Health Nursing, 27(2), 115–120.

Ajzen, I. (1985). From intention to action: A theory of planned behavior. In J. Kuhl & J. Beckman (Eds.), Action control: From cognition to behavior (pp. 11–39). Springer.

Albertsen, I. E., Goldhaber, S. Z., Piazza, G., Overvad, T. F., Bronnum Nielsen, P., Bjerregaard Larssen, T., & Sogaard, M. (2020). Predictors of non-initiating anticoagulation after incident venous thromboembolism: A Danish nationwide cohort study. American Journal of Medicine, 133(4), 463–472.

Alves Vieira, T., Nalin, T., Correa Krug, B., Matzenbacher Bittar, C., Oliveira Netto, C. B., & Doederlein Schwartz, I. V. (2015). Adherence to treatment of phenylketonuria:A study in southern Brazilian patients. Journal of Inborn Errors of Metabolism & Screening, 3, 1–7.

American Diabetes Association. (2018). Living with type 2 diabetes program. http://www.diabetes.org/resources/statistics

Anderson, J. M., Tang, S., & Blue, C. (2007). Health care reform and the paradox of efficiency: "Writing in" culture. International Journal of Health Services, 37(2), 291–320.

Arestedt, L., Persson, C., & Benzein, E. (2014). Living as a family in the midst of chronic illness. Scandinavian Journal of Caring Science, 28, 29–37.

Arora, S., Burner, E., Tero, S., Lam, C. N., Nercisian, A., Bhatt, V., & Menchine, M. (2014). Improving attendance at post-emergency department follow-up via automated text message appointment reminders:A randomized controlled trial. Academic Emergency Medicine, 22(1), 31–37.

Atkinson, T. M., Rodriguez, V. M., Gordon, M., Avildsen, I. K., Emanu, J. C., Jewell, S. T., Anselmi, K. A., &. Ginex, P. K. (2016). The association between patientreported and objective oral anticancer medication adherence measures: A systematic review. Oncology Nursing Forum, 43(5), 576–582.

Bakken, S., Holzemer, W. L. Portillo, S. J., Grimes, R., Welch, J., & Wantland, D. (2005). Utility of a standardized nursing terminology to evaluate dosage and tailoring of an HIV/AIDS adherence intervention. Journal of Nursing Scholarship, 37(3), 251–257.

Bandura, A. (2004). Swimming against the mainstream:The early years from chilly tributary to transformative mainstream. Behavior Research and Therapy, 42(6), 613–630.

Barile, J. P., Thompson, W. W., Zack, M. M., Krahn, G. O., Horner-Johnson, W., & Bowen, S. E. (2013). Multiple chronic medical conditions and health-related quality of life in older adults, 2004–2006. Preventing Chronic Disease, 10, E162. https://doi.org/10.58888/pcd10.120282

Barnestein-Fonseca, P., Leiva-Fernández, J., Vidal-España, F., García-Ruiz, A., Prados-Torres, D., & Leiva-Fernández, F. (2011). Efficacy and safety of a multifactor intervention to improve therapeutic adherence in patients with chronic obstructive pulmonary disease (COPD): Protocol for the ICEPOC study. Trials, 14(12), 40.

Baroletti, S., & Dell'Orfano, H. (2010). Medication adherence in cardiovascular disease. Circulation, 121(12), 1455–1458.

Beals, K. P., Wight, R. G., Aneshensel, C. S., Murphy, D. A., & Miller-Martinez, D. (2006). The role of family caregivers in HIV medication adherence. AIDS Care, 18(6), 589–596.

Becker, M. H. (1976). Socio-behavioral determinants of compliance. In D. L. Sackett & R. Haynes (Eds.), Compliance with therapeutic regimens (pp. 40–50). Johns Hopkins University Press.

Becker, M. H., & Maiman, L. A. (1975). Sociobehavioral determinants of compliance with health and medical care recommendations. Medical Care, 13, 10–24.

Berben, L., Dobbels, F., Engberg, S., Hill, M. N., & De Geest, S. (2012). An ecological perspective on medication adherence. Western Journal of Nursing Research, 34(5), 635–653.

Berg, K. M., & Arnstein, J. H. (2006). Practical and conceptual challenges in measuring antiretroviral adherence. Journal of Acquired Immune Deficiency Syndromes, 43(suppl 1), 79–87.

Blackmon, S., Laham, K., Taylor, J., & Kemppainen, J. (2016). Dimensions of medication adherence in African Americans with type 2 diabetes in rural North Carolina. Journal of the American Association of Nurse Practitioners, 28(9), 479–486.

Blakeman, T., Bower, P., Reeves, D., & Chew-Graham, C.(2010). Bringing self-management into clinical view:A qualitative study of long-term condition management in primary care consultations. Chronic Illness, 6(2), 136–150.

Blaschke, T. F., Osterberg, L., Vrijens, B., & Urquhart, J. (2012). Adherence to medications: Insights arising from studies on the unreliable link between prescribed and actual drug dosing histories. Annual Review of Pharmacology and Toxicology, 52, 275–301.

Boehmer, K. R., Shippee, N. D., Beebe, T. J., & Montori, V. M. (2016). Pursuing minimally disruptive medicine:Disruption from illness and health care-related demands is correlated with patient capacity. Journal of Clinical Epidemiology, 74, 227–236.

Bosworth, H. B. (2010). Improving patient treatment adherence:A clinician's guide. Springer.

Brandstetter, S, Finger, T., Fischer, W., Brandl, M., Bohmer, M., Pfeifer, M., & Apfelbacher, C. (2017). Differences in medication adherence are associated with beliefs about medicines in asthma and COPD. Clinical and Translational Allergy, 7(1), 2–7.

Brown, M. J., Bussell, J., Dutta, S., Davis, K., Strong, S., & Mathew, S. (2016) Medication adherence: Truth and consequences. American Journal of the Medical Sciences, 351(4), 387–399.

Brown, M. T., & Bussell, J. K. (2011). Medication adherence:WHO cares? Mayo Clinic Proceedings, 86(4), 3004–3314.

Casciaro, S., Massa, L., Sergi, I., & Patrono, L. (2020). A smart pill dispenser to support elderly people in medication adherence. In 2020 5th International Conference on Smart and Sustainable Technologies. Xplore Digital Library.

Cassani, L., Slaughter, J. C., & Vachimski, P. (2016). Adherence to therapy for Barrett's esophagus–associated neoplasia. United European Gastroenterology Journal, 4(1), 42–48.

Centers for Disease Control and Prevention [CDC].(2020). Health and economic cost of chronic diseases. https://www.cdc.gov/chronicdisease/about/costs/

Chan, K. Y., Cheng, H. W., Yap. D. Y., Yip, T., Li, C. W., Sham, M. K., Wong, Y. C., & Lau, W. K. (2015). Reductionof acute hospital admissions and improvement in outpatient attendance by intensified renal palliative care clinic follow-up: The Hong Kong experience. Journalof Pain and Symptom Management, 49(1), 144–149.

Chen, H., Wang, Y., Liu, C., Lu, H., Yu, F., Wan, Q., Chen, J., & Shang, S. (2020). Benefits of a transtheoretical modelbased program on exercise adherence in older adults with knee osteoarthritis: A cluster randomized controlled trial. Journal of Advanced Nursing, 76(7), 1765–1779.

Chen, N., Brooks, M. M., & Hernandez, I. (2020). Latent classes of adherence to oral anticoagulation therapy among patients with a new diagnosis of atrial fibrillation. JAMA Network Open, 3(2), e1921357. https://doi.org/10.1001/jamanetworkopen.2019.21357

Chen, S. L., Tsai, J. C., & Chou, K. R. (2011). Illness perceptions and adherence to therapeutic regimens among patients with hypertension: A structural modeling approach. International Journal of Nursing Studies, 48(2), 235–245.

Chesney, M. (2003). Adherence to HAART regimens. AIDS Patient Care and STDs, 17(4), 169–177.

Chi, B. H., & Stringer, J. S. (2010). Mobile phones to improve HIV treatment adherence. Lancet, 376(9755), 1807–1808.

Choudhry, N. K., Fischer, M. A., Avorn, J., Liberman, J. N., Schneeweiss, S., Pakes, J., Brennan, T. A., & Shrank, W. H. (2011). The implications of therapeutic complexity on adherence to cardiovascular medications. Archives of Internal Medicine, 171(9), 814–822.

Chubak, J., & Hubbard, R. (2016). Defining and measuring adherence to cancer screening. Journal of Medical Screening, 23(4), 179–185.

Cicolini, G., Comparcini, D., Flacco, M. E., Capasso, L., Masucci, C., & Simone, H. (2016). Self-reported medication adherence and beliefs among elderly in multi-treatment:A cross-sectional study. Applied Nursing Research, 30, 131–136. https://doi.org/10.1016/j.apnr.2015.11.011

Cook, N., Kobetz, E., Reis, I., Fleming, L., Loer-Martin, D., & Amofah, S. A. (2010). Role of patient race/ethnicity, insurance and age on Pap smear compliance across ten community health centers in Florida. Ethnic Disease, 20(4), 321–326.

Daniels, T., Goodacre, L., Sutton, C., Pollard, K., Conway, S., & Peckham, D. (2011). Accurate assessment of adherence to nebulizer treatments. Self-report and clinical report vs electronic monitoring of nebulizers. Chest Journal, 140(2), 425–432.

Delgado-Ramos, G. M., Nasir, S. S., Wang, J., & Schwartzberg, L. S. (2020). Real-world evaluation of effectiveness and tolerance of chemotherapy for early-stage breast cancer in older women. Breast Cancer Research & Treatment, 182(2), 247–258. https://doi.org/10.1007/s10549-020-05684-5

Desroches, S., Lapointe, A., Ratté, S., Gravel, K., Légaré, F., & Turcotte, S. (2013). Interventions to enhance adherence to dietary advice for preventing and managing chronic diseases in adults. Cochrane Database of Systematic Reviews, 2, CD008722. https://doi.org/10.1002/14651858 .CD008722.pub2

D'hooghe, M. B., Nagels, G., De Keyser, J., & Haentjens, P.(2013). Self-reported health promotion and disability progression in multiple sclerosis. Journal of the Neurological Sciences, 325(1–2), 120–126.

DiClemente, C. C., Prochaska, J., Fairhurst, S. K., Velicer, W. F., Velasquez, M. M., & Rossi, J. S. (1991). The process of smoking cessation: An analysis of precontemplation, contemplation and preparation stages of change. Journal of Consulting and Clinical Psychology, 59(2), 295–304.

DiMatteo, M. R. (2004). Variations in patients' adherence to medical recommendations: A quantitative reviewof 50 years of research. Medical Care, 42(3), 200–209.

DiMatteo, M. R., Haskard, K. B., & Williams, S. L. (2007). Health beliefs, disease severity, and patient adherence:A meta-analysis. Medical Care, 45(6), 521–528.

Doggrell, S. A. (2010). Adherence to medicines in the olderaged with chronic conditions. Drugs & Aging, 27(3), 239–254.

Dunbar-Jacob, J., Gemmell, L. A., & Schlenk, E. A.(2009). Predictors of patient adherence: Patient characteristics. In S. A. Shumaker, J. K. Ockene, & K. A. Riekert (Eds.), The handbook of health behavior chang.(pp. 397–410). Springer.

Dunbar-Jacob, J., Schlenk, E., & Caruthers, D. (2002). Adherence in the management of chronic disorders. In A. Christensen & M. Antoni (Eds.), Chronic physical disorders: Behavioral medicine's perspectiv.(pp. 69–82). Blackwell.

Dunbar-Jacob, J., Schlenk, E., & McCall, M. (2012). Patient adherence to treatment regimen. In A. Baum, T. A. Revenson, & J. Singer (Eds.), The handbook of health psychology (pp. 271–292). Psychology Press.

Eifert, E. K., Adams, R, Morrison, S., & Strack, R. (2016). Emerging trends in family caregiving using the life course perspective: Preparing health educators for an aging society. American Journal of Health Education, 47(3), 176–197.

Eng, J. J., & Martin Ginis, K. (2007). Using the theoryof planned behavior to predict leisure time physical activity among people with chronic kidney disease. Rehabilitation Psychology, 52(4), 435–442.

Erdine, S., & Arslan, E. (2013). Monitoring treatment adherence in hypertension. Current Hypertension Reports, 15(4), 269–272.

Eton, D. T., Elraiyah, T. A., Yost, K. J., Ridgeway, J. L., Johnson, A, Egginton, J. S., Mullan, R. J., Murad, M. J. H., Erwin, P. J., & Montori V. M. (2013). A systematic review of patient-reported measures of burdenof treatment in three chronic diseases. Patient Related Outcome Measures, 4, 7–20.

Fall, E., Chakroun-Baggioni, N., Bohme, P., Maqdasy, S., Izaute, M., & Tauveron, I. (2020). Common sense model of self-regulation for understanding adherence and quality of life in type 2 diabetes with structural equation modeling. Patient Education and Counseling. doi:10.1016/j.pec.2020.06.023

Family Caregiver Alliance. (2015). Caregiver statistics: Demographics. https://caregiver.org/caregiver-statistics -demographics

Fischer, M. A., Stedman, M. R., Lii, J., Vogeli, C., & Shrank, W. H. (2010). Primary medication non-adherence:Analysis of 195,930 electronic prescriptions. Journalof General Internal Medicine, 25(4), 284–290.

Fishbein, M., & Ajzen, I. (1975). Belief, attitude and intention: An introduction to theory and research. Addison-Wesley.

Foot, H., LaCaze, A., Gujral, G., & Cottrell, N. (2016). The necessity-concerns framework predicts adherence to medication in multiple illness conditions:A meta-analysis. Patient Education and Counseling, 99(5), 706–717.

Fox, N., Hirsch-Allen, A. J., Goodfellow, E., Wenner, J., Fleetham, J., Ryan, C. F., Kwiatkowska, M., & Ayas, N. T. (2012). The impact of a telemedicine monitoring system on positive airway pressure adherence in patients with obstructive sleep apnea: A randomized controlled trial. Sleep, 35(4), 477.

Gadkari, A. S., & McHorney, C. A. (2010). Medication nonfulfillment rates and reasons: Narrative systematic review. Current Medical Research & Opinion, 26(3), 683–705.

Gamble, J., Stevenson, M., McClean, E., & Heaney, L. G.(2009). The prevalence of non-adherence in difficult asthma. American Journal of Respiratory and Critical Care Medicine, 180(9), 817–822.

Garfield, S., Clifford, S., Eliasson, L., Barber, N., & Willson, A.(2011). Suitability of measures of self-reported medication adherence for routine clinical use: A systematic review. BMC Medical Research Methodology, 11(1), 149.

Gast, A., & Mathes, T. (2019). Medication adherence influencing factors and (updated) overview of systematic reviews. Systematic Reviews, 8(1), 112.

Gillespie, C. W., Morin, P. E., Tucker, J. M., & Purvis, L.(2020). Medication adherence, health care utilization, and spending among privately insured adults with chronic conditions in the United States, 2010–2016. American Journal of Medicine, 133(6), 690–704.

Giraud, J. S., Doisne, M., Chan Hew Wai, A., Majerholc, C., Fourn, E., Sejean, K., Trichereau, J., Bonan, B., & Zucman, D. (2020). De-simplifying single-tablet antiretroviral treatments for cost savings in France:From the patient perspectives to a 6-month follow-up on generics. PLoS One, 15(9), 1–12.

Gould, K. A. (2011). A randomized controlled trial of a discharge nursing intervention to promote self-regulationof care for early discharge of interventional cardiology patients. Dimensions of Critical Care Nursing, 30(2), 117–125.

Gredig, D., Niderost, S., & Parpan-Blaser, A. (2006). HIV protection through condom use: Testing the theory of planned behaviour in a community sample of heterosexual men in a high-income country. Psychology & Health, 21(5), 541–555.

Greene, J. A. (2004). "Noncompliance" enters the medical literature, 1955–1975. 2002 Roy Porter Memorial Prize Essay,

Therapeutic Infidelities. Social History of Medicine, 17(3), 327–343.

Guindo, L. A., Wagner, M., Baltussen, R., Rindress, D., Van Til, J., Kind, P., & Goetghebeur, M. M. (2012). From efficacy to equity: Literature review of decision criteria for resource allocation and healthcare decision making. Cost Effective Resource Allocation, 10(1), 1–13.

Hall, A. E., Paul, C., Bryant, J., Lynagh, M. C., Rowlings, P., Enjeti, A., & Small, H. (2016). To adhere or not to adhere: Rate and reasons of medication adherence in hematological cancer patients. Critical Reviews in Oncology/Hematology, 97, 247–262.

Hamood, H., Hamood, R., Green, M. S., & Almog, R.(2016). Determinants of adherence to evidence-based therapy after acute myocardial infarction. European Journal of Preventive Cardiology, 23(9), 975–985.

Hancerlioglu, S., Fadiloglu, C., Yildirim, Y., & Senuzun Aykar, F. (2019). The effect of self-care management on compliance with chronic disease. International Journal of Caring Sciences, 12(2), 877–883.

Harley, A. E., Yang, M., Stoddard, A. M., Adamkiewicz, G., Walker, R., Tucker-Seeley, R. D., Allen, J. D., & Sorensen, G. (2014). Patterns and predictors of health behaviors among racially/ethnically diverse residentsof low-income housing developments. American Journal of Health Promotion, 29(1), 59–67. https://doi.org/10.4278/ajhp.121009-QUAN-492

Harvath, T. A., Lindauer, A., & Sexson, K. (2016). Managing complex medication regimens. American Journal of Nursing, 116(11), 43–46.

Healthy People. (2020a). https://www.healthypeople.gov/2020/About-Healthy-People

Healthy People. (2020b). https://www.healthypeople. gov/2020/About-Healthy-People/Development-Healthy -People-2030/Framework

Heid, A. R., Gerber, A. R., Kim, D. S., Gillen, S., Schug, S., & Pruchno, R. (2020). Timing of onset and self-management of multiple chronic conditions: A qualitative examination taking a lifespan perspective. Chronic Illness, 16(3), 173–189.

Hiltunen, E. F., Winder, P. A., Rait, M. A., Buselli, E. F., Carroll, D. L., & Rankin, S. H. (2005). Implementationof efficacy enhancement nursing interventions with cardiac elders. Rehabilitation Nursing, 30(6), 221–229.

Hingson, R., Scotch, N., Sorenson, J., & Swazey, J. (1981). In sickness and in health. Mosby.

Hinkin, C. H., Castellon, S. A., Durvasula, R. S., Hardy, D. J., Lam, M. N., Mason, K. I., Thrasher, D., Goetz, M. B., & Stefaniak, M. (2002). Medication adherence among HIV positive adults: Effects of cognitive dysfunction and regimen complexity. Neurology, 59(12), 1944–1950.

Hoegy, D., Guilloux, R., Bleyzac, N., Gauthier-Vasserot, A., Cannas, G., Bertrand, Y., Hot, A., Dussart, C., & Janoly-Dumenil, A. (2020). Sickle cell disease perceptionsof caregivers, adolescents, and adult patients:Barriers and facilitators to medical care adherence. Journal of Advanced Nursing, 76(9), 2391–2400.

Hoskins, M. (2020). Medicare moves to cover all brands of continuous glucose monitors. https://www.healthline.com/diabetesmine/news-medicare -expanding-cgm-coverage

Hugtenburg, J. G., Timmers, L., Elders, P. J., Vervloet, M., & van Dijk, L. (2013). Definitions, variants, and causes of nonadherence with medication: A challenge for tailored interventions. Patient Preference and Adherence, 7, 675.

Insel, K. C., Einstein, G. O., Morrow, D. G., Koerner, K. M., & Hepworth, J. T. (2016). Multifaceted prospective memory intervention to improve medication adherence. Journal of the American Geriatrics Society, 64(3), 561–568.

Iuga, A. O., & McGuire, M. J. (2014). Adherence and health care costs. Risk Management and Healthcare Policy, 7, 35–44.

Jannuzzi, F. F., Cornelio, M. E., Sao-Joao, T. M., Gallani, M. C., Godin, G., & Rodrigues, R. C. (2020). Psychosocial determinants of adherence to oral antidiabetic medication among people with type 2 diabetes. Journalof Clinical Nursing, 29(5/6), 909–921.

Jensen, M. (2015). Internet-based motivational interviewing:-Factors influencing the impact of a brief motivational intervention on college students' awareness of weight-related risk. Doctoral Dissertation, University of Toledo Ohio Link. https://orcid .org/0000-0001-7819-0850

Jentzsch, N. S., Camargos, P. A. M., Colosimo, E. A., & Bousquet, J. (2009). Monitoring adherence to beclomethasone in asthmatic children and adolescents through four different methods. Allergy, 64(10), 1458–1462.

Jerant, A., Fiscella, K., Tancredi, D. J., & Franks, P. (2013). Health insurance is associated with preventive care but not personal health behaviors. Journal of the American Board of Family Medicine, 26(6), 759–767.

Jimenez, X. F. (2017). Attachment in medical care: A review of the interpersonal model in chronic disease management. Chronic Illness, 13(1), 14–27.

Johnson, M. O., Chesney, M. A., Goldstein, R. B., Remien, R. H., Catz, S., Gore-Felton, C., Charlebois, E., Morin, S. F., & NIMH Healthy Living Project Team. (2006). Positive provider interactions, adherence self-efficacy, and adherence to antiretroviral medications among HIV-infected adults: A mediation model. AIDS Patient Care and STDs, 20(4), 258–268.

Jones, C. J., Smith, H., & Llewellyn, C. (2014). Evaluating the effectiveness of health belief model interventions in improving adherence: A systematic review. Health Psychology Review, 8(3), 253–269. https://doi.org/10.1080/17437199.2013.802623

Jones, C. J., Smith, H. E., & Llewellyn, C. D. (2016). A systematic review of the effectiveness of interventions using the common sense self-regulatory model to improve adherence behaviors. Journal of Health Psychology, 21(11), 2709–2724.

Jungst, C., Graber, S., Simons, S., Wedemeyer, H., & Lammert, F. (2019). Medication adherence among patients with chronic disease: A survey-based study in pharmacies. International Journal of Medicine, 112(7), 505–512.

Krikorian, S., Pories, S., Tataronis, G., Coughey, T., Chervinsky, K., Lotz, M., Shen, A. H., & Weissmann, L. (2019). Adherence to oral chemotherapy:Challenges and opportunities. Journal of Oncology Pharmacy Practice, 25(7), 1590–1598.

Kronish, I. M., Rieckmann, N., Halm, E. A., Shimbo, D., Vorchheimer, D., Haas, D. C., & Davidson, K. W.(2006). Persistent depression affects adherence to secondary prevention behaviors after acute coronary syndromes. Journal of General Internal Medicine, 21(11), 1178–1183.

Kumar, K., Raza, K., Gill, P., & Greenfield, S. (2016). The impact of using musculoskeletal ultrasound imaging and other influencing factors on medication adherence in patients with rheumatoid arthritis: A qualitative study. Patient Preference and Adherence, 10, 1091–1100.

Kwan, A. Y., Berggren, I., & Dahlborg-Lyckhage, E.(2010). Diabetes empowerment related to Pender's health promotion model: A meta-synthesis. Nursing & Health Science, 12(2), 259–267.

Laforest, L., Licaj, I., Devouassoux, G., Hartwig, S., Marvalin, S., & Van Ganse, E. (2013). Factors associated with early adherence to tiotropium in chronic obstructive pulmonary disease. Chronic Respiratory Disease, 10(1), 11–18.

Lank, R. J., Lisabeth, L.D., Levine, D. A., Zahuranec, D. B., Kerber, K. A., Shafie-Khorassani, F., Case, E., Zuniga, B. G., Cooper, G. M., Brown, D. L., & Morgenstern, L. B. (2019). Ethnic differences in 90-day poststroke medication adherence. Stroke, 50(6), 1519–1524.

Lapiere, N., Neubauer, N., Miguel-Cruz, A., Rios Rincon, A., Liu, L., & Rousseau, J. (2018). The state of knowledge on technologies and their use for fall detection:A scoping review. International Journal of Medical Informatics, 111, 58–71.

Lavoie, A., & Dube, V. (2020). Home-based motivational in terviewing nursing interventions to reduce sedentary behavior among elderly persons following coronary artery bypass surgery: A pilot study. Canadian Journal of Cardiovascular Nursing, 30(2), 4–12.

Lee, C. F., Chiang, I. C., Hwang, F. M., Chi, L. K., & Lin, H. M. (2016). Using the theory of planned behavior to predict pregnant women's intention to engage in regular exercise. Midwifery, 42, 82–86.

Lee, W. P., Song-Song Lee, S., Xin, X., & Thumboo, J.(2017). Towards a better understanding of reasons for non-adherence to treatment among patient with rheumatoid arthritis: A focus group study. Proceedingsof Singapore Healthcare, 26(2), 109–113.

Lee-Lin, F., Nguyen, T., Pedhiwala, N., Dieckmann, N. F., & Menon, U. (2016). A longitudinal examination of stagesof change model applied to mammography screening. Western Journal of Nursing Research, 38(4), 441–458.

Lehmann, A., Aslani, P., Ahmed, R., Celio, J., Gauchet, A., Bedouch, P., Bugnon, P., Allenot, B., & Schneider, M. P. (2014). Assessing medication adherence: Options to consider. International Journal of Clinical Pharmacy, 36(1), 55–69.

Leslie, R. S., Gilmer, T., Natarajan, L., & Hovell, M. (2016). A multichannel medication adherence intervention in fluences patient and prescriber behavior. Journal of Managed Care Specialty Pharmacy, 22(5), 526–538.

Lester, R. T., Ritvo, P., Mills, E. J., Kariri, A., Karanja, S., Chung, M. H., Jack, H. H., Sadatsatavi, M., Najafzadeh, M., Marra, C. A., Estambale, B., Ngayi, E., Ball, T. B., Thabane, L., Gelmon, L. J., Kimani, J., Akers, M., & Plummer, F. A. (2010). Effects of a mobile phone Short Message Service on antiretroviral treatment adherence in Kenya (WelTel Kenya1): A randomised trial. Lancet, 376(9755), 1838–1845.

Leventhal, H., Brisette, I., & Leventhal, E. (2003). The common-sense model of self-regulation of health and illness. In L. Cameron (Ed.), The self-regulationof health and illness behaviour (pp. 42–65). Routledge.

Leventhal, H., Glynn, K., & Fleming, R. (1987). Is the smoking decision an "informed choice"? Effect of smoking risk factors on smoking beliefs. Journal of the American Medical Association, 257, 3373–3377.

Leventhal, H., Meyer, D., & Nerenz, D. (1980). The common sense representations of illness danger. In S. Rachman (Ed.), Contributions to medical psycholog.(pp. 27–30). Pergamon Press.

Leventhal, H., Phillips, L. A., & Burns, E. (2016). The common-sense model of self-regulation (CMS):A dynamic framework for understanding illness self-management. Journal of Behavioral Medicine, 39(6), 935–946.

Levy, R. A., & Signorelli, F. (2014). Patient–health care provider relationship: How can it impact on AP.(Hughes' syndrome) adherence to treatment? Lupus, 23(12), 1265–1268.

Lima, V. D., Geller, J., Bangsberg, D. R., Patterson, T. L., Daniel, M., Kerr, T., Montaner, J. S. G., & Hogg, R. S. (2007). The effect of adherence on the association between depressive symptoms and mortality among HIV-infected individuals first initiating HAART. AIDS, 21(9), 1175–1183.

Lin, W. C., Burke, L., Schlenk, E. A., & Yeh C. H. (2019). Use of an ecological momentary assessment application to assess the effects of auricular point acupressure for chronic low back pain. Computers, Informatics, Nursing, 37(5), 276–282.

Long, H., Howells, K., Peters, S., & Blakemore, A. (2019). Does health coaching improve health-related qualityof life and reduce hospital admissions in people with chronic obstructive pulmonary disease? A systematic review and meta-analysis. British Journal of Health Psychology, 24(3), 515–546.

Lopez-Medina, C., Molto, A., Gerald, F., Dubremetz, M., Grange, L., Thibaud, G., Charles, B., Lafarge, D., Beauvais, C., Gossec, L., & Dougados, M. (2019). Assessment of the adherence to disease-modifying drugs in patients with chronic inflammatory rheumatic diseases: Results of a survey of 1594 patients. Joint Bone Spine, 86(5), 610–614.

Luckett, R., Pena, N., Vitonis A., Bernstein, M. R., & Feldman, S. (2015). Effect of patient navigator program on no-show rates at an academic referral colposcopy clinic. Journal of Women's Health, 24(7), 608–615.

Ma, C. (2016). A cross-sectional survey of medication adherence and associated factors for rural patients with hypertension. Applied Nursing Research, 31, 94–99.

Marston, M. (1970). Compliance with medical regimens: A review of the literature. Nursing Research, 19, 312–323.

Martin, J., Oliver, K., & McCaughtry, N. (2007). The theoryof planned behavior: Predicting physical activity in Mexican American children. Journal of Sport & Exercise Psychology, 29(2), 225–232.

Masoudi, R., Lotfizard, M., Reza Gheysarieha, M., & Rabiei, L. (2020). Evaluating the effect of Pender's health promotion model on self-efficacy and treatment adherence behaviors among patients undergoing hemodialysis. Journal of Education and Health Promotion, 9, 197.

Matza, L. S., Park, J., Coyne, K. S., Skinner, E. P., Malley, K. G., & Wolever, R.Q. (2009). Derivation and validationof the ASK-12 Adherence Barrier Survey. Annalsof Pharmacotherapy, 43(10), 1621–1630.

McGillicuddy, J. W., Taber, D. J., Mueller, M., Patel, S., Baliga, P., Chavin, K. D., Sox, L., Favela, A. P., Brunner-Johnson, B. M., & Treiber, F. A. (2015). Sustainability of improvement in medication adherence through a mobile health intervention. Progress in Transplantation, 25(3), 217–223.

McRae, I., van Gool, K., Hall, J., Yen, L., & Wright, M.(2020). Failure to access prescribed pharmaceuticals by older patients with chronic conditions. Australian Health Review, 44(2), 270–276.

McWilliam, C. L. (2009). Patients, persons or partners? Involving those with chronic disease in their care. Chronic Illness, 5(4), 277–292.

Melko, C. N., Terry, P. E., Camp, K., Xi, M., & Healey, M. L. (2010). Diabetes health coaching improves medication adherence: A pilot study. American Journalof Lifestyle Medicine, 4(2), 187–194.

Menditto, E., Costa, E., Midao, L., Bosnic-Anticevich, S., Novellino, E., Bialek, S., Briedis, V., Mair, A., Rajabian-Soderlund, R., Arnavieklhe, S., Bedbrook, A., Czaflewski, W., Annesi-Maesano, I., Anto, J. M., Devillier, P., DeVries, G., Keil, T., Sheikh, A., Orlando, V., Larenas-Linneman, D., … MASK Group. (2018). Adherence to treatment in allergic rhinitis using mobile technology: The MASK study. Clinical & Experimental Allergy, 49(4), 442–460.

Miguel-Cruz, A., Bohorquez, F., Aya Parra, A., & Antonio, P. (2019). What does the literature say about using electronic pillboxes for older adults? A systematic literature review. Disability & Rehabilitation: Assistive Technology, 14(8), 776–787.

Miller, T. A. (2016). Health literacy and adherence to medical treatment in chronic and acute illness: A meta-analysis. Patient Education and Counseling, 99(7), 1079–1086.

Min, J. Y., Griffin, M. R., Chipman, J., Hackstadt, A. J., Greevy, R. A., Grijalva, C. G., Hung, A. M., & Roumie, C. L. (2019). Recent metformin adherence and the riskof hypoglycaemia in the year following intensification with a sulfonylurea. Diabetic Medicine, 36(4), 482–490.

Moosavi, R., & Ansari, E. (2018). Brinzolamide/brimonidine fixed combination: Simplifying glaucoma treatment regimens. Ophthalmology & Therapy, 7(2), 397–403.

Moral, R. R., Perula de Torres, L. A., Ortega, L. P., Larumbe, M. C., Villalobos, A. R., Fernandez Garcia, J. A., & Parras Rejano, J. M. (2015). Effectiveness of motivational in terviewing to improve therapeutic adherence in patients over 65 years old with chronic disease:A cluster randomized clinical trial in primary care. Patient Education and Counseling, 98(8), 977–983.

Morello, C. M., Chynoweth, M., Kim, H., Singh, R. F., & Hirsch, J. D. (2011). Strategies to improve medication adherence reported by diabetes patients and caregivers:Results of a Taking Control of Your Diabetes survey. Annals of Pharmacotherapy, 45(2), 145–153.

Morisky, D. E., Green, L. W., & Levine, D. M. (1986). Concurrent and predictive validity of a self-reported measure of medication adherence. Medical Care, 24(1), 67–74.

Morisky, D., & DiMatteo, M. (2011). Improving the measurementof self-reported medication nonadherence:Response to authors. Journal of Clinical Epidemiology, 64(3), 255–257.

Muller, S., Brietzke, A. P., Cruz dos Santos, D., Moraes

Jacinto, M., Michalczuk, M. T., & Alvarez-da-Silva, M. R. (2019). The evaluation of medication adherence in patients infected with HCV receiving protease inhibitors:A pilot study. Gastroenterology Nursing, 42(3), 250–268.

Narasimhan, M., & Kapila, M. (2019). Implications of self-care for health service provision. Bulletin of the World Health Organization, 97, 76–76A. http://dx.doi.org/10.2471/BLT.18228890

Ngowi, K. M., Masika, L., Lyamuya, F., Muro, E., Mmbaga, B. T., Sprangers, M. A., Mieuwkerk, P. T., Aarnoutse, R. E., Reiss, P., & Sumari-de Boer, I. M. (2020). Returning of antiretroviral medication dispensing over a period of 8 months suggests non-adherence despite full adherence according to real time medication monitoring. Research and Therapy, 17(1), 1–6.

Norman, P., Armitage, C. J., & Quigley, C. (2007). The theory of planned behavior and binge drinking:Assessing the impact of binge drinker prototypes. Addictive Behaviors, 32(9), 1753–1768.

Olayinka, A., Barclay, R., Strachan, S., Gupta, A., Jasper, U., Jumbo, S., Askin, N., Rabbani, R., Zarychanski, R., & Abou-Setta, A. M. (2020). The effect of motivational in terviewing on physical activity level among older adults: A systematic review and meta-analysis. Physical and Occupational Therapy in Geriatrics, 38(3), 250.

Olczuk, D., & Priefer, R. (2018). A history of continuous glucose monitors (CGMs) in self-monitoring of diabetes mellitus. Diabetes & Metabolic Syndrome: Clinical Research and Reviews, 12(2), 181–187.

Ong, W. M., Chua, S. S., & Ng, C. J. (2014). Barriers and facilitators to self-monitoring of blood glucose in people with type 2 diabetes using insulin: A qualitative study. Patient Preference and Adherence, 8, 237–246.

Ortego, C., Huedo-Medina, T. B., Llorca, J., Sevilla, L., Santos, P., Rodriguez, E., Warren, M. R., & Vejo, J.(2011). Adherence to highly active antiretroviral therap.(HAART): A meta-analysis. AIDS and Behavior, 15(7), 1381–1396.

Paasche-Orlow, M. K., Cheng, D. M., Palepu, A., Meli, S., Faber, V., & Samet, J. H. (2006). Health literacy, antiretroviral adherence, and HIV-RNA suppression:A longitudinal perspective. Journal of General Internal Medicine, 21(8), 835–840.

Padden, D. L., Connors, R. A., Posey, S. M., Ricciardi, R., & Agazio, J. G. (2013). Factors influencing a health promoting lifestyle in spouses of active duty military. Health Care for Women International, 34(8), 674–693.

Pages-Puigdemont, N., Tuneu, L., Masip, M., Valls, P., Puig, T., & Mangues, M. A. (2019). Determinants of medication adherence among chronic patients from an urban area: A cross-sectional study. European Journalof Public Health, 29(3), 419–424.

Panagioti, M., Scott, C., Blakemore, A., & Coventry, P.A. (2014). Overview of the prevalence, impact, and management of depression and anxiety in chronic obstructive pulmonary disease. International Journal of Chronic Obstructive Pulmonary Disease, 9, 1289–1306.

Pantalon, M. V., Murphy, M. K., Barry, D. T., Lavery, M., & Swanson, A. J. (2014). Predictors and moderators of aftercare appointment-keeping following brief motivational in terviewing among patients with psychiatric disorders or dual diagnosis. Journal of Dual Diagnosis, 10(1), 44–51.

Parekh, A. K., & Barton, M. D. (2010). The challenge of multiple comorbidity for the US health care system. Journal of the American Medical Association, 303(13), 1303–1304.

Park, L. G., Howie-Esquivel, J., & Dracup, K. (2015). Electronic measurement of medication adherence. Western Journal of Nursing Research, 37(1), 28–49.

Patel, P., Gupta, P., Burns, A., Mohamed, A. A., Cole, R., Lane, D., Seidu, S., & Khunti, K. (2019). Biochemical urine testing of adherence to cardiovascular medications reveals high rate of nonadherence in people attending their annual review for type 2 diabetes. Diabetes Care, 42(6), 1132–1135.

Patton, S. R. (2015). Adherence to glycemic monitoring in diabetes. Journal of Diabetes Science and Technology, 9(3), 668–675.

Peeters, B., Van Tongelen, I., Roussery, K., Mehuys, E., Remon, J. P., & Willems, S. (2011). Factors associated with medication adherence to oral hypoglycemic agents in different ethnic groups suffering type 2 diabetes:A systematic literature review and suggestions for future research. Diabetic Medicine, 28(3), 262–275. https://doi.org/10.1111/j.1464-5491.2010.03133.x

Pelouch, R., Vorisek, V., Furmanova, V., & Solar, M.(2019). The assessment of serum drug levels to diagnose non-adherence in stable chronic heart failure patients. Acta Medica, 62(2), 52–57.

Pender, N. J. (1996). Health promotion in nursing practic.(2nd ed.). Appleton-Century-Crofts.

Pender, N. J., Murdaugh, C. L., & Parsons, M. A. (2001). Health promotion in nursing practice. Prentice Hall.

Pettey, C. M., McSweeney, J. C., Stewart, K. E., Cleves, M. A., Price, E., Heo, S., & Souder, E. (2016). African Americans' perceptions of adherence to medications and lifestyle changes prescribed to treat hypertension. Sage Open, 6(1), 1–12.

Pew Research Center. (2019a). Smartphone ownership is growing rapidly around the world, but not always equally. Pewresearch.org/global/2019/02/05/05/smartphone-ownership-is-growing-rapidly-around-the-world -but-not-always-equally/

Pew Research Center. (2019b). Mobile fact sheet. Pewresearch .org/internet/fact-sheet/mobile/Powell, K. R., & Deroche, C. (2020). Predictors and patternsof portal use in patients with multiple chronic conditions. Chronic Illness, 16(4), 275–283.

Presseau, J., Johnston, M., Francic, J. J., Hrisos, S., Stamp, E., Steen, N., Hawthorne, G., Grimshaw, J. M., Elovainio, M., Hunter, M., & Eccles, M. P.(2014). Theory-based predictors of multiple clinician behaviors in the management of diabetes. Journal of Behavioral Medicine, 37(4), 607–620.

Prochaska, J., & DiClemente, C. (1983). Stages and processesof self-change of smoking: Toward an integrative model of change. Journal of Consulting & Clinical Psychology, 51, 390–395.

Rains, J. C., Penzien, D. B., & Lipchik, G. L. (2006). Behavioral facilitation of medical treatment for headache. Part II: Theoretical models and behavioral strategies for improving adherence. Headache, 46(9), 1395–1403.

Ransford, H. E., Carrillo, F. R., & Rivera, Y. (2010). Health care-seeking among Latino immigrants: Blocked access, use of traditional medicine, and the role of religion. Journal of Health Care for the Poor and Underserved, 21(3), 862–878.

Rapoff, M. A. (2010). Adherence to pediatric medical regimens. Springer.

Rhee, H., Belyea, M. J., & Brasch, J. (2010) Family support and asthma outcomes in adolescents: Barriers to adherence as a mediator. Journal of Adolescent Health, 47(5), 472–478.

Riaz, M., Basit, A., Fawwad, A., Ahmedani, M. Y., & Ali Rizvi, A. (2014). Factors associated with nonadherence to insulin in patients with type-1 diabetes. Pakistan Journal of Medical Science, 30(2), 233–239.

Rich, A., Brandes, K., Mullan, B., & Hagger, M. S. (2015). Theory of planned behavior and adherence in chronic illness: A meta-analysis. Journal of Behavioral Medicine, 38, 673–688.

Roberto, A., Shafer, M. S., & Marmo, J. (2014). Predicting substance-abuse treatment providers' communication with clients about medication assisted treatment: A testof the theories of reasoned action and planned behavior. Journal of Substance Abuse Treatment, 47(5), 307–313.

Romain, A. J., Bernard, P., Hokayem, M., Gernigon, C., & Avignon, A. (2016). Measuring the processes of change from the transtheoretical model for physical activity and exercise in overweight and obese adults. American Journal of Health Promotion, 30(4), 272–278.

Rosenstock, I. M. (1974). Historical origins of the health belief model. Health Education Monographs, 2, 354–386.

Saulsberry, L., Blendon, R. J., & Benson, J. M. (2016). Challenges confronting African Americans and Hispanics living with chronic illness in their families. Chronic Illness, 12(4), 281–291.

Sayner, R., Carpenter, D. M., Blalock, S. J., Robin, A. L., Muir, K. W., Hartnett, M. E., Giangiacomo, A. L., Tudor, G., & Sleath, B. (2015). Accuracy of patient-reported adherence to glaucoma medication on a visual analog scale compared with electronic

monitors. Clinical Therapeutics, 37(9), 1975–1985.

Schernthaner, G. (2010). Fixed-dose combination therapies in the management of hyperglycaemia in type 2diabetes: An opportunity to improve adherence and patient care. Diabetic Medicine, 27(7), 739–743.

Schlosser, R. J., Gage, S. E., Kohli, P., & Soler, Z. M.(2016). Burden of illness: A systematic review of depression in chronic illness. American Journal of Rhinology & Allergy, 30, 250–256.

Schwarzer, R. (1992). Self-efficacy in the adoption and maintenanceof health behaviors: Theoretical approaches and a new model. In R. Schwarzer (Ed.), Self-efficacy: Thought control of action (pp. 217–243). Hemisphere.

Shaha, M., Wuthrich, E., Stauffer, Y., Herczeg, F., Fattinger, K., Hirter, K., Papalini, M., & Herrman, L. (2015). Implementing evidence-based patient and family education on oral anticoagulation therapy: A communitybased participatory project. Journal of Clinical Nursing, 24(11/12), 1534–1545.

Shahin, W., Kennedy, G. A., Cockshaw, W., & Stupans, I. (2020). The role of refugee and migrant migration status on medication adherence: Medication through illness perceptions. PLoS One, 15(1), 1–16.

Shi, L., Liu, J., Koleva, Y., Fonseca, V., Kalsekar, A., & Pawaskar, M. (2010). Concordance of adherence measurement using self-reported adherence questionnaires and medication monitoring devices. Pharmacoeconomics, 28(12), 1097–1107.

Sjolander, M., Eriksson, M., & Glader, E. L. (2016). Inequalities in medication adherence to statin treatment after stroke: A nationwide observational study. European Stroke Journal, 1(2), 101–107.

Smylie, J., Fell, D. B., Chalmers, B., Sauve, R., Royle, C., Allan, B., & O'Campo, P. (2014). Socioeconomic position and factors associated with use of a nonsupine in fant sleep position: Findings from the Canadian Maternity Experiences Survey. American Journal of Public Health, 104(3), 539–547.

Snell, D. L., Hay-Smith, E. J. C., Surgenor, L. J., & Siegert, R. J. (2013). Examination of outcome after mild traumatic brain injury: The contribution of injury beliefs and Leventhal's common sense model. Neuropsychological Rehabilitation, 23(3), 333–362.

Stephens, M. A., Rook, K. S., Franks, M. M., Khan, C., & Lida, M. (2010). Spouses' use of social control to improve diabetic patients' dietary adherence. Family System Health, 28(3), 199–208.

Stupiansky, N. W., Hanna, K. M., Slaven, J. E., Weaver, M. T., & Fortenberry, J. D. (2013). Impulse control, diabetes-specific self-efficacy, and diabetes management among emerging adults with type 1 diabetes. Journal of Pediatric Psychology, 38(3), 247–254.

Sussman, T., McCusker, J., Yaffe, M., Belzile, E., Sewitch, M., Cole, M., & Strumpf, E. (2016). Family members' or friends' involvement in self-care for patients with depressive symptoms and co-morbid chronic conditions. Chronic Illness, 12(3), 182–198.

Sylvia, L. G., Bernstein, E. E., Hubbard, J. L., Keating, L., & Anderson, E. J. (2013). Practical guide to measuring physical activity. Journal of the Academy of Nutrition and Dietetics, 114(2), 199–208.

Tan, J. P., Fong Chen, K. K., & Chiew-Jiat Siah, R.(2019). A systematic review and meta-analysis on the effectiveness of education on medication adherence for patients with hypertension, hyperlipidemia and diabetes. Journal of Advanced Nursing, 75(11), 2478–2494.

Tatum, A. K., & Houston, E. (2017). Examining the interplay between depression, motivation, and antiretroviral therapy adherence: A social cognitive approach. AIDS Care, 29(3), 306–310.

Taybani, Z., Botyik, B., Katko, G., Andras, G., & Varkonyi, T. (2019). Simplifying complex insulin regimens while preserving good glycemic control in type 2 diabetes. Diabetes Therapy, 10(5), 1869–1878.

Teh, K. X., Botross Henien, N. P., Wong, L. S., HuiWong, Z. K., Raja Ismail, R. Z., Achok, H. N., Mariapun, J., & Mohd Yunos, N. (2020). A cross-sectional study on the rate of non-adherence to anti-seizure medications and factors associated with non-adherence among patients with epilepsy. PLoS One, 15(7), 1–13. https://doi.org/10.137/journal.pone.0235674

Thakkar, J., Kurup, R., Leba, T. L., Santo, K., Thiagalingam, A., Rogers, A., Woodward, M., Redfern, J., & Chow, C. K. (2016). Mobile telephone text messaging for medication adherence in chronic disease: A meta-analysis. JAMA Internal Medicine, 176(3), 340–349.

Tinetti, M. E., Fried, T. R., & Boyd, C. M. (2012). Designing health care for the most common chronic conditions. Journal of the American Medical Association, 307(23), 2493–2494.

Tola, H. H., Shojaeizadeh, D., Tol, A., Garmaroudi, G., Yekaninejad, M. S., Kebede, A., Ejeta, L., T., Kassa, D., & Klingenberg, E. (2016). Psychological and educational in tervention to improve tuberculosis treatment adherence in Ethiopia based on health belief model: A cluster randomized control trial. PLoS One, 11(5), 1–5.

Tong, K. K., Chen, J. H., Yu, E. W., & Wu, A. M. (2020). Adherence to COVID-19 precautionary measures:Applying the Health Belief Model and generalized social beliefs to a probability community sample. Applied Psychology: Health and Well-Being, https://doi.org/10.1111/aphw.12230

Tucker, C. M., Butler, A., Kaye, L. B., Nolan, S. E., Flenar, D. J., Marsiske, M., Bragg, M., Hoover, E., & Daly, K. (2014). Impact of a culturally sensitive health self-empowerment workshop series on health lifestyles, body mass index, and blood pressure of culturally diverse overweight/obese adults. American Journal of Lifestyle Medicine, 8(2), 122–132. https://doi.org/10.1177/1559827613503117

Turkoglu, A. R., Demirci, H., Coban, S., Guzelsoy, M., Toprak, E., Aydos, M. M., Ture, D. A., & Ustundag, Y.(2019). Evaluation of the relationship between compliance with the follow-up and treatment protocol and health literacy in bladder tumor patients. Aging Male, 22(4), 266–271.

Vanstone, M., Rewegan, A., Brundisini, F., Giacomini, M., Kandasamy, S., & DeJean, D. (2017). Diet modification challenges faced by marginalized and nonmarginalized adults with type 2 diabetes: A systemic review and qualitative meta-synthesis. Chronic Illness, 13(3), 217–235.

Vervloet, M., Spreeuwenberg, P., Bouvy, M. L., Heerdink, E. R., de Bakker, D. H., & van Dijk, L. (2013). Lazy Sunday afternoons: The negative impact of interruptions in patients' daily routine on adherence to oral antidiabetic medication: A multilevel analysis of electronic monitoring data. European Journal of Clinical Pharmacology, 69(8), 1599–1606.

Vissman, A. T., Young, A. M., Wilkin, A. M., & Rhodes, S. D. (2013). Correlates of HAART adherence among immigrant Latinos in the southeastern United States. AIDS Care, 42(6),, 356–363.

Viswanathan, M., Golin, C. E., Jones, C. D., Ashok, M., Blalock, S. J., Wines, R. C., Coker-Schwimmer, E. J. L., Sista, P., & Lohr, K. N. (2012). Interventions to improve adherence to self-administered medications for chronic diseases in the United States: A systematic review. Annals of Internal Medicine, 157(11), 785–795.

Waldrop-Valverde, D., Jones, D. L., Gould, F., Kumar, M., & Ownby, R. L. (2010). Neurocognition, healthrelated reading literacy, and numeracy in medication management for HIV infection. AIDS Patient Care and STDs, 24(8), 477–484.

Walker, E. A., Shmukler, C., Ullman, R., Blanco, E., Scollan-Koliopoulus, M., & Cohen, H. W. (2011). Results of a successful telephonic intervention to improve diabetes control in urban adults: A randomized trial. Diabetes Care, 34(1), 2–7.

Walker, S. N., Sechrist, K. R., & Pender, N. J. (1987). The health-promoting lifestyle profile: Development and psychometric characteristics. Nursing Research, 36, 76–80.

Washburn, D. J., & Thompson, K. (2020). Medication adherence barriers: Development and retrospective pilot test of an evidence-based screening instrument. Clinical Journal of Oncology Nursing, 24(2), E13–E20.

Wiecek, E., Tonin, F. S., Torres-Robles, A., Benrimoj, S. I., Fernandez-Llimos, F., & Garcia-Cardenas, V. (2019). Temporal effectiveness of interventions to improve medication adherence: A network meta-analysis. PLoS One, 14(3), 1–16.

Wilson, J. J., Kirk, A., Hayes, K., Bradbury, I., McDonough, S., Tully, M. A., O'Neill, B., & Bradley, J. M. (2016). Applying the transtheoretical model to physical activity behavior in individuals with non-cystic fibrosis bronchiectasis. Respiratory Care, 61(1), 68–77.

Wolf, M. S., Williams, M. V., Parker, R. M., Parikh, N. S., Nowlan, A. W., & Baker, D. W. (2007). Patients' shame and attitudes toward discussing the results of literacy screening. Journal of Health Communication, 12(8), 721–732.

Wong-Rieger, D., & Rieger, F. P. (2013). Health coaching in diabetes: Empowering patients to self-manage. Canadian Journal of Diabetes, 37(1), 41–44.

World Health Organization. (2003). Adherence to long-term therapies: Evidence for action. WHO.

Yeager, K. A., Williams, B., Bai, J., Cooper, H. L., Quest, T., Meghani, S. H., & Bruner, D. W. (2019). Factors related to adherence to opioids in Black patients with cancer pain. Journal of Pain and Symptom Management, 57(1), 28–36.

Zhang, N. J., Terry, A., & McHorney, C. A. (2014). Impactof health literacy on medication adherence: A systematic review and meta-analysis. Annals of Pharmacotherapy, 48(6), 741–751.

Zogg, J. B., Woods, S. P., Sauceda, J. A., Wiebe, J. S., & Simoni, J. M. (2012). The role of prospective memory in medication adherence: A review of an emerging literature. Journal of Behavioral Medicine, 35(1), 47–62.

제 12 장

문화 및 건강불평등 Culture and Health Disparities

Pamala D. Larsen

개요

역사적으로 인종, 민족, 그리고 아마도 종교를 문화라고 생각해왔다. 미국에서는 연방정부가 미국 인구조사를 통해 인종 및 민족의 다양성을 측정한다. 이 자료는 미국이 점점 더 인종적·민족적으로 다양해지고 있음을 보여준다. 그러나 시대의 변화는 인종과 민족 외의 다른 문화를 확인하게 했다. 각 문화는 고유한 가치, 신념, 규범, 기대를 가지고 있다. 이 장에서는 넓은 관점에서 문화를 탐구하고, 현재 미국에서 관찰되는 건강불평등과의 관계를 다룬다. 이 장에서 여러 다른 문화와 그 불평등을 언급하고 있지만, 주로 강조되는 주요 범주는 인종, 민족, 성적 지향, 성 정체성이다.

Braveman(2014)은 모든 건강차이가 건강불평등으로 간주되는 것은 아니라고 지적한다. 예를 들어, 90세 암 대상자와 30세 암 대상자의 치료가 상당히 다를 수 있지만, 이를 건강불평등이라고 하지는 않을 가능성이 크다. 일부 저자들은 '건강불형평(health inequity)'이라는 용어를 '건강불평등(health disparity)'과 구분하여 사용한다. 불형평은 도덕적으로 잘못되었거나 부당한 차이를 의미한다(Arcaya et al., 2015). Braveman 등(2011)은 '건강불형평'이라는 용어가 더 강력한 의미를 지니며, 부당함을 암시하는 경향이 있다고 제안한다. 그러나 문헌에서는 여전히 부당한 차이를 나타내기 위해 '불평등(disparity)'과 '불형평'이라는 용어를 혼용하고 있다.

* 용어 정의

문화

문화의 정의에 대한 합의는 없다. 다학제적 기반을 가진 간호학에서는 문화를 명확하게 정의하기란 특히 어렵다. Leininger(1991)는 문화를 특정 문화의 학습되고, 공유되며 전달된 가치, 신념, 규범, 생활방식으로 정의하며, 이는 사고, 결정, 행동을 일정한 방식으로 이끄는 역할을 한다고 했다. 인종과 민족을 넘어 문화를 정의하는 다른 정의들은 배우고 나누는 가치, 신념, 규범이 행동패턴 속에서 통합되어 나타나는 공통점을 공유한다(표 12-1). 문화는 공유되고, 배우며, 역동적이고, 진화하는 것으로 정의된다(Schim et al., 2007). 만성질환자에게는 규범과 기대가 있으며, 만성질환자를 돌보는 돌봄제공자에게도 마찬가지라고 할 수 있다. 이와 유사하게, 장애는 주변화되고 낙인 찍힌 정체성을 가진 소수자 문화로 간주되어 왔다(Mona et al., 2017).

표 12-1 문화의 정의

저자	정의
Giger (2017)	사회적 · 종교적 구조와 지적 · 예술적 표현을 통해 마음에 각인되어 시간이 지남에 따라 발전하는 패턴화된 행동반응
Leininger (1991)	사고, 결정, 행동을 패턴화된 방식으로 안내하는 특정 문화의 학습되고 공유되며 전달된 가치, 신념, 규범 및 생활방식
Purnell (2014)	세계관과 의사결정을 안내하는 사람들의 사회적으로 전달된 행동패턴, 신념, 가치, 관습, 생활방식, 예술 및 인간의 노동과 사고의 모든 다른 산물의 총체

각 세대는 가치관과 신념이 뚜렷하게 다르며, 따라서 각 세대는 자체적인 문화를 가지고 있다고 할 수 있다. 가치관과 신념에 기반한 각 세대의 업무습관은 매우 다르며, 세대 간의 차이점을 항상 염두에 두고 어떻게 하면 서로 더 잘 협력할 수 있는지에 대한 간행물이 계속해서 발행되고 있다.

문화적 다양성의 또 다른 예는 지리적, 즉 농촌과 도시에 기반을 둔다. 각각은 자체적인 문화를 가지고 있다. 알래스카(1평방마일당 1명)나 와이오밍(미국 본토 내에서 1평방마일당 6명)(World Population Review, 2020)과 같은 농촌 지역에서 성장한 후 뉴저지(1평방마일당 1,215명)나 로드아일랜드(1평방마일당 1,015명)와 같은 도시환경으로 이사하는 것을 상상해보자. 워싱턴 D.C.는 1평방마일당 1만 1,535명으로 모든 주를 통틀어 인구밀도가 가장 높다. 이러한 지리적 환경의 극단에 있는 개인은 서로 다른 가치관, 신념 및 규범을 가지게 된다.

문화적 다양성의 또 다른 예는 성별 정체성이다. 많은 다른 예가 있을 수 있지만, 성별 정체성은 지난 20년 동안 중요한 이슈였다. 연구에 따르면, 트랜스젠더 아동은 예를 들어 3~4세 정도에 자신이 생리적으로 남성이라는 것을 알고 있지만, 감정적으로나 심리적으로는 자신을 여성으로 인식한다고 한다. 미국에는 한 가지 성별에 엄격하게 고착되지 않고 삶을 살아가는 사람이 많다. 일부 개인은 이분법적 사고를 거부한 사람들로, 즉 '게이 대 이성애자' 또는 '남성 대 여성'과 같은 이분법적 선택을 받아들이지 않고, 대신 성적 및 성별 정체성을 역동적이고 다면적인 것으로 보고 있다. 2015년 Harris 여론조사에 따르면, 밀레니얼 세대의 20%는 자신을 엄격히 이성애자나 시스젠더(출생 시 지정된 성별과 일치하는 성별 정체성을 가진 사람)가 아닌 다른 성적 정체성으로 정의한다고 응답했다. 밀레니얼 세대가 자신을 설명하기 위해 사용하는 용어에는 에이젠더(agender), 퀴어(queer), 젠더 비순응자(gender nonconforming), 팬젠더(pangender), 젠더퀴어(genderqueer), 젠더플루이드(gender fluid) 등이 있다(Steinmetz, 2017).

인종, 세대, 지리, 성별 등으로 식별되는 이러한 문화 각각은 양질의 의료서비스를 받고자 한다. 의료시스템의 목표는 모든 사람에게 존중, 존엄성, 공정성을 갖춘 돌봄을 제공하는 것이다.

미국 CLAS 표준

2013년 미국 보건복지부(USDHHS)는 건강 및 의료 분야의 문화적 및 언어적으로 적절한 서비스(CLAS)에 대한 향상된 국가표준을 발표했다(USDHHS, 2019). 이 표준은 2000년에 발표된 표준을 기반으로 구축되었다. 15개의 표준은 주요 표준으로 시작하여 다음 세 가지 주제로 이어진다. (1) 거버넌스, 리더십 및 인력, (2) 커뮤니케이션 및 언어 지원, (3) 참여, 지속적인 개선 및 책임(표 12-2). CLAS 표준은 다양한 커뮤니티에 서비스를 제공하기 위한 조직의 틀을 구축하여 의료의 질을 향상시키고 건

표 12-2 국립 CLAS 표준

주요 표준	
표준 1	다양한 문화적 건강신념과 관행, 선호언어, 건강문해력 및 기타 의사소통 요구에 부응하는 효과적이고 공정하며 이해하기 쉽고 존중하는 양질의 진료 및 서비스를 제공한다.
거버넌스, 리더십 및 인력	
표준 2	정책, 관행 및 할당된 자원을 통해 CLAS 및 건강형평성을 촉진하고 유지하는 조직 거버넌스 및 리더십을 발전시키고 지속한다.
표준 3	서비스 지역의 인구에 부응하는 문화적, 언어적으로 다양한 거버넌스, 리더십 및 인력을 모집하고, 승진시키며 지원한다.
표준 4	거버넌스, 리더십 및 인력을 지속적으로 문화적, 언어적으로 적절한 정책 및 관행에 대해 교육하고 훈련한다.
커뮤니케이션 및 언어 지원	
표준 5	영어능력이 부족하거나 다른 의사소통 요구가 있는 개인에게 무료로 언어지원을 제공하여 모든 건강관리서비스를 적시에 접근할 수 있도록 한다.
표준 6	모든 개인에게 언어지원 서비스의 이용가능성을 명확하고 선호하는 언어로 구두 및 서면으로 알린다.
표준 7	언어지원을 제공하는 개인의 역량을 보장하고, 훈련되지 않은 개인이나 미성년자를 통역으로 사용하는 것은 피해야 한다.
표준 8	서비스 지역의 인구가 일반적으로 사용하는 언어로 이해하기 쉬운 인쇄물 및 멀티미디어 자료와 표지판을 제공한다.
참여, 지속적인 개선 및 책임성	
표준 9	문화적 및 언어적으로 적합한 목표, 정책, 관리 책임을 수립하고, 이를 조직의 계획과 운영 전반에 통합한다.
표준 10	조직의 CLAS 관련활동을 지속적으로 평가하고 평가측정 및 지속적인 품질개선 활동에 CLAS 관련 지표를 통합한다.
표준 11	정확하고 신뢰할 수 있는 인구통계학적 자료를 수집하고 유지하여 CLAS가 건강형평성과 결과에 미치는 영향을 모니터링하고 평가하며 서비스 제공에 대한 정보를 제공한다.
표준 12	지역사회 건강자산과 필요성에 대한 정기적인 평가를 실시하고, 그 결과를 활용하여 서비스 지역 내 인구의 문화적 · 언어적 다양성에 대응하는 서비스를 계획하고 구현한다.
표준 13	지역사회와 협력하여 문화적, 언어적 적절성을 보장하기 위해 정책, 관행 및 서비스를 설계, 구현 및 평가한다.
표준 14	문화적, 언어적으로 적절한 갈등 및 불만 해결과정을 만들어 갈등이나 불만을 식별, 예방 및 해결한다.
표준 15	모든 이해관계자, 구성원 및 일반대중에게 CLAS의 구현 및 지속에 대한 조직의 진행상황을 전달한다.

출처 U.S. Department of Health and Human Services, Office of Minority Health. (2019). The National CLAS Standards. https://minority-health.hhs.gov/omh/browse .aspx?lvl=2&lvlid=53

강형평성을 증진하는 것을 목표로 한다. CLAS 표준은 일부 사람들에게 건강관리서비스를 찾는 데 개인이 직면하는 장벽을 해결하는 해결책으로 여겨진다(Barksdale et al., 2017).

주요 표준 1은 다양한 문화적 건강 신념과 관행, 선호 언어, 건강문해력 및 기타 커뮤니케이션 요구에 부응하는 효과적이고 공정하며 이해하기 쉽고 존중하는 양질의 돌봄 및 서비스를 제공하는 것이다. 첫 번째 주제(표준 2~4)는 CLAS 표준의 구현 책임이 조직 리더십의 최상위 수준에 있음을 암시한다. 두 번째 주제(표준 5~8)에 따른 권장 사항은 조직의 규모, 범위 및 사명에 적절한 방식으로 필요에 따라 언어지원을 제공해야 한다는 것이다. 마지막으로 세 번째 주제(표준 9~15)는 품질 개선, 커뮤니티 참여 및 평가의 중요성을 강조한다(Koh et al., 2014).

2013년 개정된 CLAS 표준은 인종 및 민족성을 넘어 문화에 대한 더 넓은 정의를 사용하는 것을 목표로 했지만(Koh et al., 2014), 제목의 첫 두 단어인 '문화적'과 '언어적'만으로는 문화의 더 넓은 사용이 아닌 인종 및 민족성을 다루는 것으로 보인다. CLAS 표준에 관한 여러 문헌 검토에서도 이 표준이 다른 문화가 아닌 인종 및 민족성을 위해 사용되고 있음을 확인할 수 있다(Barksdale et al., 2017; Estrada & Messias, 2015; Ng et al., 2017). Barksdale 등은 CLAS 표준 구현에 관한 55개 논문을 검토한 결과, 표준을 구현할 때 인종 및 민족성 외에 다른 참조를 포함한 논문이 하나도 없다고 언급했다. 또한 표준을 실무에 구현하는 데 어려움이 있다고 지적하였다.

Young과 Guo(2016)는 환자를 돌보는 데 있어서 다양성과 언어적 어려움이 점점 더 복잡해지고 있다고 지적한다. "문화가 어떻게 환자의 건강 또는 질병에 대한 관점을 결정하는지에 대한 이해가 부족할 뿐만 아니라, 문화적으로 적절한 언어적 방식으로 건강 또는 질병의 세부사항을 검토하는 것은 제공자에게 어려울 수 있으며, 많은 오해를 불러일으킬 수 있다"(p. 94).

미국 보건복지부(2019)는 오랫동안 CLAS 표준을 건강불평등을 해결하는 한 가지 방법으로 장려해왔다. 건강관리제공자와 조직의 역량은 건강형평성을 개선하고 환자만족도와 건강결과를 향상하는 데 도움이 될 수 있다. 미국의 지속적인 건강불평등을 문서화하고 해결하기 위해서는 모든 수준에서 정책과 표준이 문화적 인식과 문화적 감수성을 넘어서야 한다. 이미 확립된 건강불평등에 영향을 미칠 수 있으려면 문화적 역량이 모든 치료 수준에서 최소한의 표준이자 기대가 되어야 한다.

* 인종 및 민족성 분류

인종과 민족성을 정의하는 방법은 다양하다. 2020년 인구조사에서 인종자료를 보고하는 데 사용된 지침은 미국 대통령실 산하 예산관리국(OMB)이 1997년에 개발한 연방지침에 기반한다.

미국통계국은 미국 인구조사보고서를 위해 인종 및 민족성에 대한 자료를 수집했다. 표 12-3은 2020년 미국 인구조사에서 사용된 인종범주를 설명한다. 이 범주는 2010년 인구조사에서 사용된 것과 동일하다. 다민족 개인은 하나 이상의 인종을 선택할 수 있다. 히스패닉, 라틴계 또는 스페인 출신이라고 식별하는 사람은 어떤 인종이든 될 수 있다. 또한, 인종별 세부정보를 묻는 구체적인 질문을 포함하는 인종, 히스패닉 또는 라틴계, 비히스패닉 또는 라틴계의 두 가지 민족성 항목이 있다.

문화가 건강결과에 미치는 영향

* 사회적 건강 결정요인

건강관리서비스는 건강결과에 영향을 미치는 수정 가능한 요인의 10~20%만 차지하는 것으로 추정된다. 나머지 80~90%는 사회적 건강 결정요인(SDoH)과 관련이 있는 것으로 생각된다(Hood et al., 2016). 세계보건기구(WHO)는 사회적 건강 결정요인을 사람이 태어나고, 자라고, 살고, 일하고, 나이 들어가는 조건으로 정의하고 있다(WHO, 2020). 미국 보건복지부가 10년마다 업데이트하는 건강목표인 'Healthy People 2030'(2020a)은 사회적 건강 결정요인을 경제적 안정, 교육, 건강 및 돌봄, 이웃 및 건축환경, 사회 및 지역사회 범주의 다

표 12-3 2020년 미국 인구조사의 인종범주 정의

인종 범주	정의
백인	유럽, 중동, 북아프리카의 원래 민족 출신을 가진 사람
흑인 또는 아프리카인 미국 사람	아프리카의 흑인 인종집단에 기원을 둔 사람
아메리칸 인디언 또는 알래스카 원주민	북미 및 남미(중미 포함) 원주민 출신이고 부족 소속이나 공동체 애착을 유지하는 사람
아시아 사람	동아시아, 동남아시아 또는 인도 아대륙의 원주민과 기원을 공유하는 사람. 예를 들어, 캄보디아, 중국, 인도, 일본, 한국, 말레이시아, 파키스탄, 필리핀, 태국, 베트남 등이 포함됨
하와이 원주민 또는 기타 태평양 섬사람	하와이, 괌, 사모아 또는 기타 태평양 섬의 원주민 출신을 가진 사람
기타	위에 설명된 백인, 흑인 또는 아프리카계 미국인, 아메리카 원주민 또는 알래스카 원주민, 아시아인, 하와이 원주민 또는 기타 태평양 섬주민 인종 범주에 포함되지 않은 기타 모든 사람을 포함. 인종 질문에 대한 응답으로 다인종, 혼혈, 다타인종, 히스패닉 또는 라틴계 그룹(예: 멕시코인, 푸에르토리코인, 쿠바인 또는 스페인인)과 같은 항목을 보고한 응답자가 이 범주에 포함됨

출처 U.S. Census Bureau. (2017). Race. Retrieved from http://census.gov/topics/population/race/about.html

섯 가지 영역으로 분류한다.

1970년대부터의 연구에 따르면 사회적 건강 결정요인은 단기적으로나 장기적으로 모두 건강에 해롭다(Taylor et al., 2016). 열악한 건강결과는 조기사망으로 이어질 수 있다. 10년 전 50건의 연구를 메타분석한 결과, 교육, 인종 분리, 사회적 지지 부족, 빈곤을 포함한 사회적 요인이 매년 미국 전체 사망자의 3분의 1 이상을 차지하는 것으로 나타났다(Galea et al., 2011). 사회적 건강 결정요인 중 하나인 주거지와 건축환경은 농촌지역 주민의 건강에 영향을 미친다. 농촌지역 주민은 건강상태 악화와 연령보정 사망률 증가를 포함한 부정적인 건강결과를 불균형적으로 겪고 있다(Probst et al., 2019, p. 1976).

연구에 따르면 흡연, 식습관, 운동과 같은 건강행동이 조기사망의 요인으로 작용한다고 한다. 사회적·경제적 요인이 개인이 건강한 행동을 할 수 있는 능력을 형성한다는 증거가 있다(Artiga & Hinton, 2018, p. 2). 안전성이 부족하고 표준 이하의 주택이 있는 환경에서 생활하는 개인은 놀이터나 여가활동 장소가 없어 운동을 할 수 없는 경우가 많다.

사회적 건강 결정요인은 정책과 프로그램에 의해 다루어지고 영향을 받는다. 의료 중재와 정책 및 시스템, 환경을 통합하는 지역사회 파트너십은 흡연, 운동, 식습관과 같은 행동변화에 대한 보다 포괄적인 접근방식을 만들어낸다. 보다 두드러진 사회적 건강 결정요인을 해결함으로써 건강결과가 개선되고, 불평등이 감소하며, 의료비용이 낮아질 것으로 기대된다(Magnan, 2017).

Matthews 등(2018)은 암에 대한 레즈비언, 게이, 양성애자, 트랜스젠더(LGBT)의 건강불평등의 사회적 결정요인을 조사했다. 레즈비언, 게이, 양성애자, 트랜스젠더인 성적 소수자 인구의 암 발생률에 대한 정확한 자료는 부족하지만, 성적 소수자 상황이 유방암, 항문암, 폐암 및 HIV/AIDS와 관련된 암과 같은 특정 유형의 암에 대한 과도한 위험에 기여할 수 있다는 증거가 있다

(p. 13). Matthews 팀은 이 인구집단을 대상으로 경제적 안정, 교육, 사회 및 지역사회 환경, 건강 및 의료, 기타 문제를 살펴보았다. LGBT 개인의 빈곤율은 21.6%로, 시스젠더로 확인된 사람들의 15.7%에 비해 높았다. 트랜스젠더의 빈곤율은 29.4%였으며, 흑인 LGBT 인구의 빈곤율은 30.8%였다(Badgett et al., 2019). 건강 및 의료 측면에서 LGBT 개인은 의료시스템 내에서 높은 수준의 차별을 경험하며, 이는 예방적 건강관리에 대한 참여를 감소시킨다. 기타 건강관리서비스에 대한 장벽으로는 LGBT 건강위험 및 요구에 대한 의사의 무지, 예방적 건강서비스에 대한 접근 감소, 보험 적용범위 또는 파트너 혜택에 대한 접근 부족, 의사의 동성애 혐오, 문화적으로 유능한 건강관리서비스에 대한 접근 부족 등이 있다(Matthews et al., 2018).

*** 의료분야의 인종 차별**

인종차별은 사회 내에서 조직화된 체계로 정의되며, 이는 인종 또는 민족 집단 간에 피할 수 있으나 불공정한 권력, 자원, 역량, 기회의 불평등을 초래한다(Paradies et al., 2015, p. 2). 이는 열등감 이념에 기반을 둔 사회적 체계로, 지배적인 인종집단이 사람들을 사회적 집단으로 분류하고 순위를 매기며, 자신의 권력을 사용해 열등하다고 간주되는 집단을 평가절하하고, 권한을 약화시키며, 가치 있는 사회적 자원과 기회를 차별적으로 배분하는 체계이다(Williams et al., 2019a, p. 106). 인종차별과 사회 및 건강 불평등을 연결하는 세 가지 주요 경로가 있다. 첫 번째 경로는 문화적 인종차별로, 이는 더 큰 사회의 가치, 언어, 이미지, 상징 및 암묵적 가정에 열등감 이념을 주입하는 것을 말한다. 문화적 인종차별은 여러 방식으로 건강에 영향을 미칠 수 있다. 이는 기회에 대한 차별적인 접근을 초래하는 사회적 정책으로 이어질 수 있으며 (p. 110), 결국 외집단(outgroup) 구성원에 대한 무의식적 편견과 차별로 이어질 수 있다. 연구에 따르면, 거의 모든 유형의 진단 및 치료 중재에서 흑인과 기타 소수민족은 백인에 비해 더 적은 절차를 받고 더 낮은 품질의 건강관리서비스를 제공받는 것으로 나타났다(Smedley et al., 2003). 두 번째 경로는 제도적 또는 구조적 인종차별이다. 구조적 인종차별은 사회적으로 낙인 찍힌 사람이 사회에서 바람직한 기회와 자원에 접근하는 것을 줄이는 사회구조와 정책을 말한다. 인종차별이 작용하는 세 번째 경로는 개인 수준의 차별을 통해 이루어진다. 인종집단은 사회적 제도와 개인 모두로부터 자신에게 향하는 다른 대우(차별)를 경험한다(Williams et al., 2019a, p. 1375). 인종차별이 개인에게 영향을 미치는 경로는 상호 연결되어 있으며 서로를 강화하는 특징이 있다(Reskin, 2012).

고정관념 위협은 인종차별이 건강에 영향을 미칠 수 있는 또 다른 예로서, 낙인 찍힌 집단이 자신에 대한 부정적인 고정관념을 인지할 때 활성화되는 불안과 기대감을 의미한다. 이는 낙인 찍힌 인종집단이 이러한 고정관념에 반응하고 이를 사실로 받아들이게 만들 수 있다. 이러한 내면화된 인종차별은 심리적 안녕 감소, 알코올 소비 증가, 우울 증상, 비만과 관련이 있다(Williams et al., 2019a, p. 111).

2010년 이후 미국은 앞서 논의한 바와 같이 SDoH 틀 내에서 건강불평등을 해결해왔다. 그러나 많은 연구자가 건강불평등의 근본원인이라고 믿는 인종차별을 이 틀에 포함시켜야 한다고 주장하고 있다. Yearby(2020)는 구조적 인종차별을 해결하지 못했기 때문에 건강불평등이 계속되고 있다고 말한다. 그는 구조적 인종차별이 의료, 교육, 고용, 주택, 공중보건 등 우리 시스템이 대다수에게 유리하고 인종 및 민족 소수자에게 불리하도록 구조화된 방식이라고 주장한다(p. 518).

2015년과 2019년의 두 개의 체계적 문헌고찰은 인종차별과 불평등이 건강에 미치는 영향을 다룬다. Paradies 등(2015)은 건강 결정요인으로서 인종차별을 포함한 연구기준을 충족한 293개의 연구를 검토했다. 이 연구들은 1983년부터 2013년 사이에 발표된 333개 논문이며, 주로 미국에서 수행되었다. 메타분석 결과, 인종차별은 건강 악화와 유의미한 연관이 있는 것으로 나타났으며, 정신건강과의 연관성이 신체건강과의 연관성보다 더 강하게 나타났다(p. 25). 또한, 인종은 인종차별과 우울증, 부정적 정신건강, 신체건강 간의 연관성을 유의미하게 조정하는 요인으로 나타났다. 아시아계 미국인과 라틴계 사람은 아프리카계 미국인에 비해 인종차별과 부정적 정신건강 간의 연관성이 더 강하게 나타났으며, 라틴계 사람은 아프리카계 미국인에 비해 인종차별과 신체건강 간의 연관성이 더 강한 것으로 확인되었다(pp. 25-26).

Williams 등(2019b)은 2013년부터 2019년까지 발표된 29건의 문헌고찰 및 메타분석을 검토했다. 미국과 국제연구 모두 차별경험이 정신건강과 질병의 전 임상적 지표, 건강행동, 진료 이용, 의료처방 준수를 포함한 신체건강 지표에 부정적인 영향을 미친다고 보고했다. 인종차별은 질병에 대한 새로운 위험요소로 부상하고 있다.

* 건강불평등

건강불평등은 오랫동안 주목받아 왔지만, 미국 의학연구소(현재 국립 의학 아카데미)의 '불평등한 치료'(Smedley et al., 2003)라는 보고서는 이러한 불평등을 의료 분야(health care)의 최전선에 놓았다. 이 보고서는 몇몇 예외를 제외하고는 인종과 민족적 차이에 따른 건강관리서비스의 불평등이 다양한 질병과 건강관리서비스 전반에 걸쳐 일관되게 나타난다는 것을 보여주었다. 인종, 민족성 및 문화는 미국 인구의 건강과 건강관리서비스를 크게 분열시킨다. 모든 사람을 위한 건강형평성을 달성하는 것이 목표이며, 모든 사람이 가능한 한 최상의 건강 표준을 향해 노력하는 것이다(Braveman, 2014).

Healthy People 2030은 건강형평성을 목표에 통합했다(2020b). 건강불평등의 정의는 2030 문서에서 변경되지 않았으며, Healthy People 2020 (2014)의 정의를 그대로 유지하고 있다.

> … 건강불평등이란 경제적·사회적·환경적 불이익과 밀접하게 연관된 특정 유형의 건강차이를 의미한다. 건강불평등은 인종 또는 민족 집단, 종교, 사회경제적 지위, 성별, 연령, 정신건강, 인지적·감각적 또는 신체적 장애, 성적 지향 또는 성별 정체성, 지리적 위치, 또는 역사적으로 차별이나 배제와 연관된 기타 특성에 따라 체계적으로 더 큰 사회적 또는 경제적 건강장애를 경험한 사람들 집단에 부정적인 영향을 미친다.

Healthy People 2030은 생애 단계(영아, 아동 및 청소년, 성인 및 노인)에 따른 건강 결정요인과 건강결과를 다루는 개념적 틀을 사용한다. 이 접근법은 공중보건에 영향을 미치고 건강 불평등에 기여하는 개인적 및 사회적 결정요인의 중요성을 강조하는 것을 목표로 한다. 사회적 건강 결정요인을 해결하는 것은 인구 건강을 개선하고 건강불평등을 해소하는 데 핵심적이다(Healthy People 2030, 2020b).

사회경제적 요인과 건강의 연관성에 대한 과학적 증거가 증가하고 있다는 것은 주목할 만하다. 한 예로는 신경내분비 및 면역체계 경로를 통한 만성 스트레스로 인해 생명유지에 중요한 장기 시스템이 손상되는 것을 들 수 있다. 사회경제적 불이익, 노숙, 인종차별과 같은 스트레스 경험은 시간이 지남에 따라 면역방어와 중요한 장기를 손상시킬 수 있는 호르몬 및 기타 물질의 분비를 유발할 수 있다(Braveman, 2011). 이러한 생리적 연쇄반응은 심혈관질환을 포함한 만성질환의 발병 및 진행을 가속화하고, 신체 노화 또한 가속화할 수 있다(p. S11).

인종 및 민족성

미국 보건의료 연구 및 품질관리국(AHRQ)에서 매년 발간하는 '국립 보건 의료품질 및 불평등보고서(QDR)'는 미국의 의료서비스의 질과 불평등에 대한 국가데이터를 보고한다. 국립 보건 의료품질 및 불평등보고서의 인종 및 민족 분류는 미국 인구조사의 분류와 다르다. 이 분류에는 아메리카 원주민 또는 알래스카 원주민(AI/AN), 아시아인, 흑인 또는 아프리카계 미국인, 히스패닉 또는 라틴계, 하와이 원주민/태평양 섬주민(NHPI), 백인이 포함된다(AHRQ, 2019).

2018년 보고서의 주요 내용은 다음과 같다.

① 의료 서비스 접근성

- 접근성 전반에 대한 추세를 보면, 보고된 21개 측정지표 중 11개는 개선되었고, 7개는 변화가 없었으며, 3개는 악화되었다. 가장 큰 개선은 다음 영역에서 확인되었다. 과거에 정기적인 건강관리를 받을 수 없었던 아동이 지난 12개월 동안 정기적인 건강관리를 받은 경우, 건강상태가 보통에서 나쁜 상태에 있는 사람이 지속적인 관리를 받을 수 있는 특정 의료자원을 확보한 경우, 전반적으로 사람들이 지속적인 관리를 받을 수 있는 특정 의료자원을 확보한 경우이다.
- 의료서비스 접근성에 대한 대부분의 불평등은 통계적으로 유의미한 변화를 보이지 않았다. 그러나 2008년부터 2016년까지 진료가 필요한 무보험 성인과 민간보험에 가입한 성인 간의 불평등은 감소했다(p. 20).
- 히스패닉은 접근성 측정지표의 75%에서 비히스패닉 백인보다 의료접근성이 더 낮았으며, 10%의 지표에서는 동일한 접근성을, 15%의 지표에서는 더 높은 접근성을 보였다. 히스패닉과 비히스패닉 백인 간의 가장 큰 격차는 건강보험 가입률에서 나타났다(p. 30).

② 인종 및 민족별 의료서비스 불평등

- 건강관리서비스의 질은 품질 측정지표의 40%에서 백인이 흑인보다 더 나았으며, 15%에서는 흑인이 백인보다 더 나았다. 흑인에게 가장 큰 불평등이 나타난 분야는 13세 이상 인구 10만 명당 새로운 HIV 감염 사례, 10만 명당 HIV 감염 사망률(2016년 기준, 흑인이 백인보다 HIV 감염으로 사망할 가능성이 7배 이상 높음), 그리고 2~17세 아동 인구 10만 명당 천식으로 인한 병원 입원이었다(p. 71).
- 흑인에 대한 대부분의 불평등은 변화하지 않았으나, 그중 어떤 것도 더 확대되지는 않았다.
- 아시아인에 대해, 품질 측정지표의 27%에서는 백인이 아시아인보다 더 나은 품질을 보였으며, 28%의 지표에서는 아시아인이 백인보다 더 나은 품질을 보였다(p. 80).
- 자료에 따르면, 백인은 아메리카 원주민/알래스카 원주민(AI/AN)에 비해 40%의 품질 측정지표에서 더 나은 의료서비스를 제공받았으며, AI/AN은 13%의 지표에서 더 나은 품질을 보였다(p. 88).
- 백인은 하와이 원주민/태평양 섬 주민(NH/PI)보다 40%의 품질 측정지표에서 더 나은 품질을 보였으며, NH/PI는 14%의 지표에서 더 나은 품질을 보였다. 또한 NH/PI에 대한 92%의 품질 측정지표는 변화하지 않았다(p. 95).
- 백인은 비히스패닉 백인보다 35%의 품질 측정지표에서 더 나은 품질을 보였으며, 히스패닉은 비히스패닉 백인보다 23%의 품질 측정지표에서 더 나은 품질을 보였다(p. 102).

이러한 QDR 자료는 미국 내 다양한 인종 및 민족 간에 건강형평성이 존재하지 않음을 보여준다. 다음 연구는 인종과 민족성이 건강결과에 영향을 미친다는 것을 뒷받침한다. 인종적 및 민족적 소수집단은 당뇨병의 영향을 불균형적으로 받는다. 질병통제예방센터(CDC)의 2020년 국가 당뇨병 통계보고서에 따르면, 진단된 당뇨병의 유병률은 아메리카 원주민/알래스카 원주민 14.7%, 히스패닉 계열 12.5%, 비히스패닉 흑인 11.7%, 비히스패닉 아시아인 9.2%, 비히스패닉 백인 7.5%이다(p. 4). Walker 등(2016)은 인종/민족성이 당뇨병 환자의 결과에 미치는 영향에 대한 문헌고찰에서 혈당 조절, 혈압, 지질 조절에 여전히 인종/민족적 차이가 있음을 발견했다. 지역요인, 즉 식량불안정, 사회적 응집력, 지역 미관과 같은 요인이 혈당조절과 관련이 있었기 때문에 사회적 건강 결정요인은 건강결과에 상당한 영향을 미쳤다(p. 366).

Trost 등(2018)은 만성요통(cLBP)을 앓고 있는 인종적으로 다양한 연구대상자의 불공평 평가를 조사했다. 히스패닉인 43명, 백인 51명, 흑인 43명이 포함된 대상자 중 흑인 참가자는 백인이나 히스패닉 참가자보다 통증, 장애, 통증파국화, 우울증을 훨씬 더 많이 보고했다. 또한 흑인 참가자는 다른 참가자에 비해 cLBP와 관련하여 훨씬 더 크게 불공평을 표명했다(p. 93).

미국의 연구에 따르면 통증 관련 질환의 유병률, 치료, 진행 및 결과에 민족적 차이가 있다. 흑인/아프리카계 미국인은 비히스패닉 백인에 비해 더 많은 통증과 통증 관련 고통을 겪었다(Campbell & Edwards, 2012, p. 219). 통증의 건강불평등을 없애기 위해서는 이러한 불평등을 뒷받침하는 메커니즘을 파악하는 것이 중요하다. 궁극적으로 다양한 인종과 민족이 통증을 경험하는 방식은 환자의 통증관리 및 건강결과에 영향을 미친다. 따라서 다양한 치료방식은 서로 다른 민족집단에서 서로 다른 치료효과를 나타낼 수 있다.

Davies 등(2017)은 체계적 문헌고찰을 통해 문화적·언어적 다양성이 뇌졸중 환자의 건강결과에 영향을 미치는지 11개 연구를 검토하였다. 백인 또는 흑인이 급성치료 환경에서 더 오래 머무르는지 여부와 퇴원 후 거주환경에 대한 추세에 대해서는 상충되는 증거가 있었다(p. 739). 두 연구에서 나온 제한된 증거에 따르면 흑인이 급성치료 환경에서 백인보다 더 높은 사망위험에 처해 있었다. 그러나 검토된 연구들은 방법론적으로 질이 낮았으며, 저자들은 소수집단이 실제로 건강관리서비스에 접근할 수 있게 되면, 그들의 문화, 언어, 건강신념의 차이가 건강 관련 결과에 큰 영향을 미치지 않는다고 결론지었다(p. 743).

성적 및 성별 소수자

2016년, 미국 국립 소수민족 건강 및 건강불평등 연구소(NIMHD)는 성적 및 성별 소수자(SGM)를 국가보건원(NIH) 연구의 건강불평등 집단으로 공식적으로 발표했다. NIMHD는 SGM 인구가 의료서비스에 대한 접근성이 낮고, 우울증, 암, HIV/AIDS와 같은 특정 질환의 부담이 더 크다고 밝혔다. 또한 연구에 따르면, SGM을 반대하는 편견이 심한 지역사회에 살고 있는 SGM 인구는 SGM에 대해 더 수용적인 지역사회에 거주하는 사람보다 평균적으로 12년 더 일찍 사망한다고 지적했다(Hatzenbuehler et al., 2013).

성적 또는 성별 소수자 집단의 건강불평등에 관한 문헌의 상당 부분은 사회적 건강 결정요인과 관련되어 있지만, 동등한 비중으로 소수자에 대한 차별과 낙인을 다루고 있다. 미국에서 레즈비언, 게이, 양성애자, 범성애자, 트랜스젠더, 젠더퀴어, 퀴어, 인터섹스, 에이젠더, 무성애자, 또는 앨라이(LGBTQIA+)로 정체화하는 개인은 오랜 차별의 역사를 경험해왔다. 연구에 따르면 차별, 낙인, 괴롭힘은 신체적·정신적 건강 모두에 부정적인 영향을 미친다(Casey et al., 2019). 이러한 건강에 대한 부정적인 영향은 인종적 또는 민족적 소수자에 속하는 LGBTQIA+ 개인에게 더욱 심각하다. 이러한 전국적 연구에서는 건강관리 분야에도 명백한 제도적 차별이 존재하는 것으로 나타났다. LGBTQIA+ 성인 6명 중 1명 이상이 잠재적 차별로 인해 건강관리서비스를 피했거나 과거에 차별을 경험한 적이 있다고 답했다. 트랜스젠더 개인의 경우, 이 수치는 더욱 높았다(p. 1464).

의학연구소(현재는 국립의학아카데미로 명칭 변경)의 보고서에 따르면, LGBTQIA+ 개인은 '소수자 스트레스'로 인해 이성애자 및 시스젠더 동료에 비해 건강결과가 더 나쁘다. 소수자 스트레스란 소외된 소수집단의 일원으로서 겪는 만성적인 스트레스를 말한다. 차별적인 환경과 공공정책은 LGBTQIA+ 사람을 낙인 찍어 거절감, 수치심, 낮은 자존감을 초래하며, 이는 건강과 건강 관련 행동에 부정적인 영향을 미칠 수 있다(Gonzales et al., 2016). Valdiserri 등(2019)은 낙인이 LGBTQIA+ 인구 사이에서 정신건강 불평등을 초래하는 주요 요인이라고 주장한다. 이러한 낙인이 실제로 경험되든, 인지되든, 또는 예상되든 간에, 이는 자원이용 가능성, 사회적 관계, 심리적·사회적 반응을 포함한 다양한 과정에 영향을 미치며, 이 모든 과정이 건강결과를 매개하고 건강불평등을 초래할 수 있다고 설명한다(p. 574).

체계적 문헌고찰 및 메타분석에서 Lisy 등(2018)은 성적 지향 및/또는 성정체성이 일반적으로 낙인 찍히는 사람을 대상으로 암치료 경험과 충족되지 않은 요구를 분석했다. 연구자들의 포함기준을 충족하는 15개 질적 연구가 있었으며, 6개 주제가 도출되었다. 공개, 동성애 혐오, 건강관리제공자의 행동, 이성 중심적 치료, 지원그룹, 충족되지 않은 요구. 성적 취향 공개를 둘러싼 문제가 자주 보고되었다. "공개할 것인가, 말 것인가?" 많은 사람에게 이 질문은 진퇴양난이다. 공개가 도움이 될 수 있는 건강상황이 많지만, 그렇게 하면 차별과 불평등한 대우를 받을 위험이 있기 때문이다(p. 1486). 이 연구에서 레즈비언, 게이, 양성애자는 성적 취향으로 인해 수많은 어려움에 직면했으며, 그들의 요구에 부합하는 문화적으로 적절한 치료를 받지 못하는 경우가 많았다. 건강관리제공자는 이성애자라는 가정을 하거나 포괄적인 언어를 사용하지 않았으며, 진료 시 대화에서 배우자가 배제되기도 했다(p. 1480).

LGBTQIA+ 고령자는 오랫동안 건강문제에서 간과되어온 집단이다. 이러한 고령자 사이의 건강불평등에 영향을 미치는 사회적 건강 결정요인에는 나이, 인종 또는 민족, 그리고 사회경제적 지위가 포함된다(Fredriksen-Goldsen et al., 2013). 2003~2010년 워싱턴주 행동 위험요인 감시시스템(BRFSS) 데이터(n=96,922)를 분석한 결과, 레즈비언 및 양성애 여성은 이성애 여성에 비해 비만의 조정된 오즈값이 더 높았으며, 심혈관질환의 위험도 이성애 여성보다 유의미하게 높았다. 게이와 양성애 남성은 이성애 남성보다 신체건강이 좋지 않을 위험과 독거생활을 할 위험도 더 높았다. 연구결과는 레즈비언, 게이, 양성애자 성인이 젊은 나이에 보이는 일부 건강불평등 패턴(장애, 정신건강 문제, 흡연 가능성 증가)이 노년기에도 지속된다는 점을 시사하며, 특히 레즈비언과 양성애 여성의 경우 과도한 음주와 비만도 포함되었다(p. 1806). 연구자들은 레즈비언, 게이, 양성애 고령자의 건강불평등과 고유한 건강요구를 해결하기 위해 맞춤형 중재가 필요하다고 결론 내렸으며, 이는 일반적으로 LGBTQIA+ 고령자에게도 적용된다고 강조했다.

구체적으로 고령의 트랜스젠더 인구를 살펴보면, 이들은 대인관계 및 구조적 장벽으로 인해 건강관리서비스 접근에 어려움을 겪는다. 이러한 장벽으로 인해 이들은 건강관리서비스를 미루거나 완전히 회피하게 된다(Kcomt et al., 2020).

중재

간호학은 환자와 건강관리제공자의 문화적 권리와 다양성을 지원하는 문서에 기반하고 있다. 국제간호협의회(ICN)의 간호사 윤리강령(2012)은 "간호의 본질에는 문화적 권리를 포함한 인권, 생명과 선택의 권리, 존엄성과 존중받을 권리에 대한 존중이 내재되어 있다. 간호는 연령, 피부색, 신조, 문화, 장애 또는 질병, 성별, 성적 취향, 국적, 정치, 인종 또는 사회적 지위에 대한 고려에 구애받지 않고 존중하며 자유롭게 제공된다."라고 명시하고 있다(p. 1).

미국 간호협회의 간호사 윤리강령(2015)은 9개 조항으로 구성되며, 이 중 3개 조항이 이 장에서 다루는 내용을 담고 있다.

- 조항 1: 간호사는 모든 사람의 고유한 존엄성, 가치, 독특한 특성에 대해 공감과 존중을 가지고 실천한다.
- 조항 3: 간호사는 환자의 권리, 건강 및 안전을 증진하고 옹호하며 보호한다.
- 조항 8: 간호사는 다른 보건전문가와 협력하여 인권을 보호하고, 보건외교를 증진하며, 건강불평등을 줄이는 데 기여한다.

* 간호이론 모델

현재 다양한 모델, 이론 및 틀이 간호사가 다양한 인구집단을 대상으로 적절한 돌봄을 제공하는 데 도움이 되고 있다. 다문화간호학회(www.tcns.org) 웹사이트에서는 다문화간호 이론과 모델에 대한 다양한 정보를 제공한다. 효과적이고 질 높은 간호실무를 위해서는 이론적 틀을 활용할 필요가 있다. 오늘날 실무에서 가장 주목받는 세 가지 이론적 틀을 소개한다.

Giger and Davidhizar의 다문화평가 모델

Giger and Davidhizar 모델은 1990년에 처음 개발되었으며(Giger, 2017 인용), 다음과 같은 5개 개념의 메타패러다임으로 구성되어 있다. (1) 다문화간호 및 문화적 다양성 간호, (2) 문화적 역량이 있는 돌봄, (3) 문화적으로 독특한 개인, (4) 문화적으로 민감한 환경, (5) 문화적으로 특정한 질병 및 건강행동에 기반한 건강 및 건강상태(Giger, 2017, pp. 5-7).

이 모델은 중심에 독특한 문화적 존재인 대상자가 위치한 동심원 개념을 기반으로 한다. 다음 원에는 종교, 문화, 민족성 개념이 포함된다. 가장 바깥쪽 원에는 의사소통, 공간, 사회조직, 시간, 환경통제, 생물학적 다양성이라는 6개 문화적 개념이 포함된다(Giger, 2017; Giger and Davidhizar, 2004).

의사소통은 인간의 모든 상호작용과 행동, 즉, 언어적·비언어적 행동을 의미하며, 사람들이 연결되는 수단이다. 개인공간은 사람의 몸을 둘러싸고 있는 공간과 그 공간 안에 있는 물체를 포함하는 영역이다. 개인공간은 또한 사람이 받는 자극을 걸러내는 내면의 공간을 묘사하기도 한다. 사회조직은 가족, 종교, 민족, 인종, 부족, 친족, 씨족 및 기타 집단을 포함한 다양한 집단으로 구성된다. 집단이 발전하는 과정에서 행동패턴과 규범, 신념 및 가치체계가 형성된다.

시간의 정의를 이해하기 위해 발달과정만을 살펴보는 것은 너무 단순하다. 시간에 대한 인식은 대부분 무의식적인 이전의 생각과 편견에 직접적인 영향을 받는다. 시간에 대한 또 다른 고려사항은 구체적인 시간인지 혹은 추상적인 시간인지이다.

환경통제는 개인이 자연을 통제하고 자신에게 영향을 미치는 환경요인을 계획하고 조정할 수 있는 능력을 말한다. 외부통제 문화권에서 온 사람은 숙명론적인 시각을 갖게 되어 결국 건강관리를 추구하는 것이 쓸모없다고 믿게 될 수 있다. 다양한 인종집단 간의 생물학적 차이는 특히 유전적 다양성 측면에서 잘 이해되지 않는다(Giger, 2017).

Purnell의 문화역량 모델

Purnell의 문화역량 모델은 각각 거시 개념을 나타내는 4개의 동심원을 그려서 표현한다. 가장 바깥쪽 원은 글로벌 사회를 나타낸다. 3번째 원은 공통의 관심사를 가지고 있지만 반드시 같은 지리적 영역에 거주하지는 않는 사람들의 집단을 의미하는 커뮤니티이다. 커뮤니티의 물리적·사회적·상징적 특성은 구성원이 지리적 공통점보다는 연결감을 느낄 수 있게 해준다(Purnell, 2014).

2번째 원은 정서적으로 연결되어 있고 함께 살 수도 있고 아닐 수도 있는 2명 이상의 개인으로 구성된 가족을 나타낸다. 가장 안쪽 원은 환경에 지속적으로 적응하는 개인을 나타낸다(Purnell, 2014).

이 모델의 개념틀은 상호연결되어 있고 모든 문화에 공통적인 12개 미시 개념 또는 영역으로 구성된다. 각각은 건강과 의료에 영향을 미친다. 각 영역은 환자/대상자를 평가할 때 고려해야 할 개념을 포함한다. 또한 건강관리제공자는 이 영역을 자신의 문화적 신념과 행동을 성찰하는 데 활용할 수 있다. 영역은 다음과 같다. (1) 개요 및 유산, (2) 의사소통, (3) 가족역할 및 조직, (4) 인력문제, (5) 생체문화 생태학, (6) 고위험행동, (7) 영양, (8) 임신 및 출산 가정, (9) 죽음의 의식, (10) 영성, (11) 건강관리실무, (12) 건강관리제공자(Purnell, 2014, pp. 9-10).

Leininger의 문화간호 다양성과 보편성 이론

문화간호 이론의 목표는 초기부터 문화간호 연구결과를 활용하여 다양한 문화 또는 유사한 문화의 사람들에게 건강, 안녕, 치유를 위해 문화적으로 적합하고, 안전하며, 유익한 문화 특화 또는 일반적인 간호를 제공하는 것이다. 또한, 이 이론은 사람들이 장애와 죽음을 마주하는 데 도움을 주는 것을 목표로 한다(Leininger, 2002; Leininger & McFarland, 2002, 2006; McFarland & Wehbe-Alamah, 2015). 문화적 가치, 믿음, 관행은 건강과 질병에 영향을 미치며, 대상자와 그 가족에게 건강관리 선택과 양식에 대한 정보를 제공하고 지침을 제공한다. 간호는 보편적이지만, 건강관리에 대한 믿음과 행동과 관련된 간호의 양상은 문화집단마다 다르다(Leininger, 2002; Leininger & McFarland, 2002, 2006; McFarland & Wehbe-Alamah, 2015). Leininger의 문화간호 다양성과 보편성 이론은 건강관리제공자가 문화집단 간의 차이점과 유사점을 발견할 수 있도록 이론적 틀을 제공한다.

대상자와 가족의 사회적 구조, 즉 경제, 종교, 세계관과 관련된 특성은 다양한 문화에서 문화간호 의미, 표현 및 패턴에 영향을 미친다(McFarland & Wehbe-Alamah, 2015, pp. 9-10). 이러한 구조에는 일반적인 돌봄실천이 내재되어 있으며, 이는 전문적인 돌봄실천과는 별개이자 구별되는 것이다(Leininger, 1997; Leininger & McFarland, 2002; McFarland & Wehbe-Alamah, 2015).

* 문화적 겸손

건강관리 분야에서 '역량(competency)'이라는 용어는 많은 사람에게 기술을 숙달하거나 성공적으로 완료하는 것을 의미한다. 우리가 존재하는 수많은 문화를 고려할 때, 우리 중 누가 문화적으로 유능하다고 간주될 수 있을지 의문을 가질 수 있다(Isaacson, 2014). Tervalon과 Murray-Garcia(1998)는 중요한 논문에서 역량이라는 개념이 모호하고 달성 불가능하다고 주장하며, 역량 대신 문화적 겸손(cultural humility)을 가르칠 것을 제안하였다. 문화적 역량은 '내가 전문가'라는 의미를 내포하는 반면, 문화적 겸손은 '당신이 전문가'라는 의미를 담고 있다(Ruud, 2018, p. 256). 문화적 겸손은 문화적 역량보다 더 깊이 있고 정치적으로 적절한 접근으로 인정받고 있다(Foronda et al., 2016).

문화적 겸손이란 무엇인가? Foronda 등은 개념분석을 통해 문화적 겸손을 '개방성, 자기인식, 무아(자아를 없애는 것), 자발적으로 다양한 개인과 상호작용한 후 자기성찰과 비판을 통합하는 과정'이라고 정의한다. 문화적 겸손을 달성하면 상호 권한 부여, 존중, 파트너십, 최적의 간호 및 평생학습이라는 결과를 얻을 수 있다(Foronda et al., 2016, p. 213). 건강관리제공자는 건강불평등에 기여할 수 있는 자신의 가정과 편견에 대한 인식을 얻고자 한다. 문화적 겸손은 건강관리제공자가 다른 배경을 가진 상대방의 말을 적극적으로 경청하고, 동시에 자신의 생각과 감정에 주의를 기울임으로써 타인과의 상호작용에 대한 책임을 져야 한다고 요구한다. 마음챙김은 인식을 향상하는 데 도움이 될 수 있는 한 가지 접근방식이다(Yeager & Bauer-Wu, 2013). 문화적 겸손은 자기성찰과 자기인식을 장려한다(Isaacson, 2014).

레즈비언, 게이, 양성애자, 트랜스젠더 또는 퀴어로 정체화하는 대상자를 돌볼 때, 건강돌봄환경은 포괄적인 환경을 제공할 수 있는 교육받은 직원이 필요하다. 교육을 받지 않은 직원은 제공되는 간호의 질에 영향을 미칠 수 있다. 개인이 스스로를 식별하는 용어를 인지하고, 환자가 선호하는 성별 대명사를 사용한다. 국립 LGBTQIA+ 건강교육센터에서 이와 관련된 교육자료를 제공한다. 이 센터는 건강관리제공자를 위한 LGBTQIA+ 용어 온라인 사전도 출간하고 있다. 문화적 겸손의 틀을 사용하면 건강관리제공자는 LGBTQIA+ 인구에게 더 나은 대상자 중심의 간호를 제공할 수 있다.

* 문화적 인식과 감수성

문화적 다양성과 건강불평등을 해결하는 데 필요한 지식과 행동을 설명하기 위해서 많은 용어가 사용된다. 문화적 인식과 문화적 감수성은 문헌에서 흔히 접하는 두 가지 용어의 예이다. 문화의 정의에 대한 지속적인 혼란으로 인해 이 문화 관련 용어도 명확한 정의가 부족한 것은 놀라운 일이 아니다. 실제로 이 용어들은 문화적 역량과 혼동되는 경우가 많다.

Purnell(2014)은 문화적 인식을 문화의 외적인 징후를 이해하는 것으로 설명하는 반면, 문화적 감수성은 다른 문화를 가진 사람에 대한 개인의 태도라고 설명한다. 마찬가지로, Schim 등(2007)은 문화적 인식은 지식과 관련이 있고, 문화적 감수성은 태도와 관련이 있다고 말한다. 이러한 용어의 의미와 사용에 대한 기본적인 이해는 이 용어를 문화적 역량과 구분하는 데 중요하다.

* 문화적 역량

문화적으로 일치하는 돌봄에 관한 고전적인 논문에서 Schim 등(2007)은 퍼즐 비유를 네 가지 문화적 돌봄 용어에 적용하고, 이 네 가지 구성요소로 완성된 퍼즐을 설명한다(p. 105). 이 구성요소에는 문화적 다양성, 문화적 인식, 문화적 민감성, 문화적 역량이 포함된다(표 12-4).

① 문화적 다양성: 장소와 시간에 따라 질과 양이 다양하며, 역동적이고 변화무쌍하다.
② 문화적 인식: 인지적 구성요소로, 숙고해야 할 현실이며 지식을 처리하는 데 상응하는 능

표 12-4 문화적 역량의 정의

저자	정의
American Nurses Association (2015)	건강관리소비자와 기타 이해관계자의 선호하는 문화적 가치, 신념, 세계관 및 관행에 부합하는 근거기반 간호의 적용
Campinha-Bacote (2002)	건강관리제공자가 대상자(개인, 가족, 지역사회)의 문화적 맥락 내에서 효과적으로 일할 수 있는 능력을 달성하기 위해 노력하는 지속적인 과정이다. 이 과정은 문화적 인식, 문화적 지식, 문화적 기술, 문화적 만남, 문화적 욕구의 통합을 포함한다.
Giger et al. (2007)	다양한 문화집단과 관련된 지식, 이해, 기술을 보유하여 건강관리제공자가 수용 가능한 간호를 제공할 수 있는 능력을 말한다. 역량은 차이를 받아들이고 존중하는 지속적인 과정을 포함한다.

력이다.

③ 문화적 감수성: 정서적 또는 태도적 구성요소로, 자신과 타인에 대한 태도를 의미한다.

④ 문화적 역량: 행동적 구성요소로, 다양성, 인식, 감수성에 대한 반응으로 취하는 행동을 뜻한다.

문화적으로 유능한 간호에 대한 지식을 향상시키기 위한 교육

학생, 교수, 의사와 조직을 위한 문화교육의 필요성은 분명하다. 그러나 솔직히 어떤 것이 효과적인지는 불분명하다. 특정 내용, 교육기간, 정서적 내용 등에 대한 논의가 담긴 수많은 '훈련' 문헌이 있다. 최근 연구된 거의 모든 문헌은 다양한 문화권의 사람에게 제공되는 간호에 교육이 '차이를 만드는지'에 대해 혼합된 결과를 보여준다. Horvat 등(2014)은 코크란 리뷰(Cochrane Review)를 작성하고 문화적 역량 교육과 환자, 전문가, 조직의 성과 사이의 연관성을 입증할 증거가 부족하다고 선언했다. 이들의 분석에는 5건의 무작위 대조군 연구가 포함되었다. 연구결과는 교육적 중재에 대한 지지 또는 효과가 없다는 증거를 보여주었다. 그러나 증거의 질이 충분하지 않아 일반화할 수 있는 결론을 도출할 수 없었다. 또한 연구의 방법론적 질이 낮았다.

Govere 등(2016)은 환자 만족도 향상을 위한 문화적 역량 교육의 효과를 평가하는 체계적 문헌고찰에서 포함기준을 충족하는 7건의 연구를 발견했다. 7개 연구 중 6개는 교육이 건강관리제공자의 지식, 인식, 문화적 감수성을 향상시켰다고 결론지었다. 7개 연구 중 5개는 환자 만족도가 증가했음을 입증했다. 그러나 Govere 등은 연구의 질과 방법론적 엄격성이 낮았으며, 이는 주로 소규모, 비효율적인 표본크기, 준실험 연구의 사용, 편의표집 때문이라고 지적한다(p. 408). 연구의 질이 떨어지는 것 외에도, 연구에서 사용된 문화적 역량 및 환자성과 평가도구는 너무 일반적이어서 건강관리제공자의 직업적 역량에 구체적이지 않았다.

Truong 등(2014)은 문화적 역량 중재에 대한 체계적 문헌고찰을 완성했다. 19개 연구가 포함기준을 충족했다. 중재에는 건강관리제공자를 위한 교육, 워크숍, 프로그램, 환자를 위한 문화적으로 특정한 맞춤형 교육 또는 프로그램, 통역사 서비스, 동료교육, 환자 네비게이터(patient navigator), 교환프로그램이 포함되었다. 연구에서는 제공자 관련 결과(지식과 의사소통 기술의 증가), 환자/대상자 결과(생리적 측정뿐만 아니라 환자 만족도와 신뢰도), 식습관 및 운동과 같은 행동결과를 측정했다. 6개 검토에서는 제공자의 지식, 기술, 태도가 개선되었다는 증거를 제시했다. 7건의 연구에서는 일부 건강결과가 개선되었다는 증거를 발견했다. 그러나 장기적인 효과는 어떤 연구에서도 검토되지 않았다.

미국 간호사 아카데미의 글로벌 간호 및 건강전문가 패널의 전문가팀과 다문화간호사회의 회원들은 2011년 간호실무에서의 문화적 역량에 대한 표준세트를 개발했다(Douglas et al., 2011). 2014년에 저자들은 간호단체의 문서 50개와 관련 자료를 검토한 후 이 표준에 대한 업데이트를 발표했지만 이번에는 표준이라는 용어 대신 가이드라인이라는 제목을 붙였다(Douglas et al., 2014). 이는 용어를 변경하면 전 세계 간호사에게 더 적용 가능할 것이라고 믿었기 때문이다. 일부 국제국가에서는 '표준'이라는 용어가 실무에 대한 필수요건으로 해석될 수 있다. 문화적으로 유능한 간호를 위한 가이드라인은 모든 문화에 적용할 수 없다. 문화적 역량에 대한 가이드라인은 각 문화에 맞게 조정되어야 한다. 가이드라인은 최상의 실무 수준을 위한 목표를 나타낸다(Douglas et al., 2014, p109). 이 가이드라인에는 (1) 문화에 대한 지식, (2) 문화적으로 유능한 간호에 대한 교육 및 훈련, (3) 비판적 성찰, (4) 문화 간 의사소통, (5) 문화적으로 유능한 실무, (6) 건강관리 시스템 및 조직의 문화적 역량, (7) 환자 옹호 및 권한 부여, (8) 다문화 인력, (9) 문화 간 리더십, (10) 근거기반 실무 및 연구가 포함된다.

보건의료연구 품질기관(AHRQ)은 미네소타 근거기반실무센터에 '장애인, 레즈비언, 게이, 양성애자 및 트랜스젠더 인구와 인종/민족 소수자 인구를 위한 문화적으로 적절한 건강관리를 개선하기 위해 기존의 시스템, 진료소, 제공자 및 개인 수준의 중재를 조사'하도록 의뢰했다(Butler et al., 2016, p. vii). 3만 7,000개가 넘는 중복되지 않은 영어 인용문이 검토되었다. 전문직업 학생과 제공자의 문화적 역량을 향상하기 위한 교육 프로그램 및 훈련에는 문화적 역량 중재가 건강불평등에 미치는 영향을 측정한 연구가 포함되었다. 대부분의 중재는 관심대상 인구에 대한 태도 변화를 측정했다. 기존 프로토콜을 변경하거나, 환자가 공식 건강관리시스템과 상호작용할 수 있도록 권한을 부여하거나, 의료현장에서 제공자의 행동을 유도하는 중재는 환자 중심 결과를 측정할 가능성이 더 높았다(p. viii).

사회적 건강 결정요인 해결

2019년 미국의 의료비 지출은 4.6% 증가하여 3조 8,000억 달러에 이르렀으며, 이는 2018년의 4.7% 증가율과 유사하다. 국내총생산(GDP)에서 의료비가 차지하는 비중은 2019년에 17.7%로, 2018년의 17.6%와 비교된다(Martin et al., 2021).

미국은 경제협력개발기구(OECD)의 10개 고소득국가 중 의료비 지출이 가장 많다.

- 미국은 OECD 평균의 거의 두 배를 지출하지만, 다른 OECD 국가에 비해 기대수명이 가장 낮고, 자살률이 가장 높다.
- 미국은 만성질환 부담이 가장 높고 비만율이 OECD 평균의 두 배에 달한다.
- 미국은 동료국가와 비교했을 때 예방 가능한 원인으로 인한 입원건수가 가장 많고, 피할 수 있는 사망률이 가장 높다(Tikkanen & Abrams, 2020).

이 장에서는 취약계층에서 주로 사회적 건강 결정요인(SDoH)이 의료서비스 접근과 질에 대한 주요 예측인자로 작용하는 건강불평등을 확인했다. 건강에 영향을 미치고 이러한 불평등을 줄일 수 있는 기존 프로그램을 강화하며, 개인과 지역사회의 건강개선에 대한 보상으로 건강재정을 전환하는 사회정책이 필요하다(Adler et al., 2016). 건강보험개혁법(Affordable Care Act, ACA)은 일부 주에서 건강보험거래소를 설립하고 메디케이드를 확장하여 건강접근성을 개선했지만, 이것이 모든 해답은 아니다. 게다가 ACA는 취약계층이 경험하는 건강불평등에 영향을 미치는 낙인 및 차별을 다루지 않는다.

미국은 사회 프로그램보다는 건강불평등에 대한 임상건강 프로그램에 초점을 맞추는 것으로 보인다. Solomon과 Kanter(2018)는 사회복지에 대한 투자가 부족하다고 말하지만, 여러 가지 방식으로 SDoH에 대한 대처로 전환되었다고 믿고 있다. 공공정책은 의료기관이 SDoH에 중점을 두도록 권장하고 있다. 정책입안자는 지역사회 건강에 영향을 미치는 사회적·경제적 조건을 다룰 수 있는 권한을 가지고 있다. 현재 사회서비스를 제공하는 대부분의 기관은 충분한 자본이나 지속적인 수익을 확보하지 못한 공공 또는 비영리 단체이다(p. 3).

Horwitz 등(2020)은 건강시스템이 SDoH를 해결하기 위해 투자한 금액을 정량화했다. 2017~2019년의 데이터에 따르면, 57개 건강시스템에 포함된 917개 병원이 참여한 78개 고유한 프로그램이 건강시스템 자금으로 25억 달러를 투자했다. 이는 전체 커뮤니티 혜택 지출에 비해 적은 금액이지만, 연간 600억 달러 이상으로 추정되는 지출에 비해 여전히 건강관리시스템의 중요한 투자를 인정할 만한 수치이다. 이 중 16억 달러는 주거 중심 중재에 할당되었다(Horwitz et al., 2020, p. 192).

교육 및 유아기, 도시계획 및 지역사회 개발, 주거, 소득 향상 및 보조, 고용을 목표로 한 중재를 지지할 만한 충분한 증거가 있다. 특히 유아기 중재는 소외된 아동과 그 가족의 장기적인 건강결과를 개선하는 데 일관된 효과를 보여주었다(Thornton et al., 2016, p. 1420). 그러나 공중보건 실무자들은 유아기 프로그램에 투자하는 것이 우선순위가 아니라는 우려를 지속적으로 제기해왔다. 이는 성인의 만성질환 예방 및 치료가 비용이 많이 들더라도 더 중요한 문제로 간주되기 때문이다.

한 가지 문제는 일차진료에서 SDoH 요구를 가진 환자를 식별하기 위한 과정이 부족하다는 점이었다. 이러한 요구를 문서화할 도구가 필요하다. LaForge 등(2018)은 6개의 건강 관련 조직이 SDoH 선별을 기존 작업흐름에 통합하고 다양한 클리닉의 요구를 해결하기 위해 사용한 과정을 공유했다. 샌프란시스코 공공보건국은 성적 지향 및 성 정체성과 관련된 자료를 표준화하여 수집하는 절차를 시작했다. 이는 해당 인구집단에서 건강결과나 불균형을 더 잘 추적하기 위한 목적이었다(Rosendale et al., 2020).

성과

미국은 만성질환자를 포함한 문화적으로 다양한 인구의 건강불평등을 계속해서 파악하고 문서화하고 있지만, 이 초점이 단지 파악과 문서화에 그쳐서는 안 된다. 간호사는 모든 환자가 모든 수준의 돌봄 계획에서 중심이 될 수 있도록 지지함으로써 환자의 개선된 결과를 위해 옹호할 수 있는 위치에 있다. 환자가 중심이 될 때만 돌봄은 문화적으로 일치하는 돌봄 수준으로 나아가게 되며, 이는 환자의 결과 개선으로 이어진다.

근거기반실무

과거 인종 및 민족적 소수집단을 대상으로 한 연구에서는 이러한 집단이 건강관리서비스에 대한 접근성이 낮고, 질 낮은 건강관리서비스를 받으며, 의료시스템으로부터 차별을 받을 수 있다는 사실이 밝혀졌다. 이러한 요인은 건강결과의 악화에 기여했다. 미국 내 레즈비언, 게이, 양성애자, 트랜스젠더, 퀴어(LGBTQ) 성인도 유사한 건강불평등과 차별을 겪을 가능성이 있으며, LGBTQ 성인이 유색인종일 경우 이러한 문제가 더욱 심각해질 수 있다.

2017년에 유선전화와 휴대전화를 이용한 설문조사를 통해 LGBTQ 성인의 의료시스템 경험을 조사했다. 이 연구는 18세 이상의 미국 성인 3,453명을 대상으로 했으며, 이 중 489명의 LGBTQ 성인(2,828명의 백인, 201명의 인종/민족적 소수집단, 86명의 트랜스젠더를 과표집 포함)의 결과를 분석했다.

조사결과, LGBTQ 성인의 경험은 다음과 같았다. 57%가 본인 또는 가족, 친구가 차별을 경험했다고 보고했다. 53%는 성적 지향 또는 성 정체성과 관련된 미세한 공격을 경험했다고 밝혔다. 34%는 본인 또는 친구, 가족이 화장실에서 언어적 괴롭힘을 당하거나 잘못된 화장실에 있다고 들은 적이 있다고 보고했다. 32%는 본인 또는 가족, 친구가 LGBTQ라는 이유로 이웃에서 환영받지 못할 것이라는 말을 듣거나 그런 느낌을 받은 적이 있다고 답했다. 또한 LGBTQ 성인은 제도적 차별에 대해서도 질문을 받았다. 18%는 차별이 예상되어 건강관리서비스를 피한 적이 있다고 답했으며, 16%는 의료환경에서 차별을 경험했다고 보고했다. 특히 트랜스젠더의 경우, 이러한 비율은 더 높았다. 이 연구는 LGBTQ 성인이 건강관리 환경에서 차별을 경험한다는 이전 연구 결과를 뒷받침한다.

출처 Casey, L.S., Reisner, S.L., Findling, M.G., Blendon, R.J., Benson, J.M., Sayde, J.M., & Miller, C. (2019). Discrimination in the United States: Experiences of lesbian, gay, bisexual, transgender and queer Americans. Health Services Research, 54, 1454–1466. https://doi.org/10.1111/1475-6773.13229

사례 연구

01 최근 들어 응급실에서는 노숙자이거나 건강보험이 없는 환자가 점점 늘어나고 있다. 이들도 차별에 대한 두려움 없이 치료받을 권리가 있다. 하지만 토요일 밤 응급실 대기실을 둘러보면, 노숙자가 다른 대기 환자에게 무례하게 굴고 다른 사람이 커피포트를 사용하지 못하도록 서성이는 모습을 볼 수 있다. 이들 중 한 명이 치료실로 들어올 때마다 짜증이 나는 것은 어쩔 수 없다.

토론 문제

01 취약한 이 집단과 어떻게 긍정적인 관계를 형성할 수 있는가?

02 당신은 주거가 사회적 건강 결정요인(SDoH) 중 하나이며, 이 사람들은 주거장소가 없다는 것을 분명히 깨달았다. 병원과 지역사회는 이 인구에 어떻게 대응하는가?

사례 연구

02 당신은 대도시 중심부에 위치한 병원에서 근무하고 있다. 수술실에서 매일 만나는 환자는 매우 다양하다. 동료가 성전환자 또는 성별 비순응 대상자를 돌보는 것에 대해 비하하는 발언을 하는 것을 들은 적이 있다. 방금 또 다른 직원과 이 환자를 돌보는 것에 대해 이야기를 나눴다. ANA의 진료표준을 생각하며 직원에게 대답하려고 한다.

토론 문제

01 성전환자 또는 성별 비순응 대상자에 대한 동료의 의견에 어떻게 영향을 미칠 수 있는가? 어떤 긍정적인 행동이 가능한가?

02 동료가 이 환자를 돌보는 것을 망설이기 때문에 이 대상자가 양질의 진료를 받지 못하고 동료로부터 차별을 받을 수 있다는 것이 걱정된다. 어떻게 해야 하는가?

학습문제

01 개인, 가족, 지역사회에 대한 문화를 설명한다.

02 이 장에서 언급된 다양한 문화집단 중 하나를 선택하여 해당 문화집단에 대한 문헌을 검토하고, 이 문화집단의 5가지 건강문제를 파악한다. 한 가지 건강문제에 대해, 이 문화집단의 건강문제를 다루는 세 편의 최신 학술논문을 찾아본다.

03 문화적 겸손, 문화적 감수성, 문화적 인식, 문화적 역량이라는 용어를 비교하고 대조한다. 문화적으로 일치하는 치료는 이 용어들과 어떻게 관련이 있는가?

04 코로나19 팬데믹은 미국에서 건강불평등을 더욱 악화시켰다. 이 주장을 뒷받침하는 증거를 찾아본다.

05 사회적 건강 결정요인(SDoH)은 계속해서 건강불평등의 핵심에 존재한다. Healthy People 2030에서 정의한 SDoH 중 하나를 선택하고, 이 SDoH가 건강에 어떻게 영향을 미치는지 설명하는 3개의 기사를 찾아본다.

참고문헌

Adler, N. E., Glymour, M. M., & Fielding, J. (2016). Addressing social determinants of health and health inequities. Journal of the American Medical Association, 316(16), 1641–1642. https://doi.org/10.1001/jama.2016.14058

Agency for Healthcare Research and Quality. (2019). 2018 national healthcare quality and disparities report. (AHRQ Pub. No. 19-0070-EF). U.S. Department of Health and Human Services. https://www.ahrq.gov/research/findings/nhqrdr/index.html

American Nurses Association. (2015). Nursing: Scope and standards of practice (3rd ed.). American Nurses Association.

Arcaya, M. C., Arcaya, A. L., & Subramanian, S. V. (2015). Inequalities in health: Definitions, concepts and theories. Global Health Action, 8, 27106. http://dx.doi.org/10.3402/gha.v8.27106

Artiga, S., & Hinton, E. (2018). Beyond health care: The roleof social determinants in promoting health and health equity. May 2018 Issue Brief, Kaiser Family Foundation.

Badgett, M. V., Choi, S. K., & Wilson, B. D. M. (2019). LGBT poverty in the United States: A study of differences between sexual orientation and gender identity groups. UCLA School of Law, Williams Institute. https://escholarship.org/uc/item/37b617z8

Barksdale, C. L., Rodick, W. H., Hopson, R., Kenyon, J., Green, K., & Jacobs, C. G. (2017). Literature reviewof the National CLAS Standards: Policy and practical implications in reducing health disparities. Journalof Racial and Ethnic Health Disparities, 4, 632–647. https://doi.org/10.1007/s40615-016-0267-3

Braveman, P. (2014). What are health disparities and health equity? We need to be clear. Public Health Reports, 129 (suppl 2), 5–8. https://doi.10.1177/00333549141291S203

Braveman, P., Egerter, S. A., & Mockenhaupt, R. E. (2011). Broadening the focus: The need to address the social determinants of health. American Journal of Preventive Medicine, 40(1S1), S4–S18.

Butler, M., McCreedy, E., Schwer, N., Burgess, D., Call, K., Przedworski, J., Rosser, S., Larson, S., Allen, M., Fu, S., & Kane, R. L. (2016). Improving cultural competence to reduce health disparities. Comparative Effectiveness Review No. 170. AHRQ Publication No. 16-EHC006-EF. AHRQ.

Campbell, C. M., & Edwards, R. R. (2012). Ethnic differences in pain and pain management. Pain Management, 2(3), 219–230. https://doi.org/10.2217/pmt.12.7

Campinha-Bacote, J. (2002). The process of cultural competence in the delivery of healthcare services: A model of care. Journal of Transcultural Nursing, 13(3), 181–184.

Casey, L. S., Reisner, S. L., Findling, M. G., Blendon, R. J., Benson, J. M., Sayde, J. M., & Miller, C. (2019). Discrimination in the United States: Experiences of lesbian, gay, bisexual, transgender and queer Americans. Health Services Research, 54, 1454–1466. https://doi.org/10:1111/1475-6773.13229

Centers for Disease Control and Prevention. (2020). National diabetes statistics report. Centers for Disease Control and Prevention, U.S. Department of Health and Human Services.

Davies, S. E., Dodd, K. J., & Hill, K. D. (2017). Does cultural and linguistic diversity affect health-related outcomes for people with stroke at discharge from hospital? Disability and Rehabilitation, 39(8), 736–745. https://doi.org/10.3109/09638288.2016.1161839

Douglas, M. K., Pierce, J. U., Rosenkoetter, M., Pacquiao, D., Callister, L. C., Hattar-Pollara, M., Lauderdale, J., Milstead, J., Nardi, D., & Purnell, L. (2011). Standardsof practice for culturally competent nursing care: 2011 update. Journal of Transcultural Nursing, 22(4), 317–333.

Douglas, M. K., Rosenkoetter, M., Pacquiao, D. F., Callister, L. C., Hattar-Pollar, M., Lauderdale, J., Milstead, J., Nardi, D., & Purnell, L. (2014). Guidelines for implementing culturally competent nursing care. Journal of Transcultural Nursing, 25(2), 109–121.

Estrada, R. D., & Messias, D. K. (2015). A scoping reviewof the literature: Content, focus, conceptualization and application of the National Standards for Culturally and Linguistically Appropriate Services in Health Care. Journal of Health Care for the Poor and Underserved, 26, 1089–1109.

Foronda, C., Baptiste, D. L., Reinholdt, M., & Ousman, K.(2016). Cultural humility: A concept analysis. Journalof Transcultural Nursing, 27(3), 210–217. http://doi.org/10.1177/1043659615592677

Fredriksen-Goldsen, K. K., Kim, H. J., Barkan, S. E., Muraco, A., & Hoy-Ellis, C. P. (2013). Health disparities among lesbian, gay, and bisexual older adults: Results from a population-based study. American Journal of Public Health, 133 (10), 1802–1809.

Galea, S., Tracy, M., Hoggatt, K. M., DiMaggio, C., & Karpati, A. (2011). Estimated deaths attributable to social factors in the United States. American Journal of Public Health, 101, 1456–1465.

Giger, J. (2017). Transcultural nursing: Assessment and interventio.(7th ed.). Elsevier.

Giger, J., & Davidhizar, R. (Eds.). (2004). Transcultural nursing: Assessment and intervention (4th ed.).Mosby.

Giger, J., Davidhizar, R.., Purnell, L., Harden, J., Phillips, J., & Strickland, O. (2007). American Academy of Nursing Expert Panel Report: Developing cultural competence to eliminate health disparities in ethnic minorities and other vulnerable populations. Journalof Transcultural Nursing, 18(2), 95–102.

Gonzales, G., Przedworski, J., & Henning-Smith, C.(2016). Comparison of health and health risk factors between lesbian, gay, and bisexual adults and heterosexual adults in the United States: Results from the National Health Interview Survey. JAMA Internal Medicine, 176(9), 1344–1351. https://doi.10.1001/jamainternmed.2016.3432

Govere, L., & Govere, E. M. (2016). How effective is cultural competence training of healthcare providers on improving patient satisfaction of minority groups:A systematic review of the literature. Worldviews on Evidence-Based Nursing, 13(6), 402–410.

Hatzenbuehler, M. L., Phelan, J. C., & Link, B. G. (2013). Stigma as a fundamental cause of population health in equalities. American Journal of Public Health, 103, 813–821. https://doi.org/10.21051/AJPH.2012.301069

Healthy People 2020. (2014). Disparities. https://www.healthypeople.gov/2020/about/foundation-health -measures/Disparities#:-text=5,%2C_and%2For_environmental_disadvantage

Healthy People 2030. (2020a). Social determinants of health. https://health.gov/healthypeople/objectives-and-data/social-determinants-health

Healthy People 2030. (2020b). Leading health indicators. https://health.gov/healthypeople/objectives-and-data/leading-health-indicators

Hood, C. M., Gennuso, K. P., Swain, G. R., & Catlin, B. B. (2016). County health rankings: Relationships between determinant factors and health outcomes. American Journal of Preventive Medicine, 50, 129–135. https://doi.org/10.1016/j.amepre.2015.08.024

Horvat, L., Horey, D., Romios, P., & Kis-Rigo, J.(2014). Cultural competence education for health professionals. Cochrane Database of Systematic Reviews, 5(5), CD009405. doi:10.1002/14651858. CD009405.pub2

Horwitz, L. I., Chang, C., Arcilla, H. N., & Knickman, J. R. (2020). Quantifying health systems' investment in social determinants of health, by section, 2017–19. Health Affairs, 39(2), 192–198. https://doi.org/10.1377/hltaff.2019.01246

International Council of Nurses. (2012). The ICN codeof ethics for nurses. ICN. http://www.icn.ch/images/stories/documents/about/icncode_english.pdf

Isaacson, M. (2014). Clarifying concepts: Cultural humility or competency. Journal of Professional Nursing, 30(3), 251–258. https://doi.org/10.1016/j.profnurs.2013.09.011

Kcomt, L., Gorey, K. M., Barrett, B. J., & McCabe, S. E.(2020). Healthcare avoidance due to anticipated discrimination among transgender people: A call to create trans-affirmative environments. SSM-Population Health, 11, 100608. https://doi.org/10.1016/jssmph.2020.100608

Koh, H. K., Gracia, J. N., & Alvarez, M. E. (2014). Culturally and linguistically appropriate services: Advancing health with CLAS. New England Journal of Medicine, 371(3), 198.

LaForge, K., Gold, R., Cottrell, E., Bunce, A. E., Proser, M., Hollombe, C., Dambrun, K., Cohen, D. J., & Clark, K. D. (2018). How 6 organizations developed tools and processes for social determinants of health screening in primary care: An overview. Journal of Ambulatory Care Manager, 41(1), 2–14. https://doi.org/10.1097/JAC0000000000000221

Leininger, M. (Ed.). (1991). Culture care diversity and universality: A theory of nursing. National League of Nursing.

Leininger, M. (1997). Overview of the theory of culture care with the ethnocentric research method. Journal of Transcultural Nursing, 8(2), 32–53.

Leininger, M. (2002). Culture care theory: A major contribution to advance transcultural nursing knowledge and practices. Journal of Transcultural Nursing, 13, 189–192.

Leininger, M. M., & McFarland, M. R. (2002). Transcultural nursing: Concepts, theories, research & practic.(2nd ed.). McGraw-Hill.

Leininger, M. M., & McFarland, M. R. (2006). Culture care diversity and universality: A worldwide nursing theor.(3rd ed.). Jones and Bartlett.

Lisy, K., Peters, M. D. J., Schofield, P., & Jefford, M. (2018). Experiences and unmet needs of lesbian, gay, and bisexual people with cancer care: A systematic review and meta-synthesis. Psycho-Oncology, 27, 1480–1489. https://doi.org/10.1002/pon.4674

Magnan, S. (2017). Social determinants of health 101 for health care: Five plus five. NAM Perspectives. Discussion Paper, National Academy of Medicine. https://doi.org/10.314478/2017c

Martin, A. B., Hartman, M., Lassman, D., Catlin, A., & National Health Expenditure Accounts Team. (2021). National health care spending in 2019: Steady growth for the fourth consecutive year. Health Affairs, 40(1), 15–24. https://doi.org/10.1377/hltaff.2020.02022

Matthews, A. K., Breen, E., & Kittiteerasack, P. (2018). Social determinants of LGBT cancer health inequities. Seminars in Oncology Nursing, 34(1), 12–20. https://doi.org/10.1016/j.soncn.2017.11.001

McFarland, M. R., & Wehbe-Alamah, H. B. (2015). Leininger's culture care diversity and universality: A worldwide nursing theory (3rd ed.). Jones & Bartlett Learning.

Mona, L. R., Cameron, R. P., & Cordes, C. C. (2017). Disability culturally competent sexual healthcare. American Psychologist, 72(9), 1000–1010.

National Institute of Minority Health and Health Disparitie. (NIMHD). (2016). Sexual and gender minorities formally designated as a health disparity population for research purposes. https://nimhd.nih.gov/about/directors-corner/message/message_10-06-16.html

Ng, J. H., Tirodkar, M. A., French, J. B., Spalt, H. E., Ward, L. M., Haffer, S. C., Hewitt, N., Rey, D., & Scholle, S. H. (2017). Health quality measures addressing disparities in culturally and linguistically appropriate services: What are current gaps? Journal of Health Care for the Poor and Underserved, 28(3), 1012–1029. https://doi.org/10.1353/hpu.2017.0093

Paradies, Y., Ben, J., Denson, N., Elias, A., Priest, N., Pieterse, A., Gupta, A., Kelaher, M., & Gee, G. (2015). Racism as a determinant of health: A systematic review and meta-analysis. PLoS One, 10(9), e0138511. https://doi.10.1371/journal.pone.0138511

Probst, J., Eberth, J. M., & Crouch, E. (2019). Structural urbanism contributes to poorer health outcomes for rural America. Health Affairs, 38(12), 1976–1984. https://doi.org/10.1377/hlthaff.2019.00914

Purnell, L. (2014). Guide to culturally competent health car.(3rd ed.). F. A. Davis.

Reskin, B. (2012). The race discrimination system. Annual Review of Sociology, 38, 17–35.

Rosendale, N., Fishman, A., Goldman, S., Scarborough, A., & Bennett, A. (2020). Systematic collection of sexual orientation and gender identity in a public health system: The San Francisco health network SO/GI systems-change initiative. The Joint Commission Journal on Quality and Patient Safety, 46(10), 549–557. https://doi.org/10.1016/j.jcjq.2020.02.08

Ruud, M. (2018). Cultural humility in the care of individuals who are lesbian, gay, bisexual, transgender or queer. Nursing for Women's Health, 22(3), 255–263. https://doi.org/1016/j.nwh.2018.03.009

Schim, S., Doorenbos, A., Benkert, R., & Miller, J. (2007). Culturally congruent care: Putting the puzzle together. Journal of Transcultural Nursing, 18(2), 103–110.

Smedley, B. D., Stith, A. Y., & Nelson, A. R. (2003). Unequal treatment: Confronting racial and ethnic disparities in health care. National Academies Press.

Solomon, L. S., & Kanter, M. H. (2018). Health care steps up to social determinants of health: Current context. Permanente Journal, 22, 18–139. https://doi.org/10/7812/TPP/18-139

Steinmetz, K. (2017). Infinite identities. Time, 189(11), 48–54.

Taylor, L. A., Tan, A. X., Coyle, C. E., Ndumele, C., Rogan, E., Canavan, M., Curry, L. A., & Bradley, E. H.(2016). Leveraging the social determinants of health:What works? PLoS One, 11(8), e0160217. https://doi.org/10.1371/journal/pone.060217

Tervalon, M., & Murray-Garcia, J. (1998). Cultural humility versus cultural competence: A critical distinction in defining physician training outcomes in multicultural education. Journal of Health Care for the Poor and Underserved, 9, 117–125.

Thornton, R. L. L, Glover, C. M., Cane, C. W., Glik, D. C., Henderson, J. A., & Williams, D. R. (2016). Evaluating strategies for reducing health disparities by addressing the social determinants of health. Health Affairs, 35(8), 1416–1423.

Tikkanen, R., & Abrams, M. K. (2020, January). U.S. health care from a global perspective, 2019: Higher spending, worse outcomes? Commonwealth Fund. https://doi.org/10.26099/7avy-fc29

Trost, Z., Sturgeon, J., Guck, A., Ziadni, M., Nowlin, L., Goodin, B., & Scott, W. (2018). Examining injustice appraisals in a racially diverse sample of individuals with chronic low back pain. Journal of Pain, 20(1), 83–96. https://doi:10.1016/j/pain.2018.08.005

Truong, M., Paradies, Y., & Priest, N. (2014). Interventions to improve cultural competency in healthcare:A systematic review of reviews. BMC Health Services Research, 14, 99, 1–17. http://www.biomedcentral. com/1472-6953/14/99

U.S. Census Bureau. (2020). Race. http://www.census. gov/topics/population/race/about.html

U.S. Department of Health and Human Services, Officeof Minority Health. (2019). The National CLAS Standards. https://minorityhealth.hhs.gov/omh/browse. aspx?lvl=2&lvlid=53

Valdiserri, R. O., Holtgrave, D. R., Poteat, T. C., & Beyrer, C. (2019). Unraveling health disparities among sexual and gender minorities: A commentary on the persistent impact of stigma. Journal of Homosexuality, 66(5), 571–589. https://doi.10.1080/00918369.2017.1422944

Walker, R. J., Williams, J. S., & Egede, L. E. (2016). Impact of race/ethnicity and social determinants of health on diabetes outcomes. American Journal of Medical Science, 351(4), 366–373. http://doi.org/10.1016/j.amjms.2016.01.008

Williams, D. R., Lawrence, J. A., & Davis, B. A. (2019a). Racism and health evidence and needed research. Annual Review of Public Health, 40, 105–125. https://doi.org/10.1146/annurev-publhealth-040218-043750

Williams, D. R., Lawrence, J. A., Davis, B. A., & Vu, C.(2019b). Understanding how discrimination can affect health. Health Services Research, 54, 1374–1388. https://doi.10.1111/1475-6773.13222

World Health Organization. (2020). Social determinantsof health. http://www.who.int/social_determinants/sdh_definition/en/ World Population Review. (2020). Densities. https://www.worldpopulationreview.com/state-rankings/state-densities

Yeager, K. A., & Bauer-Wu, S. (2013). Cultural humility:Essential foundation for clinical researchers. Applied Nursing Research, 26(4), 1–13. https://doi.10.1016/j.apnr.2013.06.08

Yearby, R. (2020). Structural racism and health disparities:Reconfiguring the social determinants of health framework to include the root cause. Journalof Law, Medicine & Ethics, 48, 518–526. https://doi.10.1177/1073110520958876

Young, S., & Guo, K. L. (2016). Cultural diversity training:The necessity of cultural competence for health care providers and in nursing practice. Health Care Manager, 35(2), 94–102. https://doi:10.1097/HCM/0000000000000100

제 13 장

가족 돌봄 Family Caregiving

Barbara J. Lutz / Michelle Camicia

개요

Eduardo는 지난 6개월 동안 점점 기억력 문제가 악화되고 있는 55세의 아내인 Maria의 돌봄제공자이다. 아내는 오래전부터 정상적인 대화를 계속할 수 없으며, Eduardo를 남편으로 인정하지 않는다. Eduardo는 비즈니스 관리자로 일하다 은퇴했고, Maria는 가정주부로, 직장을 가진 적이 없다. 부부는 두 명의 성인 자녀가 있다. 48세 아들은 다른 주에서 살고 있으며, 아내의 암 진단 및 치료에 대해 걱정하고 있다. 42세의 결혼한 딸은 두 명의 어린 자녀와 실업자 남편과 함께 20분 거리에 산다. 그녀는 풀타임으로 일하고 전문대학에 다니고 있다. Eduardo는 가족이나 오래된 친구들의 도움을 거부하고, 사람들은 각자 자신의 문제가 있다고 말하며 '아내를 돌보는 것이 나의 일'이라고 말한다. 그러나 Eduardo는 심하게 과체중이며, 자신도 건강에 문제가 있다. 그는 이동의 제한, 호흡곤란과 피로 때문에 다층주택에서 계단을 오르내리는 것이 어렵다. 그는 거실에서 잠을 자게 되었다. Maria는 위층에서 잔다. Eduardo는 허리와 무릎 통증으로 인해 움직이기가 어려워지고 Maria를 끊임없이 '감시'해야 하므로 절망감과 무력감을 느끼고 있다. 그는 최근 화를 잘 내고 항상 피곤함을 호소한다. 특히 아내의 기억력이 악화되고 자신의 건강 문제로 인해 더 이상 집에서 아내를 돌볼 수 없다고 생각하기 시작하면서 화를 내게 되었다. 그러나 Eduardo는 돌봄보조자가 집으로 오는 것을 원하지 않으며, 자신을 돌봄제공자로서 '오직 나만이 아내를 돌볼 수 있다'고 말한다.

이 이야기는 가족 돌봄을 잘 보여주고 있다. 일부 노인은 가정간호서비스를 제공받고 있지만 외부의 도움이 항상 반가운 것은 아니여서, 가족 돌봄제공자는 모든 유형의 도움과 지지를 거부하기도 한다. 가족 돌봄제공자는 외부의 도움에 대해 죄책감을 가질 수 있고 또한 건강관리전문가가 자신의 사생활을 침해한다는 느낌을 받을 수도 있다(Bursack, 2011; Reinhard et al., 2014).

2020년에 약 5,300만 명의 성인 가족 돌봄제공자가 장애가 있거나 아프거나 노령인 성인과 아동에게 돌봄을 제공했다. 이는 2015년 이후 1,000만 명, 또는 3% 증가한 수치이다(American Association of Retired Persons, AARP & National Alliance for Caregiving, NAC, 2020). 이러한 돌

봄제공자 중 약 3,900만 명이 성인에게 돌봄을 제공하고, 4분의 1은 두 명 이상의 성인에게 돌봄을 제공한다. 이는 2015년 대비 33% 증가한 수치이다. 900만 명의 돌봄제공자는 성인과 아동에게 돌봄을 제공하고 있다(AARP & NAC, 2020). 미국에서 이러한 돌봄의 경제적 가치는 2017년에 4,700억 달러로 추산되었으며, 계속해서 증가하고 있다(Reinhard et al., 2019).

무급 돌봄제공자(unpaid caregiver)라는 용어는 일반적으로 장기간 또는 평생에 걸친 헌신적 관계를 기반으로 의존상태에 있는 돌봄대상자에게 기능적(업무 지향적)·정서적(감정적) 지원을 모두 제공하는 다양한 친족과 비친족(친구, 이웃 등)을 말한다(The American Association for Caregiver Education, 2016). 돌봄제공자는 도움이 필요한 다른 사람에게 도움을 제공하는 사람이다. 비공식 돌봄제공자(informal caregiver)는 무급으로 돌봄을 제공하고 돌봄대상자와 개인적인 관계가 있는 사람이다. 가족 돌봄제공자는 비공식 돌봄제공자와 혼용되는 용어이며, 가족, 친구 또는 이웃이 포함될 수 있다(AARP & NAC, 2020).

성인 보호자의 89%는 친족이며, 그중 50%는 부모나 시부모를 돌보는 성인 자녀이다(AARP & NAC, 2020). 돌봄제공자의 인구학적 특성은 지난 5년 동안 비교적 일정하게 유지되었는데, 가족 돌봄제공자의 54%가 50세 이상이라는 점에 유의해야 한다. 배우자는 전체 돌봄제공자 인구의 약 12%를 차지하지만, 이 비율은 돌봄제공자의 연령에 따라 증가하여 65~74세 돌봄제공자의 배우자는 21%, 75세 이상 돌봄제공자에서는 40%를 차지하고 있다(AARP & NAC, 2020). AARP와 NAC(2020)는 모든 성인 돌봄제공자의 7%(340만 명)가 8~18세 사이의 아동인 것으로 추정한다.

만성질환자를 돌보는 것에 대한 결정은 돌봄제공자에게 복잡하고 다면적이며, 돌봄자의 절반 정도는 돌봄제공자가 되는 것에 대한 선택권이 자신에게 주어지지 않는다고 생각한다(AARP & NAC, 2020). 돌봄제공자가 되는 것은 만성질환을 가진 돌봄을 받아야 하는 사람과 돌봄제공자, 가족에게 각각 장단점이 존재한다. 그러나 건강관리전문가는 일반적으로 이러한 양면적인 상황을 발견하지는 못한다. 각각 그리고 모든 상황은 모든 사람이 원하는 것에 최대한 맞출 수 있도록 개별적일 필요가 있다. 이 장에서는 만성질환을 가진 환자를 위한 돌봄의 다면적 측면에 초점을 맞추었고, 일상에 기초하여 돌봄제공자의 문제와 관심을 다루었다.

*** 가족 돌봄의 현재**

건강돌봄의 진보와 더불어, 심신의 약화와 만성질환을 갖고 있는 성인과 아동의 증가가 예측되고 있다. 미국 성인의 60%는 당뇨병, 심장병, 암 등 만성질환을 하나 이상 앓고 있으며, 이 인구의 40%는 두 개 이상을 앓고 있다(National Center for Chronic Disease Prevention and Health Promotion, NCCDPHP, 2020). 더 중요한 것은 65세 이상의 노인이(2014년에 4,620만 명) 2060년에는 두 배로 증가할 것이라는 것이다(Administration on Aging, AoA, 2016). 최근 추정에 따르면 모든 노인의 80%가 최소 하나의 만성질환을 앓고 있는 것으로 보고되었다(Fong, 2019). 또한, 2017년에는 메디케어 수혜자의 2/3 이상이 복합 만성질환(multiple chronic condition, MCC)을 앓고 있었고, 38%는 4가지 이상의 만성질환을 앓고 있었으며(Centers for Medicare and Medicaid Services, CMS, 2019b), 이는 메디케어 지출의 3/4 이상을 차지한다. 두 가지 이상의 만성질환을 앓고 있는 개인은 전체 메디케어 지출의 94%를 차지한다(CMS, 2019a).

만성질환, 장애 혹은 두 가지를 모두 가진 아동의 수가 증가하고 있다. 신생아 간호의 발전은 오늘날 많은 조산과 저체중 유아의 생존율을 높였다. 세계보건기구에 따르면 1,500만 명의 아기가 조산(제태기간이 37주 미만)으로 태어나고, 이러한 수치는 증가하고 있다고 한다. 2018년 미국은 조산아 출산이 세계 6위였다(WHO, 2018). 저체중과 조산이 아동집단의 만성적인 건강문제 발생 증가로 이어질 수 있다는 것은 이미 알려진 사실이다. 아동의 15~18%는 만성질환을 갖고 있고, 이 질환이 성인기까지 지속된다(University of Michigan Health System, 2017). 미국 은퇴자협회(American Association of Retired Persons, AARP)의 2020년 연구에서 미국 인구의 16%가 특별한 도움이 필요한 성인이나 아동을 위해 돈을 받지 않는 가족 돌봄제공자로서 봉사하고 있다고 했다. 최근 몇 년 동안 두 명 이상의 돌봄대상자를 돌보는 돌봄제공자의 수는 2015년 21%에서 2020년 26%로 5% 증가했다(AARP & NAC, 2020). 돌봄 제공기간은 최소 몇 달에서 몇 십년이 될 수도 있다. 평균적으로 돌봄제공자는 만성질환을 가진 사람을 위해 일주일에 약 23.7시간의 돌봄을 제공하는 것으로 보고되었다(AARP & NAC, 2020). 이들 돌봄제공자 중 45%는 도움을 제공하는 데 주당 8시간 이하를 소비했다. 그러나 연구 표본의 21%는 돌봄활동으로 일주일에 40시간 이상 소비한다. 평균적으로 돌봄수혜자와 함께 거주하는 돌봄제공자는 그렇지 않은 사람에 비해 주당 거의 2배 더 많은 시간을 돌봄을 위해 쓴다. 그리고 돌봄제공자의 약 60%가 목욕하기, 옷입기, 화장실 가기 등과 같은 일상활동 중 최소 한 가지 이상의 도움을 제공하고 있다(AARP & NAC, 2020).

돌봄의 맥락

돌봄은 문화, 세대, 성별, 사회경제적 지위, 지리, 돌봄대상자의 질병 또는 손상, 관계, 관계의 질, 가치, 선호도 및 기대의 이질성으로 인해 복잡해진다. 가족체계 내 관계에는 다양한 구성이 있다. 여기에는 돌봄제공자가 여러 돌봄대상자에게 돌봄을 제공하는 경우, 여러 돌봄제공자가 한 명의 돌봄대상자에게 돌봄을 제공하는 경우 또는 기타 조합의 복잡성이 포함된다. 또한 가족단위의 구조는 시간이 지남에 따라 변할 수 있다. 돌봄제공자나 돌봄대상자 상황에 변화가 있을 수도 있다. 예를 들어 돌봄제공자 역할이 한 쌍을 이루어 동요하거나 가족구성원(family unit)이 아프거나 회복되는 경우가 있다. 사정과 프로그램 계획에서는 가족단위 내 돌봄의 이질성과 요구사항을 해결하기 위해 유연한 접근방식을 고려해야 한다.

일부 대상자는 항상 기관에서 제공하는 수준의 치료와 서비스가 필요하며, 모든 가족이 장기적으로 치료를 제공할 의향이 있거나 할 수 있는 것은 아니라는 점을 명확히 해야 한다. 그러나 아주 심각한 장애가 있는 개인을 제외한 모든 만성질환자는 대부분 집에서 또는 지역사회 기반 치료시설을 통해 장기치료 요구사항을 충족한다. 지역사회에 거주하는 장애가 있는 노인의 절반 이상이 비공식 돌봄제공자에게만 의존하고 있다(Nguyen, 2017). 이러한 상황이 효과를 발휘하려면 가족, 친구 또는 이웃이 장기치료계획에서 중심 역할을 해야 한다.

만성질환이 있는 가족구성원에게 어디서 어떻게 돌봄을 제공할지에 대한 결정은 감정적으로 부담스럽고 다면적이다. 가정 기반 돌봄은 의료시스템 측면에서 재정적으로 비용효율적일 수 있다. 그러나 가족구성원이 돌봄을 전적으로 담당할 경우 업무, 육아책임, 만성질환과 돌봄제공자 자신의 건강악화 등 각자 삶의 상황으로 인해 가족에게 다양한 스트레스 요인이 발생할 수 있다. 돌봄제공자의 절반 이상(53%)이 돌봄 역할을 맡는 데 선택의 여지가 없다고 밝혔고, 거의 절반은 높은 수준의 스트레스를 받고 있다고 보고했다(AARP &

NAC, 2020). 가정 및 지역사회 기반 면제 프로그램(community-based waiver programs)에 참여한 1만 명 이상의 참가자를 대상으로 한 연구에서 요양원 입소 예측요인에는 고령, 알츠하이머병, 대상자에게 요양원 수준의 돌봄이 필요한 경우가 포함되었다. 개인돌봄 지원을 받은 대상자가 요양원에 입소할 확률이 거의 절반이었다(Greiner et al., 2015). 그러나 많은 돌봄제공자와 돌봄대상자는 유료 개인돌봄에 드는 추가비용을 감당하지 못할 수도 있다.

돌봄제공과 가족체계

초기 돌봄 연구에서 분리된 개체로서 돌봄대상자와 돌봄제공자를 규명했다. 돌봄제공자는 돌봄대상자의 돌봄과 안녕의 일차적인 책임을 갖고 있다. 이러한 연구들은 돌봄이 일반적으로 넓은 맥락 안에서 그리고 보다 복잡한 가족체계나 기타 사회적 관계망에서 발생하고 있다는 점을 인식하지 못했다. 일부 연구에서는 돌봄파트너(care partner)라는 용어를 돌봄제공자와 돌봄대상자의 관계를 설명하는 데 사용했다. 이 용어는 한 쌍의 구성원이 돌봄에서 파트너로서 함께 일한다는 것을 강조한다. 그리고 일부에서는 이 용어가 더 포괄적이고 공평하다고 보고했다(Shin, 2018). 그러나 현재 대규모 연구와 보고서에서 가장 일반적으로 사용되는 용어는 돌봄제공자(caregiver)이다.

돌봄 연구의 지식체가 확장됨에 따라, 가족 맥락 내에서 돌봄이 더 많은 강조되고 있다(Ahlberg et al., 2020; Benzein et al., 2015). 예상하듯이, 이러한 연구들은 질환을 앓기 전 존재했던 가족의 역동성이나 혹은 다른 가까운 사람과의 관계가 질환 후 돌봄제공 관계에 영향을 미칠 수 있음을 제시한다. 돌봄제공자는 돌봄을 제공하거나 준비하는 데 다양한 정도의 책임이 있기 때문에 모든 가족구성원의 기여를 이해하는 것이 중요하다.

더 많은 돌봄 관련 연구가 가족시스템 이론을 기반으로 진행되었다. 연구에서는 돌봄책임에 대한 대화에 가족을 참여시키고, 가족의 가계도와 네트워크 매핑을 관계와 사회적 관계망을 이해하기 위한 기반으로 사용하는 것의 중요성에 초점을 맞추고 있다. 그런 다음 이 정보는 환자와 주요 가족 돌봄제공자가 장기돌봄의 책임을 지원할 수 있는 잠재적 자원을 식별하는 데 도움이 되도록 사용된다. 이러한 유형의 분석은 모든 유형의 가족구조와 사회적 관계망에서 사용할 수 있다(Broekema et al., 2019; Östlund, 2016).

가족을 돌봄 단위로 삼는 것은 건강관리제공자가 복잡한 가족구조를 이해하는 데 또한 도움이 될 수 있다. 오늘날 모든 성별, 모든 연령대, 모든 민족, 모든 경제적 계층의 사람이 다양한 수준과 유형의 책임을 지닌 돌봄제공자 역할을 맡고 있으며, 특히 장기요양시설에서는 더욱 그렇다(Desilver, 2013). 가족사회구조의 변화로 인해 돌봄의 복잡성도 커진다. 의붓가족(step-families)과 가족 중 성인이 모두 집밖에서 일하는 가족이 늘어나면서 돌봄 책임이 여러 구성원과 세대에 걸쳐 분산될 수 있다. 소위 샌드위치 세대의 일하는 성인이 노인이 된 가족을 돌볼 수 없는 경우, 어린이와 청소년이 일부 책임을 맡아야 할 수도 있다. 이러한 어린 돌봄제공자가 만성질환이 있는 성인을 보조하거나 심지어 돌봄 가능성도 있는 것이다(AARP & NAC, 2020; Austin, 2013).

돌봄의 이질성

돌봄은 기존 가족역학 외에도 많은 다른 요인의 영향을 받는다. 사랑, 의무 또는 책임(종종 민족과 문화에 기반함)과 같은 돌봄의 동기는 돌봄제공자가 주요 돌봄제공자의 지위를 받아들이려는 의지에 큰 영향을 미친다. 가족 돌봄제공자의 역할을 수락하는 또 다른 이유는 자신과 타인에 대한 기대, 종교

훈련 및 영적 경험, 역할 모델 등이다.

• 민족과 종족의 다양성

가족 돌봄제공자의 경험은 또한 민족과 종족에 의해 만들어진다. 만성질환에 대한 도움 형태에 대한 선호는 민족과 종족에 따라 다양하다. 65세 이상 소수민족의 노인 인구는 2008년에 19%에서 2018년에 23%로 점점 증가하고 있다. 2018년부터 2040년 사이에 미국의 백인(비히스패닉) 노인 인구는 55% 증가해 8,150만 명에 이를 것으로 예상되는 반면, 소수민족의 노인 인구는 2,770만 명(또는 34%)으로 증가할 것으로 예상된다(Administration for Community Living, ACL, 2020). 소수민족의 돌봄제공자 수가 증가하고 있는 가운데 돌봄활동에 관계하고 있는 사람의 비율은 민족에 따라 또한 다양하다.

NAC와 AARP(2015)가 실시한 조사에 따르면 가족 돌봄제공자 특성분석에서 히스패닉 21%, 백인 16.9%, 아프리카계 미국인 20.3%, 아시아계 미국인 19.7%로 추산되었다. 같은 조사에서 백인 응답자가 비백인 응답자보다 나이가 많을 가능성이 더 높은 것으로 나타났다. 2015~2017년 행동 위험요인 감시시스템(Behavioral Risk Factor Surveillance System, BRFSS) 데이터의 돌봄제공자 특성을 분석한 결과, 가족이나 친구에게 건강 관련 돌봄이나 보조를 제공했다고 답한 응답자 중 여성이 58.1%, 백인이 67.2%, 흑인이 12.9%, 히스패닉이 13.8%, 기타 인종이 6.2%였다(Edwards et al., 2020).

돌봄의 양과 강도도 인종 및 민족 집단에 따라 달랐다. 아프리카계 미국인 돌봄제공자는 주당 평균 31.2시간을, 라틴계 미국인 돌봄제공자는 주당 26시간을 돌봄에 사용한다고 보고했는데, 이는 주당 평균 21.2시간을 돌봄에 사용하는 백인 돌봄제공자보다 상당히 높은 수치이다. 이러한 그룹은 돌봄 강도도 더 높아서 라틴계 미국인 돌봄제공자의 49%, 아프리카계 미국인 돌봄제공자의 54%가 주당 평균 48.9시간의 돌봄을 제공하고, 평균 3가지 일상활동(ADL)과 5.5가지 도구일상활동(IADL)을 지원하는 것으로 나타났다. 이러한 돌봄제공자의 67%는 백인 돌봄제공자 52%에 비해 의료 및 간호 업무를 더 돕고 있었다(AARP & NAC, 2020). 아프리카계 미국인 돌봄제공자는 백인(44%)과 아시아계 미국인(43%) 돌봄제공자에 비해 유일한 돌봄제공자일 가능성이 더 높았다. 아프리카계 미국인 돌봄제공자의 절반 이상이 두 명 이상의 돌봄대상자를 돌보고 있었다(NAC & AARP, 2015). 아프리카계 미국인과 라틴계 돌봄제공자의 약 1/3과 백인 돌봄제공자의 45%가 건강을 우수 또는 매우 양호하다고 평가했다. 백인과 아시아계 미국인 돌봄제공자는 돌봄으로 인해 건강이 더 나빠졌다고 보고하는 경우가 더 많았다. 라틴계와 아프리카계 미국인 돌봄제공자는 백인 또는 아시아계 미국인 돌봄제공자보다 스트레스 수준이 낮고 목적의식이 더 높다고 했다. 흥미롭게도 아시아계 미국인 돌봄제공자(61%)가 돌봄 역할에서 선택의 여지가 없다고 보고한 경우가 더 많았다. 이러한 돌봄제공자는 스트레스 수준이 가장 높았고(44%), 부모나 시부모를 돌볼 가능성이 가장 높았다(AARP & NAC, 2020).

인종과 민족이 돌봄에 미치는 영향은 연령, 교육, 수입, 사회적 지지와 같은 건강에 영향을 미치는 기타 인구통계학적 및 사회적 결정요인과 비슷하게 일부분을 차지하고 있는 것으로 보인다. 따라서 이러한 모든 요인은 가족 돌봄제공자의 요구를 사정할 때 신중하게 평가할 필요가 있다.

• 성별의 차이

누가 주 돌봄제공자가 될 것인가의 선택과 가족 돌봄체계가 어떠한지는 많은 요인의 영향을 받는다. 부부관계에서는 문제가 없는 배우자가 보통 돌봄제공자의 역할을 한다. 양쪽 배우자는 돌봄을 주고

받는 추가된 새로운 역할에 있어 역할 재검토에 대처하도록 강요를 받게 된다.

노부모의 돌봄제공자 역할은 대부분 결혼한 자녀, 딸 혹은 손녀 중에서 하게 된다(AARP & NAC, 2020; Edwards et al., 2020). 수년간의 연구결과에서 딸은 어머니에게 돌봄을 제공해야 할 때보다 아버지에게 돌봄을 제공해야 할 때 기관의 보조를 더 지원받기를 원하는 것으로 나타났다. 이는 아마도 딸이 돌봄역할을 수행함에 있어 어머니를 더 편하게 느끼고, 아버지는 돌봄제공에서 다른 추가적인 보조가 요구되기 때문일 것이다. 최근 문헌에 따르면, 일부 남성은 여성만큼 다른 성인을 돌보고 돕는 데 참여할 가능성이 있지만, 지정된 주 돌봄제공자로서 더 많은 시간을 보내는 것은 여성(아내, 어머니, 성인이 된 딸)이었다(AARP & NAC, 2020; Edwards et al., 2020). 2020년의 가장 최근 통계에 따르면 가족 돌봄제공자의 61%가 여성이었고, 남성보다 돌봄에 50% 더 많은 시간을 사용하는 것으로 제시되었다(AARP & NAC, 2020). 남성 돌봄제공자는 일반적으로 젊은 편으로, 그중 42%가 18~49세였다. 게다가 남성은 화장실 가기, 목욕하기와 같은 개인적 돌봄에는 참여할 가능성이 낮고, 유급 돌봄제공자와 함께 돌봄을 제공했다(NAC & AARP, 2015).

레즈비언, 게이, 양성애자 또는 트랜스젠더(LGBT) 돌봄제공자와 돌봄대상자의 요구사항도 고려해야 할 것이다. 2020년 AARP 및 NAC 보고서에서 돌봄제공자의 8%가 자신을 LGBT로 규정했다. LGBT 노인은 독신일 가능성이 두 배나 높고, 혼자 살 가능성이 높으며, 자녀를 가질 가능성이 세 배나 낮기 때문에 지원이 적은 경우가 많다(Family Caregiver Alliance, FCA, 2016). 또한 재정적 부담을 보고할 가능성도 더 높다(AARP & NAC, 2020).

돌봄제공의 성별에 대한 특성은 장기요양에서는 중요한 특성 중 하나로, 앞으로도 지속될 가능성이 높다. 돌봐주어야 할 부양자와 가장 가까이 있고 그들의 일상생활의 대부분을 관여하게 되는 사람은 보통 돌봄을 하거나 돌봄이 이루어지는 모든 면에서 동등해야 할 것이다.

• 연령 차이

돌봄제공자의 요구사항은 연령대에 따라 다르다. 젊은 성인 돌봄제공자는 노인 돌봄제공자보다 돌봄역할 외에도 자신의 일과 균형을 맞추기 위해 경쟁적인 책임을 더 많이 지는 경향이 있다. 그들은 거의 준비나 사전고려 없이 갑작스럽고 예기치 않게 역할을 맡아야 하는 경우가 많다. 또한 질병이나 장애가 있는 사람을 돌보아야 할 뿐만 아니라 자신에게 의존하는 부양자녀를 돌보고 지원해야 할 수도 있다. 배우자 간 돌봄 상황의 경우, 그들은 또한 일할 수 있는 유일한 사람일 수 있으므로 경제적 어려움이 문제가 될 수 있다. 근로시간을 단축하거나 일을 모두 그만두어야 한다면 가족의 장기적 경제적 안정에도 영향을 미칠 수 있다. 반면 노인 돌봄제공자는 돌봄의 부담으로 인해 건강이 악화되어 만성질환에 노출될 수도 있다. 노인은 더 허약하고 돌봄이 육체적으로 더 힘들어 신체건강이 더 나빠질 수 있는 것이다.

돌봄이 아동과 청소년 돌봄제공자에게 미치는 영향에 대한 연구는 거의 없다. 미국에는 8~18세의 돌봄제공자가 약 140만 명, 18~25세의 돌봄제공자가 350~550만 명에 달하는 것으로 추정된다(Shifren & Chong, 2012). 이러한 연령대에 대한 연구가 제한적이긴 하지만 북아일랜드에서는 인구조사 기반 연구를 통해 연령대 전반에 걸친 돌봄서비스를 비교했다. 연구결과 5~24세 집단의 약 4.5%가 가족구성원을 돌보고 있는 것으로 나타났다. 이 젊은 돌봄제공자는 만성 정신건강 문제가 증가했다고 보고했고, 고강도의 돌봄을 제공해야 하는 사람은 정신건강 문제를 더 많이 보고했다. 연구결과에 따르면 돌봄제공은 연령연속체 전반에 걸쳐 돌봄제공자에게 매우 다른 영향을 미치는 것으로 나타났다. 젊은 돌봄제공자는 돌봄역할에 제약을 받는다고 느낄 수 있다. 그 이유는 돌봄역할이 기대되는 사회적 규범과 일치하지 않기 때문이며, 이는 돌봄제공자의 부담을 증가시킬 수 있다(Tseliou et al., 2018).

미국과 전 세계 인구통계가 변화함에 따라 젊은 돌봄제공자의 수도 증가할 것으로 예상된다(Shifren & Chong, 2012; Tseliou et al., 2018). 어린이, 청소년 및 젊은 성인에 대한 돌봄의 영향에 대한 더 많은 연구가 필요할 것이다. 돌봄제공자와 돌봄대상자 요구사항을 사정하고 돌봄계획을 개발할 때 돌봄제공자의 이질성을 고려해야 할 것이다.

가족 돌봄제공자에 의한 돌봄제공 형태

돌봄제공자에게는 장기간에 걸쳐 사회적 돌봄과 건강 관련 돌봄, 두 가지 형태의 돌봄이 요구된다. 사회적 돌봄은 일상생활에서의 기능적·정서적 보조를 말하고, 건강 관련 돌봄은 전문가에 의한 특별한 처치나 약물복용, 목욕과 같은 가족에 의해 수행되는 일상적 처치를 말한다. 그러나 시간이 지나면서 돌봄은 더욱 복잡해졌으며, 돌봄제공자는 일반적으로 면허가 있는 인력이 제공하는 전문적인 돌봄을 맡게 되었다(Schulz et al., 2020).

기능적 보조는 돌봄대상자의 일상활동 수행능력 정도에 따라 달라지는데, 도구일상활동(instrumental activities of daily living, IADLs)과 기본적 일상활동(basic activites of daily living, ADLs)으로 구분된다. 도구일상활동은 요리하기, 청소하기, 가게에서 물건 사기, 정원 가꾸기와 돈 지불하기 등과 같은 매일매일의 생활에서 수행되는 기능이다. 기본적 일상활동은 먹는 것, 목욕, 옷 입기, 화장실 가기, 개인위생의 유지, 돌아다닐 수 있는 기동성 등과 같은 기본적으로 생존에 필요한 과업과 관련된 개인적 돌봄이다.

정서적 보조는 일명 감정적 지지라고도 하는데, 돌봄대상자를 걱정해주고 보살펴주는 행동을 말한다. 돌봄제공자와 돌봄대상자의 관계는 대개 감정과 경험, 기억을 공유하는데, 이러한 정서적 문제는 돌봄제공자를 심리적·신체적인 질환에 노출되게 만드는 매우 위험한 요인이다(AARP & NAC, 2020; Schulz & Sherwood, 2008; Shephard-Banigan et al., 2020). 돌봄제공자가 정서적 보조를 진행하는 과정에서 불안, 우울 등의 일련의 정신건강 문제가 발생할 수도 있다. 그러나 정서적 보조는 자율성과 개인의 성장, 자아존중감, 사명감, 삶의 만족, 회복의 희망, 존엄성, 일반적인 안녕감을 증가시키는 것으로 보상될 수도 있다(FCA, 2012; Quinn & Toms, 2018).

과거에는 공식적인 돌봄 네트워크와 비공식적인 네트워크를 어떤 형태로든지 명백하게 구분하려고 했다. 비공식적인 네트워크(가족 돌봄제공자 혹은 가까운 친척이나 친지)는 돌봄의 정서적·기능적 측면에서 돌봄을 제공했고, 공식적인 제공자에 의해 제공된 돌봄을 모니터해왔다. 공식적인 네트워크는 매우 업무 중심적이고 목적 지향적으로 특별화된 돌봄을 제공했다. 그러나 오늘날 공식적·비공식적 네트워크의 역할은 돌봄제공에서 혼합된 접근방식으로 합쳐졌다. 국립돌봄제공연합(AARP)과 미국 은퇴자협회(NAC)(2020) 연구에서 가족 돌봄제공자의 약 60%가 공식적으로 전문가가 하는 의료적 업무와 간호 업무를 수행하고 있다고 보고했다. 이러한 업무에는 '주사, 위관영양, 카테터와 장루 관리 그리고 기타 여러 복잡한 책임'이 포함되었다(p. 45). 316명의 돌봄제공자를 대상으로 한 연구에서 돌봄제공자의 약 31%는 의료와 간호 제공에 대한 지원 요구사항이 적어도 한 번 이상 충족되지 않았다고 했다(Mollica et al., 2020).

돌봄제공자는 또한 돌봄대상자를 위한 케어

코디네이터 또는 사례관리자 역할을 수행하게 되는데, 서비스 제공자와 전문 분야 전반에 걸쳐 돌봄과 약속을 조정하고 지역사회 기반 자원과 서비스를 규명하고 확보해야 한다. 돌봄제공자의 약 31%는 돌봄 조정을 제공한다고 보고했으며, 그중 25%는 이 작업이 매우 어렵다고 했다(AARP & NAC, 2020).

돌봄제공의 궤적

가족 돌봄제공에 대한 종단연구에서는 가족 돌봄역할에서의 많은 변화와 가족 돌봄이 정적인 사건이 아니라는 것이 보고되었다. 과거 Pearlin(1992)은 경력개발로서의 돌봄제공에 대해 언급했다. 돌봄제공 경력 혹은 돌봄제공 역사에는 두 가지 요소가 관련이 있다는 견해이다. 돌봄제공자의 시간경과에 따른 장기간에 걸친 돌봄에서 불가피하게 전이되는 것과 관련되는 지속적인 성숙과 역할개발이 그것이다.

돌봄의 많은 복잡성 중 하나는 사람이 돌봄자가 되는 시점 또는 돌봄자 역할의 '시작'을 결정하는 것이다. 돌봄은 다음과 같은 네 가지 그룹으로 뚜렷하게 구분할 수 있다. (1) 급성 사건(예: 폐렴/패혈증, 뇌졸중, 뇌손상, 척수손상 또는 주요 다중외상과 같은 상태로 인한 허약함) 중에 돌봄역할을 갑자기 맡은 사람, (2) 돌봄역할을 해왔으며 급성 사건으로 인해 돌봄책임이 증가한 사람(예: 심부전, 패혈증, 폐렴), (3) 시간이 지남에 따라 기본적인 필요를 충족하기 위해 다른 사람의 도움이 더 필요한 만성질환이 있는 개인(예: 치매, 심부전)을 돌보는 사람, (4) 기본적으로 건강하지만 허약해져 더이상 스스로를 독립적으로 돌볼 수 없는 노인을 돌보는 사람.

Schulz 등(2020)은 돌봄궤적 모델을 발표했다. 이 모델은 점점 더 쇠약해지는 상태에 있는 돌봄대상자에게 돌봄을 제공하는 데 초점을 맞추고 있으며, 돌봄은 돌봄대상자를 체크하고 모니터하며, 돌봄대상자 진료에 동행하고, 제공자와의 의사소통을 돕는 것 등이 산발적으로 시작된다. 이러한 수준의 돌봄은 불안과 부담을 유발할 수 있다. 질병이 더 악화되면 돌봄제공자의 역할과 책임은 IADL과 ADL을 돕는 것으로 옮겨가고, 그에 따라 돌봄제공자의 안녕이 감소한다. 어떤 경우에는 돌봄이 너무 힘들어지면 돌봄대상자가 장기 요양시설로 수용될 수도 있다. 이 궤적은 결국 돌봄대상자의 사망으로 끝난다(Schulz et al., 2020). 궁극적으로 시설 입소를 선택하는 가족은 시설 입소 이후에도 돌봄관리자로 계속 참여하기도 한다. 이 모델이 모든 돌봄제공자의 궤적에 반드시 맞는 것은 아니며, 특히 뇌졸중, 척수손상 또는 외상과 같은 갑작스러운 사건 이후에 역할을 맡은 사람에게는 더욱 그렇다는 점에 유의해야 한다. 또한 모든 돌봄제공자가 모델에서 규명된 모든 단계를 거치는 것은 아니다.

돌봄상황에 따라 가족 돌봄제공자에게 기대하는 바는 다양하다. 가족 돌봄제공자는 훈련이나 지원이 거의 없거나 전혀 없이 돌봄역할을 시작하는 경우도 있다. 돌봄제공은 정서적 지원을 제공하는 것 외에도 그들이 사랑하는 사람에게 투약관리, 피부간호, 위관급식과 같은 숙련된 간호를 제공하게 된다(HealthNetCafé, 2013). 시간이 지남에 따라 돌봄제공자는 익숙해지고, 새로운 용어체계(메디케어나 메디케이드)와 치료(약물복용, 질환증상학)를 익히게 되며, 그들에게 의존하는 돌봄대상자의 요구를 어떻게 일상생활에 통합시켜나갈 수 있는지를 배운다. 일부 돌봄제공자는 빠르고 쉽게 적응하는 반면, 다른 돌봄제공자는 적절한 기술이나 돌봄제공자의 역할에 대한 자신감을 결코 성취하지 못하는 경우도 있다. 따라서 돌봄제공자가 제공하는 돌봄의 수준과 유형에서 엄청난 다양성을 발견할 수 있으며, 이는 그들의 준비 수준과 역할의 성공적인 숙달에 기인할 수 있다(Reinhard et al., 2008). 환자가 급성기 병동에 입원함에 따라 가족 돌봄제공자는 새로운 돌봄제공자로서 돌봄에 참여하면서 많은 스트레스를 받는다. 그 이유 중 하나는 집중적인 돌봄제공의 요구가 생기면서 이에 따른 결정을 내려야 하는 경우에 발생하는데, 그 전에 이를 성숙하게 처리하거나 발전하는 기간을 가질 수 없기 때문이다(Feinberg et al., 2011; Lutz & Camicia, 2016; Saletti-Cuesta et al., 2018). 게다가 돌봄의 전이는 빠르고 매우 짧은 기간 내에 발생한다. 며칠 만에 돌봄제공자는 돌봄 책임이 없는 상태에서 입원 후 혹은 가정이나 시설의 장기요양에서 재활에 대한 모든 것에 전념하는 상태로 전환될 수 있다(Feinberg et al., 2011; Lutz & Camicia, 2016; Lutz et al., 2011; Saletti-Cuesta et al., 2018). 많은 돌봄제공자가 다음과 같이 말한다.

> 여러분은 어느 날 갑자기 돌봄제공자라는 역할을 맡게 된다. 그러나 여러분은 사실 어떻게 돌봄을 제공해야 하는지 전혀 모른다. 그저 그들을 돌보는 사람일 뿐이라는 것을 알게 될 것이다.

가족관계와 역할 이동

다른 사람을 돌보는 것, 특히 배우자와 부모를 돌보는 것은 가족 간의 상호작용 방식에서 변화가 필요하다. 돌봄제공자에게는 자신의 결정이 다른 가족을 배려한 일생의 사명이 될 수도 있다. 가족 상호작용에서 이러한 변화는 종종 역할 부족(role insufficiency)과 역할 보완(role supplementation)을 수반하는 복잡한 현상으로 나타난다. 대부분의 가족 돌봄제공자와 돌봄대상자에게 이러한 역할 변화는 시간이 흐르면서 익숙해지지만, 일부는 가족관계와 역할 부족 경험으로 어려움을 겪는다(Meleis, 2010).

이전에는 이러한 역할 변화가 역할 역전(role reversal)으로 정의되었지만, 이 용어는 노년의 가족관계를 설명하기에 부적절할 수 있으며, 일반적으로 의존성 특히 노년층에 대한 부정적인 고정관념을 강화할 수 있다. 부모나 아이 혹은 배우자가 된다는 것은 가족에서 사회적 지위임과 동시에 가족의 전 생애 동안 변하지 않는 부분이다. 부모는 언제나 부모이고, 배우자는 언제나 배우자이기 때문이다. 건강이나 기능 저하로 인해 가족구성원 서로에 대한 행동이 변할 수 있지만 가족 내 역할은 안정적으로 유지된다. 그러나 가족구성원은 특히 돌봄제공자로 전환하는 동안 기존 역할을 보완해야 하는 추가적인 역할을 맡게 될 수 있다(예: 역할 보완).

역할 보완은 역할 부족이나 잠재적인 역할 부족을 규명하고, 역할 명확화와 역할 수행을 해결하고 강화하기 위한 전략을 구현하는 '심의과정'이다(Meleis, 2010, p. 17). 연구에 따르면 가족구성원은 종종 돌봄역할로의 전환에 어려움을 겪는 것으로 나타났다(Duchame et al., 2011; Lutz et al., 2017). 새로운 돌봄제공자 역할을 맡을 때 배우자 또는 자녀는 이전 역할의 균형이 모호해질 수 있다. 간호사는 예상지침을 사용하여 가족구성원이 기존의 자녀 역할을 유지하면서 새로운 돌봄제공자 역할을 준비하고 통합하도록 돕는 전략을 구현하여야 할 것이다.

* 돌봄제공의 미래

미래의 돌봄제공에 대한 풍경은 몇십 년 전과는 많이 다를 것이고, 현대의 가족 돌봄제공자에 준해 볼 때 더 혼란스러울 수 있을 것이다. 베이비붐 세대인 사람의 부모는 돌봄을 제공해줄 자녀가 여럿 있지만, 베이비붐 세대인 사람은 전형적인 핵가정을 이루고 있어 돌봄을 제공받기가 용이하지 않을 수 있다. 때때로 인구의 고령화는 '실버 쓰나미'라고 표현되고, 돌봄제공이 가능한 가족 수의 감소는 만성질환을 가진 노인의 장기요양에 큰 영향을 미칠 것으로 전망된다.

돌봄제공자로 활동하는 베이비붐 세대 수가 많아 현재 잠재적 돌봄제공자 대 돌봄대상자의 비율은 7:1을 보이고 있다. 그러나 2010년부터 2030년까지 베이비붐 세대에 있는 사람이 돌봄이 필요할 때, 잠재 돌봄제공자 대 돌봄대상자의 비율은 감소할 것이다. 예상비율은 2030년에는 4:1 그리고 2050년에는 3:1로 감소할 것으로 보고 있다(CDC, 2019; Redfoot et al., 2013). CDC 조사에서 45~64세 응답자의 20%는 미래에 돌봄제공자가 될 것이라고 믿었고, 17%는 앞으로 2년 안에 돌봄제공자가 될 것으로 예상했다(CDC, 2019). 가족 규모의 감소, 무자녀 가정 증가, 직장에 다니는 성인 두 명인 가구 증가, 이혼율 증가로 인해 가족 돌봄제공자의 수는 더욱 제한될 것이다. 파킨슨병이 있는 아버지를 돌보던 한 성인 딸은 다음과 같이 요약했다.

> 내 생각에는 아버지 세대는 자신의 부모를 다른 형태의 가정에 모시지 않았다. 우리 집에는 항상 내 할아버지가 계셨다. 가족은 항상 모든 것을 돌봐야 하기 때문에 절대 아무데도 가지 않았는데, 그 당시에는 오늘날의 사회처럼 모든 사람이 다 일을 하지는 않았다.

또한 수천 마일 떨어져 분리되는 가족의 이동이 발생할 경우, 가족이 돌봄을 제공하기가 불가능해진다. 이러한 사회적 동향이 이 세대에 무슨 의미가 있을 것인가는 숙제로 남는다. 그러나 대부분의 연구자는 공공정책이 한 세대에서 다른 세대까지 예측하기는 어렵기 때문에, 미래 가족 돌봄제공에 대한 어떠한 예측도 정확하지 않다는 데 동의한다. 미국뿐 아니라 세계적으로 노인인구의 돌봄요구를 수용하기 위한 정책을 변경해야 할 필요성은 확실한 사실이다(Edwards et al., 2020).

도전과제와 쟁점

가족 돌봄제공자는 자신의 돌봄제공 경험을 통해 다양한 문제와 쟁점, 걱정에 부닥치게 된다. 이 장의 마지막에 제시된 사례연구는 가족 돌봄제공자가 돌봄대상자의 요구와 원하는 것을 위해 자신의 책임을 다하려고 애쓰고, 돌봄상황에서의 신체적·정서적 요구에 지속적으로 자신의 삶을 맞추려고 노력하는 과정에서 직면하는 걱정과 쟁점을 보여주는 시나리오이다.

의료기술의 발달과 좀 더 세밀한 도움요구의 증가 그리고 이용 가능한 돌봄제공자에 대한 경쟁적 요구는 가족 돌봄에 대한 수요와 가족 돌봄제공자의 돌봄제공능력 간의 불균형을 유발한다. 가족 돌봄제공자는 아주 높은 기술적 처치; 복잡한 투약복용; 노동집약적이고 직접해야 하는 돌봄; 심하게 아픈 가족의 질환에 대한 모니터링 등을 요청받고 있다. 20년 전 Bakas 등(2002)은 뇌졸중으로 병원이나 재활기관에서 환자가 퇴원한 후 돌봄제공자의 요구와 우려를 규명하여 체크리스트를 개발했다. 여기에는 뇌졸중에 대한 정보 얻기, 환자의 감정과 행동을 다루기, 신체와 도구적 돌봄의 제공, 자기돌봄과 기타 역할과 책임관리(Bakas et al., 2002, p. 245)와 같은 영역이 포함된다. 또한 AARP는 돌봄제공자가 자신의 역할을 더 잘 관리할 수 있도록 도움이 되는 체크리스트를 제시했다. AARP 체크리스트에는 정보 요구사항, 돌봄팀의 역할, 자원 확보, 의료적 의사결정 등을 포함한 여러 섹션이 포함되어 있다. 이 도구는 https://www.aarp.org/content/dam/aarp/entertainment/books/2015-04/Caregivers_Excerpt.pdf(Hurme, 2015)에서 찾을 수 있다.

앞으로도 지속적으로 유지될 책임 중 하나는 직접 돌봄제공자이든지 혹은 돌봄을 배정하는 돌봄관리자이든지 가족 돌봄제공자의 위치에서 부과되는 광범위한 의사결정 요구이다. 도움이 필요한 가족구성원이 결정을 할 수 없을 때 혹은 선택을 위한 의사소통이 어려울 때 돌봄제공자는 일상생활 관리와 관련한 무수한 결정을 해야 하는 책임을 지게 된다. 이러한 건강과 안전에 영향을 미치는 의사결정으로는 비공식적·공식적 자원 보조에 대한 개시, 시기, 준비; 직장과 가정생활에서의 돌봄 요구 통합; 미래 장기돌봄 요구에 대한 계획과 돌봄대상자의 사전 의료지시와 선호하는 말기 돌봄에 대한 고려 등이 있다(Michael et al., 2014; National Caregivers Library, 2016).

* 돌봄제공의 영향

돌봄을 제공하는 동안, 모든 사람이 스트레스를 경험하는 것은 아니지만 대체로 많은 사람이 스트레스를 받게 된다. 돌봄에는 수많은 요소가 돌봄과 이로 인해 발생할 수 있는 스트레스에 영향을 미친다. 예를 들면, 제공해야 할 돌봄의 강도, 수행해야 할 돌봄과업의 종류, 돌봄제공자의 성별과 개인적 특성, 돌봄제공자와 돌봄대상자의 관계, 다른 가족으로부터의 지지, 돌봄제공자의 경쟁적 의무와 같은 요소가 있다. 경제적 어려움 또한 돌봄제공자에게 스트레스원이 된다. 예를 들어, 1,509명의 퇴역군인 돌봄제공자를 대상으로 한 전국조사에서 응답자의 평균 연령은 62.2세였다. 돌봄제공자는 고강도 돌봄을 제공하고 평균 8개 이상의 ADL 또는 IADL을 지원했으며, 하루 평균 돌봄시간은 9.6시간이었다. 그들은 높은 수준의 부담, 우울 증상, 경제적 부담을 보고했다(Shepherd- Banigan et al., 2020). 이러한 모든 요인은 돌봄제공자에게 고통을 유발할 수 있으며, 이는 흔히 압박감(strain) 또는 부담감(burden)으로 분류된다.

압박감과 부담감

돌봄제공자의 압박감과 부담감은 역할 과부하와 같은 주관적 지각과 돌봄대상자의 신체적 돌봄과 같은 객관적 요인을 모두 포함하는 다차원적 구조이다. 압박감과 부담감은 가족 돌봄제공자의 신체적·정서적·정신적 안녕을 더 악화시킨다. 한 돌봄제공자는 "또 하루를 돌봄을 해야 한다는 두려움에 잠에서 깨어난다."라고 말했다. 또 다른 돌봄제공자는 "때때로 트럭에 치여 죽기를 바라지만 다른 사람에게 엉망진창으로 남겨지기고 싶지는 않다."라고 말했다(Pierce et al., 2012, p. 263). 돌봄제공자의 압박감과 부담감에 대한 가장 보편적인 이론은 Lazurus와 Folkman(1984)의 스트레스와 대처 이론이다(Bakas et al, 2006; Oberst et al., 1989; Schultz et al., 2020).

Hunt(2003, p.28)에 의하면 돌봄제공자의 부담감 혹은/함께 압박감에 대한 고전적 정의에서 돌봄제공자의 부담감은 '만성질환을 가진 사람에게 직접적인 돌봄제공을 하면서 갖는 억압적이고 걱정스러운 짐'이라고 정의했다. 그에 비해 압박감은 돌봄 역할을 수행할 때 느끼는 스트레스, 어려움이나 돌봄제공 역할을 수행할 때 지니는 상충되는 감정과 관련된다고 했다(Hunt, 2003). 그러나 실무적으로는 두 가지 용어가 문헌적으로 상호 교환되어 사용되기도 한다. 게다가 돌봄제공자는 가족구성원을 돌보는 것을 부담으로 여기지 않기 때문에 '부담감'보다 '압박감'이라는 용어를 더 선호한다고 제시한다(Abendroth et al., 2012; Greenwood et al., 2009).

압박감이나 부담감을 측정하기 위해 여러 타당성이 확보된 도구가 사용된다(이 장의 마지막 부분에 제시된 표 13-4 참조). AARP와 NAC는 2020년 연구에서 설문조사에 참여한 돌봄제공자의 37%는 정서적 스트레스 수준이 높았다고 밝혔고, 17%는 신체적 압박감을 보고했다. 또한 돌봄제공자 역할을 맡는 데 선택의 여지가 없었다고 답한 돌봄제공자는 기꺼이 그 역할을 맡은 돌봄제공자보다 훨씬 더 높은 스트레스와 압박감을 경험했다.

돌봄제공자의 압박감과 관련해 집중적으로 초점을 맞춰 진행된 연구 분야는 치매 환자 돌봄 분야이다. 특히 일반적인 치매나 알츠하이머처럼 인지장애가 있어 혼란스럽고 문제행동을 일으키는 환자를 돌봐야 할 때 돌봄제공자는 신체적·정서적 스트레스와 압박감을 더 받는다. 예를 들면, 한 연구에서 치매 환자를 돌보는 사람은 치매가 아닌 사람을 돌보는 사람보다 돌봄의 결과로 인해 우울증상으로 더 고통받는다고 했다. 그러나 이러한 차이는 환자의 문제행동 때문에 발생했다(Givens et al., 2014). 이러한 돌봄제공자는 또한 돌봄대상자의 전투적인 행동으로 인해 부상을 입을 위험이 더 높았다. 그러므로 이를 위한 중재에서 환자의 문제적 행동을 최소화하면 돌봄제공자의 압박감 감소에 도움이 될 것이다.

신체적·정서적 압박감이 높은 돌봄제공자는 건강이 악화되고 부상을 입을 위험도 더 높다. 거동이 불편한 돌봄대상자를 돌보는 것과 같이 높은 신체적 강도로 돌봄을 제공하는 돌봄제공자는 돌봄대상자를 들어올리고 옮기는 작업으로 인해 근골격계 부상의 위험이 더 크다. 매주 20시간 이상 돌봄을 제공하는 돌봄제공자 중 약 3분의 1이 이동과 관련된 신체적 부담을 보고했다(NAC & AARP, 2015). 이러한 돌봄제공자는 허약하거나 거동이 불편한 대상자를 도울 때 넘어지기 쉬우므로 이송 및 이동 지원 관련 안전한 환자취급에 대한 구체적인 교육이 필요하다(Powell-Cope et al., 2017).

배우자의 건강을 추적한 종단연구에 따르면 2년 이상 주당 13시간 이상의 돌봄을 제공한 배우자는 심혈관질환이 있을 가능성이 2배 높고, 고혈압 위험이 증가한 것으로 나타났다. 이러한 돌봄제공자는 돌봄제공자가 아닌 배우자보다 우울증에 걸릴 위험이 더 높았다(Capistrant et al., 2014). 돌봄제공자는 자신의 건강을 돌보는 데 어려움을 겪기도 한다. 2020년 AARP와 NAC 연구에서 돌봄제공자의 약 4분의 1이 자신의 건강을 돌보는 데 어려움을 겪고 있다고 보고했다. 이러한 돌봄제공자가 보고한 정서적 스트레스와 신체적 긴장은 표본평균보다 2배 더 높았다(AARP & NAC, 2020).

돌봄제공자의 압박감이 사망률에 미치는 영향에 초점을 맞춘 연구는 여러 결과로 제시되었다. 장애나 만성질환을 가진 환자를 돌보는 3,710명의 돌봄제공자를 대상으로 진행된 종단연구에서 압박감이 높은 돌봄제공자의 사망률은 압박감이 없거나 아주 적었던 돌봄제공자보다 1.5배 높았다고 했다(Perkins et al., 2013). 뇌졸중 환자를 돌보는 3,503명의 돌봄제공자를 대상으로 한 다른 연구에서는 하위 그룹 분석, 즉 인종, 성별, 압박감, 관계 등의 특성을 기준으로 비돌봄제공자와의 비교에서 차이를 분석한 결과 사망률은 차이가 없었다(Roth et al., 2013).

어린이와 청소년(18세 이하) 돌봄에 대한 효과와 관련된 연구는 거의 없다. 그러나 그들의 가족 내에서 자신에게 좀 더 많은 역할과 책임이 주어지는 것은 돌봄제공자로서 스트레스와 불안증가, 수면장애, 무거운 물건을 드는 것으로 인한 요통, 친구들의 괴롭힘, 학교, 사회, 여가활동에 뚜렷한 영향을 미친다고 보고되었다(Action Canada, 2013). 캐나다 대책위원회(Canadian task force)는 이러한 돌봄이 어린이와 청소년에 미치는 영향에 대해 아동의 요구사항을 해결하기 위해 인식 제고, 연구 증가, '다각도 접근'의 개발을 추천하였다(Action Canada, 2013).

돌봄제공자의 압박감은 성별과 관련해서도 나타난다. Steiner 등(2016)은 뇌졸중이 있는 부모를 돌보는 것이 정서적·육체적·정신적으로 성인인 딸에게 영향을 미쳤으며, 식사와 수면과 같은 기본적인 요구를 충족시키기 위해 고군분투하고 있음을 보고했다. 여성 돌봄제공자는 남성 돌봄제공자보다 더 큰 압박감을 경험했고(Kim et al., 2012), 남성보다 우울감과 불안을 호소하며 삶의 만족도가 낮은 수준이라고 했다. 아이러니한 것은 여성 돌봄제공자가 더 많은 압박감과 역할갈등을 보고하지만, 여성은 남성보다 장기간요양 전반에 걸친 지속적인 돌봄책임에 대해 남성 돌봄제공자보다 더 편하게 생각했다(ARP & NAC, 2020).

연구에서 자기효능감과 자아존중감이 높고 낙천적인 돌봄제공자는 압박감이 덜하고 삶의 질이 더 높은 것으로 보고되었다(Lamont et al., 2019). 사회적 지지 감소, 가족결속력 감소, 재정적 어려움, 숙련도 저하 등의 자원 부족을 보고하는 돌봄제공자는 더 높은 부담감을 갖고 건강이 더 나쁜 것으로 보고되었다(Hong & Harrington, 2016).

동정심 감퇴

동정심 감퇴(compassion fatigue)는 Figley(1995)에 의해 만들어진 용어로, 전문적인 돌봄제공자(예: 간호사와 사회복지사)에 대한 돌봄의 영향을 설명한 것이다. 동정심 감퇴의 개념은 가족 돌봄제공자에게도 영향을 미친다. Figley의 모델에서 동정심 감퇴는 '고통 받는 사람에게 노출되는 스트레스'와 연결된 돌봄제공자의 스트레스 반응과 함께 시작된다고 한다(Figley, 1998, p. 21). 이 경우 고통받는 사람은 돌봄대상자이다. 동정심 감퇴는 동정심 스트레스가 고통이나 미해결의 이차적 트라우마에 지속적으로 노출될 때 시작된다. 또한 생활의 심각한 붕괴에 의해 악화될 수 있다. 소진(burnout)과 이차적 외상 스트레스와 관련된 요인이 복합적으로 작용하면 동정심 감퇴가 발생하여 돌봄대상자를 시설로 옮기게 되는 주원인이 되고, 다른 가족 구성원으로 하여금 주 돌봄제공자 의무를 갖게 하거나 어떤 경우에는 돌봄대상자를 방치하거나 학대하는 결과를 초래하는 경우도 있다. 중증 발달장애가 있는 아동을 돌보는 부모나 알츠하이머병 환자를 돌보는 사람은 특히 장기간 노출과 높은 수준의 삶의 붕괴로 인해 동정심 감퇴 위험이 높을 수 있다(Day & Anderson, 2011).

168명의 돌봄제공자를 대상으로 한 최근 연구에서 동정심 만족도와 동정심 감퇴를 조사했다. 표본은 주로 여성(72%), 백인 (77.4%)으로 편의 표출했으며, 평균 연령은 58세였다. 돌봄제공자 부담은 높았으며(71%) 소진과 2차 외상 스트레스와 긍정적인 관련성이 있었다. 성별, 소득, 고용, 돌봄시간, 돌봄제공자의 건강이 동정심 감퇴에 영향을 미쳤다. 그러나 연구결과에 따르면 돌봄제공자는 중간 정도에서 높은 수준의 부담을 경험하는 반면 동정심 만족도 경험할 수 있다고 했다. 이는 돌봄제공자가 역할의 긍정적인 측면을 규명하여 이를 돕기 위한 중재를 적용하면 돌봄제공자 부담의 부정적인 영향을 일부 완화할 수 있음을 시사한다(Lynch et al., 2018).

슬픔, 상실 및 사별

만성질환자의 돌봄 분야에서 돌봄제공자와 돌봄대상자가 심신을 쇠약하게 만드는 만성질환이 시작될 때 경험하는 슬픔과 상실에 대한 관심은 거의 없다. 또한, 질병이 진행되어 돌봄대상자가 사망할 때에도 이러한 슬픔과 상실이 발생할 수 있다(Schulz et al., 2020). '모호한 상실(ambiguous loss)'이라는 용어는 누군가 물리적으로 존재하지만 인지장애가 있거나 반응이 없는 경우처럼 해결책이 없는 불분명한 상실을 의미한다(Boss & Yeats, 2014). 모호한 상실은 상실을 공개적으로 인정하거나 애도할 수 없을 때 발생하는, 복잡하고 권리가 박탈된 슬픔의 촉매제가 될 수 있다. 돌봄제공자는 특히 이전에 가졌던 상대와의 관계 상실, 미래와 희망적 계획의 상실, 사랑하는 사람이 쇠약해지는 질병으로 인해 죽음에 직면하면서 슬픔을 느끼게 된다. 모호한 상실은 주변 사람이 잘 이해하지 못하고 인정하지 않는 경우가 많다(Boss & Yeats, 2014). 돌봄제공자와 돌봄대상자가 그들이 겪는 슬픔을 극복할 수 있도록 보조하고 지지해줄 필요가 있다. 돌봄제공자에게는 자신의 경험, 걱정, 두려움에 대해 이야기할 수 있는 기회를 제공해야 한다. 가족치료사에게 의뢰하여 그들이 직면하고 있는 도전을 관리하는 방법을 배울 수 있도록 도움을 주고, 그들의 관계와 만성질환의 영향 아래서의 삶을 재구성할 수 있도록 하며, 변화에 적응하는 데 도움이 될 수 있도록 고려해야 한다(Young et al., 2014).

사회적 고립과 외로움

돌봄제공자가 된다는 것은 사회적으로 고립되는 경험이 될 수 있다(Shepherd-Banigan et al., 2020). 돌봄제공자는 돌봄 책임의 증가로 인해 사회적 연결 및 활동을 유지할 시간이 없는 경우가 많다. 특히 연결이 주로 부부관계인 경우, 한 파트너가 더욱 쇠약해짐에 따라 배우자 또는 파트너의 사회적 연결이 끊어질 수 있다. 치매와 뇌졸중과 같은 기타 쇠약성 질병을 앓고 있는 사람의 돌봄제공자는 사회활동과 관계를 철회한다고 보고한다. 또한 친구와의 관계도 점점 더 끊어지고 있다고 이야기한다. 이는 시간이 지남에 따라 가족의 고립감과 외로움을 악화시키고 정신적 안녕을 감소시키며 우울증과 외로움을 증가시킨다(Kruithof et al., 2016; Li et al., 2020; Watson et al., 2019).

코로나바19 팬데믹으로 인해 사회적 고립과 외로움이 더욱 분명해졌다. 이미 많은 돌봄제공자는 검역을 위한 검사를 받았고, 돌봄대상자에게 질병을 옮길까 봐 두려워하거나 질병에 감염되어 돌봄을 제공할 수 없어지면서 더욱 고립되었다(Dang et al., 2020). 이 때문에 검사, 접촉자 추적, 자원을 제공하기 위한 국가의 조정된 대응이 부족해질 뿐만 아니라 이미 압도된 돌봄제공자의 압박감과 부담감을 가중시킬 수 있다(Hado & Friss Feinberg, 2020). 격리의 영향은 돌봄대상자, 특히 혼자 거주하거나 거주형 보호를 받는 사람에게 더욱 컸다. 방문제한과 바이러스 전염에 대한 두려움으로 인해 노인과 돌봄제공자 모두의 외로움과 고립감이 더욱 커졌다.

퇴역군인과 그의 돌봄제공자가 코로나19 팬데믹으로 인해 더 많은 어려움과 고립을 경험할 수 있다는 점을 인식한 보훈부(Veterans Administration, VA)는 돌봄제공자를 확인하고, 이들의 요구사항을 사정하며, 이들을 이용 가능한 VA 프로그램에 연결하는 전략을 적극적으로 진행했다. 그러나 VA는 특히 일부 소규모 시설의 경우 제한된 자원으로 인해 이러한 요구사항을 해결하는 데 어려움을 겪고 있다고 했다. VA는 팀 기반 접근 방식을 채택하고 도움이 가장 필요한 개인을 대상으로 함으로써 감염병이 돌봄제공자와 퇴역군인에게 초래한 추가적인 문제를 해결하기 위해 노력했다(Dang et al., 2020).

노인 학대와 방치

질병관리본부(CDC, 2020)에 따르면 미국에서 지역사회에 거주하는 60세 이상 노인 중 10%가 매년 학대나 방치를 당한다고 한다. 그러나 보고되지 않은학대와 방치는 더 많아서 실제 학대나 방치되는 노인이 500만 명 이상일 것으로 추정하고 있다(National Council on Aging, NCOA, n.d.). 대부분의 노인 학대와 방치는 가정에서 발생하고, 학대와 방치는 가족(예: 배우자, 부모, 자녀, 손주, 형제자매, 기타 가족들)에 의해 자행되는데, 배우자나 파트너가 가장 흔한 가해자이다(NCOA, n.d.). 질병관리본부는 노인 학대와 방치의 여러 특별한 형태를 표 13-1과 같이 정의했다.

건강관리자는 돌봄제공자가 노인 학대를 하게 되는 촉발요인을 인지해야 한다. 돌봄제공자가 지각하는 자신의 상황과 학대 가능성은 강한 연관성이 있다. 과거 돌봄제공자와 돌봄대상자의 관계가 긍정적이었던 경우에는 학대를 가할 가능성이 낮다. 특정 상황에서 돌봄 요구량은 학대 위험의 증가와 직접적인 관련이 있는 경우도 있다. 돌봄대상자의 개인적 성격과 행동도 돌봄제공자의 스트레스 수준과 관련된 요인으로 확인되었다. 마지막으로 학대의 발생은 알코올이나 약물남용, 정신질환에 의해 촉발된다(NCOA, n.d.). 가족 돌봄제공자가 부양가족을 학대할 가능성에 대해 생각하는 것이 일반적이지만, 돌봄제공자가 학대받는 희생자일 수도 있다. 가족의 기능장애 행동패턴은 수십 년에 걸쳐 지속될 수 있다. 남편이 아프거나 도움을 받기 전에 아내를 학대했다면 남편이 병으로 인해 모든 형태의 학대행위를 갑자기 중단할 것이라고 믿을 만한 근거는 없는 것이다. 가정에서 경제권이 없고, 항상 돌봄대상자나 다른 가족구성원에게 돈을 요청해야 하는 가족 돌봄제공자, 특히 여성, 또는 다른 형태의 지원을 위해 돌봄대상자의 가족에게만 의존하는 돌봄제공자는 특히 방치에 취약할 수 있다. 또한 자기방치(자기 자신의 건강과 안전을 위협하는 행동)는 심각한 돌봄 스트레스와 우울 관련 부정적인 결과가 될 수 있다.

돌봄제공의 긍정적인 면

과거에는 스트레스, 긴장, 부담감, 소진에 대한 영향 관련 연구로 인해 가족구성원에 대한 돌봄제공의 긍정적인 측면이 가려져 있었다. 그 결과 돌봄제공자가 어려운 환경 속에서도 어떻게, 왜 돌봄을 제공하는지에 대한 이해가 거의 없었다. 최근에서야 돌봄의 긍정적인 측면에 대해 더 많은 것이 알려졌다.

2020년 AARP와 NAC 돌봄 연구에서 설문조사에 참여한 돌봄제공자의 51%가 돌봄 경험이 긍정적이었다고 답했고, 2011 전국돌봄조사에서 조사대상 돌봄제공자의 68%가 돌봄에 대한 경험이 긍정적이었다고 보고했다(Spillman et al., 2014). 돌봄제공자는 돌봄대상자가 경미한 장애를 갖고 있

표 13-1 노인 학대와 방치의 형태

유형	설명
신체적 학대	물리적 힘을 의도적으로 사용하여 이로 인한 질병, 통증, 부상, 기능장애, 고통 또는 사망에 이르게 하는 것. 때리기, 발로 차기, 밀기, 뺨 때리기, 화상 입히기 등의 행위가 포함됨
성적 학대	노인과의 강제적이거나 원치 않는 성적 상호작용. 여기에는 원치 않는 성적 접촉이나 삽입, 성희롱과 같은 비접촉 행위가 포함됨
정서적/심리적 학대	노인에게 괴로움, 정신적 고통, 두려움, 좌절을 주는 언어적 또는 비언어적 행동. 예로는 굴욕이나 무례함, 언어적, 비언어적 위협, 괴롭힘, 지리적 또는 대인적 고립 등이 있음
방치	노인의 기본적인 욕구를 충족시키지 못하는 경우. 이러한 요구에는 음식, 물, 피난처, 의복, 위생 및 필수의료가 포함됨
재정적 학대	노인이 아닌 다른 사람의 이익을 위해 노인의 돈, 혜택, 소유물, 재산 또는 자산을 불법, 무단 또는 부적절하게 사용하는 것
유기	신체적 보호를 맡거나 돌봄을 제공할 책임이 있는 개인이 노인을 유기하는 것

출처 Centers for Disease Control and Prevention. (2020, May 12). Preventing elder abuse. https://www.cdc.gov/violenceprevention/elderabuse/fastfact.html; Centers for Disease Control and Prevention. (2016). Elder abuse surveillance: Uniform definitions and recommended core data elements. https://www.cdc.gov/violence prevention/pdf/EA_Book_Revised_2016.pdf

고 친척, 친구 또는 두 사람 모두가 필요한 자원을 제공하는 데 도움을 줄 수 있는 경우 돌봄에 대한 만족도가 더 높다고 보고했다. 특히 돌봄대상자와의 강력해지는 관계, 특히 배우자를 돌볼 때는 돌봄제공자의 긍정적인 면에 대한 것이 많이 보여진다고 했다(Spillman et al., 2014). 일관성, 즉 다른 사람을 돌보면서 함께한다는 느낌은 가족 내에서 안정을 유지하는 데 중요하다. 가족 돌봄제공자는 일관성을 통해 연결되어 있다고 느끼며, 이는 돌봄상황과 관련된 스트레스적인 시간 속에서 자신이 살아가는 데 도움이 되고, 이것이 돌봄제공의 긍정적인 면으로 이어진다((Cheng et al., 2016; Lloyd et al., 2016).

치매 돌봄의 긍정적 측면에 대한 2018년 체계적 고찰에는 53개 연구를 대표하는 59개 논문이 포함되었다. 돌봄제공자 만족도, 의미, 이득, 돌봄의 보상 등을 포함한 긍정적 측면을 평가하기 위해 20가지의 다양한 측정방법이 사용되었다. 돌봄의 긍정적 측면은 정신건강 개선, 우울 증상 감소, 삶의 질 향상, 삶의 만족도, 자기효능감 향상과 관련이 있었다. 이러한 돌봄제공자는 부담감도 더 낮았다. 연구자들은 돌봄의 긍정적 측면을 규명할 수 있는 것이 돌봄제공자에게 유익하다고 결론지었다. 긍정적인 평가는 돌봄제공자의 안녕을 향상시킬 수 있다. 돌봄제공자가 긍정적인 측면을 규명하도록 돕기 위해서는 더 많은 연구가 필요하다(Quinn & Toms, 2018). 긍정적인 돌봄경험에 기여하는 요소에 대한 보다 포괄적인 관점을 제공하기 위해 돌봄제공자를 다양하게 배정하여 진행하는 연구와 종단연구가 필요하겠다.

영성과 돌봄

영적인 믿음과 신앙심 기반의 행동은 돌봄제공자에게 회복력을 제공한다. 돌봄제공자는 영성을 활용하여 돌봄 부담에 대처한다(Gibbs et al., 2020). 종교와 영성은 치매 환자 돌봄제공자의 보호요인으로 확인되었다(Yoon et al., 2018). 돌봄제공자의 영성 수준은 신체적 삶의 질과 긍정적인 연관이 있는 것으로 나타났다(Pucciarelli et al., 2020). 돌봄제공자는 '그들을 지켜보고, 힘을 실어주고, 삶의 의미를 부여해주며, 신비로운 방식으로 일하는' 것으로 묘사되는 더 큰 힘의 존재를 느낀다고 보고했다(Pierce et al., 2008, p. 7). 돌봄제공자는 "나에게 남은 것은 믿음뿐입니다. 하나님께서 주실 것이라고 믿습니다."라고 이야기할 것이다. 돌봄 위기를 관리하기 위해서도 영성을 활용한다(Camicia et al., 2020). 영성은 신성한 타자와의 연결뿐 아니라 다른 사람, 관점 그리고 자신을 넘어서는 가치와 의미의 원천과의 연결을 포함한다. 이러한 연결은 만성질환자와 함께하는 가족 돌봄제공자의 능력을 유지하는 데 필요한 행복감과 돌봄능력에 대한 에너지를 충전시켜준다(Faver, 2004; Pierce et al., 2008). 돌봄제공자가 종교적인 믿음을 가지고 있든, 가지고 있지 않든 그들에게는 삶에서 사랑, 의미, 목적 그리고 가끔은 초월성에 대한 욕구를 갖는다.

종교적 믿음과 기도와 같은 공식적인 종교 활동은 돌봄제공자가 역경에 대처하도록 돕는다(Paun, 2004). 성경과 기타 종교자료를 읽고 음악을 듣는 것 또한 돌봄제공자가 사용할 수 있는 공식적인 종교의 한 측면이다(Hamilton et al., 2013). 예배장소와 동료 교구민의 지속적인 참여는 돌봄제공자에게 격려와 사회적 지지의 중요한 원천이 될 수 있다. 만성질환을 앓고 있는 배우자가 교회나 성당 예배 같은 영적 또는 종교적 활동에 참여하도록 유지하려는 노력은 돌봄제공자에게 중요할 수 있다. 직접 출석이 더 이상 불가능할 때 돌봄제공자는 TV 또는 원격서비스로 대체할 수 있다(Paun, 2004).

* 돌봄제공의 재정적 영향

돌봄제공은 가족의 특별한 돌봄제공 상황과 재정적 자원에 따라 가족에게 다양한 정도의 재정적 영향을 미친다. 이러한 영향은 다른 가족이 도울 수 있는 가능성, 제도적 서비스의 이용상태, 그리고 재정이 어떻게 조달되는지에 따라 미미한 것부터 상당한 것까지 다양할 수 있다.

오늘날 가정 또는 지역사회 기반 서비스를 위한 공공재정체계는 저소득층을 대상으로 한다. 부유한 가족 돌봄제공자는 돌봄대상자의 재정적 자격 여부에 관계없이 가정 또는 지역사회 기반 돌봄비용을 본인부담으로 지불할 여유가 있는 경우가 많다. 그러나 중산층이나 차상위계층(빈곤 수준의 250% 미만)에 해당하는 가정은 가정간호서비스의 이용이나 혹은 필요한 돌봄을 위해 공공재정의 보조를 받지 못한다. 다시 말하면, 이에 해당하는 돌봄대상자는 재정적인 지원이 적절하지 않을 뿐더러 가족 돌봄제공자도 그들을 위한 서비스를 이용할 수 없다.

돌봄비용은 건강문제가 있는 돌봄대상자의 돌봄 요구 수준과 관련이 있다. 1,392명의 돌봄제공자를 대상으로 한 2020년 설문조사에 따르면 돌봄제공자의 18%가 재정적 부담이 높거나 매우 높다고 했다. 18~49세 성인을 돌보는 사람의 3분의 1이 재정적 부담이 더 크다고 했다. 젊은 돌봄제공자, 배우자나 파트너를 돌보는 사람, 고강도 돌봄을 제공하는 사람은 모두 재정적 부담 수준이 더 높다고 보고했다. 표본의 45%는 부채 증가, 저축한 돈 사용, 결재금액 미납 등 적어도 한 가지의 재정적 영향을 받았고, 34%는 두 가지 이상의 재정적 영향을 받고 있다고 했다. 저소득층의 돌봄제공자와 아프리카계 미국인 돌봄제공자는 재정적 부담이 더 크다고 했다(AARP & NAC, 2020). 약 2,000명의 돌봄제공자를 대상으로 한 또 다른 설문조사에서 응답자의 78%가 돌봄과 관련된 활동에 평균 7,400달러(2019년 달러 기준)를 지출했다고 보고했다(AARP, 2019; Rainville et al., 2016).

고용

고용상태는 돌봄의 재정적 측면에 영향을 미칠 수 있다. 돌봄제공자는 돌봄을 제공하기 위해 근무시간을 단축하거나 무급휴가를 받아야 하는 경우가 많았다. 퇴역군인 돌봄제공자에 대한 연구에서 돌봄제공자 응답자의 59%가 돌봄제공자가 되기 전에 정규직으로 일했지만 돌봄제공자가 된 후에는 그 비율이 12%로 떨어졌다(Shepherd-Banigan et al., 2020). AARP와 NAC(2020) 연구에서 조사에 참여한 돌봄제공자의 61%는 돌봄제공이 업무상태에 영향을 미쳤다고 했다. 이러한 영향에는 근무시간 단축, 휴직, 퇴직, 조기퇴직, 혜택 상실 등이 있다. 이는 돌봄대상자를 지원하기 위해 더 높은 본인부담금을 유발할 뿐만 아니라 재정적 부담을 더해 돌봄제공자의 고통과 부담을 더 증가시킬 수 있다.

돌봄제공이 재정적 자원에 미치는 영향은 과소평가될 수 없다. 돌봄제공자, 돌봄대상자 및 기타 가족구성원을 위한 비공식적 돌봄의 경제적·비경제적 숨겨진 비용은 전체 가족의 건강과 복지에 부정적인 영향을 미칠 수 있다는 점은 명백하다. 불행히도 이러한 비용은 주로 서비스 비용 억제에 중점을 두는 정책 입안자에 의해 무시되는 경우가 많다. 돌봄제공자에게 가장 극적인 경제적 변화는 보수를 받는 직장을 포기하거나 무급휴가 또는 유급휴가로 인한 임금 상실, 진급기회 포기, 가정간호 지원을 받기 위한 과외비용의 지출 가능성 등이 있다. 최하위소득층에 속하는 사람은 가장 많은 경제적 부담을 경험한다. 고용주는 여러 가지 역할을 해내야 하는 돌봄제공자/직원을 돕기 위해 유연한 선택을 할 수 있도록 고려할 필요가 있다.

* 돌봄제공자 사정

국립과학아카데미(National Academies of Science, 2016)의 최근 보고서에서는 가족 돌봄과 관련하여 병원에서 돌봄대상자의 집으로 돌봄을 전환하는 동안의 차이와 요구사항을 파악하는 데 필요한 가족 돌봄제공자에 대한 체계적 사정이 현재 부족하다는 점을 강조했다. 돌봄제공자 사정에 포함되어야 하는 사정요소는 표 13-2에 설명했다.

또한, 여러 연구에서 돌봄제공자가 처음으로 돌봄 역할을 맡을 때 돌봄제공자의 요구사항을 체계적으로 사정해야 한다는 필요성이 지적되었다(Lutz et al., 2017; Lutz & Camicia, 2016; Young et al., 2014). 그러나 이러한 사정은 돌봄 역할을 맡을 가족구성원의 헌신, 역량, 준비상태를 사정하지는 않는다. 연구에서는 돌봄 역할을 맡을 계획인 가족구성원에 대한 체계적인 사정을 수행하여 필요 영역을 파악해야 한다고 언급하고 있다(Lutz et al., 2017; Young et al., 2014). 이러한 사정은 뇌

표 13-2 돌봄제공자 연구 분야 지도자들의 주요 사정요소

보고서/연구	주요 추천내용
간호표준 실무 프로토콜: 가족 돌봄제공자 Hartford Institute for Geriatric Nursing(Messecar, 2012)	• 돌봄 상황–환자와의 관계, 역할 및 책임, 물리적 환경, 자원 및 문화적 배경 포함 • 환자의 건강 및 기능적 한계에 대한 돌봄제공자의 이해 • 돌봄제공자 역할에 대한 준비 수준과 지식 • 가족관계의 질 • 결혼 불화, 재정관리 부실 등 기존 문제 • 돌봄제공자의 신체적 · 정신적 · 정서적 건강
돌봄제공자 사정 필수 영역 (Lutz et al., 2017; Young et al., 2014)	사명감 • 돌봄활동을 수행하려는 돌봄제공자의 의지 • 돌봄제공자–돌봄대상자의 관계 역량 • 돌봄제공자의 건강문제와 같은 기존 요인 • 기타 역할 및 책임 • 이전 돌봄경험 • 집의 접근성 • 비공식 및 공식 자원(금융자산 포함) • 장기간에 걸쳐 역할을 유지할 수 있는 돌봄제공자의 능력 • 돌봄제공자는 또한 돌봄대상자의 질병이 미치는 영향과 삶의 한계를 조정하려고 할 때 가질 수 있는 슬픔과 상실감에 대한 감정을 사정받아야 함
돌봄제공 사정에서 종종 무시되는 영역 (Feinberg, 2003, p.28)	• 개인 돌봄 기능을 넘어 가족 돌봄제공자가 수행하는 실제 업무 • 돌봄을 제공하는 데 필요한 기술 • 제공되는 돌봄의 질 • 돌봄대상자와 돌봄제공자의 가치와 선호 • 돌봄의 긍정적인 측면
돌봄제공자 사정의 기본 원칙 (Feinberg & Houser, 2012)	중요성: • 돌봄제공자의 요구사항을 인식하고, 존중하고, 사정하고, 해결할 것 • 돌봄제공자와 돌봄대상자 모두의 선호사항을 포함할 것 • 측정 가능한 결과와 정기적인 업데이트를 통해 돌봄계획을 개발할 것 • 다차원적 접근방식을 사용할 것 • 문화적 존중과 역량을 반영할 것

출처 World Health Organization (WHO) (2018, February 19). Preterm birth. https://www.who.int/news-room/fact-sheets/detail/preterm-birth#:~:text=Key%20facts,and%20this%20number%20is%20rising Key Assessment Elements from Leaders in Caregiver Research

졸중, 암, 뇌손상, 척수손상과 같은 기능적 제한을 초래하는 상태로 입원한 돌봄대상자의 첫 돌봄제공자에게 특히 중요하다(Lutz et al., 2017; Lutz & Young, 2010; van Heugten et al., 2006). 가정으로의 전환준비사정(Preparedness Assessment for the Transition Home, PATH) 도구는 이러한 격차를 해소하기 위해 고안된 25개 항목의 자체보고 도구로, 특히 가족구성원의 헌신과 돌봄 역할을 맡을 수 있는 능력에 대해 체계적인 사정을 할 수 있다(표 13-3 참고).

사정은 일회성 이벤트가 아니다. 돌봄제공자는 돌봄환경이 변할 수 있는데, 돌봄대상자의 건강이 악화되거나 개선될 수 있고, 돌봄제공자가 돌봄을 제공할 수 있는 신체적 능력이 저하될 수 있으므로 돌봄의 궤적 전체에 걸쳐 규칙적으로 사정되어야 한다. 돌봄의 효과(돌봄제공자 결과)와 돌봄제공자가 일정 기간 동안 돌봄을 제공한 후 돌봄의 영향을 사정하기 위한 도구가 많으며(Messecar, 2012), 표 13-4에 이러한 도구의 일반적인 예를 나열했다. 우울증, 불안, 삶의 만족도, 삶의 질과 같은 특정 구성요소를 사정하는 도구도 있다.

돌봄제공자 사정의 중요성에 대한 인식을 높이고 적절한 돌봄제공자 사정을 개발하고 수행하기 위한 임상지식과 기술을 향상시키기 위해 가족돌봄연맹(Family Caregiving Alliance)은 'Caregivers Count Too!' 툴킷을 개발했다. 이 툴킷은 취약한 돌봄제공자를 규명하는 데 유용한 정보와 돌봄제공자 사정에 대한 단계별 가이드를 제공한다. 이 툴킷은 https://www.caregiver.org/caregivers-count-too-toolkit(FCA, 2014)에서 제공된다.

이러한 도구들은 돌봄제공자의 건강과 안녕에 미치는 영향을 사정하기 위해 사용할 수 있고, 특별히 돌봄제공자의 요구에 맞는 중재를 제공하는 데 도움을 줄 수 있다. 돌봄제공자 사정은 돌봄에 대한 전문지식이 있는 전문간호사가 수행해야 하며 만성질환이 있는 노인 돌봄 제공의 일부분으로 보험에 포함되어야 한다. 돌봄제공자 사정은 걱정되는 영역을 다루고 강점인 영역을 구축하기 위한 적절한 중재가 포함된 돌봄계획을 세우는 데 사용될 수 있다.

* 돌봄계획

돌봄제공자 사정자료를 활용하여 맞춤형 돌봄계획을 개발해야 한다. 기본 수준에서 이 돌봄계획은 돌봄제공자를 위해 개발되었다. 이에 대한 예로는 PATH2 돌봄 프로그램(PATH2 Caregiving

표 13-3 돌봄제공자 준비 사정도구

사정도구	측정 구성	적용
뇌졸중 후 가정전환에 대한 준비 사정(Preparedness Assessment for the Transition Home after Stroke, PATH-s) (Camicia, Lutz, Joseph et al., 2021; Camicia, Lutz, Harvath, & Joseph, 2021)	뇌졸중 돌봄제공자의 헌신, 역량 및 준비에 대한 사정. 다른 인구 집단에도 적용 가능	병원 퇴원 전
가정전환에 대한 준비 사정 7개 문항(Preparedness Assessment for the Transition Home 7-item, PATH-7)	PATH-s의 하위 집합(subset)은 Hartford 노인 간호 연구소에서 권장하는 요소 측정	병원 퇴원 전
돌봄준비척도(Preparedness for Caregiving Scale, PCS) (Archbold et al., 1990, 1992)	돌봄제공자의 준비 수준을 검토하고 추가 사정 권장	퇴원 6개월 후

표 13-4 돌봄제공 결과 평가 도구

사정도구	측정구성	적용
돌봄제공자 압박감 척도(Caregiver Strain Index, Robinson, 1983)	심부전 및 고관절 수술 환자 돌봄제공자의 부담 사정	지역사회에서, 시설에서 퇴원한 후 또는 이미 돌봄제공자 역할을 하고 있는 경우 병원에 재입원할 때
바카스 돌봄제공 성과 척도(Bakas Caregiving Outcomes Scale, Bakas et al., 2006)	뇌졸중 돌봄제공자의 삶의 변화 사정	퇴원 후 뇌졸중 돌봄제공자의 삶을 사정
자리트 부담감 척도(Zarit Burden Inventory, Zarit et al., 1980)	부담감 선별	
돌봄제공 평가 척도(Appraisal of Caregiving Scale, Oberst et al., 1989	돌봄제공자로서의 경험에 대한 개인의 지각 사정	
필요와 우려사항 체크리스트(Needs and Concerns Checklist, Bakas et al., 2002).	뇌졸중 돌봄제공자의 요구사항 사정	
상호성 척도(Mutuality Scale, Archbold et al., 1990, 1992)	돌봄제공자-돌봄대상자 관계의 질 사정	퇴원 후 6개월
PROMIS Global Health (Hays et al., 2009)	신체적 · 정신적 건강 사정	돌봄제공자 역할을 맡을 때와 그 이후 간헐적으로 적용

Program)이 있다. 이 프로그램은 PATH-s 사정 도구를 기초로 활용한다. 돌봄제공자가 돌봄제공자 역할을 수행하거나 퇴원을 준비하는 데 장애가 되는 요소를 자체규명하는 사정의 각 항목에 대해 중재가 개발되었다. 이상적으로는 가족 통합돌봄계획 모델로 이동되어야 할 것이다. 이 모델에서는 돌봄대상자와 돌봄제공자 모두의 돌봄계획이 하나의 동적 계획으로 통합된다.

* 가족 중심 돌봄과 가족 통합 돌봄

가족체계 이론에 대한 지식은 가족 중심 돌봄과 가족 통합 돌봄을 이해하는 데 기초를 제공한다. 가족 중심 돌봄 모델은 아동을 보호하거나 만성질환을 갖고 있는 성인을 보호할 때 가족체계를 고려해야 하는 중요성을 강조한다. 1970년대에 만성질환을 앓고 있는 아동의 부모는 가족 중심 돌봄을 지지했다. 10년 정도 후에 이 활동은 서서히 성인 건강 돌봄으로 통합되었다. 가족 중심 돌봄 모델은 가족을 돌봄의 한 단위로서 초점을 맞춘 초기 환자 중심 모델로부터 진화되었다. 환자와 가족 중심 돌봄기관(Institute for Patient-and Family-Centerec Care, IPFCC)은 다음과 같이 언급했다.

> 환자와 가족 중심 돌봄은 건강계획, 전달, 평가로의 접근이며 건강돌봄제공자, 환자, 가족 사이의 이익이 되는 성숙한 파트너십에 기초한다. 그것은 건강돌봄의 관계를 재해석하는 것이다. 환자와 가족 중심의 전문간호사는 신생아, 아동, 청소년 그리고 모든 연령대의 가족의 건강과 안녕을 책임지는 핵심적 역할을 한다. 그들은 정서적·사회적·발달적 지지가 건강돌봄의 통합적 요소라고 생각한다. 그들은 개개인과 가족의 건강과 안녕을 촉진하며, 그들의 건강돌봄과 존엄성을 회복시킨다. 환자와 가족 중심 돌봄은 건강 돌봄의 정책, 프로그램, 시설 설계

그리고 직원과의 매일매일의 상호작용을 구성하기 위해 접근한다. 이는 좀 더 나은 건강결과와 좀 더 현명한 자원 배치로 좀 더 커다란 환자와 가족의 만족을 이끌어낸다(IPFCC, 2010, para 1-3).

가족구성원은 환자와 가족 집단으로 정의되며 생물학적·정서적·법적 관계가 될 수 있다. 돌봄의 가족 중심 모델에는 다음 4가지 핵심개념이 있다.

1. 상호전문가적인 팀의 구성원은 가족이 건강돌봄을 받기 위해 방문하여 상호작용을 하는 과정에서 환자와 그들의 가족구성원의 지식, 가치, 믿음 그리고 문화적 관행에 대해 존중과 존엄을 표한다.
2. 건강돌봄팀은 환자와 가족에게 유용하고 이해할 수 있는 정보를 선입견 없이 정확하게 그리고 완전하게 제공하여 가족구성원과 환자가 효율적으로 팀 회의에서 그들의 돌봄에 대한 결정에 참여할 수 있게 한다.
3. 환자와 그들의 가족을 돌봄활동에 참여하도록 격려하고 지지하여 그들에게도 전문적인 팀과 함께 하는 의미를 가질 수 있게 한다.
4. 환자와 가족구성원은 가족 중심 돌봄조직과 건강돌봄정책의 발전을 도모하기 위해 프로그램과 정책개발에 함께하도록 격려한다(IPFCC, 2010).

건강관리에 가족 중심 접근방식을 통합함으로써 돌봄제공자와 돌봄대상자의 요구사항을 함께 고려하고 가족단위의 요구사항과 선호도를 고려한 돌봄계획을 개발하여야 한다.

가족 통합 돌봄(Family Integrated Care, FICare)(http:// familyintegratedcare.com)은 가족 중심 돌봄에서 진화한 혁신적인 모델이다. FICare는 에스토니아의 신생아 중환자실에서 개발되었다(Levin & Chalmers, 2014). 캐나다 신생아 집중치료(NICU) 의료팀이 이를 북미로 가져왔다(Galarza-Winton et al., 2013). 원래 목표는 NICU에서 유아 관리의 모든 측면에 가족구성원(부모)을 참여시키는 것이었다. FICare에 대한 부모의 향상된 자신감과 기술은 병원에서 가정으로의 전환을 위한 부모의 준비도 향상, 가정에서의 관리능력 향상, 부모의 불안 감소로 이어졌다. 마지막으로, 부모의 참여는 직원이 부모의 능력에 대해 더 자신감을 갖도록 하는 데 도움이 되었다.

FICare의 목표는 부모와 직원 간의 파트너십과 협력을 촉진하고, 돌봄제공자와 돌봄대상자의 상호작용을 촉진하며, 돌봄제공자의 신뢰를 구축하는 것이다. 이는 직원과 돌봄제공자 간의 정보 공유를 촉진하고 돌봄제공자가 돌봄, 회복 추적, 의사결정 및 진료회진 등 가능한 한 모든 부분에 참여함으로써 달성된다. 돌봄제공자의 회진 참여는 돌봄팀과의 파트너십을 지원하고, 돌봄 결정을 이해하고 참여하도록 도우며, 의료팀과의 관계를 강화하는 데 도움이 된다. 돌봄제공자에게는 돌봄대상자에게 돌봄을 제공하고 돌봄제공자 역할로의 전환을 돕기 위한 지원과 교육이 제공된다.

FICare의 가장 중요한 목표는 가족이 팀의 구성원이 되어 가족구성원을 적극적으로 돌볼 수 있도록 지원하는 것이다. 가족구성원은 (1) 치료의 협력자가 되도록 초대된다. (2) 최선을 다해 참여할 수 있도록 지원한다. (3) 다학제 회진과 정보 공유에 참여하도록 초대된다. (4) 교육과 동료 대 동료(peer to peer) 지지를 제공한다. FICare 모델은 모든 유형의 돌봄 상황에 걸쳐 돌봄제공자에게 쉽게 적용될 수 있다.

중재

* 공식과 비공식 돌봄망의 접속

가족 돌봄제공자와 함께하는 공식 돌봄제공자 네트워크의 접속은 만성질환이 있는 개인과 가족 돌봄제공자의 장기적인 정서적·신체적 건강에 있어 중요하다. 돌봄팀으로서 가족 돌봄제공자의 중요성을 인식하고, 돌봄 모델에서 환자뿐 아니라 가족의 관점에서 돌봄의 단위를 고려하는 것이 장기적인 돌봄에서 환자와 돌봄제공자의 결과를 증진시키는 데 중요함을 인식해야 한다. 가족 돌봄제공자는 간호사와 다른 건강관리전문가에게 의존하며, 특히 경험이 없는 사람일 경우 돌봄 역할을 찾는 데 도움을 받는다. 그들은 치료와 돌봄을 결정할 때 함께하길 바라며, 서비스 제공자가 돌봄대상자의 돌봄 선호도를 이해해주길 바란다(Creasy et al., 2013; Luker et al., 2017).

대부분의 돌봄 중재는 공식과 비공식적 돌봄망의 접속으로 구성되어 있으며, 정보 제공, 능력 향상과 문제해결, 지원서비스 등이 포함되어 있다. 이러한 중재는 만성질환을 갖고 있는 각 개인은 독특하고 다른 사람에게 일반화될 수 없는 것이어서 돌봄제공의 요구와 선호에 준해 개별화되어야 할 필요가 있다(Bakas et al., 2014; Lutz & Young, 2010).

* 지지 제공과 기술 구축

가족 돌봄제공자의 성숙에는 돌봄제공자 개개인의 능력과 한계에 대한 현실적 기대를 개발하는 것뿐만 아니라 미래에 대한 돌봄요구의 예상 궤적을 이해하는 것도 포함되어야 한다. 부양가족에게 알맞은 돌봄을 제공하는 동시에 본인의 안녕을 지켜내기 위해서 가족 돌봄제공자는 가족과 친구, 그리고 건강관리시스템으로부터의 지지, 도움, 이해가 필요하다. 이러한 지지를 얻기 위해서는 가족 돌봄제공자가 언제 도움이 필요한지, 어떠한 도움을 요청할지, 어떻게 필요한 도움을 요청할지, 누구에게 도움을 요청할지에 대한 점을 인지하는 것이 아주 중요하다. 이러한 행동을 위해 돌봄제공자는 능력을 키우고, 이를 충족할 정보, 지원, 서비스를 얻는 데 도움이 필요할 수도 있다. 가족 돌봄제공자는 돌봄의 긍정적·부정적인 감정, 정서적·사회적 영향에 대한 대처법에 대한 학습에 도움이 필요할 수 있다. 건강관리전문가는 가족 돌봄제공자의 안녕을 증진할 필요가 있는데, 이는 개인적 의미를 포함하는 복잡하고 다차원적인 개념이다.

가족 돌봄제공자에게는 매일매일의 돌봄제공 책임을 관리하기 위한 효과적인 기술을 발전시키는 데 도움이 되는 시간과 훈련을 갖춘 건강관리전문가가 필요하다. 간호사는 임상적으로 훈련되어 있고, 행동과 상담기술도 이해하고 있기 때문에 가족 돌봄제공자와 함께 팀을 이루어 일을 하는 데 가장 적합한 구성원이 될 수 있다.

보통 가족 돌봄제공자에게 자신감, 기술, 지지받는 느낌을 제공해주는 프로그램은 단순히 지식을 전달하는 프로그램보다 더 효과적이다. 치매 환자 돌봄제공자에 대한 체계적 고찰(Kishita et al., 2018)에서는 직접(대면) 제공되는 심리교육-기술구축 중재가 돌봄제공자의 부담을 줄이는 데 가장 효과적이라는 것을 확인했다. 이 연구는 또한 인지행동요법(Cognitive-Behavioral Therapy, CBT) 기반 모델이 대면 모드와 기술제공 모드 모두에서 불안과 우울 치료에 효과적이었다고 했다. 가족 돌봄제공자의 특수한 문제에 초점을 맞춘 문제해결 및 기술구축 중재는 특히 효과적이며, 돌봄제공자의 우울과 스트레스를 감소시킬 수 있다. 32명의 뇌졸중 돌봄제공자 중재 연구를 대표하는 39개 논문을 검토한 결과, Bakas 등(2014)은 심리교육과 기술구축을 결합한 중재가 돌봄제공 결과를 향상시키는 데 가장 효과적임을 발견했다. 15년 전 Kaye

등(2003)은 노인 친척인 가족 돌봄제공자에 대한 조기중재 선별검사는 돌봄제공자가 위기와 동정심이나 피로를 겪기 전에 지역사회자원에 접근할 수 있게 한다고 했다. 모든 경우에 있어 중재 프로그램은 발달적으로 적절해야 하고, 문화적인 적절성과 학습자 개인에 맞게 조정되어야 한다.

돌봄제공자는 또한 갇혀 있다는 느낌이나 자아상실감, 소진을 피하기 위해 돌봄제공 이외의 활동기회도 필요하다. 자조활동에 주의를 기울이면 안녕을 유지할 수 있고 이후에 환자를 돌보는데 사용할 수 있는 에너지가 활성화될 수 있다. 그러나 많은 돌봄제공자는 자기 자신에게 초점을 맞추는 활동에 대해 죄책감을 느낀다(Abdendroch et al., 2012).

* 스마트 기술의 출현과 돌봄제공

스마트 기술의 발전은 돌봄제공자와 돌봄대상자의 결과를 향상시킬 수 있는 잠재력을 가지고 있다. 원격진료, 인터넷 기반 자원과 지원, 그리고 모바일 건강 애플리케이션으로 분류할 수 있는 여러 유형의 기술이 있다(표 13-5). 핵심은 돌봄제공자의 요구에 맞게 기술을 관련성 있고 다중 구성요소로 만들어 돌봄제공자가 지원이 필요할 때 접근할 수 있도록 하는 것이다. 예를 들어, 일부 시스템에는 음성 활성화 또는 화상회의가 포함되어 돌봄제공자와 돌봄대상자가 실시간으로 의사소통할 수 있다. 원격센서가 있는 시스템은 돌봄대상자의 집 내에 다양한 위치에 배치할 수 있으므로 돌봄제공자가 웹사이트에 로그인하여 돌봄대상자의 활동을 원격으로 모니터링하고 약물을 추적하며 의료데이터를 검토할 수 있다. 문제가 있는 경우 돌봄제공자에게 알리도록 많은 시스템을 맞춤 할 수도 있다. 이러한 시스템과 기타 새로 출현하는 신기술은 도움이 필요한 사람이 안전하고 독립적으로 생활할 수 있도록 하고 돌봄제공자의 긴장을 개선하고 마음의 평화를 향상시킬 수 있는 잠재력을 가지고 있다(Abrahms, 2014).

원격의료 및 가상방문

원격의료(telehealth)는 일반적인 용어이며, 건강관리를 제공하고 증상을 모니터하며 지원하기 위한 광범위한 디지털 접근방식을 포괄한다. 여기에는 화상회의나 전화 통화를 통한 가상방문, 이메일과 문자메시지, 환자 포털을 통한 건강기록 접근, 웨어러블 센서와 원격 환자 모니터링이 포함된다. 지난 몇 년 동안 모바일의료와 원격의료 기술이 폭발적으로 증가했다. 원격의료 중재에 초점을 맞춘 연구에서는 30명의 심부전 환자와 그들의 돌봄제공자를 일반적인 돌봄을 받는 환자와 비교했다. 원격의료 중재에는 24시간 원격 모니터링, 원격의료 간호사의 전화 상담, 임시돌봄 지원이 포함되었다. 돌봄제공자의 부담, 스트레스 극복과 가족기능의 개선이 실험그룹에서 나타났다. 저자들은 심부전 환자를 위한 간호사 주도의 원격의료 전환 돌봄 중

표 13-5 기술의 예

유형	구체적인 예
원격의료	원격회의, 화상통화, 가상방문, 원격 환자 모니터링, 약물 추적기, 웨어러블 센서; 재택 활동 센서
인터넷 기반 리소스와 대화형 지원	정보와 자원 사이트, 채팅방, 블로그, 지지그룹; 웹 기반 중재
모바일 건강(mHealth) 애플리케이션(앱)	원격 경보시스템; 문자메시지 맞춤화; 대화형 게임

재가 돌봄제공자의 성과도 향상시킬 수 있다고 결론지었다(Chiang et al., 2012).

국립노화연구소(National Institute on Aging, NIA)는 치매 돌봄에 대한 새로운 원격의료 중재 영향에 대한 요약을 제공했다(NIA, 2020). 보고서에서 강조된 중재에는 치매 돌봄에 대한 돌봄제공자의 접근성을 확대하기 위해 고안된 '돌봄 생태계(Care Ecosystem)'가 포함되었다. 이 모델에는 교육과 지원을 제공하기 위해 돌봄제공자와 치매 돌봄팀 내비게이터(Care Team Navigator, CTN) 간의 정기적인 전화 및 영상통화가 포함된다. CTN은 돌봄제공자를 전문가 집단의 치매 돌봄팀 구성원과 연결해줄 수도 있다. 환자 안녕 개선, 돌봄제공자의 우울증과 부담 감소, 응급실 방문 감소 등의 결과가 나타났다(Possin et al., 2019). 보고서는 원격의료가 건강관리전문가와 의료전문가에 대한 접근성을 향상시키고, 돌봄제공자에게 접근 가능한 교육 및 지지를 제공하며, 돌봄제공자와 치매를 앓고 있는 돌봄대상자를 위한 혁신적인 가상 프로그램과 수업을 제공할 수 있다고 제안했다. 이러한 모든 전략은 돌봄제공자와 돌봄대상자의 건강과 복지를 향상시킬 수 있다(NIA, 2020). 또한 돌봄제공자 사정과 돌봄계획은 돌봄제공자와 건강관리전문가 간의 양방향 의사소통이 가능한 기술 플랫폼을 통해 관리될 수 있다. 이러한 플랫폼을 통해 사회적 지지를 위한 자원, 교육자료, 기술 구축을 위한 비디오를 전달받을 수 있다.

인터넷 기반 리소스

돌봄제공자를 위한 인터넷 기반 자원과 지원 옵션이 많이 있으며, 이 장의 끝에 목록이 포함되어 있다. 예로는 온라인 정보 및 자원, 채팅방과 블로그 사이트, 지지그룹 등이 있다. 14개 임상시험에 대한 체계적 검토 및 메타분석을 통해 웹 기반 돌봄제공자 중재가 돌봄제공자의 긴장감, 자기효능, 부담감과 삶의 만족도를 포함한 돌봄제공자 결과에 미치는 영향을 사정했다. 세 가지 연구에서는 웹 기반 정보만 제공했다. 다른 모든 연구에서는 동료 및/또는 전문적인 심리사회적 지지와 결합된 웹 기반 정보가 사용되었다. 이러한 웹 기반 중재를 일반적인 돌봄 혹은 대기 중인 대조군(wait-list control)과 비교했다. 저자는 정보만 제공한 중재의 경우 자기효능감과 긴장감에 대한 작은 효과크기와 자존감에 대한 큰 효과 크기를 발견했다. 돌봄제공자의 정신건강 결과에 초점을 맞춘 동반 연구에서는 웹 기반 중재가 우울 증상, 스트레스/고통과 불안을 감소시키는 것으로 나타났다(Sherifali et al., 2018). Leng 등(2020)은 체계적 고찰에서 유사한 결과를 발견했다(이 장 뒷부분의 표 13-6 참조). 그들은 또한 인터넷 중재로 인한 돌봄대상자 혜택을 보고했다. 이러한 연구는 돌봄제공자를 위한 웹 기반 중재의 긍정적인 이점에 대한 많은 증거를 제공한다(Leng et al., 2020; Ploeg et al., 2018, Sherifali et al., 2018).

웹 기반 돌봄제공자 중재를 지원하려면 더 엄격한 연구설계로 더 많은 연구가 필요하다(Leng et al., 2020; Plo-eg et al., 2018; Sherifali et al., 2018). Link2Care(https://caringcommunity.org/res-ources/organizations-services/calif-western)-지역/link2care/)와 Caring Web(https://www.utoledo.edu/depts/csa/caringweb/)은 돌봄제공자의 안녕과 대처능력을 높이기 위해 기존 서비스에 기술을 결합한 성공적이고 혁신적인 인터넷 기반 프로그램의 예이다(Pierce & Steiner, 2013, 2017; Pierce et al., 2007). 이 두 사이트를 모두 사용하는 돌봄제공자는 업데이트된 뉴스와 연구, 정보 기사와 사실 자료, 온라인 토론 그룹, '전문가에게 질문하기' 기능이 가치 있다고 했다.

모바일 건강 및 스마트 장치 애플리케이션

태블릿, 휴대폰과 같은 스마트 기기에 탑재하여 돌봄제공자에게 지원과 정보를 제공하는 모바일 건강(mHealth) 애플리케이션(앱)이 암(Beer et al., 2020년; Wittenberg et al., 2019년), 치매(Yousaf et al., 2019년), 낫적혈구빈혈(Phillips et al., 2019년), 외상 후 스트레스 장애(Owen et al., 2020년) 등 다양한 만성 건강문제에 대해 개발되고 검증되었다. 그러나 이러한 응용 프로그램의 접근성, 유용성과 수용 가능성에 대한 증거는 제한적이다. 2017년에 Grossman 등(2018)은 노인 돌봄제공자를 위해 설계된 모바일 애플리케이션의 콘텐츠 검토를 수행했다. 그들은 20만 개가 넘는 앱 중 돌봄제공자를 위해 특별히 개발된 앱은 44개에 불과하다는 사실을 알게 되었다. 앱은 정보와 기타 지원 요구사항, 가족 의사소통, 돌봄제공자와 돌봄대상자 간의 상호작용을 해결하도록 설계되었지만 포괄적인 앱은 거의 없었다. 또한 앱은 일반적으로 돌봄제공자의 부담감을 줄이는 데 도움이 되는 운동과 같은 구체적인 스트레스 감소전략을 제공하지 않았다. 저자는 앱이 '다양하고 유익한 지원 기능'(p. 1)을 제공할 가능성이 있지만 대부분은 포괄적이지 않으며 감정적 지원 기능을 제공하는 앱은 거의 없다고 결론지었다. 모바일 건강 앱은 돌봄제공자의 건강을 개선할 수 있는 잠재력을 가지고 있지만, 이 새로운 영역에 대해서는 더 많은 증거가 필요하다.

코로나19와 기술의 진보

최근 코로나19 팬데믹으로 인해 특히 원격의료, 화상회의, 화상통화, 문자메시지, 웹 기반 자원, 원격 환자 모니터링 등 다양한 기술의 개발과 구현이 가속화되었다. 보훈부(VA)는 거의 20년 동안 원격의료 및 웹 기반 기술을 사용하여 돌봄제공자와 만성질환이 있는 퇴역군인을 보훈부 시스템의 일차 돌봄제공자와 연결해왔다(Lutz et al., 2008; Lutz et al., 2007). VA는 코로나19 팬데믹으로 인해 퇴역군인과 돌봄제공자의 요구가 증가할 수 있다는 점을 인식한 후 돌봄제공자를 파악하고, 그들의 요구사항을 사정하며, 사용 가능한 VA 프로그램에 연결하는 전략을 적극적으로 시행했다. 팬데믹 기간 동안 VA가 채택한 주요 전략 중 하나는 VA 기술을 활용하여 돌봄을 보완하고 돌봄제공자를 지원하는 것이었다. 또한 돌봄과 코로나19 관련 특화된 온라인 자원을 개발하고 향상된 가상돌봄과 자동화된 문자메시지 전송을 통해 돌봄제공자가 연결을 유지할 수 있는 전략을 구현했다(Dang et al., 2020).

이러한 새로운 기술은 모두 돌봄제공자 지원과 교육을 크게 향상시킬 수 있는 잠재력을 가지고 있다. 최근 연구에 따르면 돌봄제공자의 약 3분의 2가 최소 하나의 원격의료 또는 모바일 건강 돌봄제공자 관리 또는 지원 도구를 사용하고 있으며, 돌봄제공에 도움이 되는 다른 디지털 건강도구에 대해 배우는 데 관심이 있는 것으로 나타났다(Wicklund, 2020). 이러한 유형의 중재에 대한 근거기반은 아직 개발되지 않았으며 계속해서 구축되고 있다. 중재효과를 검증하기 위한 연구가 필요하다. 근거는 제한적이지만 최근의 몇 가지 사례가 다음 부분에 포함되어 있다.

* 가족 돌봄제공자를 위한 프로그램, 서비스, 자원

지역사회와 온라인에서 다양한 정보와 추천 링크, 제품과 서비스, 교육 사이트, 돌봄제공자 지지그룹을 이용할 수 있지만, 압도당한 가족 돌봄제공자가 편리하게 이용할 수 있는 저렴한 프로그램을 찾기는 쉽지 않다. 또한, '가족 돌봄'과 같은 광범위한 용어에서 가족 돌봄제공자를 지원하는 기관이나 조직, 돌봄제공자와 전문가를 위한 책으로 인터넷 검색범위를 좁혀도 여전히 엄청난 수의 결과가 나온다. 가족 돌봄제공자를 위한 자원을 제공하는 기

표 13-6 돌봄제공 중재 연구에 대한 체계적 고찰의 예

저자(연도), 제목	고찰 초점과 고찰된 연구의 수	결과	제언
Bakas et al. on behalf of the American Heart Association (2017) 뇌졸중 가족 돌봄제공자와 양자관계(dyad) 중재에 대한 증거 현황에 대한 최신 정보 (An updated on the state of the evidence for stroke family caregiver and dyad interventions)	39개 논문(32개 연구)에 대한 2014년 체계적 고찰(Bakas et al., 2014) 뇌졸중 돌봄제공자(CG)와 양자관계(dyad) 중재에 관한 10건의 추가 연구(RCT 6개, 무작위 군집 1개, 유사실험 3개). 표본 크기는 19에서 928 사이임.	CG(5) 또는 돌봄제공자–뇌졸중 생존자 양자관계(5)를 표적으로 한 중재. 결과에는 CG의 부담감, 스트레스, 건강상태, 우울증, 삶의 질, 사회와 가족 지지, 생활변화, 건강에 해로운 날과 대처를 포함함. 추가적인 SS결과: 건강상태, 우울, 불안과 기능을 포함함. 9개 연구는 맞춤형 중재를 사용함.	맞춤형 중재가 권장됨; 소규모 연구는 실행 가능성과 결과 추세를 알려줌. 2014년 고찰에서 다음의 권장사항이 지지되었음: (1) 기술구축과 심리교육 전략을 결합한 중재; (2) CG 요구에 대해 맞춤형으로 해야 하고, (3) 직접 또는 전화로 전달할 것; (4) 5–9 세션으로 구성할 것(근거수준 1A) 제한된 증거로 (1) CG에 초점을 둔 (vs. 양자관계에 초점을 맞춘) 중재가 CG 결과를 개선하는 데 더 효과적이며, (2) 개별적인 접근이 그룹중재보다 더 효과적일 수 있고, (3) 컴퓨터에 액세스할 수 있는 CG에 인터넷 중재가 적합할 수 있음을 제언함.
Butler et al. (2020) 치매를 갖고 사는 사람들과 그들의 돌봄제공자를 위한 돌봄중재 (Care interventions for people living with dementia and their caregivers) https://effectivehealthcare.ahrq.gov/products/care-interventions-pwd/report	AHRQ에 대한 체계적 고찰이 수행됨. 치매 환자와 그들의 CG를 위한 심리사회적 중재에 초점을 맞춘 4,952명의 CG가 포함된 28개 연구(27 개 RCT, 1개 군집 RCT)가 포함됨. 중재에는 광범위한 교육적 치료적 접근법이 포함됨.	결과에는 심리적 건강, QOL, 사회적 지지, 의료 활용, 부담감, 고통, 자신감, 지식 및 기술이 포함됨.	일부 연구에서는 일부 결과(예: 우울 증상, 불안, 부담감, 스트레스 및 기술)가 개선된 것으로 나타났지만, 저자는 연구된 중재를 뒷받침하기에는 증거가 불충분하다고 결론지었음.
Leng et al. (2020), 치매 환자 가족 돌봄제공자를 위한 인터넷 기반지지 중재: 체계적 고찰과 메타분석 (Internet-based supportive interventions for family caregivers of people with dementia: Systematic review and meta-analysis)	25~547명의 참가자가 참여한 17개 연구에 대한 체계적 고찰과 메타분석. 인터넷 기반 지지적 중재의 효과를 사정하고, 인터넷 기반 지지적 중재의 접근성을 평가하는 데 중점을 둠.	CG 결과에는 우울 증상, 부담감, 불안, QOL과 자기효능이 포함됨.	지지적 중재는 우울 증상, 스트레스, 불안, 자기효능감을 크게 감소시켰음. 6개 연구에 따르면 CG가 이러한 중재에 접근할 수 있었을 때 돌봄대상자의 삶의 질과 심리적 증상도 크게 개선된 것으로 나타났음. 맞춤형 인터넷 지지중재가 채택되어야 할 것임.

저자(연도), 제목	고찰 초점과 고찰된 연구의 수	결과	제언
O'Tooleet al. (2017), 암 환자의 비공식 돌봄제공자와 암 생존자를 위한 인지행동요법: 체계적 고찰과 메타분석 (Cognitive behavioral therapies for informal caregivers of patients with cancer and cancer survivors: A systematic review and meta-analysis)	RCT와 공개실험(open trials)을 포함하는 3,820명의 참가자가 참여한 36개 연구에 대한 체계적 고찰과 메타분석. 암 환자 CG와 암 생존자의 CG에 대한 CBT의 최소 한 가지 요소를 포함하는 중재에 중점을 둠.	결과에는 심리적 · 신체적 · 대인관계적 안녕, QOL과 숙달(mastery)이 포함됨. 중재는 직접(22), 웹/전화(7), 그리고 결합된 접근 방식(9)을 통해 제공됨. 28개는 양자관계에 초점을 맞추었고, 8개는 CG에만 초점을 맞추었음. 28개는 개별적 접근이었고, 8개는 그룹에 초점을 맞추었음.	CBT에 가장 일반적으로 포함된 구성요소는 대처와 기술 훈련, 문제해결, 인지 재구조화와 이완기술이었음. 메타분석에서 CBT가 심리적 · 신체적 · 대인관계적 안녕에 통계적으로 유의미한 것으로 나타났지만, 저자들은 결과가 견고하지 않다고 결론지었음. 이는 RCT만 분석했을 때 결과가 유의미하지 않았기 때문일 것임. 저자들은 암 환자 CG의 정서적 스트레스 요인을 해결하는 데 특히 초점을 맞춘 다른 요법을 테스트할 것을 제언함.
Smith et al.(2019), 병원에서 퇴원한 성인을 위한 돌봄제공자 중재: 체계적 고찰과 메타분석 (Caregiver interventions for adults discharged from the hospital: Systematic review and meta-analysis)	병원에서 퇴원하는 환자를 위한 CG 중재에 대한 체계적 고찰 및 메타분석. 23개 연구(참가자 4695명) 포함.	1차 결과: 건강 관련 삶의 질(HRQOL). 2차 결과: 환자 기능, 돌봄제공자의 긴장감/부담감, 고통, CG HRQOL. 뇌졸중은 23개 연구 중 21개에서 입원 진단이었음. 중재에는 16개 연구에서 퇴원 전과 3개월 이내(6개 연구)에 훈련과 기술 구축이 포함됨. 16개 연구에는 재택 또는 전화 추후관리가 포함됨.	뇌졸중 후 중재에서 12개월차 환자의 HRQOL에 이점이 없었음. CG에 대한 중재는 12개월에 환자와 CG 모두에서 CG 부담감과 불안을 감소시켰음. 그러나 근거의 질이 높지 않아 편견과 불일치의 위험이 있었음. 저자들은 CG 훈련 중재가 12개월에 환자와 CG의 불안과 CG 부담감을 줄일 수 있다는 결론을 내렸음.

CG = 돌봄제공자; QOL = 삶의 질; RCT = 무작위 대조 시험.

참고: 자세한 내용은 개별 인용을 참조할 것

관과 조직의 사용하기 쉬운 포괄적인 목록과 돌봄제공자와 전문가를 위한 책 목록은 FCA 웹사이트(www.caregiver.org)에서 찾을 수 있다.

인구집단별 프로그램은 많다. 알츠하이머 협회는 치매 환자의 돌봄제공자를 위한 프로그램과 서비스를 제공한다. 보훈부(VA)는 퇴역군인의 돌봄제공자를 지지하기 위한 두 가지 프로그램을 제공한다. 일반 돌봄제공자 지지서비스 프로그램(The Program of General Caregiver Support Services)에서는 휴식돌봄, 지지그룹과 동료 간 멘토링을 제공한다. 2001년 9월 11일 이후에 복무한 퇴역군인의 돌봄제공자를 위한 프로그램은 보다 포괄적인 휴식 프로그램, 정신건강관리, 건강보험과 돌봄제공자 수당을 제공한다(Shepherd-Banigan et al., 2020). 자세한 내용은 https://www.caregiver.va.gov/에서 확인할 수 있다. 노인을 위한 포괄적 돌봄 프로그램(The Program of All-Inclusive Care for the Elderly, PACE)은 요양원 수준의 돌봄이 필요하지만 돌봄제공자와 함께 지역사회에서 살고 있는 노인을 위한 포괄적인 서비스를 제공한다. PACE에 대한 자세한 내용은 제14장 돌봄모델을 참조한다.

동료 대 동료(peer-to-peer, P2P) 프로그램이 점점 더 보편화되고 있지만, 이러한 프로그램의 효과에 대한 연구는 제한적이다. 2016년 심각한 질병이 있는 성인과 아동 돌봄제공자를 위한 5개의 P2P 프로그램에 대한 검토에서 저자는 프로그램 참가자가 P2P 지지가 건강, 안녕과 삶의 질을 개선했다고 했다. 이 프로그램은 그들이 의사결정에 대한 자신감을 키우고 고통의 증상을 줄이는 데 도움이 되었다. 이러한 유형의 프로그램은 돌봄제공자를 위한 장기적인 지지를 향상시킬 수 있는 잠재력이 있지만, 효과를 확인하기 위해서는 더 많은 중재연구가 필요하다(Acri et al., 2017).

가족 돌봄제공자에게 제공되는 지역사회서비스를 활용하면 다양한 혜택을 받을 수 있다. 하지만 유감스럽게도 이러한 서비스 이용에도 장벽은 존재한다. 돌봄제공자가 보고한 혜택으로는 재충전, 공동체 의식과 그들의 가족 구성원도 해당 서비스를 통해 혜택을 받았다는 지식과 믿음 등이 있다. 이러한 활동에 대한 장벽에는 돌봄대상자의 저항, 돌봄제공자의 꺼림, 돌봄제공자의 번거로움, 자질에 대한 걱정, 재정에 대한 걱정 등이 있다(Reinhard et al., 2008). 지역사회 봉사활동에 관여하고 있는 간호사와 건강관리전문가는 가족 돌봄제공자가 마주하고 있는 이러한 장벽을 줄이고 없애기 위해 노력해야 한다.

휴식 프로그램과 서비스

휴식 프로그램은 돌봄제공자가 돌봄에 대한 책임에서 잠시나마 벗어날 수 있게 할 수 있는 방안이다. 가족이 일부 과업을 대신함으로써 주 돌봄제공자에게 휴식을 제공할 수 있다. 예를 들어, 자녀가 돌봄제공을 하고 있는 부모를 대신하여 쇼핑, 청소 등을 할 수 있다. 또한 주간보호 프로그램, 재택 친교, 특별 주말 휴식 프로그램 등 공식적인 휴식 프로그램도 있다.

휴식 돌봄에 관한 대부분의 연구는 치매 환자 돌봄제공자를 위한 휴식 돌봄에 초점을 맞추고 있다. 예를 들면, 가정 내 휴식 돌봄 프로그램에 대한 최근 연구에서 99명의 돌봄제공자-돌봄대상자 쌍이 가정 내 치매 휴식 돌봄 프로그램을 받은 군과, 같은 쌍이 일반적인 돌봄을 받은 군을 비교했다. 휴식 돌봄을 받은 그룹은 역할 부담감이 낮고, 사회생활에 대한 부담도 감소했으며, 돌봄대상자를 거주 돌봄시설에 배치하려는 욕구가 현저히 낮았다고 했다(Vandepitte et al., 2019). 후속 비용효과성 연구에서 저자는 '표준 지역사회 기반 치매 요법에 더해 재택 휴식 돌봄 프로그램이 표준 지역사회 기반 치매 돌봄만 진행하는 것에 비해 비용효과적인 접근방식'이라고 결론지었다(Vandepitte et al., 2020, p.601).

돌봄제공자는 자신의 대처능력이 저하되고 외부의 도움이 필요함을 나타내는 경고신호를 인지할 수 있어야 한다. 많은 돌봄제공자에게 어려운 점은 본인이 도움이 필요하다는 점을 인정하는 것이다. 그 다음으로 가장 어려운 것은 필요한 도움을 구하기 위한 노력을 확대하는 것이다. 돌봄제공자는 가끔 이러한 휴식을 하는 것에 대해 죄책감을 느끼고 자신이 완전히 지치고 쇠잔해질 때까지 제대로 된 휴식서비스를 받는 것을 미룬다. 규범적인 생각을 갖고 있는 돌봄제공자, 특히 가정에서 필요한 도움을 제공하는 것이 자신의 역할이라고 느끼고 있는 배우자가 돌봄제공자인 경우, 휴식서비스의 이용은 도전이 된다.

> 돌이켜 생각보면, Randy의 건강이 점점 나빠지면서 이러한 위기상황에 매달려 있었다. 이러한 상황에 나는 너무 바짝 다가가 있었고, 남편을 위해 완벽한 가족 돌봄제공자가 되기 위해 노력했다. 이러한 상황에 엮여 있다 보면 본인이 도움이 필요하다는 것에 대해 가끔 무뎌지며 나아가서 도움이 필요하다는 사실조차 인지하지 못하게 된다. 남편의 생애 마지막 2주간, 나와 남편은 가끔 밤에 20번도 넘게 깼다. 지금 생각해보면 호스피스 간호사나 사회복지사가 왜 내가 점점 힘들어지고 있었는지를 눈치채지 못했는지 모르겠다. 그렇다, 나는 간호사였고 아마도 그 이유로 인해 그들은 내가 처한 상황을 알맞게 대처할 수 있을거라 생각했을 수도 있다. 하지만 이 사람은 43년 동안 결혼생활을 같이한 내 남편이었으며, 서서히 죽어가고 있었다. 이런 상황에 처하게 되면 판단력을 잃게 된다. -Pamala

돌봄제공자가 체력적·사회적인 수요에 압도되지 않고 돌봄을 꾸준히 제공하기를 원한다면, 휴식제공서비스를 개인적인 실패가 아닌 정당하고 타당한 행동으로 볼 필요가 있다. 돌봄제공자가 말했다. “휴식은 도움이 된다. 왜냐하면 나도 시도를 해보았고, 내 태도는 그 기간 동안에 바뀌었다. 휴식을 취하는 동안 실제로 원기를 회복한 것처럼 느껴졌고 돌봄제공을 하는 데 더욱더 잘 대처해나갈 수 있다고 느꼈다.”

돌봄제공을 하는 데 있어서 체력적·감정적 소모가 많아지면 단기간 동안 보호시설에 들어가는 것도 하나의 방법이다. 돌봄대상자가 계획적으로 단기간 동안 보호시설에 들어가면 전문적인 돌봄을 받을 수 있는 동시에 돌봄제공자에게는 휴식이 제공된다. 이러한 프로그램은 가족의 참을성이 한계점을 넘지 않도록 예방해줄 수 있다. 가족 돌봄제공자에게 이러한 프로그램이 더욱 편안함을 주기 위해서는 간호사가 제2의 돌봄제공자, 그리고 지지를 해주는 역할을 도맡아야 하고 가족이 요청한 돌봄서비스에 대한 권한은 가족이 가지고 있다는 점을 인정해야 한다. 가족은 만약 이러한 보호시설에서 받게 되는 돌봄서비스가 집에서 가족이 돌보는 것과 견주어도 손색이 없고 보호시설 입소가 악영향을 미치지 않는다고 생각할 때 집에서 직접 돌봄제공을 하는 것을 멈출 수 있다(Philipson & Jones, 2011).

메디케어와 다수의 장기요양보험은 가족구성원에게 단기 요양시설 이용을 할 수 있도록 한다. 만일 가족이 경제적인 부분을 충당할 수 있다면 장기이용도 가능하고 단기이용을 더 자주 이용할 수도 있다.

주간보호서비스

주간보호서비스(정식적으로는 성인 주간보호서비스로 알려짐)는 장애가 있는 성인이 모여 어울리고 여러 행사활동을 할 수 있도록 기회를 제공하는 동시에 가족이 휴식시간을 가질 수 있게 해주는 복합적인 프로그램이다. 주간 보호서비스를 이용하면 돌봄제공자의 스트레스와 걱정을 덜어주고 심리적인 안녕에 도움이 된다(Gerber & Gargaro, 2015; Zarit et al., 2011). 돌봄제공자는 돌봄대상자가 이 서비스를 이용하는 날 자신을 위한 휴식뿐만 아니라 다른 사람과 상호작용할 수 있다는 것에 대해 감사해 한다(Gerber & Gargaro, 2015; Zarit et al., 2011).

이런 센터들이 제공하는 서비스의 유형과 양에는 큰 차이가 있다. 일반적으로 서비스센터는 건강 또는 사회복지 면의 돌봄 모델로 광범위하게 분류된다. 사회복지 모델은 사회화와 인지자극을 강조한다. 건강 모델은 보통 메디케이드(Medicaid)에서 지원하며, 주간보호 프로그램에는 건강관리 모니터링이 포함되어 있다. 이 두 가지 프로그램의 가장 큰 차이는 간호사의 유무이다. 고급 재활 프로그램이나 회복 프로그램이 포함된 몇몇 건강 프로그램은 메디케어의 주간치료 병원으로 인증받았으며, 직원 중에 재활전문가가 상주한다. 가족 돌봄제공자가 자비로 충당해야 하는 주간보호비용은 지역 또는 프로그램의 종류에 따라 차이가 있다.

가족 중심 중재

만성질환과 돌봄제공의 요구에 의한 변화에 대처하기 위해 개인, 커플, 그룹 또는 가족 상담이 필요할 수 있다. 개인 상담은 돌봄제공자의 매일매일의 엄격한 돌봄을 처리할 수 있는 능력을 증진할 수 있도록 방향을 제시한다. 가족 상담은 가족관계 및 역할의 변경, 의존, 사망에 의한 슬픔, 불확실성, 두려움과 같은 여러 가지 사안으로 인해 복잡할 수 있다. 돌봄제공 역할에 대한 결정을 내리거나 문제를 해결할 때, 만약 동료 간의 상호작용이나 피드백이 적절하다면 그룹 상담이 효과적일 수도 있다.

뉴욕대학교는 1987년부터 가족 중심 접근방법을 사용하여 치매 환자에게 돌봄을 제공하는 가족과 부부의 상담중재에 대한 종단연구를 해오고 있다. 중재 프로그램에는 위기관리에 대처하기 위한 두 번의 개인 돌봄제공자 상담 세션, 네 번의 가족 세션, 지지그룹 그리고 추가 전화 상담이 포함되어 있다. 이 프로그램은 30년 넘게 돌봄제공자를 지지해왔으며 연구자들은 이러한 개인, 가족, 그룹 상담이 돌봄제공자에게 긍정적인 영향을 미친다는 점을 확인했다. 이러한 영향 결과로 우울감 감소, 시설 입소시점 지연, 가족관계 개선, 돌봄제공자의 건강과 안녕이 증진했다(Mittelman & Bartels, 2014).

돌봄의 맥락 내에서 온 가족의 요구를 해결하기 위한 또 다른 가족 중심 접근방식은 가족건강 또는 가족간호 대화이다(Ahlberg et al., 2020; Benzein et al., 2015; Broekema et al., 2019; Östlund et al. al., 2016). 이 접근방식은 스웨덴, 노르웨이, 덴마크 등 스칸디나비아 국가에서 광범위하게 시행되고 있으며, 가족 시스템 이론과 가족 의사소통에 대한 교육을 받은 지역사회 간호사를 활용한다. 간호사는 주 돌봄제공자, 돌봄대상자와 기타 가족구성원을 만나 가족 내 관계를 논의하고 돌봄 맥락 내에서 강점과 어려움을 파악한다. 간호사는 가계도, 네트워크 매핑과 강점 기반 접근방식을 사용하여 가족이 가족 네트워크 내에서 주 돌봄제공자를 지원할 수 있는 사람과 어떤 도움을 어떻게 제공할 수 있는지 파악하도록 돕는다. 이 접근방식에 대한 연구에서는 가족 관계와 안녕이 개선되고 돌봄에 대한 인식이 더 관리하기 쉬운 것으로 개선되었음을 확인했다(Benzein et al., 2015). 가족 건강 대화는 모든 연령층과 모든 유형의 건강문제가 있는 돌봄대상자에게 돌봄을 제공하는 가족과 함께 실행할 수 있다. 이 접근법은 미국에서 널리 채택되지는 않았지만 심각한 질병이 있는 상황에서 가족기능을 개선하고 돌봄제공자의 부담을 완화하며 돌봄대상자의 조기 시설수용을 방지할 수 있는 잠재력을 가지고 있다.

신앙 기반 지원

신앙 기반 협력의 예로는 Interfaith CarePartners(www.interfaithcare Partners.org)가 있다. 이 혁신적인 신앙 기반 협력은 1985년 텍사스 휴스턴 지역에서 시작되었다. 이 프로그램은 돌봄제공에서 돌봄팀 개념에 초점을 두고 있으며, 이것은 만성질환이 있는 개인에게 재택 지원을 제공하고 돌봄제공자에게 휴식 지원을 제공한다. HIV/AIDS 환자들은 돌봄팀 접근방식의 혜택을 첫 번째로 제공받았다. 알츠하이머병과 치매 환자 돌봄에서는 1992년에 시작되었고, 1994년에 노인이나 장애가 있는 사람들에 대한 돌보기로 이어졌으며, 마지막으로 2000년에 장애 아동이 있는 가족에 대한 돌보기가 시작되었다(Interfaith CarePartners, 2017).

지역사회는 또한 돌봄이 필요한 사람에게 도움을 제공하는 역할을 한다. 지역사회 협력의 훌륭한 사례로는 워싱턴주 스포캔에서 개발된 게이트키퍼 모델(Substance Abuse and Mental Health Services Administration, 2004)이 있다. 대중과 함께 일하는 지역 기업과 법인의 직원(게이트키퍼)은 도움이 필요할 수 있는 지역사회 거주 노인을 확인 규명하여 추천하도록 한다. 이러한 게이트키퍼의 의뢰에 따라 지역 정신건강서비스에서 제공하는 전문가 간 팀이 가정기반 사정을 실시하고 필요에 따라 추가 서비스를 의뢰한다.

* 근거기반실무

근거기반실무는 여러 임상실험에서 실험된 중재의 효과성을 기반으로 한다. 연구에 대한 체계적인 검토와 메타분석이 최상위의 근거로 고려된다. 이전 장에서 설명된 것처럼 돌봄제공자의 건강과 안녕 증진을 돕기 위해 여러 연구가 다양한 중재를 시험해왔다. 방법, 설계, 중재 구성요소 및 결과의 다양성으로 인해 어떤 중재가 가장 효과적인지 식별하기는 어렵다. 그러나 최근 검토에서 저자들은 특정 돌봄제공자 집단의 중재 구성요소에 대한 레벨 1A 증거를 확인했다. 특정 인구집단에 어떤 중재가 가장 효과적인지를 결정하기 위해 이전의 성공적인 임상시험을 복제하는 데 중점을 둔 추가 중재 연구가 수행되어야 한다. 돌봄제공자의 관점에서 중재의 특정 효과를 더 잘 확인하기 위해 체계적인 검토에 질적 연구 결과를 포함시켜야 한다. 표 13-6에는 문헌에 대한 체계적인 고찰의 예와 돌봄제공자 중재 권장사항이 포함되어 있다.

* 가족 돌봄에서의 공공정책의 영향

가족 돌봄 경험은 사회적 가치를 통합하며 정부 정책과 법률에 의해 형성된다. 이러한 가치와 정책은 가족이 장애인 구성원을 돌봐야 하는 책임이 있으며, 필요한 대부분의 돌봄을 제공할 것이라고 가정한다. 이는 40세 이상의 미국인의 68%가 공유하는 견해이다(Thompson et al., 2013). 건강돌봄서비스 비용 상승을 억제하는 것이 국가적 정책의 필수사항이 되었다. 이 목표는 장애가 있는 노인의 조기 또는 원치 않는 시설화를 예방하고, 공적 자금으로 지원되는 재택돌봄서비스를 최저소득자에게만 제한하며, 장기요양보험(메디케어)의 가정간호 제공 혜택을 축소하는 정책을 통해 나타나고 있다. 이러한 정책은 가족에게 제공될 수 있는 서비스의 양과 범위를 제한한다. 비용 억제 조치는 가정에서 장기요양에 따른 돌봄 제공의 수요가 증가할 때 발생한다(Redfoot et al., 2013). 정부 지원서비스가 변화하면 많은 가족, 특히 저소득과 중산층 가족이 건강관리전문가로부터 최소한의 도움을 받으면서 보조 제공에 대한 어려운 결정에 직면하게 된다. 이는 변화하는 인구통계와 잠재적 돌봄제공자의 감소가 함께 엮이면서 미래 노령인구의 장기 돌봄요구를 충족하는 데 사용할 수 있는 자원을 크게 축소할 것이다(Edwards et al., 2020).

지난 20년 동안 정부는 가족 돌봄제공자의

요구사항을 해결하려고 시도했다. 1993년에 제정된 가족의료휴가규정(Family and Medical Leave Act, FMLA)은 아프거나 장애가 있는 돌봄대상자를 돌보는 가족에게 무급휴가를 받을 수 있도록 했다. 지난 25년 동안 여러 가지가 업데이트되었다. 그러나 정규직 직원의 일부는 가족 돌봄 휴가를 사용할 수 없었다. 장벽에는 급여에 관한 것으로 무급휴가 혹은 해고에 대한 걱정이 있었다. 이러한 장애는 불균형적으로 나타났으며, 저소득임금 노동자에게 더 많은 영향을 미쳤다. 더구나 해당 고용자의 약 1/3은 가족의료휴가규정 혜택에 대해 모르고 있었고, 미국 직장의 약 40%는 가족의료적용을 하지 않았다(Klerman et al., 2012). 마지막으로, 많은 돌봄제공 상황은 돌봄제공자가 가족의료휴가규정에서 제공하는 12~26주보다 더 긴 기간이 필요하다는 점이다. 이러한 장애는 돌봄보조를 할 사람으로 가족을 선택하기 어렵게 만들고, 많은 사람은 별다른 방법이 없기 때문에 필요한 돌봄을 제공하기 위해 퇴사를 하거나 돈을 벌 수 있는 일을 줄여야 하는 상황에 직면한다.

2000년에 미국 노인법규약(Older American Act, OAA)이 국립가족돌봄제공자 지지 프로그램(National Family Caregiver Support Program, NFCSP)에 수립되었다. NFCSP는 각 주마다 70세 이상 인구비율에 기초하여 연방기금이 배분되었다. 각 주는 지방에 있는 노인기관, 종교단체, 지역사회서비스 기관과 연계하여 다양한 돌봄제공자의 요구를 가장 잘 충족하기 위해 5가지 직접 서비스를 제공했다. NFCSP는 가족 돌봄제공자의 요구를 인식하는 데 중요한 단계로 칭찬을 받았지만, 이를 구현하기 위한 적절한 기금은 의미 있는 수준에서 돌봄제공자의 요구를 지원하기에는 부족했다. 게다가 각 주마다 기금을 어떻게 사용할지 각각 결정하므로 주마다 서비스에 일관성이 없었다.

2010년에 의회는 '환자보호 및 부담적정보험법(Patient Protection and Affordable Care Act, ACA)'을 통과시켰다. 이 법은 미국에서의 만성질환자를 돌보는 사람에게 추가적인 도움을 제공하기 위해 만들어졌다. 또한 돌봄 선택에 관한 의사결정에 돌봄제공자와 돌봄대상자가 참여하도록 규정하고 가족 중심의 돌봄 모델을 장려한다.

RAISE(Recognize, Assist, Include, Support, Engage)법은 2018년에 통과된 연방법으로, 미국 전역의 돌봄제공자를 지원하기 위한 국가전략을 개발하기 위해 제안되었다. RAISE법은 전국 가족 돌봄 전략(National Family Caregiving Strategy) 개발을 위한 권장사항 개발을 담당하는 15명으로 구성된 가족 돌봄 자문위원회(Family Caregiving Advisory Council)를 설립했다. CARE(Caregiver, Advise, Record, Enable)법은 병원에서 퇴원하는 환자 돌봄제공자의 의사소통과 지원을 개선하기 위해 AARP와 기타 옹호단체가 추진하고 있는 주 법안이다. 최근에는 'Families First Coronavirus Response Act'가 통과되었다. 이 법안은 코로나19 팬데믹으로 인해 새로운 또는 증가하는 돌봄 책임을 경험한 가족과 돌봄자의 요구를 특별히 목표로 했다. 표 13-7은 이러한 정책과 입법 조치를 요약한 것이다.

*** 돌봄제공자의 요구에 대처하기 위한 인식과 옹호 확대**

특히 지난 10년 동안 가족 돌봄제공자의 요구사항을 해결하는 데 대한 관심이 높아진 것은 돌봄제공자와 가족 돌봄 연합(Family Caregiving Alliance, AARP)과 나 홀로 집 사람들의 연합(Home Alone Alliance)과 같은 노인옹호 단체가 추진한 전국적인 인식 캠페인에 대한 대응이 부분적으로 기여했다. 급증하는 돌봄제공자 인구와 돌봄의 부정적인 결과에 초점을 맞춘 대규모 연구 발표와 함께 이들 조직은 가족 돌봄제공자를 위한 더 많은 자원과 지지서비스를 제공하기 위한 전국적인 관심을 집중시키는 데 도움을 주었다.

2012년 AARP와 병원연합기금(United Hospital Fund)은 나 홀로 집에(Home Alone)의 연구결과를 발표했다. 복잡한 돌봄을 제공하는 가족 돌봄제공자 연구로 가족 돌봄제공자를 위한 지지와 안내의 중요한 차이를 규명했다(Reinhard et al., 2012). CARE Act(앞서 설명)와 AARP가 지원하는 공동단체인 Home Alone Alliance의 개발은 이 연구의 직접적인 결과이다. Home Alone Alliance 파트너에는 가족 돌봄제공자를 지원하기 위한 교육, 자원과 연구를 제공하는 공공, 민간 및 비영리 조직이 포함된다. Home Alone 연구는 연합 창립 멤버와 AARP 직원에 의해 2019년에 업데이트되었다. 보고서는 돌봄제공자에 대한 개선된 사정, 자원과 지원서비스에 중점을 두고 있다.

국립 과학, 공학, 의학 아카데미(National Academies of Science, Engineering, and Medicine, NASEM), 보건과학부서(Health and Science Division)와 CDC도 돌봄을 미국의 중요한 공중보건 문제로 인식하고 있다. 2016년에 NASEM은 노인의 가족 돌봄 제공에 대해 심층연구를 수행했다. NASEM 보고서는 연방, 주, 지방 정부에게 돌봄제공자의 다양한 요구를 인식하면서 돌봄과 관련된 '건강, 경제, 사회적 문제'에 대한 사회적 논의를 촉발했다. CDC는 2019년에 돌봄제공자의 특성, 건강상태, 돌봄의 미래에 초점을 맞춘 돌봄에 관한 주 전체 데이터가 포함된 간략한 보고서를 제출했다. 보고서 간략본에는 돌봄제공자와 돌봄대상자의 건강과 안녕을 개선하기 위한 시스템 전반의 변화 촉진을 위한 조치 촉구가 포함되어 있다. CDC의 '행동 촉구'에는 돌봄 문제 및 서비스 접근에 대한 인식 제고와 관련된 구체적인 권장사항이 포함되었다. 종합적으로 볼 때, 이 보고서는 돌봄제공자의 성공을 촉진하기 위한 자원과 지지 프로그램에 대한 접근 및 가용성에 있어 상당한 격차를 강조하고 있다. 이러한 각 획기적인 연구의 권장사항은 표 13-8과 같다.

성과

*** 돌봄대상자, 돌봄제공자 그리고 돌봄체계 성과**

다른 사람에게 돌봄을 제공하는 것은 주 돌봄제공자와 돌봄제공시스템 모두에서 각각 긍정적·부정적 성과가 있다. 돌봄제공은 극히 개인적인 여정이기 때문에 돌봄제공자와 대상자가 각각 의존성의 수요와 돌봄제공 지지에 대해 어떤 방식으로 반응할지 예측할 수 없다. 따라서 전문가 간 팀이 제공하는 모든 중재서비스는 상황이 좋던 좋지 않던 가족 돌봄제공자를 지지하는 방향으로 초점이 맞춰져 있어야 한다.

이전에 보았듯이 여러 돌봄제공 문헌은 돌봄제공의 부정적인 면에 대한 초점을 반영하고 있다. 그럼에도 불구하고 돌봄제공자의 역할의 긍정적인 면에 대한 문헌이 늘어나고 있다. 이러한 연구는 우리의 돌봄제공 경험에 대한 이해를 증진하고, 돌봄제공에 대한 사항을 병적인 측면에서 보는 경향을 방지하며, 사회생활을 하는 돌봄제공자에게 이러한 역할이 부담으로 느껴지지 않도록 할 목적으로 잠재적인 혜택에 대해 지속적으로 수행될 필요가 있다. 돌봄제공자 혜택에 대한 연구는 또한 근거기반 지지 돌봄전략 개발의 자료로 제공될 수 있으며, 가족 및 가족 돌봄제공자가 장기적으로 돌봄제공의 책임감을 감당할 수 있는 기술을 발달시킬 수 있도록 중재역할에 대한 정보를 제공한다.

돌봄제공자 역할에서 오는 혜택에 대한 정보가 부족함에도 불구하고 관련 연구에서는 돌봄제공 경험에서 돌봄제공자의 만족요소를 제시하고 있다(Lynch et al., 2018; Quinn & Toms, 2018). Kate 등(2013)은 정신분열증이 있는 사람의 가족

표 13-7 가족 돌봄제공 관련 입법 연혁

법률제정	조항 개요
1993: 가족의료휴가규정(Family and Medical Leave Act, FMLA)(U.S. Department of Labor, Wage and Hour Division, 1993)	자격을 갖춘 돌봄제공자 • 1993년: 가족을 돌보기 위해 최대 12주간의 무급휴가; 반경 75마일 이내에 거주하는 직원이 50명이 넘는 회사에 적용됨. • 2008년 업데이트: 자격이 되는 군인 가족에 대해 휴가를 26주로 늘림. • 2013년 업데이트: 자격이 되는 퇴역군인의 가족을 위한 것임(미국 노동부, 2013). • 2015년 업데이트: '이성이든 동성이든 관계없이 법적으로 결혼한 모든 커플 또는 관습법에 따라 결혼한 커플'을 포함하는 것으로 배우자의 정의가 수정됨(U.S. Department of Labor, Wage and Hour Division, 2015, 7항). • 일부 주에서는 돌봄에 사용할 수 있는 유급 가족 및 의무 병가 법령을 제정함. https://www.dol.gov/agency/whd/fmla
2000: 전국 가족 돌봄제공자 지원 프로그램 (National Family Caregiver Support Program, NFCSP) (Administration for Community Living, ACL), 2019)	서비스에는 다음이 포함됨: • 돌봄제공자에게 제공되는 서비스에 대한 정보 • 돌봄제공자가 지지서비스를 이용할 수 있도록 지원 • 돌봄제공자가 자신의 역할과 관련된 결정을 내리고 문제해결을 도움받기 위한 개별 상담, 지지그룹 조직과 돌봄제공자 교육 • 돌봄제공자가 일시적으로 돌봄 책임에서 벗어날 수 있도록 하는 휴식돌봄 • 제한된 기준에 따라 제공되는 돌봄제공자의 돌봄을 보완하기 위한 보충 서비스 2016년 현재 적격 돌봄제공자는 다음과 같다: • 60세 이상 성인이나 알츠하이머병과 모든 연령의 관련 질환이 있는 사람을 돌보는 성인 가족구성원 또는 기타 비공식 돌봄제공자 • 손주를 단독으로 돌보는 조부모를 포함하여 18세 이하 자녀를 돌보는 친척 노인(부모 제외) • 18~55세 장애가 있는 친척을 돌보는 성인(ACL, 2019) • 사회적 · 경제적 요구가 있는 돌봄제공자, 특히 저소득층, 소수민족 또는 노인이 지적 장애 및 관련 발달장애가 있는 사람에게 돌봄과 지원을 제공하는 경우 우선권이 주어짐.
2010: 환자 보호와 적용 가능한 의료법(Affordable Care Act, ACA).	• 메디케이드 지원 가정과 지역사회 기반 돌봄에는 장애인을 위한 돌봄제공자 돌봄서비스를 제공하고 배우자 빈곤으로부터 보호하는 프로그램이 포함됨. • 돌봄 조정은 퇴원 후 환자 결과를 개선하고 메디케어 대상자의 병원 재입원을 줄이기 위해 의사와 건강관리기관에 인센티브를 제공함. • 돌봄 옵션에 대한 의사결정에 돌봄제공자와 돌봄대상자의 참여에 대한 규정을 포함하고 가족 중심 돌봄 모델을 장려함. • 미국 의회에서는 계속해서 당파적 문제가 되고 있으며, 그 지속 가능성은 여전히 불확실함.

(계속)

표 13-7 가족 돌봄제공 관련 입법 연혁

법률제정	조항 개요
2018: 인식, 지원, 포함, 지원 및 참여 가족 돌봄제공자 법 (Recognize, Assist, Include, Support, and Engage, RAISE) Family Care Act	미국 보건복지부는 가족 돌봄제공자를 지원하기 위한 국가 돌봄 전략을 개발하도록 요청함. 이 법안에는 다음과 같은 특정 조치를 규명하는 것이 포함됨: • 모든 건강시설과 장기요양시설에서 개인 중심, 가족 중심의 돌봄 장려 • 돌봄제공자와 돌봄대상자를 위한 돌봄 조정을 포함한 서비스를 사정하고 제공함. • 정보, 교육, 훈련 지원, 추천 및 진료 조정 제공 • 휴식 옵션 개발 • 업무 관련과 금융 보안 관련 문제 해결(ACL, 2020년 11월 1항) • 15명으로 구성된 가족 돌봄 자문위원회 설립 – 가족 돌봄제공자를 지원하고 돌봄 조정을 개선하기 위한 근거기반 모델에 대해 미국 보건복지부 장관에게 권장사항 제공 – 돌봄제공자, 장기요양서비스와 지원이 필요한 노인, 장애인, 건강관리제공자 및 건강 관련 종사자, 장기요양서비스 제공자, 고용주, 정부 공무원, 인증기관 및 퇴역군인이 포함됨(ACL, 2020) • 2020년 11월 18일 현재 설정된 목표는 다음과 같음. – 가족 돌봄제공자의 신체적, 정서적, 재정적 복지는 인식 확대, 지원과 교육의 결과로 향상될 것임. – 가족 돌봄제공자는 건강관리 서비스, 장기요양 서비스와 지지 제공자의 주요 파트너로 인정받고 참여하며 지원됨. – 가족 돌봄제공자는 가족 돌봄제공자와 돌봄대상자의 다양하고 역동적인 요구를 충족하는 다양한 개인과 가족 중심의 유연한 프로그램, 지원, 상품과 서비스에 접근할 수 있음. – 가족 돌봄제공자의 평생 재정적 그리고 고용안정이 보호되고 강화됨. – 가족 돌봄제공자는 자신의 경험을 문서화하고, 증거를 모범사례로 제공하며, 개인과 가족 중심 중재를 개발하고, 국가 가족 돌봄제공자 전략을 향한 진행 상황을 측정하는 국가 연구 및 데이터 수집 인프라의 이해관계자임. https://acl.gov/programs/support-caregivers/raise-family-caregiving-advisory-council
2014: CARE(보호자, 조언, 기록, 활성화)법(Caregiver, Advise, Record, Enable Act)	RAISE법과 유사 • 전국의 주 의회로 진출 • 해당 병원은 다음이 요구됨. • 진료기록부에 가족돌봄제공자의 이름 기록 • 돌봄대상자가 퇴원할 때 가족돌봄제공자에게 알릴 것 • 가족돌봄제공자가 집에서 수행할 것으로 예상되는 돌봄 업무에 대한 교육과 지침 제공(Reinhard et al., 2019) • 2019년 8월 현재 CARE법은 43개 주에서 통과됨(Kerr, 2019). https://www.aarp.org/content/dam/aarp/ppi/2019/03/the-care-act -implementation-progress-and-promise.pdf
2020: 가족 우선 코로나바이러스 대응법(Families First Coronavirus Response Act, FFCRA).	• 미국 노동부는 코로나19 팬데믹 속에서 가족을 위한 보호 조치를 추가함. • 코로나 관련 사유로 직원에게 유급 휴가를 제공하기 위해 중소 규모 고용주(직원 500명 미만)에게 세금 공제를 제공함. • 이 휴가는 돌봄대상자에게 추가적인 돌봄과 지원을 제공해야 하는 돌봄제공자에게 사용될 수 있음. • 보장은 의회가 연장을 승인하지 않는 한 2021년 9월 30일까지 적용됨(National Law Review, 2021).

표 13-8 가족 돌봄제공자에 대한 지원 개선을 위한 랜드마크 연구의 권장사항

기관	연구개요
국립 과학, 공학, 의학 아카데미 (National Academies of Sciences, Engineering, and Medicine, NASEM)	목적: • 돌봄 확산, 본질과 영향에 대한 과학적 증거 검토 • 가족 돌봄제공자를 지원하기 위해 고안된 프로그램과 중재의 효과 검토 권장사항: 1. 연방정부 행정부는 "미국 노인의 가족 돌봄제공자가 직면한 건강, 경제, 사회적 문제 해결을 위한 조치를 취해야 한다." [참고: 이 권장사항에는 7개의 하위 권장사항이 있다.] 2. 주정부는 "노인 돌봄의 건강, 경제, 사회적 과제"를 해결해야 하며 "돌봄 지원이 있는 주의 경험에서 배우고 유사한 프로그램을 시행해야 한다." 3. "미국 보건복지부, 노동부, 보훈부 장관은 의료 및 장기요양서비스 분야의 리더들과 협력하고, 전달, 기술, 자선 활동을 지원하여 민관, 다중 이해관계자 혁신 기금을 조성해야 한다. 돌봄 가족의 요구 사항을 해결하는 데 있어 변화의 속도를 가속화하기 위한 연구와 혁신이 필요하다." 4. 이러한 모든 조치에서 돌봄제공자의 요구사항을 사정하고 돌봄제공자 지원을 개발, 검증 및 구현하는 데 있어 가족의 다양성을 명시적이고 일관되게 다루어야 한다.
출처	National Academies of Sciences, Engineering, and Medicine. (2016). Families caring for an aging America. National Academies Press. http://www.nationalacademies.org/hmd/Reports/2016/families-caring-for-an-aging-america.aspx
질병통제센터 (Centers for Disease Control and Prevention, CDC)	목적: 돌봄제공자와 돌봄대상자의 건강과 복지를 증진하기 위해 시스템 전반에 걸친 변화 촉진을 위함 권장사항: 1. 돌봄제공자의 중요한 역할과 돌봄제공자의 건강과 복지 유지의 중요성을 모두 강조하는 메시지를 증가시킬 것 2. 돌봄을 시작하기 전에 돌봄의 중요성과 이용할 수 있는 자원과 지원에 대해 대중에게 교육할 것 3. 돌봄제공자의 건강위험을 고려하여 돌봄제공자가 사용 가능한 정보와 도구를 사용하도록 권장하며 지원 프로그램 및 서비스를 추천하도록 건강관리 제공자를 교육할 것 4. 프로그램 접근성, 효율성과 영향을 결정하기 위해 돌봄제공자 교육 및 지원 프로그램을 평가할 것 5. 치매와 장애가 있는 사람, 그리고 돌봄제공자를 지지하기 위한 서비스에 대한 인력 역량과 예상 수요 간의 격차를 추정할 것 6. 돌봄제공자와 돌봄대상자에게 도움이 되는 근거기반 프로그램과 서비스에 대한 인지와 접근성을 높이고, 이러한 프로그램과 서비스에 대한 접근성을 높일 것 7. 돌봄제공자의 건강유지를 위해 정기적인 건강검진, 예방서비스 이용, 자가관리에 참여하도록 권장할 것 8. 장애 및/또는 만성질환이 있는 돌봄제공자가 건강을 유지하기 위해 자가관리 프로그램을 이용할 수 있도록 보장할 것
출처	Center for Disease Control and Prevention(CDC). (2019년 7월 30일). Caregiving for family and friends: A public health issue. https://www.cdc.gov/aging/caregiving/ caregiver-brief.html
나 홀로 집 사람들의 연합(Home Alone Alliance)	목적: 가족 돌봄제공자가 복잡한 의료와 간호 업무를 관리하는 방법을 탐색하기 위함. 권장사항: 1. 일반 대중, 건강관리전문가, 건강전달체계와 정책입안자 사이에서 가족 돌봄제공자의 현재 현실에 대한 인식을 높일 것 2. 가족 돌봄제공자를 위한 사정도구를 업데이트하여 의료/간호 업무를 포함하고 돌봄의 복잡성과 경로를 파악할 것 3. 공공 프로그램에는 개인 중심 돌봄계획에서 돌봄제공자를 규명하는 소비자에게 복잡한 돌봄을 제공하는 가족 돌봄제공자에 대한 사정이 포함되어야 함. 4. 의료 및 사회복지 서비스 전문가는 이러한 가족 돌봄제공자의 걱정을 이끌어내고 이에 대응해야 함. 5. 건강관리체계와 전문가들은 가족돌봄제공자를 인정하고 그들에게 복잡한 돌봄에 대한 교육과 지원을 제공하기 위해 더 강력한 노력을 기울여야 함.

(계속)

표 13-8 가족 돌봄제공자에 대한 지원 개선을 위한 랜드마크 연구의 권장사항

기관	연구개요
	6. 의료 및 사회복지 서비스 전문가는 가족 돌봄제공자가 여러 면에서 다양하며 이들이 복잡한 돌봄을 관리 할 수 있도록 돕기 위해 적극적인 지원이 필요하다는 점을 인식해야 함. 7. 의료 및 사회복지 서비스 전문교육에는 복합적인 돌봄을 제공하는 가족 돌봄제공자를 지원하기 위한 준비가 포함되어야 함. 8. 고용주와 업계 등 민간 부문은 가족 돌봄제공자이기도 한 직원을 더 잘 인식하고 지원하는 데 도움을 주어야 함. 9. 지역사회 기반 조직은 모든 가족 돌봄제공자, 특히 복합 돌봄제공자의 요구사항을 다루는 대상 자원을 프로그램과 서비스에 포함할 것 10. 추가 연구를 통해 이러한 가족 돌봄제공자의 경험에 대한 이해를 높이고 근거기반 해결책을 생성할 것

출처 Reinhard, SC, Young, HM, Levine, C., Kelly, K., Choula, RB 및 Accius, JC(2019). Hond alone revisited: Family caregiver providing complex care. https://www.aarp.org/ppi/info-2018/home-alone-family-caregivers-providing-complex-chronic-care.html

돌봄제공자에서 긍정적인 돌봄제공 경험이 많을수록 삶의 질이 높았다고 했다. Hudson(2004)의 보고에 의하면, 60%의 돌봄제공자는 돌봄제공자 역할의 긍정적인 면을 쉽게 찾아냈다고 한다. 장기 가족 돌봄제공에 대해 알려진 바를 살펴보면 여러 결과가 흔히 모니터된다. 이러한 결과는 돌봄제공 경험을 측정할 수 있는 중요한 기준으로 삼을 수 있다. 가족 돌봄제공자와 돌봄대상자 모두를 위한 결과에는 삶의 질과 의미, 가족의 스트레스와 대처 수준, 불안 및 우울 증상 그리고 사회적 기능의 영향 등에 대한 사정이 포함된다.

부담감, 긴장감, 신체적/정신적 건강과 같은 돌봄제공자의 결과는 돌봄 궤적 전반에 걸쳐 간헐적으로 사정되어야 한다(표 13-4 참조). 사정에 대한 시간표는 돌봄환경에 따라 달라진다. 조건이 변하면 재사정이 이루어져야 한다. 예를 들어, 돌봄제공자 또는 돌봄대상자의 정신적 또는 신체적 건강의 변화(돌봄제공자의 건강악화, 돌봄대상자의 기능저하) 또는 가족 단위의 변화(가족의 이사, 지지원자의 다른 책임 증가)가 있을 때이다. 돌봄제공자 또는 가족단위의 돌봄계획은 이러한 사정에 따라 수정되어야 한다.

삶의 질

만성질환은 돌봄대상자와 가족구성원의 삶의 질에 엄청난 영향을 미칠 수 있다. 명시되어 있는 바로는 인간은 '이타심을 지닌 행동과 사랑하는 사람을 위해 헌신을 할 때 최정점을 찍을 수 있다'고 한다(Licht et al., 1998, p. 31). 향상된 삶의 의미의 근거는 돌봄제공에 대한 돌봄제공자의 긍정적인 의견에서 찾아볼 수 있다. "이 일을 하는 것을 사랑합니다…. 저희가 생각지도 못한 기회를 얻게 되었습니다"(Hudson, 2004, p. 62). 이러한 인상은 오늘날에도 여전히 유효하다.

그러나 삶의 질은 돌봄제공의 일상적인 책임과 악화되는 건강으로 수명을 다하게 된 돌봄대상자의 경우도 부정적인 영향을 미칠 수 있다. 가족구성원의 삶의 질에 이러한 부정적인 영향을 최소화하기 위해서 간호사나 다른 건강관리전문가는 가족 돌봄제공자를 대상으로 돌봄제공 역할의 지속적인 필요성과 수용 여부에 대해 주기적으로 사정해야 하며, 만성 질환의 진행 과정을 겪는 가족을 돕기 위한 중재를 실행해야 한다(Lutz et al., 2017; Young et al., 2014). 돌봄제공자의 준비성과 지지를 향상하면 가족구성원이 이 역할에 대해 자신감을 더 가질 수 있도록 도움을 주고, 이는 돌봄제공

의 긍정적인 면에 기여하는 데 도움을 줄 수 있다. 예를 들면 '이전에 책임지지 않았던 것에 대해 책임을 지는 것', '이제는 내가 더 강한 사람이라고 느껴지는 것', '내가 할 수 있다고 생각했던 것보다 더 많은 일을 해낼 수 있는 것' 등이 있다(Hudson, 2004, p. 62).

가족 스트레스와 대처

돌봄의 부정적인 영향에는 돌봄제공자가 장기돌봄의 요구에 대해 보이는 다양한 정서적 반응이 포함된다. 돌봄팀의 중요한 목표는 스트레스와 불안의 수준을 평가하고, 돌봄제공자가 관리할 수 있는 수준으로 줄이기 위한 중재를 시행하는 것이다. 20년 전에 보고된 바에 따르면, (1) 돌봄제공자는 부정적인 측면에도 불구하고 자신의 역할에서 긍정적인 측면을 말할 수 있다(Hudson, 2004). (2) 돌봄제공자는 돌봄에 대한 지속적인 스트레스에 직면할 때 긍정적인 감정을 사용하여 대처전략을 강화하고 유지한다(Folkman, 1997).

사회적 기능

사회적 기능은 삶의 질에 있어서 중요한 요소이다. 모든 연령대의 돌봄제공자는 흔히 만성질환을 지니고 있는 가족을 돌보기 위해 여가활동, 업무, 사회적 기능에 제한을 두거나 포기하며, 이는 결국 활동에 제한을 두게 되어 사회적 고립으로 연결된다. 사회적 활동을 지속적으로 유지할 수 있게 돌봄제공자는 간호사, 전문가와 함께 일을 하는 것이 아주 중요하다. 연구에 의하면 돌봄제공자가 사회활동에 만족할 때 돌봄제공에 대한 우울증이나 부정적인 증상이 더 적다고 한다(Brodaty, 2009; Quinn & Toms, 2018).

* 사회적 성과

요양시설 입소위험에 있는 개인집단에 대한 지역사회 기반의 재택서비스 제공에 대한 비용효과성 조사를 진행한 연구가 있다. 장기요양 비용에 대한 2020년 조사에서 Genworth Financial은 다음과 같은 평균 비용을 보고했다. 요양보호사(home health aide)의 재택서비스 비용은 시간당 평균 23달러였다. 성인 주간서비스, 75달러/일; 생활지원, 4,031달러/월; 요양원 2인용의 경우 월 7,513달러였다(Genworth Financial, 2020). 이러한 계산에는 가족 돌봄제공자가 지역사회 기반 돌봄을 부양받는 가족을 위한 실행 가능한 장기돌봄 옵션으로 만들기 위해 사용해야 하는 직접 비용과 보조 프로그램 및 서비스는 고려되지 않았다.

여러 주에서는 의료보장제도인 메디케이드로 저소득층을 위해 요양시설 비용을 지원하고 있으며, 메디케어와 일부 보험제도에서는 형편에 따라 병원에서 퇴원 후 단기적인 요양시설 혜택을 제공한다. 그에 반해서 재택간호서비스나 지역사회 기반 서비스 비용은 돌봄대상자가 민간 장기요양보험에 가입되어 있지 않은 한 제3자 지불자가 부담하지 않는 경우가 많다.

재택 또는 지역사회 기반 돌봄서비스가 시설돌봄보다 가격이 저렴하지 않을 수 있음에도 불구하고, 이러한 서비스를 제공하는 것은 많은 가족의 목표이자 정책 입안자의 우선순위이다. 이는 시설 돌봄 대부분이 정책입안자에게 더 비싼 것으로 인식되고 있고, 장기요양을 위해 시설돌봄이 아닌 곳을 더 선호하는 노인과 정책입안자 모두에게 가정돌봄서비스보다 덜 바람직하다고 인식되기 때문이다.

* 재택 돌봄에서 주거시설 돌봄으로의 전환

가족단위(돌봄제공자와 돌봄대상자)에 대한 사정은 돌봄제공자가 돌봄대상자의 요구사항을 계속해서 충족하는 것이 쉽지 않다는 것을 보여줄 수 있다. 요양시설(너싱홈 또는 주거형 요양시설)에 입소할 평생위험은 40%이며 증가할 것으로 예상된다(Greiner et al., 2014). 돌봄대상자의 돌봄을 집에서 시설로 전환하는 결정을 내리는 것은 가족 돌봄제공자와 돌봄대상자 모두에게 어려울 수 있다. 요양시설로의 전환은 돌봄대상자의 기능적 상태가 감소하고 돌봄요구가 증가하여 입원하는 것이 선행되는 경우가 많다. 이는 또한 돌봄제공자가 자신이 제공한 돌봄의 양을 되돌아보고 궁극적으로 더 이상 집에서 돌봄을 제공할 수 없다는 것을 깨닫게 되는 시간이 될 수 있다. 그러한 변화를 반영하는 돌봄제공자 사정은 건강관리팀이 이러한 전환의 필요성을 파악하는 데 도움이 될 수 있다. 돌봄제공자와 돌봄대상자에게는 매우 괴로운 시간이 된다. 더욱이, 돌봄대상자가 새로운 요양시설로 이동하면 돌봄제공자는 돌봄결정에 포함되지 않거나 돌봄노력에 대한 지지를 받지 못하는 경우가 많다.

재택 돌봄을 받던 돌봄대상자가 주거 돌봄으로 전환되는 과정을 경험한 돌봄제공자 30명을 대상으로 한 질적 연구에서 연구자는 전환과 관련된 세 가지 주요 주제를 확인했다. 전환의 전조; 전환 탐색; 전환 후 새로운 균형을 찾는 것이다. 전환의 전조에는 돌봄제공자가 돌봄대상자의 건강상태가 악화되고 더 높은 강도의 돌봄이 필요하기 때문에 더 이상 돌봄을 제공할 수 없음을 깨닫는 것이 포함되었다. 그들은 전환을 준비하면서 사랑하는 사람에게 어떤 시설이 가장 좋을지 결정해야 했고, 그 결정에는 대개 불확실성이 따랐다. 그들은 완전히 새로운 돌봄시스템, 즉 장기요양 돌봄시스템을 배워야 했다. 그들은 돌봄대상자에게 가장 적합한 것을 결정하기 위해 정책, 규정, 절차와 품질 결과를 검토해야 했다. 이 정보는 접근하기 어려울 수 있다. 연구에서 돌봄제공자는 가족구성원의 안녕이 새로운 요양시설에서 유지될 수 있도록 돌봄대상자를 옹호하는 역할을 해야 한다는 사실을 발견했다. 이들 돌봄제공자는 계속 돌봄제공자 역할에 전념했으며, 반드시 돌봄을 덜 제공하는 것이 아니라 정서적 지원을 늘리고 시설 직원이 제공하지 않은 돌봄과 활동을 도왔다. 그들은 돌봄관리에 참여했고 사랑하는 사람이 필요한 돌봄을 받았는지 확인하기 위해 시설을 자주 방문했다. 연구에 참여한 한 돌봄제공자는 다음과 같이 설명했다.

> 일주일 내내, 저는 일주일 내내 일을 해요. 전 87세이고 여기에 와야 하는 의무가 있어요... 아시죠, 여기까지 오는 데 30분 이상 걸리고, 음, 여기 있는 동안 그의 식사를 돕는 일, 아시죠, 그리고 저는 끝까지 머물려고 노력해요. (Hainstock et al., 2017, p. 36)

전환 시 돌봄제공자는 감정적으로 지칠 수 있다. 연구에 참여한 돌봄제공자는 돌봄대상자를 실망시키는 것처럼 느꼈다고 한다. 그러나 일부에서는 안도감을 느꼈고 돌봄대상자와의 관계가 개선되었다고 보고했다. 전환 후 돌봄제공자는 새로운 균형을 찾고 역할변화에 적응해야 한다는 것을 깨달았다. 저자들은 전환을 통해 지지를 제공하고, 장기요양 규정과 정책을 설명하고, 의사결정 과정에 도움이 되는 정보를 제공함으로써 이 불확실한 시기에 가족을 지원하는 것이 중요하다고 결론지었다(Hainstock et al., 2017).

최근 메디케어는 요양시설과 입원재활시설을 'Care Compare' 웹사이트에 추가하여 돌봄제공자와 돌봄대상자가 다양한 제공자의 품질점수를 검토하고 비교할 수 있도록 했다. 돌봄제공자가 전반적인 연속성을 갖고 돌봄을 관리하므로 품질점수는 의사결정 과정에 도움이 될 수 있었다. 해당 사이트는 https://www.medicare.gov/care-compare/#search에서 찾을 수 있다.

시설관리와 관련된 우려와 과제는 코로나19 팬데믹 기간 동안 매우 뚜렷해졌다. 집단생활시설에서 바이러스가 급속히 퍼지기 때문에 가족은 사랑하는 사람을 방문하는 것이 제한되었다. 가족 돌봄제공자의 지지와 연결이 가장 필요한 시기에 시설에서는 일반적으로 거주자 간 의사소통을 위한 대체방법을 제공하지 않았다(Hado & Friss Feinberg, 2020). 거주자 창문 밖에 앉아 사랑하는 사람과 대화를 시도하는 가족의 이미지는 장기요양시설이 팬데믹에 대처할 준비가 되어 있지 않았다는 것을 고통스럽게 일깨워 주었다. 돌봄대상자의 건강과 복지에 관해 가족과 직원의 소통이 부족하거나 부정확하다는 보고가 널리 퍼졌으며, 가족은 때때로 사랑하는 사람이 코로나19에 걸려서 가족에게 알려지지도 않은 채 사망하기도 했다고 보고했다. 이것이 가족과 주민에게 가하는 스트레스는 상상할 수도 없고 예방할 수도 없다. 많은 시설 내 거주자가 점점 허약해졌고, 외로움과 건강 악화로 인해 죽어가고 있었다. 특히 치매 환자의 경우 더욱 문제가 됐다. Hado와 Friss Feinberg(2020)는 거주자와 가족, 가족과 직원 간의 의사소통을 개선하기 위한 전략을 권장한다. CMS는 요양원이 가족과 정기적으로 의사소통할 것을 권장했지만, 현재까지 이를 보장할 규정이나 조치가 마련되어 있지는 않다.

팬데믹 기간 동안 장기요양을 받는 거주자와 돌봄제공자의 요구사항을 해결하기 위한 미국의 대응은 최근 미국 역사상 최악의 공중보건재난 중 하나가 될 가능성이 높다. 전체 미국 의료시스템, 특히 장기요양시설의 팬데믹에 대한 신속하고 적절한 대응을 위한 준비 부족이 초기에 명백했으며, 미국 전역의 환자와 가족에게 예방 가능한 사망과 고통을 초래하게 했다(Feinstein, 2020). 우리는 팬데믹의 장기적인 후유증이 무엇인지 알지 못하지만, 초기 보고서에 따르면 초기 코로나19 감염에서 회복한 사람, 특히 노년층의 정신건강 및 기능 상태에 지속적인 영향이 있을 수 있다고 했다. 급증하는 만성질환 비율, 인구고령화, 이용 가능한 돌봄제공자 수의 감소로 장기요양 돌봄지원시스템의 스트레스는 계속 증가할 것이고 가족 돌봄제공자가 돌봄의 부정적 효과를 갖게 할 위험이 더 높아질 것이다.

사례 연구

01 Alice와 Bob은 서부 거대한 주의 아주 시골 지역사회에 살고 있다. 가장 가까운 대도시 지역은 약 2시간 거리에 있다. 55세인 Alice는 불안과 우울증을 앓고 있으며 점점 더 고통스러운 관절염을 안고 살아가고 있다. 나이가 들수록 그녀는 점점 더 사회적으로 고립되어 좁은 집에서 남편과 함께 살면서 하루의 대부분을 정원에서 보낸다. 그녀는 식료품을 사러 가기 위해 집을 떠나는 것조차 매우 꺼려해서 이사를 하는 것이 어렵다. 남편 Bob은 67세이다. 그는 약 7년 전 파킨슨병과 당뇨병을 진단받았다. 그의 신체적 · 인지적 한계가 점점 증가했으며 당뇨병은 잘 조절되지 않는다. 이제 그는 기본적 일상활동과 도구일상활동(IADL)을 Alice에게 전적으로 의존하고 있다. 그는 또한 더 이상 말로 의사소통을 할 수 없으며, 사회적으로 매우 고립되고 우울해졌다. Alice와 Bob은 건강문제와 개인관리에 어려움을 겪고 있지만 집을 떠나거나 도움 구하는 것을 꺼려한다. 그들에게는 세 명의 성인 자녀가 있다. 한 아들과 딸은 같은 주에 살고 있지만 3시간 이상 떨어져 있고, 또 다른 아들은 다른 주에 살고 있다. 자녀들은 Bob이 보살핌을 받는 데 도움이 될 수 있는 옵션에 대해 Alice와 이야기해왔지만 그녀는 불안과 결정의 어려움 때문에 추가적인 도움을 찾는 것을 거부했다. 그녀의 딸은 Bob의 돌봄을 지원하기 위한 서비스를 찾기 위해 지역 카운티 복지부와 협력하고 있다. 그러나 Alice와 Bob은 소액의 고정수입으로 생활하고 있지만, 소액의 저축계좌가 있어 메디케이드 자격이 없다. Alice의 딸은 PACE를 포함한 지역 지원 프로그램을 알아보았지만 메디케이드 자격이 없어 해당 지역에서 제공되는 여러 서비스를 이용할 수 없고 비

사례 연구

용을 지불할 여유도 없다. 가족은 Alice의 정신건강과 Bob의 신체적 · 인지적 건강에 대해 매우 걱정하고 있으며 연로한 부모를 지원하기 위한 대안을 찾기 위해 고군분투하고 있다. 성인인 자녀는 Alice와 Bob이 그들 중 한 명에게 더 가까이 이사하는 것이 최선의 선택일 수 있다고 결정했지만, Alice에게 이 옵션을 고려하도록 설득하는 데 어려움을 겪고 있다.

토론 문제

01 '장거리' 돌봄제공에는 어떤 문제가 있는가?
02 만일 당신이 이 가족과 함께 일한다면, 그들에게 돌봄 옵션에 대해 조언하기 위해 필요한 추가 정보는 무엇인가?
03 가족이 고령의 부모를 돌보는 데 도움을 받기 위해 접근할 수 있는 자원은 무엇이 있는가?
04 스마트 기술은 Alice와 Bob, 그리고 그들의 자녀들이 상황을 더 잘 관리하기 위해 어떻게 도움이 될 수 있는가? 기술사용에 대한 잠재적 장벽은 무엇인가?
05 건강관리전문가로서 Alice와 Bob에 대한 가장 큰 우려사항은 무엇인가? 어떤 사정을 추천하겠는가?
06 성인 자녀들이 부모에게 가장 좋은 선택은 부모가 자녀 중 한 명에게 더 가까이 이사하는 것이라고 생각한다면, Alice와 Bob 그리고 자녀들과 어떻게 협력하여 이를 촉진할 수 있는가? 특히 Alice가 이사하고 싶어하지 않기 때문에 이 상황을 관리하는 잠재적인 해결책이 될 수 있는 다른 옵션은 무엇인가?

사례 연구

02 Darnell과 Esther는 결혼한 지 49년이 되었다. 그들은 그 지역에 4명의 자녀와 함께 아주 가깝게 지내는 가족이다. Darnell은 지난 6년 동안 서서히 진행되고 있는 알츠하이머 치매 진단을 받았다. 그는 혼란스러워하여 안전을 위해 지속적인 감독이 필요하다. 도움 없이 걸을 수는 있지만 때로는 불안정할 때도 있다. 그는 일상활동을 위해 접촉 보호지원(즉, 신체에 한두 개의 손을 얹는 것)이 필요하다. 독립적인 식사가 가능하나 식욕이 좋지 않고 사람들이 자신을 독살하려 한다고 믿기 때문에 식사를 거의 하지 않는다. Esther는 남편의 주 돌봄제공자이다. 그녀는 당뇨병과 고혈압을 포함한 여러 만성질환을 앓고 있다. Esther는 Darnell의 건강이 악화되면서 점점 더 스트레스를 받고 있으며, 그를 돌보는 동안 자신의 건강을 관리하는 데 어려움을 겪고 있다. 자녀들이 돕고 싶어는 하지만, 그들은 직장과 그들 자녀를 돌보느라 바쁘다. Esther는 교회 공동체로부터 지원을 받지만, Darnell을 돌보는 책임 때문에 예배에 참석할 수 없다.

토론 문제

01 이 상황에서 당신이 사회복지사(또는 다른 건강관리전문가)라면 이 가족을 돕기 위해 어떤 추가 정보가 필요할 것인가?
02 Esther에게 적합한 사정도구는 무엇인가?
03 Darnell에 대한 당신의 걱정은 무엇인가? Esther에 대한 걱정사항은 무엇인가?
04 Darnell이 집에 머물 수 있도록 돕는 데 가장 적합한 서비스는 무엇인가?
05 Esther에게 특히 유익할 수 있는 서비스 유형은 무엇인가?

학습문제

01 가정돌봄의 주 돌봄제공자는 누구인가? 돌봄제공자의 상충된 요구는 무엇이 있는가?

02 만성질환이 있는 환자가 가정에서 돌봄제공을 받을 때의 장단점은 무엇이 있는가? 가족의 측면에서? 돌봄제공자의 측면에서?

03 민족(인종)은 가족 돌봄제공에 어떤 영향을 미치는가?

04 어떠한 요소들이 가장돌봄 대비 요양원 서비스의 비용효율성에 영향을 미치는가?

05 돌봄제공이 돌봄제공자에게 재정적으로 미치는 영향은 무엇인가? 사회적인 면에서는?

06 '장거리 돌봄을 제공하는 가족이 직면한 문제는 무엇인가?

07 공공정책은 돌봄제공에 어떠한 영향을 미치는가?

08 돌봄제공자의 건강, 스트레스와 부담감을 언제 어떻게 사정해야 하는가?

09 건강관리전문가는 어떻게 가족 돌봄제공자를 도울 수 있는가?

10 가족 돌봄제공자의 옹호자로서, 입법자에게 돌봄제공 제정법과 관련하여 어떠한 문제를 제시할 것인가?

11 가족 돌봄제공자에게 흔한 정서적 반응은 어떠한 것이 있는가? 긍정적 · 부정적인 반응에 대해 논의한다.

12 가족 돌봄제공자가 자신이 처한 상황에 대해 대처하는데 영적인 또는 종교적인 선호가 어떠한 도움이 되는가?

13 가족 돌봄제공자와 함께 일할 때 근거기반실무를 수행함에 있어 있을 수 있는 문제점은 무엇인가? 이러한 문제점은 어떻게 다룰 수 있는가?

14 기술이 돌봄제공자와 돌봄대상자를 도와 돌봄제공자의 부담을 덜어줄 수 있는 방법에는 어떤 것이 있는가?

15 긍정적인 돌봄제공 결과를 강화할 수 있는 전략은 무엇인가?

16 향후 돌봄제공자를 위한 지원과 서비스를 개선하기 위해 코로나19 팬데믹으로부터 무엇을 배울 수 있는가?

참고문헌

Internet Resources

AARP Caregiving Resource Center: https://www.aarp.org/caregiving/

AssistGuide Information Services: http://www.agis.com

Care Compare: https://www.medicare.gov/care-compare/#search

Caregiver Action Network: https://caregiveraction.org/"Caregiver Resources: Because We Care," Administration on Aging and U.S. Department of Health and Human Services: https://www.dshs.wa.gov/altsa/home-and -community-services/caregiver-resources

Caregiving Resources from the American College of Physicians, Internal Medicine: https://www.acponline .org/practice-resources/patient-education-resources-and-tools

Caring from a distance: http://www.cfad.org

Duke Dementia Family Support Program: https://dukefamilysupport.org/Empowering caregivers: https://empoweringcaregivers.org/

Family Caregiver Alliance: http://caregiver.org

Family Integrated Care (FICare): http://familyintegratedcare .com

Institute for Patient-and Family-Centered Care: http://www.ipfcc.

org

National Alliance for Caregiving: http://www.caregiving.org

National Cancer Institute: https://www.cancer.gov/about-cancer/coping/caregiver-support

Rosalyn Carter Institute for Caregiving: https://www.rosalynn-carter.org/

Veterans Administration Caregiver Resources: https://www.caregiver.va.gov/

References

Abendroth, M. A., Lutz, B. J., & Young, M. E. (2012). Family caregivers' decision process to institutionalize persons with Parkinson's disease: A grounded theory study. International Journal of Nursing Studies, 49(4), 445–454.

Abrahms, S. (2014, March). New technology could allow you or your parents to age at home. AARP Bulletin. http://www.aarp.org/home-family/personal-technology/info-2014/is-this-the-end-of-the-nursing-home.html

Acri, M., Zhang, S., Adler, J., & Gopalan, G. (2017). Peer-delivered models for caregivers of children and adults with health conditions: A review. Journal of Child & Family Studies, 26(2), 337–344. doi: 10.1007/s10826-016-0616-1

Action Canada. (2013). Who cares about young carers? http://www.scribd.com/doc/124089317/Who-Cares -About-Young-Carers-Raising-Awareness-for-an -Invisible-Population

Administration for Community Living. (2016). What is elder abuse? https://www.acl.gov/programs /elder-justice/what-elder-abuse

Administration for Community Living. (2019, November 12). National Family Caregiver Support Program. https://acl.gov/programs/support-caregivers/national-family-caregiver-support-program

Administration for Community Living. (2020, May). 2019 profile of older Americans. https://acl.gov/sites/default/files/Aging%20and%20Disability%20in%20America/2019ProfileOlderAmericans508.pdf

Administration for Community Living. (2020, November 18). RAISE Family Caregiving Advisory Council. https://acl.gov/programs/support-caregivers/raise-family-caregiving-advisory-council

Ahlberg, M, Frisman, G. H., Berterö, C., & Ågren, S.(2020). Family health conversations create awarenessof family functioning. Nursing in Critical Care, 25, 102–108. https://doi.org/10.1111/nicc.12454

American Association for Caregiver Education. (2016). Defining the family caregiver. Author. http://caregivered. org /define.html

American Association of Retired Persons (AARP). (2019, October 1). Surprising out-of-pocket costs for caregivers https://www.aarp.org/caregiving/financial-legal/info-2019/out-of-pocket-costs.html#:~:text=The%20study%20found%20that%20family, more%20from%20the%20care%20recipient

American Association of Retired Persons (AARP) & National Alliance for Caregiving (NAC). (2020). 2020 Report: Caregiving in the U.S. https://www.aarp.org/content/dam/aarp/ppi/2020/05/full-report-caregiving-in-the-united-states.doi.10.26419-2Fppi.00103.001.pdf

Anderson, L. A., Edward, V. J., Pearson, W. S., Talley, R. C., McGuire, L. C., & Andresen, E. M. (2013). Adult caregivers in the United States: Characteristics and differences in well-being, by caregiver age and caregiving status. Preventing Chronic Disease, 10, E135. https://doi.org/10.5888/pcd10.1300900

Archbold, P. G., Stewart, B. J., Greenlick, M. R., & Harvath T. (1990). Mutuality and preparedness as predictorsof caregiver role strain. Research in Nursing and Health, 13(6), 375–384.

Archbold, P. G., Stewart, B. J., Greenlick, M. R., & Harvath, T. A. (1992). The clinical assessment of mutuality and preparedness in family caregivers to frail older people. In S. Funk, E. Tornquist, M. Champagne, & R.Wiese (Eds.), Key aspects of elder care: Managing falls, incontinence, and cognitive impairments (pp. 328–339).Springer.

Austin, L. (2013). Children as caregivers. http://caregiver.com/articles/children/children_as _caregivers3.htm

Bakas, T., Austin, J. K., Okonkwo, K. F., Lewis, R. R., & Chadwick, L. (2002). Needs, concerns, strategies, and advice of stroke caregivers: The first 6 months after discharge. Journal of Neuroscience Nursing, 34(5), 242–251.

Bakas, T., Champion, V., Perkins, S. M., Farran, C. J., & Williams, L. S. (2006). Psychometric testing of the revised 15-item Bakas Caregiving Outcomes Scale. Nursing Research, 55(5), 346–355.

Bakas, T., Clark, P. C., Kelly-Hayes, M., King, R. B., Lutz, B. J., Miller, E. L., on behalf of the American Heart Association Council on Cardiovascular and Stroke Nursing and the Stroke Council. (2014). Evidence for stroke family caregiver and dyad interventions:A statement for healthcare professionals from the American Heart Association and American Stroke Association. Stroke, 45(9), 2836–2852. https://doi.org/10.1161/STR.0000000000000033

Bakas, T., McCarthy, M., & Miller, E.T. (2017). Update on the state of the evidence for stroke family caregiver and dyad interventions. Stroke, 48, e122–e125.

Benzein, E., Olin, C., & Persson, C. (2015). "You put us all together": Families' evaluations of family health conversations Scandinavian Journal of Caring Sciences, 29(1), 136–144. doi: 10.1111/scs.12141.

Beer, J.M., Smith, K.N., Kennedy, T., Mois, G., Acena, D., Gallerani, D.G., McDonnell, K.K., & Owens, O.L.(2020). A focus group evaluation of Breathe Easier:A mindfulness-based mHealth app for survivorsof lung cancer and their family members. American Journal of Health Promotion, 34(7), 770. https://doi.org/10.1177/0890117120924176

Boss, P., & Yeats, J. (2014). Ambiguous loss: A complicated type of grief when loved ones disappear. Bereavement Care, 33, 63–69. https://doi.org/10.1080/02682621.2014.933573

Brodaty, H. (2009). Family caregivers of people with dementia. Dialogues in Clinical Neuroscience, 11(2), 217–228.

Broekema, S., Paans, W., Roodbol, P. F., & Luttik, M. L. A.(2019). Nurses' applications of the components of family nursing conversations in home health care:A qualitative content analysis. Scandinavian Journalof Caring Sciences, 34(2), 322–331. https://doi.org/ 10.1111/scs.12731

Bursack, C. (2011). You are still a caregiver when you need outside help. http://www.eldercarelink.com/In-Home-Care/You-Are-Still-a-Caregiver-When-You-Get-Outside-Help.htm

Butler, M., Gaugler, J. E., Talley, K. M. C., Abdi, H. I, Desai P. J., Duval, S., Forte, M. L., Nelson, V. A., Ng, W., Ouellette, J. M., Ratner, E., Saha, J., Shippee, T., Wagner, B. L.,

Wilt, T. J., & Yeshi, L. (2020, August 31). Care interventions for people living with dementia and their caregivers: Comparative effectiveness:Review No. 231. (Prepared by the Minnesota Evidence-Based Practice Center under Contract No.290-2015-00008-I.) AHRQ Publication No. 20-EHC023. Agency for Healthcare Research and Quality. https://effectivehealthcare.ahrq.gov/products/care-interventions-pwd/report. https://doi.org/10.23970/AHRQEPCCER231

Camicia, M., Lutz, B. J., Harvath, T. A., & Joseph, J.G. (2021). Using the Preparedness Assessment for the Transition Home After Stroke Instrument to identify stroke caregiver concerns predischarge:Uncertainty, anticipation, and cues to action. Rehabilitation Nursing, 46(1), 33–42. https://doi.org/10.1097/rnj.0000000000000267

Camicia, M., Lutz, B. J., Harvath, T., Kim, K. K., Drake, C., & Joseph, J. G. (2020). Development of an instrument to assess stroke caregivers' readiness for the transition home. Rehabilitation Nursing, 45(5), 287–298. https://doi.org/10.1097/rnj.0000000000000204

Camicia, M., Lutz, B. J., Joseph, J. G., Harvath, T. A., Drake, C. M., Theodore, B. R., & Kim, K. K. (2021). Psychometric properties of the Preparedness Assessment for the Transition Home After Stroke Instrument. Rehabilitation Nursing, 46(2), 113–121. https://doi.org/10.1097/RNJ.0000000000000310

Capistrant, B., Berkman, L., & Glymour, M. (2014). Does duration of spousal caregiving affect risk of depression onset? Evidence from the health and retirement study. American Journal of Geriatric Psychiatry, 22(8), 766–770.

Centers for Disease Control and Prevention (CDC). (2019, July 30). Caregiving for family and friends: A public health issue. https://www.cdc.gov/aging/caregiving/caregiver-brief.html

Centers for Disease Control and Prevention (CDC). (2020, May 12). Preventing elder abuse. https://www.cdc.gov/violenceprevention/elderabuse/fastfact.html

Centers for Medicare and Medicaid Services (CMS). (2019a, April 5). Charts and chartbooks. https://www.cms.gov/Research-Statistics-Data-and-Systems/Statistics-Trends-and-Reports/Chronic-Conditions/Chartbook_Charts

Centers for Medicare and Medicaid Services (CMS).(2019b, April 5). Multiple chronic conditions. https://www.cms.gov/Research-Statistics-Data-and-Systems/Statistics-Trends-and-Reports/

Chronic-Conditions/MCC_Main Cheng, S. T., Mak, E., Lau, R., Ng, N., & Lam, L. (2016). Voicesof Alzheimer caregivers on positive aspects of caregiving. The Gerontologist, 56(3), 451–460. https://doi.org/10.1093/geront/gnu118

Chiang, L. C., Chen, W. C., Dai, Y. T., & Ho, Y. L.(2012). The effectiveness of telehealth care on caregiver burden, mastery of stress, and family function among family caregivers of heart failure patients: A quasi-experimental study. International Journal of Nursing Studies, 49(10), 1230–1242.

Chumbler, N. R., Rittman, M. R., & Wu, S. S. (2007). Associations of sense of coherence and depression in caregivers of stroke survivors across 2 years. Journalof Behavioral Health Services Research, 35(2), 226–234.

Creasy, K. R., Lutz, B. J., Young, M. E., Ford, A., & Martz, C. (2013). The impact of interactions with providers on stroke caregivers' needs. Rehabilitation Nursing, 38(2), 786–797.

Dang, S., Penney, L. S., Trivedi, R., Noel, P. H., Pugh, M. J., Finley, E., Pugh, J. A., VanHouten, C. H., & Leykum, L. (2020). Caring for caregivers during COVID-19. Journal of the American Geriatrics Society, 68(10), 2197–2201. https://doi.org/10.1111/jgs.16726

Day, J. R., & Anderson, R. A. (2011). Compassion fatigue:An application of the concept to informal caregivers of family members with dementia. Nursing Research and Practice, 2011(408024), 1–10. https://doi.org/10.1155/2011/408024

Desilver, D. (2013). As population ages, more Americans becoming caregivers. Pew Research Center. http://www.pewresearch.org/fact-tank/2013/07/18/as-population-ages-more-Americans-becoming-caregivers/

Duchame, F., Lévesque, L., Lachance, L., Kergoat, M. J., & Coulombe, R. (2011). Challenges associated with transition to caregiver role following diagnostic disclosureof Alzheimer disease: A descriptive study. International Journal of Nursing Studies, 48(9), 1109–1119. https://doi.org/10.1016/j.ijnurstu.2011.02.011

Edwards, V. J., Bouldin, E. D., Taylor, C. A., Olivari, B.S., McGuire, L. C. (2020, February 21) Characteristics and health status of informal unpaid caregivers—44

States, District of Columbia, and Puerto Rico, 2015–2017. Morbidity and Mortality Weekly Report, 69(7), 183–188. https://doi.org/10.15585/mmwr.mm6907a2external icon Family Caregiver Alliance. (2016). Caregiver statistics:Demographics. https://www.caregiver.org /caregiver-statistics-demographics

Faver, C. A. (2004). Relational spirituality and social caregiving. Social Work, 49(2), 241–249.

Feinberg, L. (2003). The state of the art of caregiving assessment. Generations, 27(4), 24–32.

Feinberg, L., & Houser, A. (2012). Assessing family caregiver needs: Policy and practice considerations. AARP Public Policy Institute. http://www.caregiving.org/wp-content/uploads/2010/11/AARP-caregiver-fact-sheet.pdf

Feinberg, L., Reinhard, S., Houser, A., & Coula, R. (2011). Valuing the invaluable: 2011 update the growing contributions and costs of family caregiving. AARP Public Policy Institute. http://www.aarp.org/relationships/caregiving/info-07-2011/valuing-the-invaluable.html

Feinstein, K. W. (2020, November 5). What COVID-19 exposed in long-term care. Health Affairs Blog. https://www.healthaffairs.org/do/10.1377/hblog20201104.718974/full/ Figley, C. R. (1995). Compassion fatigue: Toward a new understanding of the costs of caring. In B. H. Stamm (Ed.), Secondary traumatic stress: Selfcare issues for clinicians, researchers, and educator.(pp. 3–28). Sidran Press.

Figley, C. R. (1998). Burnout as systemic traumatic stress:A model for helping traumatized family members. In C. R. Figley (Ed.), Burnout in families: The systemic costsof caring (pp. 15–28). CRC Press.

Folkman, S. (1997). Positive psychological states and coping with severe stress. Social Science & Medicine, 45(8), 1207–1221.

Fong, J. (2019). Disability incidence and functional decline among older adults with major chronic diseases. BMC Geriatrics, 19(1), 323, https:doi.org/10.1186/s128778-019-1348-z

Galarza-Winton, M. E., Dicky, T., O'Leary, L., Lee, S., & O'Brien, K. (2013). Implementing family-integrated care in the NICU: Educating nurses. Advances in Neonatal Care, 13(5), 335–340.

Genworth Financial. (2020, March 30). Cost of care survey.

https://www.genworth.com/aging-and-you/finances/cost-of-care.html

Gerber, G. J., & Gargaro, J. (2015). Participation in a social and recreational day programme increases community integration and reduces family burdenof persons with acquired brain injury. Brain Injury, 29(6), 722–729. https://doi.org/10.3109/02699052.2015.1004745

Gibbs, L., Anderson, M. I., Simpson, G. K., & Jones, K. F. (2020). Spirituality and resilience among family caregivers of survivors of stroke: A scoping review. NeuroRehabilitation, 46(1), 41–52. https://doi.org/10.3233/NRE-192946

Givens, J. L., Mezzacappa, C., Heeren, T., Yaffe, K., & Fredman, L. (2014). Depressive symptoms among dementia caregivers: Role of mediating factors. American Journal of Geriatric Psychiatry, 22(5), 481–488. https://doi.org/10.1016/j.jagp.2012.08.010

Greenwood, N., Mackenzie, A., Cloud, G. C., & Wilson, N. (2009). Informal primary carers of stroke survivors living at home challenges, satisfactions and coping: A systematic review of qualitative studies. Disability and Rehabilitation, 31(5), 337–351.

Greiner, M. A., Qualls, L. G., Iwata, I., White, H. K., Molony, S. L., Sullivan, M. T., Burke, B., Schulman, K. A., & Setoguchi, S. (2015). Predicting nursing home placement among home- and community-based services program participants. American Journal of Medical Care, 20(12), e535–e546.

Grossman, M. R., Zak, D. K., & Zelinski, E. M. (2018). Mobile apps for caregivers of older adults: Quantitative content analysis. Journal of Medical Internet Research, 6(7), e162. https://doi.org/10.2196/mhealth.9345

Hado, E., & Friss Feinberg, L. (2020). Amid the COVID-19 pandemic, meaningful communication between family caregivers and residents of long-term care facilities is imperative. Journal of Aging and Social Policy, 32(4–5), 410–415. https://doi.org/10.1080/08959420.2020.1765684.

Hainstock, T., Cloutier, D., & Penning, M. (2017). From home to "home": Mapping the caregiver journey in the transition from home care into residential care. Journal of Aging Studies, 43(2017), 32–39. https://doi.org/10.1016/j.jaging.2017.09.003

Hamilton, J. B., Moore, A. D., Johnson, K. A., & Koenig, H. G. (2013). Reading the Bible for guidance, comfort, and strength during stressful life events. Nursing Research, 62(3), 178–184. https://doi.org/10.1097/NNR.0b013e31828fc816

Hays, R. D., Bjorner, J. B., Revicki, D. A., Spritzer, K. L., & Cella, D. (2009). Development of physical and mental health summary scores from the PATIENT-REPORTED OUTCOMES MEASUREMENT INFORMATION SYSTE. (PROMIS) global items. Quality of Life Research, 18(7), 873–880. https://doi.org/10.1007/s11136-009-9496-9

HealthNetCafé. (2013). Your role as caregiver. http://www.healthnetcafe.com/content/the_caregiver /your_roles_as_caregiver.html

Hong, M., & Harrington. (2016). The effects of caregiving resources on perceived health among caregivers.

Health and Social Work, 41(3), 144–163. https://doi.org/10.1093/hsw/hlw025

Hudson, P. (2004). Positive aspects and challenges associated with caring for a dying relative at home. International Journal of Palliative Nursing, 10(2), 58–64.

Hunt, C. K. (2003). Concepts in caregiver research. Journalof Nursing Scholarship, 35(1), 27–32.

Hurme, S. B. (2015). Checklist for family caregivers: A guide to making it manageable. AARP. https://www.aarp.org/content/dam/aarp/entertainment/books/2015-04/Caregivers_Excerpt.pdf

Institute for Patient-and Family-Centered Care. (2010). What is patient-and family-centered care? http://www.ipfcc.org/faq.html.

Interfaith CarePartners. (2017). Home page. http://www.interfaithcarepartners.org/index/php/home/c/home

Kate, N., Grover, S., Kulhara, P., & Nehra, R. (2013). Positive aspects of caregiving and its correlates in caregiversof schizophrenia: A study from north India. Archives of Psychiatry, 23(2), 45–55.

Kaye, L. W., Turner, W., Butler, S. S., Downey, R., & Cotton, A. (2003). Early intervention screening for family caregivers of older relatives in primary care practices: Establishing a community health service alliance in rural America. Family Community Health, 26(4), 319–328.

Kerr, N. (2019, August 7). AARP CARE Act tallies wins in Tennessee, Iowa, and North Dakota. AARP. https://www.aarp.org/caregiving/health/info-2019/care-act -tennessee-iowa-north-dakota.html

Kim, H., Chang, M., Rose, K., & Kim, S. (2012). Predictorsof caregiver burden in caregivers of individuals with dementia. Journal of Advanced Nursing, 68(4), 846–855.

Kishita, N., Hammond, L., Dietrich, C. M., & Mioshi, E. (2018). Which interventions work for dementia family carers? An updated systematic review of randomized controlled trials of carer interventions. International Psychogeriatrics, 30(11), 1679–1696. https://doi.org/ 10.1017/S1041610218000947

Klerman, J. A., Daley, K., & Pozniak, A. (2012). Family and medical leave in 2012: Technical report. Abt Associates. http://www.dol.gov/asp/evaluation/fmla/FMLA-2012-Technical-Report.pdf

Kruithof, W. J., Post, M. W., van Mierlo, M. L., van den Bos, G. A., de Man-van Ginkel, J. M., & Visser-Meily, J. M. (2016). Caregiver burden and emotional problems in partners of stroke patients at two months and one year post-stroke: Determinants and prediction. Patient Education and Counseling, 99(10), 1632–1640. https://doi.org/10.1016/j.pec.2016.04.007 Lattanzi-Licht, M., Mahoney, J. J., & Miller, G. W. (1998). The hospice choice: In pursuit of a peaceful death. Simon & Schuster.

Lazarus, R. S., & Folkman, S. (1984). Stress, appraisal, and coping. Springer.

Leng, M., Zhao, Y., Xiao, H., Li, C., & Wang, Z. (2020). Internet-based supportive interventions for family caregivers of people with dementia: Systematic review and meta-analysis. Journal of Medical Internet Research, 22(9), 1. https://doi.org/10.2196/19468

Levin, A., & Chalmers, B. (2014). Family-centered neonatal intensive care. Birth, 41, 300. https://doi.org/10.1111/birt.12129

Li, L., Wister, A. V., & Mitchell, B. (2020). Social isolation among spousal and adult-child caregivers: Findings from the Canadian Longitudinal Study on Aging. Journals of Gerontology Series B, Psychological Sciences and Social Sciences, gbaa197. https://doi.org/10.1093/geronb/gbaa197 [Online ahead of print.]

Lloyd, J., Patterson, T., & Muers, J. (2016). The positive aspects of caregiving in dementia: A critical review of the qualitative literature. Dementia, 15(6), 1534–1561.

Luker, J., Murray, C., Lynch, E., Bernhardsson, S., Shannon, M., & Bernhardt, J. (2017). Carers' experiences, needs, and preferences during inpatient stroke rehabilitation:A systematic review of qualitative studies. Archives of Physical Medicine and Rehabilitation, 98(9), 1852–1862. e13. https://doi.org/10.1016/j.apmr.2017.02.024

Lutz, B. J., & Camicia, M. (2016). Supporting the needsof stroke caregivers across the continuum. Journal of Clinical Outcomes Management, 23(12), 557–566.

Lutz, B. J., Chumbler, N. R., Lyles, T., Hoffman, N., & Kobb, R. (2008). Testing a home-telehealth programme for US veterans recovering from stroke and their family caregiver. Disability and Rehabilitation, 7, 1–8.

Lutz, B. J., Chumbler, N. R., & Roland, K. (2007). Care coordination/home-telehealth for veterans with stroke and their caregivers: Addressing an unmet need. Topics in Stroke Rehabilitation, 14(4), 32–42. References 373

Lutz, B. J., & Young M. E. (2010). Rethinking intervention strategies in stroke family caregiving. Rehabilitation Nursing, 35(4), 296–305.

Lutz, B. J., Young, M. E., Cox, K. C., Martz, C., & Creasy, K. (2011). The crisis of stroke: Experiences of caregivers and patients. Topics in Stroke Rehabilitation, 18(6), 786–797.

Lutz, B. J., Young, M. E., Creasy, K. R., Martz, C., Eisenbrandt, L., Brunny, J. N., & Cook, C. (2017). Improving stroke caregiver readiness for transition from inpatient rehabilitation to home. The Gerontologist, 57(5), 880–889. https://doi.org/10.1093/geront/gnw135

Lynch, S. H., Shuster, G., & Lobo, M. (2018). The family caregiver experience: Examining the positive and negative aspects of compassion satisfaction and compassion fatigue as caregiving outcomes. Aging & Mental Health, 22(11), 1424–1431. https://doi.org/ 10.1080/13607863.2017.1364344

Meleis, A. (2010). Transitions theory: Middle-range and situationspecific theories in nursing research and practice. Springer. https://taskurun.files.wordpress.com/2011/10/transitions_theory_middle_range_and_situation_specific_theories_in_nursing_research_and_practice.pdf

Messecar, D. C. (2012). Nursing standard of practice protocol:-Family caregiving. In M. Boltz, E. Capezuti, T. T. Fulmer, & D. Zwicker (Eds.), Evidence-based geriatric nursing protocols for best practice (4th ed.). Springer. http://consultgerirn.org/topics/family_caregiving/want_to_know_more#item_4

Michael, N., O'Callaghan, C., Baird, A., Hiscock, N., & Clayton, J. (2014). Cancer caregivers advocate a patient-and family-centered approach to advance care planning. Journal of Pain and Symptom Management, 47(6), 1064–1077.

Mittelman, M. S., & Bartels, S. J. (2014). Translating research in to practice: Case study of a community-based dementia caregiver intervention. Health Affairs, 33(4), 587–595. https://doi.org/10.1377/hlthaff.2013.1334.

Mollica, M. A., Smith, A. W., & Kent, E. E. (2020). Caregiving tasks and unmet supportive care needs of family caregivers: A U.S. population-based study. Patient Education and Counseling, 103(2020), 626–634. https://doi.org/10.1016/j.pec.2019.10.015

National Academies of Sciences, Engineering, and Medicine. (2016). Families caring for an aging America. National Academies Press. http://www.nationalacademies .org/hmd/Reports/2016/families-caring-for-an-aging-america.aspx

National Alliance for Caregiving & American Associationof Retired Persons. (2015). Caregiving in the U.S. 2015. http://www.caregiving.org/wp-content/uploads/2015/05/2015_CaregivingintheUS_Executive-Summary-June-4_WEB.pdf

National Caregivers Library. (2016). Making caregiver decisions. http://www.caregiverslibrary.org/caregivers-resources/making-caregiving-decisions.aspx

National Center for Chronic Disease Prevention and Health Promotion, Centers for Disease Control and Prevention. (2020). Chronic disease in America. https://www.cdc.gov/chronicdisease/resources/infographic/chronic-diseases.htm

National Council on Aging. (n.d.). Elder abuse facts. https://www.ncoa.org/public-policy-action/elder-justice/elder-abuse-facts/National Institute on Aging. (2020, September 23). Telehealth:Improving dementia care. https://www.nia.nih.gov/news/telehealth-improving-dementia-care

National Law Review (2021). Extensions of the Families Coronavirus Response Act under the American Rescue Plan Act. natlawreview.com/article/extensions-families-first-coronavirus-response-act-under-american-rescue -plan-act

Nguyen, V. (2017, March). Factsheet: Long-term support and services. AARP Public Policy Institute. https://www.aarp.org/content/dam/aarp/ppi/2017-01/Fact%20Sheet%20Long-Term%20Support%20 and%20Services.pdf

Oberst, M. T., Thomas, S. E., Gass, K. A., & Ward, S. E.(1989). Caregiving demands and appraisal of stress among family caregivers. Cancer Nursing, 12(4), 209–215.

Östlund, U., Bäckström, B., Saveman, B.-I., Lindh, V., & Sudin, K. (2016). A family systems nursing approach for families following a stroke: Family HEALTH CONVERSATIONS. Journal of Family Nursing, 22(2), 148-171. https://doi.org/10.1177/1074840716642790

O'Toole, M. S., Zachariae, R., Renna, M. E., Mennin, D. S., & Applebaum, A. (2017). Cognitive behavioral therapies for informal caregivers of patients with cancer and cancer survivors: A systematic review and meta-analysis. Psycho-Oncology, 26, 428–437. https://doi.org/10.1002/pon.4144

Paun, O. (2004). Female Alzheimer's patient caregivers share their strength. Holistic Nursing Practice, 18(1), 11–17.

Pearlin, L. I. (1992). The careers of caregivers. The Gerontologist, 32, 647.

Perkins, M., Howard, V. J., Wadley, V. G., Crowe, M., Safford, M. M., Haley, W. E., Howard, G., & Roth, D. L.(2013). Caregiving strain and all-cause mortality: Evidence from the Regards study. Journals of Gerontology:Series B, Psychological Sciences and Social Sciences, 68(4), 504–512. https://doi.org/10.1093/geronb/gbs084

Phillips, S., Kanter, J., Ruggiero, K. J., Mueller, M., Johnson, M. A., & Kelechi, T. J. (2019). An approach to revising mHealth interventions for children and families:A case example in sickle cell disease. Research in Nursing & Health, 42(6), 483–393. https://doi.org/10.1002/nur.21973

Phillipson, L., & Jones, S. (2011). "Between the devil and the deep blue sea": The beliefs of caregivers of people with dementia regarding the use of in-home respite services. Home Health Care Services Quarterly, 30(2), 43–62.

Pierce, L., & Steiner, V. (2013). Usage and design evaluation by family caregivers of a stroke intervention website. Journal of

Neuroscience Nursing, 45(5), 254–261.

Pierce, L., & Steiner, V. (2017). Technology and care of older adults. In K. L. Mauk (Ed.), Gerontological nursing competencies for care (4th ed.). Jones & Bartlett Learning.

Pierce, L., Steiner, V., Govoni, A., Thompson, T., & Friedemann, M. (2007). Two sides to the caregiving story. Topics in Stroke Rehabilitation, 14(2), 13–20.

Pierce, L., Steiner, V., Havens, H., & Tormoehlen, K.(2008). Spirituality expressed by caregivers of stroke survivors. Western Journal of Nursing Research, 30(5), 606–619.

Pierce, L., Thompson, T., Govoni, A., & Steiner, V. (2012). Caregivers' incongruence: Emotional strain in caring for persons with stroke. Rehabilitation Nursing, 37(5), 368–366.

Ploeg, J., Ali, M. U., Markle-Reid, M., Valaitis, R., Bartholomew, A., Fitzpatrick-Lewis, D., McAiney, C., & Sherifali, D. (2018). Caregiver-focused, web-based in terventions:Systematic review and meta-analysi.(Part 2). Journal of Medical Internet Research, 20(10), e11247.doi:10.2196/11247. https://www.jmir.org/2018/10/e11247/

Powell-Cope, G., Pippins, K., & Young, H. (2017). Teaching family caregivers to assist safely with mobility. American Journal of Nursing, 117(12), 49–53. https://doi.org/ 10.1097/01.NAJ.0000527485.94115.7e

Pucciarelli, G., Vellone, E., Simeone, S., Alvaro, R., Lee, C. S., & Lyons, K. S. (2020). Role of spirituality on the association between depression and quality of life in stroke survivor–care partner dyads. Circulation: Cardiovascular

Quality and Outcomes, 13(6). https://doi.org/10.1161/CIRCOUTCOMES.119.006129

Quinn, C., & Toms, G. (2018). Influence of positive aspects of dementia caregiving on caregivers'well-being:A systematic review. The Gerontologist, 59(5), e584–e596. https://doi.org/10.1093/geront/gny168

Rainville, C., Skufca, L., & Mehegan, L. (2016). Family caregiving and out-of-pocket costs: 2016 report. AARP. http://www.aarp.org/research/topics/care/info-2016/family-caregivers-cost-survey.html

Redfoot, D., Feinberg, L., & Houser, A. (2013). The agingof the baby boom and the growing care gap: A look at future declines in the availability of family caregivers. AARP Public Policy Institute. http://www.aarp.org/research/ppi

Reinhard, S., Feinberg, L., Choula, R., & Houser, A.(2015). Valuing the invaluable: 2015 update, undeniable progress, but big gaps remain. AARP Public Policy Institute. http://www.aarp.org/content/dam/aarp/ppi/2015/valuing-the-invaluable-2015-update-undeniable-progress.pdf

Reinhard, S., Given, B., Petlick, N., & Bemis, A. (2008). Supporting family caregivers in providing care. In R. Hughes (Ed.), Patient safety and quality: An evidence-based handbook for nurses (pp. 341–363). Agency for Healthcare Research and Quality.

Reinhard, S. C., Levine, C., & Samis, S. (2012, October). Home alone: Family caregivers providing complex care. https://www.aarp.org/content/dam/aarp/research/public_policy_institute/health/home-alone-family-caregivers-providing-complex-chronic-carerev-AARP-ppi-health.pdf

Reinhard, S., Levine, C., & Samis, S. (2014). Family caregivers providing complex chronic care to their spouses. Insight on the Issues, 91. AARP Public Policy Institute. http://www.aarp.org/content/dam/aarp/research/public_policy_institute/health/2014/family-caregivers-providing-complex-chronic-care-spouses-AARP-ppi-health.pdf

Reinhard, S. C., Young, H. M., Levine, C., Kelly, K., Choula, R. B., & Accius, J. C. (2019). Home alone revisited:Family caregivers providing complex care. https://www.aarp.org/ppi/info-2018/home-alone-family -caregivers-providing-complex-chronic-care.html

Reinhard, S. C., Young, H. M., Ryan, E., & Choula, R. B. (2019, March). The CARE Act Implementation: Progress and promise.https://www.aarp.org/content/dam/aarp/ppi/2019/03/the-care-act-implementation -progress-and-promise.pdf

Robinson, B. C. (1983). Validation of a caregiver strain in dex. Journal of Gerontology, 38(3), 344–348.

Roth, D. L., Haley, W. E., Hovater, M., Perkins, M., Wadley, V. G., & Judd, S. (2013). Family caregiving and all-cause mortality: Findings from a population-based propensity-matched analysis. American Journalof Epidemiology, 178(10), 1571–1578. https://doi.org/10.1093/aje/kwt225

Saletti-Cuesta, L., Tutton, E., Langstaff, D., & Willett, K. (2018). Understanding informal carers' experiencesof caring for older people with a hip fracture:A systematic review of qualitative studies. Disability and Rehabilitation. 40, 740–750. https://doi.org/10.1080/09638288.2016.1262467

Schulz, R., Beach, S. R., Czaja, S. J., Martire, L. M., & Monin, J. K. (2020). Family caregiving for older adults. Annual Review of Psychology, 71, 635–659. https://doi.org/10.1146/annurev-psych-010419-050754

Schulz, R., & Sherwood, P. R. (2008). Physical and mental health effects of family caregiving. American Journalof Nursing, 108(9 suppl), 23–27. https://doi.org/10.1097/01.NAJ.0000336406.45248.4c

Sherifali, D., Ali, M., Ploeg, J., Markle-Reid, M., Valaitis, R., Bartholomew, A., Fitzpatrick-Lewsi, D., & McAiney, C. (2018). Impact of internet-based interventions on caregiver mental health: Systematic review and meta-analysis. Journal of Medical Internet Research, 20(7), e10668.

Shifren, K., & Chong, A. (2012). Health-related behaviors:A study of former young caregivers. Journal of Adult References 375 Development, 19, 111–121. https://doi.org/10.1007/s10804-011-9140-0

Shin, L. (2018, April 13). Care partner's guide: Care partner versus caregiver. https://hopes.stanford.edu/care -partners-guide-care-partner-versus-caregiver/#:~:text=What%20is%20the%20difference%20 between, gives%20and%20the%20other%20receives

Smith, T. O., Pearson, M., Pfeiffer, K., Crotty, M., & Lamb, S. E. (2019). Caregiver interventions for adults discharged from the hospital: Systematic review and meta-analysis. Journal of the American Geriatrics Society, 67(9), 1960–1969. https://doi.org/10.1111/jgs.16048

Spillman, B. C., Wolff, J., Freedman, V. A., & Kasper, J. D.(2014). Informal caregiving for older Americans: An analysisof the 2011 National Survey of Caregiving. Report to the Office of Disability, Aging, and Long-Term Care

Policy, Office of the Assistant Secretary for Planning and Evaluation, U.S. Department of Health and Human Services. https://aspe.hhs.gov/report/informal-caregiving -older-americans-analysis-2011-national-study-caregiving

Steiner, V., Sommer, L., Gies, C., Hefflinger, K., Skrzyniecki, C., & Pierce, L. (2016). Problems reported by daughters in caring for parents with stroke. Journal of Women's Health, Issues

& Care, 5(6). http://www.scitechnol.com/womens-health-issues-care.php https://doi.org/10.4172/2325-9795.1000259

Substance Abuse and Mental Health Services Administration. (2004). SAMHSA model programs. http://nrepp.samhsa.gov/

Thompson, T., Benz, J., Agiesta, J., Junius, D., Nguyen, K., & Lowell, K. (2013). Long-term care: Perceptions, experiences, and attitudes among Americans 40 or older. Associated Press, NORC Center for Public Affairs Research. http://www.ap-norc.org/projects/Pages/long-term-care-perceptions-experiences-and -attitude-among-americans-40-or-older.aspx

Tseliou, F., Rosato, M., Maguire, A., Wright, D., & O'Reilly, D. (2018). Variation of caregiver health and mortality risks by age: A census-based record linkage study. American Journal of Epidemiology, 187(7), 1401–1410. https://doi.org/10.1093/aje/kwx384

University of Michigan Health System. (2017). Children with chronic conditions. http://www.med.umich.edu/yourchild/topics /chronic.htm

U.S. Department of Labor. (2020, September 16). Temporary rule: Paid leave under the Families First Coronavirus Response Act. https://www.dol.gov/agencies/whd/ffcra

U.S. Department of Labor. (2013). Family and Medical Leave Act: Protections expanded for military families and airline flight crews. http://www.dol.gov/WHD/fmla/2013rule/index .htm

U.S. Department of Labor, Wage and Hour Division.(1993). The Family and Medical Leave Act of 1993.Author.

U.S. Department of Labor, Wage and Hour Division.(2015). Fact sheet: Final rule to amend the definitionof spouse in the Family and Medical Leave Act regulations. https://www.dol.gov/whd/fmla/spouse/factsheet.htm

Vandepitte, S., Putman, K., Van Den Noortgate, N., Verhaeghe, S., & Annemans, L. (2019). Effectiveness of an in-home respite program for dementia caregivers:A comparative study. International Journal of Geriatric Psychiatry, 34(10), 1534–1544. https://doi.org/10.1002/gps.5164.

Vandepitte, S., Putman, K., Van Den Noortgate, N., Verhaeghe, S., & Annemans, L. (2020). Cost-effectiveness of an in-home respite care program to support informal caregivers of persons with dementia: A model-based analysis. International Journal of Geriatric Psychiatry, 35(6), 601–609. https://doi.org/10.1002/gps.5276.

van Heugten, C., Visser-Meily, A., Post, M., & Lindeman, E. (2006). Care for carers of stroke patients:Evidence-based clinical practice guidelines. Journal of Rehabilitation Medicine, 38(3), 153–158.

Watson, B., Tatangelo, G., & McCabe, M. (2019). Depression and anxiety among partner and offspring carers of people with dementia: A systematic review. The Gerontologist, 59(5), e597–e610. https://doi.org/10.1093/geront/gny049

Wicklund, E. (2020, February 12). New study cites caregivers' desire for mHealth, telehealth support. https://mhealthintelligence. com/news/new-study-cites-caregivers -desire-for-mhealth-telehealth-support

Wittenberg, E., Xu, J., Goldsmith, J., & Mendoza, Y.(2019). Caregiver communication about cancer:Development of a mHealth resource to support family caregiver communication burden. Psycho-Oncology, 28(2), 365–371. https://doi.org/10.1002/pon .4950

World Health Organization. (2018, February 19). Preterm birth. https://www.who.int/news-room/fact-sheets/detail/preterm-birth#:~:text=Key%20facts,and%20 this%20number%20is%20rising

Yoon, K. H., Moon, Y. S., Lee, Y., Choi, S. H., Moon, S. Y., Seo, S. W., Park, K. W., Ku, B. D., Han, H. J., Park, K. H., Han, S. H., Kim, E. J., Lee, J. H., Park, S. A., Shim, Y. S., Kim, J. H., Hong, C. H., Na, D. L., Ye, B.S., ... D. H. (2018). The moderating effect of religiosity on caregiving burden and depressive symptoms in caregivers of patients with dementia. Aging & Mental Health, 22(1), 141–147. https://doi.org/10.1080/13607863.2016.1232366

Young, M. E., Lutz, B. J., Creasy, K. R., Cox, K. J., & Martz, C. (2014). A comprehensive assessment of family caregivers of stroke survivors during inpatient rehabilitation. Disability and Rehabilitation, 36(22), 1892–1902. https://doi.org/10.3109/09638288.2014.881565

Yousaf, K., Mehmood, Z., Saba, T., Rehman, A., Munshi, A.M., Alharbey, R., & Rashid, M. (2019). Mobile-health applications for the efficient deliveryof health care facility to people with dementi.(PwD) and support to their carers: A survey. BioMed Research International, 2019, 7151475. https://doi.org/10.1155/2019/7151475

Zarit, S., Kim, K., Femia, E., Almeida, D., Savla, J., &Molenaar, P. (2011). Effects of adult day care on daily stress of caregivers: A within-person approach. Journalsof Gerontology: Series B, Psychological Sciences and Social Sciences, 66B(5), 538–546.

Zarit, S. H., Reever, K. E., & Bach-Peterson, J. (1980). Relativesof the impaired elderly: Correlates of feelings of burden. Gerontologist, 20, 649–655.

제3부

시스템 중재

System Interventions

제 14 장

돌봄 모델 Models of Care

Barbara J. Lutz / Stephanie R. Duea

개요

65세 이상의 인구가 증가하고 의료시스템에서 만성질환을 앓고 있는 사람이 더 많아짐에 따라 돌봄 건강전문가와 보험지불기관은 장기적으로 만성질환을 앓고 있는 사람을 가장 잘 돌볼 수 있는 방법을 고려하고 있다. 우리는 '일반적인 치료'보다 더 나은 환자결과를 입증한 질병관리 모델에 대해 많이 듣고 있다. 그러나 잘 알려지지 않은 것은 만성질환을 가진 사람을 돌보는 간호의 역할이다. 만성질환이 있는 사람을 장기적으로 돌보는 것이 간호영역의 일부여야 하며, 특히 간호전문직이 치료가 아닌 돌봄을 추구하는 경향이 있다는 점을 고려할 때 더욱 그렇다.

미국은 의료 부문에서 유사한 국가에 비해 계속해서 지출을 늘리고 있다. 그러나 더 많은 돈이 더 나은 환자결과나 소비자를 위한 더 나은 가치를 향상시키지는 않는다. 최근 제조업, 건축, 엔지니어링, 건강관리 분야에서조차도 생산과 서비스의 본질에서 '가치 기반' 및 '가치 추가'의 특성을 강조하고 있다. 환자가 제공받는 건강관리의 가치는 무엇인가? Porter(2010)는 건강관리의 가치를 단순히 '지출된 달러당 달성된 건강성과'로 정의했다. 그는 계속해서 건강돌봄의 가치는 항상 '소비자를 중심으로 정의'되어야 한다고 말했다(p. 2477). 유타대학교에서 5,000명의 환자를 대상으로 최대 5개의 '고가치' 특성을 선택할 수 있는 설문조사를 실시했다. 이 조사에서 90%의 환자는 건강 돌봄대상자와는 다른 특성의 조합을 선택했는데, 환자가 꼽은 가장 높은 순위의 가치는 저렴한 본인부담 비용과 친절하고 도움이 되는 직원이었고, 건강 돌봄 제공자는 향상된 임상결과와 고품질치료를 중요하게 여겼다(Pendleton, 2018).

2010년에 미국은 의료개혁 법안인 '환자보호 및 적정부담보험법(patient protection and Affordable Care Act, ACA)'을 통과시켰다. 'Obama Care'라고도 알려진 ACA는 건강보험시장, 메디케이드 확장, 피부양자 보장연령 확대 및 기타 조항을 통해 2016년 이전에 보험에 들지 않았거나 보험이 충분하지 않은 미국인 약 2,000만 명에게 건강보험 보장을 제공했다. 건강보험 조항은 만성질환이 있는 사람에게 특히 도움이 되었는데, 이러한 사람은 기존 질환으로 인해 더 이상 보험을 거부당할 수 없기 때문이다(Obamacare Facts,

2017). 그러나 2016년 이후 시장의 보험비용이 상승함에 따라 무보험자 수는 120만 명 증가했고 지속적으로 증가했다(Tolbert et al., 2019). 저렴한 치료 옵션은 계속해서 문제가 되고 있으며, 미국에는 주 전역의 비영리보험 협동조합 23개 중 단 3개만 남아 있다(Galewitz & Kaiser Health News, 2020). 2017년 연방정책 변경을 통해 ACA를 폐지하는 것이 목표임이 분명해졌지만, 미국 전역에서 건강보장 범위가 일관되지 않음에도 불구하고 현재까지 ACA는 여전히 유효하다. 2021년 새 행정부가 출범하면서 미국 의료보장의 미래를 예측하기는 더욱 어려워졌다. 특히 의료비 감당이 어려운 만성질환을 앓고 있는 가장 취약한 서민을 위한 건강보험보장 개선방법에 대해 의회와 행정부 간에 지속적으로 반대되는 견해가 있을 것으로 예상된다. 이 장에서는 만성질환이 있는 사람과 가족에 대한 치료를 개선하기 위해 고안된 모델과 프레임워크에 대한 개요를 제공하고 있다.

* 역사적 배경

지난 수십 년에 걸쳐 급증하는 건강관리비용을 통제하기 위한 노력의 일환으로 메디케어 및 메디케이드 서비스센터(Center for Medicare and Medicaid Services, CMS)는 메디케어 수혜자를 위한 전향적 지불시스템을 구현했다. 가장 잘 알려진 시스템 중 하나는 1983년에 처음 구현된 포괄수가제(Diagnosis Related Group, DRG)이다. DRG 시스템은 1965년부터 1983년까지 시행되었던 기존의 소급 지불시스템보다 건강돌봄서비스 제공자에게 비용을 지불하는 더 나은 방법을 찾으려고 노력한 직접적인 결과였다. 전제는 진단 그룹별로 서비스 제공자에게 비용을 먼저 지불하면 비용이 감소한다는 것이었다. DRG는 국제질병분류 9차 개정판 임상 수정안(ICD-9-CM)을 사용하여 시행되었다. ICD-9-CM 코딩은 질병, 증상 및 절차에 개별 코드를 할당했다. DRG는 처음에는 메디케어 환자에게만 사용되었으나 제3자 지불인은 동일한 ICD를 사용하여 유사한 지불구조를 채택하는 경우가 많았다. ICD는 현재 ICD-9(ICD-10, 2016)의 1만 4,000개에서 6만 8,000개의 코드로 구성된 10번째 버전으로 출시되었다.

포괄수가제의 출현으로 급성기 치료시설은 곧 특정 DRG와 일치하는 진단을 받은 환자를 위한 임상경로 또는 치료 알고리즘을 개발했다. 심부전, 심근경색, 충수절제술, 담낭절제술, 뇌졸중, 당뇨병 등을 앓고 있는 환자를 표준관리계획, 치료지도, 임상경로 또는 알고리즘(기관마다 이름이 다름)에 배치하여 이러한 환자를 모니터링했고 퇴원 시에도 퇴원을 위한 '정상 트랙'에 놓여 있는지 확인했다. 병원은 특정 질환을 가진 개인에게 일정 금액을 지급받아야 했기 때문에 환자가 정확한 진단을 받고 신속하고 효과적으로 치료를 받아 적시에 퇴원하는 것이 중요했다. 그러나 이로 인해 더 많은 만성질환자가 '아프지만, 빨리' 퇴원하게 되었고, 결과적으로 가정관리, 전문간호, 재활을 포함한 급성기 이후 치료의 증가가 필요해졌다. 치료비용이 급성기 이후 치료환경으로 전환됨에 따라 치료 연속체 전반에 걸쳐 향후 지불에 관한 유사한 정책도 바뀌었다. 질병이나 질병관리 모델인 DRG와 같은 포괄수가제 지불정책을 고려하지는 않지만 1980년대 메디케어의 변화는 오늘날 돌봄 관리방식에 영향을 미쳤다. 이는 만성질환을 다루는 다양한 모델의 개발과 향상된 결과 및 비용절감 노력을 주도했다.

영향

복합 만성질환을 앓고 있는 사람에게 적절한 치료를 제공하는 데 드는 직간접 비용은 아무리 강조해도 지나치지 않다. 2019년에는 미국 성인의 약 60%(1억 9,100만 명)가 하나 이상의 만성질환을 앓고 있었고, 40%(1억 2,700만 명)가 2개 이상의 만성질환을 앓고 있었다(Center for Disease Control and Prevention, CDC, 2019). 만성질환은 연간 총 비용 3조 7,000억 달러를 차지하며, 이는 미국 국내 총생산(GDP)의 약 5분의 1에 해당한다(Waters & Graf, 2018). 2016년부터 2030년까지 미국의 만성질환으로 인해 예상되는 비용은 42조 달러이다(Partnership to Fight Chronic Disease, 2016). 2019년에는 만성질환이 전체 의료비 지출의 90%를 차지했다(CDC, 2020). 두 가지 이상의 만성질환을 앓고 있는 메디케어 수혜자가 프로그램 지출의 90% 이상을 차지했다(Bresnick, 2016). 다국적 연구에서는 만성질환의 수와 예방 가능한 30일 이내 재입원 가능성 사이에 선형 관계가 있었다(Aubert et al., 2019). 비용 측면에서만 볼 때 고품질 진료를 효율적으로 제공해야 하는 필요성이 공식 및 비공식 질병과 진료 관리 프로그램 개발을 주도했다. 이러한 프로그램은 연방 및 주정부 기관뿐만 아니라 영리 및 비영리 단체에서 시작되었다.

* 질병관리 / 질환관리

질병관리(disease management) 프로그램에는 다양한 변화가 있지만 이러한 프로그램은 일반적으로 당뇨병, 심부전 또는 관상동맥질환과 같은 한 가지 질병의 관리에 중점을 두고 복합질환이나 동반질환이 있는 환자를 제외하는 경우가 많다. 질병관리 프로그램은 만성질환을 앓고 있는 환자와 가족의 생생한 경험인 질환이 아닌 질병을 관리한다. 미국 의회예산처(Congressional Budget office, CBO)에 따르면 질병관리 프로그램에는 여러 구성요소가 있어야 하는데, 특히 환자에게 질병에 대해 교육하고 자가관리 전략을 제공해야 한다. 프로그램은 근거기반 지침을 사용하고 당화혈색소(HbA1c) 측정, 만성폐쇄폐질환(COPD) 환자의 강제호기량(FEV) 수치 등 질병의 임상상태 및 생리학적 지표를 모니터링해야 한다. 환자에게 처방된 약물의 종류, 의료전문가 방문횟수 등 이들 프로그램 또한 제공자 간의 질병 관련 진료를 조정해야 한다(Holtz-Eakin, 2004).

질병관리에 대한 초기 접근방식은 1990년대 중·후반에 질병관리기관이 설립되면서 시작되었다. 이들 기관의 주요 목표는 만성질환을 앓고 있는 사람의 의료비용을 줄이는 것이었다. 1999년까지 전국적으로 당뇨병, 천식, 심부전과 같은 질환에 대한 질병관리서비스를 제공하는 기관이 200개였다(Bodenheimer, 2003). 이러한 프로그램의 대부분은 의료기관 내에서 시작되지 않고 민간기업에 아웃소싱되었다. 오늘날 이러한 기관 중 소수만이 존재하거나 수익성이 있는 기관은 거의 없는데, 주로 특정 질병에 중점을 두었기 때문이다. 그들은 여러 동반질환과 건강상태를 악화시키는 기타 결정요인의 영향을 고려하지 않았다.

만성질환 관리(chronic illness management)는 단순히 한 가지 질병에 집중하는 것보다 훨씬 더 복잡하다. 예를 들면, 소득, 건강지식, 사회적 지원, 교통 및 치료접근성과 같은 사회적 결정요인은 모두 만성질환 관리에 영향을 미칠 수 있다. 일반적으로 노인은 일반적으로 여러 만성질환을 앓고 있는데, 초기 질병관리기관은 시스템 접근방식이나 이러한 프로그램을 의료시스템과 기관에 통합하지 않은 프로그램만을 제공했다. 또한, 이러한 질병관리 프로그램 중 상당수는 일차 진료가 아닌 의사의 전문진료에 기반하고 있었다. 그러나 노인은 여러 전문의의 진찰을 받아야 하는 여러 가지 만성질환을 가지고 있을 수 있는데, 이러한 전문의의 방문은 조정되지 않았다. 따라서 전문실무를 기반으로 한 프로그램은 일반적으로 특별한 효과는 없었다.

그러한 프로그램의 효율성도 확립하기 어려운 것으로 나타났다. 질병관리 프로그램에 대한 메타분석과 체계적 검토에서는 질병관리 프로그램이 저마다 다르기 때문에 연구의 선정기준을 파악하기 어렵다. 또한, 연구결과에서 프로그램의 특정 구성요소 또는 상호의존적으로 작용하는 구성요소의 조합이 건강결과에 차이를 가져오는지의 여부를 식별하기 어렵다.

Buntin 등(2009)은 질병관리 프로그램의 결과가 선택적 편향으로 인해 왜곡될 수 있다고 암시한다. 선택적 편향은 환자가 참여를 통해 품질 및 비용 이점을 실현할 가능성이 있기 때문에 프로그램에 모집되는 것이다(일반적으로 참여도가 높은 환자는 자가관리에 더 관심이 있다). 문제는 질병관리 프로그램 자체가 결과를 낳는지 아니면 차이를 만드는 적절한 환자를 선택하는지의 여부이다(Buntin et al., 2009).

CBO의 2012년 보고서에서는 메디케어 수혜자를 위한 34개 프로그램이 포함된 6개 질병관리 및 치료조정 시범 프로젝트의 결과가 평가되었다. 이 프로그램에는 주로 전화로 환자와 접촉하는 간호돌봄관리자가 이용되었다. 간호사는 환자를 교육하고, 자가관리를 장려하며, 건강상태를 모니터링하고, 특정 만성질환과 관련된 의료서비스 사용을 추적했다. 대부분의 시범 프로젝트에서는 메디케어 이용률이 높은 수혜자, 치매 환자, 최근 병원에 입원한 개인, 호스피스 치료나 복잡한 질환에 대한 돌봄을 받고 있는 사람은 제외되었다. 전반적으로 34개 프로그램은 병원 입원이나 정기적인 메디케어 지출에 거의 또는 전혀 영향을 미치지 않았다. 비록 추정된 효과는 프로그램마다 상당히 달랐지만(CBO, 2012, pp. 2-3) 입원 감소를 입증할 수 있었던 프로그램에는 '돌봄관리자와 환자 간의 중요한 대면 상호작용'과 환자와 의사와의 '상당한 직접 상호작용'이 있는 프로그램이 포함되었다(p. 4).

통합적인 돌봄

만성질환에 대해 생각할 때, 각각 상태는 '건강'이라는 더 큰 맥락에 포함되어야 한다. 만성질환을 앓고 있는 개인의 건강에 다양한 결정요인, 즉 경제적, 지리적, 교육적, 문화적, 정치적, 환경적 요인이 중요하나 질병관리 프로그램에서 누락되는 경우가 많다. 공중보건의 관점에서 개인 수준의 의료 또는 질병관리는 만성질환의 전반적인 영향을 관리하고 만성질환으로 진단받은 사람의 건강을 개선하는 작은 구성요소 중 하나일 뿐이다.

건강을 이해하기 위한 몇 가지 이론적 모델이 제안되었다. 가장 널리 받아들여지는 모델 중 하나는 사회-생태적 모델(Social-ecological model, SEM)이다. SEM의 여러 버전이 존재하지만 모두 개인의 건강 및 건강행동에 대한 다양한 수준의 요인을 고려한다. McLeroy의 SEM 버전에는 개인 내(개인), 대인관계, 제도(조직), 지역사회 및 공공정책의 5가지 수준이 있다(McLeroy et al., 1988). 만성질환을 앓고 있는 개인(개인 내)은 대인관계(예: 가족, 친구, 동료), 조직(예: 교회, 학교, 직장, 의료), 지역사회(예: 지방 정부, 네트워크, 규범), 공공정책 요인이라는 더 큰 맥락 내에서 고려된다. SEM 내에서 개인의 건강은 이러한 모든 수준의 요인에 의해 영향을 받으므로, 특정 그룹이나 개인에게 가장 효과적인 중재를 결정할 때 모든 수준을 고려해야 한다. 만성질환 관리의 초기 모델은 종종 개인 내/개인 수준 이외의 요인을 고려하지 않았다.

최근에는 특히 가치기반 지불과 관련된 정책 변경의 결과로 새로운 '책임 있는 건강' 모델이 조직 및 지역사회를 포함한 다른 수준의 요소를 포함하기 시작했다. Mongeonet 등(2017)은 다음과 같이 언급했다.

> 책임 있는 건강 이니셔티브는 근본적으로 여러 부문에 걸쳐 지역사회 또는 환자의 건강에 대한 공유 책임이 있다는 개념을 수용하고 있다. 임상 및 지역사회 기반 조직의 조정에 중점을 둠으로써 개인과 지역사회의 건강, 건강관리 및 사회적 요구에 대한 통합된 접근방식을 제공하여 형평성을 달성하고 더 나은 인구 건강결과를 달성하며 더 높은 수준의 의료서비스에 도달하고 비용을 절감한다. (p.5)

CMS는 책임 있는 건강 모델의 시범운영에 투자했다. 예를 들면, 2016년 1월 미국 보건복지부(Department of Health and Human Services, USDHHS)는 사회적 결정요인이 개인의 건강에 미치는 영향을 인식하여 책임 있는 건강공동체(Accountable Health Communities) 이니셔티브에 1억 5,700만 달러를 할당했다. 5개년 프로그램의 초점은 메디케어 및 메디케이드 수혜자의 사회적 요구를 해결한다는 목표로 의료/임상 진료와 지역사회 기반 서비스 간의 조정을 구축하는 것이었다(CMS, 2016). 이러한 CMS 투자 이전에도 개인의 돌봄과 사회적 요구를 통합하려는 계획은 존재했다.

AHRQ(Agency for Healthcare Research and Quality)는 통합진료에 투자한 또 다른 연방기관이다. AHRQ는 미국 의료시스템의 안전과 품질 개선을 담당하는 주요 연방기관인 동시에 행동건강 및 일차 돌봄 통합을 위한 국가자원이자 조정센터이다(Peek & National Integration Academy Council, 2013). AHRQ는 행동건강 및 일차 돌봄 통합에 대한 합의 중심 운영과 정의를 발표했으며, 이를 다음과 같이 설명했다.

> …일차 의료 및 행동건강 임상의로 구성된 실무팀이 환자 및 가족과 협력하여 체계적이고 비용효율적인 접근방식을 사용하여 정의된 인구집단에 환자 중심 돌봄을 제공하는 것이다. 이 돌봄은 정신건강 및 약물남용 상태, 건강문제를 다룰 수 있으며 행동(만성질환에 대한 기여 포함), 생활 스트레스 요인 및 위기, 스트레스 관련 신체증상, 의료이용의 비효율적인 패턴 등이 포함된다(Peek & National Integration Academy Council, 2013, p. 14)

국립 과학, 공학, 의학 아카데미(NASEM, 2019)는 합의 연구 보고서인 '사회적 보호를 의료제공에 통합: 국가건강 개선을 위한 상류로의 이동'에서 사회복지를 의료에 통합해야 할 필요성에 대한 대화를 진전시켰다. 18명으로 구성된 위원회의 실행 가능한 권장사항은 이러한 통합을 달성하기 위한 국가계획의 역할을 하고 있다. "사회적 맥락이 의료서비스 제공 및 결과에 영향을 미치기 때문에 사회적 위험요소를 고려하는 것은 급성 및 만성질환의 일차 예방과 치료를 모두 개선하는 데 중요하다"(NASEM, 2019, p. 1). 위원회는 사회복지 통합을 강화하는 5가지 의료시스템 활동을 정의했지만 용어 정의에는 미치지 못했다(NASEM, 2019, p. 4).

CFHA(Collaborative Family Healthcare Association)는 통합진료에 대해 국가적으로 인정된 정의가 없음을 인정하고 있다. 통합적인 돌봄은 '인간을 건강하게 만드는 모든 요소를 하나로 모아 건강돌봄서비스를 제공하려는 노력'으로 정의된다. 통합돌봄에 대해 생각하는 것은 전통적으로 작용했던 의료전달시스템의 일부를 통합하려는 노력을 구성하는 모델, 임상 경로 및 관점을 고려하는 것이다(CFHA, n d a).

통합돌봄 관련 용어와 개념은 SEM의 요소를 포함하여 환자 환경의 여러 차원을 포함하도록 계속 발전하고 있다. 다음 섹션에서는 만성질환이 있는 개인 및 가족에 대한 관리를 통합해야 하는 필요성을 해결하고 사회적 건강 결정요인(상류 요인)이 건강성과에 미치는 효과를 인정하는 속성을 갖춘 근거기반 돌봄 모델의 예를 강조하고 있다.

* 만성질환 돌봄 모델

만성질환이 있는 개인에게 통합적인 돌봄의 일부 요소를 제공하기 위한 초기 세대 모델 중 하나이자 아마도 가장 잘 알려진 모델은 만성질환 돌봄 모델(Chronic Care Model, CCM)이다. CCM은 기초실무와 전문실무의 재설계를 목표로 하는 포괄적인 팀 기반 모델이다. 이 모델에는 지역사회, 의료시스템, 자가관리 지원, 전달시스템 설계, 의사결정 지원, 임상정보시스템 등 만성질환 관리에 6가지 필수요소가 포함되어 있다(Improving Chronic Illness Care, 2006-2017).

이 모델에 대한 작업은 1990년대 초 내과 의사이자 Group Health Cooperative의 건강연구센터 산하 MacColl 의료혁신연구소 소장인 Edward Wagner 박사의 노력으로 시작되었다. Wagner는 일차 진료를 통해 만성질환자에게 진료를 제공하는 데 있어 세 가지 문제를 확인했다(Wielawski, 2006, p. 5).

1. 일차 진료실은 환자의 요구(만성질환자에게 필요한 것)를 예측하고 적극적으로 대응하기보다는 급성기 질환에 대응하기 위해 설립되었다.
2. 만성질환자는 자신의 상태에 대해 적절한 정보를 받지 못하며 진료실 밖에서도 자신의 상태를 스스로 관리할 수 있는 지원을 받지 못한다.
3. 의사는 만성질환자의 건강유지에 필요한 수준까지 교육하고 지원하기에는 너무 바쁘다.

Wagner(1998)의 해결책은 의사 중심 진료실을 환자진료에 협력하고 의학적 관리 및 임상지표 이상의 요소를 고려하는 전문가팀을 지원하는 구조로 바꾸는 것이었다. CCM의 초기 구현은 시애틀에 있는 59만 명의 회원으로 구성된 건강유지 조직인 Group Health Cooperative의 당뇨병 환자 1만 5,000명에서 5년 동안 최신 검사를 받은 환자의 비율이 향상되었고 혈당 수치와 모니터링의 규칙성이 향상되었으며, 환자는 치료에 대해 더 높은 만족도를 보고했고 급성기 치료시설 입원도 감소했다.

이 기간 동안 Wagner 등은 모델을 더욱 발전시키기 위해 Robert Wood Johnson Foundation (RWJF)과 동맹을 맺었다. 이 모델은 1998년에 현재의 형태로 개선되어 출판되었다. RWJF를 통해 국가 프로그램인 만성질환 돌봄 개선(2006~2017)이 CCM을 핵심으로 시작되었다. CCM은 개인 돌봄 모델이 아니라 대규모 개인 집단의 돌봄을 다루고 있다. 이는 환자 돌봄을 재설계하는 것이 아니라 시스템 및 프로세스 변경을 구현하여 돌봄을 제공하는 임상관행을 재설계하고 있다.

Reynolds 등(2018)은 CCM을 기반으로 한 중재에 대한 체계적인 검토를 수행했다. 대부분의 연구(약 93%)는 무작위 대조시험(RCT)이었으며 약 절반이 미국에서 수행되었다. 분석에서 그들은 157개 연구에 관한 165개 문헌에서 중재 구성요소를 매핑했다. 157개 연구 중 100개 연구에서는 100만 명 이상의 환자를 대상으로 환자 수준 중재를 사용했다. 대부분이 일차 의료(62.6%)에 기반을 두고 있었다. 가장 일반적인 중재 구성요소는 자가관리 지원(n=112), 전달시스템 설계(n=81) 및 의사결정 지원(n=73)이었다. 단지 4개의 연구만이 지역사회자원 구성요소를 포함했다. 세 가지 연구에서는 환자 수준 결과가 크게 개선되었다(Reynolds et al., 2018).

* 환자 중심 메디컬 홈: 포괄적인 일차 의료

환자 중심 메디컬 홈(Patient-Centered Medical Home, PCMH) 모델은 CCM을 기반으로 일차 의료에 대한 보다 포괄적인 접근방식을 제공한다. PCMH는 CCM의 구성요소와 소아환자 중심 메디컬 홈을 결합한다(Wagner, 2019). 1967년 미국소아과학회(AAP)가 처음으로 이 용어를 사용했는데, 이는 메디컬 홈의 특별한 도움이 필요한 아동을 위한 '단일 중앙집중식 돌봄과 의료기록 소스'를 의미한다(Williams et al., 2012, p. 1). 지난 수십 년 동안 AAP는 미국 가정의사회, 미국 의과대학 및 미국 정형외과협회와 함께 이 개념을 개선하고 이를 모든 환자의 돌봄으로 확대했다.

2007년부터 PCMH 모델은 전통적인 일차 의료의 광범위한 변동성과 결과에 대응하여 미국 전역의 일차 의료 관행에 널리 구현되었다. 전체 환자의 50%는 방문시간이 너무 짧고 환자가 질문할 시간을 허용하지 않기 때문에 주치의가 말하는 내용을 이해하지 못한다(Bodenheimer, 2003). 제공자 간의 조정은 '필수'이다. PCMH 모델은 이러한 문제를 해결하기 위한 방법으로 설계되었다. PCMH는 처음에는 의사-환자 관계에 중점을 두었지만 개념은 진료 조정, 의사소통 및 환자 결과 개선에 중점을 두고 환자 중심 돌봄에 대한 팀 기반 접근방식을 강조하도록 했다(National Committee for Quality Assurance, NCQA, n. d.; Williams et al., 2012). 이 모델은 의료를 넘어 다양한 건강 결정요인에 초점을 맞춰 건강에 대한 더 넓은 정의로 초점을 확장하려는 노력의 일환으로 환자 중심 건강관리 홈이라고도 불린다. 대부분의 연구에서 PCMH라는 용어를 사용하지만, 많은 경우 PCMH의 구현에는 기타 건강 결정요인에 초점을 맞춘 구성요소가 포함된다.

PCMH 모델에서 일차 의료는 '환자의 일차 의료제공자가 이끄는 팀이 제공하는 포괄적인 최초 접촉, 급성, 만성 및 예방 관리'이다(Rittenhouse & Shortell, 2009, p. 2038). 돌봄 조정도 포함된다. 연속적인 돌봄을 통해 환자 중심, 환자와 그 가족의 선호도와 목표에 맞춰 돌봄을 진행한다. PCMH에서 의료제공자와 환자 간의 의사소통은 돌봄의 모든 측면에 대한 결정에 환자의 참여를 촉진해야 하며, 정보에 대한 접근이 쉽게 가능해야 한다. 전자건강기록(EHR) 및 환자 포털의 구현은 이 표준을 충족하는 핵심 구성요소이다. PCMH 모델은 근거를 사용하여 돌봄 결정을 내린다. 환자안전, 투명성, 책임은 이 모델에서 가장 중요하다(p. 2039). 마지막으로, 지불구조 PCMH에서는 서비스당 수수료와 고품질 성능에 대한 지불을 결합한다. PCMH는 또한 돌봄 조정활동을 위한 추가자금을 받는다(Rittenhouse & Shortell, 2009).

NCQA는 의사 및 소비자 그룹과 협력하여 PCMH의 핵심원칙을 다음과 같이 정의했다. 광범위한 팀 기반 돌봄; 전인적 인간을 향한 환자 중심 지향; 의료시스템과 환자 커뮤니티의 모든 요소에 걸쳐 조정되는 돌봄; 대체 의사소통 방법을 사용하여 돌봄에 대한 향상된 접근성; 품질과 안전에 대한 시스템 기반 접근방식(Jackson et al., 2013).

초기 NCQA 표준 및 해당 조치는 일반적으로 임상상태 및 인프라 평가에 중점을 두었다. Rittenhouse와 Shortell(2009)에 따르면 환자 경험에 초점을 맞춘 다른 표준과 조치가 필요했다. 이러한 격차와 기타 격차에 대응하여 NCQA는 2017년 PCMH에 대한 표준을 업데이트했다. 새로운 표준에는 다음 영역의 역량이 포함된다.

- 팀 기반 돌봄 및 실천 조직
- 환자를 알고 관리하는 것
- 환자 중심의 접근 및 연속성
- 돌봄관리 및 지원
- 돌봄조정 및 진료전환
- 성과측정 및 품질개선(NCQA, 2017)

Sinaiko 등(2017)은 8개 주에서 PCMH를 평가하는 11개 연구에 대한 메타분석을 수행했다. 데이터는 전체 환자 표본뿐만 아니라 질병률(이환율)이 더 높은 것으로 정의된 표본에 대해 평가되었다. 분석 결과, 두 표본 모두 7가지 활용도 측정값 중 5가지에서 '중요한 연관성이 없음'을 발견했다. 또한 전체 환자 및 질병률이 높은 표본에서는 6가지 품질측정 중 4가지에 대한 연관성도 없었다. 전체 환자표본에서는 비용 절감효과가 크게 나타나지 않았지만, 이환율이 높은 표본에서는 4.6%의 비용 절감효과가 나타났다. 이 연구에서는 전문의 방문이 약간 감소하고 자궁경부암 및 유방암 검진이 증가한 것으로 나타났다. 저자는 PMCH만으로는 의도한 대로 활용도를 줄이거나 의료품질을 향상시킬 수 없으며 PCMH 모델의 어떤 구성요소가 원하는 활용도와 품질결과로 이어지는지에 대한 더 많은 연구가 필요하다고 결론지었다(Sinaiko et al., 2017).

NCQA는 2019년 PCMH의 이점에 대한 최신 증거 요약을 작성했다. 해당 보고서에서 저자는 PCMH가 '병원 및 응급실 방문을 줄이고 건강격차를 완화하며 환자결과를 개선함으로써 비용을 절약하고 있다'고 결론지었다(NCQA, 2019, 1). 그들은 또한 특히 'PCMH 모델의 이점이 거의 또는 전혀' 보고되지 않은 연구에서 과제가 남아 있음을 인정했다(p. 27). 데이터가 부족하고 표준이 오래된 현장, 명시된 프로젝트 목표와 일치하지 않는 결론, 표준화된 PCMH 지표 및 목표를 사용하지 않은 관행 등이 문제였다(NCQA, 2019). 이전 연구에서는 '메디컬 홈'이라는 용어와 전문 돌봄 접근에 대한 '문지기'로서의 일차 돌봄제공자에 대한 저항과 혼란을 포함한 추가적인 문제를 보고했다. 마지막으로, PCMH가 장기적으로 성공할 수 있도록 적절한 인프라를 설정하는 데 초기비용이 발생할 가능성이 높다. 결과적으로 비용절감은 즉각적으로 나타나지 않을 수 있다(Rittenhouse & Shortell, 2009). 이 점을 감안할 때 PCMH 모델의 효율성 결과와 확인된 문제의 다양성으로 인해 PCMH가 어떤 구성요소와 어떤 환자 그룹에 가장 효과적일 수 있는지 확인하기 위해 더 많은 연구가 수행되어야 한다는 점이 분명하다.

*** 협동적인 돌봄**

협동적인 돌봄은 원래 일차 돌봄제공자, 돌봄관리자 및 정신건강제공자가 복잡한 정신 및 신체 질환을 앓고 있는 환자와 협력하도록 하여 행동건강서비스를 일차 의료 환경에 통합하도록 설계된 모델이다. 협동적인 돌봄 모델의 임상적 및 비용효율성을 입증한 70개 이상의 RCT가 있다(CFHA, ndb; Ivbijaro et al., 2014).

두 가지 메타분석에서는 우울증과 당뇨(Huang et al., 2013)가 있는 개인과 우울증과 기타 다양한 만성질환이 있는 개인(Watson et al., 2013)에 대한 공동치료의 효과를 평가했다. 두 연구 모두 공동 돌봄 접근방식이 우울증 증상을 개선한다는 것을 보여주었다. Huang 등은 또한 우울증과 당뇨 모두에 대한 치료순응도가 향상된다는 사실을 발견했다. Ivbijaro 등은 공동진료가 '미국 메디케어 및 메디케이드 시스템에서 신체적·정신적 건강관리를 실질적으로 향상시킬 수 있다'고 결론지었다(2014, p. 3).

협동적인 돌봄은 또한 전문가 간 협업에 초점을 맞춘 팀 기반 모델을 설명하기 위해 보다 일반적으로 사용되었다. 이러한 유형의 모델에서 팀에는 의사, 간호사, 약사, 사회복지사, 재활치료사, 영양사 및 정신건강서비스 제공자가 포함될 수 있다. 2018년 16개 연구에 대한 메타분석에서 Siaw와 Lee는 전문가 간 팀의 치료를 받은 당뇨 환자의 결과와 의사가 단독으로 제공한 치료를 받은 환자의 결과를 비교했는데, 전문가 간 협력팀의 돌봄을 받은 환자의 HbAlc 및 수축기 혈압이 낮은 것으로 나타났다. 3~12개월 이상 협동적인 돌봄 모델을 통해 치료를 받는 환자는 비용이나 활용도 증가 없이 삶의 질과 같은 인문학적 결과를 개선하거나 유지했다(Siaw & Lee, 2018).

*** 사회복지 돌봄요구를 건강돌봄에 통합**

Wagner 등의 만성질환 돌봄 모델(Gallagher et al., 2017; Wagner et al., 1996)에 기원을 둔 통합돌봄은 행동건강(AHRQ, 2013), 만성 건강문제(Busetto et al., 2015; Gallagher et al., 2017; Rajan et al., 2020) 및 의료시스템 실행에서(Desmedt et al., 2016) 환자성과를 개선하기 위해 사용해왔으며, 오늘날에는 주로 사회적 요구 돌봄을 건강돌봄에 통합하도록 유도하기 위해 사용하고 있다(NASEM, 2019). 2019년 NASEM은 사회적 돌봄의 통합에 초점을 맞추고 의료제공에서 건강의 사회적 요구와 사회적 결정요인을 해결하기 위해 '재단, 사회복지협회, 교육기관 및 기타 조직의 광범위한 연합'(p. 2)을 소집했다. 미국에서 18명으로 구성된 전문가 패널은 (1) 의료서비스 제공자 및 시스템의 사회복지 통합에 대한 현재 접근방식 (2) 새롭게 등장하는 중재 (3) 기존 역할과 새로 등장하는 역할, 제공자 및 분야의 유형 평가 (4) 국가의 건강을 개선하고 건강불평등을 줄이는 데 초점을 맞춘 현재 의료시스템을 설계(p. 2)하는 임무를 맡았다. 이 보고서의 결과는 근거기반실무 측면에서 강조되고 있다.

의료 및 사회의 보행통합(Ambulatory Integration of the Medical and Social, AIMS) 모델은 사회 및 의료요구를 통합하는 예이다. AIMS는 '환자의 건강 돌봄 결과를 다루기 위해 의료 및 비의료서비스를 통합'한다는 목표를 가진 돌봄조정 중재로 Rush University Medical Center에서 개발 및 구현되었다(Rizzo et al., 2016; Rowe et al., 2016), Institute for Healthcare Improvement는 향상된 Triple(지금은 Quadruple) 목표 프레임워크(NASEM, 2019; Rowe et al., 2016)의 차원을 다루고 있다.

현재 AIMS는 석사급 사회복지사에 의해 독점적으로 제공되는 5단계 프로토콜 모델이다(Rizzo et al., 2016; Rowe et al., 2016; Rowe et al., 2019). 이 모델을 사용하면서 사회복지사는 "환자를 참여시키고, 다차원적인 평가를 수행하며, 맞춤형 돌봄계획을 개발하고, 환자를 서비스 및 자원과 조정/연결하며, 개별 환자의 목표 달성을 지원하기 위한 다양한 활동을 수행하고, 지속적인 돌봄을 제공하고 있다"(Rowe et al., 2019). 추천은 전자건강기록을 사용하여 서비스 제공자에 의해 시작되며, 사회복지사는 EMR에 돌봄 조정활동을 문서화한다(Rowe et al., 2019).

2014년에 AHRQ는 Rush University Medical Center의 AIMS 프로그램을 서비스 제공 혁신으로 소개하고 프로그램 근거의 품질과 강도를 '제안적'으로 평가했다. 이 등급은 근거에 혁신과 목표 돌봄 결과 또는 프로세스 간의 연관성에 대한 비실험적, 질적 지원이 포함되어 있음을 나타낸다. 평가에서는 30일 재입원, 응급실 방문, 입원 측면에서 AIMS 프로그램의 가치가 입증되었다(Rowe et al., 2016). Baxter 등(2018)의 통합돌봄 결과에 대한 체계적 검토에서는 인지된 돌봄 품질, 환자 만족도 및 돌봄 접근성 향상과 관련하여 긍정적인 효과가 있는 것으로 나타났다. 그러나 그들의 분석에 따르면 비용절감의 증거는 제한적이라고 판단되었다(Baxter et al., 2018). 이러한 맥락에서 AIMS 프로그램 평가결과는 유망해 보인다.

*** 가정-지역사회 기반 메디케어-메디케이드 웨이버 프로그램**

연방정부로부터 자금을 지원받은 가정-지역사회 기반 메디케어-메디케이드 웨이버 이니셔티브, 관리형 장기 서비스 및 지원 프로그램(managed long-term services and support program, MLTSS)이 여러 주에서 시행되었다. 이러한 포괄적인 관

근거기반실무

NASEM 사회복지 돌봄 통합

18명으로 구성된 위원회는 출판된 동료들의 연구 검토, 정부 및 기관 보고서, 웹사이트, 공개 세션에서의 프레젠테이션 등 다양한 유형의 근거를 고려했다. 보고서의 최종 초안은 결과가 근거기반임을 확인하기 위해 광범위한 독립적 검토를 거쳤다.

위원회는 사회복지를 기존 돌봄 제공 모델에 통합하는 것을 촉진하는 5가지 상호 연관된 범주(인식, 조정, 지원, 정렬 및 옹호)를 식별했고 이 용어는 표 14-1에 정의되어 있다.

표 14-1 사회복지 통합을 강화하는 범주의 정의

범주	정의
인식	정의된 환자 및 집단의 사회적 위험과 자산을 식별하는 활동
조정	확인된 사회적 장벽을 수용하기 위해 임상치료를 변경하는 데 초점을 맞춘 활동
지원	환자를 관련 사회복지 자원과 연결하는 데 도움을 제공함으로써 사회적 위험을 줄이는 활동
정렬	지역사회의 기존 사회복지 자산을 이해하고, 시너지 효과를 촉진하도록 구성하며, 건강결과에 긍정적인 영향을 미치도록 투자 및 배포하기 위해 의료시스템에서 수행하는 활동
옹호	의료기관이 파트너인 사회복지기관과 협력하여 건강 및 사회적 필요를 해결하기 위한 자산 또는 자원의 생성과 재배치를 촉진하는 정책을 하는 활동

출처 National Academies of Sciences, Engineering, and Medicine. (2019). Integrating social care into the delivery of health care: Moving upstream to improve the nation's health. Washington, DC: National Academies Press. https://doi.org/10.17226/25467

다섯 가지 범주 중 두 가지 범주인 조정과 지원은 개인에 중점을 두고 정렬과 옹호는 지역사회에 초점을 맞춘다. 그리고 인식은 다른 네 가지를 함께 연결하는 중요한 범주이다. 이러한 5가지 범주 외에도 성공적인 통합을 위해서는 적절하게 훈련된 인력, 의료정보기술 및 혁신적인 지불 모델이 필요하다.

사회복지를 돌봄 제공에 통합하려면 사회복지사, 간호사, 지역사회보건 종사자, 내비게이터, 직접 진료 인력, 의사, 치료사, 약사, 복지서비스 직원을 포함하는 전문가팀, 그리고 변호사, 주택공급 대표, 정부 대표를 포함하는 기타 지역사회 파트너 간의 협력적이고 효과적인 팀이 필요하다. 이 팀의 초점은 환자의 사회적 · 의료적 요구를 해결하는 것이어야 한다.

전문가 간 협업 팀 외에도 통합 데이터 시스템은 사회복지 통합을 촉진하는 데 도움이 될 수 있다. 인구조사 및 기타 커뮤니티 수준 데이터와 함께 전자건강기록, 의료 활용 및 청구 데이터를 조정하면 제공 팀과 기타 이해관계자가 '핫스팟'을 식별하고 현장 진료 결정 지원을 촉진하는 데 도움이 될 수 있다.

또한 효과적인 통합을 위해서는 돌봄의 사회적 · 의료적 구성요소에 자금을 지원하는 지불 모델을 재조정해야 한다. 건강돌봄에 대한 법적 및 계약적 정의는 의료 및 만성질환 치료를 위한 행위별 수가지불에 중점을 두고 있다. CMS는 Medicare Advantage Plans 및 Innovative Center 이니셔티브를 통해 몇 가지 추가 혜택을 제공했지만 현재까지의 통합은 여전히 불충분하다. 품질 측정, 복잡한 의료 및 사회적 필요 해결과 관련된 자금 조달, 사회복지 서비스 역량 구축을 위한 지원 제공을 포함하도록 초점을 재구성하는 것이 고려해야 할 중요한 전략이다.

의료 및 사회복지를 더 잘 통합하고 만성질환자의 복잡한 요구사항을 해결하기 위해 위원회는 다음과 같은 5가지 권장사항을 제시했다.

01 5가지 의료시스템 활동(인식, 조정, 지원, 정렬 및 옹호)에 따라 사회복지를 의료에 통합하도록 의료서비스 제공을 설계한다.

02 사회복지를 의료서비스 제공에 통합할 수 있는 인력을 구축한다.

근거기반실무

03 의료기관과 사회복지기관 간 상호운용이 가능한 디지털 인프라를 개발한다.

04 보건의료와 사회복지의 통합에 자금을 지원한다.

05 의료환경에서 사회복지 관행의 효과와 구현에 대한 연구 및 평가에 자금을 지원하고, 수행한다(NASEM, 2019, p10).

출처 NASEM (2019). Integrating social care into the delivery of health care: Moving upstream to improve the nation's health. https://www.nationalacademies.org/our-work/integrating-social-needs-care-into-the-delivery-of-health-care-to-improve-the-nations-health

리 돌봄 프로그램의 목표는 저소득층 노인과 장애인에게 지역사회 기반 옵션을 제공하는 것이다. 이들 중 다수는 만성질환 및 장애로 인해 요양원 수준의 돌봄을 받을 자격이 있다. 2016년 현재 전체 메디케어 지출(1,670억 달러)의 약 30%가 MLTSS에 사용되었다(America's Health Insurance Plans, AHIP, 2019). 또한 전체 메디케이드 장기요양 지출의 57%가 가정 및 지역사회 기반 서비스에 사용되었다(AHIP, 2019).

모든 MLTSS 프로그램은 관리형 돌봄기관으로 운영되며, 메디케이드로부터 고정된 회원당 월 보험료를 받고 때로는 메디케어에서 연간 협상 요율로 보험료를 받는다. 이러한 프로그램은 본질적으로 매우 포괄적일 수 있는데, 일반적으로 간호, 행동 건강, 일차 및 급성 의료, 처방약을 포함한 일련의 통합서비스를 제공하고 경우에 따라 사회적 요구를 해결하기도 한다. 보장 수준은 주와 프로그램에 따라 다르다. 보장되는 모든 서비스, 돌봄관리, 관리비용은 월별 지불액을 통해 지불되고 관리된다. 2012년부터 2017년까지 MLTSS 프로그램은 미국 전역에서 두 배로 늘어났다. MLTSS 프로그램을 제공 하는 주의 수는 16개 주에서 24개 주로 증가했으며, 11개 주에는 두 개 이상의 MLTSS 프로그램이 있다(Lewis et al., 2018). PACE 프로그램과 뉴욕 방문간호사 서비스 프로그램은 가장 오래 지속되는 MLTSS 프로그램 중 두 가지로 이 프로그램은 이러한 면제를 통해 자금을 조달한다.

노인을 위한 포괄적 돌봄 프로그램

메디케어-메디케이드 MLTSS 프로그램인 PACE (Program of All-Inclusive Care for the Elderly)는 돌봄과 사회복지를 통합한 최초의 종합적인 돌봄 모델 중 하나였다. PACE는 만성질환이 있는 개인을 위해 특별히 개발된 것은 아니지만, 이 프로그램에 참여하는 노인의 대다수는 적어도 하나의 만성질환을 가지고 있다. PACE는 1990년에 개발되었으며 1997년 Balanced에서 승인한 혜택으로 노인에게 종합적인 돌봄서비스를 제공하는 예산법(BBA)이다. PACE는 메디케어 프로그램 내의 영구기관으로, 이를 통해 주에서는 일부 메디케이드 수혜자에게 주 옵션으로 PACE 서비스를 제공할 수 있다.

메디케어-메디케이드 자금 지원 PACE 프로그램의 참가자는 55세 이상이어야 하며, PACE 서비스 지역에 거주하고, 저소득층이어야 하며, 요양원 돌봄 자격이 인증되어야 한다. 이 프로그램을 통해 대부분의 참가자는 집에서 계속 생활하는 동안 서비스를 받을 수 있다.

자금 조달능력 향상을 통해 돌봄제공자는 메디케어 및 메디케이드 유료서비스 시스템(http://www.cms.hhs.gov/ pace/)에 따라 제한되는 서비스가 아닌 참가자에게 필요한 모든 서비스를 제공할 수 있다. PACE는 메디케어 및 메디케이드 적격 등록자를 위한 유일한 서비스 자원이 된다. 2020년 현재 31개 주에 135개의 PACE 프로그램이 있다(National PACE Association, 2020). PACE 프로그램은 메디케어 혜택이 되었기 때문에 일부 프로그램은 참가자의 계획에 따라 메디케이드로 보완될 수 있는 개인 지불 옵션도 허용한다. 포괄적인 돌봄서비스를 제공하는 것 외에도 PACE에는 임종 시까지 전문가 간 팀의 돌봄조정 및 통합돌봄을 포함하여 돌봄의 사회적 결정요인을 해결하기 위한 중요한 구성요소가 포함되어 있다(Hostetter et al., 2016).

돌봄의 질, 참가자의 건강개선, 의료시스템의 가치 등 PACE 성과를 평가하는 100개 이상의 문헌이 출판되었다. 주요 결과는 표 14-2에 제시되었다. 이 요약은 PACE가 '노인을 위한 최적의 돌봄'을 제공하는 데 효과적이며, 돌봄 제공 개선을 위한 모델임을 시사한다(National PACE Association, n. d., p. 1).

뉴욕 방문간호사 서비스 프로그램

통합 건강 및 사회 복지를 제공하는 또 다른 메디케어-메디케이드 MLTSS 프로그램은 뉴욕 방문간호사 서비스 프로그램(Visiting Nurse Service of New York, VNSNY)이다. VNSNY CHOICE는 1998년 요양원 전환 프로그램으로 시작되었다. 이는 뉴욕주 보건부와의 계약에 따라 운영되며 주정부로부터 관리 의료기관으로 허가를 받았다. 프로그램에 등록된 대상자는 간호사 케어 매니저와 협력하여 대상자의 목표를 충족하는 개별화된 돌봄계획을 개발한다. VNSNY CHOICE 회원의 평균 연령은 81세, 여성, 가족과 함께 또는 혼자 생활하고 있으며, 대부분의 회원은 영어, 스페인어, 중국어를 구사한다. 대상자는 평균 3.6개의 만성질환을 앓고 있으며, 가장 흔한 질환은 고혈압, 당뇨병, 골관절염 및 관련 질환, 심장질환이다(Dehm & McCabe, 2007).

VNSNY CHOICE 프로그램은 포괄적이며 돌봄 조정, 간호, 개인관리, 연중무휴 지원 라인, 약물관리, 가사서비스, 약속장소까지의 교통편, 집으로 배달되는 식사, 영양상담, 성인 주간서비스, 의료 장비 및 용품, 가정 안전 지킴이, 보철물, 치과, 눈·발 관리, 청력검사 및 보조기구, 요양원 돌봄 등의 서비스를 제공한다. 이 프로그램은 일차 돌봄을 제공하기 위해 지역 의사와 계약을 맺었다(VNSNY, 2013).

* 전환기 돌봄

전환기 돌봄은 건강돌봄의 연속성을 보장하고, 위험에 처한 인구집단에서 예방 가능한 나쁜 결과를 방지하며, 한 진료 수준에서 다른 진료 수준으로 또는 한 유형의 진료에서 환자를 안전하고 시기적절하게 이송하도록 고안된 광범위한 시간제한 서비스의 설정으로 정의된다(Coleman & Boult, 2003). 전환은 잠재적으로 피할 수 있는 입원율의 증가와 관련이 있다. 그러나 연구에 따르면 돌봄전환은 복잡하며 환자에게 가장 적합한 것이 무엇인지 아직 알려지지 않았다. Nayloret 등(2011)은 문헌을 체계적으로 검토하고 요약했다.

급성기 치료 병원에서 다른 환경으로 전환하는 만성질환이 있는 성인을 대상으로 한 전환치료 중재에 대한 21개의 RCT 연구 중 평균 표본 크기는 377명이었다. 돌봄결과, 삶의 질, 치료에 대한 환자 만족도 또는 인식, 자원 사용 및 비용 등 5가지 범주의 다양한 1차 및 2차 결과가 보고되었다. 21개 연구 중 하나를 제외한 모든 연구는 적어도 하나의 범주에서 긍정적인 결과를 보고했다(p. 749). 이 연구에서 논의된 21가지 중재는 성격, 시작시점, 강도 및 기간 측면에서 다양했다(Naylor et al., 2011). 가장 큰 연구그룹은 포괄적인 퇴원계획 및 가정방문(4개 연구) 또는 포함되지 않은(3개 연구) 후속조치로 특징지어질 수 있다. 나머지 연구에서는 질병 또는 사례 관리(4개 연구), 교육 또는 심리교육(2개 연구), 동료 지원(2개 연구), 원격 의료 촉진(1개 연구), 퇴원 후 노인 평가(1개 연구) 및 집중적인 일차 의료(1개 연구)를 다루었다. (p. 749). 18개 연구에서는 중재의 임상관리자 또는 지도자로 가장 자주 지정되는 전문실무간호사(10개 연구)를 지정했다. 5개 범주의 다양한 1차 및 2차 결과가 보고되었는데, 전반적으로 저자들은 강력한 근거가 전환기 돌봄의 이점을 뒷받침한다고 결론지었다. 9가지 중재에 대한 연구는 재입원에 대한 최소한 한 가지 측정에 긍정적인 영향을 미치는 것으로 나타났다. 9개 중재 중 8개는 퇴원 후 최소 30일 동안 모든 원인에 의한 재입원을 줄였다(p.

표 14-2 PACE 성과

돌봄의 질 / 전체적인 돌봄	
복잡한 돌봄 요구가 있는 사람들에게 효과적이고 효율적으로 돌봄을 제공한다.	Boult, C., & Wieland, GD (2010). Comprehensive primary care for older patients with multiple chronic conditions: "Nobody rushes you through" Journal of American Medical Association, 304(17), 1937–1943.
참가자와 가족의 높은 만족도	Temkin–Greener, H., Bajorska, A., & Mukamel, DB (2006). Disengagement from an acute/long–term managed care program[PACE]. Medical Care, 44(1), 31~38. Damons, J.(2001). Program of All–Inclusive Care for the Elderly(PACE) year of overview. Bureau of TennCare, TN
건강결과 개선	
참가자들은 더 건강하고 행복하며 독립적이다.	Leavitt, M., Secretary of Health and Human Services. (2009). Interim report to Comgress: The quality and cost of the Program of All–Inclusive Care for the Elderly.
참가자는 다른 HCBW 프로그램 참가자보다 오래 산다.	Wieland, D., Boland, R., Baskins, J., & Kinosian, B. (2010). Five–year survival in a Program of All–Inclusive Care for the Elderly compared with alternative institutional and home– and community–based care. Journals of Gerontology, Series A: Biological Sciences and Medical Sciences, 65(7), 721–726. Ghosh, A., Schmitz, R., & Brown, R. (2015). Effect of PACE on costs, nursing home administrations, and mortality: 2006–2011. Mathematica Policy Research evaluation prepared for U.S. Department of Health and Human Services, Office of the Assistant Secretary for Planning and Evaluation, Office of Disability, Aging and Long–Term Care Policy.
비용효율성	
PACE는 시설 기반 장기 돌봄의 필요성을 줄인다.	Friedman, S., Steinwachs, D., Rathouz, P., Burton. L., & Mukamet, D. (2005). Characteristics predicting nursing home admission in the program of all–inclusive care for elderly people. The Gerontologist, 45(2), 157–166. Rylander, C. (2000). Recommendation of the Texas Comptroller: Chapter 8: Health and human services, "expand the use of an effective long–term care program." Texas Comptroler of Public Accounts, Austin, TX.
PACE는 예방 가능한 재입원을 줄이거나 예방한다.	Damons(2001). Kane, RL, Homyak, P., Bershadsky, B, & Flood, S. (2006). Variations on a theme called PACE. Journal of Gerontology Series A, 61(7), 689–693.
PACE로 인해 메디케어 및 메디케이드 비용이 절감된다.	(Ghosh et al, 2015).

출처 National PACE Association (n.d.). Program of All–Inclusive Care for the Elderly (PACE®). https://bluestempace.org/assets/uploads/pace/media/5+Key+Research+Findings.pdf

751). 세 가지 중재를 통해 퇴원 후 최소 6개월 또는 12개월 동안 재입원이 효과적으로 감소했다. 이 세 가지 연구 각각에는 환자의 자가관리에 초점이 맞춰져 있다(Naylor et al., 2011).

환자 중심 성과 연구소

2013년부터 환자 중심 성과 연구소(Patient-Centered Outcomes Research Institute, PCORI)는 더 많은 정보를 제공했다. 전환기 돌봄 모델의 가장 효과적인 구성요소를 더 잘 이해하기 위해 50개 이상의 관련 출판물과 함께 27개 연구에 1억 2,000만 달러 이상의 자금을 지원했다. 이 연구에서는 광범위한 만성질환을 다루고 의료시스템 전반에 걸친 전환을 탐구했으며, 21개 연구는 병원환경에서 가정으로의 전환에 중점을 두었다(PCORI, 2020a). ACHIEVE 및 COMPASS 연구에 설명된 대로 전환기 돌봄 중재를 일반 돌봄과 비교할 때 연구결과가 혼합되어 있다.

ACHIEVE 연구는 미국 전역 6개 의료시스템의 138명의 환자와 110명의 돌봄제공자와의 질적 면담, 2009년부터 2014년까지 237만 명 환자의 메디케어 청구 데이터에 대한 후향적 분석, 퇴원한 7,939명의 메디케어 환자에 대한 전향적 분석을 포함하는 혼합방법 설계였다. 급성기 돌봄 병원에서, 정성적 분석에서 환자와 돌봄제공자는 퇴원 후 요구사항을 관리하고, 돌봄계획 책임자가 누구인지 이해하며, 의료서비스 제공자의 돌봄을 받을 수 있는 준비를 원했다. 후향적 분석에서 '다양한 정보교환에 초점을 맞춘 전환전략을 구현하는 병원'에서는 30일 재입원율이 6.38% 감소했다. 전향적으로 병원 기반의 신뢰, 쉬운 언어 및 치료조정에 초점을 맞춘 일련의 돌봄전략을 받은 환자는 환자가 보고한 모든 결과에 대해 중요하고 긍정적인 연관성을 가지고 있었다(범위: $p<0.01 \sim p<0.001$)(PCORI, 2020b). 이러한 전략은 또한 30일 재입원 및 7일 내 응급실 방문 감소와 관련이 있었다($p< 0.01$). 환자는 또한 '30일 동안 돌봄시설에서 최소 하루 입원일을 경험할 가능성이 더 높았다($p=0.004$)'(PCORI, 2020b).

COMPASS(Comprehensive Post-Acute Stroke Study)는 복잡한 전환기 돌봄 중재를 일반적인 중재와 비교하는 실용적인 클러스터 무작위 대조실험이었다. 노스캐롤라이나에 있는 40개 급성기 돌봄 병원에서 퇴원한 6,000명 이상의 뇌졸중 생존자를 치료했다. 중재그룹의 적격 환자는 급성기 후 전문간호사 코디네이터(PAC)로부터 퇴원 전 병원 방문, 2일 후속전화, 직접 후속진료소 방문 및 종합평가를 받았다. 30일 이내에 PAC와 상급의료서비스 제공자(간호사 또는 의사보조) 또는 의사에게 전자진료계획 및 적절한 지역사회 기반 자원에 대한 링크를 제공한다. 담당의사도 분석에서 중재그룹은 가정 혈압 모니터링이 크게 증가했다고 보고했다. 기능 및 약물 준수 개선, 사망률 감소, 장애 및 우울증과 같은 기타 결과는 두 그룹 간에 크게 다르지 않았다(Duncan et al., 2020). 20개 중재 병원의 중재 활용범위는 6~66%였으며(Gesell et al., 2019), 적격 환자의 평균 약 1/3이 30일 이내에 진료소 방문을 포함하여 완전한 중재를 받았다(Duncan et al. , 2020). 프로토콜별 중재를 받은 적격 환자를 조사한 사후분석에서는 기능이 크게 개선되고, 우울증 증상이 감소했으며, 사망률이 감소하고, 치료에 대한 만족도가 더 높은 것으로 나타났다(Duncan et al., 2020). 이는 실용적인 실험이었기 때문에 중재그룹의 병원은 중재 활용에 영향을 미치는 프로토콜 구현방식에 유연성을 가졌다(Duncan et al., 2020). 이 연구는 조직적 요인이 효과적인 시행과 궁극적으로 적격 환자가 중재를 받았는지의 여부에 영향을 미쳤음을 시사한다. 이는 결과적으로 환자결과에 영향을 미칠 가능성이 높다. 이 연구는 병원시스템에서 다면적인 전환돌봄 중재를 구현하는 것의 복잡성과 새로운 전환돌봄 모델을 구현할 때 헌신, 역량과 같은 조직적 요인을 고려하는 중요성을 강조하고 있다(Gesell et al., 2019; Lutz et al., 2018).

지역사회 준 의료 프로그램

지역사회 준 의료 프로그램(Community Paramedicine Programs, CP)은 급성기 돌봄 병원 및 응급실에 재입원하는 비율이 높은 환자의 만성질환 관리에 초점을 맞춘 혁신적인 유형의 임시돌봄 프로그램이다. 이 프로그램에서 CP는 입원, 응급실 방문, 재입원 감소를 목표로 복잡한 만성질환을 앓고 있는 위험에 처한 환자에게 가정 및 지역사회 기반 돌봄을 제공한다. 이러한 프로그램에 대한 한 가지 우려는 CP가 현장에서 만성질환의 급성 악화를 독립적으로 평가하고 치료할 수 있는 기술과 훈련을 갖추고 있지 않다는 점이다. 이러한 문제를 해결하기 위해 CP가 원격의료를 사용하여 의사와 협력하도록 일부 프로그램이 설계되었다. CP 프로그램에 초점을 맞춘 64개 문헌(58개 연구)에 대한 체계적인 검토에서 저자는 프로그램의 거의 절반이 911에 자주 전화하는 고객에게 서비스를 제공한다는 사실을 발견했다. 방문의 70%는 예방적 가정방문으로 분류되었다. 서비스에는 가정평가, 약물관리, 지역사회 기반 서비스 추천이 포함되었다. 프로그램의 절반 이상이 이 역할을 수행하는 구급대원을 위한 확대교육을 제공했지만 대부분의 연구에서는 교육내용이 설명되지 않았다. '프로그램 및 훈련 결과를 평가하고 보고할 수 있는 더 많은 프로그램을 활성화하면 지역사회의 준 의료 성장과 공식화된 훈련 또는 교육 프레임워크 개발을 지원할 수 있다'(Chan et al., 2019, p. 749).

이러한 연구와 기타 연구는 효과적인 전환기 돌봄 중재 구현의 복잡성을 강조한다. 중재를 지속적으로 시행하려는 조직과 직원의 헌신과 역량, 중재를 받을 자격이 있는 환자의 '동의', 중재의 가장 효과적인 구성요소 등 결과에 영향을 미칠 수 있는 많은 구성요소가 있다. 어떤 환자그룹의 전환기 돌봄에 대한 연구는 환자의 이동에 따른 조정의 중요한 격차를 계속해서 확인한다. 그러나 어떤 중재가 가장 효과적인지 결정하기는 여전히 어렵다.

* 질병예방과 자가관리를 위한 인구–지역사회 기반 모델

CDC 산하 국립 만성질환 예방 및 건강증진 센터(NCCDPHP)는 만성질환 예방 및 건강증진을 위한 미국의 주요기관으로 지정되었다. NCCDPHP는 연구의 실제 적용을 지원하고 당뇨병, 심장병, 뇌졸중, 암 및 기타 만성질환의 예방과 자가관리에 초점을 맞춘 프로그램을 보유하고 있다. 많은 CDC 프로그램은 Lorig 등이 스탠포드대학교에서 개발한 자가관리 모델을 기반으로 한다(Self-Management Resource Center[SMRC], n. d.).

초기에는 만성질환이 있는 아동의 재활에 관한 Thomas Creer의 책에 등장했다(Lorig & Holman, 2003). Creer 등은 이 개념을 사용하여 환자가 자신의 치료에 적극적으로 참여했음을 나타냈다. Creer와 Holroyd(2006)에 따르면, '자가관리는 상담실 내부와 외부 모두의 의사결정에 있어 환자의 적극적인 역할을 더 강조한다'(p. 8)는 점에서 전과 다르다. 자가관리는 질병관리와도 다른 것으로 간주된다. Creer와 Holroyd는 질병관리가 문제 정의에 환자의 참여를 강조하는 자가관리와는 반대로 치료를 표준화하기 위한 의료전문가의 알고리즘과 중재에 더 초점을 맞추고 있다고 보고 있다.

Lorig와 등은 1999년 스탠포드대학교에서 돌봄의 자가관리 모델을 구현했다. Lorig의 초기 연구는 Corbin과 Strauss(1992)의 의료체계에 기반을 두었는데 의학적 관리, 역할관리, 감정관리 등이 있으며, 최근에는 사회학습 이론과 자기효능감을 모델에 통합했다(Bandura, 1977). Lorig의 자가관리 프로그램 틀에는 '5가지 핵심 자가관리 기술: 문제해결, 의사결정, 자원 활용, 환자-의료서비스 제공자 파트너십 형성 및 조치 실행'이 포함된다(Lorig & Holman, 2003, p. 2). 만성질환 자가관리 프로그램은 참여자가 자신의 만성질환을 더 잘 관리할 수 있는 자신감과 기술을 얻도록 돕기 위해 고안된 6주간의 지역사회 기반 자가관리 교육 프로그램이다(Brady et al., 2013; SMRC, nd). 이 프로그램은 12개 언어로 제공된다.

자가관리 프로그램의 실증적 결과는 엇갈리고 있는데, 다음은 문헌의 예이다.

- 2013년에 Ory 등은 의료 이용률과 비용을 줄이는 데 있어 만성질환 자가관리 프로그램의 효과를 보고했다. 이 분석에는 17개 주의 22개 조직에서 1,170명의 등록 참가자가 있는 12개월 동안의 종단 데이터가 포함되었다. 825명의 환자가 12개월의 추적관찰을 완료했다. 참가자의 진단에는 당뇨병, 천식, 만성폐쇄폐질환, 관절염 및 암이 포함되었다. 환자의 3분의 1은 4개 이상의 만성질환을 앓고 있었다. 12개월 후 참가자는 피로, 통증, 우울 증상 감소, 의료제공자와의 의사소통 및 건강지식 향상 등을 통해 더 나은 건강결과를 얻었다. 또한 자신의 건강관리가 더 나은 가치를 지닌다는 인식을 가지고 있다고 보고했다. 응급실 방문은 6개월과 12개월에 감소했고 병원 방문빈도는 6개월에 낮아졌지만 12개월에는 차이가 없었다(Ory et al., 2013). 병원 이용 감소로 인해 참가자당 364달러의 순비용이 절감되었고, 하나 이상의 만성질환을 가진 성인의 5%가 동일한 중재를 받았다면 국가적으로 33억 달러의 절감효과가 있다(Ahn et al., 2013, p. 1).
- CDC가 후원하는 체계적인 검토에서 Brady 등(2013)은 8개 전자 데이터베이스를 검색하여 1999년부터 2009년 9월까지 발표된 만성질환 자가관리 프로그램 관련 연구를 식별했다. 8,699명의 참가자가 포함된 23개 연구가 검토에 포함되었다. 유산소운동, 인지증상 관리, 의사와의 의사소통은 4~6개월의 추적관찰에서 크게 개선되었으며, 중재 후 9~12개월까지 개선된 상태를 유지했다. 모든 심리적 건강지표는 4~6개월 및 9~12개월에 크게 개선되었다. 에너지, 피로, 자가평가 건강은 4~6개월에 작으나마 유의미한 개선을 보였지만 9~12개월에는 그렇지 않았다. 의료 이용률에서 유일하게 중요한 변화는 4~6개월에 입원 일수가 약간 개선되었다는 점이다.
- 업데이트된 2020년 검토에서 Coster, Li와 Norman은 다양한 만성질환을 나타내는 자가관리, 교육 및 자가관리 중재에 대한 63개 Cochrane 체계적 검토를 평가했다. 대부분의 리뷰(n=43)에는 성인만을 대상으로 한 중재가 포함되었으며, 9개는 모든 연령이 포함되었고 8개는 어린이만 포함되었다. 중재범위는 환자 교육부터 복잡한 자가관리 프로그램까지 다양했다. 단지 22%(n=14)의 검토에서 중재효과를 뒷받침할 충분한 증거가 있었다. 많은 연구에서 중재 구성요소에 대한 주요 세부정보를 제공하지 않아 중재 복제가 더 어려웠다. 스마트 기술과 웹 기반 전달의 사용이 증가했지만 그 효과와 이를 전달하는 최적의 방법에 대한 연구는 초기 단계이다(Coster et al., 2020, p. 1).

개인 중심의 자가관리 프로그램 외에도 CDC는 건강개선을 위한 인구 기반 계획을 후원한다. 이 장의 다른 부분에 설명된 전형적인 '돌봄 모델'이 아닌, 예방에 대한 이 접근방식은 보다 광범위한 기반을 두고 있으며, 인구집단의 건강을 개선하려면 예방에 대한 인구, 지역사회 및 개인 기반 접근방식을 포함하는 다층적이고 체계적인 모델이 필요하다는 점을 인식하고 있다. 이러한 이니셔티브 중 두 가지 예로는 Million Hearts 이니셔티브와 WISEWOMAN 프로그램이 있다.

Million Hearts 2022는 5년 이내에 100만 건의 심장마비 및 뇌졸중을 예방하기 위한 전국 CDC와 CMS 공동 주도의 이니셔티브이다. 이 계획의 목적은 임상의의 관심을 심혈관질환 예방에 집중하고, 대중이 심장이 건강한 생활방식을 채택하도록 장려하며, 심장마비와 뇌졸중 예방을 위한 약물요법 준수를 개선함으로써 진료에 대한 접근성과 질을 향상시키는 것을 목표로 한다. 임상적 예방 노력은 ABCS(적절한 아스피린 요법, 혈압 조절, 콜레스테롤 관리, 흡연 중단, 나트륨 섭취 감소 등)에 중점을 둔다(CDC, 2012; Million Hearts, 2019). 이 프로그램은 또한 항응고제와 스타틴의 적절한 사용 증가, 고혈압 조절, 환자의 금연상담 및 심장재활 촉진을 통해 심장질환과 관련된 치료 최적화에 중점을 두고 있다.

CMS 혁신 센터는 Million Hearts 심혈관질환 위험 감소 모델을 테스트하기 위한 RCT에 참여하기 위해 47개 주, 푸에르토리코 및 워싱턴 D.C.의 516개 조직에 자금을 지원했다. 이 모델은 메디케어 수혜자의 위험 측정 및 계층화를 위한 체계적인 접근방식이며, 2017년 1월부터 2022년 1월까지 5년 동안 수혜자는 330만 명 이상, 그리고 의료서비스 제공자는 2만 명에 달할 것으로 예상된다(CMS Innovation Center, 2020). Million Hearts 이니셔티브에 자금을 지원하는 것 외에도 CDC는 특정 우선순위에 초점을 맞춘 단기 프로젝트에 자금을 지원한다. Million Hearts 웹사이트(https://millionhearts.hhs.gov)에는 심혈관질환 및 뇌졸중 감소, 심혈관건강 개선전략 구현과 관련된 광범위한 정보, 도구, 프로토콜 및 보고서가 있다.

또 다른 CDC 프로그램인 WISEWOMAN(Well-Integrated Screening and Evaluation for WOMen Across the Nation)은 행위변화에 초점을 둔 중재와 선별검사를 개선하여 미국 전역의 저소득층 여성의 심장질환과 뇌졸중 예방을 목표로 한다. WISEWOMAN 모델에서 여성은 혈압측정, 콜레스테롤 검사, 당뇨병 선별검사를 받는다. 또한 운동과 건강쿠키 만들기 교실, 걷기 클럽, 생활양식 상담 등 운동과 영양 자원을 평가하고, 필요 시 금연 프로그램에 의뢰한다.

CDC는 21개 주와 3개 세부 조직에서 WISEWOMAN 프로그램에 자금을 지원했다. WISEWOMAN 프로그램에 대한 자금 지원은 의료시스템 및 지역사회에서 심장병 및 뇌졸중 예방에 대한 혁신적인 근거기반 접근방식을 통합하는데 도움이 된다. 성공적인 전략의 예로는 혈압관리에 대한 전문가 간 팀 기반 접근방식이 있다. 환자가 혈압을 자가 모니터할 수 있도록 돌봄제공자에게 툴킷과 정보자원 제공; 식습관 개선 및 신체활동 증가에 관한 기술 기반 교육; 금연 프로그램 및 금연 안내(NCCDHPP, 2019)를 제공한다.

무작위 대조군 연구에서 WISEWOMAN 프로그램에 배정된 캘리포니아의 라틴계 여성 1,093명이 중간 정도 및 격렬한 운동 수준이 더 높다고 보고했다(Coleman et al., 2012). 동일한 캘리포니아 프로그램에 대한 또 다른 연구에서 WISEWOMAN에 무작위로 배정된 여성은 식습관과 운동습관이 개선되었다고 보고했다. 이들은 일반 치료그룹에 비해 10년간 심혈관질환 위험이 크게 감소했다(Hayashi et al., 2010). WISEWOMAN과 같은 모델은 향상된 결과를 보여주었지만 그러한 프로그램의 지속 가능성은 문제가 되기도 하는데, 연방자금이 소진되면 주 및 지방 조직이 지속적인 지원을 제공하지 못할 수도 있다.

*** 메디케어 및 메디케이드 서비스 혁신 모델**

메디케어 센터 및 메디케이드 혁신 센터는 건강개

선, 비용절감, 환자 중심 진료를 지원하기 위한 지불시스템 조정, 제공자 경험 개선이라는 4가지 목표에 초점을 맞춘 새로운 지불 및 서비스 제공 모델을 개발하기 위해 2010년에 설립되었다(Centers for Medicare and Medicaid Innivation Center, n. d.). 혁신 모델은 다음과 같은 광범위한 범주에 대해 자금을 지원받는다. (1) 책임 있는 진료, (2) 에피소드 기반 지불 이니셔티브, (3) 메디케이드 및 아동건강보험 프로그램(CHIP)을 위한 혁신, (4) 메디케어-메디케이드 이중 등록자에 대한 진료개선 (5) 새로운 지불 및 서비스 제공 모델의 개발 및 테스트를 가속화하기 위한 인센티브, (6) 모범사례 채택을 가속화하기 위한 이니셔티브, (7) 일차 돌봄 혁신이다.

- 책임 있는 돌봄은 더 나은 돌봄조정과 전환적 돌봄을 통해 진료를 개선하는 동시에 비용을 줄이는 데 중점을 둔다. 이 자발적 프로그램에서는 서비스 제공자, 병원 및 기타 의료기관(예: 가정건강기관, 재활서비스 제공자, 요양원) 그룹이 함께 참여하여 책임 있는 돌봄조직(accountable care organizations, ACOS)을 구성한다. 이 조직은 그룹의 임상의가 치료하는 특정 환자집단에 제공되는 돌봄서비스의 비용과 품질에 대해 책임을 진다(Shortell et al., 2010, p. 1293).
- 에피소드 기반 지불계획은 연속체 전반에 걸쳐 치료 에피소드당 비용을 충당하도록 설계되었다. 뇌졸중, 폐쇄폐질환, 울혈심부전, 신부전, 관절염과 관련된 여러 질환을 포함한 질병에 대해 모델을 테스트하고 있다.
- 만성질환과 관련된 메디케이드 및 소아의 건강보험 프로그램 계획은 예방 프로그램에 참여하고 건강위험 행동의 감소를 입증하는 메디케이드 수혜자에게 인센티브를 제공한다. 정신질환이 있는 메디케이드 수혜자를 위한 정신과 서비스 개선도 포함된다.
- 메디케어와 메디케이드 수혜자(이중자격)에 대한 돌봄을 개선하기 위한 계획에는 치료조정을 개선하기 위한 두 프로그램의 재정적 조정 개선과 요양원에 거주하는 이중자격자의 입원을 줄이기 위한 계획이 포함된다.
- 미국 전역에서 비용을 절감하면서 치료조정 및 서비스 제공을 개선하기 위한 새로운 서비스 제공 및 지불 모델이 테스트되고 있다. 2013년에는 25개 주에서 개선된 돌봄 모델을 테스트하기 위한 자금을 받았다.
- 돌봄제공의 모범사례 구현을 개선하기 위한 이니셔티브는 자금이 지원되는 또 다른 영역이다. 여기에는 재입원위험이 높은 만성질환자를 위한 지역사회 기반 돌봄전환 프로그램이 있다.
- 포괄적인 일차 의료 혁신 계획은 일차 의료를 개선하기 위해 공공 및 민간 의료지불자 간의 협력 촉진을 목표로 한다. 그러한 계획에 참여하기로 선택한 일차 돌봄제공자는 더 나은 돌봄 조정을 반영하는 결과에 대해 인센티브를 받는다. 특히 이러한 계획에는 이 장의 앞부분에서 설명한 PCMH가 포함되며, 이는 미국 전역에서 널리 시행되고 있다.

CMS 웹사이트에는 현재 이러한 7개 범주에 따라 89개 프로젝트가 나열되어 있으며, 각 항목에 대한 리소스, 이정표 및 업데이트에 대한 링크가 있다. 프로젝트 사례와 함께 CMS 혁신 센터 이니셔티브에 대한 자세한 내용은 http:// innovation.cms.gov에서 확인할 수 있다.

* 만성질환 관리 프로그램 기술의 통합

만성질환 관리 프로그램에 기술을 통합하는 것은 여러 형태를 취할 수 있다. 개인, 대인관계 및 조직 수준에서 원격의료 및 가상방문은 교통문제가 있는 환자 또는 멀리 떨어져 사는 가족이 돌봄서비스 제공자를 방문하기를 원하는 경우 돌봄에 대한 접근성을 향상시킬 수 있다. 스마트폰 및 태블릿용 애플리케이션, 원격 모니터링, 환자 접근이 가능한 전자건강기록 등 건강지원기술의 개발 및 구현은 환자와 돌봄서비스 제공자가 함께 협력하여 증상을 관리하고 만성질환의 악화를 예방하는 데 도움이 될 수 있다. 시스템 및 커뮤니티 수준에서 건강정보 교환을 구현하면 돌봄서비스 제공자와 시스템 전반에 걸쳐 중요한 의료정보를 실시간으로 공유할 수 있다. 이러한 혁신은 환자결과를 개선하고 돌봄비용을 절감할 수 있다.

원격의료와 보훈부

보훈부(Veterans Administration, VA)는 미국 최대 규모의 통합 원격의료 프로그램 중 하나를 계속해서 운영하고 있다. 2018 회계연도에 VA는 세 가지 다른 방식을 사용하여 만성질환을 앓고 있는 퇴역군인 78만 2,000명에게 229만 회 이상의 치료를 제공했다(USDVA, n.d.). VA 원격의료 프로그램의 목표는 더 나은 돌봄관리를 통해 돌봄에 대한 접근성을 촉진하고 건강결과를 개선하는 것이다. VA는 가정용 원격의료장치를 통해 원격 환자 모니터링을 사용하여 집에 있는 퇴역군인으로부터 데이터를 수집하고 이러한 데이터를 VA 전자건강기록에 연결한다. VA 임상의는 임상데이터를 모니터링하고 프로그램 참가자와 연결하여 당뇨병, 울혈심부전, 우울증, 외상 후 스트레스 장애 및 폐쇄폐질환 등의 만성질환을 관리한다. 또한 실시간 동기식 및 비동기식 진료소 기반 원격의료를 사용하여 농촌 봉사진료소의 1차 의료 제공자를 대규모 VA 시스템 병원 및 진료소의 전문가에게 연결한다. 이 기술은 검사 및 상담을 수행할 뿐만 아니라 정신건강, 1차 의료 및 기타 임상서비스를 위해 VA와 제휴하지 않은 의료시설이나 집에서 환자와 서비스 제공자 간에 직접적인 치료를 제공하는 데 사용될 수 있다. 이는 대규모 VA 의료센터로 이동할 수 없는 퇴역군인에게 향상된 접근성을 제공한다(Darkins et al., 2013; USDVA, nd). 2018 회계연도에는 39만 3,000명이 넘는 퇴역군인이 동기식 실시간 원격의료를 사용했는데, 이는 2017 회계연도(USDVA, n. d.)보다 16.9% 증가한 수치이다. 이러한 원격의료 기술은 자연재해 발생 후 긴급구호활동을 지원할 수도 있다.

2018 회계연도에 VA는 원격 환자 모니터링을 통해 VA 병원 입원이 1/3 감소하고 입원 일수가 50% 이상 감소했다고 보고했다. 동기식 원격 정신건강서비스는 입원 일수를 40% 단축하고 병원 입원을 34% 감소시키는 것으로 나타났다. 세 가지 방식 모두에 대한 환자 만족도는 88~90%로 높았다(USDVA, n. d.).

건강돌봄기술의 새로운 근거

Leonardsen 등(2020)은 건강 관련 기술에 대한 환자경험에 초점을 맞춘 695명의 참여자를 포함한 21개 연구에 대한 통합 검토를 수행했다. 연구에는 원격 모니터링, 웨어러블 센서, 컴퓨터, 스마트 장치 애플리케이션, 로봇공학, 자가관리에 초점을 맞춘 문자메시지, 전자 필박스 등 다양한 형태의 기술이 포함되었다. 연구결과는 기술적 특징과 진화하는 독립성이라는 두 가지 범주로 구성되었다. 환자는 제대로 작동하고, 사용하기 쉬우며, 일상생활에 꼭 맞는 기술을 원했다. 기술이 이러한 기준을 충족하지 못하는 경우, 환자는 기술에 좌절감을 느꼈고 장치를 사용하지 않기로 결정하기도 했다. 환자는 일부 웨어러블 장치가 집 밖에서 착용하기에는 너무 부피가 크고 부끄럽다고 느꼈다. 그러나 일부 기술은 독립성을 강화하고 증상을 조기에 식별하며 관리하는 데 도움을 주어 불필요한 돌봄서비스 제공자 방문을 방지했다. 그들은 또한 이 기술이 자신의 치료가 자신에게 특별히 맞춰진 것처럼 느끼고 치료에 대한 유연성과 선택지를 제공하여 더욱 힘을 실어주는 데 도움이 되었다고 보고했다. 저자는 의료 분야에서 기술응용 프로그램의 개발, 구현 및 활용에 환자가 이해관계자로 포함되어야 한다고 결론지었다(Leonardsen et al., 2020).

또 다른 검토에서는 스마트폰 모바일 애플리케이션(앱) 기능이 만성질환 자가관리에 미치는 영향을 구체적으로 조사했다. 이 검토에는 8가지 다른 만성질환을 대표하는 19개 연구가 포함되었다. 연구팀은 6개 연구에서 인터페이스 기능을, 14개 연구에서 콘텐츠 관련 기능을 조사했다. 인터페이스 기능에는 화면, 데이터 입력 및 보안 기능이 포함된다. 콘텐츠 관련 기능에는 정보 표시방법, 자체추적, 의료서비스 제공자와의 커뮤니케이션 및 사회적 지원이 포함되었다. 향상된 사용성은 인터페이스 및 콘텐츠 기능의 단순성과 연결되었다. 중요한 기능에는 수동 데이터 입력의 필요성 제한, 간단한 인증, 깔끔한 시각적 요소, 돌봄서비스 제공자와의 간편한 의사소통, 개별 사용자에게 맞춤화된 콘텐츠, 선명한 그래픽 및 시각적 요소가 포함되었다. 사용의 단순성과 개인의 요구에 맞춘 조정은 향후 앱 개발에서 고려해야 할 중요한 기능이다. 이러한 유형의 기술이 환자결과에 미치는 영향을 확인하려면 연구가 필요하다(Gomolin et al., 2020).

10개 실험 및 준실험 연구를 다루는 12개 문헌에 대한 2017년 검토에서는 노인을 대상으로 한 웹 기반 만성질환 자가관리의 효능을 조사했다. 연구는 당뇨와 심장병을 포함한 여러 만성질환에 중점을 두었다. 결과 측정은 매우 다양했으며, 의료 활용도, 우울증, 삶의 질, 자기효능감, 식이요법, 기능, 건강상태 및 질병별 건강결과가 포함되었다. 중재에는 교육, 목표설정, 문제해결, 행동변화 전략 및 지원이 포함되었다. 채팅 세션, 문자메시지, 온라인 지원 그룹, 웹 기반 리소스 링크, 추적도구, 비디오, 인터넷 기반 자체평가도구 등 여러 가지 다양한 양식이 사용되었다. 전반적으로 웹 기반 중재는 노인의 경우 질병별 결과를 포함하여 향상된 결과를 보였다. 여러 연구에서 환자는 질병에 대한 지식이 증가한 것으로 나타났다. 심부전 환자는 피로가 덜하고 기능이 향상되었다. 당뇨병 환자는 당화혈색소의 비율이 낮고 체중이 감소했으며 콜레스테롤 수치가 개선되었다. 불안, 우울증, 자기효능감을 포함한 기타 건강 관련 결과도 개선되었다. 저자는 이러한 유형의 웹 기반 중재가 만성질환이 있는 노인의 결과를 개선할 수 있는 가능성을 보여준다고 결론지었다(Portz, 2017).

건강정보 교환 네트워크

많은 주와 지방자치 단체에서는 시스템 전반에 걸쳐 서비스 제공자와 환자를 보다 효과적으로 연결하고 전자건강기록(EHR) 및 정보데이터를 통해 환자를 적절한 정보와 연결하기 위해 건강정보교환(HIE) 네트워크를 개발하고 있다. HIE는 현장진료 의사결정을 지원하고 환경 전반에 걸쳐 진료조정을 개선하기 위해 적시에 환자정보를 제공할 수 있다. HIE는 또한 재입원을 예방하고, 환자안전을 개선하며, 중복 치료 및 검사를 줄이고, 진단을 개선하는 데 도움을 줄 수 있다. HIE는 환자가 가장 필요할 때 적절한 지역사회 기반 자원에 환자를 연결할 수 있다. 교환에는 세 가지 유형이 있다. 지정 교환(directed exchange)을 통해 서비스 제공자는 환자 정보를 다른 돌봄서비스 제공자 및 지역사회 기반과 직접 안전하게 공유할 수 있어 환자 돌봄 및 치료를 신속하게 처리할 수 있는 자원이다. 질문에 기반된 교환(query-based exchange)은 계획되지 않은 돌봄이 발생한 경우 공급자가 사용할 수 있다. 예를 들면, 응급실서비스 제공자는 환자의 건강력을 질문하여 가장 최신 정보를 얻을 수 있다. 마지막으로, 소비자 중재 교환(consummer-medaited exchange)을 통해 환자는 자신의 건강기록에 접근하여 돌봄 요구사항에 대한 추가정보를 제공하고, 부정확한 정보를 수정하거나 누락된 정보를 추가하며, 청구 불일치를 식별하고, 자신의 건강관리를 추적 및 모니터링할 수 있다(HealthIT.gov, 2020).

노스캐롤라이나주는 통합의료 및 사회복지를 개선하기 위해 전자적으로 연결된 돌봄조정 HIE 네트워크인 NCCARE360을 최초로 개발했다. NCCARE360 네트워크는 노스캐롤라이나 주민을 지역사회 자원과 연결하고 연결결과에 대한 피드백 루프를 포함하는 '강력한 주 전체 자원 디렉토리'이자 데이터 저장소이다(NCDHHS, 2019, 2020). 이 네트워크는 "노스캐롤라이나에서 돌봄서비스를 제공하기 위해 조정되고 지역사회 지향적이며 사람 중심적인 접근방식을 허용하는 공유기술 플랫폼을 통해 의료, 복지서비스 및 지역사회 기반 조직을 통합한다"(NCDHHS, 2019, p. 1). NCCARE360은 2020년 6월부터 노스캐롤라이나의 모든 카운티에서 사용할 수 있게 되었다.

코로나19와 원격의료

2019년 가을 중국에서 시작되어 2020년 전 세계로 빠르게 퍼진 SARS-CoV-2 코로나바이러스(COVID-19) 팬데믹은 환자와 돌봄제공자 모두에게 만성질환을 진단, 치료, 관리하는 데 상당한 어려움을 안겨주었다. 나이가 많고 만성질환을 앓고 있는 환자는 심각하고 종종 생명을 위협하는 코로나19에 감염되어 이를 경험할 위험이 훨씬 더 커진다. 현재로서는 만성질환자의 건강과 기능에 대한 코로나19의 장기적인 후유증에 대해 알려진 바가 거의 없다. 환자는 의료제공자의 진료실이나 응급상황에서 바이러스에 노출될까 봐 진료를 꺼리는 경우가 많다. 코로나19가 일자리와 보험 상실에 미치는 경제적 영향과 그에 따른 의료접근성에 대한 영향은 과소평가될 수 없다. 2020년에 코로나19의 확산과 그에 따른 사회적·경제적 영향을 해결하기 위한 연방정부의 대응은 일관성이 없었고 일반적으로 효과가 없었다. 전례 없는 바이러스 확산으로 인한 질병율과 사망률 측면의 결과는 몇 년 동안 알려지지 않을 것이다.

그러나 코로나19로 인해 만성질환 관리에 기술활용이 가속화되었다. 2020년 봄, 미국 의회는 코로나19의 영향을 일시적으로 해결하기 위해 CARES 법안을 통과시켰다. CARES 법안에는 기술 기반 의료의 가속화와 관련된 몇 가지 규정이 포함되어 있다. 이 법안은 가상 및 원격 의료 방문에 대한 완화된 규제와 강화된 지불 메커니즘, 원격 환자 모니터링을 위한 확장된 역량 및 기타 기술발전을 허용한다. 이는 적어도 단기적으로는 치료접근에 대한 일부 우려를 해결하는 데 도움이 되었지만 미래에 대한 불확실성은 여전히 남아 있다. 가상방문, 원격의료 및 원격 환자 모니터링으로의 전환은 기술혁신을 가속화하고 교통 부족과 같은 열악한 접근성과 관련된 일부 문제를 해결했다. 그러나 미국의 시골지역 전체와 저소득층 사이에서 적절하고 저렴하며 신뢰할 수 있는 인터넷 서비스가 부족하여 만성질환 관리에 대한 접근이 여전히 문제점으로 남아 있다(Health Information and Management Systems Society, 2020).

* 신규 모델의 공통주제

지난 20년 동안 수천 건 발표된 연구에서 사회적 건강 결정요인(SDoH)이 만성질환 예방 및 관리에 미치는 중요한 영향을 확인했다는 점에 유의해야 한다. 이를 인식하여 CMS는 사회적 건강 결정요인을 해결하고 이를 해결하는 혁신적인 모델을 장려하는 것이 얼마나 중요한지 인식하기 시작했다. 만성질환의 의학적 치료뿐만 아니라 근본적인 사회복지 및 행동건강 문제의 영향도 포함된다. 이러한 접근방식 중 가장 최근의 포괄적인 접근방식은 NASEM 2019에서 강조되었는데, 이는 전통적인 의학에 초점을 맞춘 돌봄 모델 내에서 사회 돌봄의 구성요소를 통합하여 만성질환 관리에 대한 포괄적인 접근방식을 권장한다. 이러한 새로운 모델에는 전문가 간 협업팀 기반 접근방식, 사례관리 및 치료조정, 건강정보 교환 구현, 원격의료, 원격 환자 모니터링 및 모바일 애플리케이션과 같은 기타 기술 활용을 포함한 몇 가지 공통요소가 있다. 어떤 구성요소가 대상 환자그룹에 가장 효과적인지를 확인하고, 효과적인 중재를 최대한 활용하는 방법에 대한 연구가 필요하다.

개인 중심 또는 가족 통합 돌봄?

이 장에 설명된 많은 모델에는 개인 중심이라는 목표가 포함되어 있다. 이는 일반적으로 치료계획과 진료 결정이 개인의 필요와 선호도에 맞춰 조정되어야 하며 돌봄전문가가 환자를 돕기 위한 전략을 사용해야 함을 의미한다. 이는 만성질환을 관리하기 위해 고안된 돌봄 모델의 중요한 구성요소이지만 가족을 돌봄계획 및 돌봄결정에 통합하는 접근방식으로 확장되어야 한다. 대부분의 경우 만성질환자는 가족과 함께 생활하며, 가족으로부터 도움을 받는 경우가 많다. 이러한 가족구성원은 일상생활의 기본 및/또는 도구적 활동을 도울 수 있다. 그들은 만성질환 관리전략을 시행하는 일을 담당할 수도 있다. 그러나 그들의 필요와 선호도는 고려되지 않을 수 있으며, 의사결정 과정에 명시적으로 포함되지도 않는다. 우리가 볼 때 미래를 생각하고 어떤 돌봄 모델이 어떤 환자그룹에 가장 적합한지 결정하려면 환자가 일반적으로 더 큰 가족 단위의 일부이며, 해당 단위의 필요와 선호도를 고려해야 한다는 점을 이해해야 한다. 가장 독립적인 환자조차도 자신의 진료와 돌봄에 관한 결정에 가족구성원이 참여하기를 원하고 필요로 하는 경우가 많다.

성과

만성질환을 앓고 있는 개인과 그 가족을 위한 모든 돌봄 모델에서 예상되는 결과로는 질병과 질병경험이 모두 적절하게 관리되고 일부 비용절감이 실현되는 것 등이 있다. 이 장에서 설명하는 대부분의 모델에는 간호사 돌봄관리자가 주도하는 특정 형태의 사례관리가 포함된다. 보다 포괄적인 모델에는 환자, 때로는 가족과 협력하여 건강 관련 목표를 식별하고 만성질환 요구사항을 해결하는 전문가 간 팀이 포함된다. 현재까지의 연구에서는 엇갈린 결과가 나타났다. 현재 실제로 사용되는 모델에 대한 것이다. 만성질환자, 특히 무보험자 또는 부분 보험자에게 진료를 제공하기 위해 미국 의료시스템을 어떻게 구성해야 하는지는 여전히 불분명하다. 노인은 만성질환의 영향을 받을 가능성이 더 높기 때문에 CMS는 시범 프로젝트를 통해 돌봄 프로그램이나 모델을 개발하는 데 앞장서왔다. 지금까지 어떤 모델이 최상의 결과를 제공하는지 명확하게 설명할 실질적인 증거는 없다. PCMH가 답인가? 아니면 보다 포괄적인 돌봄관리전략에 초점을 맞춰야 하는가? 이러한 접근방식이 변화를 가져올지는 시간만이 알 수 있을 것이다.

이 모델에서 '측정'되지 않는 것은 돌봄 프로그램이나 모델이 개인과 가족의 질병경험에 어떻게 영향을 미치는가이다. 만성질환을 앓고 있는 개인의 당화혈색소가 낮거나, 지난 6개월 이내에 병원에 입원한 적이 없으며, 정기적으로 혈당수치를 확인하기 때문에 삶의 질이 더 좋아지거나 삶의 만족도가 더 높다고 말할 수 있는가? Strauss 등(1984)의 용어인 삶의 정상화에 성공했는가?

사례 연구

01 Althea Brown은 64세 여성으로, 당뇨와 고혈압을 앓고 있다. Althea는 작은 회사에서 파트타임 직원으로 일했다. 그러나 코로나19 팬데믹으로 인해 회사가 폐쇄되면서 직장과 고용주 기반 보험을 상실했다. Althea는 COBRA에 가입했지만 실업률이 떨어지면서 더 이상 보험을 감당할 수 없었다. 그녀는 HealthCare.gov 플랜을 통해 보험에 가입할 수 있기를 바랐지만, 그녀가 사는 주에서는(주정부의) 일차 의료 방문과 약품을 보장하는 플랜이 그녀에게 너무 비쌌다. 제한된 수입으로 인해 그녀는 약값이나 주치의 방문비용을 어떻게 지불할지 모른다. 그녀는 직장을 잃은 이후 스트레스와 식사 부족, 활동 부족으로 인해 살이 쪘다. 그녀는 '비오는 날'을 대비해 일부 자금을 저축해두었지만 그 자금은 임대료, 공과금, 음식비용으로 빠르게 사용하고 있다. 마지막으로 혈압을 측정했을 때 혈압이 높아졌다. 팬데믹이 시작되고 직장을 잃은 이후의 모든 스트레스는 그녀가 우울함과 무력감을 느끼게 만들었다. 그녀는 어디에 도움을 청해야 할지 모른다.

토론 문제

01 Althea에게 의료 요구사항을 해결하기 위한 잠재적인 옵션에 관해 조언하려면 어떤 추가 정보가 필요한가?
02 Althea를 돕는 데 가장 적합한 돌봄 모델은 무엇인가? 각각의 장점과 단점은 무엇인가?
03 건강보험을 상실하면 Althea의 건강에 어떤 영향을 미치는가?
04 Althea가 자신의 건강 및 기타 문제를 해결하도록 돕는 데 있어 최우선순위는 무엇인가?

사례 연구

02 지역 카운티 보건부는 소규모 농촌 지역사회의 저소득층 노인 주택에 거주하는 복합 만성질환을 앓고 있는 25명의 노인 그룹을 대상으로 만성질환 관리 모델을 시험하기 위해 소액의 보조금을 받았다. 이 노인 그룹의 연령은 50~95세이다. 그들 중 일부는 메디케어에 가입되어 있고 다른 일부는 HealthCare.gov를 통해 건강보험에 가입되어 있다. 이들 중 상당수는 음식을 구입하고 월 청구서를 지불하는 데 어려움을 겪고 있다. 대부분의 주민은 자신의 교통수단이 없다. 대신 그들은 카운티의 장애인 운송 서비스에 의존하는데, 이는 항상 신뢰할 수 없으며 약속시간을 놓치고 오래 기다려야 한다. 카운티 응급의료서비스(EMS)는 자주 호출되어 이러한 노인이 넘어지거나 만성질환(예: 조절되지 않는 고혈압, 혈당 상승)이 악화된 경우 지역 응급실로 이송한다. 대부분의 경우, 노인은 일차 돌봄제공자에 대한 후속조치 지침을 받아 응급실에서 집으로 퇴원한다. 보건부는 사회복지사, 보건교육자, 주치의, 간호사로 구성된 전문위원회를 소집했다. 전문위원회는 만성질환 관리 모델을 평가하고 이 인구집단의 요구사항을 충족하는 데 가장 효과적이라고 생각되는 모델을 선택하는 임무를 맡았다.

토론 문제

01 이 위험에 처한 인구를 만드는 개인적, 조직적, 지역사회 및 정책적 요인은 무엇인가?
02 전문위원회는 권장사항을 작성하기 전에 어떤 건강 및 사회복지 요소(자산 및 격차 모두)를 고려해야 하는가?
03 전문위원회가 권고사항을 작성하려면 어떤 추가 정보가 필요한가?
04 이 모집단에 대한 만성질환 모델을 평가할 때 어떤 다른 이해관계자가 포함되어야 하는가?
05 '가장 적합한' 돌봄 모델을 결정할 때 어떤 건강정책 문제를 고려해야 하는가?
06 이 인구집단을 대상으로 구현하는 데 가장 적합한 만성질환 모델은 무엇인가? 왜 그러한가?
07 어떤 모델이 가장 효과적이지 않을 수 있는가? 왜 그러한가?
08 각 모델의 장점과 단점은 무엇인가?
09 합의를 촉진하고 궁극적으로 전문위원회가 최선의 선택을 내리는 데 도움이 되는 도구는 무엇인가?

학습문제

01 질병관리 모델의 이점은 무엇인가?

02 노인을 위한 질병관리 모델을 구현할 때 고려해야 할 사항은 무엇인가?

03 의료서비스 제공자로서 우리는 질병관리 모델 내에서 개인과 가족, 그리고 그들의 질병경험을 어떻게 돌볼 수 있는가?

04 개인과 가족을 위한 질병관리와 사회복지를 어떻게 통합하는가?

05 이 장에서 다양한 돌봄 모델에 대해 학습한 후, 복합 만성질환이 있는 노인을 위한 돌봄 모델에 무엇이 포함되어야 한다고 생각하는가?

06 이러한 돌봄 모델에서 가족은 어디에 적합한가?

07 돌봄의 자가관리 구성요소가 질병관리 프로그램에 어떻게 적합한가?

08 질병관리에 있어서 전문간호사는 어떤 역할을 해야 하는가?

09 기술발전은 만성질환 관리에 어떤 영향을 미치는가?

10 이러한 발전은 농촌 및 소외된 지역사회의 만성질환 관리에 어떤 영향을 미칠 것이라고 예상하는가?

11 만성질환을 앓고 있는 개인의 건강 및 사회복지에 대한 접근성과 경제성에 영향을 미칠 수 있는 정책 문제에는 어떤 것이 있는가?

참고문헌

Internet Resources

Agency for Healthcare Research and Quality (AHRQ):https://www.ahrq.gov/cpi/about/profile/index.html)

Chronic Disease Self-Management Program (CDSMP), CDC:https://www.cdc.gov/arthritis/interventions/programs/cdsmp.htm

Chronic Disease Self-Management Program, Stanford University: https://www.selfmanagementresource. com/programs/small-group/chronic-disease-self-management/

CMS Innovation Center: http://innovation.cms.gov/

Collaborative Family Health Care Association: https://www.cfha.net/page/IntegratedCare

Commonwealth Fund: http://www.commonwealthfund.org

Improving Chronic Illness Care: www.improvingchroniccare.org

Institute for Patient and Family-Centered Care: http://www.ipfcc.org/

Million Hearts: https://millionhearts.hhs.gov/

NASEM: https://www.nationalacademies.org/our-work/integrating-social-needs-care-into-the-delivery-of-health-care-to-improve-the-nations-health

NCQA Patient-Centered Medical Home:https://www.ncqa.org/programs/health-care-providers-practices/patient-centered-medical-home-pcmh/

PACE: https://www.npaonline.org/
https://www.medicare.gov/your-

References

Agency for Healthcare Research and Quality (AHRQ).(2013). The Academy for Integrating Behavioral Health and Primary Care. https://www.ahrq.gov/cpi/about/otherwebsites/integrationacademy.ahrq.gov/index.html

Ahn, S., Basu, R., Smith, M. L., Jiang, L., Lorig, K., Whitelaw, N., & Ory, M. G. (2013). The impact of chronic disease self-management programs: Healthcare savings through a community-based intervention. BMC Public Health, 2013(13), 1–6 http://www.biomedcentral.com/content/pdf/1471-2458-13-1141.pdf

America's Health Insurance Plans (AHIP). (2019). Long-term services and supports (LTSS) in Medicaid. https://www.ahip.org/ltss-in-medicaid/

Aubert, C. E., Schnipper, J. L., Fankhauser, N., Marques-Vidal, P., Stirneman, J., Auaerbach, A. D., Zimlichman, E., Kripalani, S., Vasilevskis, E. E., Robinson, E., Metlay, J., Fletcher, G. S., Limacher, A., & Donze, J. (2019). Patterns of multimorbidity associated with 30-day readmission: A multinational study. BMC Public Health, 19(738), 1–8. https://doi.org/10.1186/s12889-019-7066-9

Bandura, A. (1977). Self-efficacy: Toward a unifying theoryof behavioral change. Psychological Review, 84(2), 191–215.

Baxter, S., Johnson, M., Chambers, D., Sutton, A., Goyder, E., & Booth, A. (2018). The effects of integrated care:A systematic review of UK and international evidence. BMC Health Services Research, 18, 350. https://doi.org/10.1186/s12913-018-3161-3

Bodenheimer, T. (2003). Interventions to improve chronic care: Evaluating their effectiveness. Disease Management, 6(2), 63–71.

Boult, C., & Wieland, G. D. (2010). Comprehensive primary care for older patients with multiple chronic conditions: "Nobody rushes you through." Journal of the American Medical Association, 304(17), 1936–1943.

Brady, T. J., Murphy, L., O'Colmain, B. J., Beauchesne, D., Daniels, B., Greenberg, J. D., & Chervin, C. (2013). A meta-analysis of health status, health behaviors, and health care utilization outcomes of the Chronic Disease Self-Management Program. Preventing Chronic Disease, 10, 120112. https://doi.org/10.5888/pcd10.120112

Bresnick, J. (2016, June 10). Analyzing Medicare chronic disease prevalence, spending rates. Health IT Analytics. https://healthitanalytics.com/news/analyzing-medicare-chronic-disease-prevalence-spending-rates#:~:text=While%20just%20seventeen%20percent%20of,on%20beneficiaries%20with%20chronic%20 disease

Buntin, M. B., Jain, A. K., Mattke, S., & Lurie, N. (2009). Who gets disease management? Journal of General Internal Medicine, 24(5), 649–655.

Busetto, L., Luijkx, K. G., Elissen, A. M. J., & Vrijhoef, H. J. M. (2015). Context, mechanisms and outcomesof integrated care for diabetes mellitus type 2: A systematic review. BMC Health Services Research, 16(18), 1–14. https://doi.org/10.1186/s12913-015-1231-3

Centers for Disease Control and Prevention. (2012). Million Hearts.https://millionhearts.hhs.gov/aboutmh/overview.html

Centers for Disease Control and Prevention. (2017). WISEWOMAN. http://cdc.gov/wisewoman/about.htm

Centers for Disease Control and Prevention. (2019).

Chronic diseases in America. https://www.cdc.gov/chronicdisease/resources/infographic/chronic-diseases.htm

Centers for Disease Control and Prevention. (2020). Health and economic costs of chronic disease. https://www.cdc.gov/chronicdisease/about/costs/

Centers for Medicare and Medicaid Services. (2011). Financial models to support state efforts to coordinate care for Medicare-Medicaid enrollees demonstration proposal: Oklahoma. https://www.cms.gov/medicare-medicaid-coordination/medicare-and-medicaid-coordination/medicare-medicaid-coordination-office/downloads/okproposal.pdf

Centers for Medicare and Medicaid Innovation Center. (n.d.). Innovation models. https://innovation.cms.gov/innovation-models#views=models

Centers for Medicare and Medicaid Services. (2016). Accountable health communities model. https://innovation.cms.gov/initiatives/ahcm/

Centers for Medicare and Medicaid Services Innovation Center. (2020). Million Hearts®: Cardiovascular disease risk reduction model. https://innovation.cms.gov/innovation-models/million-hearts-cvdrrm

Chan, J., Griffith, L. E., Costa, A.P. Leyenaar, M. S., & Agarwal, G. (2019). Community paramedicine: A systematic review of program descriptions and training. Canadian Journal of Emergency Medicine, 21(6), 749–761. https://doi.org/10.1017.cem.2019.14

Coleman, E. A., & Boult, C. (2003). Improving the quality of transitional care for persons with complex care needs. Journal of the American Geriatrics Society, 51(4), 556–557.

Coleman, K. J., Farrell, M. A., Rocha, D. A., Hayashi, T., Hernandez, M., Wolf, J., & Lindsay, S. (2012). Readiness to be physically active and self-reported physical activity in low-income Latinas, CA: WISEWOMAN, 2006–2007. Preventing Chronic Disease, 9, 1–8.

Collaborative Family Health Care Association. (n.d.a) What is integrated care? https://www.cfha.net/page/Integrated-Care?&hhsearchterms=%22clinical+and+pathways%22

Collaborative Family Health Care Association. (n.d.b) Research summaries. https://www.cfha.net/page/researchsummaries

Congressional Budget Office. (2012). Lessons from Medicare's demonstration projects on disease management, care coordination, and value-based payment. http://www.cbo.gov/publication/42860

Corbin, J., & Strauss, A. (1992). A nursing model for chronic illness management based upon the trajectory framework. In P. Woog (Ed.), The chronic illness trajectory framework: The Corbin and Strauss nursing model (pp. 9–28). Springer.

Coster, S., Li, Y., & Norman, I. J. (2020). Cochrane reviews of educational and self-management interventions to guide nursing practice: A review. International Journal of Nursing Studies, 110. https://doi.org/10.1016/j.ijnurstu.2020.103698

Creer, T., & Holroyd, K. A. (2006). Self-management of chronic conditions: The legacy of Sir William Osler. Chronic Illness, 2, 7–14.

Damons, J. (2001). Program of All-Inclusive Care for the Elderly (PACE) year 2 overview. Long Term Care, Bureau of TennCare, TN.

Darkins, A., Foster, L., Anderson, C., Goldschmidt, L., & Selvin, G. (2013). The design, implementation, and operational management of a comprehensive quality management program to support national telehealth networks. Telemedicine and e-Health, 19(7), 557–564.

Dehm, K., & McCabe, S. (2007). Managing care for adults with chronic conditions: The VNS CHOICE Model. Policy & Practice, 14–17.

Desmedt, M., Vertriest, S., Hellings, J., Bergs, J., Dessers, E., Vankrunkelsven, P., Vrijhoef, H., Annemans, L., Verhaeghe, N., Petrovic, M., & Vandijck, D. (2016). Economic impact of integrated care models for patients with chronic diseases: A systematic review. Value in Health. 19(6), 892–902. https://doi.org/10.1016/j.jval.2016.05.001

Division of Health Care Finance and Policy, Executive Office of Elder Affairs. (2005). PACE evaluation summary. https://archives.lib.state.ma.us/handle/2452/70646

Duncan, P. W., Bushnell, C. D., Jones, S. B., Psioda, M. A., Gesell, S. G., D'Argostino, R. B. Jr., Sissine, M. E., Coleman, S. W., Johnson, A. M., Barton-Percival, B. F., Prvu-Bettger, J., Calhoun, A. G., Cummings, D. M., Freburger, J. K., Halladay, J. R., Kucharska-Newton, A. M., Lundy-Lamm, G., Lutz, B. J., Mettam, L., … COMPASS Investigative Team. (2020). Randomized pragmatic trial of stroke transitional care: The COMPASS Study. Circulation: Cardiovascular Quality and Outcomes, 13(6), e006285. https://doi.org/10.1161/CIRCOUTCOMES.119.006285. [Epub ahead of print June 1, 2020].

Friedman, S., Steinwachs, D., Rathouz, P., Burton, L., & Mukamel, D. (2005). Characteristics of predicting nursing home admission in the program of all-inclusive care for elderly people. The Gerontologist, 45(2), 157–166.

Galewitz, P., & Kaiser Health News. (2020, September 6). Only three of 26 Obamacare-era nonprofit health insurance co-ops will soon remain. Fortune. https://fortune .com/2020/09/06/obamacare-aca-nonprofit-health-insurance-co-ops-shutting-down/

Gallagher, C., Elliott, A. D., Wong, C. X., Rangnekar, G., Middeldorp, M. E., Mahajan, R., Lau, D. H., Sanders, P., & Hendriks, J. M. L. (2017). Integrated care in atrial fibrillation: A systematic review and meta-analysis. Heart, 103(24), 1947–1953. https://doi: 10.1136/heartjnl-2016-310952

Gesell, S. B., Bushnell, C. D., Jones, S. B., Coleman, S. W., Levy, S. M., Xenakis, J. G., Lutz, B. J., Bettger, J. P. , Freburger, J., Halldady, J. R., Johnson, A. M., Kucharska-Newton, A. M., Mettam, L. H., Pastva, A. M., Psidoa, M. A., Radman, M. D., Rosamond, W. D., Sissine, M. E., Halls, J., & Duncan, P. W. (2019) Implementation of a billable transitional care model for stroke patients: The COMPASS study. BMC Health Services Research, 19(1), 1–14. https://doi.org/10.1186/s12913-019-4771-0

Ghosh, A., Schmitz, R., & Brown, R. (2015). Effectof PACE on costs, nursing home admissions, and mortality: 2006–2011. https://aspe.hhs.gov/report/effect-pace-costs-nursing-home-admissions-and -mortality-2006-2011

Gomolin, A., Lebouché, B., Engler, K., & Vedel, I. (2020). Optimizing smartphone intervention features to improve chronic disease management: A rapid review. Health Informatics Journal, 26(3), 1795–1809. https://doi.org/10.1177/1460458219891377

Hayashi, T., Farrell, M. A., Chaput, L. A., Rocha, D. A., & Hernandez, M. (2010). Lifestyle intervention, behavioral changes, and improvements in cardiovascular risk profiles in the California WISEWOMAN project. Journal of Women's Health, 19(6), 1129–1138.

Health Information and Management Systems Society [HIMSS]. (2020). CARES Act provisions for healthcare and health IT. https://www.himss.org/news/cares-act-provisions-health-care-and-health-it

HealthIT.gov. (2020). What is HIE? https://www.healthit.gov/topic/health-it-and-health-information-exchange-basics/what-hie

Holtz-Eakin, D. (2004). An analysis of the literature on disease management programs. Congressional Budget Office. cbo.gov/sites/default/files/108th-congress-2003-2004/reports/10-13-diseasemngmnt.pdf

Hostetter, M., Klein, S., & McCarthy, D. (2016, August 12). Aging gracefully: The PACE approach to caring for frail elders in the community. Commonwealth Fund. https://www.commonwealthfund.org/publications/case-study/2016/aug/aging-gracefully-pace-approach-caring-frail-elders-community

Huang, Y., Wei, X., Wu, T., Chen, R., & Guo, A. (2013). Collaborative care for patients with depression and diabetes mellitus: A systematic review and meta-analysis. BMC Psychiatry, 13, 260–271. https://doi.org/10.1186/1471-244X-13-260

ICD-10Data.com. (2016). http://cdc.gov/nchs/icd/icd10xm.htm

Improving Chronic Illness Care. (2006–2017). The chronic care model. http://www.improvingchronicare.org/index.php?p=the_chronic_care_model&s=2

Ivbijaro, G. O., Enum, Y., Khan, A. A., Lam, S. S., & Gabzdy, A. (2014). Collaborative care: Models for treatmentof patients with complex medical–psychiatric conditions. Current Psychiatry Reports, 16, 506. https://doi.org/10.1007/s11920-014-0506-4

Jackson, G. L., Powers, B. J., Chatterjee, R., Bettger, J. P., Kemper, A. R., Hasselblad, V., Dolor, R. J., Irvine, J., Heidenfelder, B. L., Kendrdick, A. A., Gray, R., & Williams, J. W. (2013). The patient-centered medical home: A systematic review. Annals of Internal Medicine, 158(3), 169–178.

Kane, R. L., Homyak, P., Bershadsky, B., & Flood, S.(2006). Variations on a theme called PACE. Journalsof Gerontology Series A: Biological Sciences and Medical Sciences, 61(7), 689-693.

Leavitt, M., Secretary of Health and Human Services.(2009). Interim report to Congress: The quality and cost of the Program of All-Inclusive Care for the Elderly. https://www.cms.gov/Medicare/Health-Plans/PACE/Downloads/Report-to-Congress.pdf

Leonardsen, A. C. L., Hardeland, C., Helgesen, A. K., & Grødahl, V. A. (2020). Patient experiences with technology enabled care across healthcare settings: A systematic review. BMC Health Services Research, 20(779), 1–17. https://doi.org/10.1186/s12913-020-05633-4

Lorig, K., & Holman, H. R. (2003). Self-management education: History, definition, outcomes and mechanisms. Annals of Behavioral Medicine, 26(1), 1–7.

Lorig, K. R., Sobel, D. S., Steward, A. L., Brown, B. W., Bandura, A., Ritter, P., Gonzalez, V. M., Laurent, H. R., & Holman, H. R. (1999). Evidence suggesting that a chronic disease self-management program can improve health status while reducing hospitalization: A randomized trial. Medical Care, 37(1), 5–14.

Lutz, B. J., Hall, A. G., Vanhille, S. B., Jones, A. L., Schumacher, J. R., Hendry, P., Harman, J. S., & Carden, D. L. (2018). A framework illustrating care-seeking among older adults in a hospital emergency department. The Gerontologist, 58(5), 942–952. https://doi.org/10.1093/geront/gnx102The Gerontologist

McLeroy, K. R., Bibeau, D., Steckler, A., & Glanz, K.(1988). An ecological perspective on health promotion programs. Health Education Quarterly, 15(4), 351–376. Million Hearts. (2019, March). Million Hearts® at CDC. https://millionhearts.hhs.gov/files/MH_At_A_Glance_2022-508.pdf

Mongeon, M., Levi, J., & Heinrich, J. (2017). Elementsof accountable communities for health: A reviewof the literature. NAM Perspectives. Discussion Paper, National Academy of Medicine. https://doi.org/10.31478/201711a

Nadash, P. (2004). Two models of managed long-term care: comparing PACE with a Medicaid-only plan. The Gerontologist, 44(5), 644–654.

National Academies of Sciences, Engineering, and Medicine [NASEM]. (2019). Integrating social care into the delivery of health care: Moving upstream to improve the nation's health. National Academies Press. https://doi.org/10.17226/25467

National Center for Chronic Disease Prevention and Health Promotion. (2019). WISEWOMAN overview. https://www.cdc.gov/wisewoman/about.htm

National Committee for Quality Assurance. (n.d.). Patient-centered medical home recognition. http://www.ncqa.org/Programs/Recognition/PatientCentered MedicalHomePCMH.aspx

National Committee for Quality Assurance. (2017). PCMH standards and guidelines. https://www.kentuckyrec.com/wp-content/uploads/2017/10/02.-PCMH-Standards-and-Guidelines-2017-Edition-Version-2-9-30-17.pdf

National Committee for Quality Assurance. (2019, June). Benefits of NCQA patient-centered medical home recognition. https://www.ncqa.org/wp-content/uploads/2019/09/20190926_PCMH_Evidence_Report.pdf

National PACE Association. (n.d.) Program of all-inclusive Care for the Elderly (PACE®). https://bluestempace.org/assets/uploads/pace/media/5+Key+Research+Findings.pdf

National PACE Association. (2018). Upper payment limits and PACE: Trends in Medicaid payments. https://www.npaonline.org/sites/default/files/PDFs/UPL_paper_FINAL.pdf

National PACE Association. (2020, October). PACE in the states. https://www.npaonline.org/sites/default/files/PDFs/PACE%20in%20the%20States%20October%202020.pdf

Naylor, M. D., Aiken, L. H., Kurtzman, E. T., Olds, D. M., & Hirschman, K. B. (2011). The importance of transitional care in achieving health reform. Health Affairs, 30(4), 746–754.

New York State Medicaid Redesign Team. (2011, February 24–25). New York Medicaid Redesign Team meeting [presentation slides]. https://www.health.ny.gov/health_care/medicaid/redesign/docs/2011-02-24_presentation.pdf

North Carolina Department of Health and Human Services.(2019, September). Maximizing the NCCARE360 network to advance the public's health: A guide for NC local health departments. https://files.nc.gov/ncdhhs/Local-Public-Health-NCCARE360-final-branded.pdf

North Carolina Department of Health and Human Services. (2020). NCCARE360. https://www.ncdhhs.gov/about/department-initiatives/healthy-opportunities/nccare360

Obamacare Facts. (2017). ObamaCare enrollment numbers. http://obamacarefacts.com/sign-ups/obamacare-enrollment-numbers/Ory, M. G., Ahn, S., Jiang, L., Smith, M. L., Ritter, P. L., Whitelaw, N., & Lorig, K. (2013). Successes of a national study of the chronic disease self-management program. Medical Care, 51(11), 992–998.

Partnership to Fight Chronic Disease. (2016). What is the impact of chronic disease in America. http://www.fightchronicdisease.org/sites/default/files/pfcd_blocks/PFCD_US.FactSheet_FINAL1%20%282%29.pdf

Patient-Centered Outcomes Research Institute. (2020a, June). Care transitions. https://www.pcori.org/sites/default/files/PCORI-Research-Spotlight-Care-Transitions.pdf

Patient-Centered Outcomes Research Institute. (2020b). Comparing groups of care transition strategies to improve care: The ACHIEVE Study. https://www.pcori.org/research-results/2014/comparing-groups-care-transition -strategies-improve-care-achieve-study

Peek, C. J., & National Integration Academy Council.(2013). Lexicon for behavioral health and primary care in tegration: Concepts and definitions developed by expert consensus. AHRQ Publication No.13-IP001-EF. Agency for Healthcare Research and Quality. http://integrationacademy.ahrq.gov/sites/default/files/Lexicon .pdf

Pendleton, R. C. (2018). We won't get value-based health care until we agree on what "value" means. Harvard Business Review. https://hbr.org/2018/02/we-wont-get-value-based-health-care-until-we-agree-on-what-value-means

Porter, M. (2010). What is value in health care? New England Journal of Medicine, 363, 2477–2481. https://doi.org/10.1056 / NEJMp1011024

Portz, J. D. (2017). A review of web-based chronic disease self-management programs for older adults. Gerontechnology16(1), 12–20. https://doi.org/10.4017/gt.2017.16.1.002.00

Rajan, R., Brennan, L., Bloem, B. R., Dahodwala, N., Gardner, J., Goldman, J. G., Grimes, D. A., Iansek, R., Kovács, N., McGinley, J., Parashos, S. A., Piemonte, M. E., & Eggers, C. (2020). Integrated care in Parkinson's disease: A systematic review and meta-analysis. Movement Disorders, 35, 1509–1531. https://doi.org/10.1002/mds.28097

Reynolds, R., Dennis, S., Hasan, I., Slewa, J. Chen, W., Tian, D., Bobba, S., & Zwar, N. (2018). A systematic review of chronic disease management interventions in primary care. BMC Family Practice, 19(11), 1–13. https://doi.org/10.1186/s12875-017-0692-3

Rittenhouse, D. R., & Shortell, S. M. (2009). The patientcentered medical home: Will it stand the test of health reform? Journal of the American Medical Association, 301(19), 2038–2040.

Rizzo, V. M., Rowe, J. M., Kriecke, G. S., Krajci, K., & Golden, R. (2016). AIMS: A care coordination model to improve patient health outcomes. Health and Social Work, 41(3), 191–195. https://doi.org/10.1093/hsw/hlw029.

Rowe, J. M., Rizzo, V. M., Kricke, G. S., Krajci, K., Rodriguez-Morales, G., Newman, M., & Golden, R.(2016). The Ambulatory Integration of the Medical and Social (AIMS) model: A retrospective evaluation. Social Work in Health Care, 55(5), 347–361. https://doi.org/ 10.1080/00981389.2016.1164269

Rylander, C. (2000). Recommendation of the Texas Comptroller: Chapter 8: Health and human services, "expand the use of an effective long-term care program." Texas Comptroller of Public Accounts, Austin, TX. https://hhs.texas.gov/sites/default/files /documents/about-hhs/budget-planning/strategic -plan-2015-19-vol-1.pdf

Self-Management Resource Center. (n.d.). selfmanagementresource.com

Shortell, S. M., Casalino, L. P., & Fisher, E. S. (2010). How the Centers for Medicare and Medicaid innovation should test accountable care organizations. Health Affairs, 29(7), 1293–1298.

Siaw, M. Y. L., & Lee J. Y. C. (2018). Multidisciplinary collaborative care in the management of patients with uncontrolled diabetes: A systematic review and meta-analysis. International Journal of Clinical Practice, 73(e13288), 1–12. https://doi.org/10.1111/ijcp.13288

Sinaiko, A. D., Landrum, M. B., & Meyers, D. J. (2017). Synthesis of research on patient-centered medical homes brings systematic differences into relief. Health Affairs, 36, 500–508. https://doi.org/10.1377/hlthaff.2016.1235

Strauss, A., Corbin, J., Fagerhaugh, S., Glaser, B., Maines, D., Suczek, B., & Wiener, C. (1984). Chronic illness and the quality of life (2nd ed.). Mosby.

Temkin-Greener, H., Bajorska, A., & Mukamel, D. B.(2006). Disenrollment from an acute/long-term managed care program (PACE). Medical Care, (44)1, 31–38.

Tolbert, J., Oregera, K., Singer, N., & Damico, A. (2019). Key facts about the uninsured population. Kaiser Family Foundation. https://www.kff.org/uninsured/issue -brief/key-facts-about-the-uninsured-population/

U.S. Department of Health and Human Services. (2014). The effect of PACE on costs, nursing home admissions and mortality: 2006–2011, prepared by Mathematica Policy Research. aspe.hhs.gov/system/files/pdf/76971/PACEeffect_0.pdf

U.S. Department of Veterans Affairs. (n.d.). VHA telehealth services: Factsheet. https://connectedcare.va.gov/site s/default/files/OT_va-telehealth-factsheet-2019-01.pdf

Visiting Nurse Service of New York. (2013). Choice health plans: Managed long term care (MLTC). http://www.vnsnychoice.org/long-term-care/2014-plan-features/managed-long-term-care-mltc/

Wagner, E. H. (1998). Chronic disease management:What will it take to improve care for chronic illness? Effective Clinical Practice, 1, 2–4.

Wagner, E. H. (2019). Organizing care for patients with chronic illness revisited. Millbank Quarterly, 97(3), 659–664. https://doi.org/10.1111/1468-0009.12416.

Waters, H. & Graf, M. (2018, May). The cost of chronic diseases in the U.S.: Executive summary. Milken Institute. https://assets1b.milkeninstitute.org/assets/Publication/Viewpoint/PDF/Chronic-Disease-Executive-Summary-r2.pdf

Watson, L. C., Amick, H. R., Gaynes, B. N., Brownley, K. A., Thaker, S., Viswanaathan, M., & Jonas, D. E. (2013). Practice-based interventions addressing concomitant depression and chronic medical conditions in the primary care setting: A systematic review and meta-analysis. Journal of Primary Care Community Health, 4(4), 294–306. https://doi.org/10.1177/2150131913484040

White, A., Abel, Y., & Kidder, D. (2000). Evaluation of the Program of All-Inclusive Care for the Elderly demonstration:A comparison of the PACE capitation rates to projected costs in the first year of enrollment. Abt Associates. Contract No. 5001.

Wieland, D., Boland, R., Baskins, J., & Kinosian, B. (2010). Five-year survival in a Program of All-Inclusive Care for the Elderly compared with alternative institutional and home-and community-based care. Journals of Gerontology, Series A: Biological Sciences and Medical Science, 65(7), 721–726.

Wieland, D., Kinosian, B., Stallard, E., & Bolan, R. (2013). Does Medicaid pay more to a Program of All-Inclusive Care for the Elderly (PACE) than for fee-for-service long-term care? Journals of Gerontology, Series A: Biological Sciences and Medical Science, 68(1), 47–55.

Wielawski, I. M. (2006). Improving chronic illness care. In S. L. Isaacs & J. R. Knickman (Eds.), To improve health and health care, 10: The Robert Wood Johnson Foundation anthology (pp. 1–17). Robert Wood Johnson Foundation.

Williams, J. W., Jackson, G. L., Powers, B. J., Chatterjee, R., Bettger, P. J., Kemper, A. R., Hasselblad, V., Dolor, R. J., Heidenfelder, B. L., Kendrick, A. S., & Gray, R.(2012). Closing the quality gap: Revisiting the state of the science (vol. 2: the patient-centered medical home). Evidence

Report/Technology Assessment Publication No. 208. (AHRQ Publication No. 12-E008-EF). Agency for Healthcare Research and Quality. https://pubmed. ncbi.nlm.nih.gov/24422946/

제 15 장

일차 의료 Primary Care

Ann Marie Hart/Mary Burman

개요

일차 의료는 만성질환 치료의 초석이다. 일차 의료에는 삶의 질을 향상하고 환자의 장애 및 고통을 줄일 수 있는 만성질환의 예방, 조기발견 및 관리가 포함된다. 간호사는 지금까지도 항상 만성질환의 예방, 발견 및 관리에 관심을 가져왔다. 그러나 간호사가 일차 의료영역에서 항상 중추적인 역할을 담당해온 것은 아니다. 일차 의료영역에서, 상급전문간호사(Advanced Practice Registered Nurse, APRN), 이 중에서도 특히 전문간호사(Nurse Practitioner, NP)의 기여가 인정된 것은 50년 이상 되었지만, 일차 의료에서 등록간호사(Registered Nurse, RN)의 역할이 중요하다고 인정된 것은 최근 10년 간이다. 이제 간호사의 총체적이고 인간중심적인 사례관리 기술을 바탕으로 하여 만성질환으로 고통받는 사람의 삶을 혁신적으로 개선할 효과적인 일차 의료 모델이 개발되고 있다.

* 역사와 정의

일차 의료를 간단한 '외래 진료'로 보는 사람도 있지만 실제로는 일차 의료의 정의는 그리 단순하지 않다. 핵심적으로 일차 의료는 다면적이고 복잡한 삶을 살고 있는 개인과 가족에게 서비스를 제공한다. 그 중요성에도 불구하고 일차 의료가 항상 의료에 있어 중요한 측면으로 여겨진 것은 아니다. 일차 의료의 정의는 지난 세기에 걸쳐 여러 번 수정되었으며, 의료서비스가 발전함에 따라 앞으로도 계속해서 수정될 것이다.

* 통합의학 및 일차 의료 의사

최초의 '일차 의료'에 대한 출판물은 제1차 세계대전 이후에 출판된 "Dawson Report"(Dawson, 1920)이다. Penn의 Lord Dawson은 현재의 단편적인 의료상태에 좌절하고 1차, 2차, 3차가 포함된 통합적인 의료시스템을 제안한 영국인 의사이다. 그의 제안 중 가장 중요한 요소는 지역사회 1차 의료센터였다. Dawson은 이러한 센터는 의사가 지역사회 환자를 위해 진단, 수술을 할 수 있고, 검사실을 쉽게 활용할 수 있으며, 지역사회 구성원이 운동시설과 복지 및 산부인과 서비스에 접근할 수 있는 장소로 구상했다. 의사, 간호사, 조산사 및 기타 전문가가 이곳에서 환자를 진료하고 치료한 후 필요시 환자를 2차 의료센터로 보낼 수 있으며, 복잡한 문제가 있는 환자는 3차 전문의료센터로 의뢰할 수 있을 것으로 보았다. 이 경우 환자가 2차, 3차 의료센터로 이송되더라도 1차 의료센터 직원과 관계를 유지하게 될 것이다. Dawson의 아이디어는 그의 생애 동안 실행되지는 않았지만 1948년에 설립된 세계 최초의 보편적 의료시스템 중 하나이며 포괄적으로 일차 의료를 통합한 세계 최초의 시스템인 영국의 국민건강서비스(National Health Service, NHS) 설계에 중요한 역할을 했다(Brain, 2018).

20세기 전반에 걸쳐 의사의 과도한 전문화와, 가정방문을 통해 환자와 그 가족의 삶을 잘 알고 있던 일반의(General Physician, GP)가 없어지는 상황에 대한 우려가 커졌다. 이러한 우려로 미국 의학협회는 대학원 의학교육에 대한 보고서를 계획했고 결과물로 나온 '의사 대학원 교육' 보고서는 주 저자인 John Millis(Citizens Comission on Graduate Medical Education,CCGME, 1966)의 이름을 따서 "The Millis Report"로 알려졌다. 이 보고서에서 저자들은 '통합의학'의 필요성을 주장했으며, "통합의학은 질병의 진단과 치료뿐 아니라 질병의 예방과, 개인의 건강을 돕는 지원 및 재활치료를 포함하는 포괄적이고 지속적인 건강관리이며, 개인이 도달할 수 있는 한 높은 수준의 신체적·정신적 건강과 안녕을 유지하거나 그 상태로 돌아가도록 하는 것이다"(CCGME, p. 36)라고 했다.

Millis 보고서는 또한 통합의학의 중요성을 지지하면서 "그것은 흉부 수술이나 혈액학 또는 다른 분야의 전문화와는 다른 높은 소명이며, 훈련, 보상 또는 의학 안에서의 지위에 있어 열등하지 않다."(CCGME, p38)라고도 했다. 또한 보고서에서는 통합의학을 시행하는 의사를 지칭하는 여러 가지 용어를 고려한 결과 '주치의(Primary Physician)'라는 용어를 쓸 것을 주장했다.

＊일차 의료와 간호의 뿌리

간호가 초기 '일차 의료' 문헌에 기여했다는 증거는 없지만, 일차 의료와 관련된 간호의 뿌리는 실제로 의학보다 앞서 있으며 공중보건간호의 창시자인 Lillian Wald까지 거슬러 올라갈 수 있다(Fee & Bu, 2010; Wald, 1915). 1895년 Wald와 Mary Brewster는 맨해튼 로어 이스트 사이드에 거주하는 이민자의 절대적인 요구를 해결하기 위해 Henry street 보호시설(Settlement)과 Henry Street 방문간호서비스를 설립했다(Keeling, 2018). Wald는 나중에 그녀와 Brewster가 '우리가 간호사로서 서비스를 제공할 뿐만 아니라 이들의 삶과 문제에 참여하기 위해 이웃에 살기로 결정했다'(Keeling, 2018, p. 82)고 말했다. 방문간호사는 가족 및 지역사회 중심의 자율적인 간호 모델을 개발했으며, 전염병에서 만성질환, 정신질환에 이르기까지 다양한 건강요구를 다루었고, 예방적 건강 측면과, 현대인들이 사회적 건강 결정요인(Social Determinants of Health, SDoH)이라고 부르는 요소도 강조했다. 그들의 활동에는 사회복지사와 의사를 포함한 다른 의료전문가도 참여했다(Buhler-Wilkerson,1993; Pittman, 2019). 요약하면, 그들은 일차 의료영역에 대한 간호직의 참여와 역할에 대한 강력한 기반을 제공했다.

또한 1960년대 중반에 전문간호사(NP) 역할을 개발한 Drs. Loretta (Lee) Ford, EdD, RN, PNP와 Henry Silver, MD는 NP의 역할이 일차 의료라고 명확하게 설계했다. 실제로 최초의 NP 문헌에서는 NP가 어린이의 병력 및 신체 검사를 수행하는 것이 포함되어 있고, 급성 소아문제 관리; 자녀 양육, 발달, 영양, 예방접종에 관해 부모와 상담하는 것도 포함되었다(Ford & Silver, 1967; Silver et al., 1967). 그러나 '일차 의료'라는 용어는 1970년대까지 NP 문헌에 포함되지 않았고(Dilts, 1972; Spitzer & Kergin, 1973), 1990년대까지

표 15-1 일차 의료에 대한 일차 의료 협동팀(Primary Care Collaborative)의 공유 원칙

1. 개인과 가족 중심의 돌봄	• 일차 의료는 개인의 신체적 · 정서적 · 심리적 · 영적 복지뿐 아니라 문화적 · 언어적 · 사회적 필요 등 전인적 측면에 초점을 맞춘다. • 일차 의료는 임상의, 직원, 개인 및 가족이 동등한 치료팀의 구성원으로서, 상호이익이 되는 파트너십에 기반을 두고 있다. 돌봄제공은 돌봄계획 및 공유 의사결정과 같은 전략을 사용하여 개인 및 가족의 강점, 선호도, 가치, 목표 및 경험을 기반으로 맞춤화된다. • 개인은 자신의 가족이나 기타 돌봄파트너가 의사결정 및 돌봄에 참여하는 방법을 결정하는 데 지원을 받는다. • 개인과 그 가족은 돌봄제공의 설계, 운영 및 평가를 계획할 수 있는 기회가 있다.
2. 지속성	• 개인, 가족 및 임상 팀원 간의 역동적이고 신뢰할 수 있으며 서로 존중하는 지속적인 관계는 일차 의료의 특징이다. 임종기 돌봄을 포함하여 삶의 모든 단계에 걸쳐 관점과 맥락을 제공하는 개인과 가족/돌봄 파트너에 대한 관계와 지식에는 연속성이 있다.
3. 포괄적이고 공평함	• 일차 의료는 개인 전체를 대상으로 급성, 만성, 예방진료, 행동 및 정신 건강, 구강건강, 건강증진 등을 포함하는 적절한 임상 및 지원 서비스를 제공한다. 각 일차 의료기관은 진료소 및 진료소 외부의 다른 임상전문가와 협력하여 이러한 서비스를 제공하는 방법을 결정한다. • 일차 의료제공자는 대상자의 건강 및 사회적 불평등에 대한 사회적 결정요인의 영향을 모색한다. 이에 따라 돌봄이 맞춤화된다. • 일차 의료실무는 건강 및 지역사회 기반 조직과 협력하여 불평등을 가시화하고 해결책을 찾는 등 인구 건강 및 건강형평성을 촉진한다.
4. 팀 기반과 협력	• 개인과 가족을 포함한 학제간 팀은 공통의 목표를 향해 협력적이고 역동적으로 일한다. 그들이 제공하는 서비스와 조화로운 협업은 더 나은 건강을 위해 시너지 효과를 낸다. • 팀의 의료전문가 구성원은 명확하게 정의된 역할과 책임에 따라 최고의 기술을 바탕으로 함께 일하도록 교육을 받는다. 그들은 또한 리더십 기술뿐만 아니라 우선순위와 필요사항에 따라 개인 및 가족과 협력하는 방법에 대한 교육도 받는다.
5. 조정 및 통합	• 일차 의료는 환경과 서비스 전반에 걸쳐 개인의 돌봄에 관련된 사람의 활동을 통합한다. • 일차 의료에서는 개인과 그 가족/돌봄 파트너를 포함하여 다양한 진료 및 협력자 전반에 걸쳐 적극적으로 소통한다. • 일차 의료에서는 개인과 가족/돌봄 파트너가 돌봄을 조정하고 촉진하도록 지원받고 존중받는 것을 포함하여 다른 임상의 및 전문가로부터 받는 지침과 권장사항을 탐색할 수 있도록 도움을 준다. • 일차 의료는 전 생애에 걸쳐 더 좋은 건강과 원활한 의료 제공을 달성하기 위한 의료전환에 적극적으로 참여하는 활동이다.
6. 접근 용이성	• 언어, 문해력, 사회경제적 · 인지적 또는 물리적 장벽에 관계없이 모든 개인이 직접 또는 가상 환경을 활용하여 일차 의료에 쉽게 접근할 수 있어야 한다. 돌봄의 첫 번째 자원인 임상의와 직원은 개인과 가족이 필요할 때 언제, 어디서, 어떻게 필요할지 가상하여 대응할 수 있어야 한다 • 일차 의료는 높은 수준의 돌봄과 지역사회지원을 얻을 수 있는 관문으로서 더 넓은 의료시스템에 대한 접근이 용이하도록 하는 역할을 한다. • 일차 의료는 개인에게 자신의 건강정보에 쉽게 정기적으로 접근할 수 있는 기회를 제공한다.
7. 높은 가치	• 일차 의료는 의료자원을 현명하게 사용하고 환자, 지불자 및 시스템에 대한 비용을 고려함으로써 개인과 가족이 우수하고 공평한 결과에 도달하도록 한다. • 일차 의료실무에서는 개인, 가족 및 지역사회 그룹과의 협력을 포함하여 인구의 건강, 품질, 안전 및 건강 형평성을 측정, 보고 및 개선하기 위해 체계적인 접근방식을 사용한다. • 일차 의료실무는 개인, 가족, 직원 및 임상전문가에게 매우 긍정적인 경험을 제공한다.

출처 Primary Care Collaborative. (n.d). Shared principles of primary care: Moving the United States toward a vibrant future of person-centered, team-based, and community aligned primary care. https://www.pcpcc.org/about/shared-principles

도 거의 사용되지 않았다. 그러나 의료 분야에서는 NP가 전인적인 사람 중심 일차 의료의 초기수용자였으며, 계속해서 선두주자가 될 것이라는 충분한 근거가 있다(예: Burman et al., 2009; Fairman, 2009; Kinchen, 2019; Polfus & Bigbee, 1989).

일차 의료의 현 위치

* 정의 및 핵심 속성

20세기 후반에 일차 의료가 건강영역에 매우 중요하다는 의견이 상당한 지지를 얻었으며,일차 의료에 대한 정의가 몇 가지 제시되었다(예: Starfield, 1994; WHO & UN Children's Fund, 1978). 궁극적으로 대부분의 전문가가 25년 동안 다듬어온, 의학연구소(Institute of Medicine, IOM)의 1996년도 일차 의료에 대한 정의에 동의했다. 이 정의는 '많은 개인의 의료요구를 인식할 수 있는 의료인에 의한 통합적이고 활용 가능한 의료서비스의 제공과 환자와의 지속적인 파트너십을 개발하고, 가족 및 지역사회의 맥락에서 의료를 실천하는 것'(IOM, 1996, p. 1)이다.

1996년의 일차 의료의 정의는 여전히 중요하게 여겨지지만, 2016년에는 일차 의료의 핵심지침을 만들기 위한 일차 의료 협동팀(Primary Care Collaborative)이 다학문적 협력 노력을 시작했다. 다행스럽게도 미국 간호사협회(American Nurses Association), 미국 외래간호학회(American Academy of Ambulatory Care Nursing), 미국 간호사실무자협회(American Association of Nurse Practitioners)가 이 협동팀에 참여했기 때문에 이 팀의 작업결과에 간호영역이 잘 반영되었다(Epperly et al., 2019; Primary Care Collaborative, 2020). 여기서는 일차 의료를 개선/개혁하기 위해 (1) 개인 및 가족 중심, (2) 지속성, (3) 포괄적이고 공평함, (4) 팀 기반 및 팀 협력, (5) 조정 및 통합, (6) 접근 용이성, (7) 높은 가치(Epperly et al., 2019)의 7가지 원칙이 확인되고 제안되었다. 이러한 원칙에 대한 자세한 설명은 표 15-1에 제시하였다. 이것은 간호의 가치와 강력하게 일치한다(American Nurses Association, 2015; National League for Nursing, n.d.)

* 일차 의료 임상전문가 및 실무

많은 임상전문가가 일차 의료서비스를 제공하게 되는데, 일차 의료 임상전문가(Primary care clinician, PCC)는 의학적 진단을 내리고 약물을 처방하는 능력을 갖추고 건강문제가 있는 사람을 돌볼 수 있는 면허를 취득한 임상전문가를 의미한다(MedlinePlus, n.d.). 또한 PCC는 웰니스 서비스(예: 산전관리, 아동건강 관리, 성인 웰니스 검사, 피임 관련 서비스, 작업검사)를 실시하고 간단한 의료시술(예: 열상 봉합, 피부병변 생검, 자궁내 장치 삽입)을 수행하고 만성질환을 관리한다. PCC에는 일반적으로 인구에게 다양한 서비스를 제공하기 위해 노력하는 의사, 의사보조원(Physician's Assistant, PA), NP 또는 공인 간호사 조산사(Certified Nurse Midwife, CNM)가 포함된다. 일부 일차 의료에는 단체 이름에 '일차 의료'라는 단어가 포함되어 있지만 보통은 가정의학 진료, 소아과, 내과(예: 성인 건강) 또는 노인 진료소 또는 클리닉으로 불리고 있다(Institute of Medicine, IOM, 1996). 또한 산부인과 및 생식 건강 클리닉에서는 여성에게 국한되는 만성질환 치료(예: 자궁내막증, 생식기관암, 다낭난소증후군, 만성 골반통 치료)를 제공하는 경우가 많다. 정신건강은 일차 의료에서도 필수적이기 때문에 만성 정신질환을 앓고 있는 개인을 돌보는 정신건강 전문간호사(Psychiatric Mental Health Nurse Practitioner, PMHNP), 정신과 의사 및 기타 정신건강 전문가도 일차 의료환경에서 일하는 경우가 있기는 하지만 일반적으로 PCC에는 정신건강전문가가 포함되지 않는다.

만성질환에 대한 일차 의료의 영향

만성질환 관리에서 일차 의료의 역할은 아무리 강조해도 지나치지 않는다. 일차 의료는 보통 의료의 가장 중요한 측면(예: Commonwealth Fund, 2013; IOM, 1996; Starfield, 1994; WHO, 2008)이라거나 의료시스템의 '기반'이라고 언급되었다(Caley, 2013). 양질의 일차 의료는 많은 만성질환의 예방, 조기발견 및 효과적인 관리비율을 향상시키며(Starfield, 2012), 입원 및 사망률을 감소시키고(Chang et al., 2011;Shin et al., 2014), 또한 비용절감(Cho et al., 2015; Reiss-Brennan et al., 2016; Shin et al., 2014), 정신적·육체적 건강에 대한 감각 향상(Finklestein et al., 2012)도 나타났다.

일차 의료의 이용과 긍정적인 만성질환 결과 사이에는 강한 관계가 있다. 일차 의료서비스를 받는 대상자는 예방적 암검진을 받고 보다 초기에 암을 진단받고, 연간 독감 예방접종을 받으며, 적절한 혈압 및 당뇨병 관리를 받고, 흡연에 관한 상담을 받을 가능성이 더 높았다(Levine et al., 2019). 또한 일차 의료서비스를 받지 않는 사람에 비해 더 오래 살고 심혈관질환, 호흡기 질환 및 암과 관련된 나쁜 결과를 경험할 가능성이 더 낮은 것으로 나타났다(Basu et al., 2019). 그 밖에도 일차 진료를 받는 사람은 정신건강 영역의 결과가 더 좋고(Solberg et al., 2006), 건강 관련 삶의 질도 좋았다(AlRuthia et al., 2020).

만성질환에 대한 일차 의료의 영향은 전 세계적으로 뚜렷하게 나타난다. 일차 의료서비스를 가장 많이 받는 고소득 국가(예: 독일, 네덜란드, 호주, 캐나다)와 일차 의료서비스를 가장 적게 받는 고소득 국가(예: 스웨덴, 뉴질랜드, 미국, 스위스) 간의 건강결과 비교에서 놀라운 대조를 볼 수 있다. 일차 의료기관 방문빈도는 비만율, 자살률, 만성질환 부담률 및 피할 수 있는 만성질환으로 인한 사망률과 긍정적인 관계가 있다. 이 글을 쓰는 시점에서 미국은 의료비 사용이 가장 많음에도 불구하고 산업화된 국가 중 기대수명이 가장 낮다(Organization for Economic Co-operation and Development, 2019).

많은 만성질환은 '특수전문의 영역' 서비스가 필요한 경우가 있다(예: 당뇨병은 내분비학의 영역, 울혈심부전은 심장학, 다발경화증은 신경학). 그러나 만성질환이 있는 사람은 치료를 위해 전문의를 만나는 것보다 PCC를 만나는 빈도가 더 높다. 미국 의사의 70%가 전문의이지만, 만성폐쇄폐질환(COPD), 심방세동, 만성 신장질환, 울혈심부전, 알츠하이머병 등 대부분의 만성질환자는 전문의가 아닌 PCC로부터 만성질환 관리서비스를 받는다(PCC 69% 대비 전문의 24%)(Sharma et al., 2014).

* 일차 의료의 접근성

만성질환의 예방과 관리에 있어 일차 의료의 중요성에도 불구하고, 일차 의료에 대한 접근성이 부족한 사람이 많다. 11개 국가(예: 호주, 캐나다, 프랑스, 독일, 노르웨이, 네덜란드, 뉴질랜드, 스웨덴, 스위스, 영국, 미국 등)에서 실시된 2016년 연구에 따르면 일차 의료를 이용하는 데 있어 성인의 21%가 두 가지 이상의 문제를 경험한 것으로 나타났다. 비용문제, 정규근무 PCC가 없거나, 회신을 받지 못하거나, 자신의 일정에 맞는 시간에 예약을 할 수 없거나 아예 예약을 할 수 없는 경우 등의 이유가 있었다. 이 비율은 미국에서 38%로 가장 높았다. 또한 일차 의료 서비스를 받은 성인의 16%(미국의 경우 18%)는 PCC가 충분한 시간을 할애하지 않거나, PCC가 병력에 접근할 수 없거나, 돌봄조정이 제대로 이루어지지 않았고 환자가 일차 의료기관 방문 시에 불충분한 설명을 받는 등 두 가지 이상의 장벽을 경험했다. 더욱이, 저소득층 대상자는 일차 의료서비스를 받지 못하게 만드는 여러 장벽을 경험할 가능성이 더 높았다. 또한 이민자와 정신건강 문제가 있는 사람은 가장 큰 장벽을 경험했다(Corscadden et al., 2018).

재정적 장벽

미국에서 환자보호 및 부담적정보험법(Patient Protection Affordable Care Act, 2010)이 시행됨에 따라 건강보장의 범위가 수백만 명의 미국인에게 확대되기는 했지만 2020년 6월 현재 비노인 성인의 13%는 건강보험 혜택[예: 민간 건강보험, 메디케이드(Medicaid), 메디케어(Medicare), 보훈부 건강혜택, 또는 건강유지조직(Health Maintenance Organization, HMO)의 회원으로서의 혜택 등]을 받지 못했다(Collins et al., 2020). 게다가 이 글을 쓰는 시점에 SARS와 코로나19와 관련된 실업률이 급격히 증가하여 건강보험이 없는 미국인의 수가 더 증가했을 것으로 예상된다(Tolbert et al., 2020). 더구나 건강보험이 없는 대상자의 비율은 소수인종, 혹은 극도의 빈곤층에서 높았다(Collins et al., 2020).

건강보험이 있다고 해서 일차 의료에 대한 접근이 보장되는 것은 아니다. 개인이 건강보험을 갖고 있지만 보험에서 서비스 비용을 지불하기 전에 개인이 높은 공제액 또는 자기부담금을 지불해야 하는 일부 보험의 상황은 의료이용에 대한 주요 장벽이다. 충분한 보험이 없는 대상자는 권장된 치료를 따르지 않을 가능성이 더 높으며, 문제가 생길 때 치료를 받으러 가거나 권장약물을 구매할 가능성이 낮은데, 이는 모두 만성질환 관리에 부정적인 영향을 미친다(Collins et al., 2020).

2018년과 2020년 상반기 분석에 따르면 19~64세 미국인 중 약 45%가 보험이 없거나 충분하지 않은 것으로 나타났다. 이 분석에서 '충분하지 않은 보험'이란 의료비에서 프리미엄 비용을 제외한 자기지불액이 가계소득의 5% 이상, 또는 지난 1년 동안 가계소득의 10% 이상(국가빈곤 수준의 200% 이하 가계인 경우 5% 이상)을 지불한 경우로 정의했다. 이러한 분석을 통해 보험이 충분치 않은 경우가 개인건강보험에 가입한 사람에게만 국한되지 않는다는 사실도 밝혀졌다. 실제로 직장보험에 가입한 사람이 보험이 부족할 가능성이 가장 높았다. 지난 몇 년 동안 직장보험에 가입한 성인의 25%가 보험이 충분치 않았다(Commonwealth Fund, 2019, 2020).

구조적 장벽

일차 의료접근에 대한 구조적 장벽은 일차 의료실무장소 및 일차 의료 임상전문가(PCC)의 가용성과 관련이 있다(MacKinney et al., 2014). 전국적으로 PCC가 부족한데(Health Resources Services Administration, 2016), 특히 개인이 일차 의료서비스를 받기 위해 상당한 거리를 이동해야 하는 농촌 지역에서 문제가 심각하다. 미국인 5명 중 1명이 농촌 지역에 거주하는 것으로 추정된다(U.S. Census Bureau, 2017). 2019년 12월 현재 보건전문가 부족 지역의 63%가 농촌 지역이다(Rural Health Information Hub, 2019). 농촌 지역으로 갈수록 PCC 공급이 적어져서, 도시 지역의 경우 10만 명당 53.3명인 데 비해 비도시권 지역의 경우 인구 10만 명당 39.8명으로 감소한다(Hing & Hsaio, 2014). PCC가 부족하다는 것은 만성질환을 앓고 있는 많은 미국인이 치료를 받거나 응급 또는 긴급 치료시설에서 진료를 받기 위해 기다려야 함을 의미하며, 두 가지 모두 문제가 있다. 치료를 기다리면 결과가 더 나빠질 수 있고(예: 입원이 필요할 수 있는 감염 악화 또는 탈수) 응급 또는 긴급 치료시설에서 진료를 받으면 즉각적인 문제는 해결되지만 긴급 및 응급 치료만으로는 기저 만성질환은 해결되지 못하며, 상태가 더 악화될 수도 있다.

의료재정도 일차 진료에 대한 구조적 장벽으로 영향을 미칠 수 있다. 예를 들어, 국가보험은 상환율이 낮기 때문에(평균적으로 민간 건강보험은 동일한 제공자 서비스에 대해 메디케어보다 143% 더 많이 상환[Lopez et al., 2020]) 일부 PCC는 메디케어와 메디케이드의 보장을 받는 환자를 받아주지 않는다. 실제로 2015년 PCC 조사결과에 따르면 PCC의 93%가 메디케어 환자의 의료비 상환을 받았으나 신환으로 메디케어 환자를 받은 경우는 79%에 지나지 않았다. 마찬가지로 PCC의 67%가 메디케이드로부터 상환을 받았지만 신환으로 메디케이드 환자를 받은 PCC는 14%에 지나지 않았다 (Boccuti et al., 2015).

일차 진료에 대한 접근성이 제한되는 원인에는 임상전문가가 부족하거나 진료시간에 맞추기 어려움 등이 있고, 특히 근무시간 외 예약을 할 수 없는 것도 제약요인이다(Corscadden et al., 2018). 많은 사람이 저녁이나 주말시간 외에는 일차 의료기관에 방문할 시간을 낼 수 없기 때문이다(Berry et al., 2014; Davie & Kiran,2020). 최근 체계적 문헌고찰 연구에 따르면 근무시간 외 일차 의료를 이용하면 응급실 방문횟수가 줄어들고 전반적인 의료비용이 낮아지는 것으로 나타났다(Hong et al., 2020). 이 글을 쓰는 시점에는 근무시간 외 진료와 만성질환 관리의 성과에 관해 발표된 연구결과는 찾을 수 없었다. 그러나 근무시간 외 서비스를 제공하면 환자성과가 향상될 가능성이 높다.

코로나19 팬데믹 기간 동안 미국에서는 일차 의료에서 원격의료 사용이 전례 없는 증가세를 보였으며(Assistant Secretary for Planning and Evaluation, 2020; Wosik et al., 2020), 이는 의심할 여지 없이 이전에 거리 때문에 일차 의료에 대한 장벽을 경험한 사람의 의료서비스에 대한 접근성을 향상시킬 수 있을 것이다. 팬데믹 이전에 원격의료에 거의 또는 전혀 관심을 보이지 않았던 노년층(Malani et al., 2020)조차도 팬데믹 기간 동안 원격의료를 경험한 후 직접 방문과 원격의료 방문의 질이 거의 다르지 않았으며, 앞으로도 그럴 것이라고 했다. 원격의료를 통해 계속해서 진료를 받는 것에 개인의 관심이 높기는 하지만 더 많은 제공자가 일차 의료인력(특히 농촌 의료인력)으로 참여하지 않는 한 저녁 및 주말 시간 환자진료가 표준 또는 기타 혁신적인 일차 의료 모델이 되기는 어렵다. 이러한 구조적 문제가 해결되지 않는다면 새로운 일차 의료 모델이 생기더라도 만성질환이 있는 대상자의 일차 진료에 대한 접근은 계속 제한될 것이다.

개인적·문화적 장벽

일차 진료 접근에 대한 개인적·문화적 장벽이란 개인이 적절한 일차 의료서비스를 받는 것을 방해하는 특성이나 상황을 말한다(MacKinney et al., 2014). 개인의 특성에는 연령, 성별, 문화, 인종, 언어, 민족, 종교, 성정체성, 직업, 사회경제적 지위, 신체습관, 정신건강 등이 포함되지만 이에 국한되지는 않는다. 의료종사자는 문화적으로 민감하고 다음 사항을 존중해야 한다. 어떤 개인은 특정 특성(예: 특정 성별, 인종, 종교, 언어, 서비스 제공자 유형, PCC의 특정 의사소통 방식)을 가진 PCC를 만나는 것이 더 편할 수 있다. 따라서 이러한 특성 중 일부를 공유하는 임상전문가에게 접근하지 못하는 것은 일차 의료서비스나 효과적인 일차 진료서비스를 받는 데 장애가 될 수 있다.

일반적으로 환자는 자신과 비슷한 임상전문가를 선호한다. 예를 들어, 흑인 남성은 흑인 남성

의료제공자를 선호할 수 있고(Aslan et al., 2018), 무슬림 남성과 여성은 일반적으로 동성의 제공자를 선호하며(Attum et al., 2020), LGBTQ+(Lesbian, Gay, Bisexual, Transgender, Questioning, Q+, 성소수자)로 인식되는 사람은 LGBTQ+ 친화적이고 이에 대한 지식이 풍부한 제공자를 선호한다(Tuller, 2020). 환자와 유사하거나 선호도가 일치하는 임상전문가가 환자를 돌볼 때 더 나은 결과를 얻을 수 있다는 것을 뒷받침하는 데이터는 제한적이지만 존재한다. 예를 들어, 한 연구에서 흑인 의사로부터 일차 의료서비스를 받은 흑인 남성은 일상적인 예방서비스를 받을 가능성이 훨씬 더 높았고, 혈압과 당뇨병을 조절할 가능성이 더 높았으며, 심혈관질환으로 사망할 가능성이 더 낮았다(Aslan et al., 2018). 또 다른 연구에서는 심근경색을 경험한 여성이 이후 여성 의사의 진료를 받았을 때 남성 의사에게 치료를 받은 여성보다 생존 가능성이 더 높았다(Greenwood et al., 2018). 그러나 다른 연구에서는 환자와 임상전문가 사이의 일치가 환자결과에 영향을 미친다는 점을 뒷받침하지 않으며, 결과에 영향을 미치는 것은 의료제공자의 의사소통 방식인 것으로 나타났다(Adams et al., 2015; Martin et al., 2013;Phillips et al., 2012). 데이터와 관계없이 개인은 환자와 임상전문가의 일치가 중요하다고 여기는데, 일치하는 제공자가 부족하다고 인식하는 경우 접근장벽이 존재한다.

사회적 건강 결정요인(Social Determinants of Health, SDoH)이 의료접근성과 전반적인 건강에 영향을 미치는 많은 장벽의 원인이 된다는 점을 인식하는 것이 중요하다(Artiga & Hinton, 2018; Commission on Social Determinants of Health, 2008). SDoH는 비의학적 환경조건, 즉 '사람들이 태어나고, 살고, 배우고, 일하고, 놀고, 예배하고, 나이가 드는 환경에서 건강, 기능, 삶의 질 결과 및 위험에 광범위한 영향을 미치는 조건'이다(Healthy People 2030, n.d.). SDoH가 만성질환에 미치는 전체 영향을 탐구하는 것은 이 장의 영역이 아니지만 만성질환 예방 및 관리에 SDoH가 미치는 영향은 크다(예: Cockerham et al., 2017; Del Brutto et al., 2020, Schroeder et al., 2020; Walker et al., 2016).

의료종사자와 환자가 서로를 잘 알고 자주 상호작용하는 소규모 농촌 지역사회에서는 개인정보보호 문제로 인해 일차 의료서비스에 대한 접근이 제한될 수 있다. 의료종사자가 엄격한 기밀을 유지하더라도 환자는 특히 민감한 문제(예: 정신건강, 성건강)와 관련하여 잘 아는 사람과 상호작용하는 것이 어색하거나 당황스러울 수 있다(Leung et al., 2016; Townsend, 2009).

* 삼중 목표와 형평성

삼중 목표

지난 10년 이상 의료계 지도자들은 미국 의료개선 연구소(Istitute of Health care Improvement, IHI)의 의료의 세 가지 목표, 즉 간단히 말해 '삼중 목표(Triple Aim)'(Berwick et al., 2008)를 미국 의료시스템의 바람직한 성과로 지지해왔다. '개인의 돌

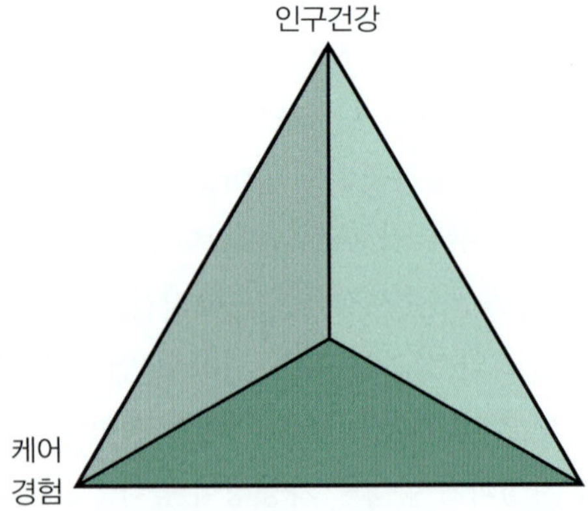

그림 15-1 미국의료 개선 연구소(IHI)의 건강 관리에 대한 삼중 목표

출처 The IHI Triple Aim framework was developed by the Institute for Healthcare Improvement in Boston, Massachusetts (www.ihi.org).

봄경험 개선, 인구건강의 개선, 인구 1인당 돌봄비용 절감'(Berwick et al., 2008, p. 760)으로 정의된 삼중목표는 세 가지 목표가 상호의존적 성격을 가졌으며(그림 15-1), 세 가지 전제조건을 가정한다. (1) 인구가 주요 관심단위이고, (2) '통합자'(즉, 건강유지 관리조직 또는 기타 유사한 실체)가 관심인구에 대한 세 가지 구성요소를 모두 조정해야 하며, (3) 삼중 목표로 이어지는 정책은 관심집단을 염두에 두고 개발되어야 한다(즉, 특정 정책은 모델에 포함되어 있지 않다).

삼중 목표는 단순하고 상식적이면서도 미래지향적인 목표를 가지고 있어 많은 찬사를 받았다(예: Galvin, 2018; Gerhardt et al., 2015; McCarthy & Klein, 2010). 삼중 목표는 여전히 매우 목표 중심이지만(즉, 과거 성과에 비해), 이는 환자를 특정 PCC 또는 일차 진료팀에 '등록'하는 것을 포함하여 일차 의료실무 및 만성질환 관리에 근본적인 변화를 일으켰다. 결과적으로 개별 환자의 치료경험 외에도 서비스 제공자 또는 팀 패널(즉, 팀이 관리하는 모집단)의 전반적인 건강에도 초점을 맞춘다. 이는 환자 개개인과 그들의 요구만 일차 의료에 가치가 있는 것이 아니라 PCC 또는 팀이 서비스를 받는 전체 환자 패널의 요구를 적극적으로 모니터하고 해결해야 한다는 뜻이다.

다른 목표

삼중 목표가 개발된 이후 적어도 두 개의 건강 목표가 더 개발되었다. 이것은 '의료서비스 제공자 만족'(Bodenheimer & Sinsky, 2014)과 '형평성'(Matheny et al., 2019)이라는 네 번째와 다섯 번째의 목표이다. 서비스 제공자 만족도와 형평성은 모두 중요하지만 이는 환자와 의료에 대한 초점을 흐리게 만들 수 있기 때문에 건강관리 향상기구(Institute of Healthcare Improvement, IHI)는 삼중 목표를 논의할 때 일반적으로 이 2개의 목표를 포함시키는 것을 권장하지 않는다. 그러나 IHI는 개별 조직이 자체 업무를 개선하기 위해 필요에 따라 목표를 추가하고 모델을 조정하도록 권장한다(Feeley, 2017).

형평성

Feeley(2017)와 다른 연구자들은 형평성을 목표로 보지 않고 건강의 기초로 가정한다(Ehlinger, 2015; Slavitt, 2018; Wilkinson, 2017). 더욱이, 로버트 우드 존슨 재단(Robert Wood Johnson Foundation)은 'Culture of Health' 이니셔티브(Plough, 2015)에서 형평성을 높이고 다음과 같은 정의(Braveman et al., 2017, p. 2)와 함께 지역사회 수준에서 형평성을 촉진하기 위한 개념틀을 제공했다.

> 건강형평성은 모든 사람이 가능한 한 건강해질 수 있는 공평하고 정당한 기회를 갖는다는 것을 의미한다. 이를 위해서는 빈곤, 차별, 그리고 그에 따른 결과(무력감, 공정한 급여, 양질의 교육 및 주택, 안전한 환경, 의료서비스를 제공하는 좋은 일자리에 대한 접근성 부족 등)와 같은 건강에 대한 장애물을 제거해야 한다.

측정 목적상, 건강형평성은 배제되거나 소외된 집단에 부정적인 영향을 미치는 건강 및 그 결정요인의 격차를 줄이고 궁극적으로는 이 격차를 없애는 것을 의미한다.

삼중 목표는 일차 의료, 만성질환 또는 간호를 위해 특별히 고안된 것은 아니지만 여러 측면에서 일차 의료환경에서 만성질환자를 만나고 돌보는 간호사에게 이상적인 개념 모델이라 할 수 있다. 삼중 목표의 중심에는 원래 조직적 실체로 구상되었던 '통합자'가 있다(Berwick et al., 2008). 그러나 삼중 목표가 처음 출판되고 12년이 지나는 동안 사회복지사(Conlisk & Casiano, 2016), 약사(Maine, 2010), 간호사(Bachynsky, 2020;Fox & McCorkle, 2018) 등 다양한 건강전문가에게 더 잘 부합하도록 수정된 '통합자' 정의가 제안되었다. "통합자는 개인 및 가족과의 파트너십을 구축하고, 일차 의료를 재설계하며, 인구 건강 관리를 제공하고, 품질관리에 대한 재정적 인센티브를 조정하며, 거시 의료서비스를 통합한다"(Maine, 2010, para 4).

만성질환 관리와 일차 의료 간호사

이 절에서는 만성질환 관리에 있어서 일차 의료 간호사의 최근 역할에 초점을 맞춘다.

* 등록간호사(RN)

지난 10년 동안 일차 의료에서 등록간호사(RN)의 확대된 역할에 대한 지지가 크게 증가했다. RN은 특히 만성질환을 가진 환자의 일차 의료에 독특하고 가치 있는 기여를 하는 것으로 인정받고 있다. 예를 들어, Veterans Health Administration (McConnell, 2017), Kaiser Permanente(Kaiser Permanente Nursing, n.d.), Southcentral Foundation (2020) 및 콜로라도의 Clinical Family Health Services를 포함한 많은 연방정부 수준의 질적 수준을 갖춘 의료센터(Federally Qualified Health Centers, FQHC), 지역사회 수준을 갖춘 코네티컷의 Health Center, Inc.와 캘리포니아의 West County Health Centers, Inc.에서는 심방세동, COPD, 당뇨병, 심부전 및 고혈압과 같은 만성질환이 있는 대상자의 복잡한 요구사항을 관리하기 위해 RN을 일차 의료 코디네이터로 활용한다(Bodenheimer & Mason, 2017). 또한, 지도자 역할을 하는 의사는 혁신적인 간호실무가 일차 의료에 제공하는 기여를 인식하기 시작했으며 RN의 확대된 역할을 권장한다(예: Bodenheimer & Bauer,2016; Bodenheimer & Mason, 2017; Flinter, Hsu, et al., 2017, Sinsky et al., 2013).

일차 의료에서 RN의 확장된 역할에 대해 현재까지 수행된, 규모가 가장 크고 포괄적인 연구에서는(Flinter, Hsu, et al., 2017) 30개의 우수한 일차 의료 진료소의 RN을 조사한 결과 RN의 역할이 이러한 조직의 품질 측면 성과에 핵심적인 역할을 한다는 사실을 발견했다. 이러한 실무를 하고 있는 RN은 공동의료팀의 구성원으로서 교육과 실무 범위의 최고 수준에서 자율적으로 기능했다. 또한 이들의 업무는 팀 RN과 RN 케어 코디네이터라는 두 가지 역할로 분류될 수 있는데, 일차 의료에서 RN의 두 가지 역할에 관한 문헌이 늘어나고 있다(Funk & Davis, 2015; Kooienga & Wilkinson, 2017; Smolowitz et al., 2015). 소규모기관에서는 일차 의료 RN 한 명이 팀 RN과 RN 케어 코디네이터 역할을 모두 수행하는 경우가 많으나, 큰 규모의 실무환경에서는 두 역할을 다른 RN이 각각 수행하는 경우가 많다.

팀 RN

팀 RN은 약물치료 및 예방접종 관리, 면허를 소지하지 않은 의료인력에 대한 감독, 약물조정, 환자 및 가족 교육, 현장 환자흐름 조정, 현장, 전화 및 전자 선별, 조언 및 지침 등 다양하고 협력적이며 자율적인 간호업무를 수행한다. 환자 흐름 및 분류 역할을 하는 팀 RN은 적합한 임상전문가가 환자를 적시에 평가할 수 있도록 제공자의 일정을 조정한다. 이는 팀 RN이 만성질환과 관련된 급성 악화 또는 우려가 있는 환자를 자주 만나는 반면, PCC는 아직 진단을 받지 않았거나 고급 실무절차가 필요한 환자를 진료한다는 의미이다(Flinter, Hsu, et al. , 2017). 팀 RN은 실무 기반 자동처치명령(standing order)을 사용하여 사정을 하고, 진단적 검사를 수행하며, 약물 승인을 포함한 적절한 관리 권장사항을 제공할 수 있다. 이러한 실무적 관행을 'RN 공동 방문(Co-visits)'이라고도 한다(Funk & Davis, 2015).

RN 케어 코디네이터

RN 케어 코디네이터는 만성질환 및 기타 복잡한 건강상의 요구를 가진 환자 패널의 관리에 역점을 둔다(Flinter, Hsu, et al., 2017). 이 역할에서 RN 케어 코디네이터는 개별 환자의 요구사항이 충족되고 환자 패널의 건강결과가 예상된 결과를 충족하는지 확인하며, 개별 환자와 그 가족(및/또는 중요한 지인)은 물론 일차 의료 진료실 내외의 다양한 의료팀 구성원과 협력한다. RN 케어 코디네이터는 특수 서비스(예: 교통, 물리치료, 상처관리) 및 진료이송(예: 일차 의료에서 병원으로, 병원에서 재활시설로 또는 가정이나 일차진료로 돌아오는등)을 조정하기 위해 돌봄현장 외의 다른 사람과 협력하는 경우가 많다. 이러한 역할에서 RN 케어 코디네이터는 진료통합자 역할을 하고 있다.

성과

점점 더 많은 RN이 전국 및 전 세계 조직에서 확대된 일차 의료 내 역할을 수행하고 있다는 사실에도 불구하고, 이러한 역할 확대를 뒷받침하는 근거는 많지 않다. 적은 수이지만 가용한 연구결과를 보면 긍정적이고 고무적이다. 간호사가 주도하는 자가관리 COPD 프로그램에 대한 20개 연구를 체계적으로 문헌고찰한 결과, 이러한 프로그램이 자기효능감은 높이고 불안과 갑작스러운 긴급/응급 진료 방문은 줄이는 것으로 나타났다(Baker & Fatoye, 2017). 6개국(예: 호주, 캐나다, 뉴질랜드, 남아프리카, 스페인, 미국)에서 시행된 18개 연구를 분석한 또 다른 체계적 문헌고찰 연구에서는 RN이 일차 의료팀에 소속되어 교육을 받은 수준에 근거하여 최대한의 실무를 수행하게 한 결과 진료범위가 확대되고 일차 의료에 대한 접근성이 크게 향상되었다(Norful et al., 2017).

메디케어 및 메디케이드 서비스 센터(Center for Medicare and Medicaid, CMS, n.d.)는 최근 노스캐롤라이나 시골 지역의 FQHC에서 RN 케어 코디네이터가 구현한 중재비용 측면의 결과에 대해 주목했다(Livsey, 2019). 이 중재는 메디케어 보험 환자를 대상으로 했으며, RN 케어코디네이터가 후속 전화 통화를 하고, 학제간 팀 회의에 참여하며, 환자와 연락하는 내용으로 구성되었다. 이 중재를 통해 환자의 당뇨병 결과와 대장암 검진율이 개선되었고 1년 투자 수익률(Return on Investment, ROI)은 1.61달러로 나타났다(즉, 1달러를 지출할 때마다 1.61달러의 수익을 얻었고, 결과적으로 0.61달러의 순이익이 발생했다). 또한 2016년에 실시된 비즈니스 사례분석 결과는 일차 의료에서 RN 역할 확대와 관련한 설득력 있는 결과를 보여주었다. 서비스별 수가제와 가치 기반, 개인별 및 공유 환급 절약모델의 경우, 일차 진료 RN의 수를 늘리고 RN의 업무를 확대하면 추가인력 배치에 의한 비용 증가에도 불구하고 일차 의료업무에 대한 순수익이 증가했다(Needleman, 2017).

일차 의료 RN의 역할향상을 위한 준비를 주제로 한 2016년도 Josiah Macy 컨퍼런스

2016년 6월, 조시아 메이시 주니어 재단(Josiah Macy Jr. Foundation)은 일차 의료에서 RN이 수준 높은 역할을 할 수 있도록 준비하기 위한 권장사항을 개발하기 위해 44명의 혁신적인 의료 리더가 모이는 3일간의 컨퍼런스를 개최했다. 이 컨퍼런스의 진행 자료집과 사진을 통해 풍부하고 생생한 토론을 확인할 수 있으며, 요약 권장사항은 비전이 있고 실행 가능한 내용으로 구성되어 있다(표 15-2 참고)(Bodenheimer. T. & Mason, D. 2017).

표 15-2 일차 의료 RN의 역할 향상을 위한 준비를 주제로 한 2016 Josiah Macy 컨퍼런스의 내용 요약

1. 간호 교육기관, 일차 의료 실무 및 보건 시스템의 리더들은 RN 교육 및 실무에서 일차 의료를 향상시키기 위한 문화 변화를 적극적으로 촉진해야 한다.
2. 일차 의료기관은 환자의 의료 요구사항을 충족하는 데 있어 RN의 기술과 전문지식을 활용하도록 의료 모델을 재설계해야 하며, 의료비지불자와 규제기관은 이러한 재설계를 촉진해야 한다.
3. 간호 교육지도자와 교수진은 면허 취득 전 교육과 RN/ BSN 간호학생 교육에서 일차 의료교육 내용을 향상시켜야 한다.
4. 일차 의료 실무 및 보건시스템의 리더는 일차 의료 분야의 평생 교육 및 전문 개발기회를 촉진하고, RN이 일차 의료영역에서 경력을 축적할 수 있도록 지원해야 한다.
5. 학계와 의료기관은 일차 의료 지식, 기술 및 관점에 대해 기 RN면허 취득자 및 RN/ BSN 학생을 교육할 수 있도록 간호 교수진을 지원하고 준비하기 위해 협력해야 한다.
6. 간호교육 및 평생교육 프로그램의 지도자와 교수진은 일차 진료 간호 커리큘럼에 전문가 간 교육과 팀워크를 포함해야 한다.

출처 Bodenheimer. T. & Mason, D. (2017).Registered nurses: Partners in transforming primary care. Proceedings of conference by the Josiah Macy Jr. Foundation in June 2016.. New York: Josiah Macy Jr Foundation.. https://macyfoundation.org/assets/reports/publications/macy_monograph_nurses_2016_webpdf.pdf

* 상급전문간호사(APRN)

미국의 상급전문간호사(Advanced Practice Nurse, APRN)에는 공인 전문간호사(Certified Nurse Practitioner, CNP), 공인 임상 전문간호사(Certified Nurse Specialist, CNS), 공인 간호사 조산사(Cerfied Nurse Mid-wife, CNM), 공인 마취 전문간호사(Cerfied Registered Nurse Anesthetist, CRNA)가 포함된다. 이들 APRN는 고통을 겪는 개인과 가족의 돌봄과 복지 향상에 필수적인 역할을 한다. 만성질환의 복합적인 성격 때문에 치료와 회복이 아닌 주로 기능과 안녕의 극대화에 중점을 두는 만성질환의 특성은 간호의 전인적인 초점과 잘 부합된다(Carrier & Newbury, 2016; Kinchen, 2019). APRN은 초기 진단부터 예측되는 돌봄지침 제공, 조정, 질병 모니터링, 약물관리 합병증 문제의 해결 등 만성질환 치료의 모든 측면(예: 부작용, 환자피로, 비용상환 등)에 관여한다. 사실 APRN이 만성질환자의 삶을 향상시키는 데 적합하지 않은 측면은 없다.

APRN은 지난 50년간 환자, 가족 및 지역사회의 건강과 관리에 참여해왔으며 APRN의 수는 계속해서 증가하고 있다. 예를 들어, 2019년 초까지 미국에서는 27만 명 이상의 NP가 면허를 취득한 것으로 추산되며, 이는 2007년 12만 명의 NP와 비교하여 크게 증가한 것이다(American Association of Nurse Practitioner, AANP, 2019). 도시 및 농촌 일차 의료 실무에 APRN의 참여는 점점 증가하고 있다(Barnes et al., 2019). 미국 및 국제적으로 실시된 연구에 따르면 대부분의 소비자는 NP로부터의 일차 의료서비스 제공을 수용한다(Kippenbrock et al., 2019; Maul et al.,2015; Parker et al., 2014). 2017년에는 메디케어 수혜자의 거의 1/3이 NP로부터 진료를 받았고, 8%는 NP를 주요 서비스 제공자로 활용했다. 이는 2012년 4.4%에 비해 증가한 수치이다. 세 가지 이상의 만성질환이 있는 개인 중 26%가 NP로부터 진료를 받았으며, 이는 의사로부터 진료를 받는 비율과 비교할 만하다(Fraze et al., 2020). 또한 선도적인 의사(예: Bodenheimer & Bauer, 2016; Sarzynski & Barry, 2019)와 의료기관(예: the Department of Veterans Affairs [2016], Mayo Clinic[Berry et al.,2014] 및 Kaiser Family Foundation[Van Vleet & Paradise, 2015])은 일차 및 만성질환 진료에서 APRN의 기여를 인정한다. 분명히, APRN은 일차

의료 실무에서 '성년기'에 도달한 상태이다.

연구에 따르면 APRN이 제공하는 일차 의료는 질병 성과에 있어 의사가 제공하는 진료의 성과와 동일한 수준의 향상을 이끌어내는 것으로 나타났다(표 15-3). 그러나 만성질환이 있는 개인의 일차 의료가 개선될 여지가 있다는 증거도 있다. 만성질환이 있는 많은 사람은 권장되는 목표에 도달하지 못하며, 또 어떤 사람은 자신의 질병을 인식하지도 못하고 있다. 가장 최근의 국민건강 면담 조사결과에 따르면 미국 성인 인구의 18%는 계속 흡연하고, 30%는 신체활동에 참여하지 않으며, 20%는 신체활동이 부족하고, 28%는 비만인 것으로 나타났다(Blackwell et al., 2014). 당뇨병 예방에 대한 인식 향상에도 불구하고, 새로운 당뇨병 진단은 계속해서 증가하고 있다(Fang, 2018). 당뇨병에 대한 효과적인 치료 선택지가 늘어났으나 당뇨병 환자의 절반 이상이 권장 혈당목표를 달성하지 못한다(Carls et al., 2017). 마찬가지로 고혈압 환자의 42.4%가 수축기 혈압이 140 이상이다(Shah & Stafford, 2018). 만성 하기도 질환은 미국에서 네 번째로 큰 사망원인이지만(Murphy et al., 2018), COPD 환자의 72%가 진단을 받지 않은 것으로 추정된다(Martinez et al., 2015).

주목할 점은 서비스를 제공한 PCC의 유형에 따라 건강결과에 차이가 없는 것으로 보인다는 것이다. 최근 코호트 연구에서는 의사, NP 및 PA로부터 일차 의료서비스를 받은 당뇨병 환자의 치료성과(예: HbA1c, 수축기 혈압, 저밀도 지단백 콜레스테롤)에서 차이가 발견되지 않았다(Jackson et al., 2018). 마찬가지로, 국가보훈처를 통해 일차 의료서비스를 받는 사람을 대상으로 한 대규모 연구에서 NP에 배정된 사람과 의사에 배정된 환자의 만성질환 결과에는 차이가 없었다. 이 연구결과 NP의 진료를 받은 사람이 전문 진료서비스를 더 적게 받았고, 전체 입원율 및 일차 진료에 민감한 입원이 더 적었다(Liu et al., 2020).

만성질환 치료성과가 아직도 목표와는 거리가 멀기 때문에 일차 의료 APRN은 해야 할 일이 많다. APRN과 RN이 일차 의료를 제공하는 데 얼마나 자주 서로 협력하는지는 알려져 있지 않다. 그러나 많은 일차 의료 APRN이 전통적인 의사실무와 유사한 실무 모델에서 작동하기 때문에 대부분의 일차 의료 APRN이 일차 의료 RN과 협력하지 않거나 확장된 역할을 하는 일차 의료 RN과 같이 일하지 않는다고 추측할 수 있다. 일차 의료의 APRN/확장된 RN 모델이 환자 결과에 미치는 영향은 아직 알려져 있지 않지만, 이러한 모델은 특히 만성질환자 돌봄에 많은 잠재력을 가지고 있다.

만성질환 돌봄 모델

일차 의료에서 RN의 역할 확대, 일차 의료 제공자로서 APRN에 대한 인식 변화, 일차 의료에서 만성질환 진료의 비율 우세 등을 고려하여 다양한 만성질환 돌봄 모델이 개발되었다. 그리고 이러한 돌봄 모델을 설명하고 평가하는 문헌도 늘어나고 있다(Gordon et al., 2019). 근거가 견고하지는 않지만 이러한 모델을 평가해보면 만성질환자에 대한 의료가 개선될 수 있다는 근거를 찾아볼 수 있다. 우리는 일차 의료 만성질환자 돌봄 모델을 검토할 때 일차 진료/외래 환자 진료환경과 급성기 진료에서 일차 의료로 전환되는 시기를 지원하는 모델에 중점을 두었다. 이 고찰에서는 모델의 개요뿐만 아니라 이러한 모델에서 치료받는 만성질환자의 성과에 대한 심층분석도 제공된다. 이 장에서 검토되는 모델은 적어도 최소한의 평가는 된 연구들이다.

다양한 모델이 제안되었으며, 이들 중 상당수는 간호사와 APRN에 의해 설계, 구현 및 평가되었다. 일반적으로 다른 모델은 간호사 및/또는

표 15-3 일차 의료와 관련된 상급전문간호사(APRN) 관련 주요 성과연구

연구	연구 설계	연구대상자	추적조사 기간	주요 결과
Liu et al. (2020)	RCD. 일차 의료 NP와 MD에 대상자를 할당 후 외래방문, 입원, 비용, 케어 성과비교	보훈처 수혜자 806,434 명	1년	MD그룹에 비해 NP그룹 대상자는 전문의 서비스를 덜 받았고 전체 입원 및 외래 케어에 좌우되는 입원이 적었음. MD그룹과 NP 그룹 대상자 간에 의료비, 임상적 성과, 진단적 검사 시행 등에 있어 통계적으로 유의한 차이가 없었음.
Everett et al. (2019)	RCD. 일차 의료케어를 MD, NP, PA에게서 받은 세 개 당뇨 대상자 집단의 임상성과 비교.	보훈처수혜자 609,668명	1년	당뇨병 환자의 임상적인 성과의 중간 평가에서 케어제공자에 따른 집단 간에 유의한 차이가 없었음 (예, HbA1C,수축기 혈압, LDL-C)
Buerhaus et al. (2018)	RCD.일차 의료 케어를 MD에게서 받는 그룹과 NP에게서 받는 두 그룹 간 만성질환관리, 예방가능한 입원횟수, 역효과, 암스크리닝등을 비교 평가	Medicare 수혜자 766,355명	1년	입원, 재입원, 부적절한 응급실방문, 요통에 대한 영상 검사 율이 MD그룹보다 NP그룹에서 낮았음. 만성질환 관리와 암스크리닝을 NP 보다 MD 그룹에서 더 많이 받았음.
Kurtzman and Barnow (2017)	National Ambulatory Medical Care Survey자료를 이용한 후향적 연구. 일차 의료케어를 MD, NP, PA에게서 받는 세 그룹의 결과 비교	1,139 PCC에 등록된 23,704명의 환자자료.	5년	MD, NP, 또는 PA에게서 케어를 받는 세 집단 간 환자성과의 차이는 없었음. NP와 PA는 의사보다 흡연 중단을 위한 상담을 더 많이 권하고 건강 교육이나 상담서비스도 더 많이 제공했음.
*Martinez-Gonalez et al. (2015)	SR. 2014년 이전에 출판된 RCT 연구 중 APRN과 MD에 의한 일차 케어의 성과를 비교한 연구를 고찰함	14개 RCT연구 10,743명	0.5~48개월, 중간값은 12개월	실무가이드라인의 준수에 있어 차이가 없음. 당뇨병 환자의 당화혈색소 수준에 차이가 없음. 질병합병증에 대한 환자의 지식정도에 차이가 없음. BMI나 허리둘레치수에 있어 차이가 없음. BP, 지질, 천식환자에 있어 APRN 그룹의 성과가 더 좋았음. 심혈관질환의 이차적 예방(예를 들어 아스피린처방)이 APRN그룹에서 더 많음. 당뇨병 환자의 발합병증 위험 요인이 APRN그룹에서 감소했음.
Stanik-Hutt et al. (2013)	SR. 1990년-2009년 사이에 출판된 연구중 NP 또는 MD가 제공한 환자케어 성과 비교 연구를 고찰 함	37개 연구, 총 1200명 이상의 환자	명시되지 않음	사망률, 입원율, 입원 기간, 응급 병원 방문, 혈당, 혈압, 환자 만족도, 건강 및 기능 수준에 대한 자가보고 정도에 있어 그룹 간 차이가 없었음 NP에 의한 의료를 제공받은 그룹에서 혈액검사 결과가 더 좋았다

Newhouse et al. (2011)	SR. 1990년–2008년 사이에 출판된 APRN과 MD가 제공한 환자케어 성과 비교 연구를 고찰 함.	69개 연구: NP=37 CNS=11 CNM=21 CRNA=0 (환자 수는 명시되지 않음)	명시되지 않음	의료서비스 성과가 APRN그룹이 MD그룹에 비해 더 좋거나 같음 MD와 NP에 의한 케어비교는 Stanik–Hutt 등(2013)의 연구 결과와 동일.
Houweling et al. (2011)	RCT. 2형 성인 당뇨 환자를 무작위로 NP그룹과 MD그룹 에 배정	N=206	14개월	HgbA1c, BP, 지질 수치에 대한 차이는 없었음 NP 그룹 대상자들은 일부 QOL 감소를 경험, MD 그룹 대상자들은 그렇지 않음 케어에 대한 만족도가 NP그룹이 MD그룹보다 더 높음
Dierick–van Daele, et al. (2009)	RCT. 대상자를 무작위로 NP 그룹과 MD그룹에 배정	N=1501	6개월	건강 수준, 의료 자원 이용, 건강 지침 준수 면에서는 차이가 없었음 NP그룹에서 추적조사에 대한 자문을 더 많이 받음 MD그룹보다 NP그룹의 면담시간이 더 길었음 환자 만족도에서 차이가 없었음
*Laurant et al. (2005)	SR. 1966~2002년 사이에 출판된 연구 중 NP케어와 MD케어를 비교한 연구를 고찰함.	16개 연구	평균 12개월 이하	건강 성과, 돌봄 과정, 자원 활용 및 비용 면에서는 두 그룹 간에 차이가 없었음 환자 만족도가 NP그룹에서 더 높았음 MD 그룹 보다 NP 그룹 자문이 더 길었음.
Lenz et al. (2004)	RCT. 무작위로 NP그룹과 MD그룹에 배정한 환자의 2년 후 추적연구.	N=406	2년	건강 수준, 질병에 따른 생리적검사결과, 전문가 도움, 응급실 방문, 입원환자 응대 면에서는 두 그룹 간에 차이가 없었음 환자 만족도에서는 그룹간 차이 없었음
Mundinger et al. (2000)	RCT. 대상자를 무작위로 NF 그룹과 MD 그룹에 배정	N=1,316	6개월 과 1년	(1) 환자의 건강 수준, (2) 당뇨, 천식 등 만성질환자들의 생리검사 결과, (3) 보건의료 서비스 활용도, (4) 첫 진료 이후의 만족도 면에서는 NP 그룹과 MD 그룹 간에 차이가 없었음. 고혈압 환자의 DBP가 NP그룹에서 더 낮았음(NP 그룹 82mmHg, MD 그룹 85mmHg, p=0.04). 6개월 이후 치료자 특성에 대한 만족도는 MD 그룹에서 더 높았음(5점 만점에 MD 그룹 4.2, NP 그룹 4.1, p=0.005); 1년 이후에는 두 그룹 간에 만족도 차이가 없었음

*APRN과 APRN으로 면허를 받지 않은 특별 훈련된 RN이 NP로 포함됨.

BMI= Body mass index; BP=blood pressure; CNM=certified nurse–midwife; CNS=clinical nurse specialist; CRNA=certified registered nurse anesthetist; GP=general practitioner; MD=physician; NP=nurse practitioner; QOL=quality of life; RCD=retrospective cohort design; RCT=randomized controlled trial; SR=systematic review.

APRN을 포함하는 환자 중심 건강관리 홈 및 정신건강과 일차 진료를 결합한 통합진료와 같은 팀 기반 접근방식을 사용했다. 이러한 모델 전반에 걸쳐 치료의 초점은 일반적인 만성질환을 다루는 것부터 특정 질병이나 장애(예: 당뇨병 또는 신장질환)에 초점을 맞춘 경우, 특정 집단(예: 만성질환이 있는 아동)에 초점을 맞춘 경우까지 다양하다. 이러한 모델은 일반적인 일차 의료환경을 기반으로 하지만 일부는 원격의료를 이용하고 일부는 진료소 환경이 아닌 가정 환경에서 일차 의료를 제공한다. 마지막으로, 급성기 치료에서 가정 및 일차 의료로의 전환에 초점을 맞춘 여러 전환기 모델도 포함되어 있다.

* RN/APRN 주도 돌봄 모델

미국 및 기타 국가에서는 점점 더 많은 RN/APRN 주도 만성질환 모델이 개발되고 있다. 이러한 모델 중 일부는 APRN이 만성질환 치료를 조정하는 역할을 하는 초기 치료 모델을 기반으로 한 것이다(Brooten et al., 2003; Naylor et al., 1999). 전문간호사(NP)는 이러한 여러 모델의 핵심 임상전문인력인데 이에 비해 임상 전문간호사(CNS) 또는 기타 APRN을 활용하는 모델에 대한 연구는 부족하다(Moore & McQuestion, 2012).

일부 모델에서는 간호사(RN 또는 이에 준하는 사람)가 지도자 역할을 한다. 이스라엘에서는 일차 의료실무에 간호사가 복합 만성질환자 패널에게 돌봄을 제공한다(Steinman et al., 2018). 간호사는 매달 환자에게 직접 또는 전화로 치료계획을 검토하고, 필요한 경우 계획을 수정하며, 상담과 후속조치를 제공한다. 또한 간호사는 주치의와 진료를 조정한다. 중국에서는 간호사가 급성 치료환경에서 지역사회 보건센터로의 이송을 조정한다(Tu et al., 2020). 개별화된 퇴원교육, 약물 치료계획 및 퇴원 후 지원이 모델의 핵심 구성요소이다. 또 다른 모델에서는 간호사가 만성질환자에게 자가관리를 수행하는 데 필요한 지원을 제공하고 환자 참여와 건강행동을 향상시킨다(Eikelenboom et al., 2016). 여기서 지원이란 환자의 자가관리 행동 정도를 평가한 후 환자를 온라인 또는 직접 지원 프로그램에 참여하도록 하는 것이다.

대부분의 만성질환 간호 모델에서 APRN은 모델의 핵심이며, 치료팀을 이끈다. Bonner 등(2019, 2020)은 호주에서 여러 가지 만성질환이 있고 여러 전문클리닉(심장내과학, 신장내과학 및 내분비학)에서 진료를 받는 환자를 위해 통합 NP 주도 클리닉을 개발했다. 이 클리닉은 병원에서 떨어진 지역사회 기반 클리닉에서 대상자를 진료하는 NP가 주도하며, 총체적인 접근방식을 통해 만성질환자의 조기 식별 및 중재에 중점을 두고 있다. 전체적인 목표는 병원 입원을 줄이는 것이다. Lowery 등(2020)은 NP가 삼차 및 일차 의료환경 모두에서 만성 심부전 환자에게 질병관리(예: 평가, 치료계획, 약물관리, 일차 및 전문 의료제공자와의 조정, 환자 교육)를 제공하는 모델을 평가했다. 캐나다에서는 일차 의료팀이 노인 전문 지식을 갖춘 NP로 하여금 일차 의료의사와 노인 전문의 간의 진료를 조정했다(Prasad et al., 2014). 이 모델에서 일차 의료 진료환경에 기반을 둔 NP는 급성기 돌봄, 장기 진료 및 일차 의료 간의 진료를 조정한다. 환자를 외래 클리닉에서 볼 수도 있지만 입원상태에서도 볼 수 있다. 또한, van den Wijngaart 등(2015)은 심혈관 위험요인이 있는 환자를 위한 NP 주도 모델을 개발했는데, 위험요인 및 생활 평가가 수행되고, 전문가팀이 치료계획을 개발하며, 개별화된 생활방식 중재를 제공한다.

Sherlock과 Rounds(2019)는 NP가 급성기 치료환경에서 가정으로의 전환기 관리를 제공하는 모델을 개발했다. NP는 전자건강기록을 검토하고 광범위한 약물조정을 수행하며, 약물치료, 진단 및 치료계획에 관한 교육을 제공한다. 검사 및 영상

촬영을 포함한 후속진료는 환자와 PCC의 후속진료 예약과 함께 진행된다.

미네소타의 한 팀은 가족 중심 메디컬 홈이라는 개념적 틀을 사용하여 복합 만성질환이 있는 아동 대상자에게 초점을 맞추었다(Cady et al., 2014; Cady et al., 2015; Looman et al., 2015; McKissick et al., 2017). 해당 모델에서는 메디컬 홈 내 일반적인 서비스 외에 '고밀도' 전화 원격의료를 사용하여 APRN이 진료 조정을 했다. 캐나다에서는 만성질환이 있는 아동을 위해 NP가 치료팀의 다른 구성원과 협력하여 병원, 지역사회 또는 가정에서의 정기적인 후속조치를 통해 치료를 조정했다(Gresley-Jones et al., 2015).

일부 모델에서는 RN 또는 APRN이 전문가팀을 이끌고 돌봄을 제공한다. Hansen 등(2017)은 NP가 사회복지사, 물리치료사, 작업치료사로 구성된 팀과 협력하여 캐나다 노인을 위한 돌봄을 평가하고 계획하는 모델을 평가했다. 재활 환경에 기반을 둔 팀은 PCC와 돌봄을 조정했다. 복합 만성질환이 있는 퇴역군인을 위해 만든 ImPACT라는 프로그램에서도 마찬가지로, NP는 일차 의료 분야의 사회복지사, 레크리에이션 치료사, 의사를 포함한 학제간 팀을 주도 했다(Hummell et al., 2017). 이 프로그램의 대상자는 연중무휴 24시간 PCC에 직접 전화로 접속할 수 있으며, 팀과의 빈번한 정기적인 후속조치를 통해 다학제적 종합 평가를 받고, 코칭과 교육을 받으며, 적절한 지역사회 서비스를 받을 수 있었다. 모든 서비스에서 NP가 집중적인 사례관리를 하고 돌봄을 조정했다.

APRN은 환자가 모니터링과 평가, 교육 및 상호 지원을 결합하여 한 명 이상의 임상전문가를 그룹으로 만나는 그룹중재 모델을 기반으로 하는 다양한 만성질환 모델을 만들었다. 당뇨병 환자의 그룹모임을 핵심으로 하는 모델에서 NP는 일차 의료환경에서 전문가팀 돌봄을 조정하는 역할을 했다(Jessee & Rutledge, 2012). Lucotarto 등(2016)은 모델의 일부 서비스로 그룹으로 전문가를 만나는 모임을 운영했는데, 전문가팀을 조정하는 리더로 APRN을 활용했다. 팀은 APRN, RN, LPN, 당뇨병 교육사 자격을 갖춘 RN, 영양사 및 약사로 구성되었다. 팀은 만성 신장질환에 중점을 두고 필요시 신장전문의의 지원을 받았다. Watts 등(2009)도 전문가팀이 그룹으로 방문/약속을 공유하는 모델을 개발했다.

몇몇 모델은 가정 중심 일차 진료를 통해 만성질환 돌봄을 제공하는 데 초점을 두고 있다. Trilla 등(2018)은 지역사회 보건제공자, RN, 사회복지사, 약사를 포함하는 임상팀을 NP가 이끄는 모델을 개발했다. 팀은 요구사항에 대한 전문가 간 평가를 통해 얻은 위험 정도를 분류하고, 이를 기반으로 개별 돌봄계획을 개발했다. 연중무휴 24시간 가정방문 진료가 가능하며, 방문 시 자가관리 및 질병관리에 중점을 두었다.

* 기타 모델

RN/APRN이 주도하는 만성질환 모델 외에도 일반적인 모델 내에 간호사가 구성원으로 포함된 여러 다른 모델이 개발되었다. 이 장에서 자세히 다루지는 않지만, 만성질환 모델에는 간호사, APRN, 의사 외에 작업치료사(Mirza et al., 2020). 사회복지사(McGregor et al., 2018), 지역사회보건 종사자(Ingramet al., 2017; Kangovi et al., 2018), 구급대원(Myers et al., 2019; Rasku et al., 2019) 및 약사(Khera et al., 2019) 등 다양한 임상전문가가 포함되었다. van Eck van den Sluijs 등(2018)은 일차 의료의 실행에 있어 어느 특정 의료전문가가 일차 의료팀의 일부가 되어야 하는지보다는 어떤 만성질환에 대한 치료 모델을 구현할 것이냐에 초점을 맞추는 것이 더 중요하다고 주장했다.

팀 기반 모델

만성질환 치료의 일반적인 모델에는 팀 구성원으로 RN 및 APRN을 포함하는 전문가팀이 포함된다. 슬로베니아에서는 위험사정은 물론 건강 및 생활방식 상담을 제공하기 위해 NP가 주치의팀에 추가되었다(Klemenc-Ketis et al., 2015). Meyers 등(2019)은 매일 근무하는 일차 진료소의 조직화된 진료팀은 필요한 검사를 위해 환자를 식별하고, 후속조치를 취하는 데 필요한 인구 관리시스템을 위한 메커니즘을 만들고, 연간 3회 교육 세션에 참석하며, 정기적인 웹 세미나를 통해 진료의 질 향상을 위한 전략을 공유했다. Main주의 일차 진료소에서는 사회복지사가 간호사, 의료보조원, 약사, 치료관리자로 구성된 팀원과 함께 돌봄을 조정한다. 보훈처 재택 일차 의료 모델(Edwards et al., 2017)과 같은 의사 주도 모델도 팀기반 모델로 활용되었다.

이러한 팀기반 모델의 구성원은 위에 언급한 바와 같이 간호사, 의료보조원, 약사, 사회복지사, 의사 및 케어 매니저를 포함하여 매우 다양하다. Fortin 등(2019)의 연구에는 간호사, 영양사, 운동요법사, 호흡치료사, 금연치료사가 참여했다. Levengood 등(2019)은 메타분석 결과 일반적으로 팀 구성은 환자, PCC, 기타 두 명의 다른 의료전문가(대부분 간호사와 약사)로 구성된다고 보고했다.

환자 중심 메디컬 홈

환자 중심 메디컬 홈(Patient Centered Medical Homes, PCMH)은 일차 의료를 위한 환자 중심의, 포괄적이고 팀 기반이며, 조정 및 접근 가능하고, 질과 안전에 중점을 둔 일차 의료 접근방식이다(AHRQ, n.d.). 이 접근법은 만성질환 환자에 대한 치료를 최적화하는 데 사용되었다. 예를 들어, 호주의 PCMH 모델은 호주에서 만성질환자 치료를 개선하기 위해 사용되었다(John et al., 2020).

만성질환 돌봄 모델

만성질환 돌봄 모델(Chronic Care Model, CCM)은 일차 진료에서 만성질환 관리 프로그램을 개발하기 위한 기초로 일반적으로 사용되어 왔다(제14장 참조). 이 모델에는 자가관리 지원, 의사결정 지원, 전달시스템 설계, 지역사회 자원 및 정책, 조직 지원, 임상정보시스템 등 6가지 핵심 구성요소가 있다(Watts et al., 2009). Watts 등은 이 모델을 만성질환자 돌봄에 초점을 맞춘 NP 주도의 학제간 팀을 개발하는 가이드로 사용했다.

통합 돌봄 모델

통합 돌봄 모델(Integrated Care Model)은, 항상 그런 것은 아니지만, 일반적으로 한 환경에 정신건강과 일차 의료를 결합한다. 이러한 모델은 만성 정신질환/상태와 만성 의학적 질환/상태 모두에 초점을 두고 환자를 관리하는 모델이다. 예를 들어, Zurovac 등(2019)은 중서부 지역의 일차 의료 환경에서 행동건강과 만성질환 관리를 통합한 프로그램을 평가했다. 이 일차 의료 클리닉에서는 의사, 간호사, 의료보조원, 실무관리자, 행동건강 임상전문가가 포함된 통합 돌봄팀을 구성했다.

* 모델의 초점

많은 모델은 일반적인 만성질환에 초점을 맞추고 있다. 그러나 일부 모델은 뇌졸중(Condon et al.,2015); 골다공증(Greene & Dell, 2010); 당뇨병(Jessee & Rutledge, 2012; Levengood et al., 2019; Riley et al., 2013; Simmons & Kasputin, 2011); 심장 관련 질환(Klemenc-Ketis et al., 2015; Lowery et al., 2012; van den Wijngaart et al., 2015); 신장질환(Llewellyn, 2019; Lucatorto et al., 2015); 상처(Jiménez-Garcia et al., 2019), 우울증 및 만성 통증(Aragonès et al., 2019) 등의 질병 또는 상태를 특정하여 서비스를 제공한다.

또는 특정 연령의 환자집단에 중점을 둔다. Cady 등(2014), Cady 등(2015), Looman 등(2015), McKissick 등(2017)은 소아환자를 대상으로 하는 모델을 구성했고 Hansen 등(2017), Jeansawang 등(2012), Prasad 등(2014)의 모델은 노인 환자를 대상으로 하는 모델이다. 한편 Salamanca-Balen 등(2018)은 완화치료 환자에 초점을 맞춘 모델이다.

* 모델의 환경

이 장에서는 일반적으로 일차 의료의 환경을 기반한 모델을 서술하고 있다. 미국뿐만 아니라 전 세계적으로 관련된 모델이 발전하고 있으며, 다양한 국가에서 RN 및 APRN을 활용하는 새로운 모델이 등장하고 있다. 일차 의료의 혁신으로 인해 의료 제공에 대한 새로운 접근방식이 탄생했다. Edwards 등(2017)과 Trilla 등(2019)은 만성질환자의 가정을 방문하여 일차 의료서비스를 제공했다. Cady 등(2014, 2015), Looman 등(2015), McKissick 등(2017)은 직접 가정방문과 함께 원격의료를 모델의 핵심 구성요소로 사용했다. 또한 급성기 치료환경에서 가정으로의 전환기에 초점을 맞춘 다양한 전환기 돌봄 모델도 개발되었다. Sherlock과 Rounds(2019)는 NP가 급성 치료시설과 민간 내과 진료 간의 돌봄 조정을 주도했다. 일차 의료의 역할이 이러한 모델에서 항상 명확하게 설명되어 있지는 않지만, 환자 돌봄을 조정하는 것이 일차 의료에서 중요한 것은 확실하다.

* 성과/근거

이러한 다양한 만성질환 돌봄 모델을 지지하는 근거가 늘어나고 있지만 현재로서는 그 근거가 견고하지는 않다. 그러나 이러한 모델이 환자의 돌봄 과정과 성과에 영향을 미칠 수 있다는 신뢰할 만한 근거가 있다.

돌봄의 과정

많은 연구자가 만성질환 모델이 돌봄 과정에 미치는 영향을 조사했다. Greene과 Dell(2010)은 NP가 주도하는 골다공증 프로그램을 통해 골다공증 약물을 복용하는 여성의 수가 증가했다고 보고했다. 이 연구에서는 평가를 위한 자료로 6년 동안의 Kaiser Permanente 이용자의 후향적 인구통계, 약국, DXA 스캔 및 골절병력 등의 데이터가 사용되었다. Hummelet 등(2017)은 보훈처(Veterans Administration, VA) 시스템에 등록된 고위험 환자를 위한 NP 주도 모델인 ImPACT를 통해 돌봄을 받은 사람과 그렇지 않은 사람을 비교했는데, 호스피스 의뢰 수가 ImPACT 그룹에서 크게 증가했음을 발견했다. Steinman 등(2018)은 통제된 임상 연구설계를 이용하여 다병증(multimorbid) 성인을 위한 종합 치료 프로그램을 평가한 결과, 환자 중심 돌봄을 받은 중재그룹의 경우 환자당 약품 수의 변화 없이 약물프로필의 변화가 대조군보다 훨씬 더 많았다. 저자들은 이 결과는 이 모델에서 대상자의 약물과 관련된 요구에 더 많은 관심을 기울였기 때문이라고 추측했다. Sherlock과 Rounds(2019)는 후향적 차트 검토를 통해 급성기 돌봄에서 내과 의원 진료로의 전환에 초점을 맞춘 전환기 돌봄 프로그램을 시행한 결과 퇴원 후 방문이 7일 이내에 가능했고, 제공자는 더 많은 시간을 일차 의료 대상자를 돌보는 데 사용할 수 있는 것으로 나타났다. Lucatorto 등(2016)은 서술적 연구를 통해 NP가 주도하는 전문가 그룹의 방문을 통한 돌봄을 받는 만성 신장질환 환자는 콜레스테롤 약물, 안지오텐신 전환효소 억제제/안지오텐신 수용체 차단제 및 인슐린을 포함한 적절한 질병특이적 약물을 처방받을 가능성이 기본 평가에 비해 종료시점에 더 높았다. 또한 비스테로이드성 항염증제(NSAID) 사용도 감소했다. Druss 등(2017)은 심장대사 위험요인 및 기타 동반질환에 초점을 맞춘 건강행동 홈 프로그램을 평가했다. 447명의 환자를 대상으로 한 무작위시험에서 중재그룹의 환자는 만성 치료 모델에 따라 더 높은 품질의 일반 건강관리 및 심장대사 치료를 받았다.

환자 건강 성과

점점 더 많은 연구가 혈당, 혈압, 사망률과 같은 대상자 건강 측면의 성과를 다루고 있다. Lucatorto 등(2015)은 만성 신장질환 환자가 NP가 주도하는 전문가팀의 방문관리를 받았을 때 HbA1c, 추정 사구체여과율(eGFR) 수준 및 혈압이 안정적이었다고 보고했다. 그러나 이 연구는 표본이 적고 대조군도 없었으며 통계분석을 위한 검정력도 충분하지 않았다. Riley(2013) 또한 그룹방문 모델을 적용했을 때 HbA1c, 체중, 확장기 혈압 및 벡 우울척도(Beck Depression Scale) 점수가 향상된 것을 발견했다. 그러나 이 연구는 대조군이 없는 아주 작은 표본의 연구였다. van den Wijngaart 등(2015)에 따르면 전문가팀과 간호사 주도의 생활방식 중재 프로그램을 적용한 결과 저밀도 지단백 콜레스테롤과 수축기 혈압이 감소하고 흡연율, 음주율, 건강에 해로운 식습관도 감소한 것으로 나타났다. Riley(2013)의 연구와 마찬가지로, 이 연구도 대조군이 없는 설계의 연구였다. 또 다른 연구(Bonner et al., 2019)에서는 한 명의 NP가 주도하는 진료소에서 돌봄을 받은 복합상병 환자가 1년 후에 BMI가 더 낮아졌는데, 이 연구의 설계에도 대조군이 없었다. 심혈관 위험요인이 있는 사람을 위한 팀 기반 치료 모델(Klemenc-Ketis et al., 2015)에서는 중재집단이 통제집단의 사람보다 수축기 혈압과 콜레스테롤이 더 낮고 신체활동 수준이 더 높게 나타났다. 이 연구는 집단 배정 시 무작위할당을 하지 않았고 후향적 코호트 연구설계를 사용했다.

만성질환 모델의 환자성과에 대한 일부 연구에서는 보다 강력한 연구설계를 사용했다. Jessee와 Rutledge(2012)는 NP 주도 그룹모임에 참여한 중재그룹의 당뇨병 참가자가 일반적인 치료를 받은 참가자에 비해 중재 후 혈당 및 HbA1c 수준이 더 낮았다고 했다. 그러나 이 연구에서는 중재군과 대조군을 무작위로 배정하지 않았고 참가자는 '참여 의지'에 따라 두 그룹 중 하나에 배정되었다. Tu 등(2020)은 당뇨병 환자를 위해 개발한 병원에서 가정으로의 전환 프로그램을 평가하기 위해 군집 무작위 대조실험 연구설계를 사용했다. 연구결과 전환 프로그램에 참여한 그룹은 혈압과 HbA1c 수치가 대조군보다 현저히 낮았다. 클러스터 무작위 대조군 연구설계를 사용한 또 다른 연구(Aragonès et al., 2019)에서는 우울증과 만성 근골격계 통증이 있는 사람을 대상으로 협동 돌봄 중재를 적용했다. 중재군에서는 대조군에 비해 우울증의 중증도가 낮았고, 항우울제 치료에 대한 반응과 관해율이 높았다. 그러나 통증의 심각도나 통증 치료에 대한 반응에 있어서는 두 집단 간에 차이가 없었다. Lowery 등(2012)은 NP 주도 질병관리 모델을 퇴역군인에게 적용한 결과 중재군이 1년 및 2년 말에 대조군에 비해 사망률이 더 낮았다. 이 연구에서는 대조군이 있는 준실험 설계를 사용했다.

Watson 등(2013)은 메타분석을 이용하여 협동 돌봄 모델 프로그램이 정신 및 신체 건강결과에 미치는 영향을 조사했다. 연구결과 이러한 중재 모델이 우울증 정도에 긍정적인 영향을 미치고 삶의 질을 향상시키지만 HbA1c 수준에는 영향을 미치지 않았다는 사실에 주목했다. 유사한 연구로, van Eck van der Sluijs 등(2018)은 대상자의 진단명에 따라 신체적 결과의 지표가 다르지만 협업/통합 돌봄이 우울증과 신체적 결과에 긍정적인 영향을 미쳤다고 보고했다. 이 돌봄 모델은 고혈압, HIV, COPD, 다중질병, 관절염 및 암이 있는 대상자의 신체적 성과에 긍정적 영향을 주었지만 2형 당뇨병 환자의 신체적 결과에는 영향을 미치지 않았다. Levengood 등(2019)은 당뇨병 환자를 위한 팀 기반 돌봄의 효과에 대한 메타분석 결과 팀 기반 돌봄을 받은 팀의 대상자가 체중은 오히려 조금 늘었지만 HbA1c, 혈압, 지질에는 긍정적인 영향이 나타났다고 했다. 또한 중재군에서 더 많은 환자가 목표로 했던 건강목표를 달성했다.

건강관리시설 활용

많은 연구에서 만성질환 모델이 의료 활용, 특히 병원 입원 및 응급실 방문에 미치는 영향을 평가했다. Baldwin 등(2014)은 CNS가 급성 치료환경에서 가정으로 가는 전환기 대상자를 감독하도록 했다. 또한 CNS는 돌봄 요구사항을 해결해주기 위해 무료 진료소에서 환자를 만날 수도 있었다. 사례 연구설계를 이용하여 평가한 결과 중재 전보다 중재 중에 응급실 및 병원에 재입원하는 비율이 낮아졌다. 뇌졸중 환자를 위한 간호사 전환 프로그램에 참여한 대상자는 수정 전후 품질개선 프로젝트의 효과를 평가한 결과 이 프로그램 시행 전에 비해 30일 이내 재입원이 48% 감소했다(Condon et al., 2015). Lowery 등(2012)은 준실험연구 설계로 심부전 환자에 대한 NP 주도 질병관리 모델의 효과를 평가했는데, 중재군에서 첫 해 말에 전체 입원 및 심부전장애 관련 입원이 훨씬 적다는 사실을 발견했다. Rose 등(2016)은 팀 기반 돌봄 모델을 사용한 결과 입원 및 응급실 방문이 감소한 것으로 나타났다. 그러나 이것은 매우 작은 집단을 대상으로 한 연구였다. Bonner 등(2019)은 일차 의료에서 팀 기반 접근방식을 NP 주도 클리닉에서 다중질병이 있는 환자에게 적용하고 대조군 없는 전향적 종단적 연구설계를 사용하여 12개월 후에 평가자료를 분석한 결과 입원 및 응급실 방문횟수는 감소했으나 입원횟수는 증가한 것으로 나타났다. Zurovac 등(2019)은 Medicare 데이터를 사용하여 통합 돌봄 모델의 효과를 평가한 결과 응급실 방문횟수는 줄었지만 입원횟수는 줄어들지 않은 것으로 나타났다. 더욱이 외래진료에 민감한 원인에 의한 입원이 증가했다. 전환기 치료 모델을 평가한 무작위 대조실험설계 연구에서 계획되지 않은 병원 및 응급실 입원은 중재그룹에서 더 낮았다(Tu et al., 2020). NP, 의료인, 행동건강팀이 제공하는 가정 기반 일차 의료팀 중재 후, 기준 시점에 비해 연구 종료시점에 병원 입원, 입원 일수 및 응급실 방문이 감소했다(Trilla et al., 2018).

Meyers 등(2019)은 팀 기반 돌봄을 하지 않는 비교 클리닉에 비해 팀 기반 돌봄을 하는 클리닉을 이용한 환자의 외래 방문횟수가 증가한 것을 발견했다. 흥미롭게도, 2개 이상의 만성질환을 앓고 있는 환자의 경우 응급실, 병원, 외래진료에 민감한 응급실 방문횟수가 감소했다. 그러나 만성질환이 2개 미만인 환자의 경우 병원 및 외래진료에 민감한 응급실 방문이 오히려 증가했다. 보훈처 등록 군인을 위한 가정 기반 일차 의료의 효과는 후향적 코호트 연구설계를 이용하여 평가되었는데, 외래진료에 민감한 질병으로 인한 월별 1인당 입원이 감소한 것으로 나타났다(Edwards et al., 2017). 더 복잡한 질병을 앓고 있는 대상자에서 병원 입원율 감소가 더 많이 나타났다.

Gresley-Jones 등(2015)은 8개월에 걸쳐 복합 만성질환이 있는 아동을 위한 NP 주도 돌봄 모델을 평가했다. 진료실 방문 누락률은 중재 전 30%에서 중재 후 11%로 감소했다. 복합 만성질환이 있는 아동을 대상으로 한 원격의료 중재에 대한 무작위 대조실험 연구결과 계획되지 않은 방문은 감소하고 계획된 방문은 증가했다(McKissick et al., 2017).

비용효율성

몇몇 연구자는 의료 활용 외에도 만성질환 모델과 관련된 비용 및 비용효율성을 평가했다. Zurovac

등(2019)은 통합 돌봄 제공이 메디케어 지출을 줄이지 않는다는 사실을 발견했다. Sherlock과 Rounds(2019)는 NP 주도 전환기 프로그램 평가에서 실제 비용과 받은 환급을 기준으로 보면 거의 손익분기점에 도달했다고 보고했다.

환자/가족 만족도 및 참여도

여러 연구에서 환자 및/또는 가족의 만족도를 조사했다. 혼합방법 체계적 문헌고찰 연구에서 Wadsworth 등(2019)은 환자가 의료인을 집단으로 방문하는 것에 만족하고 있음을 발견했다. 만족의 열쇠는 환자와 임상전문가 간의 관계라 할 수 있는데, 환자가 충분한 시간을 할애받았고 의사소통이 권위적이지 않다고 느끼는 것이 중요하다. 이러한 결과는 문헌고찰 결과 환자가 그룹방문에 만족한다는 사실을 확인한 Simmons와 Kasputin(2012)의 논문에도 반영되어 있다. Cady 등(2014)은 복합 만성질환을 앓고 있는 아동의 부모는 자신이 받은 지지 프로그램이 다음과 같은 측면에서 중요하다고 생각했다. (1) 이전보다 응급실이나 긴급 진료를 많이 이용할 필요가 없었고, (2) 병원에서 집으로 가는 것이 이전보다 편안했으며, (3) 자녀가 프로그램에 참가하기 전에 비해 덜 아팠고, (4) 자녀가 병원에 이전만큼 오래 입원하지 않았다. 이러한 연구결과는 원격의료 방문에 대한 설문조사와 의무기록문서를 기반으로 한 것이다. Gresley-Jones 등(2015) 또한 환아의 부모가 NP 주도 관리 모델에 만족한 것으로 나타났다고 했다. 80%는 매우 만족했고 20%는 대부분 만족했다. 개방형 응답지의 내용분석 결과 만족도는 가족 중심의 돌봄 접근방식, NP의 접근성 및 진료소 방문 중 추가시간의 허용, 자녀의 요구사항 및 지역사회 반응에 대한 NP의 지식 정도와 관련이 있었다. Looman 등(2015)은 임상시험에 참여한, 복합 만성질환이 있는 자녀의 부모의 만족도는 서비스 제공자와 환아 및 가족과의 관계 형성 정도와 관련이 있었다. 중요한 점으로 필요한 돌봄을 받는 것이나 돌봄을 빨리 받는 것은 만족도와 관련이 없었다는 것이다. NP가 주도하는 노인 진료소에서는 설문조사와 진료 후 후속 전화 통화를 이용하여 서비스를 평가했다(Hansen et al., 2017). 환자와 돌봄제공자는 만족했고 그들의 필요사항이 충족되었다고 보고했다. Bonner 등(2019)의 전향적 종단연구에서는 환자들이 NP가 주도하는 통합 만성질환 진료소에 대해 만족하는 것으로 나타났다. 환자는 자신의 필요가 충족되었다고 느꼈고, NP가 자신의 말을 듣고 돌봄에 요구되는 적절한 시간을 할애했다고 느꼈다. Riley(2013)는 사전/사후 서술적 연구설계를 이용한 연구에서 그룹 방문과 모임 촉진자에 대해 '매우 좋음'에서 '훌륭함'으로 보고했다. 이러한 결과는 Simmons와 Kapustin(2011)이 문헌고찰을 통해 당뇨병 환자들이 집단 프로그램에 대해 만족한다고 보고한 결과로도 뒷받침된다.

다른 측면으로, 환자 참여와 활성화 정도도 평가되었다. John 등(2020)은 사례 시리즈 연구설계(Case-series design)를 활용하여 환자 중심 가정의료의 영향을 평가하기 위해 사전, 사후 시기에 환자 활성화 측정도구(Patient activation Measure, PAM) 13개 항목의 척도를 사용해 평가했다. 사후 조사에서 PAM 점수는 증가했지만, 연령 증가와 개인보험 소지자가 낮은 환자 활성화 점수를 보였다. Fortin 등(2019)은 환자들이 전문가팀의 중재가 시작된 후 동기부여가 높아졌고 자율성도 높아졌음을 보고했다. 또한 제공자의 응답에서 NP가 주도하는 전환기 프로그램에 참여한 환자의 자율성이 강화되었다(Sherlock & Rounds, 2019). Wadsworth 등(2018)은 혼합방법의 체계적인 문헌검토를 이용하여 환자들이 공유 방문을 통해 자율성이 강화되고 대처기술 및 의료정보 해석능력이 향상되었다고 보고했다.

기타 성과

일반적으로 환자가 만성질환 모델의 서비스를 받으면 환자의 지식이 증가할 것이라는 가설을 하게된다. 질적 연구(Fortin et al., 2019)에서 환자는 전문가팀 기반 돌봄 모델에서 만성질환 관리에 대한 지식이 증가했다고 인식했다. 당뇨병 환자의 그룹방문 효과를 평가한 연구에서 Jessee와 Rutledge(2012)는 그룹방문을 한 환자가 정기적인 개별방문을 받은 환자보다 당뇨병에 대한 지식이 더 높았다고 보고했다. 그리고 이 결과는 그룹방문 이후 지식이 증가했음을 보여주는 문헌고찰 연구에 의해서도 지지되었다(Simmons & Kapustin, 2011). Tu 등(2020)은 클러스터 무작위 대조 연구설계를 이용해 전환기 돌봄 프로그램에 참여한 대상자는 사후 고혈압과 당뇨병에 대한 지식이 증가했다고 보고했다.

여러 연구에서 만성질환 돌봄 모델에 참여한 환자의 자기효능감과 삶의 질이 평가되었다. Jessee와 Rutledge(2012)는 NP 주도 그룹 프로그램에 참여한 당뇨병 환자의 자기효능이 일반적인 돌봄을 받은 대상자와 비교하여 크게 증가했다고 보고했다. Bonner 등(2020)의 연구에서는 NP가 주도하는 다중질병 클리닉의 환자가 높은 수준의 자기효능을 유지했다. 더욱이 신체기능, 신체적 역할 제한, 일반적인 건강을 포함하여 건강 관련 삶의 질(Health Related Quality of Life, HRQOL)의 여러 영역이 1년의 연구기간 동안 증가했다. Looman 등(2018)은 원격 건강 만성질환 돌봄 모델에 참여한 복합 만성질환 아동의 HRQOL을 평가했다. 일반적인 치료를 받은 아동과 중재그룹의 아동 사이에는 유의미한 차이가 없었다. 그러나 기술 의존적이고 신경학적 장애가 있는 아동의 HRQOL 점수가 더 낮았다. Tu 등(2020)의 연구에서는 전환기 돌봄 모델에 참여한 노인이 그렇지 않은 노인보다 삶의 질이 더 좋은 것으로 나타났다. 협업(통합) 돌봄 모델을 조사한 메타분석 결과에서는 협업모델 돌봄을 받은 대상자의 삶의 질이 향상되었다(Watson et al., 2013). Simmons와 Kasputin(2012)도 문헌고찰 연구에서 집단방문이 삶의 질을 향상시킨다는 연구결과를 보고했다.

여러 연구에서 만성질환 모델이 건강행동에 영향을 미치는지 여부를 조사했다. 심혈관 위험요인을 줄이기 위해 간호사 주도 중재를 받은 후 환자의 흡연, 음주, 건강에 해로운 식습관이 감소했다(van den Wijngaart et al., 2015). 그러나 이 연구는 비교군이 없는 연구설계를 이용한 연구였다. 한 질적 연구(Fortin et al., 2019)에서 환자는 전문가팀 기반 돌봄 모델에 참여한 후 건강한 행동으로 바뀌었다고 보고했다. 또 전환기 모델의 돌봄을 받은 환자는 일반적인 돌봄을 받은 환자에 비해 치료계획에 대한 순응도가 증가했다(Tu et al., 2020).

전체 요약

* 만성질환 돌봄 모델

이 장에서 설명하는 만성질환 모델에는 여러 가지 유사점이 존재한다. Gordon 등(2019)은 깊이 있는 고찰에서 RN/NP 주도 돌봄 모델의 가장 일반적인 목표는 접근성 향상, 불평등 감소, 진료조정 개선, 입원 감소, 비용절감 및 예방적 돌봄 제공이라고 보고했다. 이러한 목표는 다른 유형의 만성질환 모델과도 일치한다. Llewellyn(2019)은 깊이 있는 고찰을 통해 이러한 돌봄 모델에는 만성질환 돌봄 모델의 핵심 구성요소이기도 한 시스템 수준 중재와 역할 재설계가 필요하다는 점을 강조했다(Watts et al., 2009). 이 모델에서 간호사의 역할과 책임은 평가, 모니터링, 치료계획 개발, 예방, 상담, 전문가 간 협력, 교육 및 평가에 중점을 둔다. 그러므로 단순히 간호역할을 재설계하는 것이 아니라 모든 팀원의 역할을 재설계하는 것이 중요하다.

만성질환 돌봄 모델에서는 돌봄의 조정이 두드러진다. 돌봄조정에는 다양한 돌봄환경(예: 급성기 의료 및 일차 의료)과 다양한 제공자(예: 일차 의료 의사 및 전문의) 간의 전환기 관리가 포함된다. 또한 성공적인 조정을 위해서는 후속조치 돌봄과 이송이 중요하다. 돌봄조정은 환자 및 그 가족과의 빈번한 대면, 전화 또는 원격의료 접촉을 통해 이루어질 수 있다. 이러한 빈번한 접촉을 통해 환자 및 가족에게 발생할 수 있는 문제를 조기에 식별하고 관리할 수 있다는 점에서 중요하다. 또한, 전문가팀에서 개발되는 돌봄계획과 약물관리도 중요하다.

이러한 모델들은 대부분 환자 중심 정도와 환자 참여도의 중요성이 분명하게 드러난다(Ivey et al., 2018; Ramond-Roquin et al., 2019). 이를 위해서는 환자 및 가족 교육, 자가관리 지원, 환자 요구/문제/진단의 조기식별이 필요하다. 일부 모델은 환자 참여를 유도하고 교육제공, 동료지원, 전문가지원을 제공하기 위해 그룹방문을 사용한다. Madden 등(2020)은 질적 연구를 통해 목표설정 및 비판단적 접근방식과 같은 전문가 일차 의료팀이 환자 참여를 위해 사용하는 업무 프로세스를 조사했다(그림 15-2).

마지막으로, 일차 의료 환경에서 관리되는 정신건강 상태/질병의 수가 늘어나면서 정신건강과 신체건강의 통합이 점점 더 중요해지고 있다. 또한 이러한 모델을 가정에 기반한 일차 의료 모델처럼 다른 환경에서도 구현하는 것이 가능하다.

* 모델 시행

Gordon 등(2019)은 만성질환 돌봄 모델을 시행하는 것이 일차 의료실무에서도 적용 가능하다고 했다. Bauer 등 (2019)은 다음과 같이 언급했다.

> 이러한 통찰에 의해 고도로 결정적인 기계가 아닌 복잡한 적응 시스템으로서의 돌봄 모델에 우리의 노력을 경주했다. 이는 만성질환 돌봄 모델(Chronic Care Model, CCM) 구현 시 CCM 기반 지침에 따라 지역 과제를 계획할 때 지역에 맞는 팀 구축 및 특정 건강관리 프로세스를 포함하여 설계된 솔루션을 개발할 수 있는 조건을 만드는 데 지원이 집중되어야 함을 시사한다.(p. S223)

Wang 등(2018)은 일차 진료에서 만성질환돌봄의 실무 촉진요인에 대한 체계적인 문헌고찰 연구를 수행했다. AHQR이 정의한 촉진요인은 훈련된 개인 또는 각 팀이 일차 의료실무에 제공하는 지원 서비스이다. 이러한 개인은 다양한 조직 개발, 프로젝트 관리, 품질개선, 실무개선 접근방식과 방법을 사용하여 시간이 지남에 따라 개선 활동에 참여할 수 있도록 실무의 내부 역량을 구축하게 된다(Wang et al., 2018; p. 1968). 흥미롭게도 일차 의료실무의 변화로 인한 일차 의료 촉진은 더 나은 과정(예: 암검진율)과 임상성과(예: 혈압조절)로 이어진다.

성공적인 만성질환 예방 및 일차 의료 성과를 가져온 6가지 일차 의료실무와 관련된 메커니즘 및 맥락에 대한 주제별 분석을 통해 환자 중심의 학제간 관리가 환자, 제공자 및 조직의 성과를 개선하는 결과를 가져오는 것으로 나타났다. 그러나 환자 중심의 학제간 관리는 같은 지붕 아래에서 진료하는 돌봄제공자로 인해 단순히 '발생'한 것은 아니다. 오히려 이 돌봄에는 적절한 자금, 전문가 간 협력 문화, 제공자 간의 이전 협력관계를 포함하여 이에 국한되지 않는 다른 상황적 요인의 영향도 받았다(Ramond-Roquin et al., 2019; 그림 15-3).

보훈부 시스템에서는 내부 및 외부 촉진자를 활용하는 경우 팀 기능이 향상되었다(Bauer et al., 2019). 이러한 근거기반 촉진 접근방식에 대해

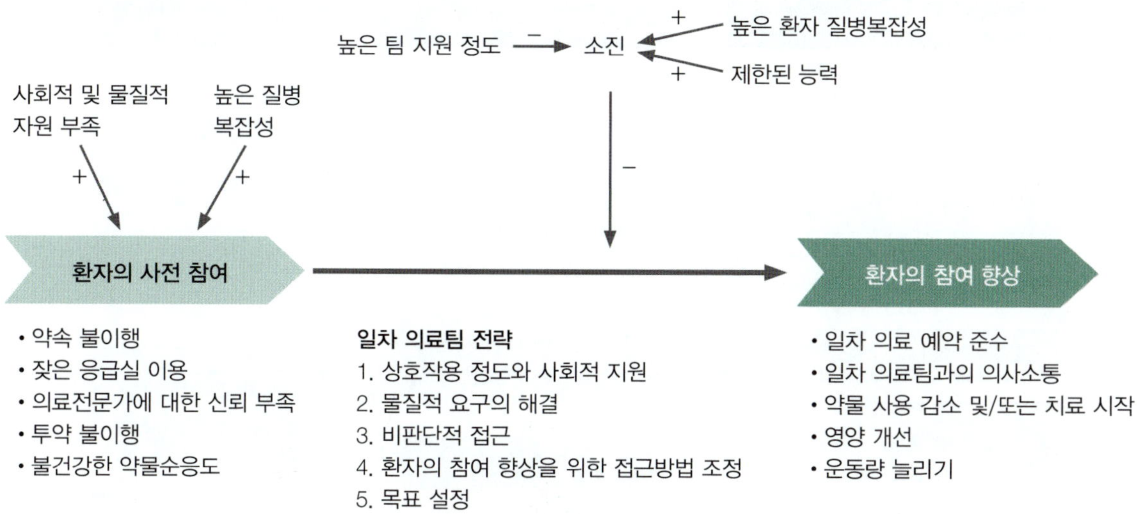

그림 15-2 만성질환 환자의 참여를 개선하기 위한 전략. 요인 간의 양의 관계는 플러스 기호로 표시되고, 음의 관계는 마이너스 기호로 표시된다. 요인 관계의 방향은 화살표로 표시된다.

출처 Madden, E. F., Kalishman, S., Zurawski, A., O'Sullivan, P., Arora, S., & Komaromy, M. (2020). Strategies used by interprofessional teams to counter healthcare marginalization and engage complex patients. Qualitative Health Research, 30(7), 1058–1071. https://doi.org/10.1177/1049732320909100

저자들은 다음과 같이 결론을 내렸다.

- 상황은 중요하며 다단계이다.
- 초점은 실무가 효과적인지의 여부가 아니라 실제 환경에서 전달될 수 있는 실무인지의 여부에 있다.
- 근거기반실무는 근거기반 시행전략으로 구현되어야 한다.
- 중재 적용 과학은 팀 스포츠이다.

일차 의료에 새로운 모델을 구현하는 것은 "의사의 큰 헌신과 위험을 감수하려는 의지가 필요한 사회적 현상이다. 특히 여론을 주도하는 오피니언 리더의 역할이 중요하다. 협동적인 팀 모델을 채택할 때 임계치를 넘는 충분한 숫자가 이 모델을 채택해야 한다는 데 주의를 기울이는 것이 중요하다. 이렇게 되면 이 모델을 채택한 임상전문가들이 이 모델의 구현전략을 개발하는 과정이 가속화될 것이다"(Vedel et al., 2013, p. 1). Vedel 등은 일차 의료 의사보다 간호사가 협업팀 모델의 채택을 더 빨리 하고 임계숫자 이상으로 증가하는 것을 발견했다. 이는 주로 두 전문직의 협업팀 모델과 호환성에 대한 인식이 다르기 때문이다. 더욱이 간호사와 의사는 전문직 각각이 가진 규범, 가치 및 실무가 다르고, 이 모델의 상대적 이점에 대한 인식이 달랐다. 따라서 새로운 모델을 촉진하는 오피니언 리더가 있으면 모델의 채택이 쉬워진다.

* 미래/다음 단계

일차 의료에서 만성질환 돌봄 모델 시행에 대한 지원이 늘어나고 있지만 근거는 아직 확실하지 않다. 많은 연구가 무작위 할당을 하지 않은 준실험 설계를 사용했고 소규모 표본연구였다. 연구 중의 일부는 특정 실무에는 중요하지만 다른 환경에서는 타당성이 부족한 품질개선 프로젝트로 시행된 것이었다. 무작위 대조 실험설계의 사용은 전반적인 결과를 조사하고 만성질환 돌봄 모델의 어떤 구성요소가 중요한지를 결정하는 데 도움이 될 것이다.

이러한 만성질환 돌봄 모델에 근거기반 일

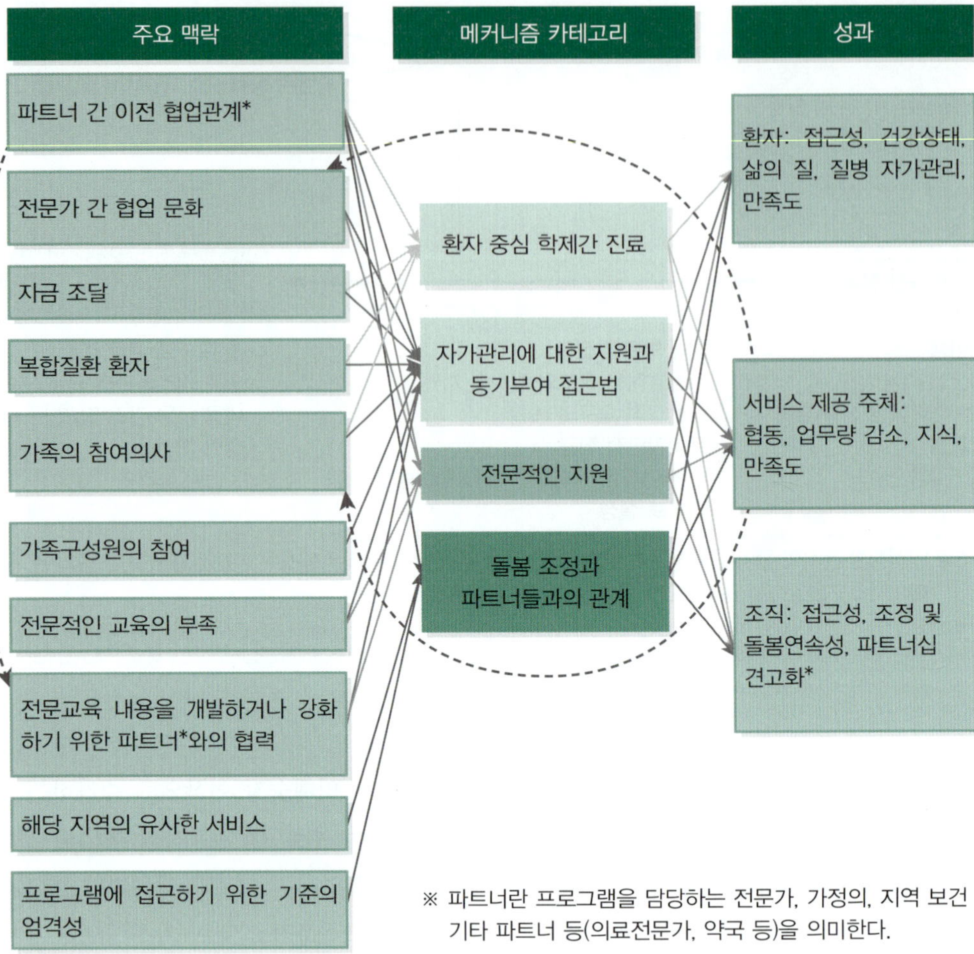

※ 파트너란 프로그램을 담당하는 전문가, 가정의, 지역 보건 네트워크의 기타 파트너 등(의료전문가, 약국 등)을 의미한다.

그림 15-3 만성질환 돌봄의 맥락, 메커니즘 및 성과

출처 Ramond-Roquin, A., Chouinard, M-C., Diallo, B. B., Bouhali, T., Provost, S., & Fortin, M. (2019). Chronic disease prevention and management programs in primary care: Realist synthesis of 6 programs in Quebec. Canadian Family Physician, 65, 561-566.

차 의료중재가 어떻게 포함되는지(또는 포함되지 않는지)를 구체적으로 살펴보는 것이 중요하다. 예를 들어 Barrett과 Chang(2016)은 체계적인 문헌고찰에서 마음챙김 회복촉진 프로그램(Mindfulness-Oriented Recovery Enhancement, MORE), 수용 및 헌신치료(Acceptance and Commitment therapy, ACT), 통증치료용 대인관계 심리치료(Interpersonal Psychotherapy adapted for pain, IPT-P), 인지행동치료(Cognitive and behavioral therapy, CBT)의 효과를 평가했다. 그 결과 이들은 이러한 일차 의료에서 제공한 중재가 만성 통증, 우울증, 약물남용 환자에게 작거나 중간 정도의 효과를 나타내는 것으로 보고했다.

마지막으로, 만성질환 돌봄 모델의 성과변수로 형평성에 초점을 맞춘 연구는 거의 없었다. 사회적 건강 결정요인(SDoH)이 만성질환자 돌봄을 포함한 일차 의료에 영향을 미치는 것은 분명하다(Katz et al., 2018). Katz 등의 60만 명이 넘는 일차 의료 환자를 대상으로 한 연구에서 일차 의료 환자의 54%가 적어도 하나의 사회적 문제(예: 저소득, 높은 주거이동성)을 갖고 있는 반면, 4%는 5개 이상의 사회적 문제를 가지고 있는 것으로 나타났다. SDoH와 형평성을 평가하는 전략은 만성질환 돌봄 모델에 대한 중요한 질문을 제기한다. 이

모델의 대상자 중 어떤 그룹이 제외되지는 않았는가? 이러한 모델에서는 SDoH를 어떻게 고려하는가? 의료의 사회적 결정요인에 초점을 맞추면 중재 결과가 향상된다는 것이 알려졌다(Ford-Gilboe et al., 2018; Katz et al., 2018).

만성질환 돌봄 모델의 성과, RN 및 APRN 실무범위와 현재 제공되는 모델의 격차에 대한 근거를 기초로 해서 간호가 일차 의료환경에서 만성질환 돌봄을 선도할 수 있는 위치에 있기 때문에 우리는 간호가 바탕이 되는 다음과 같은 치료 모델을 제안한다. 만성질환 돌봄 모델을 기반으로 효과적인 치료를 위해서는 지역사회, 의료시스템 및 진료소 환경을 재설계하는 만성질환 돌봄의 새로운 모델을 지원해야 한다(그림 15-4). 지역사회는 건강에 대한 가치를 공유하는 환경이어야 한다. SDoH를 해결하기 위해 커뮤니티는 의료시스템과 사회서비스가 교통, 식량 및 주택 불안을 해결하도록 부문 간 협력을 촉진해야 한다. 의료비 지불시스템은 RN, APRN 및 기타 임상전문가를 새롭고 확장된 역할에 활용하는 대체 돌봄 모델을 지원해야 한다. 급성기 진료와 일차 의료 등 환경 간 전환이 원활하게 이루어지기 위해서는 다양한 조직과의 파트너십과 의료와 정신건강 관리의 통합을 중요하게 여기고 시스템에 내재화해야 한다. 마지막으로, 일차 의료 클리닉은 환자 중심 돌봄의 원칙이 모든 돌봄에 반영되도록 다시 설계되어야 한다. 환자가 지원부서 직원과 상호작용할 때부터 클리닉에 접촉할 때, 다양한 임상전문가의 관리를 받을 때까지 돌봄의 모든 측면에 환자 중심 원칙이 포함될 수 있도록 접근방식을 재설계해야 한다. 다양한 임상전문가가 모델의 일부이기 때문에 임상전문가 각자가 교육, 면허 및 실무범위와 일치하는 명확한 실무와 역할을 갖는 것도 필수적이다. 전자건강기록과 같은 기술은 환자 참여 및 전문가 간 실무를 지원하기 위해 활용되어야 한다. 끝으로 서비스 품질과 환자 안전을 지원하고 모니터하는 시스템은 진료소의 핵심 부분이 되어야 하며, 개인 및 인구 수준에서 모두 평가되어야 한다.

지지적인 환경이 주어지면 시간이 지남에 따라 정보에 기반한 참여적인 환자와 가족, 그리고 준비되고 배려하는 전문가팀 간에 효과적인 관계가 개발되고 유지될 수 있다. 이러한 관계가 가져오는 성과는 환자에 대한 긍정적인 돌봄 경험, 전반적인 인구 건강 개선 및 1인당 비용 감소를 포함하여 건강관리를 위한 삼중 목표(Berwick et al.,2008)를 충족하는 방향으로 이익을 가져올 것이다.

전문가팀은 만성질환 간호 모델에 매우 중요하다(그림 15-4). 이 모델은 몇 가지 중요한 가정을 기반으로 한다. 첫째로, 가장 중요한 것은 환자와 가족이 모델의 중심이며, 환자 중심 돌봄을 가치 있게 여기고 제공하는 문화 내에서 돌봄이 제공되어야 한다는 점이다. 이는 환자와 가족이 임상전문가와 함께 돌봄계획에 적극적으로 참여한다는 것을 의미한다.

둘째, RN 케어 코디네이터는 모델의 성공과 환자 및 가족과의 효과적인 관계 발전에 매우 중요한 위치에 있다. 만성질환 돌봄은 환자 및 치료에 관련된 다른 임상전문가와 긴밀히 협력하는 RN 케어 코디네이터가 조정하는 돌봄을 통해 전문가팀이 제공할 때 최적화된다. 환자/가족과 모든 팀원 간의 효과적인 관계가 중요하지만, RN 케어 코디네이터와 환자/가족 간의 관계는 이 모델에서 가장 중요한 관계이다. RN 케어 코디네이터의 역할은 모든 돌봄의 측면에서 환자의 옹호자라는 것이다.

셋째, 팀 구성원은 서비스를 받는 인구와 환경에 따라 달라진다. RN 케어 코디네이터, 일차 의료 APRN(또는 기타 일차 의료 임상전문가) 및 지원직원은 현장에 함께 있을 것이며, 팀의 다른 구성원은 협력적인 커뮤니티 관계를 통해 돌봄서비스를 제공하며 현장 또는 현장 외에 있을 수 있다.

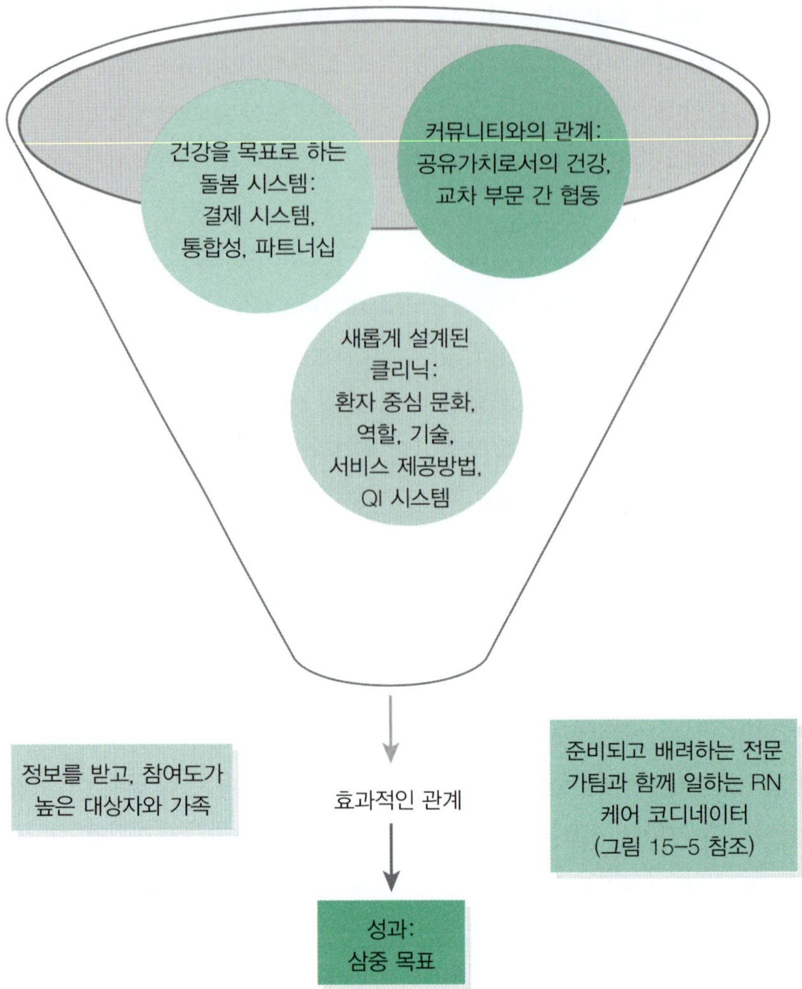

그림 15-4 간호의 만성질환 돌봄 모델

관련된 다른 임상전문가로는 약사, 행동건강 임상전문가, 사회복지사 등이 있는데, 서비스 대상 인구와 환경에 따라 다른 구성원이 포함되어야 한다. 예를 들어, 만성환자 돌봄의 일부 모델에는 돌봄을 받으러 오는 것이 불편할 수 있는 소외계층과의 관계를 촉진하기 위해 지역사회 의료종사자(community health workers)가 포함된다. 모든 임상전문가는 자신의 실무 가능한 최대 범위에서 돌봄을 제공한다. 돌봄에 관련된 모든 사람과의 의사소통은 필수적이며, 전자건강기록은 포털을 통한 환자 참여를 지원하고 환자/가족 및 임상전문가 간의 의사소통, 돌봄계획 문서화 등을 위해 최대한 활용되어야 한다.

마지막으로, 환자와 가장 긴밀하게 협력하는 임상전문가는 환자의 필요에 따라 달라질 수 있다. 예를 들어, 식량 및 주택 불안을 비롯한 심각한 가족문제가 있는 환자는 사회복지사와 가장 긴밀하게 협력할 수 있다.

사례 연구 1에는 RN이 케어 코디네이터로 활동하는 만성질환 돌봄 모델의 실제 사례가 제시되었으며, 사례 연구 2와 3은 독자를 위한 연습용 사례이다.

가정

- 치료는 환자의 문화와 지역사회의 맥락 내에서 제공된다.
- 환자, 환자가 원하는 친구, 가족, 모든 관련 임상전문가가 치료계획에 참여한다.
- 모든 임상전문가는 자신의 실무와 면허가 허용하는 최대한의 범위 안에서 업무를 수행한다.
- 모든 임상전문가는 건강평등과 건강관리의 삼중 목표를 위해 노력해야 한다(Berwick et al.,2008).
- 모든 임상전문가는 서로 소통한다.
- 모든 사람은 전자건강기록(Electronic health record, EHR)을 최대한 활용한다.
- 팀 구성원은 임상전문가의 수와 유형 등과 임상 인구에 따라 다양하게 구성될 수 있다.
- 대상자와 그 가족과 가장 긴밀하게 협력하는 임상전문가는 대상자의 필요에 따라 다양하게 정해질 수 있다(예: 중증 정신질환이 있는 환자는 일차 의료 APRN보다 사회복지사 및 PMHNP와 더 긴밀하게 협력할 수 있다).

구체적인 책임

- 행동 및 정신 건강 임상전문가: 돌봄, 위기관리 및 약물관리를 제공한다.
- 환자 및 가족: RN 케어 코디네이터 및 기타 팀원과 협력하여 건강증진 및 질병관리를 위한 새로운 기술 및 대처전략을 개발한다.
- 약사: 약품을 관리하고 환자 교육을 제공하며 다른 임상전문가와 상담한다.
- 기타 임상전문가: 환자와 가족의 건강과 복지에 기여하도록 실무 허용범위 내에서 일한다.
- 일차 의료 APRN: 의학적 진단을 내리고 약물을 관리하며 환자 돌봄에 관련된 전문가와 협력한다.
- RN 케어 코디네이터: 환자 및 가족과 밀접한 관계를 발전시키고 유지한다. 환자의 가족과 가족문화의 맥락 내에서 환자의 건강, 요구사항 및 강점에 대한 지속적이고 포괄적인 사정을 수행하고 주 케어 코디네이터이자 환자의 주요 연락 담당자 역할을 한다. 치료팀과 전반적인 돌봄계획을 조정한다.
- 사회복지사: 사회적 건강 결정요인에 대해 환자/가족을 사정한다. 환자와 가족의 기본 요구사항을 확인하기 위해 지역사회 자원과 협력한다.
- 지원 직원: 업무범위와 교육 수준에 따라 예약을 받고 환자를 등록하는 등 기타 책임을 맡는다.

결론

우리는 만성질환 관리에 대한 비전과 일차 의료에서 RN의 확장된 역할에 대한 비전으로 이 장을 마무리한다. 이 비전은 원래 Flinter 등(2017, pp. 106-107)이 공유한 비전이었다.

> 우리는 최소한 RN, PCC, 의료보조자 및 행동상담사를 포함하는 일차 의료팀을 갖추고 있으며 대상자는 이것을 인지하고 환자와 건강팀원이 예방과 건강증진 활동, 경미한 일시적이고 일상적인 만성질환 관리, PCC나 행동상담사 및 기타 팀원과 협력하여 복잡한 치료관리가 필요할 때 '만나야 할 사람'이 RN임을 인식해야 한다.
>
> 우리는 모든 RN이 인구관리에 대한 완전한 교육을 받고 임상 마이크로시스템의 전문실무자로 품질 개선에 접근하며 상황에 따라 팀 리더와 팀 구성원 사이에서 유동적으로 전환할 수 있는 미래를 상상한다. 우리는 원격의료가 모든 일차 의료에 새로운 기회와 새로운 도전을 가져올 것이며, RN이 원격수단을 통해 환자를 교육, 사정, 상담, 모니터링 및 관

리하는 데 참여할 것이라는 점을 인식하고 있다.

우리는 오늘날의 "집에 갇힌 환자를 위한 전문간호"가 아닌 가족, 이웃, 지역사회 및 그 안에 있는 사람들에 대해 잘 알고 있는 공중보건/지역사회 보건 간호사라는 '오래된' 개념이 RN으로 업데이트되고 다시 작동될 수 있는 미래를 상상한다. 일차 의료 RN이 신생아 및 산모의 집으로 직접 방문하고 최근 퇴원한 환자를 집에서 돌보며, 일차 진료실에 내원하기가 부담스러운 노년층에게는 일차 의료를 가정으로 제공하는 확대된 일차 의료를 반영한 미래를 상상한다.

이러한 Blue-sky 상태를 현실화하기 위해서는 단순히 준비교육을 바꾸는 것 이상이 필요하다. 오늘날의 리더와 서비스제공자는 팀 기반 일차 의료의 진정한 협력 모델을 수용하기 위해 오늘날의 일차 의료실무와 시스템을 재구성해야 한다. 오늘의 모범사례가 내일의 일상이 될 것이다.

우리는 미래에 이 일이 일어나기를 기다리고 있을 필요가 없다. 이것은 이미 현실이다.

사례 연구

01 복합 만성질환이 있는 50세 여성

초기 접촉: María는 50세 여성으로, 당뇨병과 '불규칙한 출혈' 때문에 진료예약을 하기 위해 커뮤니티 클리닉에 전화했다. María는 병원의 자동응답전화에 스페인어로 대화하고 싶다고 했기 때문에 이중언어 지원 직원인 José와 연결되었으며 Jose는 María가 이중언어를 사용하는 RN 케어 코디네이터인 Evelyn과 60분 동안 만날 수 있는 예약을 해주었다. José는 또한 María로부터 개인정보[즉, 생년월일, 전화번호, 주소, 이메일 주소(María에게는 이메일이 없음을 참고]와 건강보험정보를 수집했다. María는 건강보험이 없었다. José는 María에게 클리닉의 목표는 지불능력에 관계없이 모든 사람에게 양질의 건강서비스를 제공하는 것인데, 20달러의 '차등 수수료'만 내는 자격을 얻으려면 María가 가구소득에 대한 증빙서류를 제출하면 된다고 설명해주었다. José는 또한 María에게 첫 방문 약속시간에 맞춰 도착해야 하지만 특별히 더 일찍 도착할 필요는 없다고 말했다. 또한 Jose는 이번 첫 방문의 목적은 클리닉 팀이 María의 요구사항을 가장 잘 충족해줄 수 있는 방법을 결정하기 위해 간호사와 대화하는 것이라고 설명했다. 마지막으로 José는 María에게 클리닉에 오는 교통편이 있는지 확인하고 Evelyn이 María를 직접 만나는 것을 선호하지만 María가 교통편이 없는 경우 컴퓨터나 전화를 이용한 원격진료 약속을 잡을 수도 있다고 알려주었다.

진료소 및 커뮤니티: 커뮤니티 클리닉은 간호사가 관리하는 일차 의료 클리닉이자 연방 인증을 받은 의료센터(FQHC)로 20년 동안 지역사회에서 서비스를 제공해왔다. 클리닉은 지불능력에 관계없이 모든 사람에게 서비스를 제공하지만 대다수가 라틴계인 저소득층 개인 및 가족에게 서비스를 제공한다. 지난 20년간 제공한 이 클리닉의 서비스가 지역사회의 건강을 실질적으로 개선했음이 입증되었다(예: 지역사회의 흡연율, 통제되지 않은 당뇨병, 신장질환, 말기 암 진단 및 자살률 등의 모든 비율이 개선됨). 클리닉이 지역사회 기반 활동을 구현하기 위해 지역사회와 협력하기 시작한 것이 도움이 되었다. 또한, 클리닉의 돌봄으로 이 지역사회의 응급실 방문횟수가 감소하고 입원을 예방할 수 있었던 것도 입증했다. 클리닉의 이사회는 스페인어를 구사하는 구성원과 저소득층 구성원을 포함하여 다양한 구성원이 포함되어 있으며, 클리닉이 모든 사람에게 최고의 일차 진료 서비스를 제공할 수 있도록 동기화되어 있다. 클리닉 간호사와 이사회의 통합된 리더십 노력을 통해 클리닉은 지역사회에서 가장 많은 지지를 받는 기관 중 하나가 되었다. 예를 들어, 저소득층이고 건강보험이 없는 환자의 경우 지역사회 검사실에서는 실비로 검사비를 청구하고, 지역사회 병원에서는 방사선 검사를 무료로 제공하며, 지역 약국 두 곳에서도 도매가로 약품을 제공한다. 또한, 진료소에서 일하지 않는 개원임상의(예: 치과의사, 물리치료사, 의료전문가)도 저소득 무보험 환자에게 무료 또는 대폭 할인된 비용으로 서비스를 제공한다. 또한, 여러 시민단체, 교회, 기타 자선단체 회원들이 진료소 이송이나 기타 건강 관련 서비스에 교통편이 필요한 환자에게 자원

사례 연구

봉사로 교통편을 지원하고 있다. 재정적으로는 지역사회 구성원이 클리닉에 후한 금액을 기부했으며 이렇게 조성된 기금은 혁신적인 건강 프로그램(예: 금연 및 운동 프로그램)을 수행할 수 있게 만들었고 일부 비선택적 수술비용을 충당하는 데도 도움이 되었다.

이 커뮤니티 클리닉은 20명의 직원이 약 6,000명의 환자에게 서비스를 제공하고 있으며, 직원 중 절반은 영어와 스페인어를 구사한다. 그중 RN 케어 코디네이터는 5명이며, 간호사 중 1명은 클리닉 이사회의 이사이기도 하다. FNP 3명, PMHNP 1명, 공인전문 상담사 2명, 사회복지사 2명, 팀 RN 2명, 의료보조원 3명, 직원 2명, 그리고 지역사회 보건종사자 2명이 구성원이다. 또한, 클리닉의 커뮤니티 약사 2명, 물리치료사 2명, 지역산부인과 소속의 CNM과 긴밀히 협력하고 있는데, CNM은 일주일에 한 번씩 커뮤니티 클리닉을 방문하여 산전 및 산후 관리 서비스를 제공한다.

RN 케어 코디네이터와의 최초 예약: María는 이중언어를 구사하는 딸 Christina(30세)와 손녀 Julia(8세)와 함께 약속 시간에 커뮤니티 클리닉에 도착했다. 그들은 간단히 프론트데스크에서 접수를 했고 José는 Evelyn에게 María가 도착했음을 알렸다. María는 많은 서류 작업을 해야 할 것으로 예상했지만 José는 '치료 동의서'와 기밀유지 양식에만 서명하면 된다고 말했다. Evelyn은 María와 그녀의 가족을 만나기 위해 대기실로 와서 그들을 다른 방으로 안내했다. 그곳에서 그들은 작은 원탁에 둘러 앉았고 Julia는 다른 의자에 앉아 어머니의 휴대폰으로 비디오를 시청했다.

Evelyn은 María와의 대화를 다음과 같이 시작했다. "저는 María에 대해 알고 싶고 María의 건강에 도움을 주고 싶습니다. 우선, 당신에 대해 조금 소개해 주시겠습니까?" María가 이야기하는 동안 Evelyn은 적극적으로 듣고, 공감을 표하며, 여유롭게 María의 사회이력과 건강이력부터 시작하여 알아듣기 쉬운 말로 질문을 했다.

그 후 한 시간 동안 María는 마음을 열고 자신이 멕시코에서 태어나고 자랐다고 이야기했다. 그녀는 19세 때 평생의 사랑인 Miguel과 결혼했다. María는 20세에 쌍둥이 Christina와 남동생 Luis를 낳았다. 어떤 이유에서인지 María는 다시는 임신을 하지 못했지만 이것이 두 사람을 힘들게 하지는 않았다. María가 34세였을 때 Miguel은 업무상 사고로 사망했고, 이듬해 María는 Christina, Luis와 함께 합법적으로 미국으로 이주하여 멕시코에서 미국으로 이주한 María의 언니 Rosa와 함께 살게 되었다. 언니 Rosa와 형부 Jesus는 María보다 10년 전에 이주해온 상태였다. 그런데 Rosa는 몇 년전 뇌졸중 후 합병증으로 57세의 나이로 사망했으며, María의 형부인 Jesús도 Rosa의 사망 직후에 세상을 떠났다. Rosa와 Jesús가 사망한 이후 María, Christina, Luis, Christina의 남편 Samuel, 그리고 Christina의 세 자녀인 Diego(11), Tomas(10), Julia(8)는 침실 2개짜리 작은 아파트에서 모두 함께 살고 있다. 이전에는 María의 언니가 임대했던 집이었다. 그러나 현재 그들은 집세와 공과금을 지불하는 데 어려움을 겪고 있다. Luis와 Samuel은 둘 다 건축과 지붕공사 분야에서 일용직 노동자로 일하고 있다. Christina는 초등학교 교사가 되겠다는 희망을 가지고 파트타임으로 학교에 다니고 있으며, Christina와 María는 둘 다 간헐적으로 이웃의 어린아이를 집에서 봐주는 가정보육서비스를 제공하고 있다. 그들 성인의 합산 소득으로 집세, 자동차 할부금, 자동차 보험, 휴대폰 2대의 이용비를 지불하는 데는 문제가 없다. 그러나 수입에서 이 비용을 지불하고 나면 보통 연료, 식품 및 공과금 비용으로 매월 800달러가 남고, 인터넷이나 케이블 서비스에 지불해야 하는 여윳돈이 없다. 몇 년 전, Christina는 심각한 두통으로 인해 응급실에서 CT 촬영을 했을 때 3,000달러의 의료비를 신용카드로 결제해야 했다. 그들은 현재는 신용카드로 최소한의 결제만 할 수 있는 상태이고, 연체료도 몇 차례 발생했다.

María는 2년 전 성당에서 열린 건강박람회에 갔을 때 당뇨병에 걸렸을 가능성이 있다는 말을 들었다. 그녀는 이 건강박람회에서의 검사결과를 가져왔는데, 그 결과는 300mg/dL, HbA1C 9.5였다. María는 건강박람회 직원으로부터 즉시 건강관리를 받고 운동을 더 많이 하며 설탕 섭취를 줄이라는 조언을 받았다고 말했다. 그러나 그녀는 건강보험이 없었기 때문에 건강관리를 받지 않는 대신 생활방식을 바꾸기 위해 노력했다. María는 설탕이 첨가된 디저트와 음료를 더 이상 먹지 않지만 쌀과 토르티야는 많이 먹는다고 했다. 게다가 그녀는 하루에도 여러 번 과일주스를 마신다. 진단 후 처음 3~6개월 동안 그녀는 하루에 2~3마일을 걸었다. 그러나 걷기를 시작한 이후 그녀의 발, 발목, 무릎, 손에 심한 통

사례 연구

증과 주기적인 붓기가 발생하여 추가 신체활동은 물론 일상생활의 정상적인 활동을 수행하는 능력도 심각하게 제한되어 신체활동을 하지 않게 되었다.

María는 또한 지난 18개월 동안 지속된 생리 시 '출혈'에 대해에 대해 이야기 했는데, 너무 많은 출혈이 있다고 걱정했다. 그녀는 3주마다 7~10일 동안 경미하거나 중간 정도의 복통과 함께 출혈을 경험했다. 그녀는 한 시간 동안 큰 핏덩어리와 피를 배출하여 생리대 여러 개를 사용하는 경우가 흔히 있었다. 그녀는 생리가 끝날 무렵 종종 현기증이 나고 허약감을 느끼며, 시간이 지날수록 더욱 피로를 느낀다. 몇 달 전, 그녀는 철분이 함유된 일반 비타민제를 복용하려고 했다. 하지만 증상이 나아지는 데 도움이 되지 않는 것 같아서 구입한 50알이 다 떨어지자 비타민 복용을 중단했다.

María는 현재 처방약이나 일반의약품, 보충제를 복용하고 있지 않으며, 약에 대한 알레르기도 없다. 그녀는 술을 마시지 않으며 담배, 마리화나 또는 불법약물을 사용하지 않는다. 그녀는 어렸을 때 멕시코에서 몇 차례 예방접종을 받았지만 미국에 온 이후로 예방접종을 받은 적이 없으며, 예방접종 기록도 없다.

쌍둥이 자녀를 출산한 것 외에 María는 병원에 입원한 적도 없고 수술을 받은 적도 없다. 그녀는 또한 대장암이나 유방암 검사를 받은 적이 없으며, 자궁경부암 검사를 받은 것이 언제인지 기억하지 못했다. María는 미국에 온 이후로 치과에 간 적이 없지만 자신의 치아에 대해서는 자부심을 가지고 있는데, 그녀가 아는 한 충치가 생긴 적이 없다. 그녀는 매일 이를 닦고 치실을 사용한다. María는 안과를 방문해본 적이 없지만 그의 시력은 운전면허증을 취득하는데 문제가 없다. 그러나 최근 그녀는 근거리 작업을 위해서는 돋보기 안경이 필요해졌다.

Evelyn은 또한 María에게 자녀, 형제자매, 부모, 조부모의 건강에 관해 물었다. María의 자녀인 Christina와 Luis는 알려진 건강문제가 없다. María는 세 명의 형제자매가 있는데, 모두 2형당뇨병과 고혈압을 앓고 있다. 앞서 언급했듯이 María의 언니 Rosa는 당뇨병을 앓고 있었으며, 뇌졸중으로 인해 57세의 나이로 사망했다. María의 어머니는 마지막 아이를 낳고 난 직후인 40세의 나이로 사망했고, María의 아버지는 당뇨병과 고혈압을 앓고 있다가 심근경색으로 50세에 사망했다. María의 외조부모는 모두 90대 초반인데 생존해 있으나 그들의 건강상태에 대해 잘 알지 못하지만 그냥 잘 지내고 있는 것 같다(즉, 그들은 자기 집에 살고 있으며 당뇨병, 심장병이나 암은 없는 것 같다). María의 친조부모는 모두 2형당뇨병이 있었고 대장암으로 사망했다. María의 친할머니는 53세에 돌아가셨고, 친할아버지는 61세에 돌아가셨다.

면담시간이 거의 끝나갈 무렵 Evelyn은 María에게 다음과 같은 질문으로 간단한 건강지식사정(Chew et al., 2004; Wallace et al., 2006)을 수행했다. "의료양식을 스스로 작성할 수 있습니까?"에 대해 María는 스페인어 형식에 대해서는 '약간'이라는 응답을 선택했고 영어 형식에 대해서는 '전혀 그렇지 않음'을 선택했다. 그런 다음 그녀는 자신이 직접 건강 관련 서류를 작성하기 어려울 것으로 생각해 Christina를 데려왔다고 말했다. 또한 Evelyn은 환자건강설문지-9(PHQ-9; Kroenke et al., 2001) 및 일반 불안장애(GAD-7; Spitzer et al., 2006)를 사용하여 María의 우울증과 불안을 검사했다. 자신의 건강과 가족의 재정에 대해 걱정하지만 그녀는 우울증과 불안 검사 모두에서 음성으로 판정되었다.

마지막으로 Evelyn이 María에게 자신의 건강을 1에서 10까지의 척도 중 어떻게 평가할지 물었을 때(1은 건강이 극도로 좋지 않음, 10은 자신이 원하는 만큼 건강함) María는 자신에게 '3'으로 평가하면서 자신이 더 많은 에너지를 갖고, 관절통이 적고, 출혈이 적어 정규직으로 일하고 가족을 도울 수 있기를 원한다고 말했다. 그녀는 또한 독실한 가톨릭 신자로서 교회에 금전적인 기부를 할 수 있기를 바랐다. 그녀는 성당의 제대봉사회에서 봉사하는 것을 자랑스럽게 생각하지만 제대봉사를 위해 일주일에 2시간 정도 시간을 할애하는데도 그녀는 매우 피곤함을 느낀다.

포괄적인 건강기록을 마치면서 Evelyn은 María의 병력에 자신이 모르는 측면이 있을 수 있음을 인식하고 있다. 그러나 Evelyn은 돌봄팀과 María의 치료계획을 논의하기 시작하는 데 필요한 María의 우선순위에 대한 충분한 정보를 가지고 있다고 생각한다. Evelyn은 치료적 관계를 형성하는 데는 시간이 걸린다는 점을 인식하고 시간이 지나면서 María가 계속 마음을 열어줄 것이라고 믿는다.

Evelyn은 María에게 인터뷰를 마무리하며 5분 동안 조용히 쉬도록 요청했다. 5분 후 그녀는 María의 활력징후를 측

사례 연구

정하기 위해 돌아왔다: 맥박, 80; BP(오른팔), 141/90; BP(왼쪽 팔), 139/94; 산소포화도, 96%; 키 155cm, 몸무게 79.5kg(BMI = 33.1). 클리닉의 상설 검사관례에 따라 Evelyn은 María에게 다음 항목에 대한 검사를 권했다. 혈액검사로 전혈구수치(CBC), 전체 대사 패널, 헤모글로빈 A1c, C형간염 항체, HIV 항체, 지질 패널, 갑상샘자극호르몬, 관절염 패널, 소변 미세알부민/크레아티닌. 또한 Evelyn은 클리닉과 지역사회 검사실과의 이러한 모든 임상병리검사에 대한 총 비용이 50달러라고 설명했다. 이 설명 후 María는 이 검사들을 하는 것에 기꺼이 동의했다. Evelyn은 María가 이중언어 일차 의료 NP인 Janice를 일주일 안에 만나도록 예약을 해준다. 또한 Evelyn은 María의 검사결과가 2일 이내에 나올 것이며, 다음 주에 Janice가 검사결과를 말해줄 것이라고 알려주었다. Evelyn은 María가 집에서 인터넷에 접속할 수 없고 건강지식이 낮다는 점을 기억하고 María가 자신의 검사결과를 클리닉 온라인 포탈에서 확인할 수 있지만 만일 Janice를 만나기 전에 급히 조치해야 할 검사결과가 있으면 Evelyn이 전화할 것이라고 알려주었다. 마지막으로 Evelyn은 María가 적절한 암검진(유방암, 자궁경부, 대장암)을 받도록 권하고, 저소득층 개인을 위한 주정부의 암검진 프로그램으로 혜택을 받을 수 있도록 신청서 작성을 도왔다.

지속적인 팀 돌봄 제공: María의 검사결과에서 다음과 같은 이상소견이 나타났다: Hgb 9.0g/dL 감소, HbA1c 10.0 증가, 소변 미세알부민/크레아티닌 비율 60mg/g(증가), TSH 20mIU/L(증가), 류마티스 인자 100IU/mL(증가), 콜레스테롤 값: 총 콜레스테롤 250mg/dL(높음), LDL 160mg/dL(높음), 중성지방 300mg/dL(높음), HDL 수준 30mg /dL(낮음). 클리닉의 다음 팀 회의에서 Evelyn은 María에 대해 간략하게 프레젠테이션을 하고 팀의 이중언어 사회복지사인 Marc는 María가 걱정하는 재정문제에 대해서 María와 상의하겠다고 말했다.

Evelyn은 또한 María의 검사결과를 팀원과 공유했고 Janice는 María의 검사결과를 보면 가능한 한 빨리 해결해야 할 여러 문제(예: 빈혈, 미세알부민뇨증을 동반한 조절되지 않는 당뇨병, 갑상샘 기능 저하증, 이상지질혈증 및 류마티스 관절염 가능성)가 있지만, 다음 주 약속 이전에 긴급조치가 필요한 것은 없다고 알렸다. 회의가 끝난 후 Evelyn은 María에게 전화하여 Janice가 María의 검사결과를 검토했으며, 다음 주에 그녀를 만나면 검사결과에 대해 이야기할 예정이며 사회복지사인 Marc가 곧 María에게 연락하여 María의 재정문제에 대해 논의할 것이라고 알렸다. 다음 주 초에 María는 Janice와 일차 진료가 예약되어 있고 Marc 사회복지사와도 예약이 있다. 이 두 약속을 통해 María는 Janice와 Marc가 Evelyn과의 대화를 통해 자신에 대해 이미 많이 알고 있는 것에 깊은 인상을 받았다. 일차 진료 시 Janice는 María에게 약간 빈혈이 있는데, 이는 폐경 전후 상태와 갑상샘저하증의 조합으로 인해 발생했을 가능성이 높다고 말하고, 이 두 가지가 빈혈과 피로에 어떻게 영향을 미치는지 설명해주었다. Janice는 또한 María의 관절통증 및 검사결과를 종합하면 류마티스 관절염(RA)이 있을 수 있음을 시사한다고 말했다. Janice는 María와 RA에 대해 논의하고 지역사회 클리닉 대상자를 저렴한 비용으로 진료해주는 류마티스 전문의와 약속을 잡을 수 있는지 물었다. Janice는 또한 조절되지 않은 당뇨병, 고혈압 및 단백뇨에 대해 María와 논의했다. Janice는 동기부여상담(Rollnick et al., 2008)을 통해 이러한 이 질병을 조절하는 것이 María에게 정말 중요하다는 것을 알려주었지만 María는 피로와 통증으로 인해 생활방식을 바꿀수 있을지에 대해 거의 확신을 하지 못했다. 그리고 Janice는 María에게 처방대로 약을 복용하고, 아침에 일어날 때부터 잠자리에 들 때까지 만보계를 착용하며, 3주 동안 식사일기를 쓰고, 류마티스 진료를 보고 3주 후에 있는 팀 미팅에 참여할 수 있을지에 대해 얼마나 자신감이 있는지 물었다. María는 만일 Evelyn이 일주일에 몇 번씩 그녀에게 연락해 확인해준다면 이 모든 일을 할 수 있을 것으로 확신한다고 말했다.

사회복지사 Marc는 María를 만났을 때 그녀의 가족이 불필요한 지출을 줄이고 자산을 잘 사용한 것에 깊은 인상을 받았다고 말해주었다. 그는 또한 María와 Christina에게 병원의 재정 지원부서와 협력하여 Christina의 이전 병원청구 비용을 줄일 수 있다고 알려주었다. 또한 Marc는 저비용 주택 및 공과금 지원을 위한 지역사회 프로그램에 대해 알려주고 ACA Marketplace 보험사 직원과 만나 건강보험 옵션에 대해 논의하도록 예약해주었다. 만남이 끝날 무렵 María는 꾸준한 수입이 있는 의미 있는 직업을 갖는 것이 그녀가 가장 원하는 것이라고 말했다.

사례 연구

다음 3주 동안 María가 약물(아토르바스타틴, 황산제1철, 카나글리플로진, 레보티록신, 리시노프릴, 메트포르민) 복용, 만보계 착용, 음식 섭취량 기록 등에 적응하는 동안 Evelyn과 María는 일주일에 2~3회 간단한 전화 통화를 했다. María는 또한 류마티스 전문의를 방문하여 RA 진단을 확인했고 매주 메토트렉세이트와 엽산 보충제를 처방받았다.

케어팀 회의 #1: María가 클리닉을 처음 방문한 지 6주 후, María는 Christina, Evelyn, Janice, Marc와 함께 큰 원탁에서 30분간 팀 회의에 참여했다. Evelyn은 이 회의를 주제했는데, 먼저 María에게 기분이 어떤지 물었다. María는 웃으며 "약을 먹어야 한다는 것을 기억하고, 먹는 것을 적고, 약속장소에 가는 일 등 새로운 일을 하느라 지쳤어요. 하지만 믿거나 말거나, 기분이 좋아지기 시작했고, 건강을 개선하기 위해 일을 하고 있다는 점이 마음에 듭니다." Christina도 미소를 지으며 어머니의 생각을 확인했다. "예, 어머니가 확실히 더 좋아진 것 같아요. 새로운 삶을 사는 것처럼 보여요". 남은 팀 회의 시간 동안 Evelyn과 팀은 María와 협력하여 복약준수, 식이요법, 신체활동, 당뇨병과 RA에 대해 배울 것 등 앞으로 1개월간 해야 할 목표와 건강관리, 에너지 수준, 재정과 관련된 3개월 목표를 설정하도록 도와주었다. 참석자 모두는 María가 앞으로 몇 달 동안 Evelyn과 계속 긴밀히 협력해야 하며, 특별한 필요가 없는 한 이 팀은 3개월 후에 다시 만나기로 결정했다.

케어팀 회의 #2: 30분 동안 이루어진 2차 팀 회의에서는 보고할 내용이 많았다. Evelyn은 María의 혈압이 지속적으로 120~70대를 유지하고 있고, María가 해야 할 예방접종을 꾸준히 진행하고 있으며, 최근 María가 무료로 유방암, 자궁경부암, 대장암 검사를 받을 수 있도록 승인받았다고 알렸다. Janice는 María의 HbA1c가 10.0에서 8.7로 떨어졌고, 헤모글로빈은 9.0에서 12.0g/dL로 증가했으며, 소변 미세알부민/크레아티닌 비율이 60에서 30mg/g으로 감소했고, TSH가 20에서 8mIU/로 감소했다고 알렸다. 그녀의 LDL은 160에서 100mg/dL로 감소했고, 중성지방 수치는 300에서 180mg/dL로 감소했다. María는 자신의 새로운 약물요법을 100% 준수하고 있고, 그녀의 가족은 현재 공과금에 대해 지원을 받고 있으며, 병원과 Christina의 지난 병원청구서 액수를 낮추는 데 진전을 이루고 있고, 또 더 좋은 저렴한 주택을 찾는 데도 진전이 있다고 말했다. 또한 María는 출혈을 훨씬 더 쉽게 관리할 수 있으며, 에너지 수준도 천천히 향상되고 있다고 말했다. María의 관절통도 메토트렉세이트 투여에 반응하여 지난 몇 주 동안 그녀는 주중 대부분의 날에 15분씩 걸을 수 있었다. 그러나 María는 체중이 1.5kg밖에 감소하지 않은 것에 좌절감을 느끼고 더 건강하게 먹고 싶지만 가족을 위해 전통음식을 준비하는 것이 자신에게 매우 중요하며, 전통음식을 포기하기가 어렵다고 말했다. Marc는 María에게 공감하고 스페인어를 사용하는 사람을 위해 매주 진행되는 당뇨병 지지그룹 모임에 참여할 것을 제안했다. 이 무료 당뇨그룹 모임은 지역병원의 후원을 받아 공인 당뇨병 교육자 및 행동전문가가 운영한다. 이 모임에서 María는 향후 3개월을 위한 새로운 목표를 세웠다.

케어팀 회의 #3, #4: 2차 및 3차 케어팀 회의에서 María의 진행상황(즉, 체중감량이 지속되고 당뇨병 시력검사가 정상적으로 이루어짐)과 우려사항을 공유했다. 네 번째 케어팀 회의는 María가 커뮤니티 클리닉을 처음 방문한 지 14개월 후에 열렸다. María는 자신의 진전된 상황을 팀에 알리게 되어 기쁘게 생각했다. 가장 중요한 것은 그녀와 그녀의 가족이 최근 더 크고 저렴한 침실 4개짜리 아파트로 이사했다는 사실이다! María는 또한 Christina의 병원비 미납액이 크게 줄어들어 가족이 신용카드 빚을 갚을 수 있었다고 말했다. 또한 이제 가족구성원 모두가 건강보험에 가입하게 되었다. 이 보험은 자기부담액이 높아서 걱정이었지만 클리닉에서는 공제액이 높은 건강보험을 보유한 저소득층 개인에게는 20달러의 차등요금을 제공하므로 부담을 덜 수 있다. María는 당뇨병 지지그룹에 참여하면서 전통 멕시코 음식을 요리하는 더 건강한 방법을 배웠으며, 현재 20kg을 감량했다는 소식을 알려 왔다! 더욱이, 증가된 활력 덕분에 María는 이제 성당의 제대봉사회의 회장이 되었으며, 직업을 구할 수 있도록 읽고 쓰는 능력을 향상시키기 위해 노력하고 있다. Evelyn과 Janice는 María와 팀에게 좋은 소식을 전했다. María의 HbA1c가 7.0으로 떨어졌고 미세알부민뇨증도 없어졌다! 더욱이 Evelyn은 María가 현재 자신에게 권장되는 성인 예방접종에 대해 잘 알고 있으며, 지난 몇 달 동안 María가 유방암, 자궁경부암, 대장암 검진을 마쳤는데 모두 음성이었다고 알렸다. 팀은 잠시 시간을 내어 María가 작년에 이룬 진전을 축하한 다음 치과치료를 포함한 내년 계획을 시작했다.

사례 연구

02 최근 부인과 사별한 75세 남성

Mike는 75세 남성으로, 클리닉에 새로 등록하고 약 처방을 받기 위해 일차 진료소를 방문했다. 최근까지 Mike는 다른 주에서 거주하며 치료를 받고 있었다. 그런데 3개월 전, 50년 동안 함께해온 아내 Cindy가 암으로 사망했고, Mike는 외동딸인 Ruth와 그녀의 가족과 더 가까이 살기 위해 위해 최근 본래 살던 곳에서 720km 떨어진 이 지역으로 이사했다. 현재 Mike는 딸의 집에서 약 3.2km 떨어진 아파트에 혼자 살고 있으며, 스스로 운전할 수 있다. Mike는 Medicare 보장과 추가 보험이 있으며, 진료소에 접수했을 때 온라인 환자 포털 서비스에 즉시 가입했다. "저는 인터넷 및 데이터에 관심이 많고 제 검사결과와 혈압상태를 아는 것을 정말 좋아합니다."

당신은 RN 케어 코디네이터 2명, FNP 2명, PMHNP 1명, 자격을 갖춘 전문상담사 1명, 사회복지사 1명, 지원 직원 2명이 있는 통합진료소에서 RN 케어 코디네이터로 일하고 있다. Mike와의 첫 만남에서 당신은 그를 환영하고 최근 그가 아내를 사별한 것에 대해 애도를 표했다. 그리고 그에게 클리닉에서는 가능한 한 최고의 돌봄을 제공할 수 있도록 그에 대해 더 잘 알고 싶다고 말했다. Mike는 이 마을의 '이상한 날씨'에 대해'소소한 이야기'를 나눈 다음 지난 10년간의 의료기록 사본이 든 큰 폴더를 당신에게 보여주었다. 이 기록에 따르면 Mike는 관상동맥질환(15년 전에 스텐트 2개 삽입), 고혈압, 이상지질혈증, 만성 요통(요추의 퇴행성 디스크 질환으로 인해 발생)에 대한 치료를 받아왔으며 여러 약물을 복용하고 있다. 약물(예: 저용량 아스피린, 암로디핀, 아토르바스타틴, 히드로클로로티아지드, 리시노프릴, 멜록시캄)을 복용하고 밤에는 지속적 양압기(CPAP)를 사용하고 있다.

Mike로부터 얻을 수 있는 모든 자료를 통해 그는 훌륭한 치료를 받아왔으며 '롤 모델' 환자였음을 알 수 있었다. 그는 모든 약을 처방대로 복용하고 있으며 혈압 수치와 검사결과 수치는 모두 훌륭했다. 그는 담배, 술, 마리화나 또는 불법 약물을 사용하지 않는다. 과일과 채소를 많이 먹고, 설탕과 '정크푸드'를 피하며, 하루에 3km를 걷는다. 또한 현재 권장되는 모든 예방접종과 암 검진을 받고 있다. Mike가 최선의 건강행동을 실행하는 것처럼 보였지만 Miike는 자신의 약과 혈압에 대해서만 이야기하고 있었다. 또한 그가 눈맞춤을 피하고 질문에 대답하거나 사생활과 관련된 대화를 피하는 것 같다. Mike와의 만남이 끝날 무렵, 당신은 그에게 우울증과 불안에 대한 클리닉의 두 가지 표준검사도구인 PHQ-9(Kroenke et al., 2001)와 GAD-7(Spitzer et al., 2006) 검사를 하도록 요청했다. 그리고 그에게 이 작업을 완료하도록 혼자 방에 남겨두고 잠시 방을 나왔다. 5분 후에 돌아왔을 때 Mike는 조용히 흐느껴 울고 있었다. 설문지 검사결과를 대강 살펴보니 PHQ-9 및 GAD-7 설문지에 있는 증상의 대부분에 대해 Mike가 '거의 매일' 경험하고 있다고 기재한 것을 알았다. 당신이 Mike를 위로하려고 하니 그는 "Cindy가 없으면 너무 외로워요. 나는 Ruth와 손자들을 봐서 강해지려고 노력하고 있지만 비참하게 느껴져요." 하고 말했다.

그 이후 당신은 Mike에게 간이 자살사정도구(Brief Suicide Assessment, NIMH, 2020)를 실시하고 다음 사항을 알게 되었다.

01 지난 몇 주 동안, 당신이 죽기를 바랐던 적이 있습니까? (Mike의 대답: 예)
02 지난 몇 주 동안, 당신이 죽으면 당신이나 당신의 가족이더 나아질 것이라고 느낀 적이 있습니까? (Mike의 대답: 예)
03 지난 일주일 동안, 자살에 대한 생각해본 적이 있습니까? (Mike의 대답: 아니오)
04 자살을 시도한 적이 있습니까? (MIKE의 대답: 아니오)
05 지금 자살할 생각을 하고 있습니까? (Mike의 대답: "아니오, 저는 결코 자살을 시도하지 않을 것입니다")

토론 문제

01 자살위험을 평가하고 관리하기 위한 근거기반전략을 몇 분간 검토한다. 국립정신건강원(National Istitute of Mental Health, NIMH)의 "ASQ(Ask-Suicide-Screening Question) tool kit"은 좋은 자료이다: https://www.nimh.nih.gov/research/research-conducted-at-nimh/asq-toolkit-materials /index. shtml.
02 Mike와의 약속시간은 거의 끝났고, 10분 후에 다음 환자와 진료약속이 있다. ASQ tool kit을 검토한 후 우선순위

사례 연구

에 대해 논의하고 Mike가 클리닉을 떠나는 것이 안전한지 논의한다.

03 "RN이 주도하는 일차 의료팀 모델"(그림 15-5)을 살펴보고, 당신은 이 상황에서 어떤 팀 구성원에게 도움을 청해야 할지 생각해본다. 지역사회자원 중 도움이 될 수 있는 것을 열거한다.

04 몇 분 동안 행동건강 영역에서 통용되는 '따뜻하게 간섭하지 않기(warm handoffs)'에 대해 알아보고 그 장점과 단점에 대해 토론한다. 또한 현재 Mike에게 '따뜻하게 간섭하지 않기'를 적용하는 것이 적절한지, 그리고 당신의 진료소에서는 어떤 상황에서 적절할지 논의한다. 의료연구 및 품질기관(Agency for Healthcare Research and Quality)은 'warm hand-off' 관련 중재자료를 제공한다(https://www.ahrq.gov/patient-safety/reports/engage/interventions/warmhandoff.html)

05 Mike에 대해 알게 된 모든 내용을 바탕으로 앞으로 그와 더 나은 관계로 발전시키기 위한 전략을 논의한다.

사례 연구

03 물질남용, COPD, 친밀한 파트너 폭력을 경험하고 있는 60세 여성

Tina는 최근 지역사회에서 생긴 폐렴으로 병원에 입원했다가 퇴원한 후 검진을 위해 FQHC에 의뢰된 60세 여성이다. Tina는 수년 동안 클리닉에 가끔 오는 환자였는데, 2년 전, 즉 클리닉이 "RN 주도 일차 의료팀 모델"을 채택하기 1년에 마지막으로 클리닉에 왔었다(그림 15-6). 당신은 Tina를 만날 RN 케어 코디네이터이다. 이전에 Tina를 만난 적이 없으므로 그녀와의 만남을 준비하면서 그녀의 이전 진료기록과 입원 퇴원 요약을 검토하는 데 시간을 할애하고 Tina가 오랫동안 술과 담배에 의존해왔다는 사실을 알았다. 또한 Tina가 10년 전에 COPD 진단을 받았고 금연을 강력히 권유받았다는 점도 알게 되었다.

Tina를 만났을 때 그녀는 최근 입원 시 겁이 많이 났었다고 먼저 이야기했다. 입원 시에는 상태가 매우 안 좋았고 거의 인공호흡기를 사용할 뻔했다. Tina는 퇴원 시 COPD 치료를 위해 집에서 Spiriva 및 ProAir 흡입기와 분당 2L의 산소를 사용하도록 처방을 받았다. 입원기간 동안 그녀는 혈압이 지속적으로 높아 퇴원 시 히드로클로로티아지드와 암로디핀을 모두 복용하도록 처방받았다. 그런데 이 약은 1주일치만 처방받았기 때문에 이제 4일분밖에 남지 않았다. 현재 그녀의 활력징후는 다음과 같다: 몸무게 46kg, 키 155cm, 맥박 88, 혈압(오른쪽 팔), 140/95, 혈압(왼쪽 팔), 145/99, 산소포화도 91%(산소 사용 없이).

Tina는 현재 병원에서 퇴원한 지 3일째이며, 병원에 입원한 이후 지금까지 10일 동안 담배를 피우거나 술을 전혀 마시지 않았다. 그녀는 흡연과 음주가 자신의 심각한 폐렴에 영향을 미쳤다는 사실을 이해하고 '흡연과 음주를 더 이상 안 할 것 같다'고 말했다. 이렇게 말하면서도 Tina는 자신이 정말로 담배와 술을 갈망하고 있으며, 특히 같이 살고 있는 트럭운전사 남자친구 Tim이 국토를 관통하는 장기 트럭 운전을 마치고 3일 만에 집에 돌아오면 담배와 술을 많이 하기 때문에 자기가 이 유혹에 '굴복'할까 봐 두렵다고 말했다. Tina는 자신은 직장이 없고 마을에 친구나 가족이 없기 때문에 음식, 쉼터, 의복 및 '모든 것'을 Tim에게 전적으로 의존한다고 말했다. Tim이 Tina의 중독문제를 해결하는 데 도움을 주기 위해 자신의 행동을 바꿀 수 있다고 생각하는지 물었을 때 그녀는 단호하게 "아니요! Tim은 문자 그대로 우리 관계에 있어 운전석에 있어요. 내가 Tim에게 뭔가를 해달라고 요청하거나 Tim이 하라는 것을 하지 않으면 내가 대가를 치르게 돼요." 그래서 당신은 Tina에게 "내가 만나는 환자 중 폭력적인 관계에 처한 사람이 많아서 친밀한 파트너의 폭력(Intimate partener violence, IPV)에 대해 일상적으로 질문합니다."라고 말했다. 그리고 당신은 Tina에게 고통-모욕-위협-고성(Hurt-Insult-Threaten-Scream, HITS) 설문지(Sherin et al., 1998)를 구두로 검사했다. 그녀는 눈물을 흘리며 Tim이 자신에게 이러한 모든 일을 자주 했다고 말한다. 이 검사결과 HITS 설문지에서 가장 높은 점수인 20점 만점에 20점이었다. 그런 다음 Tina는 자신이 기억할 수 있는 한 방치는 물론 정서적 · 신체적 · 성적 학대를 받았다고 말했다.

사례 연구

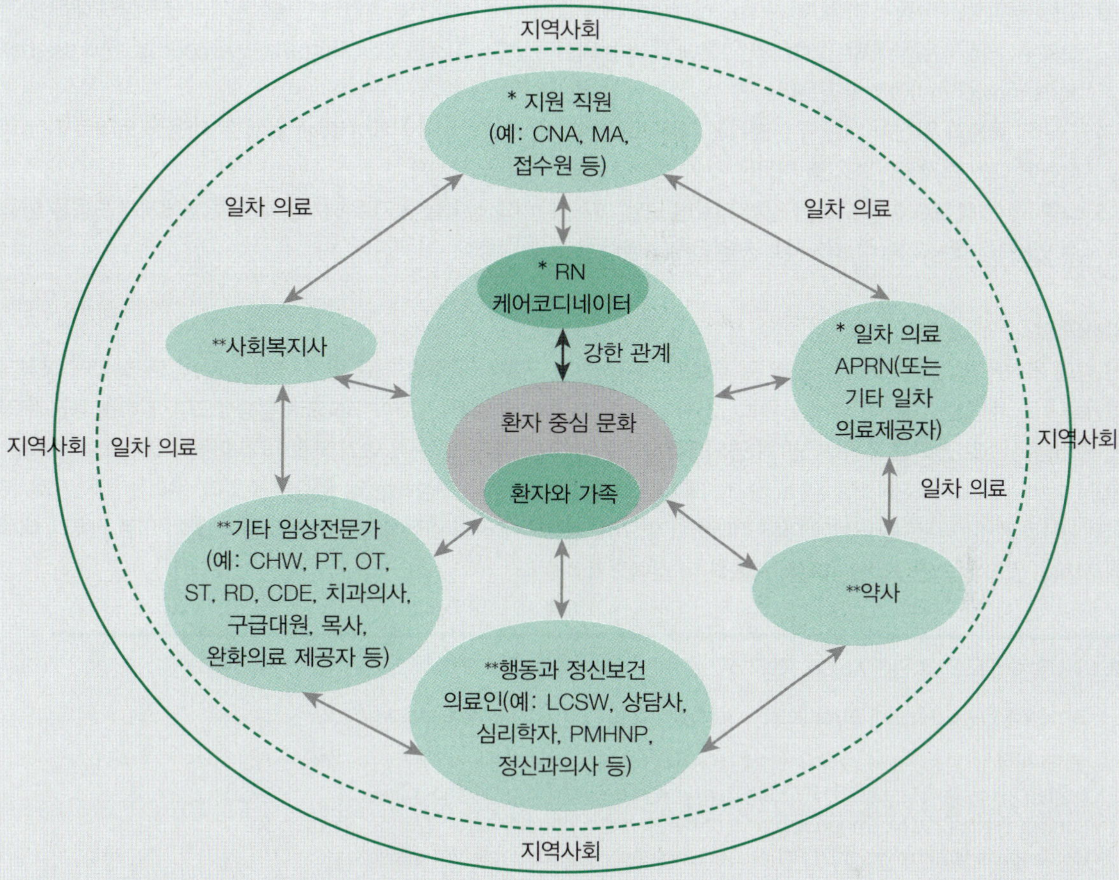

그림 15-5 문화와 지역사회 맥락에서 RN이 주도하는 일차 의료팀 모델

* 핵심 팀원이 현장에 함께 있음.
APRN–Advanced Practice Registered Nurse, 상급전문간호사
CNA–Certified Nursing Assistant, 공인간호조무사
LCSW–Licensed Clinical Social Worker, 면허임상사회복지사
OT–Occupational Therapist 작업치료사
PMHNP–Psychiatric Mental Health Nurse Practioner, 정신과정신건강전문간호사
RD–Registered Dietitian, 등록 영양사

**현장 또는 공동 커뮤니티 관계를 통한 협력
CDE–Certified diabetes educator, 공인당뇨병교육자
CHW–Community Health Worker, 지역사회보건종사자
MA–Medical Assistant, 의료보조원
PA–Physician's Assistant, 의사보조원
PT–Physical Therapist, 물리치료사
ST–Speech Therapist, 언어치료사

토론 문제

01 연방 정부의 HRSA(Health Resources Services Administration)를 통해 자금 지원을 받는 연방정부인증건강센터(Federally Qualified Health Centers, FQHC, '보건센터'라고도 함)에 대해 알아보고 만성질환이 있는 개인이 FQHC에서 서비스를 받으면 어떤 혜택을 받을 수 있는지 논의하시오.

02 친밀한 파트너 폭력(IPV)의 유병률, 선별전략, 효과적인 중재, IPV에서 간호사의 역할 등을 알아본다. IPV에 있어 일차 진료의 역할과 영향을 강조하는 IPV 관련 자료는 Kaiser Family Foundation(Ramaswamy et al., 2019)에서 제공한다. https://www.kff.org/women-health-policy/issue-brief/timate-partner-violence-IPV-screening-and-counseling-services-in-clinical-settings/.

사례 연구

03 또한, 부정적인 아동기 경험(Adverse childhood Experiences, ACE) 및 성인의 만성질환과의 연관성에 대해 알아보고 ACE에서 일차 진료 간호사의 역할에 대해 논의한다. ACE 자료는 CDC(https://www.cdc.gov/vitalsigns/aces/index.html)에서 제공된다.

04 Tina의 돌봄과 안전에 대한 우선순위에 대해 토론한다. IPV와 Tina의 사례에 대해 알게 된 내용을 토대로 Tina의 상황에 대해 즉각적인 조치를 취하는 것이 얼마나 시급한지 논의하시오.

05 그림 15-5의 "RN이 주도하는 일차 의료팀 모델"에서, Tina의 상황을 돕기 위해서는 어떤 팀원에게서 도움을 받을 수 있는가? 활용 가능한 지역사회 자원을 열거한다.

감사의 말

이 장의 목적은 일차 의료가 만성질환 관리에 왜 필수적인지, 간호사가 일차 의료 환경 내에서 만성질환 돌봄에 어떻게 영향을 미칠 수 있는지를 보여주는 것이다. 저자들은 둘 다 즐겁게 일차 의료 APRN으로 활동했으며, 일하는 동안 우리의 즐거움은 주로 놀라운 '선구자'인 세 명의 일차 의료 RN과 함께 일할 수 있었기 때문이다. 이들은 Johnna French, BSN, Letha Buller, BSN, Kara Laughlin, BSN으로 우리가 이 장을 구성하는 데 영감을 주었다. 우리는 일차 의료 분야의 RN과 관련된 새로운 혁신에 대해 기대하고 있으며, 귀하도 우리의 열정을 공유하기 바란다. 일차 의료 간호에 대해 더 자세히 알고 싶으면 표 15-4에서 자료를 더 찾아보기 바란다.

표 15-4 일차 진료 간호 관련 자료와 정보

1. American Academy of Ambulatory Care Nursing:: https://www.aacn.org/

2. 관련 서적
- Bodenheimer & Mason(2017). RN: Partners in transforming primary care.
- Funk & Davis (2015). Enhancing role of the nurse in primary care: The co-visit model.
- Kooienga & Wilkinson(2017).RN prescribing: An expanded role for nusing.
- Needleman(2017).Expanding the role of registered nurses in primary care :A business case analysis.
- Norfulet al. (2017). Utilization of registered nurses in primary care teams: A systematic review..

3. 비디오 녹화자료 "Regional conversation: The role of the RN in primary care""(2017년 January 12) University of Colorado College of Nursing, Aurora, Co
- Panel one (1hour, 12minutes): https://youtu.be/KEh-zT3Dtkg
- Panel two (1hour, 5minutes): https://youtu.be/AJqMWY5Lnjk

4. 외래 또는 일차 진료 RN 공인 과정
- American Nurses Credentialing Center: https://www.nursingworld.org/our-certifications/ambulatory-care-nursing/
- University of North Carolina, Chapel Hill: http://primarycare.web.unc.edu/
- The Ohio State University College of Nursing: https://nursing.osu.edu/academics/certificates/primary-care-academic-certificate

5. 일차 진료 RN 레지던트 프로그램
- The Ohio State University College of Nursing: https://nursing.osu.edu/offices-and-initiatives/registered-nurse-primary-care-residency-program-rnpcr
- Western Carolina University School of Nursing: https://www.wcu.edu/learn/departments-schools-colleges/HHS/nursing/undergrad-programs/bsn/rnpc-grant-program.aspx

참고문헌

Adams, A., Realpe, A., Vail, L., Buckingham, C. D., Erby, L. H., & Roter, D. (2015). How doctors' communication style and race concordance influence African-Caribbean patients when disclosing depression. Patient Education and Counseling, 98(10), 1266–1273. https://doi:10.1016/j.pec.2015.08.019

Agency for Healthcare Research and Quality (AHRQ). (n.d). Defining the PCMH. https://pcmh.ahrq.gov/page/defining-pcmh

AlRuthia, Y., Sales, I., Almalag, H., Alwhaibi, M., Almosabhi, L., Albassam, A. A., Alharbi, F. A., Bashatah, A., & Asiri, Y. (2020). The relationship between health-related quality of life and trust in primary care physicians among patients with diabetes. Clinical Epidemiology, 12, 143–151. https://doi.org/10.2147/CLEP.S236952

American Association of Nurse Practitioners. (2019, January 28). Nurse practitioner role grows to more than 270,000. NP News. https://www.aanp.org/news-feed/nurse-practitioner-role-continues-to-grow-to-meet-primary-care-provider-shortages-and-patient-demands

American Nurses Association (2015). Code of ethics for nurses with interpretive statements. (2nd ed.). American Nurses Association.

Aragonès, E., Rambla, C., López-Cortacans, G., Tomé-Pires, C., Sánchez-Rodríquez, E., Caballero, A., & Miró, J. (2019). Effectiveness of a collaborative care in tervention for managing major depression and chronic musculoskeletal pain in primary care: A cluster-randomised controlled trial. Journal of Affective Disorders, 252, 221–229. https://doi.org/10.1016/j.jad.2019.04.004

Artiga, S., & Hinton, E. (2018, May). Beyond health care:The role of social determinants in promoting health and health equity. Kaiser Family Foundation. http://files.kff.org/ attachment/issue-brief-beyond-health-care

Aslan, M., Garrick, O., & Grant Graziani, G. (2018). Does diversity matter for health? Experimental evidence from Oakland. Working Paper No. 18-030. https://siepr.stanford.edu/sites/default/files/publications/18-030.pdf

Assistant Secretary for Planning and Evaluation. (2020, July 28). Medicare beneficiary use of telehealth visits:Early data from the start of the COVID-19 pandemic. https://aspe.hhs.gov/system/files/pdf/263866/HP_IssueBrief_MedicareTelehealth_final7.29.20.pdf

Attum, B., Hafiz, S., Malik, A., & Shamoon, Z. (2020, July 8). Cultural competence in the care of Muslim patients and their families. StatPearls. StatPearls Publishing. https://www.ncbi.nlm.nih.gov/books/NBK499933/Bachynsky, N. (2020). Implications for policy: The Triple

Aim, Quadruple Aim, and interprofessional collaboration. Nursing Forum, 55, 54–64. https://doi.org/10.1111/ nuf.12382

Baker, E., & Fatoye, F. (2017). Clinical and cost effectivenessof nurse-led self-management interventions for patients with COPD in primary care: A systematic review. International Journal of Nursing Studies, 71, 125–138. http://dx.doi.org/10.1016/j.ijnurstu.2017.03.010

Baldwin, K. M., Black, D., & Hammond, S. (2014). Developing a rural transitional care community case management program using clinical nurse specialists. Clinical Nurse Specialist, 28(3), 147–155. https://doi.org/10.1097/ur.0000000000000044

Barnes, H., Richards, M. R., McHugh, M. D., & Martsolf, G. (2019). Rural and nonrural primary care physician practices increasingly rely on nurse practitioners. Health Affairs, 37(6), 908–914. https://doi.org/10.1377/hlthaff.2017.1158

Barrett, K., & Chang, Y.-P. (2016). Behavioral interventions targeting chronic pain, depression and substance use disorder in primary care. Journal of Nursing Scholarship, 48(4), 345–353. https://doi.org/10.1111/jnu.12213

Basu, S., Berkowitz, S. A., Phillips, R. L., Bitton, A., Landon, B. E., & Phillips, R. S. (2019). Associationof primary care physician supply with population mortality in the United States, 2005–2015. JAMA Internal Medicine, 179(4), 506–514. https://doi:10.1001/jamainternmed.2018.7624

Bauer, M. S., Weaver, K., Kim, B., Miller, C., Lew, R., Stolzmann, K., Sullivan, J. L., Riendeau, R., Connolly, S., Pitcock, J., Ludvigsen, S. M., & Elwy, A. R.(2019). The Collaborative Chronic Care Model for mental health conditions. From evidence synthesis to policy impact to scale-up and spread. Medical Care, 57, S221–S227. https://doi.org/10.1097/mlr.0000000000001145

Berry, L. L., Beckham, D., Dettman, A., & Mead, R.(2014). Toward a strategy of patient-centered access to primary care. Mayo Clinic Proceedings, 89(10), 1406–1415. http://dx.doi.org/10.1016/j.mayocp.2014.06.011

Berwick, D. M., Nolan, T. W., & Whittington, J. (2008). The Triple Aim: Care, health, and costs. Health Affairs, 27(3), 759–769. https://doi: 10.B77/hkhaff.27.3.759

Blackwell, D. L., Lucas, J. W., & Clarke, T. C. (2014). Summary health statistics for U.S. adults: National health interview survey, National Center for Health Statistics. Vital Health Statistics, 10(260), 1–161.

Boccuti, C., Fields, C., Casillas, G., & Hamel, L. (2015, October 30). Primary care physicians accepting Medicare:A snapshot. Kaiser Family Foundation. https://www.kff.org/medicare/issue-brief/primary-care-physicians-accepting-medicare-a-snapshot/

Bodenheimer, T., & Bauer, L. (2016). Rethinking the primary care workforce: An expanded role for nurses. New England Journal of Medicine, 375, 1016–1017. https://doi: 10.1056/NEJMp1606869

Bodenheimer, T., & Mason, D. (2017). Registered nurses:Partners in transforming primary care. Proceedings of a conference sponsored by the Josiah Macy Jr. Foundation in June 2016. Josiah Macy Jr. Foundation. https://macyfoundation.org/assets/reports/publications/macy_monograph_nurses_2016_webpdf.pdf

Bodenheimer, T., & Sinsky, C. (2014). From Triple to Quadruple Aim: Care of the patient requires care of the provider. Annals of Family Medicine, 12(6), 573-576. https://doi:10.1370/afm.1713

Bonner, A., Havas, K., Stone, C., Abel, J., Barnes, M., Tam, V., & Douglas, C. (2020). A multimorbidity nurse practitioner–led clinic: Evaluation of health outcomes. Collegian, 27, 430–436. https://doi.org/10.1016/j.colegn.2019.11.010

Bonner, A., Havas, K., Tam, V., Stone, C., Abel, J., Barnes, M., & Douglas, D. (2019). An integrated chronic disease nurse practitioner clinic: Service model description and patient profile. Collegian, 26, 227–234. https://doi.org/10.1016/j.colegn.2018.07.009

Brain, J. (2018). The birth of the NHS. Historic UK. https://www.historic-uk.com/HistoryUK/History of Britain/Birth-of-the-NHS/

Braveman, P., Arkin, E., Orleans, T., Proctor, D., & Plough, A.(2017, May). What is health equity? And what difference does a definition make? Robert Wood Johnson Foundation. https://www.rwjf.org/en/library/research/2017/05/what-is-health-equity-.html

Brooten, D., Youngblut, J. M., Deatrick, J., Naylor, M., & York, R. (2003). Patient problems, advanced practice nurse (APN) interventions, time and contacts among five patient groups. Journal of Nursing Scholarship, 35(1), 73–79. https://doi.org/10.1111/j.1547-5069.2003.00073.x

Buerhaus, P., Perloff, J., Clarke, S., O'Reilly-Jacob, M., Zolotusky, G., & DesRoches, C. M. (2018). Qualityof primary care provided to Medicare beneficiaries by nurse practitioners and physicians. Medical Care, 56(6), 484–490. https://doi:10.1097/MLR.00000000000 00908

Buhler-Wilkerson, K. (1993). Bringing care to the people:Lillian Wald's legacy to public health nursing. American Journal of Public Health, 83(12), 1778–1786. https://doi.org/10.2105/AJPH.83.12.1778

Burman, M. E., Hart, A. M., Conley, V., Brown, J., Sherard, P., & Clarke, P. N. (2009). Reconceptualizing the coreof nurse practitioner education and practice. Journalof the American Academy of Nurse Practitioners, 21(1), 11–17. https://doi:10.1111/j. 1745-7599.2008.00365.x

Cady, R. G., Erickson, M., Lunos, S., Finkelstein, S. M., Looman, W., Celebreeze, M., & Garwick, A. (2015). Meeting the needs of children with medical complexity using a telehealth advanced practice registered nurse care coordination model. Maternal & Child Health Journal, 19(7), 1497–1506. https://doi.org/10.1007/s10995-014-1654-1

Cady, R. G., Kelly, A. M., Finkelstein, S. M., Looman, W. S., & Garwick, A. W. (2014). Attributes of advanced practice registered nurse care coordination for children with medical complexity. Journal of Pediatric Health Care, 28(4), 305–312. http://dx.doi.org/10.1016/j.pedhc.2013.06.005

Caley, M. (2013). Remember Barbara Starfield: Primary care is the health system's bedrock. British Medical Journal, 347, f4627. https://doi:10.1136/bmj.f4627

Carls, G., Huynh, J., Tuttle, E., Yee, J., & Edelman, S.V. (2017). Achievement of glycated hemoglobin goals in the US remains unchanged through 2014. Diabetes Therapy, 8, 863–873. https://doi.org/10.1007/s13300-017-0280-5

Carrier, J., & Newbury, G. (2016). Managing long-term conditions in primary and community care. British Journal of Community Nursing, 21(10), 504–508. https://doi:10.12968/bjcn.2016.21.10.504

Centers for Medicare and Medicaid Services. (n.d.). Nurse-supported revenue and ROI. Transformative Clinical Practice Initiative. https://innovation.cms.gov/files/x/tcpi-san-pp-rn-rbrse.pdf

Chang, C., Stukel, T. A., Flood, A. B., & Goodman, D. C.(2011). Primary care physician workforce and Medicare beneficiaries' health outcomes. Journal of the American Medical Association, 305(20), 2096–2105. https://doi:10.1001/jama.2011.665

Chew, L. D., Bradley, K. A., & Boyko, E. J. (2004). Brief questions to identify patients with inadequate health literacy. Family Medicine, 36(8), 588–594.

Cho, K. H., Lee, S. G., Jun, B., Jung, B. Y., Kim, J. H., & Park, E. C. (2015). Effects of continuity of care on hospital admission in patients with type 2 diabetes:Analysis of nationwide insurance data. MC Health Services Research, 15(107). https://doi:10.1186/s12913-015-0745-z

Citizens Commission on Graduate Medical Education.(1966). The graduate education of physicians: The reportof the Citizens Commission on Graduate Medical Education. https://www.aafpfoundation.org/content/dam/foundation/documents/who-we-are/cfhm/classics familymedicine/GraduateEducationofPhysicians .pdf

Cockerham, W. C., Hamby, B. W., & Oates, G. R. (2017). The social determinants of chronic disease. American Journal of Preventive Medicine, 52(1S1), S5–S12. https://doi:10.1016/j.amepre.2016.09.010

Collins, S. R., Gunja, M. Z., & Aboulafia, G. N. (2020, August 19). U.S. health insurance coverage in 2020: A looming crisis in affordability. Commonwealth Fund. https://www.commonwealthfund.org/publications/issue-briefs/2020/aug/looming-crisis-health-coverage-2020-biennial

Commission on Social Determinants of Health. (2008). Closing the gap in a generation: Health equity through action on the social determinants of health. Final Report of the Commission on Social Determinantsof Health. World Health Organization. https://www.who.int/social_determinants/final_report/csdh_finalreport_2008.pdf

Commonwealth Fund. (2013, June). Primary care: Our first line of defense. https://www.commonwealthfund .org/publications/health-reform-and-you/primary-care-our-first-line-of-defense

Commonwealth Fund. (2019, February 7). 2018 biennial health insurance survey. https://www.common wealthfund.org/publications/surveys/2019/feb/2018-biennial-health-insurance-survey

Commonwealth Fund. (2020, August 19). 2020 biennial health insurance survey. https://www.common wealthfund.org/publications/surveys/2020/aug/2020-biennial-health-insurance-survey

Condon, C., Lycan, S., Duncan, P., & Bushnell, C. (2015). Reducing readmissions after stroke with a structured nurse practitioner/registered nurse transitional stroke program. Stroke, 47, 1599–1604. https://doi.org/10.1161/strokeaha.115.012524

Conlisk, M., & Casiano, A. (2016). Delivering the Triple Aim via the social worker. Annals of Long-Term Care:Clinical Care and Aging, 24(8), 31–35.

Corscadden, L., Levesque, J. F., Lewis, V., Strumpf, E., Breton, M., & Russell, G. (2018). Factors associated with multiple barriers to access to primary care: An international analysis. International Journal for Equity in Health, 17(28). https://doi.org/10.1186/s12939-018-0740-1

Davie, S., & Kiran, T. (2020). Partnering with patients to improve access to primary care. BMJ Open Quality, 9, e000777. https://doi.org/10.1136/bmjoq-2019-000777

Dawson, B. E. (1920, May 27). Interim report on the future provision of medical and allied services 1920. Ministryof Health Consultative Council on Medical and Allied Services. His Majesty's Stationery Office.

Del Brutto, O. H., Mera, R. M., Recalde, B. Y., & Del Brutto,

V. J. (2020). On the association between social determinants of health and disability in stroke-free older adults living in rural settings: The three villages study. Journal of Primary Care and Community Health, 11. https://doi:10.1177/2150132720961265

Dierick-van Daele, A. T. M., Metsemakers, J. F. M., Derckx, W. C. C., Spreeuwenberg, C., & Vrijhoef, J. J. M. (2009). Nurse practitioners substituting for general practitioners: Randomized controlled trial. Journal of Advanced Nursing, 65, 391–401. https://doi:10.1111/j.1365-2648.2008.04888.x

Dilts, S. (1972). A primary care nurse practitioner program. Occupational Health Nursing, 20(10), 20-21. https://doi:10.1177/216507997202001005

Druss, B. G., von Esenwein, S. A., Glick, G. E., Duebler, E., Lally, C., Ward, M. C., & Rask, K. J. (2017). Randomized trial of an integrated behavioral health home: The Health Outcomes Management and Evaluation (HOME) study. American Journal of Psychiatry, 174, 246–255. https://doi.org/10.1176/appi.ajp.2016.16050507

Edwards, S. T., Saha, S., Prentice, J. C., & Pizer, S. D.(2017). Preventing hospitalization with Veterans Affairs home-based primary care: Which individuals benefit most? Journal of the American Geriatrics Association, 65, 1676–1683. https://doi.org/10.1111/jgs.14843

Ehlinger, E. P. (2017). We need a triple aim for health equity. Minnesota Medicine, 98(10), 28–29.

Eikelenboom, N., van Lieshout, J., Jacobs, A., Verhulst, F., Lacroix, J., van Hailteren, A., Klomp, M. Smeele, I., & Wensing, M. (2016). Effectiveness of personalized support for self-management in primary care: A cluster randomised controlled trial. British Journalof General Practice, 66(646), e354-e361. https://doi.org/10.3399/bjgp16X684985

Epperly, T., Bechtel, C., Sweeney, R., Greiner, A., Grumbach, K., Schilz, J., Stream, G., & O'Connor, M.(2019). The shared principles of primary care: A multistakeholder in itiative to find a common voice. Family Medicine, 51(2), 179–184.

Everett, C. M., Morgan, P., Smith, V. A., Woolson, S., Edelman, D., Hendrix, C. C., Berkowitz, T., White, B., & Jackson, G. L. (2019). Primary care provider type: Are there differences in patients' intermediate diabetes outcomes? Journal of the American Academy of Physician Assistants, 32(6), 36–42. https://doi:10.1097/01.JAA.0000558239.06875.0b

Fairman, J. A. (2009). Making room in the clinic: Nurse practitioners and the evolution of modern health care. Rutgers University Press.

Fang, M. (2018). Trends in the prevalence of diabetes among U.S. adults: 1999–2016. American Journalof Preventive Medicine, 55(4), 497–505. https://doi.org/10.1016/j.amepre.2018.05.018

Fee, E., & Bu, L. (2010). The origins of public health nursing: The Henry Street visiting nurse service. American Journal of Public Health, 100(7), 1206–1207. https://doi 10.2105/AJPH.2009.18604

Feeley, D. (2017, November 28). The Triple Aim or the Quadruple Aim? Four points to help set your strategy. http://www.ihi.org/communities/blogs/the-triple-aim-or-the-quadruple-aim-four-points-to-help-set-your-strategy

Finkelstein, A., Taubman, S., Wright, B., Bernstein, M., Gruber, J., Newhouse, J. P., Allen, H., Bricker, K., & Oregon Health Study Group. (2012). The Oregon health in surance experiment: Evidence from the first year. Quarterly Journal of Economics, 127(3), 1057–1106. https://doi:10.3386/w17190

Flinter, M., Blankson, M., & Ladden, M. (2017). Registered nurses in primary care: Strategies that support practice at the full scope of the registered nurse license. In T. Bodenheimer & D. Mason (Eds.), Registered nurses:Partners in transforming primary care. Proceedings of a conference sponsored by the Josiah Macy Jr. Foundation in June 2016. Josiah Macy Jr. Foundation. https://macyfoundation.org/assets/reports/publications/macy_monograph_nurses_2016_webpdf.pdf

Flinter, M., Hsu, C., Cromp, D., Ladden, M. D., & Wagner, E. H. (2017). Registered nurses in primary care: Emerging new roles and contributions to teambased care in high-performing practices. Journalof Ambulatory Care Management, 40(4), 287–296. https://doi:10.1097/JAC.0000000000000193

Ford, L. C., & Silver, H. C. (1967). The expanded role of the nurse in child care. Nursing Outlook, 15, 43–45.

Ford-Gilboe, M., Wathen, C. D., Varco, C., Herbert, C., Jackson, B. E., Lavoie, J. G., Pauly, B., Perrin, N. A., Smye, V., Wallace, B., Wong, S. T., & Browne, A.J. (2018). How equity-oriented health care affects health: Key mechanisms and implications for primary health care practice and policy. Milbank Quarterly, 96(4), 635–671. https://doi.org/10.1111/1468-0009.12349

Fortin, M., Coiuinard, M., Diallo, B. B., & Bouhali, T.(2019). Integration of chronic disease prevention and management services into primary care (PR1MaC):Findings from an embedded qualitative study. BMC Family Practice, 20(1), 7. https://doi.org/10.1186/s12875-018-0898-z

Fox, K., & McCorkle, R. (2018). An employee-centered care model responds to the Triple Aim: Improving employee health. Workplace Health Safety, 66(8), 373–383. https://doi:10.1177/2165079917742663

Fraze, T. K., Briggs, A. D. M., Whitcomb, E. K., Peck, K. A., & Meara, E. (2020). Role of nurse practitioners in caring for patients with complex health needs. Medical Care, 58(10), 853–860. https://doi:10.1097/MLR.0000000000001364

Funk, K. A., & Davis, M. (2015). Enhancing the role of the nurse in primary care: The RN co-visit model. Journalof General Internal Medicine, 30(12), 1871–1873. https://doi.10.1007/s11606-015-3456-6

Galvin, G. (2018, May 25). Population health: The "North Star" of the Triple Aim. U.S. News & World Report. https://www.usnews.com/news/healthiest -communities/articles/2018-05-25/a-decade-later-triple-aim-health-care-framework-offers-lessons -promise#:~:text=Population%20Health%3A%20 The%20'North%20Star'%20of%20the%20Triple %20Aim&text=Achieving%20the%20%22Triple%20Aim%22%20%E2%80%93,Healthcare%20 Improvement%2C%20led%20by%20Dr.

Gerhardt, W., Korenda, L., & Shukla, M. (2015). Ready, set (triple) aim: Hitting value-based care performance targets. Deloitte Center for Health Solutions. Deloitte University Press. https://www2.deloitte.com/content/dam/insights/us/articles/value-based-care-performance-dashboard/DUP-1096_Triple-aim_vFINAL.pdf

Gordon, K., Gray, C. S., Dainty, K. N., deLacy, J., & Seto, E.(2019). Nurse-led models of care for patients with complex chronic conditions: A scoping review. Nursing Leadership, 32(3), 57–76. https://doi.org/1012927/cjnl.2019.25972

Greene, D., & Dell, R. M. (2010). Outcomes of an osteoporosis disease-management program managed by nurse practitioners. Journal of the American Academyof Nurse

Practitioners, 22, 326–239. https://doi.org/10.1111/j.1745-7599.2010.00515.x

Greenwood, B. N., Carnahan, S., & Huang, L. (2018). Patient–physician gender concordance and increased mortality among female heart attack patients. Proceedingsof the National Academy of Sciences of the United States of America, 115(34), 8569–8574. https://doi.org/10.1073/pnas.1800097115

Gresley-Jones, T., Green, P., Wade, S., & Gillespie, R.(2015). Inspiring change: How a nurse practitioner–led model of care can improve access and quality of care for children with medical complexity. Journal of Pediatric Health, 29(5), 478–483. https://doi.org/10.1016/j.pedhc.2014.12.005

Hansen, K. T., McDonald, C., O'Hara, S., Silcox, S., & Gutmanis, I. A. (2017). A formative evaluation of a nurse practitioner–led interprofessional geriatric outpatient clinic. Journal of Interprofessional Care, 31(4), 546–549. https://doi.org/10.1080/13561820.2017.1303463

Health Resources and Services Administration. (2016). U.S. Department of Health and Human Services. National Center for Health Workforce Analysis. State-level projections of supply and demand for primary care practitioners: 2013–2025. https://bhw.hrsa.gov/sites/default/files/bhw/health-workforce-analysis/research/projections/primary-care-state-projections2013-2025.pdf

Healthy People 2030. (n.d.). U.S. Department of Health and Human Services, Office of Disease Prevention and Health Promotion. https://health.gov/healthypeople/objectives-and-data/social-determinants-health

Hing, E. & Hsiao, C. (2014, May). State variability in supply of office-based primary care providers: United States, 2012. National Center for Health Statistics Data Brief, 151, 1–8.

Hong, J., Thind, A., Zaric, G. S., & Sarma, S. (2020). The impact of improved access to after-hours primary care on emergency department and primary care utilization:A systematic review. Health Policy, 124 (8), 812–818. https://doi.org/10.1016/j.healthpol.2020. 05.015

Houweling, S. T., Kleefstra, N., van Hateren, K. J. J., Groenier, K. H., Meyboom-deJong, B., & Bilo, H. J. G. (2011). Can diabetes management be safely transferred to practice nurses in a primary care setting? A randomised controlled trial. Journal of Clinical Nursing, 20, 1264–1272. https://doi:10.1111/j.1365-2702.2010.03562.x

Hummel, D. L., Hill, C., Shaw, J. G., Slightam, C., Asch, S. M., & Zulman, D. M. (2017). Nurse practitioner-led intensive outpatient team: Effects on end-of-life care. Journal for Nurse Practitioners, 13(5), e245–e248. https://doi.org/10.1016/j.nurpra.2017.01.007

Ingram, M., Doubleday, K., Bell, M. L., Lohr, A., Murrieta, L., Velasco, M., Blackburn, J., Sabo, S., Guernsey de Zapien, J., & Carvajal, S. C. (2017). Community health work impact on chronic disease outcomes within primary care examined using electronic health records. American Journal of Public Health, 107, 1668-1675. https://doi.org/10.2105/ajph.2017.303934 Institute of Medicine. (1996). Primary care: America's health in a new era. National Academies Press. https://doi.org/10.17226/5152

Ivey, S. L. K., Shortell, S. M., Rodriquez, H. P., & Wang, Y.(2018). Patient engagement in ACO practices and patient-reported outcomes among adults with co-occurring chronic disease and mental health conditions. Medical Care, 56, 551–556. https://doi.org/10.1097/mlr.0000000000000927

Jackson, G. L., Smith, V. A., Edeman, D., Woolson, S. L., Hendrix, C. C., Everett, C. M., Berkowitz, T. S., White, B. S., & Morgan, P. A. (2018). Intermediate diabetes outcomes in patients managed by physicians, nurse practitioners, or physician assistants: A cohort study. Annals of Internal Medicine, 169(12), 825–835.doi:10.7326/M17-1987

Jeangsawang, N., Malathum, P., Panpakdee, O., Brooten, D., & Nityasuddhi, D. (2012). Comparison of outcomes of discharge planning and post-discharge follow-up care, provided by advanced practice, expert-by-experience, and novice nurses, to hospitalized elders with chronic healthcare conditions. Pacific Rim International Journalof Nursing Research, 16(4), 343–360.

Jessee, B. T., & Rutledge, C. M. (2012). Effectiveness of nurse practitioner coordinated team group visits for type 2 diabetes in medically underserved Appalachia. Journal of the American Academy of Nurse Practitioners, 24, 735–743. https://doi.org/10.1111/j.1745-7599.2012.00764.x

Jimémez-Garcia, J. F., Aquilear-Manrique, G., Arboledas-Ballón, J., Guitérrez-Garcia, M, González-Jiménez, F., Lafuente-Robles, N., Parra-Anguita, L., & Garcia-Fernández, F. P. (2019). The effectiveness of advanced practice nurses with respect to complex chronic wounds in the management of venous ulcers. International Journalof Environmental Research and Public Health, 16(24), 5037. https://doi.org/10.3390/ijerph16245037

John, J. R., Tannous, W. K., & Jones, A. (2020). Outcomesof a 12-month patient-centred medical home model in improving patient activation and self-management behaviours among primary care patients presenting with chronic diseases in Sydney, Australia: A before-and-after study. BMC Family Practice, 21, 158. https://doi.org/10.1186/s12875-020-01230-w

Kaiser Permanente Nursing. (n.d.). https://www.kpnursing.org/

Kangovi, S., Mitra, N., Norton, L., Harte, R., Zhao, X., Carter, T., Grande, D., & Long, J. A. (2018). Effectof community health workers support on clinical outcomes of low-income patients across primary care facilities: A randomized clinical trial. JAMA Internal Medicine, 178(12), 1635–1643. https://doi.org/10.1001/jamainternmed.2018.4630

Katz, A., Evans, J. E., Valdivia, J., Taylor, C., Walld, R., & McCulloch, S. (2018). Association of the social determinants of health with quality of primary care. Annals of Family Medicine, 16, 217–224. https://doi.org/10.1370/afm.2236

Keeling, A. K. (2018). Visiting nurses in cities, parishes, and missions, 1886–1914. In A. W. Keeling, M. C. Hehman, & J. C. Kirchgessner, (Eds.), History of professional nursing in the United States: Toward a culture of health (pp. 73–97). Springer.

Khera, S., Abbasi, M., Debravolskaj, J., Sadowski, C. A., Yua, H., & Chevalier, B. (2019). Appropriateness of medications in older living with frailty: Impact of pharmacists-led structured medication review process in primary care. Journal of Primary Care & Community Health, 10, 1–8. https://doi.org/10.1177/2150132719890227

Kinchen, E. (2019). Holistic nursing values in nurse practitioner education. International Journal of Nursing Education Scholarship, 16(1). doi:10.1515/ijnes-2018-0082

Kippenbrock, T., Emory, J., Lee, P., Odell, E., Buron, B., & Morrison, B. (2019). A national survey of nurse practitioners' patient satisfaction outcomes. Nursing Outlook, 67(6), 707–712. https://doi.org/10.1016/j.outlook.2019.04.010

Klemenc-Ketis, Z., Terbovc, A., Gomiscek, B., & Kersnik, J.(2015). Role of nurse practitioners in reducing cardiovascular risk factors: A retrospective cohort study. Journal of Clinical Nursing, 24, 3077–3083. https://doi.org/10.1111/jocn.12889

Kooienga, S., & Wilkinson, J. (2017). RN prescribing:An expanded role for nursing. Nursing Forum, 52(1), 3–11. doi:10.1111/nuf.12159

Kroenke, K., Spitzer, R. L., & Williams, J. B. (2001). The PHQ-9: Validity of a brief depression severity measure. Journal of General Internal Medicine, 16(9), 606-613. doi:10.1046/j.1525-1497.2001.016009606.x

Kurtzman, E. T., & Barnow, B. S. (2017). A comparison of nurse practitioners, physician assistants, and primary care physicians' patterns of practice and quality of care in health centers. Medical Care, 55(6), 615–622.doi:10.1097/MLR.0000000000000689

Laurant, M., Reeves, D., Hermens, R., Branspenning, J., Grol, R., & Sibbald, B. (2005). Substitution of doctors by nurses in primary care. Cochrane Databaseof Systematic Reviews, 4, CD001271. https://doi:10.1002/14651858.CD001271.pub2

Lenz, E. R., Mundinger, M. O., Kane, R. L., Hopkins, S. C., & Lin, S. X. (2004). Primary care outcomes in patients treated by nurse practitioners or physicians: Two-year follow-up. Medical Care Research and Review, 61(3), 332–351. doi:10.1177/1077558704266821

Leung, J., Smith, A., Atherton, I., & McLaughlin, D.(2016). "Everybody knows everybody else's business":Privacy in rural communities. Journal of Cancer Education, 31(4), 811–812. doi:10.1007/s13187-015-0862-8

Levengood, T. W., Peng, Y., Xiong, K. Z., Song, Z., Elder, R., Ali, M. K., Chin, M. H., Allweiss, P., Hunter, C. M., Becenti, A., & Community Preventive Services Task Force. (2019). Team-based care to improve diabetes management: A community guide meta-analysis. American Journal of Preventive Medicine, 57(1), e17–e26. doi:10.1016/j.amepre.2019.02.005

Levine, D. M., Landon, B. E., & Linder, J. A. (2019). Quality and experience of outpatient care in the United

States for adults with or without primary care. JAMA 452 Chapter 15 Primary Care Internal Medicine, 179(3), 363–372. doi:10.1001/jamainternmed.2018.6716 2

Liu, C., Hebert, P. L., Douglas, J. H., Neely, E. L., Sulc, C. A., Reedy, A., Sales, A. E., & Wong, E. S. (2020). Outcomesof primary care delivery by nurse practitioners: Utilization, cost, and quality of care. Health Services Research, 55(2), 178–189. doi:10.1111/1475-6773.13246

Livsey, K. R. (2019, May 8–11). Improving the bottom line: Seeing BSN-RNs in primary care as value, not just cost [Poster presentation]. American Academy of Ambulatory Care Nursing 44th Annual Conference, Palm Springs, CA. https://library.aaacn.org/aaacn/sessions/2143/view

Llewellyn, S. (2019). The chronic care model, kidney disease, and primary care: A scoping review. Nephrology Nursing Journal, 46(3), 301–312, 328.

Looman, W. S., Antolick, M., Cady, R. G., Lunos, S. A., Garwick, A. W., & Finkelstein, S. M. (2015). Effectsof a telehealth care coordination intervention on perceptions of health care by caregivers of children with medical complexity: A randomized controlled trial. Journal of Pediatric Health Care, 29(4), 352–363. https://doi.org/10.1016/j.pedhc.2015.01.007

Lopez, E., Neuman, T., Jacobson, G., & Levitt, L. (2020, April 15). How much more than Medicare do private in surers pay? A review of the literature. Kaiser Family Foundation. https://www.kff.org/medicare/issue-brief/how-much-more-than-medicare-do-private-insurers-pay-a-review-of-the-literature/

Lowery, J., Hopp, F., Subramanian, U., Wiitala, W., Welsh, D. E., Larkin, A., Stemmer, K., Zak, C., & Vaitkevicius, P. (2012). Evaluation of a nurse practitioner disease management model for chronic heart failure: A multisite implementation study. Congestive Heart Failure, 18(1), 64–71. https://doi.org/10.1111/j.1751-7133.2011.00228.xC

Lucatorto, M. A., Watts, S. A., Kresevic, D., Burant, C. J., & Carney, K. J. L. (2016). Impacting the trajectoryof chronic disease with APRN-led renal teams. Nursing Administration Quarterly, 40(1), 76–86. https://doi.org/10.1097/NAQ.0000000000000148

MacKinney, A. C., Coburn, A. F., Lundblad, J. P., McBride, T. D., Mueller, K. J., & Watson, S. D. (2014). Access to rural health care: A literature review and new synthesis.

Rural Policy Research Institute. https://www.rupri.org/?library=-access-to-rural-health-care-a-literature-review-and-new-synthesis-report-prepared-by-the-rupri-health-panel-august-2014

Madden, E. F., Kalishman, S., Zurawski, A., O'Sullivan, P., Arora, S., & Komaromy, M. (2020). Strategies used by interprofessional teams to counter healthcare marginalization and engage complex patients. Qualitative Health Research, 30(7), 1058–1071. https://doi.org/10.1177/1049732320909100

Maine, L. L. (2010). Are we preparing the integrators? American Journal of Pharmacy Education, 74(10), 178. https://doi:10.5688/aj7410178

Malani, P. Kullgren, J., Solway, E., Buis, L., Singer, D., & Kirch, M. (2020, August 17). National poll on healthy aging: Telehealth use among older adults before and during COVID-19. http://hdl.handle.net/2027.42/156253

Martin, K. D., Roter, D. L., Beach, M. C., Carson, K. A., & Cooper, L. A. (2013). Physician communication behaviors and trust among Black and White patients with hypertension. Medical Care, 51(2), 151–157. https://doi:10.1097/MLR.0b013e31827632a2

Martinez, C. H., Mannino, D. M., Jaimes, F. A., Curtis, J. L., Han, M. K., Hansel, N. N., & Diaz, A. A. (2015). Undiagnosed obstructive lung disease in the United States:Associated factors and long-term mortality. Annals of the American Thoracic Society, 12(12), 1788–1795. https://doi:10.1513/AnnalsATS.201506-388OC

Martínez-González, N. A., Rosemann, T., Tandjung, R., & Djalali, S. (2015) The effect of physician–nurse substitution in primary care in chronic diseases: A systematic review. Swiss Medical Weekly, 145. https://doi:10.4414/smw.2015.14031

Matheny, M., Thadaney Israni, S., Ahmed, M., & Whicher, D.(Eds.). (2019). Artificial intelligence in health care: The hope, the hype, the promise, the peril. NAM Special Publication. National Academy of Medicine.

Maul, T. M., Zaidi, A., Kowalski, V., Hickey, J., Schnug, R., Hindes, M., & Cook S. (2015). Patient preference and perception of care provided by advanced nurse practitioners and physicians in outpatient adult congenital clinics. Congenital Heart Disease, 10(5), E225–E229. https://doi:10.1111/chd.12273

McCarthy, D., & Klein, S. (2010, July 22). The Triple Aim journey: Improving population health and patients' experience of care, while reducing costs. Commonwealth Fund. https://www.commonwealthfund.org/publications/case-study/2010/jul/triple-aim-journey-improving-population-health-and-patients

McConnell, L. (2017, Fall). Role of nurses in managing chronic disease. Forum: Translating research into quality health care for veterans, 1–2. https://www.hsrd.research.va.gov/publications/forum/fall17/default.cfm

McGregor, J., Mercer, S. W., & Harris, F. M. (2018). Health benefits of primary care social work for adults with complex health and social needs: A systematic review. Health and Social Care in the Community, 26(1), 1–13. https://doi.org/10.1111/hsc.12337

McKissick, H. D., Cady, R. G., Looman, W. S., & Finkelstein, S. M. (2017). The impact of telehealth and care coordination on the number of clinical visits for children with medical complexity. Journalof Pediatric Health Care, 31(4), 452–458. https://doi.org/10.1016/j.pedhc.2016.11.006

MedlinePlus. (n.d.). Choosing a primary care provider. https://medlineplus.gov/ency/article/001939.htm#:~:text=A%20primary%20care%20provider%2.(PCC,care%20for%20a%20long%20time

Meyers, D. J., Chien, A. T., Nguyen, K. H., Li, Z., Singer, S. J., & Rosenthal, M. B. (2019). Association of team-based primary care with health care utilization and costs among chronically ill patients. JAMA Internal Medicine, 179(1), 54–61. https://doi.org/10.1001/jamainternmed.2018.5118

Mirza, M., Gecht-Silver, M., Keating, E., Krischer, A., Kim, H., & Kottrop, A. (2020). Feasibility and preliminary efficacy of an occupational therapy intervention for older adults with chronic conditions in a primary care clinic. American Journal of Occupational Therapy, 74(5). https://doi.org/10.1111/jgs.14843

Moore, J., & McQuestion, M. (2012). The clinical nurse specialists in chronic diseases. Clinical Nurse Specialist, 26(3), 149–163. https://doi.org/10.1097/nur.0b013e3182503fa7

Mundinger, M. O., Kane, R. L., Lenz, E. R., Totten, A., Tsai, W., Cleary, P., Friedewald, W. T., Siu, A. L., & Shelanski, M. L. (2000). Primary care outcomes in patients treated by nurse practitioners or physicians:A randomized trial. Journal of the American Medical Association, 283(1), 59–68. https://doi:10.1001/jama.283.1.59

Murphy, S. L., Xu, J., Kochanek, K. D., & Arias, E. (2018). Mortality in the United States, 2017. NCHS Data Brief, no 328. National Center for Health Statistics.

Myers, L. A., Carlson, P. N., Krantz, P. W., Johnson, H.L., Will, M. D., Bjork, T. M., Dirkes, M., Bowe, J. E., Gunderson, K. A., & Russi, C. S. (2020). Development and implementation of a community paramedicine program in rural United States. Western Journalof Emergency Medicine, 21(5), 1227–1233. https://doi.org/10.5811/westjem.2020.7.44571

National Institute of Mental Health. (2020, July 1). Suicide risk screening tool. https://www.nimh.nih.gov/research/research-conducted-at-nimh/asq-toolkit-materials/asq-tool/screening_tool_asq_nimh_toolkit_155867.pdf

National League for Nursing. (n.d.). Core values. http://www.nln.org/about/core-values

Naylor, M. D., Brooten, D., Campbell, R., Jacobsen, B. S., Mezey, M. D., Pauly, M. V., & Schwartz, J. S. (1999). Comprehensive discharge planning and home follow-up of hospitalized elders: A randomized clinical trial. Journal of the American Medical Association, 281(4), 613–620. https://doi.org/10.1001/jama.281.7.613

Needleman, J. (2017). Expanding the role of registered nurses in primary care: A business case analysis. Journalof Medical Practice Management, 32(5), 343–351.

Newhouse, R. P., Stanik-Hutt, J., White, K. M., Johantgen, M., Bass, E. B., Zangaro, G., . . . Weiner, J. P. (2011). Advanced practice nurse outcomes 1990–2008: A systematic review. Nursing Economic$, 29(5), 230–250.

Norful, A., Martsolf, G., DeJacq, K., & Poghosyan, L.(2017). Utilization of registered nurses in primary care teams: A systematic review. International Journalof Nursing Studies, 74, 15–23. https://doi:10.1016/j.ijnurstu.2017.05.013

Organisation for Economic Co-operation and Development. (2019). Health at a glance 2019:OECD indicators. OECD Publishing. https://doi.org/10.1787/4dd50c09-en

Parker, R., Forrest, L., McCracken, J., McRae, I., & Cox, D.(2014). What primary health-care services are Australian consumers willing to accept from nurse practitioners? A national survey. Health Expectations, 17(5),733–740. https://doi:10.1111/j.1369-7625.2012.00800.x

Patient Protection and Affordable Care Act 2010. (2010, March 23). The Patient Protection and Affordable Care Act (PPACA), Pub. L. No. 111-148, 124 Stat. 119.

Phillips, K. L., Chiriboga, D. A., & Jang, Y. (2012). Satisfaction with care: The role of patient–provider racial/ethnic concordance and interpersonal sensitivity. Journal of Aging and Health, 24(7), 1079–1090. https://doi:10.1177/0898264312453068

Pittman, P. (2019). Rising to the challenge: Re-embracing the Wald model of nursing. American Journal of Nursing, 119(7), 46–42. https://doi.org/10.1097/01.naj.0000569444.12412.89

Plough, A. L. (2015). Measuring what matters: Introducing a new action framework. Robert Wood Johnson Foundation. www.rwjf.org/en/culture-of-health/2015/11/measuring_what_matte.html

Polfus, P., & Bigbee, J. (1989). Innovation-diffusion theory and the evolution of the nurse practitioner role: How a good thing has caught on. Journal of the American Academy of Nurse Practitioners, 1(2), 38–43. https://doi.org/10.1111/j.1745-7599.1989.tb00737.x

Prasad, S., Dunn, W., Hillier, L. M., McAiney, C. A., Warren, R., & Rutherford, P. (2014). Rural geriatric glue:A nurse practitioner–led model of care for enhancing primary care for frail older adults within an ecosystem approach. Journal of the American Geriatrics Society, 62, 1772–1780. https://doi.org/10.1111/jgs.12982

Primary Care Collaborative. (n.d). Shared principles of primary care: Moving the United States toward a vibrant future of person-centered, team-based, and community aligned primary care. https://www.pcpcc.org/about/shared-principles

Primary Care Collaborative. (2020). Shared principles signers. https://www.pcpcc.org/principles/signers

Ramaswamy, A., Ranji, U., & Salganicoff, A. (2019, December 2). Intimate partner violence (IPV) screening and counseling services in clinical settings. https://www.kff.org/womens-health-policy/issue-brief/intimate-partner-violence-ipv-screening-and-counseling-services-in-clinical-settings/

Ramond-Roquin, A., Chouinard, M.-C., Diallo, B. B., Bouhali,

T., Provost, S., & Fortin, M. (2019). Chronic disease prevention and management programs in primary care: Realist synthesis of 6 programs in Quebec. Canadian Family Physician, 65, 561–566.

Rasku, T., Kaunonen, M., Thyer, E., Paavilainen, E., & Joronen, K. (2019). The core components of community paramedicine–integrated care in primary care settings: A scoping review. Scandinavian Journal of Caring Sciences, 33, 508–521. https://doi.org/10.1111/scs.12659

Reiss-Brennan, B., Brunisholz, K. D., Dredge, C., Briot, P, Grazier, K., Wilcox, A., Savitz, L., & James, B., (2016). Association of integrated team-based care with health care quality utilization and cost. Journalof the American Medical Association, 316(8), 826–834. https://doi:10.1001/jama.2016.11232

Reynolds, R., Dennis, S., Hasan, I., Slewa, J., Chen, W., Tian, D., Bobba, S., & Zwar, N. (2018). A systematic review of chronic disease management interventions in primary care. BMC Family Practice, 19(11). https://doi.org/10.1186/s12875-017-0692-3

Riley, S. B. (2013). Improving diabetes outcomes by an innovative group visit model: A pilot study. Journal of the American Association of Nurse Practitioners, 25, 466–472. https://doi.org/10.1111/j.1745-7599.2012.00796.x

Rollnick, S. P., Miller, W. R., & Butler, C. C. (2008). Motivational in terviewing in health care: Helping patients change behavior. Guilford Press.

Rose, S. M., Hatzenbuehler, S., Gilbert, E., Bouchard, M. P., & McGill, D. (2016). A population health approach to clinical social work with complex patients in primary care. Health & Social Work, 41(2), 93–100. https://doi.org/10.1093/hsw/hlw013

Rural Health Information Hub. (2019, January 18). Healthcare access in rural communities. https://www.ruralhealthinfo.org/topics/healthcare-access

Salamanca-Balen, N., Seymour, J., Caswell, G., Whynes, D., & Tod, A. (2018). The costs, resource use and costeffectivenessof clinical nurse specialist–led interventions for patients with palliative care needs: A systematic review of international evidence. Palliative Medicine, 32(2), 447–465. https://doi.org/10.1177%2F0269216317711570

Sarzynski, E., & Barry, H. (2019). Current evidence and controversies: Advanced practice providers in healthcare. American Journal of Managed Care, 25(8), 366–368.

Schroeder, K., Day, S., Konty, K., Dumenci, L., & Lipman, T. (2020). The impact of change in neighborhood poverty on BMI trajectory of 37,544 New York City youth: A longitudinal study. BMC Public Health, 20(1), 1676. https://doi:10.1186/s12889-020-09772-5

Shah, S. J., & Stafford, R. S. (2018). Patterns of systolic blood pressure control in the United States, 2016. Journalof General and Internal Medicine, 33(8), 1224–1226. https://dx.doi.org/10.1007%2Fs11606-018-4452-4

Sharma, M. A., Cheng, N., Moore, M., Coffman, M., & Bazemore, A. W. (2014). Patients with high-cost chronic conditions rely heavily on primary care physicians. Journal of the American Board of Family Medicine, 27(1), 11–12. http://doi:10.3122/jabfm.2014.01.130128

Sherlock, P. J., & Rounds, L. R. (2019). Evaluation of a nurse practitioner–led transitional care program. Journal of the American Association of Nurse Practitioners, 31, 603–609. https://doi:10.1097/JXX.0000000000000267

Sherin, K. M., Sinacore, J. M., Li, X. Q., Zitter, R. E., & Shakil, A. (1998). HITS: A short domestic violence screening tool for use in a family practice setting. Family Medicine, 30(7), 508–512.

Shin, D. W., Cho, J., Yang, H. K., Park, J. H., Lee, H., Kim, H, Oh, J., Hwang, S., Cho, B., & Guallar, E.(2014). Impact of continuity of care on mortality and health care costs: A nationwide cohort study in Korea. Annals of Family Medicine, 12 (6), 534–541. https://doi:10.1370/afm.1685

Silver, H. C., Ford, L. C., & Stearly, S. G. (1967). A program to increase health care for children: The pediatric nurse practitioner program. Pediatrics, 39(5), 756–760.

Simmons, C., & Kapustin, J. F. (2011). Diabetes group visits: An alternative to managing chronic disease outcomes. Journal for Nurse Practitioners, 7(8), 672–679. https://doi.org/10.1016/j.nurpra.2010.12.002

Sinsky, C. A., Willard-Grace, R., Sinsky, T. A., Margolius, D., & Bodenheimer, T. (2013). In search of joy in practice: A report of 23 high-functioning primary care practices. Annals of Family Medicine, 11(3), 272–278. https://doi.org/10.1370/afm.1531

Slavitt, A. (2018). The Triple Aim must overcome the triple threat. JAMA Health Forum. https://doi:10.1001/jamahealthforum.2018.0044

Smolowitz, J., Speakman, E., Wojnar, D., Whelan, E., Ulrich, S., Hayes, C., & Wood, L. (2014). Role of the registered nurse in primary health care: Meeting health care needs in the 21st century. Nursing Outlook, 63,130–136. http://dx.doi.org/10.1016/j.outlook.2014. 08.004

Solberg, L. I., A. Crain, A. L., Sperl-Hillen, J. M., Hroscikoski, M. C., Engebretson, K. I., &. O'Connor, P. J. (2006). Effect of improved primary care access on quality of depression care. Annals of Family Medicine, 4, 69–74. https://doi.10.1370/afm.426

Southcentral Foundation. (2020). Primary care clinics. https://www.southcentralfoundation.com/services/primary-care-clinics/Spitzer, R. L., Kroenke, K., Williams, J. B., & Löwe, B.(2006). A brief measure for assessing generalized anxiety disorder: The GAD-7. Archives of Internal Medicine, 166(10), 1092–1097. https://doi:10.1001/archinte.166.10.1092

Spitzer, W. O., & Kergin, D. J. (1973). Nurse practitioners in primary care. I: The McMaster University educational program. Canadian Medical Association Journal, 108(8), 991–995.

Stanik-Hutt, J., Newhouse, R. P., White, K. M., Johantgen, M., Bass, E. B., Zangaro, G., . . . Weiner, J. P. (2013). The quality and effectiveness of care provided by nurse practitioners. Journal for Nurse Practitioners, 9(8), 492–500. https://doi.org/10.1016/j.nurpra.2013.07.004

Starfield, B. (1994). Is primary care essential? Lancet, 344(8930), 1129–1133. https://doi:10.1016/s0140-6736(94)90634-3

Starfield, B. (2012). Primary care: An increasingly important contributor to health care effectiveness, equity, and efficiency of health care services. SESPAS report 2012. Gaceta Sanitaria, 26(suppl 1), 20–26. doi:10.1016/j.gaceta.2011.10.009

Steinman, M. A., Low, M., Balicer, R. D., & Shadmi, E.(2018). Impact of a nurse-based intervention on medication outcomes in vulnerable older adults. BMC Geriatrics, 18(207). https://doi.org/10.1186/s12877-018-0905-1

Tolbert, J., Orgera, K., & Damico, A. (2020, November 6). Key facts about the uninsured population. Kaiser Family Foundation. https://www.kff.org/uninsured/issue-brief/key-facts-about-the-uninsured-population/

Townsend, T. (2009). Ethics conflicts in rural communities:Privacy and confidentiality. In W. A. Nelso.(Ed.), Handbook for rural health care ethics: A practical guide for professionals (pp. 128–141). Dartmouth College Press.

Trilla, F., DeCastro, T., Harrison, N., Mowry, D., Croke, A., Bicket, M., & Buechner, J. (2018). Nurse practitioner home-based primary care program improves patient outcomes. Journal for Nurse Practitioners, 14(9), e185-e188. https://doi.org/10.1016/j.nurpra.2018.08.003

Tu, Q., Xiao, L. D., Ullah, S., Fuller, J., & Du, H. (2020). A transitional care intervention for hypertension control for older people with diabetes: A cluster randomized controlled trial. Journal of Advanced Nursing, 76, 2696–2708. https://doi.org/10.1111/jan.14466

Tuller, D. (2020). For LGBTQ patients, high-quality care in a welcoming environment. Health Affairs, 39(5), 736–739. https://doi:10.1377/hlthaff.2020.00345

U.S. Census Bureau. (2017, August 9). One in five Americans live in rural areas. https://www.census.gov/library/stories/2017/08/rural-america.html#:~:text=Urban%20areas%20make%20up%20only,Census %20Bureau%20%2D%20Opens%20as%20PDF

U.S. Department of Veterans Affairs. (2016, December 14). VA grants full practice authority to advanced practice registered nurses. https://www.va.gov/opa/pressrel/includes/viewPDF.cfm?id=2847

van den Wijngaart, L. S., Sieben, S., van der Vlugt, M., & Bredie, S. J. H. (2015). A nurse-led multidisciplinary in tervention to improve cardiovascular disease profile of patients. Western Journal of Nursing Research, 37(6), 705-723. https://doi.org/10.1177%2F0193945914533427

van Eck van der Sluijs, J. F., Castelijns, H., Eijsbroek, V., Rignders, C. A. T., van Marwick, H. W. J., & van der Feltz-Cornelis, C. M. (2018). Illness burden and physical outcomes associated with collaborative care in patients with comorbid depressive disorder in chronic medical conditions: A systematic review and meta-analysis. General Hospital Psychiatry, 50, 1–14. https://doi.org/10.1177/2150131913484040

Van Vleet, A., & Paradise, J. (2015, January 20). Tapping nurse practitioners to meet rising demand for primary care. Henry J. Kaiser Family Foundation. http://kff.org/medicaid/issue-brief/tapping-nurse-practitioners-to-meet-rising-demand-for-primary-care

Vedel, I., Ghadi, V., De Stampa, M., Routelous, C., Bergman, H., Ankri, J., & Lapointe, L. (2013). Diffusionof a collaborate care model in primary care: A longitudinal qualitative study. BMC Family Practice, 14(3).http://www.biomedcentral.com/1471-2296/14/3

Wadsworth, K. H., Archibald, T. G., Payne, A. E., Cleary, A. K., Haney, B. L., & Hoverman, A. S. (2019).Shared medical appointments and patient-centered experience: A mixed-methods systematic review.BMC Family Practice, 20(97). https://doi.org/10.1186/s12875-019-0972-1

Wald, L. (1915). The house on Henry Street. Henry Holt. Walker, R. J., Strom Williams, J., & Egede, L. E. (2016). Influence of race, ethnicity and social determinants of health on diabetes outcomes. American Journal of Medical Science, 351(4), 366–373. https://doi:10.1016/j.amjms.2016.01.008

Wallace, L. S., Rogers, E. S., Roskos, S. E., Holiday, D. B., & Weiss, B. D. (2006). Brief report: Screening items to identify patients with limited health literacy skills. Journal of General Internal Medicine, 21(8), 874–877. https://doi:10.1111/j.1525-1497.2006.00532.x

Wang, A., Pollack, T., Kadziel, L. A., Ross, S. M., McHugh, M., Jordan, N., & Kho, A. N. (2018). Impact of practice facilitation in primary care on chronic disease care processes and outcomes: A systematic review. Journal of General Internal Medicine, 33(11), 1968-1977. https://doi.org/10.1007/s11606-018-4581-9

Watson, L. C., Amick, H. R., Gaynes, B. N., Brownley, K. A., Thaker, S., Viswananthan, M., & Jonas, D. E., (2013). Practice-based interventions addressing concomitant depression and chronic medical conditions in the primary care setting: A systematic review and meta-analysis. Journal of Primary Care & Community Health, 4(4), 294–306. https://doi.org/10.1177/2150131913484040

Watts, S. A., Gee, J., O'Day, M. E., Schaub, K., Lawrence, R., Aron, D., & Kirsh, S. (2009). Nurse practitioner-led multidisciplinary teams to improve chronic illness care: The unique strengths of nurse practitioners applied to shared medical appointments/group visits. Journal of the American Academyof Nurse Practitioners, 21, 167–172. https://doi.org/10.1111/j.1745-7599.2008.00379.x

Wilkinson, G. W., Sager, A., Selig, S., Antonelli, R., Morton, S., Hirsch, G., Lee, C. R., Ortiz, A., Fox, D., Lupi, M. V., Acuff, C., & Wachman, M. (2017). No equity, no Triple Aim: Strategic proposals to advance health equity in a volatile policy environment. American Journal of Public Health, 107(S3), S223–S228. https://doi:10.2105/AJPH.2017.304000.

World Health Organization. (1978). Declaration of Alma-Ata: International conference on primary health care, Alma-Ata, USSR.https://www.who.int/docs/default-source/documents/almaata-declaration-en.pdf?sfvrsn=7b3c2167_2

World Health Organization. (2008). Primary health care:Now more than ever. http://www.who.int/whr/2008/en/World Health Organization & United Nations Children's Fund. (1978, September 6–12). Primary health care: A joint report of the World Health Organization and United Nations Children's Fund. International Conference on Primary Health Care, Alma-Ata, USSR.

Wosik, J., Fudim, M., Cameron, B., Gellad, Z. F., Cho, A., Phinney, D., Curtis, S., Roman, M., Poon, E. G., Ferranti, J., Katz, J. N., & Tcheng, J. (2020). Telehealth transformation: COVID-19 and the rise of virtual care. Journal of the American Medical Informatics Association, 27(6), 957–962. https://doi:10.1093/jamia/ocaa067

Zurovac, J., Peterson, G. G., Stewart, K. A., Kranker, K., Wells., K., Gilman, B., Blue, L., Day, T., Hoag, S., & Moreno, L. (2019). Effects of behavioral health and chronic illness care intervention on patient outcomes in primary care practices in the Dakotas. Journal of Health Care for the Poor and Underserved, 30(2), 702–720. https://doi.org/10.1353/hpu.2019.0051

제 16 장

지역사회 돌봄 Community Care

Raeann LeBlanc

개요

많은 사람이 평생 만성질환을 앓으며 살아간다. Rand Review에 따르면 만성질환은 나이가 들면서 증가하기 때문에 미국에서는 일반 인구의 60% 이상이 한 가지 만성질환을 앓고 있으며, 42%는 두 가지 이상을 앓고 있는 것으로 추정된다(Irving & Irving, 2017). 만성질환을 앓는 사람들은 동질적인 집단이 아니다. 많은 요인이 질병에 대한 개인의 반응에 영향을 미친다. 마찬가지로 만성질환에 대한 지역사회 및 환경적 반응에도 마찬가지이다. 지역사회 반응에는 양질의 건강서비스, 사회경제적 요인, 환경 건강 및 안전에 대한 접근성이 포함될 수 있지만 이에 국한되지 않는다. 건강은 사람이 살고, 학교에 다니고, 일하고, 놀 수 있는 장소에 의해 달성되거나 방해받는다. 이러한 모든 환경에서 건강을 다루는 것은 돌봄 요구사항을 사정하고 만성질환이 있는 환자를 시간 경과에 따라 관리하는 데 특히 중요하다.

지역사회 건강 간호는 만성질환이 있는 사람에게 최적의 치료를 제공하는 데 중요한 역할을 한다. 지역사회 건강 간호사는 만성질환 치료에서 많은 역할을 하지만 두 가지 일반적인 역할은 다학제팀과 협력하여 사례관리와 지역사회 건강교육에 중점을 둔다. 사례관리는 건강교육을 촉진한다. 만성질환의 예방 및 관리, 기능적 손실 최소화. 사례관리의 성과는 비용효율적인 치료와 건강을 지원하는 자원과의 조정을 촉진하는 치료계획에서 사정 및 평가를 통해 달성된다. 간호사 사례관리 프로그램의 성과에는 건강행동 변화, 의료서비스 이용 감소, 객관적인 임상결과 개선 등이 있다(Joo & Liu, 2020).

지역사회 건강교육은 또 다른 핵심 간호 역할이다. 건강교육은 지역사회 기반 홈 케어 자체 관리 프로그램, 디지털 건강 중재 또는 더 광범위한 공중보건 중재의 공식적인 부분이 될 수 있다. 건강교육은 또한 특정 공중보건 위협을 표적으로 삼는 공중보건 캠페인을 주도하는 것과 같은 건강옹호의 형태를 취할 수 있다(Cook et al., 2019; Frisina et al., 2019).

지역사회 건강 간호 주도 돌봄에 대한 접근성을 확대하고 증가시킬 필요성이 분명하지만 지역사회 및 공중보건에서 일하는 간호사가 여전히 부족하다. 이 간호 전문 역할은 현재 미국 간호인력

중 소수를 차지한다. National Nursing Workforce Survey(2017)에 따르면, 공중보건간호사는 전체 간호사의 1.4%, 지역보건간호사는 2.0%, 가정간호간호사는 4.3%이다(Smiley et al., 2018). 미국에서 만성 치료의 지역사회 기반 건강 모델로의 전환이 증가하고 있으며, 간호사가 이러한 프로그램을 주도하고 있다. 충분한 연구(Evans-Agnew et al., 2017; Littlejohns & Wilson, 2019; Williams et al., 2019)는 더 높은 수준의 인구 건강을 달성하고 만성질환을 해결하기 위해 보다 통합된 지역사회 및 공공의료 시스템이 필요함을 뒷받침한다.

* 정의: 공중보건, 인구 건강, 지역사회 건강

지역사회 건강 간호와 공중보건간호는 혼용되는 경우가 많으며, '간호, 사회 및 공중보건 과학의 지식을 사용하여 인구의 건강을 증진하고 보호하는' 간호관행을 말한다(American Public Health Association, APHA, 공중보건간호 섹션, 2013).

공중보건은 모든 사람의 건강을 달성한다는 목표하에 오랫동안 예방치료와 건강증진에 집중해 왔다. 지난 10년 동안 만성질환, 비전염성 질환 및 일반적으로 치료에 대한 지역사회 기반 접근방식에 더 많은 관심이 집중되었다. 지역사회/공중보건 간호사는 지역사회 건강 클리닉, 가정간호, 학교 기반 클리닉, 정부기관, 교육기관 및 공중보건 부서 등의 다양한 환경에서 일한다. 정책 개발 및 실행 분야에서는 '건강에 영향을 미치는 요인에 시스템 관점을 적용하는' 옹호자로 일한다(APHA, 2013).

인구 건강 관점은 건강 관련 위험과 인구 내 및 인구 간 결과의 분포를 포함하여 개인 그룹의 건강성과를 보는 관점이다(Curley, 2019; Kindig & Stoddart, 2003; Lantz, 2019). 인구 건강 접근방식은 다학제적이며 건강성과를 개선하기 위해 여러 지역사회 기반 파트너십을 활용하기도 한다(Centers for Disease Control and Prevention, CDC, 2020a). 인구 건강 관점에는 건강성과, 건강 결정요인 패턴, 건강 결정요인 및 건강성과와 관련된 정책 및 중재에 대한 관심이 포함된다. 인구 건강은 간호사를 위한 학사교육 필수사항(American Association of Colleges of Nursing, AACN, 2008)에서 확인된 간호의 핵심 측면이다.

인구 건강 관점을 갖춘 공중보건은 지역사회 건강 간호사가 지역사회에 직접 대응하여 치료를 개선하고 개인, 가족 및 커뮤니티의 건강을 극대화한다는 목표를 위해 일하는 광범위한 범위로 구상될 수 있다. 지역보건 간호사의 자질에는 공감, 수완, 권한 부여, 경청, 신뢰 구축, 참여적 행동 지향 및 사회 정의 윤리 등이 있지만 여기에 국한되지 않는다(American Nurses Association, ANA, 2015, 2020; Olson & Stokes, 2019; Valdez, 2020). 지역보건간호사는 지역사회 또는 특정 인구에 초점을 맞출 수 있지만, 인구 건강을 달성하고 만성질환을 앓고 있는 환자의 건강성과를 개선하기 위한 실용적인 접근방식은 광범위하다.

* 이론적인 모델

지역사회 기반 돌봄 이론의 시작은 미국 지역사회 간호, Henry Street Settlement, New York Visiting Nurses Association의 창립자이자 National Association for the Advancement of Colored People(NAACP)의 창립멤버였던 Lillian D. Wald (1867~1940)로 거슬러 올라갈 수 있다. Wald는 사회 정의와 인권의 가치에서 영감을 받아 건강과 치료의 개선을 주도하고 지역사회 건강의 선구적 리더로서 실용적인 방식으로 대응하도록 부름을 받았다(Valdez, 2020). Marie Branch는 덜 알려졌지만 지역사회 건강 간호의 리더이기도 했다. Branch는 1960년대에 로스앤젤레스에서 Black Panther Party의 무료진료소를 공동창립했으며, 간호가 급진적인 변화를 가져올 힘이 있다고 믿었다. Branch

는 유색인종을 위한 치료, 반인종주의 철학, 지역사회 수준의 치료에서 근본적인 '민족적 인본주의'를 전파하는 데 앞장섰다(Gatrall, 2020). 선견지명을 가진 리더들이 강조하는 바와 같이, 지역사회 건강 모델은 건강이 개인, 대인관계, 공공 수준에서 맥락적·역사적·전체론적으로 영향을 받는 방식에 효과적으로 대응할 수 있도록 간호사의 역할을 확대한다.

돌봄의 생태학적 모델

사회-생태적 모델(Social Ecological Model, SEM)은 1970년대에 처음 개발되어 Urie Bronfenbrenner(1989)가 미시 및 거시 수준에서 시스템 이론으로 다듬은 이론 기반 기틀이다. 이 모델은 각 개인의 건강이 더 큰 구조와 관계에 의해 어떻게 영향을 받는지 명확하게 이해할 수 있는 기틀을 제공한다. SEM은 지역보건간호사가 건강결과를 결정하는 개인 및 환경 요인의 다면적이고 역동적이며 복잡하고 상호작용하는 효과를 이해하도록 돕는다. 이 모델의 수준에는 개인, 대인관계, 지역사회, 기관 및 정책 환경이 포함된다. 개인 수준에서 행동할 때 지역보건간호는 사회적 수준과 생태적 수준 모두에서 시스템을 고려한다. 인구 수준에서 행동할 때 지역보건간호사는 인구 건강 지표를 사용하여 정책과 효과적인 지역보건 중재 모델을 참여시키고 옹호한다. 만성질환이 있는 사람을 돌보는 지역보건간호사는 확장된 만성 치료 모델(Barr et al., 2003)에 묘사된 대로 사회생태 공중보건 모델을 적용하여 SEM을 만성질환이 있는 환자의 치료에 통합한다. 이 기틀은 만성질환을 앓는 환자의 치료에서 건강과 지역사회 관계에 영향을 미칠 수 있는 요소에 대한 설명을 제공한다.

중증질환 대상자를 위한 지역사회 기반 돌봄 제공 모델

만성질환은 관리, 안정화가 가능하고 합병증은 이상적으로 예방할 수 있지만 만성질환이 있는 사람은 심각한 질병과 기능적 제한을 겪을 수도 있다. Cohn 등(2017)은 토론 논문에서 심각한 질병이 있는 사람에게 필요한 복잡한 수준의 치료를 충족하는 지역사회 기반 돌봄의 필요성을 확인했다. 그들은 지역사회 기반 완화치료를 포함한 지역사회 기반 심각한 질병 치료 프로그램에 대한 지침 원칙을 강조한다. 이 지역사회 치료 모델에서 심각한 질병이 있는 사람을 위한 치료원칙에는 개인 및 가족 중심 치료, 환자 목표를 지원하는 공동 의사결정, 포괄적이고 조정된 치료, 가치를 제공하는 접근 가능한 치료가 포함된다(Cohn 등, 2017).

* 지역사회 건강 간호 역량

이론적 모델은 지역사회 건강 기반 만성질환 치료를 위한 지침 역할을 하는 반면, 특정 역량은 기대치와 지침 역할을 하는 지식과 책임의 수준을 명시한다. 지역사회 간호사 역량은 전문가 합의에 기반한다(Campbell et al., 2020).

특정 역할 역량은 만성질환이 있는 개인의 요구를 해결하기 위해 표준을 개발하고 역량영역을 적용하는 데 중요하다. 역량은 지역사회 건강 간호실무에 대한 지침과 기대치를 제공한다. 역량은 사회의 요구와 현대적 공중보건 인력에 따라 계속 발전한다. 현재 Council of Public Health Nursing Organizations(CPHNO)로 알려진 Quad Council Coalition(QCC, 2020)은 지역사회 건강 간호역량을 개발했다. CPHNO에는 Alliance of Nurses for Healthy Environments, American Nurses Association, American Public Health Nursing Section, Association of Community Health Educators, Association of Public Health Nurses, Rural Nurses Organization의 대표가 포함된다. 역량 영역은 8개이다. Campbell 등(2020)의 전체 문서에는 각 영역 내에서 초급부터 전문가까지 전문

성의 3단계(1~3)가 있다. 다음 나열된 각 역량영역에는 만성질환자의 치료를 다루는 지역사회보건 간호사가 참조할 수 있는 실제 사례를 반영하는 근거기반중재이다.

8개 영역은 다음과 같다.

- **영역 1**: 사정/분석 기술. 사정 /분석 기술은 데이터 식별 및 이해, 데이터 조치를 위한 정보로 전환, 지역사회 건강 요구사항을 해결하기 위한 요구사항 및 자산 평가, 지역사회 건강사정 개발, 의사결정을 위한 근거 사용에 중점을 둔다.
  예 프로그램 참여, 유지 및 중재 후 결과와 같은 자가관리 지원(self-management support, SMS) 중재에 대한 사회경제적 지위의 관계 사정(Hardman et al., 2020).
- **영역 2**: 정책 개발/프로그램 기획 기술. 프로그램 계획 기술개발 및 필요한 정책 및 프로그램 결정정책과 프로그램 옹호, 정책과 프로그램을 계획, 실행 및 평가, 지속적인 품질개선을 위한 전략의 개발 및 실행, 지역사회 건강개선 계획 및 전략계획을 개발 및 실행을 수행한다.
  예 심각한 만성질환 질환을 앓고 있는 사람의 사전의료계획을 촉진하는 주 전체 연합계획을 평가하는 품질개선 프로젝트(Kupershmidt et al., 2020).
- **영역 3**: 의사소통 기술. 의사소통 기술은 인구 문해력 사정 및 평가, 지역사회 의견 수렴 및 활용, 데이터 및 정보 전달; 의사소통 촉진; 정부, 의료서비스 등의 역할 전달에 중점을 둔다.
  예 Ophelia(건강문해력 및 접근성 최적화) 접근법은 8가지 원칙에 기반한다. 성과 중심, 형평성 중심, 요구 진단, 공동설계, 지역사회 지혜 중심, 지속 가능, 반응성, 체계적으로 건강문해력 및 건강형평성 개선에 적용(Beauchamp et al., 2017).
- **영역 4**: 문화적 역량기술. 문화적 역량기술은 다양한 요구사항을 이해하고 이에 대응하며, 조직의 문화적 다양성과 역량을 사정하고, 다양한 인구집단에 대한 정책 및 프로그램의 효과를 사정하며, 다양한 공중보건 인력을 지원하기 위해 행동하는 데 중점을 둔다.
  예 비판적 인종이론, 탈식민주의 페미니즘 및 교차성 이론의 핵심원칙은 간호교육, 연구 및 실습에 대한 해방적 접근방식을 통해 문화적 역량에 적용된다(Wesp et al., 2018).
- **영역 5**: 실무기술의 지역사회 차원. 실무기술의 지역사회 차원은 지역사회 내 연결과 관계를 평가 및 개발하고, 파트너십과 지역사회 참여를 유지 및 발전시키며, 지역사회자원 사용에 대해 협상하고, 공중보건 정책 및 프로그램을 방어하며, 지역사회 참여의 효율성을 평가 및 개선하는 데 중점을 둔다.
  예 INPUT은 가족간호사 교육을 개선하고 농촌 지역사회에 의료서비스 접근을 제공하기 위한 학문-실무 파트너십 모델이다(Neubrander et al., 2019).
- **영역 6**: 공중보건 과학기술. 공중보건 과학기술은 공중보건의 기초와 중요한 사건을 이해하고, 공공과학을 실무에 적용하며, 연구를 비판하고 개발하며, 정책과 프로그램을 개발할 때 증거를 사용하고, 학문적 파트너십을 구축하는 데 중점을 둔다.
  예 시민 패널은 건강불평등에 대한 중요한 지역사회 정보를 체계적으로 수집하고 지역사회 기반 솔루션을 제공하기 위해 사용되는 방법이다(Subica &Brown, 2020).
- **영역 7**: 재무 계획, 평가 및 관리 기술. 재무 계획 및 관리 기술은 지역사회 건강요구를 해결할 수 있는 다른 정부기관 참여, 공중보건 및 의료자금 조달 메커니즘 활용, 예산 개발 및 방어,

인력 동기 부여, 프로그램 및 조직 성과 평가 및 개선, 성과관리시스템을 구축 및 사용한 조직 성과 개선에 중점을 둔다.

예 IMPaCT는 투자수익률이 긍정적인, 충족되지 않은 사회적 요구를 해결하기 위한 표준화된 지역사회 보건종사자 중재이다(Kangovi et al., 2020).

- **영역 8**: 리더십 및 시스템 사고기술. 리더십 및 시스템 사고기술은 조직에 윤리적 기준을 통합하는 데 중점을 둔다. 공중보건, 의료 및 기타 조직 간 협업기회 창출, 인력 멘토링, 변화하는 요구 및 환경에 맞게 관행 조정, 지속적인 품질 개선 보장, 조직 변화 관리; 그리고 정부 공중보건의 역할을 옹호한다.

예 역할 복잡성을 지닌 지역사회 보건지도자로서의 학교 간호사(Denke & Winkleblack, 2020).

건강증진 중재

지역사회 보건간호사가 사용하는 중재의 주요 초점은 건강증진이다. 중재는 국가, 지역사회, 개인 차원에서 이루어질 수 있다

* 국가 건강증진

"모든 사람의 건강과 복지를 향상시키기 위한 국가의 노력을 촉진, 강화 및 평가"한다는 사명을 바탕으로 Healthy People 2030은 향후 10년 동안 건강을 개선하기 위해 연구 및 중재에 대한 공개된 리뷰를 포함하여 근거기반 자원을 적용하는 일련의 국가목표이다. 이러한 목표는 10년마다 업데이트된다. 이 자료에는 2030년까지 미국에서 건강을 달성하기 위한 355개의 측정 가능한 목표가 포함되어 있다. 주제는 건강상태, 건강행동, 인구, 환경 및 시스템, 사회적 건강 결정요인별로 구성되어 있다. Healthy People 2030은 급성 및 감염성 질환을 다루는 반면, 중독, 혈우병 및 낫적혈구병과 같은 혈액장애, 만성 신장질환, 치매, 심장병 및 뇌졸중, 정신건강장애, 골다공증, 호흡기질환, 감각 및 의사소통 장애를 포함한 여러 만성질환도 다룬다. 지역사회 건강 간호실무를 안내하기 위한 자세한 내용은 Healthy People 2030(U.S. Department of Health and Human Services, USDHHS, 2020)을 참조한다. 이것은 지역사회 기반 중재 및 프로그램 계획을 위한 중요한 지침이다.

* 간호를 통한 건강증진

건강증진은 개인, 가족 및 지역사회의 건강을 유지하거나 개선하는 데 초점을 맞춘 다차원적 개념이다. 흡연, 건강에 해로운 식단, 과도한 약물 및 알코올 사용, 조절되지 않은 고혈압, 고지혈증 및 신체활동 부족과 같은 예방 가능한 건강 위험요소를 최소화하면 많은 만성질환 및 상태의 발병 및 심각성을 크게 줄일 수 있다(Bauer et al., 2014).

건강증진 활동은 지역사회 수준이나 개인 수준에서 구현할 수 있으며, 수동적 전략과 능동적 전략을 모두 포함할 수 있다(Edelman et al., 2017). 식품산업 위생에 사용되는 것과 같은 수동적 전략은 식품의 감염원을 줄이고 공중보건을 개선한다. 국가, 주 및 지방의 공공 및 민간 기관은 구성원의 건강을 증진하기 위한 수동적 전략을 개발할 책임이 있다. 더 나은 개인영양 또는 활동요법에 참여하는 것과 같은 능동적 전략은 개인 및/또는 가족이 참여하는 데 달려 있다(Edelman et al., 2017). 두 가지 유형의 전략 모두 필수적이다.

전인적 고려는 여전히 성공적인 건강증진을 위한 가장 중요한 기반이다. 건강증진에 실패하면 그 결과는 파괴적이다. 개인, 가족 및 사회의 추가적인 이환율, 사망률 및 재정적 부담은 의료시스

템에 큰 부담을 준다. 증가하는 의료비, 노령인구 및 여러 만성질환을 앓고 있는 사람은 건강증진전략에 대한 강력한 주의가 필요하다. 지역사회 건강간호사는 지역사회구성원의 건강 요구사항과 이용 가능한 지역사회 수준의 자원에 대한 근접성과 지식 때문에 건강을 증진하는 데 이상적이다. 간호사가 지닌 전체적이고 배려하는 관점은 다른 사람들이 건강에 대한 위협만 인식할 수 있는 시기에 강점을 증진할 수 있는 기회를 제공한다. 강점 기반 관점은 만성질환 치료의 요구사항과 기회를 해결하기 위해 지역사회 건강관행, 프로그램 및 정책에 대한 회복력과 가능성을 구축하는 데 매우 중요하다(Szanton et al., 2020).

건강증진 수준

지역사회 보건 간호사는 원초적(primordial), 1차적(primary), 2차적(secondary), 3차적(tertiary), 4차적(qua-ternary) 및 디지털(digital) 예방 등 다양한 수준에서 건강증진에 영향을 미친다. 모든 수준에서 만성질환을 앓고 있는 사람의 요구를 해결하고 추가 질병 및/또는 건강결과의 악화 예방을 목표로 한다.

원초적 예방은 사회적 및 환경적 조건에 초점을 맞춘다. 원초적 예방의 한 예로는 안전한 지역과 녹지, 보도, 전용 운동공간을 넓히기 위해 건축환경을 개선하는 것이다. 이러한 시스템 수준의 중재는 건축환경을 변화시켜 신체활동을 더 잘 장려하고 비만 및 좌식행동과 관련된 질병을 예방한다(Kisling & Das, 2020).

1차 예방은 건강상태가 발생하기 전에 중재하여 발생을 예방하는 데 초점을 맞춘다(Kisling & Das, 2020). 예를 들어, 예방접종은 질병이 발생하기 전에 질병을 예방하는 주요 수단 중 하나이다. 예방접종, 마스크 착용, 물리적 거리두기, 손 위생은 코로나19와 같은 전염병의 확산을 예방하는 방법이다. 건강에 해로운 식습관, 음주, 흡연, 앉아서 보내는 행동과 관련된 질병에 걸릴 가능성을 줄이기 위해 생활습관을 바꾸는 것도 또 다른 예이다.

2차 예방은 가장 초기 단계에서 질병을 식별하는 데 중점을 둔다. 이는 주로 검진을 통해 이루어진다. 예를 들어, 정기적인 혈압검사, 유방조영술, 치과·눈·청력 검진(Wildner & Nennstiel-Ratzel, 2008)은 질병을 조기에 발견할 수 있는 방법이다. 건강증진 검진 권장사항에 대한 근거기반지침에 따라 임상실무가 수행되지만(U.S. Preventive Services Task Force, 2020), 모든 건강검진이 공평한 것은 아니다. 예를 들어, 40세 이상 성인의 경우, 1차 진료시설에서 매년 그리고 각 의료방문 시마다 정기적으로 고혈압 검진을 받는 것이 유익하며, 이러한 검진의 효과는 충분한 근거에 의해 뒷받침되고 권장되고 있다. 그럼에도 불구하고, 모든 고혈압 환자의 절반이 진단되지 않은 것으로 추정된다. 자가 모니터링을 위한 새로운 모바일 기술의 개발은 이러한 검진격차를 해소하는 한 가지 방법이다(Kitt et al., 2019). 조기중재를 통해 더 나은 건강성과가 달성된다.

기존 만성질환이 있는 사람의 경우 3차 예방이 중요한 초점이다. 이 수준의 예방은 특정 치료중재, 약물, 기능 유지를 위한 재활 프로그램 및 합병증에 대한 정기검진을 통해 질병진행을 늦추거나 멈추는 것을 의미한다(Grill et al., 2008). 3차 예방은 시간이 지남에 따라 만성질환의 여러 가지 역동적인 측면을 다루고 자원을 필요에 연결하는 사례관리에서 볼 수 있다.

4차 예방은 만성질환이 있는 사람에게 특히 중요하다. 이 수준의 예방은 혜택보다 위험이 더 클 수 있는 의료중재를 식별하여 건강을 증진하고, 따라서 해를 끼칠 수 있는 의료중재를 거부한다(Martins, 2018). 4차 예방의 한 예로 해를 증가시킬 수 있는 특정 약물의 처방을 연기하거나 중단하는 것이 있다. 4차 예방은 잠재적인 과도 의료화의 해를 줄이기 위해 윤리적인 의료 의사결정을 지원하는 제공자-환자 관계에 중점을 둔다. 이는 여러 가지 병적 상태를 가진 사람에게 특히 중요한데, 여러 가지 질병별 근거기반 가이드라인이 한 가지 질병을 지원할 수 있지만 다른 만성질환에서는 금기일 수 있는 의료중재의 수를 늘릴 수 있기 때문이다(Magin & Heath, 2015).

디지털화된 건강증진 또는 건강한 생활방식 기술 사용(Behne & Teuteberg, 2020)은 다양한 전자 건강도구와 플랫폼을 포함하는 디지털 건강기술의 하위집합이다. 점점 더 많은 개인이 공식적인 의료지침이나 공중보건 권장사항 밖에서 건강을 검진하기 위해 디지털화된 건강증진(앱, 온라인 교육, 전자 건강기기)을 자발적으로 사용하고 있다. 질병에 대한 자가검진과 건강 모니터링은 가장 빠르게 성장하는 추세이자 소비자 시장 중 하나이다(Phaneuf, 2020). 전자 웨어러블 기기와 센서에는 개인 건강을 모니터링하는 데 사용되는 피트니스 및 활동 추적기가 포함된다. 이러한 기기는 심박수, 활동량 및 거리, 소비 및 소모 칼로리, 수면의 질, 좌식행동의 양과 같은 건강과 관련된 지표를 모니터링한다. 건강증진 및 질병예방과 관련된 자체 추적의 이점과 해악은 여전히 조사 중이다. 시장에는 건강 및 데이터 설명을 찾는 데 쉽게 소비되는 다양한 디지털화된 장치가 넘쳐난다. 다양한 디지털화된 건강증진기술의 일부 데이터는 기업과 정부를 포함한 조직과 기관에서 공중보건 감시에 사용된다(Barros et al., 2020).

* 지역사회 건강 만성질환을 다루는 간호 주도 중재

간호 주도 중재에는 건강교육, 사례관리, 협업 및 디지털 건강 사용 등이 있다. 각각은 만성질환을 앓고 있는 사람과 가족을 지원하는 데 필수적이다.

건강교육 중재

건강교육은 지역사회 건강 간호사의 중요하고 중심적인 역할이다. 지역사회 건강 간호사의 관점에서 교육은 개인 및 지역사회 수준에 초점을 맞추지만 더 넓은 사회적 환경에서 건강에 영향을 미치는 요소를 고려하는 SEM을 기반으로 한다. 지역사회 건강교육에는 Quad Council 영역 역량이 모두 포함된다. 지역사회 건강 간호교육자협회(The Association of Community Health Nursing Educators, ACHNE)는 지역사회 건강 간호사 교육자를 위한 근거기반 실무 및 연구 전환의 중요성을 파악한다(McElroy et al., 2020). Frost(2020)의 체계적이고 최첨단 검토는 사례관리 평가, 명확한 이론적 토대를 갖춘 프로그램, 자가관리 및 교육요소를 포함하는 프로그램, 의료 및 전문 팀 간의 협업을 기반으로 하는 만성질환자를 위한 명확한 중재 결과 목표의 필요성을 파악했다.

Han 등(2019)의 28개 연구에 대한 체계적 고찰은 만성 심혈관질환이 있는 지역사회 구성원 사이에서 지역사회 기반 간호중재의 역할을 파악했다. 이 연구에서, 지역사회 기반 간호중재는 만성질환 치료에 중요한 네 가지 영역, 즉 자기돌봄, 건강증진, 의료 활용 및 치료의 질에서 성과를 개선했다. 만성질환을 스스로 관리하는 환자의 지식을 개선함으로써 성과가 상당히 개선되었다. 간호사 주도 지역사회 기반 중재의 촉진요인에는 개별적이고 다학제적 접근방식, 숙련된 간호사, 가족의 참여 및 가정/지역사회 환경에서 제공되는 중재가 포함되었다. 중재 성공을 제한하는 장벽은 간호사의 시간 제한, 비효율적인 학제 간 협업 및 불충분한 수준의 중재로 확인되었다.

근거기반 간호사 주도 지역사회 건강교육은 다음의 3차 건강증진 중재에서 설명된다. Isik 등 (2020)은 간호사 주도 천식 교육 중재에 학생이 참여하여 천식 자가관리를 촉진하는 학교 간호사의 역할을 설명한다. 이 무작위, 2그룹, 반복측정 설계연구에서 만성 천식이 있는 8개 학교의 아동(7~12세) 71명이 등록되었다. 35명의 아동이 일반적인 치료를 받았고, 36명이 6주간 30분짜리 그룹 교육 세션을 포함하는 중재를 받았다. 주제는 천식의 병태생리학 및 증상 인식에서 약물의 올바른 사용, 개인 자가관리 및 목표 설정에 이르기까지 다양했다. 중재가 끝날 무렵, 처치그룹은 자가보고 증상, 피크유량계를 사용한 천식조절 및 일상활동의 개선에서 통계적으로 유의미한 차이를 보였다. 처치그룹은 또한 결석하는 날이 줄었다. 이 연구는 교육적 학교 기반 커뮤니티 건강중재를 통해 건강 결과를 개선하는 데 있어 커뮤니티 건강 간호사의 핵심역할에 대한 근거를 제공한다.

또 다른 예는 만성질환이 있는 사람을 위한 SHARE 프로그램이다(Orsulic-Jears & Whitlatch, 2020). 이것은 지역사회 환경에서 구현된 6회 세션의 근거기반 교육중재 프로그램이다. 이 프로그램은 개인 및 가족의 우려사항을 해결하고 만성질환 치료 지원의 기둥으로서 이러한 우려사항을 해결하기 위한 자원을 제공한다. 지역사회간호사가 주도하는 다학제 중재를 평가한 Ni 등(2020)은 2형당뇨병 환자의 삶의 질, HbA1c 수치, 입원 및 도움요청 행동의 결과를 분석했다. 중재그룹(n = 88)은 간호사가 주도하는 중재를 받았고 대조군(n = 91)은 일반적인 치료를 받았다. 중재는 24개월 동안 지속되었다. 중재는 그룹 건강교육 수업, 개별 전화상담 및 대면 후속조치, 자체 모니터링 워크북 등 여러 가지 방법으로 구성되었다. 중재군의 결과를 살펴보면, HbA1c가 대조군의 0.45% 증가에 비해 1.08% 감소했다. 중재군에서 삶의 질도 증가했고 입원이 감소했다. 참가자는 간호사에게 도움을 요청하는 것이 특히 증가했다고 보고했다(중재군에서 44.8%, 대조군에서 8.1%). 모든 결과는 2형당뇨병 환자의 건강 개선에 간호사의 영향을 입증하는 데 통계적으로 유의미했다(Ni et al., 2020).

심각한 만성 정신질환을 앓는 것은 다른 만성질환과 관련이 있을 수 있다. 예를 들어, 대사증후군과 심혈관질환은 심각한 정신질환을 앓는 사람에게 더 높은 비율로 발생한다. 이러한 만성질환을 해결하기 위해 지역사회간호사가 심각한 정신질환과 대사증후군의 증거가 있는 사람을 대상으로 생활방식 수정 중재를 주도했다(Guijarro et al., 2019). 이 무작위 대조시험은 18~65세의 참가자를 대상으로 24주간 건강교육 프로그램을 사용했다. 대조군은 일반적인 수준의 치료를 받았고(n = 32), 중재군(n = 29)은 건강교육 프로그램을 받았다. 건강교육 프로그램에는 20분의 교육과 60분의 간호사 주도 신체활동이 포함되었다. 프로그램의 결과는 체질량지수, 중성지방 수치, 이완기 혈압에서 통계적으로 유의미한 차이를 보였다. 중재군 참가자는 신체활동이 증가하고 자체보고된 삶의 질이 향상되었다고 보고했다.

사례관리

사례관리란 협력적이고 건강결과를 개선하기 위해 치료 요구사항을 조정하도록 설계된 인구 기반 치료제공 모델이다(White & Hall, 2006). 만성질환자를 위한 간호사 주도 사례관리에서는 시간 경과에 따른 돌봄을 다룬다. 만성 치료는 복잡하고 지속적인 지원과 모니터링이 필요하며, 전 인생에 걸친 돌봄을 다룬다. 현실주의 체계적 고찰에서 Joo와 Liu(2020)는 만성질환자의 사례관리 중재의 구현과 결과를 더 잘 이해하기 위해 간호사 주도 사례관리 중재를 종합했다. 지난 10년 동안 발표된 20건의 연구가 고찰에 포함되었다. 간호사 주도 사례관리 중재의 목표는 만성질환자에게 환자 중심적이고 지속적이며 포괄적인 중재를 제공하는 것이다. 대부분의 사례관리 중재(65%)는 지역사회 기반이었다(n = 13).

경로분석을 적용하여 사례관리 중재와 결과의 맥락과 메커니즘에 대한 인과경로를 만들었다. 이 검토의 결과는 이 검토의 목적에 답하는 세 가지 맥락, 다섯 가지 메커니즘, 세 가지 결과변수를 식별했다. 이 검토에 따르면 효과적인 사례관리 프로그램의 결과에 영향을 미치는 가장 중요한 맥락은 만성질환의 심각성, 응급방문 빈도, 대상자의 연령이었다. 이러한 맥락이 환자 결과에 어떤 영향을 미치는지 더 잘 이해하려면 더 많은 근거가 필요하다. 개선된 결과를 가져온 다섯 가지 차원은 서비스 기간, 간호사 주도 사례관리, 제공되는 서비스의 범위와 종류, 접촉빈도, 환자 중심 치료였다. 이 다섯 가지 메커니즘이 개선한 세 가지 결과변수는 정신행동적 결과, 의료활용, 개선된 임상지표였다. 사례관리서비스에는 교육, 의뢰, 후속치료, 가정방문이 포함되었다. 이 연구는 간호사 주도 만성질환 사례관리 및 실무를 평가하기 위한 기틀을 제공한다(Joo & Liu, 2020).

만성 치료 사례관리가 당뇨병 환자를 지원하는 데 자주 활용되었지만, 다양한 사례관리 역할은 인증된 당뇨병 교육자에서 지역사회 보건종사자에 이르기까지 다양하다. 2형당뇨병 환자의 사례관리 효과에 대한 메타분석에서 Zeng 등(2016)은 4,000명의 환자를 대상으로 한 11건의 무작위 대조시험 결과를 연구했다. 이러한 중재에 대한 분석결과, 사례관리가 HbA1c와 LDL 수치를 개선했지만 혈압에는 유의미한 영향을 미치지 않는 것으로 나타났다. 간호사가 주도하는 사례관리에서도 포도당 조절 개선(Watts & Sood, 2017), 의료이용 감소(Franz et al., 2020), 당뇨병 자가관리에 대한 환자 참여 증가, 돌봄접근성 개선(Glenn et al., 2020)에서 유사한 긍정적인 결과가 보고되었다.

협동

많은 실무 초점과 연구가 단일 만성질환 중재의 성과에 계속 집중되어 있지만, 다학제적 성격의 장기요양 모델에 대한 관심이 증가하고 있다. 돌봄팀에는 지역사회 건강종사자, 간호사를 비롯한 및 일차 의료제공자 및 가정돌봄서비스와 협력하는 다양한 사회복지 자원이 포함될 수 있다. 만성질환자를 위한 통합 돌봄 모델의 경제적 영향을 조사한 Desmedt 등(2016)은 이러한 통합 돌봄 프로그램의 전반적으로 긍정적인 경제적 영향을 발견했다. 동반 정신질환과 만성질환 돌봄의 행동적 측면을 다루는 혁신적인 모델(Conley & Ellis, 2020)은 일차의료와 정신건강(PC/PMHNP)에서 이중인증을 받은 상급전문간호사의 역할이 확대된 사례를 보여준다. 이 수준의 자격은 인구 건강결과를 개선하기 위한 통합 돌봄 모델의 필요성을 해결할 준비가 된 간호리더 임상가와 함께 만성질환을 앓고 있는 사람의 복잡한 요구를 해결한다. 제안된 돌봄 모델은 전체론적이며 사회적 건강 결정요인에 기반을 두고, 개인, 가족, 지역사회의 관점에서 접근하고, 건강을 개선하기 위한 행동변화를 만들어내기 위해 신뢰를 구축한다(Conley & Ellis, 2020).

디지털 건강

디지털 건강중재를 활용하면 만성질환 관리를 개선할 수 있다. Care4myHeart 중재는 심부전 환자의 자가관리를 강화하기 위한 모바일 건강 앱을 개발하는 간호사 주도 프로세스를 강조한다. 디지털 건강증진 애플리케이션을 만드는 과정에는 환자와 가족 돌봄제공자와 협력하는 다학제 임상의 팀이 포함되었다. 이 연구는 디지털 건강중재 설계에 지역사회구성원을 포함시키는 것의 중요성을 강조한다(Woods et al., 2019).

디지털 건강은 아직 초기 단계이지만, 실무로의 전환을 위해서는 지속적인 연구가 필요하다. Ding 등(2019)의 검토대로 디지털 건강은 만성질환이 있는 사람의 다양한 요구를 해결하는 데 중요한 공중보건 차원을 통합할 수 있는 잠재력이 있다. Ding 등(2019)은 만성폐쇄폐질환(COPD)을 앓고 있는 사람의 디지털 건강현황에 대한 연구에서 디지털 건강중재에 대한 개요를 제공한다. 이 검토에서는 자가관리 및 퇴원 후 후속치료를 포함하여 개인 수준에서 여러 가지 디지털 건강중재를 보여준다. 거시적 수준에서 디지털 기술은 지역사회 수준에서 주변 대기질과 공기오염 수준을 추적하여 COPD 악화를 줄일 수 있다(Ding et al., 2019).

사회정의

지역사회 건강의 역사적 관점에서 Lillian Wald와 같은 간호리더는 지역사회 건강과 사회정의의 실천 사이에 명확한 연관성을 제공한다. Wald의 돌봄 모델은 간호 돌봄과 사회적 돌봄을 연결하여 사회적 건강 결정요인을 해결한다. Pittman(2019)은 Wald의 역사적 지역사회간호 모델을 재구성하자는 요청에서 간호사가 지역사회구성원과 신뢰를 구축하고 의료접근성을 개선하는 수단으로 지식을 공유해야 한다는 미래 지침을 제공한다. 모든 간호사정에는 가족과 지역사회 맥락이 포함되어야 하며, 핵심은 불평등을 해결하는 솔루션에 집중하기 위해 의료 부문 외부의 사회 및 경제 조직과 파트너십을 개발하는 것이다(Pittman, 2019).

사회정의 관점에서 지역사회 건강 간호의 목표를 달성하기 위해 노력하려면 사회적 건강 결정요인(SDoH), 즉 건강에 영향을 미치는 지역사회구성원의 사회적 삶의 측면에 대한 인식과 사정이 있어야 한다. SEM과 확장된 만성 관리 모델에서 알 수 있듯이, 만성질환을 앓고 있는 대부분의 사람은 건강이 사회적 건강 결정요인의 영향을 받는 지역사회에 살고 있다. Healthy People 2030(USDHHS, 2020b)에 따르면 SDoH를 구성하는 다섯 가지 영역은 경제적 안정, 교육 접근성 및 품질, 의료 접근성 및 품질, 이웃 및 건축 환경, 사회적 및 지역사회 환경이다.

사례 연구

01 다학제적 팀의 간호

귀하는 시골 지역의 복합 만성질환 아동의 만성 돌봄 요구사항을 해결하기 위해 일하는 팀의 일원인 간호관리자이다. 귀하의 팀에는 전문간호사와 지역사회 보건 종사자가 포함되어 있다. 귀하의 팀은 보험사, 진료소, 지역사회 단체로부터 추천을 받는다. 팀의 주요 업무에는 위험 평가와 개별화된 돌봄 계획이 포함된다. 팀은 매주 만나 사례를 검토하고 대상자의 주치의와 후속 조치를 취한다. 지역사회 보건 담당자는 매주 가정을 방문하고 사회 복지 서비스를 지원하며 지역사회 행사에 환자를 참여시킨다. 최근 귀하 팀의 지역사회 보건 담당자(CHW)는 식량 불안을 안고 살고 있으며 건강식품의 안정적인 공급에 종종 어려움을 겪고 있는 가족의 수가 많다는 점에 주목했다. 이로 인해 이 지역 근로자의 경우 아동 중 64%가 연령에 맞는 수준 이하의 성장 장애를 겪었으며, 이는 만성질환이 있는 아동에게 특히 중요하다. 귀하의 팀은 지역 푸드뱅크와 협력하여 이 문제를 해결하기 위한 새로운 프로그램을 수립하고자 한다.

토론 문제

01 이 아이들을 위한 영양 식품의 가용성을 향상시키기 위해 지역 푸드뱅크가 귀하의 팀과 어떻게 협력할 수 있는가?

02 몇몇 가족은 푸드뱅크를 신뢰할 수 있는지 확신할 수 없기 때문에 푸드뱅크에 가고 싶지 않다고 설명했다. 지역사회 보건 담당자와 직접 협력하여 이러한 문제를 어떻게 해결할 수 있는가?

03 푸드뱅크 및 지역사회와의 협력은 3개월간 진행되었으며 여러 가족이 푸드뱅크 서비스를 이용하고 있다. 이 프로그램 협력의 성공 여부를 결정하기 위해 어떤 결과를 평가하겠는가?

SDoH에는 음식, 주거, 물 및 안전에 대한 기본적 권리로 시작하는 건강의 전체 스펙트럼이 포함된다. 따라서 건강에 영향을 미치는 요소는 대체로 사회적·정치적으로 결정된다(Dawes, 2020). 정책은 교육, 주택, 일자리 및 의료와 같은 중요한 사회적 자원에 대한 접근성에 영향을 미친다. 미국에서 불균형적으로 나타나는 부정적 건강영향은 사회적으로 민족성과 제도화된 인종적 폭력과 관련되어 있으며, 이는 평생 동안 만성 스트레스와 만성질환의 부담을 더 크게 안겨줄 수 있다(Barnthouse & Jones, 2019; Bryan, 2019; Paul et al., 2020). 사회적 정체성, 위치 및 경험은 일반적으로 교차하여 이점 또는 불이익의 패턴(지역적 및 글로벌)을 생성하며, 이는 건강형평성을 증진하는 정책, 프로그램 및 관행의 부재에 크게 영향을 받는다(Magnan, 2017).

마찬가지로 중요한 것은 우리의 특권 또는 이점을 명명하고 사회적 자원을 공평하게 공유하는 것이다. 근거는 건강의 결정요인으로서 의료서비스만으로는 더 나은 건강결과를 보장하기에 충분하지 않다는 것을 뒷받침한다(Magnan, 2017). SDoH를 다루는 중재 및 접근 방식은 건강 관련 행동, 사회경제적 요인 및 환경적 요인에 초점을 맞춘다. 이상적으로는 이러한 요인이 지역사회구성원의 완전한 참여로 지역사회 수준에서 해결된다. 간호가 지역사회와 가깝고 지역 건강사정, 계획, 홍보, 교육 및 옹호에 능숙하기 때문에 간호가 의미 있는 영향을 미칠 수 있는 곳이다.

사회정의는 사회적 억압과 불평등을 인식하고 인정하며, 간호사가 사회개혁을 위해 보살피는 행동을 통해 달성된다(Matwick & Woodgate, 2017). 사회정의는 윤리적 원칙에 기반을 두고 있으며, 이는 ANA 간호사 실무표준(ANA, 2015)의 일부이다. 지역보건 간호사는 건강격차를 해결하고 사회정의를 옹호하는 데 있어 시스템적 접근방식을 취한다.

신종 인간 코로나바이러스(SARS-CoV-2)로 인한 코로나19 팬데믹은 만성질환을 앓고 있는 사람의 이환율과 사망률이 증가한다는 측면에서 특별한 위험을 강조했다(Sanyaolu et al., 2020). 만성질환자는 다양한 환경에서 위험에 처해 있기 때문에 감염성 질환 예방이 특히 중요하다. 지역사회 보건간호사는 마스크 착용, 물리적 거리두기, 위생과 같은 바이러스 확산을 줄이기 위한 근거기반 예방을 옹호하고 가장 큰 위험에 처한 대상자를 위한 공평한 예방접종 계획(National Academies of Sciences, Engineering, and Medicine, 2020)을 홍보하는 데 중요한 역할을 한다.

만성질환자의 건강형평성을 다룰 때 평등과 형평성은 동일하지 않다는 것을 인식해야 한다. 건강형평성은 건강과 도움 관계에 영향을 미치는 서비스의 공평한 분배상태이다. 예를 들어 평등은 SDoH를 고려하고 다루지 않고 만성질환이 있는 모든 사람에게 돌봄에 대한 하나의 접근방식을 제공하는 것이다. Robert Wood Johnson Foundation (RWJF)은 지역사회 기반 건강형평성을 이해하는 데 앞장서 왔다. 건강이 공평해지려면 RWJF에서 다음을 권장한다(Braveman et al., 2017).

- 중요한 건강격차 식별. 건강의 많은 불균형은 사람이 건강해지는 데 필요한 기회와 자원의 불평등에 뿌리를 두고 있다. 더 건강해질 수 있는 기회의 증가는 모든 사람에게 이익이 된다. 그러나 역사적으로 배제되거나 소외된 집단에 더 많은 초점을 맞춰야 한다.
- 건강해지는 데 필요한 기회와 자원의 불평등을 가능한 한 줄이기 위해 정책, 법률, 시스템, 환경 및 관행을 변경하고 구현한다. 불평등을 초래하는 불공정한 개인과 제도적·사회적 조건을 제거한다.
- 단기 및 장기 조치를 사용하여 노력을 평가하고

모니터한다. 건강격차를 줄이는 데는 몇 세대가 걸릴 수 있기 때문이다. 혜택을 받는 사람과 불리한 사람 사이의 격차 크기를 과소평가하지 않기 위해, 혜택을 받지 못하는 집단을 일반 인구와 비교하는 것이 아니라 혜택을 받는 그룹과 비교해야 한다.

- 프로세스와 결과를 고려하여 전략을 재평가하고 다음 단계를 계획한다. 유망한 솔루션의 식별, 설계, 구현 및 평가에서 격차로 인해 가장 큰 영향을 받는 사람을 적극적으로 참여시킨다(Braveman et al., 2017).

건강형평성을 해결하는 한 가지 예는 환경정의와 폭염 사건과 관련이 있다. 만성질환자 사이의 불평등을 심화시킬 수 있는 요인을 고려해야 한다. 특별한 우려사항에는 특정 환경요인으로 인한 취약성 증가와 만성질환 악화가 포함될 수 있다. 다음 사례는 기온상승과 건강의 관계와 관련된 중요한 공중보건 문제를 보여준다.

지구는 변화하고 있으며 과학자들은 해수면 상승, 기록적인 기온상승, 악화되는 대기질, 불규칙한 기상패턴, 벡터 매개 질병 증가를 기후변화의 다양한 징후로 지적한다(CDC, 2020b). 지구 온도 상승은 건강에 영향을 미칠 수 있다. 이러한 영향은 코로나19와 같은 전염병의 증가에 영향을 미치는 것으로 나타났으며, 식량과 물 공급에 영향을 미치고 만성 심혈관질환을 악화시킬 수도 있다(CDC, 2020b).

지역보건간호사와 공중보건전문가는 기후변화가 인간 건강에 부정적인 영향을 미친다는 것을 인식하고 있다(El Amiri et al., 2020). 세계보건기구(WHO, 2018)에 따르면 그러한 영향 중 하나는 폭염(Excessive Heat Events, EHE)의 수와 지속시간의 증가이다. 이러한 사건은 온도, 이슬점 온도, 구름 덮개, 풍속 및 표면 대기압이 열 관련 이환율과 사망률을 유발할 만큼 위험한 조건을 만들 때 발생한다(CDC, 2016). 고밀도 도시 환경에 사는 사람은 농촌 및 교외 지역에 사는 사람보다 더 큰 위험에 처해 있다. 열 관련 질병 및 사망 위험이 있는 다른 사람으로는 젊은이, 노인, 임산부, 혼자 사는 기능적 제한이 있는 사람, 냉방기가 없는 사람, 야외에서 일하는 사람, 노숙자, 특정 약물을 복용하거나 불법약물을 사용하는 사람, 만성질환이 있는 사람이 있다.

더위가 위험할 뿐만 아니라 EHE 동안 대기질은 오염이 심해지고 알레르기 유발물질이 증가하면서 점점 더 나빠진다. 이러한 EHE와 관련된 대기질은 천식과 관련된 만성 폐질환을 악화시킨다. 기온상승과 관련된 이환 및 사망의 가장 흔한 원인에는 일사병과 열사병, 심혈관질환, 신장질환, 정신질환 및 알레르기가 있다(CDC, 2020b).

요약

만성질환 관리는 지역사회 기반 관리이다. 생애주기 전반에 걸쳐 개인은 지역사회에 거주하며 건강을 관리한다. 지역사회 건강 간호중재는 사회복지와 건강관리를 전체적으로 통합하는 20세기 초 Lillian Wald가 발전시킨 것과 같은 역사적 토대를 가지고 있다. 건강증진은 예방적 중재의 중심 초점이다. 지역사회 보건 간호는 건강교육 프로그램, 사례관리, 협력적이고 통합적인 치료를 통해 건강결과를 개선하는 데 효과적이다. 사회정의 접근법은 사회환경과 건강의 영향으로 인해 지역사회 건강의 중심이 된다. 이러한 치료 접근방식은 건강격차에 대한 관심과 지역사회 건강 프로그램 계획, 보건정책 옹호, 연구 및 임상 실무 개선에서 기존의 지역사회 기반 강점을 활용하기 위한 인식 제고가 지속적으로 필요하다.

사례 연구

02 폭염 사건과 지역사회의 건강

중서부 도시의 지역사회 보건간호사로서, 당신은 새로운 지구간호 프로그램의 일원이다. 당신은 도시의 특정 지역의 다양한 지역사회 요구를 충족하기 위해 한 지구에 배정되었다. 당신은 지난 두 여름 동안 만성질환을 앓고 있는 지역사회구성원의 심폐기능 악화와 불안 증가가 증가한 것을 알아챘고, 특히 최근의 폭염기간 동안 기온이 10일 동안 36.5℃를 넘었다.

토론 문제

01 미래의 폭염사건에 대비하기 위해, 지역사회 사정에 무엇을 포함해야 하는가?

02 폭염의 경우 가장 큰 위험에 처한 사람은 누구인가? 당신의 계획은 이러한 특정 요구사항을 어떻게 해결할 것인가?

03 당신은 EHE에 대한 교육 프로그램을 준비하고 있다. 교육 프로그램에 무엇을 포함해야 하는가? 어떻게 하면 인구가 이를 접근할 수 있게 만들 것인가? 어떻게 교육자료를 배포할 것인가? 어떻게 프로그램을 평가할 것인가?

근거기반실무

지역사회 기반 가정 건강 프로그램 및 만성질환: 문헌 합성

지역사회 기반 가정 건강 프로그램은 급성기 입원과 가정환경에서 양질의 진료를 받는 것 사이의 격차를 해소하는 해답으로 여겨져왔다. Vandiver 등은 만성질환이 있는 성인의 입원 감소에 대한 이러한 프로그램의 효과에 관한 문헌을 평가했다. 연구자의 포함 기준에 따라 2006년부터 2016년 사이에 출판된 11개 보고서가 나왔다. 검토된 보고서에서 세 가지 전반적인 주제가 나타났다: 격려와 정서적 지원, 가정 방문, 돌봄의 다학제적 조정이다.

격려와 정서적 지원은 지역사회 기반 건강 프로그램을 통해 제공되었다. 참가자는 이러한 프로그램이 만성질환을 스스로 관리하는 능력을 향상시켰다고 느꼈다. 가정방문은 사람들의 삶의 질을 높이는 효과적인 방법으로 여겨졌다. 5개 연구에서 이러한 방문이 이 취약계층의 입원을 줄였다는 것이 입증되었다. 학제간 팀의 이점에는 더 나은 의사소통과 돌봄 조정이 포함되었다. 이러한 학제 간 팀 연구는 또한 참가자들의 삶의 질을 향상시켰다는 것을 입증했다.

연구의 한계 중 하나는 지역사회 기반 건강 프로그램과 만성질환이 있는 사람을 다룬 연구가 11개에 불과했다는 것이다. 저자들은 처음에는 지난 5년 동안의 연구를 검토할 계획이었지만, 이용 가능한 연구가 소수에 불과했기 때문에 더 오래된 연구까지 포함하기로 했다. 저자들은 이러한 연구가 성공적인 결과를 보여주었기 때문에 추가 연구에서 이러한 프로그램의 비용—편익을 살펴보고 이 취약한 인구에 대한 간호사 사례관리자를 고려해야 한다는 결론을 내렸다.

출처 Vandiver, T., Anderson, T., Boston, B., Bowers, C., & Hall, N. Community–based home health programs and chronic disease: Synthesis of the literature. Professional Case Management, 23(1), 25–31. https://doi.org/10.1097/NCM.0000000000000242.

학습문제

01 만성질환자를 돌보는 지역사회 보건간호사에게 필요한 실무범위와 역량을 정의한다.

02 만성질환자의 건강증진 및 예방 수준을 설명한다.

03 지역사회 보건간호사가 만성질환자 관리에 확장된 만성 관리 모델과 같은 생태학적 공중보건 모델을 사용하는 이유는 무엇인가?

04 사회적 건강 결정요인이 만성질환자의 건강 결과에 어떻게 영향을 미치는지에 대한 한 가지 예를 들어본다.

05 향후 10년 동안 미국의 건강을 발전시키는 데 반드시 참고해야 할 근거기반실무 자원은 무엇인가?

참고문헌

American Association of Colleges of Nursing. (2008). The essentials of baccalaureate education for professional nursing practice. American Association of Colleges of Nursing.

American Nurses Association [ANA]. (2015). Code of ethics for nurses with interpretive statements. American Nurses Association.

American Nurses Association [ANA]. (2020, August 4). The American Academy of Nursing and the American Nurses Association call for social justice to address racism and health equity in communities of color [Press release]. https://www.nursingworld.org/news/news-releases/2020/the-american-academy-of-nursing-and-the-american-nurses-association-call-for-social-justice-to-address-racism-and-health-equity-in-communities-of-color/

American Public Health Association, Public Health Nursing Section. (2013). The definition and practice of public health nursing: A statement of the Public Health Nursing Section. American Public Health Association.

Barnthouse, M., & Jones, B. L. (2019). The impact of environmental chronic and toxic stress on asthma. Clinical Reviews in Allergy & Immunology, 57(3), 427–438.

Barr, V. J., Robinson, S., Marin-Link, B., Undeethill, L., Dotts, A., Ravensdale, D., & Salivara, S. (2003). The expanded chronic care model: Integrating population health promotion. http://www.longwoods.com/content/16763

Barros, J. M., Duggan, J., & Rebholz-Schuhmann, D. (2020). The application of internet-based sources for public health surveillance (infoveillance): Systematic review. Journal of Medical Internet Research, 22(3), e13680.

Bauer, U. E., Briss, P. A., Goodman, R. A., & Bowman, B. A. (2014). Prevention of chronic disease in the 21st century: Elimination of the leading preventable causes of premature death and disability in the USA. The Lancet, 384(9937), 45–52.

Beauchamp, A., Batterham, R. W., Dodson, S., Astbury, B., Elsworth, G. R., McPhee, C., ... & Osborne, R. H. (2017). Systematic development and implementation of interventions to OPtimise Health Literacy and Acces.(Ophelia). BMC Public Health, 17(1), 230.

Behne, A., & Teuteberg, F. (2020). A healthy lifestyle and the adverse impact of its digitalization: The dark side of using EHealth technologies. In 15th International Conference on Wirtschaftsinformatik: Potsdam, Germany. https://library.gito.de/open-access-pdf/F2_Camera-Ready_WI2020_Adverse-Impacts.pdf

Braveman, P., Arkin, E., Orleans, T., Proctor, D., & Plough A. (2017). What is health equity? And what difference does a definition make? Robert Wood Johnson Foundation. https://www.rwjf.org/en/library/research/2017/05/what-is-health-equity-.html

Bronfenbrenner, U. (1989). Ecological systems theor.(Vol. 6). JAI.

Bryan, R. H. (2019). Getting to why: Adverse childhood experiences' impact on adult health. Journal for Nurse Practitioners, 15(2), 153–157.

Campbell, L. A., Harmon, M. J., Joyce, B. L., & Little, S. H.

(2020). Quad Council Coalition community/public health nursing competencies: Building consensus through collaboration. Public Health Nursing, 37(1), 96–112.

Centers for Disease Control and Prevention. (2016). Heat related illness: Picture of America. https://www.cdc.gov/pictureofamerica/pdfs/picture_of_america_heat-related_illness.pdf

Centers for Disease Control and Prevention. (2020a). What is population health? https://www.cdc.gov/pophealthtraining/whatis.html

Centers for Disease Control and Prevention. (2020b). Extreme heat. https://www.cdc.gov/disasters/extremeheat/ in dex. html

Cohn, J., Corrigan, J., Lynn, J., Meier, D., Miller, J., Shega, J., & Wang, S. (2017). Community-based models of care delivery for people with serious illness. National Academy of Medicine Perspectives. https://nam.edu/community-based-models-of-care-delivery-for -people-with-serious-illness/community-based-models-of-care-delivery-for-people-with-serious -illness-2/

Conley, V. M., & Judge-Ellis, T. (2020). Disrupting the system: An innovative model of comprehensive care. Journal for Nurse Practitioners, 17(1), P32–P36. https://doi.org/10.1016/j.nurpra.2020.09.012

Cook, C., Demorest, S. L., & Schenk, E. (2019). Nurses and climate action. American Journal of Nursing, 119(4), 54–60.

Curley, A. L. (2019). Population-based nursing: Concepts and competencies for advanced practice. Springer

Dawes, D. E. (2020). The political determinants of health. Johns Hopkins University Press.

Demartst, M., Vertriest, S., Hellings, J., Bergs, J., Dessers, E., Vankrunkelsven, P., Vrijhoef, H., Annemans, L., Verhaeghe, N., Peterovic, M., & Vandijck, D.(2016). Economic impact of integrated care models for patients with chronic disease: A systematic review. Value in Health, 19(6), 892–902.

Denke, N. J., & Winkleblack, L. K. (2020). Challenges and opportunities in population health: The role of school nurses as complexity leaders. Nursing Administration Quarterly, 44(2), 136–141.

Ding, H., Fatehi, F., Maiorana, A., Bashi, N., Hu, W., & Edwards, I. (2019). Digital health for COPD care:The current state of play. Journal of Thoracic Disease, 11(suppl 17), S2210.

Edelman, C. L., Mandle, C. L., & Kudzma, E. C. (2017). Health promotion throughout the life span. Elsevier Health Sciences.

El Amiri, N., Abernethy, P., Spence, N., Zakus, D., Kara, T. A., & Schuster-Wallace, C. (2020). Community of practice: An effective mechanism to strengthen capacity in climate change and health. Canadian Journal of Public Health, 111(6), 1–7.

Evans-Agnew, R., Reyes, D., Primomo, J., Meyer, K., & Matlock-Hightower, C. (2017). Community health needs assessments: Expanding the boundaries of nursing education in population health. Public Health Nursing, 34(1), 69—77.

Franz, C., Atwood, S., Orav, E. J., Curley, C., Brown, C., Trevisi, L., Nelson, A. K., Begay, M.-G., & Shin, S.(2020). Community-based outreach associated with increased health utilization among Navajo individuals living with diabetes: A matched cohort study. BMC Health Services Research, 20(1), 460.

Frisina, P. G., Ingraffia, S. T., Brown, T. R., Munene, E. N., Pletcher, J. R., & Kolligian, J. (2019). Increasing influenza immunization rates among healthcare providers in an ambulatory-based, university healthcare setting. International Journal for Quality in Health Care, 31(9), 698–703.

Frost, R., Rait, G., Wheatley, A., Wilcock, J., Robinson, L., Dening, K. H., Allan, L., Banerjee, S., Manathorpe, J., Walters, K., & PriDem Study Project Team. (2020). What works in managing complex conditions in older people in primary and community care? A state-ofthe-art review. Health & Social Care in the Community, 28(6), 1915–1927.

Gatrall, C. E. (2020). Marie Branch and the power of nursing. Nursing Clio. https://nursingclio.org/2020/10/29/marie-branch-and-the-power-of-nursing/

Glenn, L. E., Nichols, M., Enriquez, M., & Jenkins, C.(2020). Impact of a community-based approach to patient engagement in rural, low-income adults with type 2 diabetes. Public Health Nursing, 37(2), 178–187.

Grill, E., Reinhardt, J., & Stucki, G. (2008). Prevention, tertiary. In W. Kirch (Ed.), Encyclopediaof public health. Springer. https://doi.org/10.1007/978-1-4020-5614-7_2762

Guijarro, S. F., Garcia, C. M., Pomarol-Clotet, E., Lopez, E. E., Marti, M. B., & Cuadra, M. R. (2020). Metabolic syndrome screening in people with severe mental illness: Results from two Spanish community mental health centers. Journal of the American Psychiatric Nurses Association, 27(2), 162–171.

Han, E., Quek, R. Y. C., Tan, S. M., Singh, S. R., Shiraz, F., Gea-Sánchez, M., & Legido-Quigley, H. (2019). The role of community-based nursing interventions in improving outcomes for individuals with cardiovascular disease: A systematic review. International Journal of Nursing Studies, 100, 103415.

Hardman, R., Begg, S., & Spelten, E. (2020). What impact do chronic disease self-management support interventions have on health inequity gaps related to socioeconomic status: A systematic review. BMC Health Services Research, 20(1), 1–15.

Irving, D., & Irving, D. (2017). Chronic conditions in America: Price and prevalence. Rand Review. https://www.rand.org/blog/rand-review/2017/07/chronic-conditions-in-america-price-and-prevalence.html

Isik, E., Fredland, N. M., Young, A., & Schultz, R. J.(2020). A school nurse led asthma intervention for school-age children: A randomized control trial to improve self-management. Journal of School Nursing, 1059840520902511.

Joo, J. Y., & Liu, M. F. (2020). Understanding nurse-led case management in patients with chronic illnesses:A realist review. Western Journal of Nursing Research:0193945920943827.

Kangovi, S., Mitra, N., Grande, D., Long, J. A., & Asch, D. A.(2020). Evidence-based community health worker program addresses unmet social needs and generates positive return on investment: A return on investment analysis of a randomized controlled trial of a standardized community health worker program that addresses unmet social needs for disadvantaged individuals. Health Affairs, 39(2), 207–213.

Kindig, D., & Stoddart, G. (2003). What is population health? American Journal of Public Health, 93(3), 380–383.

Kisling, L. A., & Das, J. (2020). Prevention strategies. StatPearls. https://www.ncbi.nlm.nih.gov/books/NBK 537222/Kitt, J., Fox, R., Tucker, K. L., & McManus, R. J. (2019).

New approaches in hypertension management: A reviewof current and developing technologies and their potential impact on hypertension care. Current Hypertension Reports, 21(6), 44.

Kupershmidt, S., Fischbach, C., Hegge, H., AbouSamra, H., Penisten, L., & Dieter, C. (2020). Nurse educators establish and evaluate community coalition to promote statewide advance care planning through RE-AIM. Journal of Hospice & Palliative Nursing, 22(4), 305-311.

Lantz, P. M. (2019). The medicalization of population health: Who will stay upstream? Milbank Quarterly, 97(1), 36. Littlejohns, L. B., & Wilson, A. (2019). Strengthening complex systems for chronic disease prevention: A systematic review. BMC Public Health, 19(1), 1–13.

Magnan, S. (2017). Social determinants of health 101 for health care: Five plus five. NAM Perspectives.

Magin, D., & Heath, I. (2015). Multimorbidity and quaternary prevention (P4). Revista Brasileira de Medicina de Família e Comunidade, 10(35), 1–5.

Martins, C., Godycki-Cwirko, M., Heleno, B., & Brodersen, J. (2018). Quaternary prevention: Reviewing the concept. European Journal of General Practice, 1, 106–111.

Matwick, A. L., & Woodgate, R. L. (2017). Social justice: A concept analysis. Public Health Nursing, 34(2), 176–184.

McElroy, K. G., Stalter, A. M., & Smith, S. D. (2020). Association of Community Health Nursing Educators 2020 research priorities and research in action model. Public Health Nursing, 37(6), 909–924.

National Academies of Sciences, Engineering, and Medicine. (2020). Framework for equitable allocation of COVID-19 vaccine. National Academies Press. https://www.nationalacademies.org/our-work/a-framework-for-equitable-allocation-of-vaccine-for-the-novel-coronavirus

Neubrander, J., Franzen, S. R., & Mathis, R. (2019). INPUT:An academic–practice partnership to an underserved rural community. Public Health Nursing, 36(2), 233–237.

Ni, Y., Liu, S., Li, J., Dong, T., Tao, L., Yuan, L., & Yang, M. (2019). The effects of nurse-led multidisciplinary team management on glycosylated hemoglobin, qualityof life, hospitalization, and help-seeking behaviorof people with diabetes mellitus. Journal of Diabetes Research, 2019, 9325146.

Olson, L. L., & Stokes, F. (2016). The ANA code of ethics for nurses with interpretive statements: Resource for nursing regulation. Journal of Nursing Regulation, 7(2), 9–20.

Orsulic-Jeras, S., & Whitlatch, C. (2020). Adapting the SHARE program for use with families facing the challengesof chronic illness. Innovation in Aging, 4(suppl1), 626.

Paul, D. W. Jr., Knight, K. R., Olsen, P., Weeks, J., Yen, I. H., & Kushel, M. B. (2020). Racial discrimination in the life course of older adults experiencing homelessness:Results from the HOPE HOME study. Journal of Social Distress and Homelessness, 29(2), 184–193.

Phaneuf, A. (2020). Latest trends in medical monitoring devices and wearable health technology. Business Insider. https://www.businessinsider.com/wearable-technology-healthcare-medical-devices

Pittman, P. (2019). Rising to the challenge: Re-embracing the Wald model of nursing. American Journal of Nursing, 119(7), 46–52.

Sanyaolu, A., Okorie, C., Marinkovic, A., Patidar, R., Younis, K., Desai, P., Hosein, Z., Padda, I., Mangat, J., & Altaf, M. (2020). Comorbidity and its impact on patients with COVID-19. Science Nature Comprehensive Clinical Medicine, 1–8. https://doi.org/10.1007/s42399-020-00363-4

Smiley, R. A., Lauer, P., Bienemy, C., Berg, J. G., Shireman, E., Reneau, K. A., & Alexander, M. (2018). The 2017 national nursing workforce survey. Journal of Nursing Regulation, 9(3), S1–S88.

Subica, A. M., & Brown, B. J. (2020). Addressing health disparities through deliberative methods: Citizens' panels for health equity. American Journal of Public Health, 110(2), 166–173.

Szanton, S. L., Han, H. R., Campbell, J., Reynolds, N., Dennison-Himmelfarb, C. R., Perrin, N., & Davidson, P. M. (2020). Shifting paradigms to build resilience among patients and families experiencing multiple chronic conditions. Journal of Clinical Nursing, 2.(19–20), 3591.

U.S. Department of Health and Human Services, Office of Disease Prevention and Health Promotion. (2020a). Healthy People 2030: Building a healthy future for all. https://health.gov/healthypeople

U.S. Department of Health and Human Services, Office of Disease Prevention and Health Promotion. (2020b). Healthy People 2030. https://health.gov/healthypeople/objectives-and-data/social-determinants-health

U.S. Preventive Services Task Force. (2020). Recommendations. https://uspreventiveservicestaskforce.org/uspstf/Valdez, A. (2020). A call to action for 2021. Teaching and Learning in Nursing, 16(1), 1–2.

Watts, S. A., & Sood, A. (2016). Diabetes nurse case management: Improving glucose control: 10 years of quality improvement follow-up data. Applied Nursing Research, 29, 202–205

Wesp, L. M., Scheer, V., Ruiz, A., Walker, K., Weitzel, J., Shaw, L., Kako, P. M., & Mkandawire-Valhmu, L.(2018). An emancipatory approach to cultural competency:The application of critical race, postcolonial, and intersectionality theories. Advances in Nursing Science, 41(4), 316–326.

White, P., & Hall, M. E. (2006). Mapping the literature of case management nursing. Journal of the Medical Library Association, 94(2 suppl), E99.

Wildner, M., & Nennstiel-Ratzel, U. (2008). Prevention, secondary. In W. Kirch (Ed.), Encyclopedia of public health. Springer. https://doi.org/10.1007/978-1-4020-5614-7_2760

Williams, S. L., Kaigler, A., Armistad, A., Espey, D. K., & Struminger, B. B. (2019). Creating a public health community of practice to support American Indian and Alaska Native communities in addressing chronic disease. Preventing Chronic Disease, 16, E109. https://doi.org/10.5888/pcd16.190193

Woods, L., Duff, J., Roehrer, E., Walker, K., & Cummings, E. (2019). Design of a consumer mobile health app for heart failure: Findings from the nurse-led co-design of Care4myHeart. JMIR Nursing, 2(1), e14633.

World Health Organization. (2018). COP24 special report:Health and climate change. https://apps.who.int/iris/bitstream/handle/10665/276405/9789241514972-eng.pdf?sequence=1&isAllowed=y

Zeng, Z., Shuai, T., Yi, L., Wang, Y., & Song, G. M. (2016). Effect of case management on patients with type 2 diabetes mellitus: A meta-analysis. Chinese Nursing Research, 3(2), 71–76.

제 17 장

급성기-후 돌봄 Post-Acute Care

Kristen L. Mauk

개요

만성질환은 미국에서 사망 및 장애의 주요원인이다(Center for Disease Control and Prevention, CDC, 2020a). 미국 성인의 60%가 하나의 만성질환을 앓고 있으며, 약 40%는 적어도 두 개의 만성질환을 앓고 있다. 만성질환, 사망, 장애의 주요 원인은 심장병, 뇌졸중, 암, 당뇨병이다(CDC, 2020a). 만성질환의 정의는 최소 1년 동안 질병이 지속된 상태이며, 계속적인 관찰이나 치료가 필요한 상태이다. 만성질환 발병률이 증가함에 따라 개인의 자가관리 수행능력에 결함이 발생하는 경우가 많으며, 이는 결국 대상자의 생애 전반에 걸쳐 다양한 시기에 급성기-후 돌봄이 필요해질 것이다.

급성기-후 돌봄은 급성기병원에서 치료를 받은 후 제공되는 의료서비스를 포괄하는 용어이다. 급성기-후 돌봄은 입원환자나 외래환자를 중심으로 제공될 수 있으나, 급성기입원이나 처치 후 추가적인 혜택과 서비스를 제공한다. 급성기-후 돌봄을 제공하는 4가지 주요 시설은 다음과 같다(Americal Hospital Association, 2020; American Medical Rhhabilitation Providers Association, 2020),

- 장기요양병원(Long Term Care Hospitals, LTCH)
- 입원환자 재활시설(Inpatient Rehabilitation Facilities, IRF)
- 전문(숙련된) 간호시설(Skilled Nursing Facility, SNF)
- 가정간호시설

미국 의료재활제공자협회(American Medical Rehabilitation Providers Association, AMRPA, 2020)는 급성기-후 재활치료의 이점을 다음과 같이 나열했다.

- 환자의 건강 극대화
- 추후 의료적 합병증 예방
- 병원 재입원율 감소
- 의사와 함께 하는 시간 증가 및 개인적인 관심을 갖는 시간 증가
- 기능적인 기술의 향상
- 환자의 조기퇴원
- 환자의 독립성 회복
- 환자의 사회 참여 증진(2항, para 2)

간호사는 환자 개인의 존엄성과 인격을 보호하면서, 고품질의 급성기-후 돌봄서비스를 제공하기 위해 혁신적이고 비용효율적이며 비전이 있는 간호방식을 설계하고 구현할 수 있는 탁월한 위치에 있다. 간호사는 환자, 가족 및 지역사회에 대한 전체적인 관점을 가지고 있으므로 의료개혁의 변화를 도모하는 주체적인 역할을 할 수 있다.

이 장에서는 장기요양(Long Term Care, LTC)과 재활에 초점을 두고 장기요양병원, 입원환자, 지역사회 재활, 전문간호시설의 일반적인 문제와 중재를 다루고, 가정간호와 완화돌봄에 대한 개념과 서비스는 다음 장에서 다룬다.

* 정의

장기요양

이 장의 목적에 따라, 장기요양은 전문간호시설(SNF) 수준의 돌봄을 의미한다. 장기요양(LCT)은 일정기간 동안 스스로 자신을 돌보는 데 어느 정도 어려움이 있는 사람의 건강, 개인관리, 심리정서적·사회적 요구를 다루는 다양한 서비스를 포괄하는 용어이다(National Care Planning Council, NCPC, 2020). 가족구성원이 노화와 관련된 기능저하 또는 장애가 있는 사람을 도울 수 있으나, 돌봄의 공백을 메우기 위한 장기요양이 필요한 경우가 많다. 바람직한 장기요양서비스는 가능하면 개인이 거주지에서 오랫동안 지낼 수 있도록 독립성을 향상시키는 것이다. 장기요양은 선천적 결함이나 손상, 만성질환 또는 노화와 관련된 장애를 가진 사람에게 더욱 필요하다. 장기요양에 대한 개념은 연속성으로 가장 잘 시각화될 수 있다. 연속선상의 양 지점-최소한의 보조만으로 가정에서 독립적인 생활을 하는 사례에서부터 숙련된 간호를 받으면서 요양원에서 생활하는 경우까지-사이에는 많은 대안과 선택사항이 존재한다. 건강관리의 요구는 이런 최저 수준과 최고 수준의 사이에 있다(그림 17-1). 장기요양서비스는 다양한 장소에서 제공되며, 더 많은 지역사회 기반의 건강관리서비스를 제공하려는 경향이 증가하고 있다. 연속성에서 요구되는 돌봄유형은 대상자의 상태와 처치에 대한 요구에 따라 달라진다. 재활서비스가 요구되는 척수손상, 뇌졸중, 외상뇌손상, 다발외상 등이 있는 사람이나 신경학적 장애가 있는 사람은 급성기-후의 장기적인 돌봄서비스가 요구될 수 있다.

재활

재활은 신체적·심리적·사회적·직업적 기능의 상실을 초래하는 부상이나 질병을 경험한 개인을 돕도록 설계된 서비스 및 프로그램을 의미한다. 전 세계적으로 약 24억 명이 재활의 혜택을 받는 상태이다(WHO, 2020a). 재활에 대한 대부분의 정의는 독립성과 기능성이 제한된 개인이 최대한의 독립성과 기능을 성취하도록 돕는 것이다. 세계보건기구(WHO)는 재활에 대해 “환경과 상호작용하는 개인의 건강상태에서 기능을 최적화하고, 장애를 감소시키기 위해 설계된 일련의 중재”라고 정의한다(WHO, 2020, para 2).

재활은 돌봄 철학이며, 신체적 또는 정신적 문제를 가진 사람이 최대의 기능, 독립성, 회복을 성취하기 위해 학습해나가는 과정이다. 재활은 장기적인 건강상태의 변화가 있는 개인이 건강상태의 편차에 의해 발생한 변화에 적응하도록 돕는다. “재활은 첫 날부터 시작된다.”라는 유명한 말이 있다. 따라서 재활은 대부분의 급성질환 기간과 만성질환 기간 동안의 경우를 위한 전반적인 돌봄계획의 일부분으로 고려되어야 한다.

재활은 일반적으로 치료적 중재가 효과적인 것으로 밝혀진 특정 장애나 질병과 연관된다. 이런 질병에는 뇌졸중, 척수손상, 외상 또는 기타 뇌손상이 있다. 파킨슨병, 다발경화증 및 길랭-바레 증후군과 같은 신경과 질환; 관절염, 골절, 관절치환

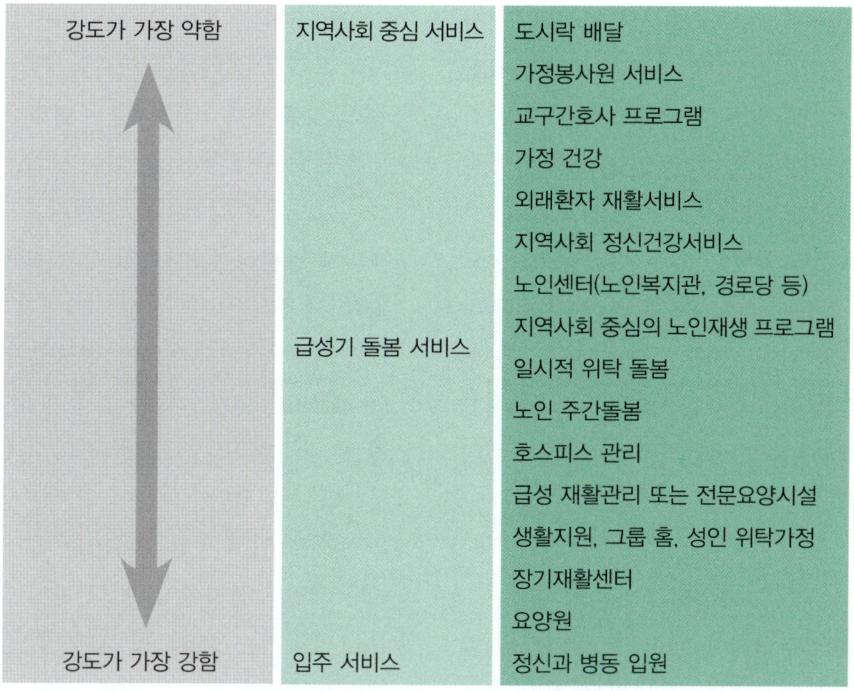

그림 17-1 중증도에 따른 장기적 건강관리의 연속성

술과 같은 정형외과적 문제; 그리고 비교적 덜 흔한 것으로는 화상, 암, 호흡기질환 등이 속한다. 마주하는 각 상태에서 대상자는 질병의 진행이나 부상 또는 선천적 결함으로 인해 변경된 기능을 최적의 기능상태로 회복하는 데 도움을 받을 수 있다.

재활의 으뜸 목표는 대상자에게 가능한 한 최고 수준의 독립성을 성취하도록 하는 것이며, 이 목표는 매우 개별화된다. 즉, 재활의 목적은 기능수준의 회복과 최적화, 자립 촉진, 합병증 예방, 삶의 질 향상 등 몇 가지 개념으로 요약할 수 있다. 재활에는 보통 공통목표를 향해 노력하는 전문가팀이 포함되며, 특히 대상자와 가족은 가장 중요한 구성원으로 고려된다. 전문팀 구성원에는 의사, 간호사, 치료사, 사회복지사, 직업상담사, 영양사, 보조기구사, 보철사, 목사 등이 포함될 수 있다. 또한 개인의 고유한 요구사항을 충족하는 데 도움을 주기 위해 추가 전문가가 상담을 제공할 수 있다.

재활 과정의 초점 중 하나는 지역사회 재통합 또는 재진입이며, 이를 재사회화라고 하기도 한다. 이 과정을 통해 개인은 삶을 변경시킨 건강상태를 경험한 후 사회에 재통합되거나 상황에 따라 이전의 역할이나 능력이 변화한다. 재통합은 재활관리의 지속적인 목표이다. 재활전문가는 장애인이나 만성질환자 및 그 가족과 협력하여 그들이 다시 지역사회에 복귀할 수 있도록 돕는다. 그들은 삶의 각 영역에서 발생한 변화에 적응하기 위해 놀랄 만한 조정을 해야 할 것이다. 주로 이 과정에서 대상자는 목욕, 몸단장, 화장실 이용, 식사, 옷 입기 등과 같은 일상활동을 통해 자가관리를 다시 배워야 할 수 있다. 재활은 대상자가 자신의 한계점에 긍정적으로 적응해나가는 동안 자신의 강점을 극대화하도록 격려하는 희망적인 과정이다.

회복돌봄

회복돌봄(restorative care)은 재활과 달리 치료사가 직접 지시하는 활동은 포함하지 않으며, 장기적인 관리환경에 잘 적응하고, 안위를 유지하고 안전을 증진하는 간호중재를 더 강조한다. 회복돌봄은 자존감을 되찾고 적절한 목표를 달성하도록 도우면서 개인의 능력을 최대화하는 데 초점을 둔다(Burks, 2019). 그러한 회복돌봄은 일상활동뿐 아니라 걷기와 기동, 운동하기, 이동하기, 절단/보조기 착용 및 의사소통 등에 초점을 둔다. 또한 당뇨관리, 장루관리, 투약준비 및 투약과 같은 자가간호기술도 강조한다. 회복돌봄이 개념적으로 재활과 유사하지만, 이미 자신의 최대기능에 도달해서 그 기능을 유지할 필요가 있고 집중적인 재활서비스에 적합하지 않은 개인에게 가장 적합하다. 이러한 돌봄의 수준은 장기적인 돌봄에서 볼 수 있다.

직업재활

직업재활(vocational rehabilitation)은 장애인의 고용을 돕고, 고용목적을 위해 특별히 설계된 프로그램을 통한 재정적 독립에 초점을 둔다. 연방정부는 각 주정부가 장애인을 위한 서비스를 제공하도록 직업재활부서를 두어 재정을 지원하고, 대상자를 직장 내에 통합하기 위한 지원을 하도록 요구하고 있다(Rehabilitation Services Administration, 2020). 재활서비스관리국(Rehabilitation Services Administration, 2020)은 미국 교육부를 통해 리더십과 자원을 제공하고 주정부와 단체의 직업재활 개발을 도움으로써 장애인의 고용 가능성과 독립성을 극대화한다.

* 역사적 관점: 장기요양

장기적으로 복잡한 돌봄이 요구되는 대상자에 대한 건강관리는 미국 보건의료제도의 중요한 도전이다. 역사적으로 노인이나 다른 취약집단의 질적인 건강관리에 대한 관심은 사회적 가치를 반영하는 것으로 여겨져 왔다(Koop & Schaeffer, 1976). 유동적인 자원을 더 많이 가진 사회는 허약한 노인이나 만성질환을 가진 취약한 사람에게 보건의료제도를 통해 더 나은 건강관리를 제공해왔다(Kalich & Kalich, 2004). 또한 역사는 기근이나 전쟁 또는 사회적 폭동을 경험하는 사회의 취약한 사람은 영양실조, 돌봄 부족, 가족이나 주변의 적절한 지지자원 부족 등으로 생존이 어렵다는 사실을 보여준다.

미국의 장기적 건강관리를 검토해보면, 현재의 건강관리제공체계가 생겨나게 된 몇 가지 중요한 사건을 알 수 있다. 20세기 이전에 미국의 노인은 보통 확대가족이 돌보았다(DeSpelder & Strickland, 2011). 돌볼 가족이 없는 사람은 종교기관, 구빈원 또는 구호원 등의 자선가가 후원하는 곳으로 보내졌다. 시간이 지나면서 의료관리체계의 변화로 인해 병원 체류기간이 바뀌었고, 요양원이나 개인 자선시설이 만성질환자에게 장기적인 돌봄을 제공하는 방향으로 점차 발전했다. 그리고 기대수명이 지속적으로 늘어나면서 장기 건강관리에 대한 수요도 증가했다. 이런 수요에 대한 정치적 대응으로, 1932년에 사회보장법(Social Security Act)이 발의되어 노인과 만성질환자에게 공적 서비스를 제공하게 되었다.

1951년에 처음으로 노화를 다룬 백악관 회의가 열렸다. Lyndoon B. Johnson 대통령의 사회정책의 하나로서 사회보장법 제18조가 1965년에 통과되어 노인을 위한 의료보험(Medicare)을 제공하는 메디케어가 시작되었고, 연방정부가 보건의료에 더 깊숙이 발을 들여 놓게 만들었다(Center for Medicare and Medicaid Services, CMS, 2020a). 또한 1965년 같은 시기에 노인법(Old American Act)이 제정되어 노인정책에 변화가 나타났다. 이 법은 미국의 모든 주가 노인 관련 네트워크를 강화하고, 지역 중심의 건강관리서비스를 지원하도록 했다. 메디케어는 정부가 공식적인 건강관리를 위한 기준을 정하고 관련된 규정을 만들도록 했다. 이 제도의 발전으로 건강관리재정국이 메디케어 및 메디케이드 서비스센터(CMS)에 포함되었으며, 복잡한 질병을 조율하여 관리하는 전체

과정을 개선하는 데 중점을 두었다.

1965년에 개정된 사회보장법의 일부인 제19조는 메디케이드로 더 잘 알려져 있으며, 저소득자나 저소득 가족을 위한 의료와 건강 관련 서비스를 체계적으로 제공하도록 만들었다. 1972년에는 빈곤층에 대한 중간단계 의료비용도 지불하도록 개정되었다. 주정부와 연방정부의 협동 프로그램인 메디케이드는 빈곤층에게 의료서비스를 제공하는 가장 큰 재정적인 지원체계이다. 각 주정부는 수혜대상자에 대한 자체 자격기준을 만들고, 서비스에 대한 지불비율을 정하며, 자체 프로그램을 관리한다(CMS, 2020a). 트럼프 행정부(2016-2020)에서는 오랫동안 운영되던 이러한 프로그램 중 일부가 변경되었다.

1987년에 통과된 옴니버스화해법에는 건강관리의 질을 보장하고, 장기요양시설에 거주하는 대상자의 권리를 보호하는 요양원 개혁법(Nursing Home Act)이 포함된다. 이 법은 모든 요양원 거주자의 기능적·인지적·정서적 수준을 포괄적으로 사정하도록 했고, 이를 건강관리계획에 반영하도록 의무화했다. 또한 간호, 의료, 심리사회적인 서비스에 대한 더 구체적인 조항은 결과에 초점을 맞추어 가능한 한 환자가 최고의 정신적·신체적 기능을 성취하고 유지하도록 설계되었다(CMS, 2020a).

2010년의 환자보호 및 부담적정보험법(Patient Protection and Affordable Care Act, ACA)은 모든 미국인에게 건강관리를 제공한다는 궁극적인 목표를 갖고 기존의 보건의료 재정지원을 근본적으로 재검토하게 했다. 이 법안이 시행되면서 변화와 확대로 미래에 장기적인 건강관리산업에 어떻게 영향을 미칠 것인지를 예측하기가 어려워졌다. 트럼프 대통령은 오바마케어(ACA)를 폐지하고 대체한다고 약속했으나 이러한 노력은 결실을 맺지 못했다.

*** 역사적 관점: 재활**

의학과 간호학의 한 전문분야인 재활의 발전속도는 느렸다. 과거 유럽 국가들과 미국에서는 빈곤자, 장애인, 권리를 박탈당한 사람, 노인에 대해 일반적인 무관심이 만연해 있었다. 영국은 처음으로 빈곤자와 장애인을 지원하기 위해 1662년 빈곤구제법(Poor Relief Act of 1662)을 통과시킨 선두주자였다(Jernigan, 2015).

1800년대 재활에 대한 관심은 주로 '장애를 가진' 아동을 돕는 것이었고, 1990년대 상반기에는 신체적 제한이 있는 사람의 요구에 조금 더 초점을 두기 시작했다. 간호사이자 교사였던 Susan Tracy는 직업치료훈련을 발전시키는 데 큰 역할을 했다. 첫 번째 의료사회서비스 부서가 뉴욕시 벨뷰(Bellevue) 병원에 설치되었으며, 릴리안 왈드(Lillian Wald)가 처음으로 방문간호를 시작했다(Williams, 2015).

제1차와 제2차 세계대전은 재활의 성장을 촉진했다. 제1차 세계대전에서 많은 미국 군인이 부상을 당하자 퇴역군인을 위한 국가 재활 프로그램이 수립되었다. 흥미로운 점은 당시에 대중에게는 재활서비스가 제공되지 않았다는 점이다. 설파제와 항생제의 발견으로 제2차 세계대전에서 부상당한 사람의 생존 가능성이 훨씬 커졌다. 결국, 다중손상, 절단, 외상뇌손상, 척수손상을 당하고 집으로 돌아온 수많은 부상자는 좀 더 포괄적인 재활프로그램이 필요해졌다. 이 기간 중 재활에 선구자이자 투사로 등장한 Howard Rusk(1965)는 이러한 치료적 서비스는 퇴역군인뿐 아니라 모든 사람에게 제공되어야 한다고 믿었으며, 다른 의료전문가가 재활로 회복을 증진시킬 가망이 없다고 여긴 사람의 재활을 개인적으로 도움으로써 재활이 회복을 촉진할 수 있음을 보여주었다(Kottke et al., 1982). Howard Rusk는 장애인도 여전히 사회의 생산적인 일원이며, 질 높은 삶을 누릴 수 있다는 것을 입증했다. 1940년대에 기술발달이 지속적으로 확대되면서 산업현장 사고 및 자동차 사고와 관련된 부상자가 증가함에 따라 지속적인 장애를 해결하기 위한 재활의 필요성이 커졌다. 1947년 Howard Rusk 박사(1965)는 최초로 민간인을 위한 병원 중심의 의료재활서비스를 설립했다 .

1938년에 미국 물리의학 및 재활학회(American Academy of Physical Medicine and Rehabilitation)가 설립되었고, 1947년에 재활의학이 인증된 전문자격 분야로 인정을 받았다. 또한 1947년에 재활간호사협회(Association of Rehabilitation Nurses, ARN)가 창설되어 재활이 전문간호의 한 분야로 인정을 받았다.

법은 여러 면에서 재활서비스에 영향을 미쳐왔다. 1954년에 Hill-Burton Act(PL83-565)는 재정지원의 증가, 연구 및 시범사업 보조금, 주정부기관 확장, 재활시설 확장 등을 위한 보조금을 제공했다. 직업재활법(Vocational Rehabilitation Act, PL 89-333)은 직업재활서비스를 확대하고 향상시켰다. 그리고 1973년의 직업재활법(PL 93-112)은 중증장애인에게 우선권을 부여하는 서비스를 확대했다. 또한 고용에 있어서 차별을 철폐하는 조치와 시설 내 차별금지를 규정했다. 1970년대 중반에 통과된 추가적인 부칙은 제한된 환경에 있는 장애아동에게 적절한 무상교육을 제공했으며, 1975년에 국가주택개정안은 연방정부가 지원하는 주택의 장벽을 제거하도록 규정했다.

1980년대에 독립형 재활병원(freestanding rehabilitation hospitals)이 조세형평 및 재정의무법(Tas Equity and Fiscal Responsibility Act, TEFRA)을 통해 적정비용을 기준으로 한정된 상환을 받았다. 1984년에는 급성기 건강관리를 위한 사전지불제도(prospective payment system, PPS)를 통해 메디케어 지급액을 줄이기 위한 포괄수가제(Diagnosis-related Groups, DRGs)가 수립되었다. 그리고 1989년에는 일괄예산조정법(Omnibus Budget Reconciliation Act, OBRA)이 요양원에서의 간호에 대한 기준을 높이고, 요양원 개선과 관련된 중요한 법안을 포함하게 되었다.

2001년에는 입원환자 재활시설에 사전지불제도가 의무화되어 2003년에 단계적으로 완성되었고, 사례-혼합집단(case-mix groups, CMGs)이 상환의 토대로 사용되었다. 2004년에 메디케어 및 메디케이드 서비스센터는 75% 규칙을 단계적으로 적용하여 입원환자 재활시설을 분류하는 데 사용할 기준을 수정했다. 이 규칙은 2007년까지 재활시설에서 치료받은 75%의 사람이 한 가지 이상의 특정한 의학적 상태에 해당되어야 한다는 점을 시사했다. 그러나 75% 규칙은 제정된 바가 없고, 2021년에도 60% 규칙이 계속 유효했다(CMS, 2020b).

환자보호 및 부담적정보험법(ACA)은 선별된 진단을 위한 일괄지불을 제안했다. 이 법이 시행되는 동안에 재활서비스와 보상에 미치는 영향에 대해 알려지지 않은 것이 많았다. 2017년에는 대통령이 바뀌고 하원과 상원에서 공화당이 우세하면서 이 법은 수정되었다.

극심한 신체적 장애가 있는 사람이 삶을 지속할 수 있도록 사회가 의료적·기술적 발전을 계속 추구함에 따라 재활은 수요가 높은 전문분야가 되었다. 응급구조사가 아주 심한 부상에서 생존한 사람을 구출하기 위한 장비가 잘 갖추어짐에 따라 일반인 중 더 많은 사람은 장애와 함께 살아간다. 그러나 장애에 대한 지속적인 조정을 거론할 필요성은 여전히 남아 있다. 게다가 선진국의 기대수명 증가에 따른 만성질환 발생률의 증가추세는 장애를 가진 노인이 되거나, 노인이 되어 장애를 갖게 되는 사람의 삶의 질을 높이는 재활전문인에게 더 많은 기회를 제공하고 있다.

군인의 경우, 이라크와 아프가니스탄 전쟁에서 사용된 다양한 무기의 유형으로 인해 이전에는 볼 수 없었던 다발외상상해를 갖게 되었다. 재활전문가는 외상 후 스트레스장애(PTSD), 다중외상성 절단, 화상, 폭발력으로 인한 내부장기 및 연조직 손상, 뇌와 척추 손상 등의 복합적인 다발외상을 해결하도록 요청받고 있다.

급성기-후 돌봄의 연속성: 서비스와 시설

장기요양서비스에는 성인 주간돌봄서비스센터, 요양시설, 재택간호공동체, 가정 건강관리기관, 호스피스 등 다양한 유형이 있다. 이 장에서는 호스피스를 제외한 모든 유형에 대해 설명하고자 한다. 장기요양서비스가 필요한 사람은 옷 입기, 몸단장, 식사, 목욕 등의 일상활동(ADL)이나 돈 관리하기, 물건 사기, 전화기 사용하기 등과 같은 도구일상활동(IADL)에 대한 지원이 필요한 사람이다(National Care Planning Association, 2020).

재활서비스는 매우 다양한 시설에서 제공되며, 시설에 의해 정의되기보다는 돌봄 철학으로 간주된다. 그런 서비스가 제공되는 시설에는 독립형 재활시설, 병원 내 급성재활시설, 장기요양시설과 가정이 포함된다. 시설에 관계없이 서비스는 훈련된 전문가로 구성된 전문직간 팀에 의해 제공되어야 한다. 과거에는 특히 병원 내의 재활병동이 다양한 진단을 가진 환자에게 서비스를 제공했다. 그러나 전문분야로 더욱 성장하고 연구와 근거기반실무가 확대됨에 따라 다발외상, 외상뇌손상, 뇌졸중증후군, 척수손상, 암, 화상, 인간면역결핍바이러스(HIV)질환 등의 특정 진단을 받은 사람이나 또는 적어도 이와 유사한 진단을 받은 사람에게 대규모 재활시설에서 서비스를 제공하는 것이 점차 보편화되고 있다.

재활 철학은 모든 시설에 적용될 수 있다는 점에 주목하는 것이 중요하다. 실제로 재활의 원칙을 수용하는 조정된 전문직간 팀을 보유하는 것은 장기요양과 재활을 포함한 급성기-후 건강관리시설에서 환자에게 최상의 결과를 갖도록 서비스를 제공한다. 미국 재활의료협회(American Medical Rehabilitation Providers Association, AMRPA)가 메디케어 청구를 한 10만 쌍을 포함하여 의뢰한 획기적인 연구는 '개정된 60% 규칙 시행 이후 입원환자 재활시설(IRF)을 통해 서비스를 받은 환자가 전문간호시설(SNF)을 통해 서비스를 받은 환자보다 장기적으로 더 좋은 임상적인 결과를 보였다'는 결론을 내렸다(DaVanzo et al., 2014, para 1). 보다 구체적인 결과는 다음과 같다.

> 환자의 인구통계학적 특성과 임상적 특성을 일치시킨 경우, 입원환자 재활시설의 재활서비스 결과는 동일한 조건에서 전문간호시설의 재활서비스 결과에 비해 사망률이 낮고, 재입원이나 응급실 방문 횟수가 적고, 집(병원, 입원환자 재활시설, 전문간호시설, 장기요양시설이 아닌)에서 더 오래 거주하는 것으로 나타났다. 이 결과는 입원환자 재활시설과 전문간호시설의 재활서비스가 동일하지 않다는 것을 의미한다. 그러므로 서로 다른 급성기-후 건강관리시설이 환자의 건강상태 결과에 영향을 준다(DaVanzo et al., 2014, para 3).

따라서 간호사와 다른 건강전문가는 환자를 위한 급성기-후 건강관리에 대한 모든 선택사항을 고려하는 것이 특히 중요하다. 또한 이는 새로운 메디케어 및 메디케이드 서비스센터 퇴원계획 규칙(CMS, 2019a)에서도 필수다.

* 장기요양병원

장기요양병원(Long Term Care Hospitals, LTCHs)은 복잡한 의료문제를 해결해야 하거나 평균 입원

일인 25일보다 더 오래 입원해야 하는 환자에게 초점을 둔다(CMS, 2019b). 장기요양병원은 통상적으로 제공되는 장기적인 건강관리를 제공하지는 않는다. 대신 입원기간을 연장하여 증상이 호전될 수 있는 병원 수준의 급성기 처치 제공에 초점을 둔다. 이러한 수준의 처치가 필요한 환자로는 인공호흡기를 부착한 환자, 다기관의 부전 또는 다중적인 상처를 가진 사람 등이 있다.

* 병원, 독립재활시설

급성기 재활은 주로 급성기 치료병원이나 독립재활시설에서 제공된다. 입원환자 재활이 필요한 사람은 오로지 처치만 필요한 것이 아니다. 단지 처치서비스만 필요한 경우라면 관절치환수술에서 흔히 발생하는 것처럼 외래환자로 처치를 받을 수 있다. 오히려 집중적인 입원환자 재활이 필요한 사람은 약물관리, 복잡한 동반질환, 영양, 삼킴장애, 행동문제, 피부간호, 장과 방광의 재훈련 등의 문제를 해결하기 위해 24시간 간호서비스가 필요하다. 급성기 재활을 받는 대상자는 뇌졸중 등의 특정 진단뿐 아니라 회복을 지연시키는 이전 질환이나 현재 동반질환으로 입원한다. 또한 급성기 재활처치를 받는 대부분의 대상자는 노인이다. 급성기 재활처치를 받든 받지 않든, 노인 인구집단은 이에 대한 고유한 요구가 있다. 일반적으로 이러한 시설에서 급성기 집중재활서비스를 받으려는 대상자는 반드시 매일 최소 3시간의 처치를 견딜 수 있어야 하고, 집으로 퇴원하는 목표가 있어야 하며, 상호 설정한 목표를 향해 진전되고 있음을 입증해야 한다(Pepa et al., 2018; Willams, 2015).

* 아급성 돌봄/과도기 돌봄 병동

아급성 돌봄은 과도기 건강관리 또는 점진적 건강관리라고도 하며, 전통적인 장기적 건강관리보다 더 집중적인 간호가 필요한 환자를 위한 것이지만 급성기 병원이나 전문간호병동에서 제공되는 간호보다는 덜 집중적이다(Pepa et al., 2014). 아급성 돌봄 대상자는 특히 지역사회로 전환하는 데 추가적인 시간이 필요하다. 대상자는 며칠에서 몇 주 동안 아급성 돌봄을 받을 수 있는 병동에 머물 수 있다. 재활서비스가 필요하지만 급성기재활의 집중적인 처치를 견딜 수 없는 사람이 이런 수준의 처치를 받을 수 있다. 전문간호시설에서 아급성 재활서비스를 받는 대상자는 여전히 향상된 의료재활과 함께 측정 가능한 정도의 기능적인 향상을 보였다(Lenze et al., 2019).

* 지역사회 기반 돌봄

지역사회 기반 모델의 아급성 돌봄은 일반적으로 팀간호 전달체계를 통해 성인 대상자에게 서비스를 제공한다. 대부분의 일상적인 돌봄은 간호조무사(nursing assistants, NAs)가 제공하고, 실무간호사(licensed practical nurses, LPNs)는 간호조무사를 감독하며, 등록간호사(registered nurses, RNs)는 사례관리를 담당한다. 장기요양시설에서는 등록간호사가 사례관리자로서 팀 접근을 사용하여 지역에 거주하는 노인에게 서비스를 제공한다. 독립적인 생활시설의 노인은 개인간병인(personal care attendants)에게 간호를 받을 것이다. 다시 언급하자면 등록간호사는 간호관리자이며 대상자를 옹호하는 역할을 한다(Williams, 2015).

Harris-Kojetinet 등(2016)은 약 6만 7,000개의 규제된 장기요양서비스 제공자 중 약 2/3가 주거시설에서 간호를 제공했고(23.3%는 요양원, 45.1%는 재택간호공동체), 약 1/3은 가정과 지역사회(7.2%는 성인 주간돌봄서비스센터, 18.5%는 가정건강관리기관, 6%는 호스피스)에서 간호를 제공했다고 보고했다. 최근에는 사례관리 기법을 사용하여 서비스를 조율하며, 개인에게 효율적이고 시기적절하고 다양한 서비스를 제공하는 추세이다. 사례관리는 가능한 한 만성질환자가 최대한 자택에 거주하면서 노년기를 보내도록 촉진한다. 장기적 건강관리체계가 대상자나 가족에게 혼란스러워 보일 수 있으나, 사례관리자는 식사배달 서비스, 의료처치, 가정건강 보조, 동반자 서비스 등을 주선하고 조율할 수 있다.

지역사회 기반 재활에는 재활팀이 포함되는 경우도 있고, 오로지 간호만 포함되는 경우도 있다. 지역사회 기반 간호사는 외래 재활진료소, 노인센터, 생활보조시설, 가정건강관리시설, 공립학교 또는 교회 등에서 일할 수도 있고, 사례관리자 역할을 할 수도 있다. 지역사회 기반 재활은 가정 돌봄, 아급성 돌봄, 장기요양, 독립생활 등 다양한 시설에서 사용된다.

가정에서의 돌봄은 모든 연령대의 대상자에게 서비스를 제공하며, 일차 의료와 사례관리를 강조한다. 그리하여 대상자와 가족은 집에 거주하면서 건강회복과 기능의 극대화에 초점을 둔 서비스를 받을 수 있다. 가정 돌봄(home care)은 부상이나 질병으로 인해 자신을 완전하게 돌볼 수 없는 사람을 위한 비용효과적인 서비스로 간주된다(Pepa et al., 2018). 특정 모델은 메디케어에서 보장하는 가정돌봄서비스를 제공하기 위해 지속적인 돌봄은퇴자공동체(Continuing Care Retirement Community, CCRC)를 허용할 것이다.

* 노인사례관리

노인전문 사례관리자(Professional Geriatric Care Managers, GCMs)는 노인의 독립성을 향상시키고, 노인을 돌보는 가족을 돕는다. 가족이 사례관리자로부터 제공받기를 기대하는 서비스는 다음과 같다(National Institute on Aging, 2017).

- 문제파악과 해결안 제시를 위한 간호계획 평가하기
- 가정돌봄 자격을 소지한 돌봄제공자 고용지원을 포함하여 재택지원과 기타 서비스의 선별, 주선 및 모니터하기
- 환자로부터 근거리 또는 장거리에 거주하는 돌봄제공자에게 단기적·장기적인 도움 제공하기
- 재정적·법적·의료적인 문제를 검토하고 노인전문의에게 의뢰를 제안하기
- 위기 시 중재를 제공하기
- 먼 곳의 가족을 위한 연락원 역할 및 돌봄을 감독하고, 가족에게 문제를 신속하게 알려주기
- 은퇴복합단지, 생활보조시설 또는 요양원 등 노인의 입소와 퇴소를 위한 이동을 돕기
- 소비자 교육과 옹호를 제공하기
- 노인간호 상담 및 지원을 제공하기

안타깝게도 메디케어와 메디케이드는 노인 사례관리자에게 비용을 상환해주지 않는다. 모든 서비스는 대상자가 지불한다.

* 성인주간서비스

성인주간서비스(Adult Day Service, ADS)는 집에 거주하기를 원하지만 낮 동안에 일상생활을 도와주는 보조서비스가 필요한 사람을 위한 대안이다(Adult Day Service, n.d.). 성인주간서비스는 낮 동안 돌봄제공자나 가족구성원이 집에 없을 때, 환자에게 식사, 활동, 필요한 일부 처치를 제공하고 안전한 집단 내에서의 사회화를 돕는다. 이러한 서비스는 낮 동안의 근무시간 중에 제공되며, 숙박은 포함되지 않는다. 교회나 지역센터 등의 시설에서 환자를 수용할 수도 있다(Pepa et al., 2018). 성인주간서비스는 고혈압, 당뇨병 등의 만성질환자나 발달장애 및 치매를 포함한 신체적 또는 정신적 장애가 있는 대상자가 사용한다(National Adult Day Services, n.d.).

*** 포괄적 노인 돌봄 프로그램**

포괄적 노인 돌봄 프로그램(Program of All-Inclusive Care for the Elderly, PACE)은 또 다른 지역사회 기반 서비스로 지역에서 노년기를 보낼 수 있게 촉진하는 대안이다. 이 프로그램은 55세 이상 장애노인을 대상으로 메디케어와 메디케이드에서 서비스를 보장하는 근거기반간호 모델로 구성된다. 미국 포괄적 돌봄 프로그램협회(National PACE Association, 2020)에 따르면 사용자의 평균 나이는 80세이다. 예비연구들은 이 프로그램에 참여한 노인의 기능감퇴를 지연시킬 수 있을 것이라고 주장한다. 이 프로그램 모델은 노인의 건강과 안녕에 초점을 둔 포괄적 서비스를 제공하기 위해 다른 기금에서 오는 자금을 합산한다(National PACE Association, 2020). 협회기관에 참여하는 주정부는 31개로 늘어났으며(프로그램이 있는 주의 목록은 PACE 웹사이트 http://www.npaonline.org에서 확인할 수 있다), 비용-이익 관점에서 이 프로그램을 지속적으로 평가하고 있으므로 미래에 더 많은 곳에서 사용할 수 있게 될 것을 기대할 수 있다.

*** 은퇴자공동체**

연속돌봄 은퇴자공동체(Continuing Care Retirement Community, CCRC)와 자연발생 은퇴자공동체(Naturally Occurring Retirement Community, NORC)는 지역사회 기반 서비스의 또 다른 추가대안이다. 미국에는 2,000개가 넘는 자연발생 은퇴자공동체가 있다(American Association of Retired Persons, AARP, 2020). 연속돌봄 은퇴자공동체는 독립적인 생활에서부터 전문적인 돌봄까지 다양한 범주의 서비스를 제공한다. 이런 서비스는 노인이 같은 공동체 안에서 거주하면서 늙어갈 때 건강관리의 순조로운 이행을 가능하게 한다. 자연발생 은퇴자공동체는 노인을 위해 설계된 생활공동체이지만 의료서비스는 제공하지 않는다. 또한 일반적으로 55세 이상 노인으로 제한하고 있으며, 사회화 및 오락 프로그램, 외부활동 유지, 의료 프로그램, 식사, 교통편 등을 제공한다(Pepa et al., 2018). 이 두 모델 모두 노인이 안전한 환경에 거주하면서 늙어가는 것을 돕도록 설계되어 있다.

*** 주거용 장기요양시설**

주거용 장기요양시설(Residential LTC facilities)은 공식적이며, 조직된 기관으로 신체적 또는 다른 문제로 인해 혼자 생활하기 어렵지만 병원에 입원하지 않고 주거시설에 거주하고자 하는 사람에게 건강관리를 제공한다. 주거용 장기요양시설에서 간호를 받으며 사는 사람은 간호를 받는 시설이 그들의 집이므로 환자라고 부르지 않고 거주자라고 부른다. 이러한 시설의 가장 일반적인 세 가지 유형은 그룹 홈(group home), 생활보조센터(assisted-living center), 요양원(nursing home)이다. 독립생활시설과 생활보조시설(assisted-living facilities, ALFs)이 실제로는 다른 수준의 두 가지 돌봄을 의미하지만, 많은 은퇴자공동체는 이 둘을 통합하고 있다. 은퇴자공동체에서 독립적으로 생활하는 사람은 아마도 만성질환으로 인해 건강상태가 악화되거나 안전, 허약, 사회화의 필요성 때문에 그곳에서 거주한다. 그러나 자신의 집에서 생활공동체로 이동하는 결단은 매우 어려운 결정이며, 때로는 노인이 혼자 집에서 안전하게 생활할 수 있을지를 염려하는 가족의 제안으로 결단이 이루어지기도 한다. 이 시설의 거주자는 만성질환이 더 많고 의료 및 사회복지 전문가의 도움이 필요한 취약한 인구집단이다.

비록 요양시설이 일반인에게 부정적인 낙인을 찍는 경우가 많으나 이런 시설에서 제공되는 재활서비스는 성인대상자가 독립성과 기능을 회복하도록 돕는 데 매우 적절할 수 있다. 특히 다양한 수준의 간호를 제공하는 장기요양시설은 공인된 재활병동을 갖추고 있을 수 있다. 은퇴자공동체를 자기 집으로 삼는 사람은 시설 내에서 제공되는 처치서비스를 이용할 수 도 있다. 점점 더 많은 수의 연속돌봄 은퇴자공동체가 사고나 수술 또는 질병 후에 재활을 지원하기 위한 물리치료사나 기타 치료사를 보유하고 있고, 노화에 대한 계층적 접근방식을 제공함으로써 노인이 '한 곳에서 늙어갈' 수 있도록 돕는다. 2019년 현재 미국에는 2,000개의 연속돌봄 은퇴자공동체가 있으며(AARP, 2019), 또한 일차 예방 및 재활을 촉진하기 위해 개인 훈련사가 있는 최첨단 피트니스센터를 포함한 건강증진활동을 제공하는 곳도 많다.

*** 그룹 홈**

그룹 홈은 개인 돌봄 홈, 위탁 홈, 가정보호시설, 하숙 및 건강돌봄 홈, 집단돌봄 홈이라고도 한다. 이 시설의 철학은 장보기, 세탁하기, 투약관리 등 일상활동 보조가 필요한 공통적 특징을 갖는 제한된 수의 거주자에게 가정적인 환경을 만들어주는 것이다. 이 시설은 하숙집과 매우 흡사하며, 집주인은 식사, 세탁, 청소, 투약관리, 안전한 환경을 제공한다(Pepa et al., 2018). 이런 집들은 주정부로부터 허가를 받는다. 그룹 홈 돌봄은 의료문제가 복잡하지 않은 사람에게 가장 적절하다. 일부 주에서는 복지 프로그램을 적용하여 비용지불을 지원받지만, 그룹 홈에 대한 비용지불은 자비부담이 될 수 있다. 로버트 우드 존슨 재단(Robert Wood Johnson Foundation, 2014)은 그린하우스 프로젝트(Green House Pfoject)에서 혁신적이고 살기 좋은 홈을 만드는 연구를 후원하고 있다. 그린하우스 프로젝트에 대해 더 많은 정보를 원한다면 연구문헌 및 웹사이트 www.thegreenhouseproject.org에서 확인할 수 있다. 일부 그룹 홈에서는 전문간호서비스와 보호서비스를 제공한다. 그리고 일부 대상자는 장기요양보험으로부터 매월 사용료의 일부 또는 전액을 지불받기도 한다.

*** 생활보조시설**

생활보조시설(Assisted-Living facilities, ALFs)에 있는 사람은 일상활동과 관련하여 일종의 도움이 필요하다. 국립생활지원센터(National Center for Assisted Living, NCAL, 2020)에 따르면 현재 약 81만 1,500명이 이 시설에 거주한다. 전형적인 거주자는 히스패닉 여성이 아닌 85세 이상의 백인 여성이며, 여성거주자의 71%를 차지한다. 이 시설에 거주자 중 64%는 목욕 도움이 필요하고, 48%는 옷입기 도움이 필요하며, 40%는 화장실 사용 도움이 필요하고, 29%는 이동 도움이 필요하며, 19%는 식사 도움이 필요하다. 평균 체류기간은 22개월이며, 그 후 거주자는 대개 전문간호서비스 대상자로 전환된다. 메디케어와 미국 보훈부(U.S. Department of Veterans Affairs, VA)는 생활지원서비스 비용을 지불하지 않기 때문에(보훈부를 통한 특정 상황은 제외) 자비로 지불해야 한다. 이러한 시설은 은퇴자공동체의 일부로 또는 요양시설에 부속된 독립시설로서 향후 전문간호서비스가 요구되는 대상자의 순조로운 전환이 가능하다.

생활보조시설은 이사회가 책임을 지며, 등록간호사 컨설턴트를 채용할 수 있다. 그러나 일반적으로 간호는 실무간호사가 제공하고, 등록간호사는 주로 일상적인 서비스를 감독한다. 이러한 시설은 노인에게 자율성을 제공하며, 보다 쉽게 적응할 수 있도록 안전한 집과 같은 환경을 제공한다. 또한 아파트나 스위트룸 형태의 개인적 공간을 허용하고 공동취사를 통한 식사, 교통수단, 및 사교활동을 제공한다.

*** 그린하우스 모델**

그린하우스(Green House) 모델은 집과 같은 환경을 조성하고 고품질의 전문간호를 제공하여 장기요양의 탈시설화를 지원한다. 이 모델은 노인병 전문의인 Willam Thomas가 고안했다. 그는 노인이 가정과 같은 환경에서 원하는 간호서비스를 제공받기를 희망했다. 그린하우스는 보통의 집보다 크며, 약 10명 정도가 거주한다. 각 거주자는 개인욕실을 사용하지만 부엌과 거실은 공동으로 사용한다. 2020년 현재 32개 주에 걸쳐 300개의 그린하우스가 있다(Green House Project, 2020).

장기요양시설에서 제공되는 모든 서비스를 그린하우스에서도 제공하지만 초점은 다르다. 그린하우스는 거주자의 자율성과 선택, 품위유지, 의미 있는 관계 형성, 더 풍성한 환경에서 제공받는 포괄적인 건강관리를 강조한다. 그린하우스도 다른 전문요양시설과 똑같은 규제를 받으며, 변제상환을 받는다. 전문간호사(Nurse Practitioner)는 이러한 시설에서 건강관리의 운영을 돕는다.

*** 전문간호시설/요양원**

요양원은 전문적인 간호서비스 또는 중간단계의 건강관리를 제공하는 시설을 의미한다. 또한 요양원은 만성질환이 있는 의학적으로 허약하거나 장애가 있는 사람들을 위한 시설이다(Harris-Kojetin et al., 2016). 간호의 수준별 유형은 거주형, 장기형, 응급하지 않은, 또는 보호형 간호로 설명된다. 일부 시설은 자기돌봄능력을 회복하는 데 도움이 필요한 재활을 요구하는 사람을 위해 중간단계 건강관리나 재활병동을 운영하기도 한다. 대규모 요양원은 전통적인 간호, 독립적이거나 보조적 생활, 기억관리, 다양한 처치, 약국서비스 그리고 호스피스 등을 제공한다.

요양원 시설을 이용하면 여러 가지 이점이 있다. 첫째 일반적으로 속도가 느리다. 둘째, 정규 간호직원이 있으므로 환자는 급성기 처치 병원보다 더 연속성 있게 건강관리 및 처치를 받을 수 있다. 셋째, 시설에 체류하는 기간은 며칠 단위가 아니라 몇 주 또는 몇 달이므로 길다. 처치의 초점은 진행속도보다는 대상자의 결과에 맞추어져 있다.

대부분의 요양원 시설은 '영리추구'를 목적으로 한다. 일부 비영리 요양원시설은 주로 교회나 보훈부와 같은 다른 비영리기관과 연결되어 있으며, 공동체 생활센터로서의 요양원 역할을 한다(U.S. Department of Veterans Affairs, 2017).

메디케어 및 메디케이드 서비스센터로부터 지원을 받은 시설은 주정부와 연방정부의 최저기준을 충족해야 한다. 최저기준은 영양과 수분 섭취, 사회적 상호작용 및 활동의 제공, 그리고 물리치료, 재활치료, 가사, 세탁서비스 등의 지원서비스에 대한 기준이다.

미국에서는 노인 인구의 약 5%가 요양원에 거주하는데, 많은 거주자는 요양원 비용을 자비로 부담하고 있다. 요양원 비용의 지불은 장기요양보험이나 한정된 수준의 메디케어 또는 메디케이드로부터 지원받을 수도 있고, 자비부담을 할 수도 있다. 메디케이드의 수혜자 대상은 요양원서비스에 대한 비용을 지불할 재산이 거의 없는 경우로 제한된다. 장기요양시설의 거주자가 요양원에 입소하여 자산이 모두 소진될 때까지 서비스 비용을 자비로 부담하는 경우도 있다. 자산이 소진된 후에는 사망 시까지 메디케이드가 비용을 지불한다(Medicare.gov, n.d.).

전통적인 요양시설에서 제공되는 대부분의 돌봄은 보호간호로 간주된다. 재활서비스는 기능을 다시 회복할 수 있는 대상자에게 제공된다. 요양원시설에 입소한 노인은 목욕하기, 옷 입기, 식사하기, 공간 유지 등의 신체적 돌봄 면에서 많은 도움이 필요하므로 인지적·정서적·심리정신적·영적인 요구는 덜 중요하게 여길 수 있다. 또한 활동 프로그램은 소수의 입소자에게 초점이 맞추어질 수 있다. 요양원 등의 장기요양시설에서의 돌봄은 적절한 신체적 돌봄뿐 아니라 사회적·인지적인 자극을 포함해야 한다.

요양시설은 재활서비스를 제공할 수도 있다. 그러나 모든 요양시설이 재활시설인증위원회의 인증 프로그램부터 회복치료 단계까지 동일한 수준의 재활서비스를 제공하는 것은 아니다. 따라서 입소자는 시설을 선택할 때 선택사항을 신중하게 평가해야 한다(Lenze, 2019).

급성기-후 돌봄문제와 쟁점

급성기-후 돌봄과 관련된 많은 도전이 있다. 전반적인 체계의 파괴에서부터 개인적 치료문제까지 다양하다. 이 장에서 모든 쟁점을 다루지는 않았다. 그러나 급성기-후 돌봄이 필요한 노인이나 장애인에게 흔히 발생하는 현재의 중요한 문제를 위주로 소개하고자 한다.

* 돌봄의 공급

장기요양의 연속성에 따른 돌봄 공급에서의 문제는 건강관리 이행을 위한 서비스의 조직화, 건강관리 전환, 장기요양에서 건강관리접근성 평가, 공공정책의 격차, 기금, 직원, 건강관리의 기준 등이 포함된다. 구체적인 쟁점은 각 주정부나 지역에 따라 다양하다. 장기요양관리에 종사하는 전문간호사는 장기요양관리서비스의 질과 공급에 영향을 주는 지역과 주정부의 쟁점을 잘 숙지하고 포괄해야 한다. 또한 장기요양관리의 수혜자를 지지하고 옹호하는 정치적인 활동가가 되는 것도 중요하다.

장기요양서비스 조직

장기요양서비스의 조직은 지속적인 문제이며, 포괄적으로 잘 조합된 전략이 요구된다. 2015년에 제6차 노화에 대한 백악관회의가 오바마 대통령의 주재하에 열렸다. 이 회의의 마지막 결정문에는 요양원의 질적인 관리와 안전관리의 증진, 고령노인의 정년퇴직 증대를 위한 시도, 노인을 위한 작은 정부의 중재 시작, 노인건강을 증진하기 위한 과학기술의 사용 등의 핵심적인 계획을 채택했다(The White House, 2015).

지역사회 기반의 장기요양에서 나열된 서비스는 어떠한 서열에 따라 조직되지는 않는다. 가정간호, 노인 주간돌봄, 호스피스, 영양 프로그램 등 각 세분화된 서비스는 지역사회의 특별한 요구를 충족하기 위해 혹은 개인의 사업적인 기회로 시작되었다. 장기요양관리 프로그램이 한 개인의 요구를 충족하기 위해서는 여러 기관의 프로그램을 종합적으로 활용해야 한다. 공동체에서 지내는 거주자에게는 특히 그렇다.

이 문제에 대한 부분적인 도움은 다른 사람을 돕기 위해 기부하고, 옹호하고, 자원봉사의 촉진을 사명으로 삼고 있는 비영리기관인 United Way에서 나온다(United Way, 2020). 이 기관은 온라인으로 이용 가능한 자료의 목록을 http://www.unitedway.org에 제시하였다. 이러한 자료는 대상자나 가족, 서비스 제공자에게 적절한 서비스, 전화번호, 자격요건 등에 대한 정보를 제공한다. 노인은 필요한 자료를 찾기 위해 이 기관에 전화하여 무료전화 지원을 받을 수 있다.

지역이나 연방 보훈부, 주정부의 보건정책 부서, 사기업 등을 통해 만성질환자에 대한 사례관리활동이 증가하면서, 공동체시설에서 지내는 거주자가 더 효과적으로 장기요양서비스를 이용하도록 지원하는 데 약간의 진전이 나타나고 있다. 그러나 대부분의 대상자와 가족에게 장기요양체계의 접근 자체가 혼란스럽고 복잡하다. 현재 돌봄 조직의 쟁점은 건강관리체계 내에서 대상자의 전환을 쉽게 하는 것을 목표로 일부 새로운 정책을 도입하도록 안내하고 있다.

돌봄 이행과 퇴원계획

한 돌봄시설에서 다른 돌봄 시설로의 이행은 미국 보건의료체계에서 점점 더 큰 문제가 되고 있다. 특히 노인이나 장애인 그리고 기타 취약인구 집단의 경우에는 더욱 그렇다. 돌봄 이행의 결과를 바람직하지 않은 결과로 유도하는 핵심적인 요인으로는 질병관리에 대한 대상자와 가족의 교육 부족, 건강관리전문가의 병동 간의 조정 결여, 전문인 간의 의사소통 부족, 건강관리에 대한 사정 부족, 투약오류, 추후관리 부족, 건강정보 부족, 지지체계 결핍 및 문화적 장애 등이 있다(Pepa et al., 2018). 이러한 요인은 돌봄이 파편화되고, 비체계적이며 비효율적으로 진행되게 한다(Camicia et al., 2014). 특히 급성기 처치 후에 이러한 일이 발생하면, 환자와 가족은 더욱 좌절하게 된다. 이런 돌봄체계 요인은 병원 재입원률을 증가시킬 수 있다. 재활간호사협회(ARN)는 재활간호사가 건강관리 이행을 조정할 수 있는 가장 적절한 기술을 갖춘 전문가라고 제안하면서, 돌봄시설에서 이행기 동안 이런 전문가의 지식을 유용하게 활용하도록 권장한다(ARN, 2016),

메디케어 및 메디케이드 서비스는 2019년 11월부터 유효해진 퇴원계획규칙을 발표했다. 이 규칙은 급성기처치, 장기요양처치, 재활처치, 정신병 처치, 아동처치, 암 처치, 가정건강기관에 적용한다. 메디케어 및 메디케이드 기금을 받을 자격을 갖추기 위해서는 반드시 요건을 충족해야 한다. 건강관리제공자는 환자가 건강관리에 대한 개인의 목표와 선호도를 충족할 수 있는 최선의 건강관리 프로그램을 선택할 수 있도록 정보자료를 활용해야 한다. 효과적인 퇴원계획 과정을 진행하기 위한 단서(증거)가 준비되어 있어야 한다. 환자가 원하는 경우에는 자신의 의료기록을 열람할 수 있어야 하고, 다른 시설로 이송되는 경우에는 모든 관련된 기록을 새로운 돌봄시설과 공유해야 한다(CMS, 2019a).

장기요양시설 입소와 사정

요양원에 입소하는 것은 누구에게나 큰 스트레스다. 개인적인 관점에서 보면, 집을 떠나 요양원이나 기타 장기요양시설에 입소하는 것은 건강, 자율성, 인적관계, 경제력, 생산력, 독립성 등의 상실을 상징할 수 있다. 새로운 시설에 적응하는 것은 복잡한 정서적 반응을 유발할 것이다. 낯선 사람에게 둘러싸인 시설에 입소하는 것은 매우 힘든 스트레스가 될 것이다. 게다가 자신이 평생 규칙적으로 해온 일상생활 대신 다른 사람에 의해 결정된 일정에 적응해야만 한다. 대부분의 요양원에서는 식사와 목욕일정이 비교적 고정되어 있다. 바람직하지 않지만, 요양원 거주자는 직원의 업무량에 맞추어 기대치를 고려해야 한다.

보통 요양원 입소는 대상자와 가족이 심사숙고하여 결정한다. 대상자가 가능하면 결정과정에 더 적극적이고 많이 참여할 때 더 순조로운 입소가 이루어지므로 요양시설이나 입소계획을 선택할 때 대상자의 의견을 충분히 반영하여야 한다. 개인의 사물을 소지하면 대상자가 새로운 시설에서 더 좋은 자아감각을 유지할 수 있다.

요양원 입소는 개인의 일생에서 가장 커다란 심리적 충격이 될 수 있다. 간호사는 대상자가 최대한 순조롭게 시설에 적응하도록 도와야 한다. 장기요양시설로 이행하고 입소하는 동안 심리정서적인 어려움을 경험하는 대상자일수록 간호사의 지지가 더욱 중요하다. 간호사가 거주자의 이행에 충분한 관심을 갖고 의사소통을 충분히 하여 대상자의 불안감과 스트레스를 감소시켜야 한다. 일반적으로 정신건강서비스는 노인에게 잘 사용하지 않으나, 가능하면 대상자가 정신건강서비스를 받도록 의뢰를 시도하여 충격과 스트레스를 줄여야 한다.

지역사회 기반 장기요양시설서비스 이용은 재활이나 다른 보조가 필요한 노인에게 필수적이고 자연스러운 이행으로 보인다. 자신의 거주지역에서 장기요양시설로 이동하는 것조차도 일부 노인에게는 큰 정서적 혼란을 일으킬 수 있다. 일단 허약한 노인이 더 이상 지역 내에 머무를 수 없다면, 개인과 가족은 노인에게 필요한 서비스를 받을 수 있는 다른 시설로의 이동을 결정해야 할 것이다. 생활보조비용을 지불할 수 있는 사람에게 이 선택은 정서적으로 덜 치명적일 수 있다. 이러한 시설에서 노인은 식사준비, 세탁, 청소, 투약관리 등 자신이 더 이상 수행할 수 없는 활동에 대한 서비스 비용을 지불하면서 자율성을 느낄 것이다.

거주자의 사정과 건강관리의 선별을 위한 최소자료세트(Minimum Data Set, MDS)는 1987년 요양원법 개정 법안에 대응하여 요양원에서 사용하도록 개발되었다. 최소자료세트는 거주자 개인에 대해 광범위한 자료를 제공할 뿐 아니라 전국적으로 요양원 거주자에 관한 자료의 구축도 가능하게 한다. 최소자료세트는 입소할 때 거주자의 기능적·의료적·인지적·정서적 영역의 정보를 수집하고, 입소 후에도 주기적으로 수집하고 있다. 또한 이런 정보의 유형은 시간이 지남에 따라 대상자가 개선되는지 또는 악화되는지를 추적하게 도와주며, 건강관리에 대한 질적 지표의 충족 여부를 평가하도록 도와준다. 또한 처음이나 계속되는 추후사정에서, 사정 프로토콜은 특별한 간호계획, 중재, 거주자의 기록지에 나타난 진행사항이나 문제에 대한 보고가 필요한 대상자의 취약한 면을 요약한다.

수집된 정보의 신뢰도는 평가자가 대상자에 대해 얻을 수 있는 지식에 따라 달라진다. 최소자료세트 시스템(3.0) 개정 및 업데이트(CMS, 2020c)는 2020년 10월부터 발효되었다. 그러나 여전히 다음과 같은 포괄적인 목표를 갖고 있다.

- 연방지불을 효율화하고 질적인 간호를 성취하면서 최소자료세트를 임상과 더 관련되게 만든다.
- 더 효율적이고 더 쉽게 사용할 수 있게 한다.
- 선별된 표준척도를 통합한다.
- 면담질문을 도입하여 거주대상자의 목소리를 이끌어낸다.

다른 사정도구도 사용 가능하며, 더 구체적이거나 다면적인 정보를 제공할 수 있다. 도구는 간호사가 대상자의 인지, 의사소통, 행동, 사회적 지지 영역에서의 기능적 수준을 파악하는 데 기여한다. 또 다른 도구는 시력, 인성, 우울, 정서, 질병, 삶의 질 등을 측정한다. 즉시 사용 가능한 30개 이상의 도구가 있으며, 이들을 찾는 데 도움이 되는 웹사이트는 https://hign.org/consultgeri-resources/try-this-series이다. 미국 간호대학협회(American Association of College of Nursing, AACN)/하트포드재단(Hartford Foundation, HF)의 Try This 시리즈의 각 사정도구는 전문가의 도구에 대한 설명, 타당도와 신뢰도에 대한 정보, 도구 및 사용방법에 대한 지침을 제공한다.

문헌에서 쉽게 사용할 수 있는 개별도구의 예는 Katz Index of ADL(Katz et al., 1970), Older American Resources and Services(Fillenbaum, 1988), Beck Depression Rating Scale(Beck et al., 1979), Mini-Cog(Borson et al., 2003, 2007), Arthritis Impact Measurement Scale(Meenan, 1985) 등이 있다.

재활시설 입소와 사정

누구든지 재활을 하나의 선택사항으로 고려할 때 중요한 요소는 재활잠재력에 대한 적절한 평가이다. 많은 요인이 그러한 평가의 일부로 간주될 수 있으나, 몇 가지의 요인이 주요한 역할을 한다. 이 요인은 질병의 중증도, 손상, 혹은 결함과 대상자의 기능 수준과 인지상태, 운동범위와 근육강도 같은 신체적 지표, 사회경제적 요인이다(Williams, 2015).

• 재활잠재력

보험보장(예: 건강관리 지불자)의 목적을 위해 입원재활을 받는 대상자는 하루에 최소 3시간을 견뎌야 하는 최소 요구사항을 충족해야 한다(CMS, 2020c). 일반적으로 대상자가 프로그램을 수용하기 전에 전문가 한 명이 재활잠재력을 평가하기 위해 배정된다. 이 전문가는 적절한 교육과 평가기술을 갖춘 사회복지사, 간호사, 사례관리자, 임상전문간호사 또는 의사일 수 있다. 어떤 유형의 대상자도 일반 환자에 완전히 부합되는 프로필을 제공하지 못한다. 그러므로 평가자는 집중치료 프로그램에 성공적으로 기여할 수 있는 대상자의 질병이나 손상, 내적 동기화, 이용 가능한 지지체계 등 기능 증진에 가능성이 큰 삶의 모든 측면을 심사숙고하기 위해 자신의 평가기술을 사용한다.

재활 프로그램에 입소하기 위해서는 일반적인 기준을 따라야 하지만, 평가자는 개인적인 독특성을 고려해야 한다. 점차 건강관리전문인은 누가 재활에 적합한 후보자인지 선정하는 데 도움이 되는 직관을 개발하게 되었다. 예를 들어, 외상뇌손상으로 인해 기능 수준은 낮지만 의욕이 높고 가족의 강력한 지원을 받는 사람이 기능적 결함은 거의 없으나 집중치료를 위한 준비되지 않은 부정적인 태도를 보이는 뇌졸중 환자보다 더 좋은 재활성과를 달성하는 경우가 있다. 대상자는 재활치료를 위한 입원에 앞서 이행병동(transitional care unit)이나 급성기-후 돌봄시설에 의뢰되어 며칠이나 몇 주 후에 급성기 재활병동에 입원하려는 동기를 느낄 수 있다.

• 대상자, 가족, 환경의 강점

평가과정에서 또 다른 중요한 요소는 대상자와 가족의 강점을 파악하는 것이다. 강점을 평가하는 중에 반드시 해야 할 질문은 다음과 같다. 대상자가 스스로 무엇을 할 수 있는가? 자신의 강점과 약점은 무엇이라 생각하는가? 가족의 강점과 약점은 무엇인가? 일반적으로 어떤 대처기전을 사용하며, 현재의 위기에 사용할 충분한 대처기전이 있는가? 대상자와 가족이 이용 가능한 지역사회자원은 무엇인가? 대상자의 개인적인 목표는 무엇인가? 대상자의 강한 동기와 가족의 지지는 재활과정의 성공에 가장 중요하다.

• 기능사정

기능사정이 중요하지만 평가자는 재활잠재력의 진정한 사정은 신체나 기능과 관련된 측면뿐 아니라 모든 요인을 고려해야 한다는 점을 잊지 않아야 한다. 기능사정은 자가관리능력과 신체활동 수행능력을 확인하는 평가가 포함된다. 주로 장애선별을 목표로 하지만 기능을 사정하는 데 여러 가지 도구를 사용할 수 있다. 기능사정을 수행하는 데 일반적으로 사용되는 두 가지 접근법은 질문과 관찰이다(Guse, 2018).

평가자는 기능사정을 완성하기 위해 다양한 방법을 사용할 수 있다. 일반적으로 대상자나 면접자가 작성한 질문지 형태의 자기보고와 관찰을 사용한다. 노인의 전반적인 건강을 사정하기 위해 쉽게 이용할 수 있는 도구는 TUG(Timed Up and Go) 검사이다(Podsiadlo & Richardson, 1991). 이 검사방법은 대상자에게 의자에서 일어나 3m를 걷고, 돌아서 다시 의자로 되돌아가 앉도록 지시한다. 검사결과, TUG 시간의 증가(12초 이상)는 노인의 낙상증가와 관련이 있었다(CDC, 2017a).

FIM(Uniform Data System for Medical Rehabilitation, 1997)은 가장 널리 받아들여져 사용되는 수행기반 일상활동 측정이다(그림 17-2).

수준별		
수준별	7 완전한 독립(적절한 시기에 안전하게) 6 제한적 독립(도구 사용)	조력자 없음
	제한적 독립 5 감독(대상자=100%+) 4 최소 보조(대상자=75%+) 3 중간정도 보조(대상자=50%+)	조력자 있음
	완전한 의존 2 최대한의 보조(대상자=25%+) 1 전적인 보조(대상자= 25% 미만)	

자가관리	**입원**	**퇴원**	**추후관리**
A. 먹기			
B. 몸단장하기			
C. 목욕하기			
D. 옷 입고 벗기(상의)			
E. 옷 입고 벗기(하의)			
F. 화장실 이용하기			
괄약근 조절			
G. 방광 관리			
H. 장 관리			
이동			
I. 침대, 의자, 휠체어			
J. 화장실			
K. 욕조, 샤워실			
운동			
L. 보행기, 휠체어	걷기 / 휠체어 / 둘다	걷기 / 휠체어 / 둘다	걷기 / 휠체어 / 둘다
M. 계단 오르내리기			
운동 소계점수			
의사소통			
N. 이해	듣기 / 보기 / 둘다	듣기 / 보기 / 둘다	듣기 / 보기 / 둘다
O. 표현	언어적 / 비언어적 / 둘다	언어적 / 비언어적 / 둘다	언어적 / 비언어적 / 둘다
사회적 인지			
P. 사회적 상호작용			
Q. 문제해결			
R. 기억			
인지소계점수			
총점			

메모: 공란을 두지 않는다. 위험으로 인해 환자를 검사할 수 없는 경우에는 1을 입력한다.

그림 17-2 FIM 도구

FIM의 개정판(Wee-FIM이라고 불린다)은 소아과 환자에게 사용할 수 있다. FIM 도구는 숙련된 평가자가 완성하며, 평가자는 7단계 척도를 사용하여 18개 수행항목에 대해 대상자를 사정한다. 이 도구는 입원 시, 퇴원 시, 진행과정 동안 수행능력을 사정하기 위해 여러 번 완성되기도 한다. 모든 범주의 총점은 시간경과에 따른 개선을 보여주는 데 도움이 된다. 평가자는 한 사람일 수도 있고, 다른 팀원이 그들의 전문성을 바탕으로 FIM 도구의 다양한 부분을 완성할 수 있다. 예를 들자면, 간호사는 괄약근 조절 항목을 완성하고, 언어치료사는 의사소통 부분을 완료할 수 있다. 팀원은 대상자에 대한 직접적인 관찰에 근거하여 사정을 진행한다. 사정 항목에는 자가관리, 괄약근 조절, 이동, 운동, 의사소통, 사회적 인지가 포함된다. 평가자는 얼마나 많은 보조가 각 범주에서 요구되는지 결정함으로써 각 항목을 수량화한다. 점수 1점은 전적인 도움이 필요함을 의미하며, 대상자는 25% 미만의 노력을 한다. 점수 7점은 시기적절하고 안전한 방식으로 완전히 독립적인 상태를 의미한다(즉, 대상자는 해당 활동에서 완전히 독립적으로 수행한다).

*** 기능, 장애, 건강에 대한 국제분류(ICF)**

세계보건기구(WHO)가 1980년에 개발한 분류체계는 수년 동안 국제적으로 널리 사용되었다. 세계보건기구는 본래 손상(impairment)을 구조 및 기능과 관련된 손실이라고 정의했다. 즉 장애(disability)는 어떤 활동을 수행하는 기능의 상실과 관련이 있고, 핸디캡(handicap)은 환경과 관련된 개인에 대한 약점(disadvantage)으로 보았다.

기능, 장애, 건강에 대한 국제분류(International Classification of Functioning, Disability, and Health, ICF)는 개인과 집단 모두의 수준에서 건강과 장애를 측정하기 위한 세계보건기구의 틀이다. 즉, 국제분류는 건강의 한 분류이며, 신체기능과 구조, 활동과 참여를 서술한 영역과 관련된 건강이다. 이러한 영역들은 신체적, 개인적 그리고 사회적인 관점에서 분류된다(WHO, 2007, p.1). 국제분류는 장애가 점차 대다수 개인 삶의 일부가 되고 있는 점을 고려하여 관점의 변화를 제공한다. 단지 의학적 또는 신체적 특성이 아닌 모든 측면의 상태를 고려한 건강과 관련된 장애 과정의 전체적인 모습을 제공한다(WHO, 2007). 분류 문서의 네 가지 주요 분야는 신체기능(정신을 포함한 체계별), 신체구조(체계별), 활동과 참여(학습, 의사소통, 자가관리, 지역사회 참여 등), 환경요인(생산품, 기술, 태도, 서비스, 정책 등)이다(WHO, 2007). 표 17-1은 국제 분류의 개요를 제공한다.

표 17-1 기능, 장애, 건강에 대한 국제분류 개념

건강상태	손상	활동제한	참여제한
질병, 장애, 상해(예: 나병, 당뇨병, 척수손상)	중요한 변화나 상실과 같은 신체기능과 구조의 문제(예: 불안, 마비, 사지감각상실 등)	중요한 변화나 상실과 같은 신체 기능과 구조의 문제(예: 불안, 마비, 사지 감각상실 등)	삶의 상황에서 개인이 경험할 수 있는 문제(예: 사교행사 참석불가, 대중교통을 이용한 종교 활동참여 불가, 직무 수행 불가)
예시			
척수 부상	마비	대중교통 이용 불가	종교활동 참여 불가

출처 World Health Organization.(2002). Towards a common language for functioning, disability and health ICF. http://www.who .int/classifications/icf/training/icfbeginnersguide.pdf

* 기금

장기요양 돌봄과 관련된 서비스와 공공정책에서 나타나는 격차는 자금문제와 관련되어 있다. 장기요양서비스를 제공할 수 있는 방법을 고안하는 것은 노인, 장애인, 그들의 가족에게 매우 중요한 문제이다. 이는 또한 주와 연방 정부에게도 큰 과제이다. 2020년에 65세가 된 사람은 미래의 한 시점에서 특정 유형의 장기서비스나 돌봄을 필요로 할 확률이 70%이다(Administration on Aging, AoA, 2020a).

앞에서 언급한 바와 같이 요양원에 입소하거나 기타 주거형 요양시설에 거주하는 상당수의 거주자는 개인의 자산이 모두 소진될 때까지 개인 간병 비용을 지불하며, 개인의 자산이 소진된 이후에 주정부나 연방정부의 기금이 대신 지불해준다(AoA, 2020b). 많은 사람은 메디케어와 메디케이드 지원을 모두 받을 자격이 있을 수 있다.

사적보험과 비영리단체도 장기요양서비스를 원하는 사람에게 서비스를 제공한다. 그러나 요양원시설 외에 지역에 남아 있기를 원하는, 장애가 있는 허약한 노인을 위한 포괄적인 장기요양서비스 프로그램을 구성하기는 매우 어렵다. 연장된 재택간호와 같은 특정 혜택을 받을 수 있는 자격인증은 엄격하며, 제한된 시간 동안만 지속된다.

사적이든 공적이든 장기요양돌봄에 대한 자원은 제한되어 있다. 지역사회에 거주하는 노인은 가정돌봄과 같은 특정 서비스와 관련하여 메디케어 혜택을 받을 수 있으나 일부 재활이 진행되고 있는 상황이 기록될 수 있을 때만 가능하다. 일단 진행이 중단되고 상태가 만성화되면, 개인은 재활 및 가정서비스 비용을 사적으로 지불해야 한다.

논쟁의 핵심 쟁점은 사회보장 프로그램의 대상인 노인과 만성질환자에게 사회보장제도를 적용하여 지불하는 자격에 대한 것이다. 이런 프로그램은 노인에게 어느 정도 편안함과 안전함을 제공하기 위해 고안되었다. 한 견해는 특히 노인이 사회에 제공해온 노동과 봉사 때문에, 사회는 노인에게 필요한 것을 제공해야 할 의무가 있다고 한다. 또 다른 견해는 노인이 단순히 젊은 시절에 일을 했기 때문이라기보다 모든 인간의 생명의 존엄성 때문에 사회가 허약하고 만성질환을 가진 노인을 돌볼 의무가 있다는 것이다. 사회서비스 프로그램의 이런 철학적 논의는 프로그램의 수립과 지속뿐 아니라, 진행 중인 프로그램에 대한 표준을 설정하는 데도 중요한 역할을 한다.

메디케어

메디케어(Medicare)는 65세 이상 노인과 장애를 가진 일부 젊은 사람에게 건강관리를 제공하는 연방 사회보험 프로그램이다. 메디케어의 보장범위와 비용은 매년 변경되므로 대상자는 매년 변경 가능성에 대해 주의를 기울여야 한다. 메디케어 Part A는 병원치료, 전문간호, 호스피스, 수술, 임상병리검사, 가정건강관리 등에 대해 기금을 제공하는 메디케어 프로그램의 병원보험 부분으로 구성된다(CMS, 2020d). 메디케어 Part B는 일부 예방서비스뿐 아니라 의료적으로 필요한 서비스를 보장한다. 대상자의 공제책이 충족된 후 Part B는 메디케어가 승인한 의사의 서비스, 물리치료 및 작업치료, 내구성 있는 의료장비, 심장재활, 폐재활(중등도에서 중증 만성폐쇄폐질환이 있는 경우), 보조기구나 보장구를 포함하는 비용의 80%를 보장한다(CMS, 2020d). 그러나 재활대상자가 원하는 많은 서비스는 메디케어 기금에서 보장되지 않고 있다. 예를 들어, 메디케어는 특별한 경우에 시력이나 청력 검사에 대해 보장을 제한적으로 제공하고, 일상적인 발 관리나 보호요양원 건강관리는 보장해주지 않는다. 메디케어 Part C는 메디케어 혜택 플랜(Medicare Advantage Plan)으로도 불리며, Part A와 B의 조합이다. 선호하는 의사나 건강관리제공자로부터 서비스를 받을 수 있는 특약의료기구(preferred provider organiation, PPO) 또는 불필요한 의료 및 건강관리 비용을 줄이기 위한 종합적인 건강관리기관(health maintenance organization, HMO) 등과 매우 유사한 기능을 한다. 메디케어 Part D(CMS, 2020d)는 개인회사가 메디케어를 통해 처방약계획(prescription drug plan, PDP)을 제기한 프로그램이다. Part D는 소득에 관계없이 메디케어에 가입된 모든 사람이 이용할 수 있다. 이 프로그램 내의 비용은 매우 다양하므로 이용자는 매년 재등록하기 전에 다양한 내용을 비교하고 검토하는 것이 현명하다.

재활시설과 병원을 통칭하는 입원환자 재활시설(inpatient rehabilitation facilities, IRF)은 현재 사회보장법(social security Act, SSA)을 통한 사전지불제도(Prospective Payment System, PPS)를 이용하여 상환을 받는다. 입원환자 재활시설의 사전지불제도는 '환자평가도구(patient assessment instrument, PAI)'의 정보를 사용하여 환자를 임상적 특성과 기대되는 자원요구에 근거한 별개의 집단으로 분류한다. 사례 및 시설 수준 조정 적용을 포함하여 각 그룹에 대해 별도의 지불이 계산된다(CMS, 2020e, para 1).

2004년부터 메디케어는 입원환자 재활시설에 대한 새로운 규정을 단계적으로 도입해왔다. 2020년 사례혼합분류는 2004년과 동일한 기준을 사용하며, 60% 입원환자 재활시설 규칙에 따라 적용되는 13가지 의학적 진단은 뇌졸중, 뇌손상, 척수손상, 선천기형, 절단, 다발중증외상, 신경학적 장애, 고관절 골절, 화상, 관절염증을 동반한 전신 혈관염, 중증 진행골관절염, 류마티스 관절염, 특정 관절치환 수술이다(CMS, 2020b).

메디케어는 물리치료, 작업치료, 언어치료에 대한 지불금액을 제한한다. 메디케어 Part B에 공제액이 있으며, 추후에 의학적으로 필요한 처치에 대해서는 메디케어가 80%를 지불하고 개인이 20%를 지불한다. 이 규칙에는 몇 가지 허용되는 예외가 있으며, 제공자의 적절한 문서가 필수적이다.

메디케이드

메디케이드(Medicaid)는 주정부가 운영하는 프로그램으로, 주정부와 연방정부 모두에서 기금을 지원하며, 이는 저소득층과 제한된 자원을 가진 사람에게 의료비를 지원하는 가장 큰 자원이다. 2007년에 조지 부시 대통령은 연방정부가 5년 동안 22억 9,000만 달러를 절약한다는 목표로 메디케이드를 통해 허용되는 재활서비스(재활 선택이라고도 함)에 새로운 제한을 두는 계획을 도입했다. 메디케이드를 통해 재활서비스를 받는 사람의 약 75%는 정신건강에 대한 요구를 지니고 있었고, 재활선택 지출의 79%를 차지했다. 대부분의 주정부에서는 재활선택에 따라 일종의 정신적 또는 신체적 건강서비스를 제공한다.

메디케이드 수립은 주마다 다양하고 복잡한 과정을 거친다. 각 주마다 자체 프로그램에 대한 기준을 설정하지만, 연방정부는 절대적으로 궁핍한 사람, 의학적으로 필요한 사람, 특수집단(예: 일부 장애인) 범주에 맞는 자격을 갖춘 사람을 위한 광범위한 지침을 제공한다. 그러나 치료한도는 연도를 기준으로 결정되며, 2011년부터 시행되었다(CMS, 2020f). 부담적정보험법(Affordable Care Act)은 '수정된 조정 총소득(Modified Adjusted Gross Income, MAGI)'을 근거로 메디케이드 소득자격을 결정하는 새로운 방법론을 수립했다. 수정된 조정 총소득은 건강보험시장을 통해 제공되는 메디케이드, CHIP(Children's Health Insurance Program), 보험료 세금공제 및 비용분담 감소에 대한 재정의 적절성을 결정하는 데 사용된다(CMS, 2020f, para 4). 주정부는 메디케이드 자격기준에 적격자에게 장기요양관리를 제공해야 한다. 주정부의 메디케이드 프로그램은 다양한 장소에서 다양한 서비스를 제공한다. 절대빈곤에 처한 사람에게 재활과 관련하여 제공되는 서비스는 병원 입원, 임상병리검사, 엑스선 촬영, 21세 이상의 성인을 위한 간호시설, 의사 및 일부 전문간호사 서비스, 내외과적 치과서비스에 대한 요구, 가정건강돌봄 등이 포함된다(CMS, 2020f).

장기요양보험

이런 유형의 보험방침은 매우 다양하며, 전문요양원과 비전문요양원을 포함한 여러 유형의 장기요양비용을 지불하는 데 도움이 된다. 일부 방침은 협상에 따라 성인 주간돌봄서비스, 생활지원, 의료장비, 비공식적인 재택돌봄까지 보장한다. 장기요양보험은 기금의 부족한 부분을 메우는 데 도움을 줄 수 있고, 장기요양시설에서 전문간호를 위해 가장 자주 사용된다.

그러므로 급성기-후 돌봄을 위한 대체기금 조달방법을 탐색해야 한다. 포괄적 노인돌봄 프로그램(PACE)과 사회관리 돌봄계획(social managed care plans, SMCP)은 둘 다 요양원에 대한 대안을 제시하고 한 장소에서 늙어가는 것을 증진하지만, 그들의 범위와 가용성은 상당히 제한되어 있다. 게다가 장기요양기금에 대한 소수의 전략이 금융부분에서 제안되고 있는데, 예를 들면 역모기지(주택연금)나 생명보험의 이전(제3자에게 생명보험 판매)과 같은 방안이다. 두 개념 모두 개인이 시설에 입소하거나 머물기 위해 사적으로 비용을 지불하는 데 필요한 현금을 제공하기 위해 자산(예: 주택보험, 생명보험)의 청산을 돕는 데 중점을 두고 있다. 2000년 이후에야 생명보험 이용이 상대적으로 빠른 현금 확보를 위한 금융도구로 간주되었다. 그러나 이 선택사항을 고려하는 개인은 반드시 재정전문가와 상담해야 한다.

장기요양과는 달리 재활서비스 비용은 메디케어, 메디케이드, 근로자 재해보상, 민간보험, 사회보장 장애혜택 등 여러 가지 방법으로 지불할 수 있다. 재활전문가는 이러한 유형의 환급에 대해 잘 숙지하고 있어야 하며, 대상자의 보험제공자가 보장하는 내용을 이해해야 한다. 사례관리자와 사회복지사는 재활비용 지급과 관련하여 탁월한 자원을 제공하는 팀 구성원이다.

근로자 보상

근로자 보상(worker's compensation)은 주정부의 소득지원 프로그램이다. 이 혜택을 받을 자격이 되려면 부상이나 건강상태가 반드시 업무와 관련되어야 한다. 4가지 주요 장애보상 프로그램은 임금대체혜택, 의학적 치료, 직업재활 및 기타 혜택(미국 노동부)이다. 혜택은 통상적으로 부상이 발생한 당시 개인의 주간 수입의 백분율로 계산된다. 각 주에서는 최대혜택금액(Deutsch & Farrell, 2015)을 제한하고 있다. 혜택 유형은 일시적인 일부 또는 전신 장애로부터 영구적인 일부 또는 전신 장애, 그리고 사망까지 다양할 수 있다. 일부 주에는 최대혜택기간이 있고, 일부 주에는 대기기간이 있을 수 있다. 장애인 근로자는 배우자 수당(사망 시), 의료비용 및 재활비용 보장, 임금손실 등을 통해 보상받을 수 있다. 현재 근로자 보상 프로그램은 예전보다 더 제한적이다. 이는 의사선택과 적격성을 더 제한하고, 더 낮은 혜택을 제공하며, 비용절감을 위해 관리의료를 사용한다(Department of Labor, n.d.).

개인보험

대부분의 개인보험(private insurance)은 최소한의 일부 재활서비스 비용을 지불한다. 일반적으로 공제액이 있고, 자기부담금이 있는 경우가 많으며, 만일 서비스제공자가 보험회사와 계약된 제공자연결망의 일원이 아니라면, 높은 액수를 지불해야 한다. 개인보험과 2차 지불자인 메디케어를 갖고 있는 경우, 의학적 필요성과 목표달성 과정에 대한 지속적이고 충분한 문서를 갖추고 있으면, 대부분의 치료서비스를 보장받을 수 있다. 또한 개인보험은 장애소득보험, 사고사 및 절단보험, 기타 혜택을 제공하기도 한다.

사회보장장애소득

사회보장장애소득(Social Security Disability Income, SSDI)은 1954년 사회보장법의 일부로 1956년에 설립되었다. 연방정부에서 관리하는 이 장애보험 프로그램은 사회보장하에 장애의 엄격한 정의를 충족하는 사람을 대상으로 한다. 장애의 기준은 세 가지이다. (1) 개인이 이전에 했던 것과 동일한 작업을 수행할 수 없는 경우, (2) 기존 질병으로 인해 다른 업무에 적응할 수 없다고 판단되는 경우, (3) 장애가 최소 1년 동안 지속되었거나 사망을 초래할 것으로 예상되는 경우이다(Social Security Administration, n.d.). 또한 해당자는 장애가 발생하기 전에 일을 해왔고 사회보장 프로그램에 불입한 적이 있어야 한다. 사회보장장애소득은 월별 혜택으로 지급된다.

생활보조금(Supplement Security Income, SSI)은 사회보장장애소득을 받을 만큼 오랫동안 일하지 않은 사람에게 장애혜택을 제공할 수 있다. 생활보조금은 소득과 자원이 제한된 장애가 있는 성인과 아동, 소득이 매우 제한된 특정 노인에게 혜택을 제공한다. 개인은 월별 수표를 받을 수 있다. 본 프로그램은 또한 개인이 메디케어 혜택을 받고 연방정부를 통해 가능한 기타 지원을 활용할 수 있도록 돕는다. 프로그램에 대한 자격은 수입과 자원에 따라 결정된다(Social Security Administration, n.d.).

퇴역군인을 위한 장애 혜택

보훈부(Department of Veterans Affairs, VA)는 퇴역군인에게 다양한 혜택을 제공한다. “보훈부 장애보상(급여)은 군복무 중에 아프거나 부상을 당한 퇴역군인과 군복무로 인해 이전의 상태가 더 악화된 퇴역군인에게 월별 지급되는 면세지급금(월급)을 제공한다. 귀하는 군복무 전, 도중, 또는 후에 발생한 신체상태(만성질환이나 부상 등) 및 정신건강상태(PTSD 등)에 대해 보훈부 장애보상을 받을 자격이 있다.”(U.S. Department of Veterans Affairs, n.d., para 1). 이러한 혜택에는 장애 정도에 다른 월 급여, 보훈부를 통한 우선 의료, 의복 및 주택 수당(숙소 마련을 위한), 적응 장비 및 필요에 따른 다양한 보조금이 포함될 수 있다(U.S. Department of Veterans Affairs, n.d.). 보훈부는 또한 신체적·정신적·정서적 장애가 있는 퇴역군인을 고용하는 많은 기업과 업무 관계를 유지함으로써 직업재활을 제공한다. 고용, 보조기술, 사례관리, 작업현장 및 직업분석을 포함한 다양한 분야에 대한 상담이 가능하며, 미국 장애인법 준수사안을 지정하는 것을 돕는다(U.S. Department of Veterans Affairs, n.d.).

* 직업재활

직업재활(vocational rehabilitation)은 재활과정의 중요한 부분으로, 근로연령층과 일이 개인의 정체성과 평판의 일부를 차지하는 특정 인종 및 민족집단에게 더 큰 비중을 차지한다. 미국 교육부 산하 재활서비스국(Rehabilitation Services Administration, RSA)은 직업재활서비스를 조정한다. 재활서비스국은 1973년 재활법(Rehabilitation Act of 1973)과 관련된 다양한 직책을 시행하는 임무를 맡고 있는 의회에서 임명한 연방기관이다. 이 기관은 장애인에 대한 장벽을 제거하는 데 도움이 되는 국가 프로그램을 모든 수준에서 옹호하는 정보자원이자 리더의 역할을 한다(RSA, 2020).

재활서비스국은 직업재활에 제공되는 서비스에 대한 보조금 프로그램을 감독한다. 이러한 서비스에는 일반적으로 개인상담, 정신 및 신체 건강 서비스, 직업배치 및 직무훈련에 대한 지원이 포함된다(RSA, 2020). 또한 이주 및 계절농장 근로자, 아메리카 원주민, 노인 및 시각장애인과 같은 특정 집단 간의 프로젝트를 관리하는 데 도움을 준다. 취업결과는 성공 척도로 가장 자주 사용된다.

직업재활은 모든 재활대상자에게 해당하는 목표는 아니다. 예를 들어, 재활서비스가 필요한 많은 노인 중 은퇴한 이에게는 취업이 목표가 아닐 수 있다. 그러나 기능제한이나 정신건강이 손상된 젊은 사람에게 직업은 그들의 문화 안에서 자신의 자아와 정체성에 대한 느낌과 직결될 수 있다. 이들에게 직업재활은 총체적인 재활과정에서 중요한 역할을 하며, 직업재활상담사는 필수 팀원이다.

* 인력 및 기준

메디케어와 메디케이드 기금을 받는 건강관리 대행기관은 각 주에서 허가를 받거나 공인된 인증기관의 인증을 받아야 한다. 각 기관은 인력배치에 대한 요구사항을 충족해야 한다. 요양원의 인력배치는 특별한 문제로 1980년대부터 계속되어 왔다. 간호직원, 특히 등록간호사(RN)가 많을수록 거주대상자를 위한 더 나은 건강관리 제공, 욕창 감소, 탈수 감소, 사망률 감소, 응급실 방문 감소와 관련이 있다(Harrington et al., 2020). 부적절한 인력배치로 인한 여러 가지 결과의 예로는 거주대상자(환자)의 나쁜 결과, 재입원 증가, 부정적인 설문조사결과, 직원의 이직률 증가 등이 포함된다(Harrington et al., 2020). 이러한 모든 문제는 건강관리비용을 증가시킨다.

장기요양시설은 이직률이 높아 간호직원 보유율이 낮은 경우가 많다. 특히 코로나19 팬데믹 기간 동안 요양원 직원들은 한계를 초과하는 업무에 내몰렸다. 2020년 기준으로 요양원 거주자와 직원은 미국 내에서 28만 2,000명 이상의 코로나19 사례가 발생했으며 이 중 사망자는 약 5만 4,000명이었다(New Times, 2020). 지역사회 내에 코로나19의 존재는 요양원 발병에 대한 가장 강력한 예측변수이다. 그러나 연구자들은 "최소 1건의 사례가 있는 시설 중에서 간호조무사(Nurse Aid) 시간과 총 간호시간이 많을수록 발병 가능성이 낮다는 사실"을 발견했다(Gorges & Konetzka, 2020). 발병 및 사망자 감소는 전문간호시설의 직원배치의 중요성을 재차 강조한다.

직원교육에 요구되는 기준은 종종 미미하고, 결과가 좋지 않은 경우 소송을 뒷받침하는 이유로 흔히 인용된다. 예를 들어, 생활보조시설(ALF)에서 일하는 투약보조원은 6주 훈련과정을 이수하지만 시설 거주자를 위한 약물요법은 매우 복잡할 수 있다. 적절한 투약관리를 하기 위해서는 약물의 약리학적 효과와 부작용 및 합병증에 대해 교육해야 하고, 여기에는 훨씬 더 많은 시간이 필요하다. 생활지원시설에서는 등록간호사를 고용해야 한다. 그러나 해당 등록간호사는 동일한 소유권을 가진 시설의 여러 센터에서 컨설턴트의 역할을 할 것이다. 그러므로 사실상 실제 투약보조원을 '감독'하는 개인은 주 40시간 근무하는 자격증이 있는 실무간호사(Licensed Practice Nurses)일 수 있다.

생활보조시설의 부장 또는 관리자 자격은 최소한이며, 일반적으로는 2년제 학위가 필요하나 4년제 학위가 선호된다. 생활보조시설 관리자는 최소 40시간 지속적인 교육을 통해 자격인증을 받을 수 있다. 이러한 시설에서 근무하는 직원의 대부분은 최소한의 훈련을 받은 직원일 수 있고, 거주자의 안전이 주된 관심사이다. 예를 들어, 상주하는 보조원은 고등학교 교육 이후에 추가적인 교육을 받지 않았을 것이다.

정부기금을 받는 주거 및 지역사회 기반 장기요양시설은 연방 및 주정부 명령에 의해 규제된다. 외부 자금을 지원받으며 장기요양돌봄을 제공하는 기관은 특정 기준을 충족해야 하고 정기적인 감사를 받아야 한다(Harrington et al., 2010). 재활에는 별도의 고유한 표준과 다양한 인증기관이 있다.

장기요양 돌봄 기준

장기요양시설에 대한 요구사항은 자주 변경된다. 장기요양시설의 시설관리자와 간호책임자의 임무 중 하나는 주정부와 연방정부의 요구사항 변경에 따른 필요한 변경사항을 인식하고 시행하는 것이다. 재택건강관리기관에서는 보험이나 메디케어로 상환을 받을 수 있는 방문 횟수와 유형이 한정되어 있다. 방문이유와 달성된 건강 관련 목표에 대한 근거가 매우 중요하다. 근거가 불명확한 경우에는 지불인이 해당 기관에게 해당 서비스에 대한 비용을 청구할 수 있다.

요양원은 인증을 받기 위해 초기 심사를 받은 후 15개월마다 재조사를 받으며, 평균적으로는 12개월 빈도로 이루어진다(Harrington et al., 2010). 코로나19로 인해 메디케어와 메디케이드 서비스센터는 2020년 3월부터 조사일정과 실시방식을 변경했다(CMS, 2002g). 주정부 조사관은 여러 분야에서 요양원 처치의 과정과 결과를 모두 평가해야 한다. 그리고 위반된 정도에 따라 딱지가 배정되며, 결함이 발견되면 후속적인 조사가 실시될 수 있다. 관리가 열악하여 거주자가 위험하다고 판단되는 경우에는 요양원 시설에 고액의 벌금이 부과될 수 있고, 거주자의 입소가 금지될 수 있으며, 위반 정도가 심각한 경우에는 시설이 폐쇄될 수도 있다. 대행기관은 직원이 교육요건을 충족하고, 거주자가 적절한 돌봄을 받으며, 기록문서가 적절하다는 것을 입증해야 한다. 그러나 요구사항은 대행기관의 유형에 따라 다르며, 당연히 복잡하다. 대부분의 주에서는 가족이 사랑하는 사람을 장기요양시설에 보내는 입소를 결정할 때 정보를 이용하도록 하고, 장기요양시설을 비교해볼 수 있는 공개적인 웹사이트에 설문조사의 결과를 게시하고 있다. 현재 전국조사결과는 http://www.cms.gov를 통해 확인할 수 있다. 더 좋은 돌봄을 위한 가족(Families for Better Care, 2019)은 각 주의 정보를 사용자 친화적인 형식으로 종합한 요양원 성적표를 게시하고 있다(http://familiesforbettercare.com/index.php/report-cards). 주정부는 돌봄제공 및 인력배치와 관련된 정보를 바탕으로 성적표에 A부터 F까지 등급을 부여한다.

메디케어 및 메디케이드 서비스센터는 요양원의 돌봄에 대한 표준을 정한다. 표준에서는 거주자 1인당 간호시간, 간호사정, 간호계획, 사고, 낙상예방, 욕창예방, 억제대 사용, 영양, 특정 약물사용 및 가사서비스와 같은 문제를 다룬다. 2019년 10월에 메디케어 및 메디케이드 서비스센터는 지급예정제도에서 환자 중심 지불 모델로 환급방식을 변경하여 요양원의 서비스 및 기록된 문서의 질을 더욱 강조했다. 질 보장과 성과개선 요소는 메디케어 및 메디케이드 서비스센터에 의해 안전에 초점을 두고, 협력적 리더십, 정보관리, 성과 개선 프로젝트 및 지속적인 개선으로 정의되었다(Johnson, 2020, p. 67).

시설은 거주자에게 서로 정중하게 사적 공간과 재산을 허용하면서 몸단장, 적절한 옷차림, 식사 시 독립성의 증진을 통해 존엄성과 존중감을 유지하는 방식으로 보살핌을 제공해야 한다. 예를 들어 직원은 공공장소에서 침습적인 사정이나 업무를 수행하지 않아야 하며, 폐음 청진이나 혈당치 측정 등의 절차는 거주자를 안내하여 입원실 안에서 수행해야 한다.

장기요양 돌봄에 대한 최신 규정에는 간호직원 배치에 대한 의무조항이 포함되어 있지 않다.

따라서 간호직원 배치는 의무적인 직원비율에 따른 것이 아니고 시설 내 거주자 수, 의학적 진단, 그리고 직원역량에 따라 결정된다. 메디케어 및 메디케이드 센터는 또한 오늘날 국민의 눈높이가 훨씬 정확해지고 높아졌음에도 불구하고 시설에 등록간호사(RN)의 배치를 의무화하지 않기로 했다(Sofer, 2017).

건강관리에 대한 측정기준은 2002년에 메디케어 및 메디케이드 센터에 의해 설정되었다. 그러나 이러한 기준은 지속적으로 대대적인 개정을 거치고 있고, 장기요양돌봄(특히 요양원) 체계는 가장 새롭고 환자 중심의 측정기준을 결합하고 있다(CMS, 2002b). 메디케어 및 메디케이드 서비스센터의 정보는 요양원의 문제점, 특히 거주자에게 해를 끼치는 아주 심각한 문제점들이 개선되고 있음을 보여준다.

재활

재활서비스시설을 위한 두 가지의 기본 인증기관이 있다. 공동위원회(Joint Commission)와 재활시설인증위원회(Commission on Accreditation of Rehabilitation Facilities, CARF)이다. 입원환자에게 재활서비스를 제공하는 시설에게는 공동위원회의 인증이 기대되나, 재활시설인증위원회의 인증은 재활에 대한 더 높은 기준을 의미하는 구별되는 표시로 간주된다.

가장 오래된 잘 알려진 인증기관은 이전에 건강관리기관의 인증공동위원회로 알려진 공동위원회이다. 공동위원회의 임무는 "다른 이해관계자들과 협력하여 건강관리기관을 평가하고, 최고의 질과 가치를 지닌 안전하고 효과적인 건강관리서비스를 탁월하게 제공하도록 격려함으로써 대중을 위한 건강관리서비스를 지속적으로 개선하는 것"이다(Joint Commission, 2020, para 1). 이 조직은 병원, 장기요양, 재택건강관리 및 기타 조직을 위해 전문성을 바탕으로 한 최신 기준을 개발했으며, 설문조사 과정을 이용하여 건강관리기관이 이 기준들을 준수하는지 평가한다. 공동위원회는 재활시설의 평가와 관련하여 재활시설인증위원회와 협력하는 협정을 체결하고 있다. 재활시설인증위원회는 재활 프로그램 및 서비스를 인증하는 독립적인 비영리조직이며, 전 세계 조직에 인증서비스를 제공한다. 재활시설인증위원회의 인증기준이 높기 때문에 재활시설인증위원회의 인증을 받은 시설에서 치료받기를 원하는 사람은 양질의 진료와 긍정적인 결과를 제공받을 수 있다는 확신을 가질 수 있다.

*** 미국 장애인의 불평등**

미국에서는 약 6,100만 명이 주요 일상활동에 영향을 미치는 특정 유형의 장애를 갖고 있다. 이는 인구의 약 25%에 해당한다(CDC, 2018). 다른 불이익 또는 취약집단 내에서 장애는 이중 또는 삼중의 위험상황이 발생할 수도 있다. 예를 들어, 가난한 아메리카 원주민 노인은 만성질환과 조기사망으로 이어지는 다양한 불평등을 경험할 수 있다.

소수인종 또는 소수민족으로 간주되는 인구에는 아시아계 미국인, 흑인 또는 아프리카계 미국인, 히스패닉 또는 라틴계 미국인, 하와이 원주민, 기타 태평양 섬의 원주민이 포함된다. 코로나19 팬데믹 이후, 소수집단 사이에는 이 질병으로 인한 사망자 수를 줄이기 위해 많은 노력이 있었다. 미국에서 취약한 인구로 간주되는 집단(의료서비스에 대한 접근성, 교통편에 대한 접근성의 격차가 가장 두드러졌다)에는 일부 소수집단, 아동, 노인, 빈곤층, 농촌지역 거주자, 지적 및 발달 장애자, 정신질환자가 포함된다(National Center for Health Statistics, 2016). 2017년에 미국 내 65세 이상 노인 중 21% 이상이 건강상태가 보통이거나 좋지 않다고 나타났다(CDC, 2020b).

소수자 건강 및 건강평등 사무국(Office of

Minority Health and Health Equity's, OMHHE)의 사명과 비전은 건강평등이 모든 사람에게 현실이 되는 세상을 만드는 것이다. 소수자 건강 및 건강평등 사무국은 건강불평등을 다루는 과학연구와 의사소통을 통해 다양한 인구의 건강을 증진하고 보호하는 역할을 한다(OMHHE, 2020, para 1-2).

* 장애 낙인

낙인은 "장애인에 대한 고정관념과 고정된 태도를 적용하는 것"으로 정의된다(Gerardi, 2015). 낙인에 대한 규범적 영향을 통합하는 틀은 낙인이 장애인의 삶에 미치는 영향을 더 잘 이해하는 수단이 된다(Pescosolido et al., 2008). 낙인은 신체적·발달적·지적 장애를 가진 사람이 흔히 경험한다.

재활모델 수정을 통해 장애와 관련된 부정적인 이미지와 낙인을 없애기 위한 국가정책 수준에서 커다란 진전이 있었지만, 많은 장애인은 여전히 자신의 차이점에 대해 다른 사람들로부터 부정적인 반응을 느낀다고 보고했다(Koalski & PeiPert, 2019). 신체장애자와 정신장애자가 보고한 낙인을 비교한 최근 연구에서는 다음과 같은 사실이 밝혀졌다.

> 신체장애자에 비해 정신장애자는 일반인 낙인, 자기-낙인의 구성요소 인식, 낙인 의식, 그리고 4가지 결과측정 등 모두에서 의미 있게 높은 점수를 보고했다. 그러나 특히 중요한 점은 신체장애자가 정신장애자보다 낮은 수준의 낙인점수를 보고했지만 여전히 일반인의 낙인과 자기 낙인이 모두 나타난다는 것이다.(p. 136)

다양한 시설에서 일하는 건강관리제공자는 장애라는 낙인이 개인과 가족에게 미칠 수 있는 부정적인 영향을 반드시 인식해야 한다.

* 미국 장애인법

1990년에 제정된 미국 장애인법(Americans with Disabilites Act, ADA)은 신체장애자 개인에게 교통, 교육, 고용과 관련된 공공시설에 대한 동등한 접근을 보장한다. 장애에서 비롯된 자격을 구비한 지원자에 대한 고용차별은 이 법에 의해 금지된다(U.S. Department of Justice, 2020). 1973년의 재활법과 그 개정안은 연방정부의 재정지원을 받는 공적조직에 대한 접근성을 다루었지만 미국 장애인법은 사적조직에 대한 접근성 및 고용법을 준수하도록 요구한다. 합리적인 편의에 대한 개념은 미국 장애인법과 함께 도입되었고, 고용주는 합당한 범위 내에서 장애인에게 필요한 편의를 제공해야 한다. 미국 장애인법은 고용, 공공서비스, 실무기관에 의한 공공편의서비스, 통신중계 등 4가지 주요 영역을 다루고 있다.

다양한 시설에서 전문직간 팀이 제공하는 재활서비스는 제공자에게 몇 가지 발생 가능한 문제를 제시한다. 특별히 문제가 되는 것은 돌봄비용의 증가, 돌봄제공자의 부담, 장애인 간의 불평등, 장애에 대한 부정적인 이미지, 장애인 인구구성의 변화, 윤리적 문제, 문화적으로 경쟁력 있는 돌봄제공, 전문적인 간호인과 비공식적인 간병인 문제 등이다.

* 급성기-후 돌봄에서 윤리적 문제

건강관리전문가는 급성기-후 돌봄에 내포된 윤리문제를 확고하게 이해하고 있어야 한다. 대상자와 관련된 결정을 내려야 할 때 고려해야 할 원칙에는 자율성(autonomy), 해악금지(non-maleficence), 혜택제공(beneficence), 정의(justice) 등이 있다(Beauchamp & Childress, 2019). 간호사와 대상자 관계에서 이러한 원칙이 지켜지면, 급성기-후 돌봄시설에 거주하는 대상자의 삶의 질이 눈에 띄게 달라지는 변화를 가져올 수 있다. 여기서는 흔한 윤리적 문제 중 일부에 대해 논의한다.

대상자의 자율성 대 의존

급성기-후 돌봄에서 가장 중요한 원칙 중 하나는 자율성이다. 건강관리전문가와 돌봄제공자는 생명윤리의 필수적인 규칙을 준수해야 한다. 즉, 다양한 시설에 관계없이 개인의 자율성을 존중해야 한다(Beauchamp & Childress, 2019). 급성 재활시설에서 근무하는 간호사는 자율성의 개념을 강조하고 이를 사용하여 장애상태에서 회복하거나 적응하는 사람의 자가관리를 촉진하기 위한 교육을 받는다. 스스로 결정하고 독립적으로 행동하는 능력은 급성기-후 돌봄시설에서 자율성의 중요한 측면이다. 장기요양시설에서 자율성은 간혹 적용이 잘못되거나 무시되는 경우가 있다. 장기요양 돌봄에서 대상자가 느끼는 질병, 의존, 열등감 등은 도움이 요구되는 것으로 해석될 수 있다. 따라서 다른 사람의 중재가 필요한 것으로 인식된다(Moe et al., 2013). 대상자의 자율성 상실은 점차 감각상실, 부동, 허약함, 인지장애로 심화될 수 있다(Mezey et al., 1997). 의사결정의 자율성은 신체적 제약이 있는 사람의 삶의 질 향상과 관련이 있다(Teshale et al., 2019). 자율성의 상실과 의존성의 증가는 많은 장기요양 건강관리시설의 거주자가 직면하게 되는 큰 문제이다.

정신건강 문제

급성기-후 돌봄시설 거주자의 신체적 문제가 중요하지만 신체적인 문제가 돌봄의 유일한 초점이 되어서는 안 된다. 따라서 만성질환자와 노인인구의 정신건강 요구를 반드시 고려해야 한다. 정신건강 요구에 주의를 덜 기울이면, 대상자는 지루함, 불안, 우울증을 겪을 위험이 높다. 자살위험은 특히 85세 이상 백인 남성노인 집단이 다른 어느 집단보다 더 높게 나타났다(Worthington, 2017).

간호사는 대상자의 정서적 고통 증상을 발견하면, 정신건강서비스를 위한 적절한 의뢰를 해야 할 의무가 있다. 우울증의 징후에는 초조함, 공허감, 죄책감, 피곤함, 안절부절못함, 짜증, 사랑받지 못함, 삶의 가치가 없다는 믿음 등이 포함된다. 정신건강 문제와 관련된 신체적 증상으로는 정상보다 더 또는 덜 먹거나, 수면장애, 두통, 복통, 만성통증의 증가 등이 있다(National Institute of Mental Health, n.d.). 사회관계망 부족과 외로움은 노인의 불안이나 우울증과 밀접한 관련이 있으며(Santini et al., 2020), 만성질환의 발현과 신체기능의 상실 등으로 노인의 우울증 위험은 더 높아진다(NIMH, n.d.). 급성기-후 돌봄대상자에게 우울 증상이 나타나면, 지원을 제공하기 위해 마련된 서비스를 적극 이용해야 한다.

생애말기에 대한 의사결정

생애말기 단계에서 어렵고 복잡한 결정을 내려야 하는 것이 많은 급성기-후 돌봄시설, 특히 장기요양시설에서의 본질적인 속성이다. 많은 노인은 인생의 이 단계에서 의사결정에 도움이 될 만한 자원이 부족하거나 이용 가능한 자원에 대한 지식도 부족하다. 대부분의 노인에게 무엇을 원하는지 건강관리 선호도를 서명된 문서작성으로 남기도록 권유하지만, 많은 노인은 그렇게 하지 않는다. 불치병이나 불능상태에 처했을 때 노인의 뜻을 알리기 위해 문서를 미리 만들어 놓는 것은 노인의 자율성을 보존하는 한 가지 방법이다. 그렇지만 가족 문제가 이 방법의 시행을 어렵게 만드는 경우도 있다.

전부는 아니지만 많은 주에서 노인은 법적으로 인정된 서류작성을 통해 자신이 원하는 유서를 만들 수 있다. 여기에서는 5가지 소망(Five Wishes, FW), 자연사 허용(Allow Natural Death, AND), 연명처치처방(Physician's Order for Life-Sustaining Treatment, POLST)에 대해 설명한다.

존엄성 있는 노화(Aging with Dignity)라는 단체가 만든 5가지 소망 프로그램은 정서적·영적·개인적·의학적인 측면 등 개인 삶의 모든 사항을 다룬다는 점에서 다른 종류의 생전유서에 비해 독특한 내용을 담고 있다(Aging with Dignity, 2020). 이 문서는 대부분의 주에서 법적으로 인정되며, 개인이 자신의 언어를 사용하여 생애말기에 대한 희망을 표현하도록 허용한다.

자연사 허용(AND) 문서는 추가적인 의료처치 없이 불치병이 죽음으로 자연스럽게 연결되도록 하는 것이다. 자연사 허용은 사람들이 자연사로 이어지도록 촉진하면서 선호하는 안락한 조치를 기술하도록 하기 때문에 더 긍정적으로 여겨진다(Warring & Krieger-Blake, 2018).

연명처치처방(POLST)은 대상자가 집에서 응급상황에 처했을 때, 응급요원이 응급처치를 하기 전에 처치에 대한 대상자의 지침을 제공한다는 점에서 다른 사전연명의료의향서(Advanced Directives, AD)와 다르다. 구급대원 및 기타 응급구조원은 냉장고에 부착된 대상자의 사전연명의료의향서 사본을 찾아 확인하는 교육을 받는다. 연명처치처방 양식에는 심폐소생술, 투약, 영양에 관한 항목이 포함되며, 의사가 사전연명의료의향서에 관해 환자와 논의한 후 서명하는 곳이 있다.

건강관리전문가는 노인에게 사전연명의료의향서에 대해 교육하는 데 중요한 역할을 한다. 장기요양시설에 거주하는 대상자는 특히 생애말기 단계에서 그들이 소망하는 것을 옹호하고 이런 요청이 법적으로 문서화되었는지 확인하는 건강관리제공자가 필요하다.

취약한 성인의 학대와 방치

취약한 성인에 대한 학대와 방치에 대한 발생률을 추정하기는 어렵다. 매년 약 500만 명의 노인학대 사건이 발생하며(National Council on Aging, 2020), 노인인구 10명 중 1명이 일종의 학대를 겪고 있지만, 이를 신고하는 사람은 절반 미만이다(National Center for Elder Abuse, n.d.). 학대, 방치, 착취 등의 사례는 두려움, 위협, 건전한 연구의 부족 또는 기타 요인으로 인해 제대로 보고되지 못하고 있다고 믿고 있다. 요양원(Nursing Home) 거주자는 특히 학대피해자가 되기 쉬우며, 요양원거주자의 44~95%가 학대 또는 방치를 보고했다(National Center for Elder Abuse, 2014). 여러 가지 주요 정보자료 분석을 근거로 한 더 좋은 요양원건강관리 성적표를 위한 공동체(Families for Better Care's Nursing Home Report Card, FBCNJRC, 2019, p. 1)에 따르면 "모든 주의 거의 절반에서, 요양원 5곳 중 1곳에서 거주자가 학대받고 방치되거나 또는 잘못된 대우를 받는" 것으로 나타났다.

학대는 가정 또는 시설로 범주화될 수 있다. 이런 범주 내에서 신체적·성적·심리정서적 학대가 일어나고 방치, 자기방임, 유기, 경제적 착취도 발생할 수 있다(National Council on Aging, 2020). 만성질환자의 기대수명이 길어지면서 앞으로는 학대 발생률이 증가할 가능성이 높다(Mauk & Benson, 2018). 인지기능이 정상인 경우라도 만성질환자는 가해자의 다른 보복이나 관계상실에 대한 두려움 때문에 학대에 대해 말하는 것을 주저할 수 있다. 만일 환자가 학대에 관한 정보를 말할 수 없는 경우에는 법의학 증거를 통해 가해자를 식별할 수 있다.

신체적 학대는 개인에 대한 실제 폭행이며, 다양한 치유단계에서 설명할 수 없는 타박상, 골절, 자상, 화상자국이 학대의 증거가 될 수 있다. 성적 학대 또한 이 범주에 속한다. 그런 학대의 피해자는 위험에 처해 있으며, 즉각적인 옹호가 필요하다. 신체적 학대는 방치나 다른 형태의 학대로 인해 확대되는 경우가 많다. 가해자는 사회적 지원의 부족, 학대피해자의 이력, 정신적 또는 정서적인 문제 등 유사한 특성을 공유하는 경우가 많다.

방치는 음식, 물, 투약과 같은 기본적인 필수품 제공이 부족한 상태로 정의된다. 방치는 위생불량, 영양불량, 탈수, 욕창, 불안전한 상태에서 홀로 남겨지거나 필수적인 투약을 받지 못한 상태에 있다는 보고에 의해 근거자료가 될 수 있다. 방치는 의도적으로 일어날 수도 있고, 대상자보다 나이가 많은 배우자나 다른 가족에게 가정 일이 과도한 부담이 되어 발생할 수도 있다. 이러한 방치는 가정 내 돌봄제공자의 지식이 부족한 경우 또는 돌봄을 제공하는 자원이 부족한 경우에 더 자주 일어난다. 방치에는 자기방치(Mauk, 2011)도 포함된다. 자기방치란 스스로 돌볼 의지가 상실되거나 스스로 간호할 능력을 상실할 때 나타난다. 유기는 방치의 극단적인 형태이다.

노인학대의 또 다른 유형은 재정적 학대로 가장 일반적인 유형이다. 재정적 학대란 노인에게 알리거나 허락을 받지 않고 노인의 자원, 즉 재산이나 재정을 사용하는 것으로 정의한다. 노인 착취의 징후는 금전적 자원이 사라지거나 허가나 승인을 받지 않고 개인의 소지품을 '점령'하는 것이다. 사기 또는 속임수 형태의 재정적 학대도 착취로 간주될 수 있으며, 가족이 갚을 의도 없이 돈을 빌리거나 상금과 보상을 준다고 약속하며 우편을 통해 돈을 빼내가는 우편사기 행위 등도 포함된다.

각 주에서는 학대나 방치의 위험에 처해 있으면서, 자신을 보호할 수 없고, 도와줄 사람이 없는 노인과 장애인의 권리와 건강을 보호하기 위해 성인보호서비스(Adult Protective Services, APS)라는 대체기관을 설립했다. 성인보호서비스는 학대신고 접수, 신고에 대한 조사, 개인의 위험에 대한 사정, 사례, 계획개발 및 수행, 서비스 모니터링, 결과에 대한 평가 등을 담당한다. 일부 성인보호서비스 기관에서는 주택, 의료관리, 사회적 지원, 경제 및 법률 서비스를 포함한 보다 심층적인 서비스를 제공할 것이다. 등록간호사(RN), 의사, 간호조무사, 주부 보조원 등의 건강관리전문가 및 준전문가는 규정된 법률에 따라 의심되는 성인이나 또는 노인학대를 반드시 신고해야 한다.

윤리적 딜레마

윤리적 딜레마는 원칙 간에 충돌이 있을 때 발생한다(표 17-2). 예를 들어, 자신의 간호사에게만 자신이 '코드(심장정지 상태)'에 처하더라도 소생술을 원하지 않는다는 말을 전한 생애 말기단계에 있지 않은 재활대상자의 상황을 생각해보자. 하지만 사전연명의료의향서 작성은 아직 완료되지 않았고, 서명도 없으며, 환자차트에 포함되지 않은 상태이다. 대상자와 대화를 나눈 몇 분 후에 간호사는 맥박과 호흡이 없는 환자를 발견한다. 이러한 상황에서 간호사는 코드 팀을 불러야 하지만 이와

표 17-2 잠재적인 윤리적 갈등

처치 보류 또는 철회	의사결정능력
소생술 금지(DNR) 처방	신체적 또는 화학적 억제대 사용
유전자 검사	장기기증
후견인	인간을 대상으로 한 연구
줄기세포 활용과 줄기세포 연구	치료선택에 대한 가족 간의 불일치
보완 또는 대체의학의 사용	연명선언, 살려는 의지
사전의료지시서	후천성면역결핍증(HIV/AIDS) 재활
설명된 동의	부동산 계획
의료적 무익함	물질남용
법적 사망 또는 뇌사 결정	비밀보장
말기질환자의 재활	자살 또는 조력자살
삶의 질 정의하기	취약자에 대한 학대
안락사	장기요양관리에 배치
자원의 할당	

같은 행동이 대상자가 원하는 것과 어긋나는 행동임을 알기 때문에 갈등하게 된다. 간호사는 한편으로는 환자의 자율성과 선택권을 지지하고 싶지만, 다른 한편으로는 소속된 시설의 법과 정책을 따라야 하므로 윤리적 딜레마를 경험한다.

건강관리전문가는 환자를 위한 옹호자이면서 또한 주정부의 법뿐만 아니라 윤리적·도덕적 원칙을 따라야만 한다. 병원이나 기관 윤리위원회는 환자, 가족, 직원 사이에 어려운 결정을 내려야 하거나 합의가 이루어지지 않을 때 문제해결을 하도록 도울 수 있다.

중재

* 개인의 자율성 보존

급성기-후 돌봄을 받는 대상자를 다루는 건강관리전문가는 도덕적 힘으로서의 자신의 입장을 신중하게 고려해야 한다. 도덕적인 요소를 고려하여 결정을 내리는 것은 대부분 간호사의 일상적인 업무 중 일부이다. 인간 존재에 대한 도덕적 기초를 제공하는 개념을 이해하는 것이 중요하다. 이러한 개념은 일반적으로 자율성, 해악금지, 혜택제공, 정의, 전문인-환자 관계가 포함된다(Beauchamp & Childress, 2019). 장기요양 돌봄에서 자율성이 최우선이며, 이 개념은 자가통제와 독립적인 의사결정이라는 사고에 뿌리를 두고 있다.

자율성

연속적인 돌봄에 따른 장기요양돌봄을 제공하는 간호사의 역할은 대상자의 자율성을 보존하는 것이다. 동시에 대상자가 상해를 입지 않도록 보호해야 한다. 이러한 문제의 균형을 맞추는 것이 항상 쉽지는 않다. 돌봄제공자는 대상자가 매일 위생청결에 도움을 받을 정도로 신체적인 자율성을 상실했기 때문에, 대상자가 스스로 자율성을 포기했다거나 스스로 결정을 내릴 수 없다고 추측하지 않아야 한다. 자율성의 증진은 가능하면 대상자가 많은 결정을 내리도록 허용함으로써 성취된다. 건강과 간호에 영향을 주는 결정을 내릴 때, 간호사는 대상자에게 적합한 정보를 제공하여 대상자가 정보에 근거하여 결정을 내리는 데 참여하도록 해야 한다. 돌봄에 대한 결정을 내릴 때, 건강관리제공자는 자율성이라는 개념을 더 완전하게 이해하도록 대상자의 관점에서 자율성을 생각해보도록 격려해야 한다. 연령-친화적 건강체계(Age-Friendly Health System, AFHS)를 촉진하기 위한 4M운동(Institute for Healthcare Improvement, IHI, 2020)은 시설에 관계없이 개인이나 대상자에게 가장 중요한 것이 무엇인지를 강조한다. 이는 환자와 거주자에게 그들이 가장 중요하게 생각하는 것이 무엇인가를 묻고 이를 돌봄계획에 포함시키는 것이다.

개인의 의사결정은 복잡하고 다면적인 문제이다. 한 분야의 의사결정능력 상실이 모든 의사결정능력의 상실을 의미하는 것은 아니다. 의사결정능력은 질병이 진행되는 동안 변동될 수 있으며, 안정과 자율성을 동시에 유지하기 위한 최선의 접근방식을 결정하는 것이 때로는 매우 어려운 일이다. 의사결정능력이 의문시된 이후 시점에서는 환자가 거주하는 주에서 정한 법적 지침을 고려하는 것이 적절하다. 몇몇 주의 법은 의사결정능력에 의문점이 있을 때 의사결정에 대한 권한의 범위를 정의하고 있다. 대상자가 스스로 결정을 내릴 수 없다고 법적으로 간주되는 경우, 지정된 가족구성원이나 법적 후견인은 대상자 삶의 모든 중요한 측면에 대해 알아야 하며, 대상자에게 최선의 이득이 되는 결정을 내릴 책임이 있다. 만일 대상자가 결정능력을 일부 상실했다면, 간호사는 대상자가 손해나 착취를 당하지 않도록 보호하는 적절한 행동을 취해야 한다.

또한 법적으로 자율성을 상실했더라도 결정 과정에 참여하는 것은 가능하다(Mauk, 2011). 예를 들어, 초기 경증치매를 앓는 환자에게는 궁극적으로 그 환자에게 최선의 이익이 되는 결정을 내릴 책임이 있는 법적 후견인이 있을 수 있다. 그러나 대상자가 할 수 있는 만큼 후견인은 그 대상자를 의사결정 과정에 참여시키고, 행동을 취하기 전에 대상자의 요구를 탐구하고 고려해야 한다. 이러한 관심이 장기요양시설 거주자의 삶의 질에 상당히 긍정적인 기여를 할 수 있다.

의사결정이나 자율성은 연속선상에 있다고 볼 수 있다. 예를 들어, 중증치매 노인이 복도 걷기를 결정하는 사례를 들 수 있다. 사소한 것을 자율적으로 결정하게 하는 것은 대상자나 다른 사람의 안전에 피해가 가지 않는다면 바람직한 일이다. 간호사의 임무는 대상자의 자율성 능력을 인식하고 그 능력을 최대한 보존하는 것이다(IHI, 2020). 때때로 간호사는 대상자의 선호도를 반영하기 위해 최선의 처치라고 생각하는 것에 대해 타협을 해야 한다. 예를 들어, 대상자가 목욕을 더 자주 하는 대신 주당 2회 목욕하는 경우를 들 수 있다. 이 경우, 간호사는 대상자의 자율성을 존중하면서 피부의 온전함을 보장하기 위해 부분 목욕을 강화하거나 로션 바르기 등의 기타 상호작용을 변경할 수 있다.

후견인

인지적 또는 기타 건강상의 문제로 인해 스스로 충분한 정보를 바탕으로 결정을 내릴 수 없는 사람을 위해 의료시스템이 제공하는 방법 중 하나는 법적 후견인을 지정하는 것이다. 후견인의 책임은 환자의 안전과 양질의 진료를 보장하고 환자에게 최선의 이익이 되도록 결정을 내리는 것이다. 후견인은 가족, 친구, 또는 법원이 지정한 의료전문인이 될 수 있다. 대규모의 재산, 어려운 가족관계, 또는 이혼 등의 복잡한 사례인 경우 법원은 무능력자를 대신하여 법적 결정을 내리는 데 도움을 줄 수 있는 사람이나 전문후견인을 선임할 수 있다(Mauk, 2011). 법원의 후견인 지정은 일반적으로 개인의 무능력에 대한 법적 결정에 따른다. 법원에서 일단 무능력자로 선고된 사람은 더 이상 독립적으로 어떤 유형의 계약결정도 내릴 수 없다. 해당 개인의 후견인은 법원에 대해 최선의 이익을 위해 결정을 내릴 수 있을 만큼 해당 개인을 충분히 알아야 하고, 해당 개인의 신분에서 필요에 따라 법원에 문서를 제공할 책임이 있다. 또한 후견인은 건강관리 옹호에서부터 재정관리, 일상적인 돌봄 요구사항의 충족을 보장하는 데 이르기까지 개인과 관련된 다양한 업무를 담당할 것이다.

후견인 지침서는 주마다 다르며, 심지어는 같은 주 내의 카운티마다 다르다. 이러한 서비스에 대해 정해진 수수료는 없으며, 사례관리와 같은 추가 서비스가 제공되는 경우(유산에서 해당 비용을 충당할 자금이 있는 경우)에는 후견인에게 컨설턴트로서 소액의 월별 수수료 또는 상당한 시간당 수수료를 지급할 수 있다. 이러한 합의는 일반적으로 법적 후견인이 책임을 수락하는 것의 일부이며, 법원을 통해 합의하게 된다.

후견인의 필요성을 평가하는 동안 개인의 기능사정을 일상적으로 사용해야 한다. 법원이 관심을 갖는 6가지 기능사정 영역을 통합한 사정 틀이 권장된다. 한 모델에 따르면, 반드시 다루어야 할 영역은 의학적 상태, 인지, 기능적 능력, 가치, 부상위험 및 필요한 모니터링, 역량강화 방법이 포함된다(Moye et al., 2007). 취약계층의 권리를 보호하기 위해서는 임상팀과 법무팀 간의 지속적인 의사소통이 필요하다.

간호사와 사회복지사는 이들 영역에 대해 전문적인 지식이 있고, 취약자를 보살필 전문적인 건강관리가 가능하기 때문에 훌륭한 후견인이 될 자격을 갖추고 있다. 일부 법원은 후견인으로 활동할 수 있는 특정 전문인과 라포(rapport)를 형성하여 필요한 경우, 예를 들어 장기요양시설에 거주하는 치매노인을 위한 후견인이 되어 주도록 요청하기도 한다. 후견인은 가능하면 오랫동안 개인의 자율성을 보존하기 위해 의사결정 과정에 개인이 최대한 참여하도록 격려하는 동시에 이들의 안전과 양질의 진료목표를 염두에 두어야 한다.

옹호: 옴부즈맨의 역할

장기요양시설의 옴부즈맨은 장기요양시설에 거주하는 모든 거주자의 권리를 보호하는 역할을 맡은 옹호자이다. 이 역할의 목적은 장기요양시설 거주자의 삶의 질을 향상시키는 것이다. 옴부즈맨은 다음과 같은 임무를 맡고 있다.

- 거주자의 권리와 양질의 돌봄을 옹호한다.
- 소비와 제공자를 교육한다.
- 거주자의 민원을 해결한다.
- 대중에게 정보를 제공한다(National Long-Term Care Ombudsman Resource Center, 2016, para 1)

장기요양시설의 옴부즈맨은 주정부 보조를 받는 산하의 장기요양기관이나 지역 보건부 또는 주정부 차원의 노인서비스 시설에 고용된 사람이다. 옴부즈맨 감독관에게 보고하는 자원봉사자는 실제 조사에서 대부분을 수행한다. 또한 옴부즈맨의 연락처 정보는 각 장기요양기관에 눈에 띄게 명확하게 게시되어야 한다. 많은 불만이 장기요양기관의 거주자, 가족, 또는 돌봄제공자로부터 제기될 것이다. 이를 접수하여 조사한 결과는 반드시 대상자와 가족에게 보고되어야 하며, 옴브즈맨은 장기요양관리시설과 거주자 간에 적절한 해결책을 찾도록 중개하는 책임도 있다. 옴부즈맨의 역할은 윤리적 원칙에 기반을 두며, 취약한 대상자를 대신하여 문제를 해결해주는 것이다(최근 옴부즈맨 관련 조직과 활동에 대한 정보는 http://www.ltcombudsman.org에서 확인할 수 있다).

* 전문직 간 건강관리

재활은 하나의 철학이자 훈련이다(ARN, 2011a). 이는 모든 사람이 자기가치를 지니고 있으며, 자신의 한계에 관계없이 존엄성, 존중, 양질의 의료서비스를 받을 자격이 있다는 전제를 기본으로 한다. 전문직 간의 건강관리는 장기요양시설 거주노인과 재활 시설환자의 건강향상 결과와 관련이 있다. 재활분야에는 많은 개념이 내재되어 있으며, 다음과 같은 일반적인 말을 통해 반영된다.

- 재활은 첫날부터 시작된다.
- 사용하지 않으면 잃게 된다.
- 진전은 작은 이득에서 측정된다.
- 독립이 의존보다 낫다.
- 동기부여는 성공의 열쇠이다.
- 모든 건강관리는 재활원칙이 포함되어야 한다.
- 활동을 강화되고, 비활동은 낭비된다.
- 교정이 가능하다면, 예방할 수도 있었을 것이다.

건강관리전문가가 재활의 기본원칙을 망각하면, 구축, 욕창, 요실금 등의 합병증이 발생한다. 급성기-후 환자 돌봄에 대한 전문직 간 접근방식에는 간호, 의료처치, 사회복지서비스가 포함된다. 이는 기능유지나 회복, 합병증 예방, 독립성과 자가관리 촉진, 삶의 질 향상 등에 초점을 둔 전문직 간 팀의 과정이다.

* 팀 접근방식

팀 접근(team approach)은 재활이나 장기요양관리 서비스 등이 필요한 경우처럼 복잡한 요구사항을 가진 대상자와 협력할 때 가장 효과적인 방식이다. 이 접근방식에는 여러 모형이 사용되지만 공통점은 팀 구성원이 대상자와 상호 간에 설정된 목표를 향해 노력하다는 것이다.

널리 사용되는 모형은 다학제적이거나 학문간, 또는 초학문적 모형이다. 다학제 팀에는 다양한 분야의 전문인이 참여하며, 각 전문인은 특정 분야 내에서 대상자를 돌본다. 그러나 이 전문인은 대상자를 돌보는 데 있어 자신의 노력을 함께 잘 조정하지 못할 수도 있다(Cournan et al., 2015). 이런 유형의 모형이 갖고 있는 장점은 모든 전문인이 대상자를 위한 최상의 결과를 촉진하기 위해 교육과 전문지식을 제공한다는 것이고, 가장 큰 약점은 학문 간 종횡의 의사소통이 부족할 수 있다는 것이다.

초학문적 모형은 각 대상자가 팀원 중에서 한 명의 일차 치료사를 갖게 되는데, 간호사, 물리치료사, 또는 작업치료사 등이 일차 치료사가 될 수 있다. 일차 치료사는 대상자에게 포괄적인 처치를 제공하기 위해 여러 가지 훈련이 되어 있다. 이 모형은 건강관리의 연속성을 제공할 수 있지만 면허, 처치범위, 그리고 책임소재를 둘러싼 문제가 많다. 또한 팀원은 특별히 교육을 받지 않은 서비스를 대상자에게 제공하면서 자신의 안전영역을 벗어나는 경우가 있다. 사례할당 문제로 인해 이 유형의 관리가 복잡해질 수 있다. 이 유형의 팀 접근방식에는 공동의 노력이 필요하지만 자연스럽게 되지는 않는다(Sixsmiths, 2020). 끝으로, 이 모형을 시도한 일부 기관은 팀이 이 모형을 수용할 동기가 없었기 때문에 다른 접근방식을 수용하기 위해 이 유형을 포기했다.

가장 선호되는 재활팀 모형은 학문간 팀이다(Box 17-1). 이 접근방식은 각 팀원이 다른 팀원과 정기적으로 의사소통을 하고 대상자를 위한 공통목표의 설정을 포함한다(Cournan et al., 2015). 이는 매주의 팀 회의를 통해 전체 팀이 각 대상자의 진행 상황을 검토하고, 상호 간의 목표를 논의하며 재설정해 나가면서 달성되는 경우가 많다. 대상자와 가족 또한 팀의 중요한 부분이다. 대상자의 특정 요구사항에 따라 비전통적인 팀 구성원을 팀의 일원으로 추가할 수 있다.

BOX 17-1 전문직 간 건강관리 팀 구성원

- 재활전문 의사(Physiatrist)
- 전문간호사(Nurse Practitioner)
- 임상전문간호사(Clinical Nurse Specialist)
- 공인된 재활등록간호사(Certified Rehabilitation Registered Nurse)
- 공인된 간호조무사(Certified Nursing Assistant) / 간병기술자(nurse technician)
- 물리치료사(Physical Therapist)
- 물리치료사 보조원(Physical Therapist Assistant)
- 작업치료사(Occupational Therapist)
- 공인된 작업치료 보조사(Certified Occupational Therapy Assistant)
- 언어치료사/언어병리학자(Speech Therapist/ Speech-Language Pathologist)
- 청각학자(Audiologist)
- 영양사(Dietitian/ Nutritionist)
- 사회복지사(Social Worker)
- 심리학자(Psychologist)
- 전문오락치료사(Therapeutic Recreation Specialist)
- 목회상담자(Pastoral Counselor)
- 보철기술자(Prosthetist/ Orhotist)
- 사례관리자(Case Manger)

간호

간호는 주거용 장기요양시설을 포함한 급성기-후 돌봄에서 제공하는 기본적이고 주요한 업무이다. 장기요양 돌봄이 지속됨에 따라 간호요구도가 더 강해진다. 장기요양시설에서 간호는 과거보다 훨씬 더 복잡하며, 동반질환을 관리하고 모든 거주자에게 고품질의 간호를 제공하기 위해 간호직원의 더 많은 전문지식과 숙련도가 필수적이다.

급성기-후 시설에서 간호사가 제공하는 간호는 총체적이고 다차원적이어야 한다. 이런 시설에 거주하는 대부분의 대상자는 나이가 많으므로 간호사는 노년학 교육을 통해 이득을 얻을 수 있다. 2010년에 미국 간호대학연합(AACN)은 하트

퍼드 재단(Hartford Foundation)의 기금지원을 받아 학사학위 교육 프로그램에 포함할 노인병학 내용을 개괄적으로 설명하는 일련의 표준안을 발표했다. 각 프로그램은 최신상태를 유지하고 간호수행을 위한 숙련된 간호사를 준비시키기 위해 교육과정을 주기적으로 검토하고 재설정해나가야 한다(AACN, 2017). 더 많은 간호학 프로그램이 노인간호학의 독립과정을 추가하거나 이러한 개념을 간호학사 교육과정에 통합하고 있다.

질병예방과 건강증진

급성기-후 돌봄 집단에서 볼 수 있는 일부 만성질환은 예방이 불가능한 것도 있지만, 다른 것은 예방이 가능하다. 중요한 예방적 건강조치는 장기요양시설 거주자에게 독감, 폐렴 그리고 코로나19 예방주사를 제공하는 것이다. 장기요양주거시설의 예방접종 프로그램은 필수적이며, 일반적으로 공중보건지침에 따라 의무적으로 해야 한다. 그러한 시설에서는 인플루엔자와 같은 감염이 빠르게 확산되어 허약한 노인 사이에서 사망을 초래할 수도 있다(American Lung Association, n.d.). 이런 유형의 감염은 동시에 많은 거주자에게 영향을 끼칠 수 있고, 갑자기 다수의 급성질환자가 증가하면 급성기 문제를 해결하기 위해 고군분투하는 직원에게 커다란 부담을 준다. 이런 상황에서는 급성질환자를 병원(급성 건강관리시설)에 신속하게 입원시켜 적절한 간호를 받을 수 있도록 조치하는 것이 현실적이다.

특정 선별검사가 노인에게 권장된다. 미국예방서비스팀(US Preventive Services Task Force)과 'Healthy People 2020'에서 만성질환을 가진 노인에게 권장하는 선별검사로는 영양, 담배, 안전, 예방접종, 우울증, 알코올 남용, 지질, 고혈압, 골다공증, 시력, 청력, 유방암, 대장암 등이다. 이러한 선별검사는 유익한 것으로 평가되며, 검사위험에 비해 건강상의 결과와 이득이 크다는 공정한 증거에 의해 지지되고 있다(Nelson, 2018).

노인의 건강증진을 위한 표준으로 고려되는 몇 가지 주요 영역은 운동, 금연, 표준 체중 유지, 사회적 지지, 투약준수, 안전한 환경, 인지기능과 기억을 강화하는 활동 등이다. 사회적 지지는 건강을 유지하는 데 중요한 요소이다(Haber, 2018). 만성질환자에게도 건강증진은 중요하며, 건강관리제공자가 장기요양시설 거주자에게 건강증진활동을 하도록 장려해야 한다는 동일한 전략을 강조하고 있다.

통증관리

간호사가 통증을 정확하게 사정하고 적절한 통증관리를 하는 것은 중요하다(Guse, 2018). 특히 관절염, 골다공증, 신경통과 관련된 통증으로 인한 대상자의 고통을 사정하는 것이 중요하다. 적절한 통증관리 전략에 대한 많은 정보를 이용할 수 있으며, 많은 통증 대상자를 다루는 간호사는 이런 문헌을 이용해야 한다. 급성기-후 시설에서 통증관리전략을 시행할 때는 후속조치가 매우 중요하다. 통증완화는 여러 가지 요인에 의해 다양하게 나타나며, 이전에 대상자에게 성공적이었던 방법으로는 현재의 통증이 완화되지 않을 수도 있다. 대상자의 통증이 만성적이고 대상자의 기능에 영향을 미치는 경우에는 통증관리 전략에 정기적인 약물투여가 포함될 수 있다. 대상자가 정기적으로 진통제 투여를 받는 중 간헐적으로 돌발적인 통증을 경험하는 경우에는 '필요에 따라(as-needed)' 약물을 투여한다. 일반적으로 만성통증으로 고통받는 노인에게 약물중독은 큰 문제로 간주되지 않지만 내성이 생기는 것은 문제가 될 수 있다.

대상자가 통증을 언어로 표현할 수 없는 경우에는 다른 방식으로 표현하게 된다. 통증의 증상으로는 찡그린 얼굴 표정, 신음소리, 몸짓, 아픈 곳을 들어올리거나 문지르기 등의 표현이 포함된다. 통증을 다루는 대체방법도 고려해야 한다. 마사지, 온찜질, 냉찜질, 무릎이나 허리교정기 및 지지대 등이 도움을 줄 수 있다. 장기요양시설 대상자의 삶의 질은 통증에 의해 큰 영향을 받을 수 있다. 그러나 최근 약리학과 치료의 발전으로 대부분의 통증은 효과적으로 관리될 수 있다(Sirch et al., 2020).

임종간호는 적극적으로 중재하여 대상자를 안락하게 해주는 집중관리가 필수적이다. 만일 대상자가 아주 힘든 통증으로 고통스러워하면, 통증 완화를 위한 진정제 사용이 필요할 수 있다. 이런 공격적인 통증관리에 대한 지침은 가장 적절한 방법이 사용되도록 근거기반 수행과정을 통해 접근해야 한다(Warring & Krieger-Blake, 2018).

물질남용

물질남용은 거의 모든 연령층에서 증가하고 있는 문제이다. 만성질환이 있는 청소년(16~19세)은 건강한 또래보다 마리화나와 알코올을 더 많이 사용한다. 약 17%의 노인은 알코올이나 처방약을 남용한다(Weitzman et al., 2019). 마리화나와 기타 물질을 사용한 이력이 있는 베이비붐 세대로 인해 앞으로 물질남용자의 수가 증가할 것으로 예상된다(Elioupoulos, 2018).

노인이 가장 흔하게 남용하는 물질은 알코올이다. 미국 예방서비스팀(USPSTF, 2018)은 다음과 같이 알코올 중독 검사를 권장하고 있다.

> 1차 건강관리시설에서는 임산부를 포함하여 18세 이상 성인을 대상으로 건강에 해로운 알코올 사용 여부를 검사하고, 위험스럽고 해로운 음주에 종사하는 사람에게 건강에 해로운 알코올 사용을 줄일 수 있도록 하기 위해 간단한 행동상담 등의 중재를 제공한다.(para 1)

건강관리전문가는 다음과 같은 알코올 남용의 징후와 증상을 인식하고 있어야 한다.

- 매일 위스키 750mL 또는 이에 상응하는 양을 마신다.
- 알코올 혈청 농도가 150mg/100mL보다 높다.
- 음주를 금할 때 의식상실, 경련, 떨림, 섬망성 진전 증상을 보고한다.
- 가족, 직업, 사회적 기능에 부정적인 영향을 미친다.
- 의사가 금주를 권유하는데도 술을 끊을 수 없거나 거부한다(Elioupoulos, 2018).

상담은 음주량을 줄이는 것으로 나타났다. 알코올자조집단(Alcohol Anonymous, AA)이나 술취한 노인집단(Seniors in Sobriety, SS)은 12단계 책임감 회복 프로그램을 통해 성공을 경험했다.

노인 사이에서 가장 일반적으로 사용되는 3가지 불법약물은 코카인, 헤로인, 마리화나이다. 마리화나는 연방정부 수준에서 여전히 불법이지만 여러 주에서는 합법이다. 마리화나는 종종 더 건강에 해로운 영향을 끼치는 다른 불법약물의 사용으로 이어진다는 점에서 관문약물로 간주되고 있다(National Institute on Drug Abuse, 2019). 불행히도 이중적으로 취약한 인구를 대표하는 노인집단을 대상으로 특별히 고안된 치료 프로그램은 아주 적다. 입원환자시설에서 조기발견과 치료가 권장되고 있다. 노인인구의 효과적인 약물남용 회복전략에 대한 더 많은 연구가 필요하다.

낙상위험 감소와 안전

급성기-후 건강관리시설에서 근무하는 간호사의 가장 중요한 기능 중 하나는 대상자의 위험을 줄이고 안전을 도모하는 것이다. 지역사회에서 가정환경의 사정에는 가능한 위험을 감지하고 수정하기 위한 철저한 환경검사가 포함된다. 가장 명백한 위험요소로는 작은 깔판, 차도 주변에 늘어진 전기코드, 계단(특히 손잡이가 없는 계단), 욕실의 헐거운 타일, 미끄러운 바닥, 작은 반려동물, 그리고 그와 유사한 환경조건 등이 있다. 거주지에서 간호사는 대상자의 안전을 확인해야 할 책임이 있다. 각 시설은 부상이나 낙상위험이 더 많은 만성적 건강문제를 가진 대상자를 위해 안전한 환경을 제공해야 한다.

대상자의 안전관리는 가장 중요한 간호실무 중 하나이다. 잘 조직된 안전 프로그램은 환자와 직원 모두에게 긍정적인 결과를 안겨준다(Nelson, 2006; Nelson et al., 2008). 예를 들어, 연구자들은 미국 퇴역군인회 체계를 통해 장기요양시설에서 안전한 환자관리 프로그램을 중재한 결과, 거주자를 위한 양질의 환자간호라는 것을 발견했다. 안전관리 프로그램에는 다음과 같은 4가지 핵심 중재가 포함된다.

- 환자가 다루는 도구와 장비의 적절성
- 사정 지침서
- 환자를 안전하게 들어 올리는 규칙
- 환자를 들어올리는 팀

프로그램을 시행한 후에 거주민의 주요 변화영역은 신체기능의 향상, 좌식상태 감소, 일상생활활동의 악화 감소, 낙상률 감소, 아침에 깨어 있는 상태 증가 등이다(Nelson et al., 2008).

낙상은 급성기-후 돌봄시설, 특히 요양원에서 심각한 문제이다. 미국 질병통제예방센터(2017b)에 따르면, 2015년에 낙상으로 인한 총 의료비용은 500억 달러가 넘었고, 메디케어와 메디케이드가 이러한 비용의 75%를 부담했다. 노인사고, 사망 및 상해 방지(Stopping Elderly Accidents, Death, and Injuries, STEADI) 프로그램은 기관이 낙상을 줄이는 건강관리 계획을 세우는 데 도움이 된다. STEADI 정보는 https://www.cdc.gov/steadi/에서 확인할 수 있다.

장기요양시설에서는 물리적·화학적 억제는 모두 피해야 하며 엄격하게 규제된다. 시설에 적응, 감독을 위한 직원의 충원, 충족되지 않은 대상자의 요구사항 사정, 거주대상자와의 명확한 의사소통 등이 권장된다(Cotter & Evans, 2020). 장기요양시설의 거주자를 위한 바람직한 환경은 강압적인 억제가 없고, 각 거주자의 요구사항을 충족시키는 데 적절한 환경과 직원을 통한 운동, 영양, 안전이 잘 이루어지는 곳이다. 모든 급성기-후 건강관리시설은 환자 및 거주자가 이용할 수 있는 활동계획 및 프로그램을 갖추고 있어야 한다.

섬망

급성 섬망상태로 인해 인지기능장애가 있는 개인은 영구적인 장애나 사망이 일어나기 전에 장애의 원인을 되돌리기 위해 즉시 중재를 받아야 한다. 섬망은 하나 이상의 여러 가지 요인으로 인해 뇌의 기능에 변화를 일으키는 급성질환이다. 주요 증상은 의식이나 인지기능에 갑작스러운 혼란과 기능저하가 나타나는 것이다. 섬망을 일으키는 요인은 발열, 감염, 알레르기 반응, 영양실조, 비타민 결핍, 약물독성(일반 의약품 및 처방약), 약물의 상호작용, 식중독, 고혈당, 저혈당, 저산소증 등이 있다(Rose, 2018). 이러한 요인은 생명을 위협할 수 있으므로 대상자의 사망을 예방하기 위해 반드시 먼저 치료되어야 한다. 만일 장기요양시설에서 간호를 제공하는 간호사가 섬망상태로 고통당하는 대상자를 발견하면, 적절한 응급처치를 제공할 수 있는 급성 치료시설로 대상자를 옮기도록 교통편을 마련해야 할 것이다.

이러한 생리적 요인 외에도 인지기능장애는 우울증, 노화나 질병으로 인한 건강상태 변화, 오래 살던 자택에서 다른 가족과 함께 살기 위해 이사하거나 또는 입주시설로 이동 등의 심리사회적 요인에 의해 발생할 수 있다. 환자를 사정하는 간호사는 적절한 간호중재를 선택할 때 이러한 요인을 고려해야 한다.

노화가 진행되면서 생리적 변화가 일어나므로 허약한 노인의 섬망징후는 대체로 일정기간 동안에 점차 악화되다가 갑자기 표면으로 드러나는 경우가 많다. 또한 복합적인 투약으로 혼돈이 증가하면서 처음에는 경미한 인지기능장애가 점차 악화될 수 있다. 명석한 간호사는 대상자의 증상이 미미하더라도 섬망을 발견하기 위해 적절한 관찰을 할 것이다. 많은 주거시설에서 발견되는 대상자처럼 인지능력이 변동하는 대상자 집단에서는 섬망을 감지하는 것이 더욱 어렵다.

섬망은 원인을 찾아서 치료해야 한다. 일부 섬망의 원인은 요로감염, 폐렴, 전해질 불균형, 탈수, 다중약물복용, 약물 부작용, 발열, 또는 치료되지 않은 통증 등이다(Rose, 2018). 간호중재는 기저질환의 진단과 치료에 초점을 맞춰야 한다.

우울과 불안

세계보건기구(WHO)에 따르면 우울증이 전 세계적으로 장애의 주요 원인이다. 우울증과 불안은 종종 노인증후군으로 간주되지만 잘 인식되지 않거나 치료되지 않을 수 있다. 이러한 복합적인 진단은 노인의 건강을 악화시키고 심지어 사망으로 이어질 수 있다. 장기요양시설에서의 우울증 유병률은 58.7%로 추정된다(Harris-Kojetin et al., 2016). 불안은 여성, 허약한 사람, 만성질환자, 최근 충격적인 사건을 겪은 사람에게 더 많이 발생하는 경향이 있다(Byrd & Luther, 2018). 불안과 우울증이 혼합되면 다음과 같은 증상이 나타날 수 있다.

- 과민성
- 집중력 문제
- 절망감
- 불면증 또는 과다수면
- 식사장애
- 죽음에 대한 두려움
- 신체적 증상: 현기증, 발한, 숨이 막히는 느낌, 숨가쁨, 근육긴장(Byrd & Luther, 2018).

이런 증후군의 관리는 일반적으로 투약과 치료적 중재의 조합을 포함하는 전문직간 팀 접근방식으로 이루어진다. 우울증은 자살의 위험이 높기 때문에 관리가 필수적이다. 일반적인 치료전략에는 상담, 일상생활 설정, 인지치료, 투약, 스트레스 관리, 수면 촉진, 신체활동 증가, 유발요인 방지, 집단치료 지지 등이 포함된다. 정확한 사정과 조기진단 및 치료는 이런 정신건강 문제를 관리하고 장기요양시설 거주자의 삶의 질을 향상시키는 데 핵심이다.

치매

급성기-후 돌봄을 받는 사람은 다양한 병리적 과정으로 인한 인지장애를 겪을 것이다. 병리적 과정은 급성 또는 만성일 수 있다. 폐쇄성 두부손상, 뇌졸중, 치매 등의 비가역적인 원인으로 인한 인지장애자는 종종 일상활동을 위해 특별한 도움이 필요하다. 치매는 만성적이고, 근본적인 병리과정이 진행적이며, 비가역적이라는 점에서 섬망과 구별된다. 치매의 종류는 다양하지만 알츠하이머병이 가장 흔하다.

2020년에 미국 인구 중 약 580만 명이 알츠하이머병을 앓고 있으며, 그중 80%가 75세 이상이었다. 미국 노인 중 아프리카계와 히스패닉은 백인보다 알츠하이머병에 걸릴 가능성이 더 높다. 또한 알츠하이머병 환자의 2/3는 여성이다. 알츠하이머병은 미국에서 6번째 사망원인이다(Alzheimer's Association, 2020). 치매는 요양원 인구에서 흔하며, 약 50.4%가 알츠하이머병이나 다른 치매 진단을 받았다(Harris-kojetin et al., 2016).

치매는 실어증(말을 할 수 없음), 실행증(익숙한 물건을 사용하거나 또는 목적이 있는 동작을 수행하는 능력의 상실을 의미하며, 감각능력의 상실로 인한 것은 아님), 실인증(익숙한 얼굴이나 음성의 인식 같은 감각입력의 중요성을 결정하는 능력의 상실) 등과 같은 기억장애와 다른 문제들에 의해 나타난 다양한 인지결핍의 지속적인 악화로 정의되고 있다(American Psychological Association, 2000).

미국에서는 치매돌봄의 70%가 급여를 받지 않는 가족이나 친구에 의해 가정에서 제공된다. 미국의 총 치매비용은 3,000억 달러를 초과하고 있다(Alzheimer's Association, 2020). 지역사회 내 장기요양시설에서 근무하는 간호사의 역할을 가족돌봄제공자의 문제해결을 지원하거나 일시적 위탁돌봄(임시돌봄), 성인 주간서비스 또는 알츠하이머협회 지역지부 등의 지역자원을 파악하여 알려주는 것이다. 치매 환자를 간호하는 가족이나 배우자에게 부정적인 영향을 미쳐 건강이 악화될 때 간호사는 의사결정을 내리는 데 핵심적인 도움을 제공할 수 있다. 가정에서 치매 환자 간호의 어려움이 커지면 치매 환자를 주거요양시설에 입소시키는 것이 적절하다.

일반적으로 치매에 대한 간호중재는 인지영역, 기능영역, 행동영역 중 1개 이상의 영역을 다룬다. 모든 치매 환자는 기능적인 어려움을 보이지만, 일부 환자만이 행동적인 문제를 보인다. 영구적인 인지기능장애를 겪는 대상자를 간호하는 것은 인내와 이해가 필요하며, 돌봄제공자는 치매 환자의 관점을 놓치지 않는 것이 중요하다. 그리고 치매 환자가 '현실 지남력'을 성취했다고 주장하기보다는 대상자의 인격을 검증하는 것이 중요하다. 대상자는 인형을 안고 다니는 등의 어떤 행동에서 편안함을 찾을 수 있다. 비록 이러한 행동이 현재의 현실에 근거한 행동은 아니지만 다른 사람(특히 아기들)을 돌보는 것과 관련된 보편적인 인간행동이 현실을 반영한다. 치매 환자를 담당하는 장기요양시설에서는 돌봄 및 환경을 구성하는 데 반드시 증거기반실무 접근방식을 사용해야 한다. 알츠하이머병은 일반적으로 재활진단으로 간주하지는 않으나 만성질환의 모습(profile)에 해당한다. 조기 알츠하이머병 환자는 진행성 질병의 불가피한 영향을 늦추기 위해 재활팀의 중재를 포함하여 모든 가능한 치료를 이용할 가능성이 높다.

재활간호사는 치매진단을 받은 거주자를 돌보는 장기요양시설에서 근무하는 경우가 많으며, 이러한 서비스에 대한 수요는 앞으로도 계속 증가할 것이다. 알츠하이머병을 앓는 노인건강관리의 초점에는 재활목표가 포함되지만, 질병과정이 진행되면서 현실적인 결과의 계획에 집으로 퇴원한다는 목표는 포함되지 않을 것이다. 많은 장기요양시설, 요양원, 특별관리 병동에서는 알츠하이머병 환자에게 이러한 서비스를 제공한다. 요양원 내의 치매 병동은 흔히 치매 환자가 살게 될 마지막 집이 된다. 치매 병동의 환경은 환자가 방황하더라도 사고가 나지 않는 안전한 이동이 가능하게 조성되어 있고, 직원은 치매 환자를 돌보는 특수훈련을 받아 왔다.

치매 병동은 일반적으로 조명, 색상, 소음 정도, 거실과 침실 구성에 특히 관심을 갖고 설치된다. 이런 배려는 거주자에게 더 편안하고 쾌적한 환경을 제공한다. 경증 치매 환자는 다른 사람과 상호작용하는 활동이 필요하며, 게임이나 집단 합창과 같이 규칙을 지키는 활동을 여전히 즐길 수 있다. 치매가 더 진행된 중증 치매 환자는 빨래 개기, 상차림 준비 등의 조금 단조로운 고립된 활동을 즐길 수 있다. 질병이 진행됨에 따라 가족 돌봄제공자가 더 이상 집에서 치매 환자를 관리하기가 어려워 서비스에 대한 수요가 증가하며, 장기요양시설 내 알츠하이머병 병동의 수가 증가하고 있다.

성과 및 개선

단순한 의학적 모델은 복합적이고 만성적인 상태인 대상자가 원하는 결과를 거의 제시하지 못하고 있다. 질병이 없는 상태를 기준으로 삶의 질을 고려하는 것은 충분치 않으므로 대상자의 포괄적인 안녕상태를 고려해야 한다. 급성기-후 돌봄의 연속성에 따라 성과는 다양해질 것이다. 지역에 거주하는 대상자에게 궁극적인 성과는 가능한 한 오랫동안 자신의 집에 머무는 것이다. 이러한 성과를 거두기 위한 간호중재로는 대상자와 가족을 위한 투약관리, 안전관리, 상처관리 등에 대한 교육이 포함될 수 있다. 병원에서 퇴원 후의 재활은 지역에 거주하는 환자에게 바람직한 성과가 될 수 있다.

장기요양시설 거주자의 성과는 각자 다를 수 있으며, 아마도 울혈심부전과 같은 만성질환이 악화되는 경우에는 이러한 악화를 감소시키는 것이 성과일 수 있을 것이고, 시설의 재활병동에 있는 대상자는 다시 독립적으로 생활하는 것을 성과로 결정할 수도 있다. 또한 다른 대상자가 원하는 성과는 만성질환으로 인해 제한된 범위 내에서 잠재력을 최고로 발휘하는 것이 될 수도 있으며, 완화관리를 받는 대상자의 성과는 통증이나 오심을 적절하게 감소시키는 것이 될 수 있다. 매일 최적의 삶의 질을 누리는 것이 대부분의 장기요양시설 거주자에게 주어진 성과일 것이다. 간호사는 좋은 경청기술을 사용하고, 각 대상자에게 노쇠의 의미를 인식하도록 도우며, 긍정적인 대처법과 자가관리 해결책을 식별함으로써 허약한 노인이 더 나은 성과를 얻을 수 있도록 역량을 북돋울 수 있다(Mauk & Silva-Smith, 2019).

재활에서 성과는 목표달성을 확인하는 것이 중요한 핵심이다. 재활의 목표설정은 대상자와 전문직간 팀이 상호적으로 내려야 한다. 대상자의 개별목표는 팀 회의에서 정기적으로 검토된다. 그리고 성과에 대한 측정은 기관 내의 경향을 살피고, 재활업계의 표준안을 기준으로 벤치마킹을 하며, 모범사례와 비교를 해보기 등에 사용될 수 있다.

성과는 다양한 방법으로 측정될 수 있다. 인증이란 재활시설이 재활업계의 표준치를 충족하는지를 확인하는 한 가지 방법을 제공하다. 다양한 도구가 대상자 개인의 재활성과나 집단재활의 성과를 관찰하는 데 사용된다. 재활에 가장 일반적으로 사용되는 도구 중 하나는 FIM 도구(그림 17-2)이다. 이 도구는 입원과 퇴원 그리고 추후의 기능을 정량적으로 측정하여 제공하며, 시간의 경과에 따라 타 집단과의 데이터를 비교해 보도록 한다(Uniform Data System for Medical Rehabilitation, 1997). 이 정보는 종종 대상자의 지속적인 개선을 보여줌으로써 보험적용 범위를 정당화하는 데 유용한 것임을 입증한다.

다른 많은 도구와 모형은 건강관리의 성과 개선을 다룬다. 이들 중 대부분의 도구와 모형은 팀 구성원이 대상자의 양질의 건강관리 개선을 돕기 위한 장치에 초점을 맞추고 있다.

다이어그램, 상태변화(흐름) 기록지, 체크리스트, 차트, 기타 시각적인 도구가 대상자의 성과를 향상시키기 위해 모두 사용될 수 있다. 국가기관의 표준설정은 재활기관이 이러한 재활표준과 재활업계의 목표를 충족하기 위해 노력하는 것과 같은 질 개선을 위한 또 다른 수단을 제공한다. 예를 들어, 식스시그마(Six Sigma, SS)는 병원의 서비스 변동성과 비용을 줄이는 데 초점을 둔 질 개선 도구이다. 이 도구는 요양원에서도 사용할 수 있는 효과적인 질 개선전략일 수 있다. 현재까지 식스시그마 도구는 중간 정도의 긍정적인 성과를 내고 있으나(Johnson, 2020), 앞으로 더 많은 연구가 필요하다.

성과 측정과 수행 개선의 문서화는 매우 중요하다. 왜냐하면 현재 지불체계에 따른 환급을 위해서는 재활서비스 제공자가 프로그램과 서비스의 효율성에 대한 증거를 제공해야 하기 때문이다.

근거기반실무

지역사회 기반 가정 건강 프로그램 및 만성질환: 문헌 합성

Sirch 등(2020)은 지침작업팀들과 함께 요양원에 거주하는 노인의 통증관리를 위한 근거기반실무 지침을 개발했다. 2003년부터 2015년 사이에 완료된 39개의 연구가 이 지침에 포함되었다. 통증관리를 위한 62개 권장사항을 개발하기 위해 37개 기관과 환자를 포함한 대표자들의 엄격한 검토가 완료되었다. 결과는 다음과 같이 4개의 장으로 구성되었다. (1) 요양원 돌봄에서 통증 사정의 맥락, (2) 선별 사정, (3) 통증에 초점을 둔 집중 사정, (4) 통증의 반복적 사정 및 지속적인 모니터링. 이 실무지침의 일부 주요한 권장사항으로는 통증에 대한 정기적인 초점 사정, 이동성, 동반질환, 투약, 행동 등을 포함하는 다양한 요인에 대한 심사숙고 등이 포함되어 있다. 또한 요양원 거주자가 스스로 통증에 대해 말할 수 있는 능력도 사정해야 한다. 장기요양관리의 통증사정 및 관리 영역에 대해 더 많은 연구가 필수적이며, 문헌에서 몇 가지 격차가 확인되었다.

출처 Sirsch, E., Lukas, A., Drebenstedt, C., Gnass, I., Laekeman, M., Kopke, K., & Fischer, T.(2020). Pain assessment for older persons in nursing home care: An evidence-based practice guideline. Journal of the American Medical Directors Association, 21(2), 149-163. https://doi.org/10.1016/j.jamda.2019.08.002

사례 연구

01 집에서 전문간호시설로 전환하기

Sadie Jones는 89세로, 다섯 자녀의 어머니며, 17명의 손주와 5명의 증손주를 두고 있다. 이들 중 대부분은 그녀와 가까이 살고 있다. Sadie의 남편은 사망했으며, 최근 낙상으로 인한 고관절과 갈비뼈의 골절이 있었고, 고관절 골절을 치료하기 위해 병원에 입원할 때까지 지난 8년 동안 혼자서 독립적으로 살아왔다. 사회복지사는 Sadie가 심각한 골다공증, 2형당뇨병, 시력저하, 이동능력 저하로 인해 더 높은 수준의 의학치료가 필요하다는 가족구성원의 의견에 동의한다. Sadie는 급성기병원에서 직접 지역전문간호시설로 퇴원할 예정이다.

토론 문제

01 Sadie가 두 시설 사이에서 원활한 전환을 하기 위해 어떤 팀의 구성원이 참여해야 하는가?
02 급성기병원과 요양원의 전문직간 팀이 Sadie의 최상의 건강관리 전환을 위해 어떻게 협력할 수 있는가?
03 Sadie는 집으로 돌아가 다시 독립적으로 살고 싶다고 말한다. 현실적인 목표인가? 그렇다고 한다면 그 이유는 무엇인가? 또는 그렇지 않다고 한다면 그 이유는 무엇인가?
04 Jones부인이 이용할 수 있는 다른 돌봄 선택은 무엇인가? 가장 가능한 선택으로 간호사가 추천하는 것은 무엇인가?
05 당신이 Sadie에 대한 장기건강관리 계획을 개발한다면, 2년 후의 성과로 무엇이 적절한가?

사례 연구

02 인생을 바꾸는 건강상태에 적응하기

Cynthia Smith 대위는 예멘에서 활발한 전투를 하던 중에 폭발상해를 입은 28세 군인이다. 그녀는 외상뇌손상, 폭발성 폐, 눈 외상, 양측 하지 손상(양다리 절단으로 이어짐), 몸통 화상(총면적 15%)을 포함한 다발외상 진단을 받았다. Smith 대위는 약혼자가 있고, 양부모는 모두 생존해있다. 그녀는 플로리다주의 탬파에 있는 다중외상센터에서 치료를 받고 있다. 그녀는 상급전문간호사(Advanced Practice Registered Nurse, APRN)에게 자신은 가능한 한 빨리 팀과 함께 현역으로 복귀하는 것이 목표라고 말한다.

토론 문제

01 다발외상 후 입원환자 재활병동에서 어느 팀원들이 Smith 대위의 재활치료에 참여해야 하는가?

02 Smith 대위의 현역복귀에 대한 목표설정은 현실적인가? 그렇다면 이유는 무엇인가? 그렇지 않다면 이유는 무엇인가? 그녀에게 적합한 장기적 목표와 단기적 목표는 무엇인가?

03 Smith 대위의 기능을 사정하는 데 적합한 두 가지 도구 또는 분류체계는 무엇인가?

04 뇌손상과 예상되는 결과에 대한 약혼자의 우려를 해결할 방법은 무엇인가? 화상 재활에 관한 부모님의 질문에 대한 해결은 무엇인가? Smith 대위와 그 가족에게 현실적인 성과는 무엇인가?

05 당신이 Smith 대위에 대한 장기건강관리 계획을 개발한다면, 10년 후의 성과로 무엇이 적절한가?

사례 연구

03 과학기술의 발전

Brad는 오른쪽 상지절단 수술을 받은 44세 참전군인이다. 그는 유타주에 살고 있으며, 취미로 암벽등반을 시작했다. Brad는 신체적 부상에서 회복되었으며, 등반을 위해 특별히 제작된 보철물을 착용한다. 그러나 그는 위험을 감수하는 사람이고, 수년 전 복무 이후 외상 후 스트레스 장애를 앓고 있다. Brad는 안전벨트나 안전장비 없이 등반하는 경우가 종종 있다. 그의 친구들은 그가 '죽음 소망'이 있다고 우려하고 있다. 왜냐하면 그의 자유형 등반이 위험한 지형에서 이뤄지고, 때로는 등반용으로 제작된 의수조차도 사용하지 않기 때문이다. 그는 이 위험한 행동에 대해 우려를 표명하는 친구와 함께 정기적인 검진을 받기 위해 보훈부에 출석하고 있다.

토론 문제

01 전문직간 팀은 Brad가 고급의수족 신기술을 사용하여 그의 목표를 성취하기 위한 장기적인 계획을 개발하는 데 어떻게 도울 수 있는가?

02 이 상황에 어떤 재활문제와 우려되는 사항이 포함되는가? 어떤 심리사회적 · 정서적 요인을 해결해야 하는가?

03 Brad의 친구는 그를 위한 치료계획에 어떻게 참여해야 하는가?

04 암벽등반은 Brad에게 적합한 스포츠인가? 그렇다면 이유는무엇인가? 그렇지 않다면 이유는 무엇이고, 간호사는 어떤 대안을 제시할 수 있는가? 안전한 등반을 위해 어떤 수정이 이루어져야 하는가?

05 안전하고 적응할 수 있는 등반을 돕기 위해 Brad가 사용할 수 있는 자원은 무엇인가?

학습문제

01 재활은 돌봄의 철학이자 의료처치의 접근방식이다. 재활 철학을 서술하고 전문가로 구성된 전문직간 팀의 처치와 어떻게 연관되는지를 설명한다.

02 만성질환과 관련하여 다음과 같은 급성기 후 건강관리 용어를 정의한다.

– 손상(impairment)

– 기능제한(functional limitation)

– 장애(disability)

– 지역사회 재통합(community reintegration)

03 연속적인 건강관리체계 전반에 걸쳐 만성질환자에게 급성기 후 서비스를 제공하는 데 있어 3가지 문제점은?

04 재활과 장기요양서비스가 제공될 수 있는 다양한 시설을 열거한다.

05 장기요양의 어떤 구체적인 문제가 회복과정을 복잡하게 만드는가?

참고문헌

Internet Resources

Alzheimer's Association: http://www.alz.org

American Heart Association: http://www.aha.org

American Stroke Association: http://www.strokeassociation.org

Association of Rehabilitation Nurses: http://www.rehabnurse.org

Centers for Medicare and Medicaid Services: http://www.cms.gov

National Institute of Neurological Disorders and Stroke: http://www.ninds.nih.gov

National Rehabilitation Association: https://www.national rehab.org/National Rehabilitation Information Center: http://www.naric.com

National Stroke Association: http://www.stroke.org

References

Administration on Aging (20201). How much care will you need? https://longtermcare.acl.gov/the-basics/how-much-care-will-you-need.html

Administration on Aging. (2020b). Who pays for long-term care? https://longtermcare.acl.gov/the-basics/who-pays-for-long-term-care.html

Aging with Dignity. (2020). Five wishes. https://fivewishes.org/five-wishes-covid-19-resources

Alzheimer's Association. (2020). Facts and figures. https://www.alz.org/alzheimers-dementia/facts-figures

American Association of Colleges of Nursing & Hartford Institute for Geriatric Nursing. (2017). Recommended baccalaureate competencies and curricular guidelines for the nursing care of older adults. http://www.aacn.nche.edu/geriatric-nursing-competencies

American Association of Retired Persons [AARP]. (2019). How continuing care retirement communities work. https://www.aarp.org/caregiving/basics/info-2017/continuing-care-retirement-communities.html

American Association of Retired Persons [AARP]. (2020). Finding the right long term care for your loved one. https://www.aarp.org/caregiving/basics/info-2020/long-term-care.html

American Hospital Association. (2020). Post-acute care. https://www.aha.org/advocacy/long-term-care-and -rehabilitation American Lung Association. (n.d.). Influenza. https://www.lung.org/lung-health-diseases/lung-disease-lookup/influenza

American Medical Rehabilitation Providers Association.(2020). What is post acute care? https://amrpa.org/For -Patients/What-is-Post-Acute-Care

American Psychological Association. (2000). Diagnostic and statistical manual (text revision, 4th ed.). APA.

Association of Rehabilitation Nurses. (2015). What does a rehabilitation staff nurse do? https://rehabnurse.org/about/roles/rehabilitation-staff-nurse Association of Rehabilitation Nurses. (2016). Role descriptions.http://www.rehabnurse.org/pubs/role/Role-Descriptions.html

Beauchamp, T. L., & Childress, J. F. (2019). Principles of biomedical ethics (8th ed.). Oxford University Press.

Beck, A. T., Rush, A. J., Shaw, B. F., & Emery, G. (1979). Cognitive therapy of depression. Guilford.

Borson, S., Scanlan, J. M., Chen, P., & Ganguli, M. (2003). The Mini-Cog as a screen for dementia: Validation in a population-based sample. Journal of the American Geriatrics Society, 51(10), 1451–1454. https://doi.org/10.1046/j.1532-5415.2003.51465.x.

Borson, S., Scanlan, J., Hummel, J., Gibbs, K., Lessig, M., & Zuhr, E. (2007). Implementing routine cognitive screening of older adults in primary care: Process and impact on physician behavior. Journal of General Internal Medicine, 22(6), 811–817. https://doi.org/10.1007/s11606-007-0202-8

Burks, J. (2019). Restorative nursing looks to improve residents' prospects. https://www.relias.com/blog/restorative-nursing-looks-to-improve-residents-prospects

Byrd, M., & Luther, C. (2018). Anxiety and depression in the older adult. In K. L. Mauk (Ed.), Gerontological nursing: Competencies for care (4th ed., pp. 489–515). Jones & Bartlett Learning.

Camicia, M., Black, T., Farrell, J., Waites, K., Wirt, S., & Lutz, B. (2014). The essential role of the rehabilitation nurse in facilitating care transitions: A white paper by the Association of Rehabilitation Nurses. Rehabilitation Nursing, 39(1), 3–15. https://doi.org/10.1002/rnj.135

Centers for Disease Control and Prevention. (2017a). Timed Up and Go (TUG) test. https://www.cdc.gov/steadi/pdf/TUG_Test-print.pdf

Centers for Disease Control and Prevention. (2017b). Important facts about falls. https://www.cdc.gov/homeandrecreationalsafety/falls/adultfalls.html

Centers for Disease Control and Prevention. (2018). CDC:1 in 4 US adults live with a disability. https://www.cdc.gov/media/releases/2018/p0816-disability.html

Centers for Disease Control and Prevention. (2020a). About chronic diseases. https://www.cdc.gov/chronicdisease/about/index.htm

Centers for Disease Control and Prevention. (2020b). Older persons' health. https://www.cdc.gov/nchs/fastats/older-american-health.htm

Centers for Medicare and Medicaid Services. (2019a). CMS's discharge planning rule supports interoperability and patient preferences. https://www.cms.gov/newsroom/fact-sheets/cms-discharge-planning-rule-supports-interoperability-and-patient-preferences

Centers for Medicare and Medicaid Services. (2019b). What are long-term care hospitals? https://www.medicare.gov/Pubs/pdf/11347-Long-Term-Care-Hospitals.pdf

Centers for Medicare and Medicaid Services. (2020a). History. https://www.cms.gov/About-CMS/Agency-Information/History

Centers for Medicare and Medicaid Services. (2020b). Inpatient rehabilitation facility prospective payment system. https://www.cms.gov/Outreach-and-Education/Medicare-Learning-Network-MLN/MLNProducts/Downloads/InpatRehabPaymtfctsht09-508.pdf

Centers for Medicare and Medicaid Services. (2020c). What Medicare covers. https://www.medicare.gov/what-medicare-covers

Centers for Medicare and Medicaid Services. (2020d). Spotlight. https://www.cms.gov/Medicare/Quality-Initiatives-Patient-Assessment-Instruments/NursingHomeQualityInits/Spotlight

Centers for Medicare and Medicaid Services. (2020e). Inpatient rehabilitation facility PPS. https://www.cms.gov/Medicare/Medicare-Fee-for-Service-Payment/InpatientRehabFacPPS

Centers for Medicare and Medicaid Services. (2020f). Eligibility. https://www.medicaid.gov/medicaid/eligibility/index.html

Centers for Medicare and Medicaid Services. (2020g). Posting of nursing home inspections. https://families forbettercare.com/index.php/report-cards

Cotter, V. T., & Evans, L. K. (2020). Avoiding restraints in persons with dementia. https://hign.org/consultgeri/try-this-series/avoiding-restraints-patients-dementia

Cournan, M., Stiltner, D., & Kautz, D. (2015). Interprofessional teamwork and collaboration. In C. Lehma.(Ed.), The specialty practice of rehabilitation nursin.(7th ed., pp. 29–138). Association of Rehabilitation Nurses.

DaVanzo, J. E., Dobson, A., El-Gamil, A., Li, J. W., & Manolov, N. (2014). Assessment of patient outcomesof rehabilitative care provided in inpatient rehabilitation facilities and after discharge. https://amrpa.org/Portals/0/Dobson%20DaVanzo%20AMRPA%202-page%20summary%20REVISED%20 3_10_14%20 DATED%207_10_14.pdf

DeSpelder, L. A., & Strickland, A. L. (2011). The last dance:Encountering death and dying (2nd ed.). McGraw-Hill.

Deutsch, A., & Farrell, J. (2015). Healthcare financing and health policy in rehabilitation. In C. Lehma.(Ed.), The specialty practice of rehabilitation nursin.(7th ed., pp. 197–211). Association of Rehabilitation Nurses.

Eliopoulos, C. (2018). Gerontological nursing. Wolters Kluwer. Families for Better Care. (2019). Nursing home report cards. https://familiesforbettercare.com/index.php/report-cards

Fillenbaum, G. G. (1988). Multidimensional functional assessment of older adults: The Duke older Americans resources and services procedures. Lawrence Erlbaum Associates.

Gerardi, M. B. (2015). Psychosocial healthcare patterns and nursing interventions. In C. Lehman (Ed.), The specialty practice of rehabilitation nursing (7th ed., pp. 403–435). Association of Rehabilitation Nurses.

Gorges, R. J., & Konetzka, R. T. (2020). Staffing levels and COVID-19 cases and outbreaks in US nursing homes. Journal of the American Geriatrics Society, 68(11), 2462-2466. https://doi.org/10.1111/jgs.16787

Guse, L. W. (2018). Comprehensive assessment of the older adult. In K. L. Mauk (Ed.), Gerontological nursing:Competencies for care (4th ed., pp. 209–238). Jones & Bartlett Learning.

Haber, D. (2018). Promoting healthy aging. In K. L. Mau.(Ed.), Gerontological nursing: Competencies for care (4th ed., pp. 241–270). Jones & Bartlett Learning.

Harrington, C., Carrillo, H., Blank, B. W., & O'Brian, T. (2010). Nursing facilities, staffing, residents and facility deficiencies, 2004 through 2009. http://www.pascenter.org/nursing_homes/nursing_trends_2009.php

Harrington, C., Dellefield, M. E., Halifax, E., Fleming, M. L., & Bakerjian, D. (2020). Appropriate nurse staffing levels for US nursing homes. Health Services Insights, 13. https://doi.org/10.1177/1178632920934785

Harris-Kojetin, L., Sengupta, M., Park-Lee, E., Valverde, R., Caffrey, C., Rome, V., & Lendon, J. (2016). Long-term care providers and services users in the United States: Data from the national study of longterm

care providers, 2013–2014. National Center for Health Statistics, Vital Health Statistics, Series 3(38). Institute for Healthcare Improvement. (2020). Age-friendly health systems. http://www.ihi.org/Engage/Initiatives/Age-Friendly-Health-Systems/Pages/default.aspx

Jernigan, D. (2015). Rehabilitation and rehabilitation nursing. In C. Lehman (Ed.), The specialty practice of rehabilitation nursing (7th ed., pp. 3–12). Associationof Rehabilitation Nurses.

Johnson, H. (2020). Restorative quality improvement:Novel application of Six Sigma in a skilled nursing facility. Journal of Nursing Care Quality, 36(1), 67–73. https://doi.org/10.1097/NCQ.0000000000000492

Kalisch, P. A., & Kalisch, B. J. (2004). American nursing:A history (4th ed.). Lippincott Williams & Wilkins.

Katz, S., Downs, T. D., Cash, H. R., & Grotz, R. C. (1970).

Progress in development of the index of ADL. The Gerontologist, 10, 20–30.

Koop, C. E., & Schaeffer, F. (1976). Whatever happened to the human race? Fleming H. Revell.

Kottke, F., Stillwell, G., & Lehmann, J. (Eds.). (1982). Krusen's handbook of physical medicine and rehabilitatio.(3rd ed.). Saunders.

Kowalski, R. M., & Peipert, A. (2019). Public-and self-stigma attached to physical versus psychological disabilities. Stigma and Health, 4(2), 136–142. https://doi.org/10.1037/sah0000123

Lenze, E. J., Lenard, E., Bland, M., Barco, P., Miller, J. P., Yingling, M., Lang, C. E., Morrow-Howell, N., Baum, C. M., Binder, E. F., & Rodebaugh, T. L. (2019). Effect of enhanced medical rehabilitation on functional recovery in older adults receiving skilled nursing care after acute rehabilitation: A randomized clinical trial. JAMA Network Open, 2(7), e198199–e198199. https://doi.org/10.1001/jamanetworkopen.2019.8199

Mauk, K. L. (2011). Ethical perspectives on self-neglect among older adults. Rehabilitation Nursing, 36(2), 60–65. https://doi.org/10.1002/j.2048-7940.2011.tb00067.x

Mauk, K. L., & Benton, S. (2018). Elder abuse mistreatment. In K. L. Mauk (Ed.), Gerontological nursing:Competencies for care (4th ed., pp. 779–798). Jones & Bartlett Learning.

Mauk, K. L., & Silva-Smith, A. (2018). Management of common illnesses, diseases, and health conditions. In K. L.

Mauk (Ed.), Gerontological nursing: Competencies for car.(4th ed., pp. 305–386). Jones & Bartlett Learning.

Meenan, R. F. (1985). New approaches to outcome assessment:The AIMS questionnaire for arthritis. Advances in Internal Medicine, 31, 167–185.

Mezey, M., Mitty, I., & Ramsey, G. (1997). Assessmentof decision making capacity: Nursing's role. Journalof Gerontological Nursing, 23(3), 28–34. https://doi.org/10.3928/0098-9134-19970301-13

Moe, A., Hellzen, O., & Enmarker, I. (2013). The meaning of receiving help from home nursing care. Nursing Ethics, 20(7), 737–747. https://doi.org/10.1177/0969733013478959

Moye, J., Butz, S. W., Marson, D. C., & Wood, E. (2007). A conceptual model and assessment template for capacity evaluation in adult guardianship. The Gerontologist, 47(5), 591–603. https://doi.org/10.1093/geront/47.5.591

National Adult Day Services (n.d.). About adult day services. https://www.nadsa.org/learn-more/about-adult-day-services/ National Care Planning Council. (2020). About long-term care. https://www.longtermcarelink.net/eldercare/long_term_care.htm

National Center for Assisted Living. (2020). Facts and figures. https://www.ahcancal.org/Assisted-Living/Facts-and-Figures/Pages/default.aspx

National Center for Elder Abuse. (2014). Statistics and data. https://ncea.acl.gov/What-We-Do/Research/Statistics-and-Data.aspx#prevalence

National Center for Health Statistics. (2016). Health, United States, 2015 with special features on racial and ethnic health disparities. National Center for Health Statistics

National Council on Aging. (2020). What is elder abuse? https://www.ncoa.org/public-policy-action/elderjustice/elder-abuse-facts/#:~:text=Approximately%201%20in%20 10%20Americans,abuse%20are%20 reported%20to%20authorities

National Institute of Mental Health. (n.d.). Older adults and depression. NIH Publication No. QF 16-707. https://www.nimh.nih.gov/health/publications/older -adults-and-depression/qf-16-7697_153371.pdf

National Institute on Aging. (2017). What is a geriatric care manager? https://www.nia.nih.gov/health/what -geriatric-care-manager

National Institute on Drug Abuse. (2019). Marijuana drug facts. https://www.drugabuse.gov/publications/drugfacts/marijuana

National Long-Term Care Ombudsman Resource Center.(2016). About ombudsman. https://ltcombudsman.org/about/about-ombudsman

National PACE Association. (2020). Understanding the PACE model of care. https://www.npaonline.org/start-pace-program/understanding-pace-model-care

Nelson, A. (Ed.). (2006). Safe patient handling and movement:A practical guide for health care professionals. Springer.

Nelson, A., Collins, J., Siddharthan, K., Matz, M., & Waters, T. (2008). Link between safe patient handling and patient outcomes in long-term care. Rehabilitation Nursing, 33(1), 33–43. https://doi.org/10.1002/j.2048-7940.2008.tb00190.x

Nelson, J. M. (2018). Identifying and preventing common risk factors in the elderly. In K. L. Mau.(Ed.), Gerontological nursing: Competencies for car.(4th ed., pp. 271–304). Jones & Bartlett Learning. Office of Minority Health and Health Equity. (2020). Vision. https://www.fda.gov/about-fda/office-commissioner/office-minority-health-and-health-equity

Pepa, C. A., Black, T., & Camicia, M. (2018). Caring transitions, system models, and health policy in aging. In K. L. Mauk (Ed.), Gerontological nursing: Competencies for car.(4th ed., pp. 887–922). Jones & Bartlett Learning.

Pescosolido, B. A., Martin, J. K., Lang, A., & Olafsdottir, S. (2008). Rethinking theoretical approaches to stigma: A Framework Integrating Normative Influences on Stigma (FINIS). Social Science & Medicine, 67(3), 431–440. https://doi.org/ 10.1016/j.socscimed.2008.03.018

Podsiadlo, D., & Richardson, S. (1991). The timed "up & go": A test of basic functional mobility for frail elderly persons. Journal of the American Geriatric Society, 39, 142–148. https://doi.org/10.1111/j.1532-5415.1991.tb01616.x.

Rehabilitation Services Administration. (2020). About RSA. https://www2.ed.gov/about/offices/list/osers/rsa/index.html

Rose, S. S. (2014). Delirium. In K. L. Mauk (Ed.), Gerontological nursing: Competencies for car.(4th ed., pp. 471–487). Jones & Bartlett Learning.

Rusk, H. (1965). Preventive medicine, curative medicine:The rehabilitation. New Physician, 59(4), 156–160.

Santini, Z. I., Jose, P. E., Cornwell, E. Y., Koyanagi, A., Nielsen, L., Hinrichsen, C., Meilstrap, C., Madsen, K.R., & Koushede, V. (2020). Social disconnectedness, perceived isolation, and symptoms of depression and anxiety among older Americans (NSHAP):A longitudinal mediation analysis. The Lancet Public Health, 5(1), e62–e70. https://doi.org/10.1016/S2468-2667(19)30230-0

Sirsch, E., Lukas, A., Drebenstedt, C., Gnass, I., Laekeman, M., Kopke, K., & Fischer, T. (2020). Pain assessment for older persons in nursing home care: An evidencebased practice guideline. Journal of the American Medical Directors Association, 21(2), 149–163. https://doi.org/10.1016/j.jamda.2019.08.002

Sixsmith, A. (2020). Case Study: Practical Steps in Transdisciplinary Team Working: The Enable-Age Project. In Knowledge, innovation, and impact (pp. 131–133). Springer.

Sofer, D. (2017). Proposed regulations for long-term care omit nurse staffing mandate. American Journal of Nursing, 117(2), 12.

Social Security Administration. (n.d.). Disability benefits. https://www.ssa.gov/disabilityssi/

Teshale, S. M., Molton, I. R., & Jensen, M. P. (2019). Associations among decisional autonomy, fatigue, pain, and well-being in long-term physical disability. Rehabilitation Psychology, 64(3), 288–297. https://doi.org/10.1037/rep0000279

The Green House Project. (2020). Who we are. https://www.thegreenhouseproject.org/about/visionmission The Joint Commission. (2020). About The Joint Commission. http://www.jointcommission.org /about_us_the_joint_commission_main.aspx

The New York Times. (2020; updated April 28, 2021). Nearly one-third of U.S. coronavirus deaths are linked to nursing homes. https://www.nytimes.com/interactive/2020/us/coronavirus-nursing-homes.html.

The Robert Wood Johnson Foundation. (2014). The Green House Project. http://www.rwjf.org/en/grants/grantees/the-greenhouse-project.html

The White House. (2015). Fact sheet: The White House conference on aging. https://obamawhitehouse.archives.gov/the-press-office/2015/07/13/fact-sheet-white-house-conference-aging Uniform Data System for Medical Rehabilitation. (1997). FIM® instrument. https://www.udsmr.org/Documents/The_FIM_Instrument_Background_Structure_and_Usefulness.pdf

United Way. (2020). United Way. https://www.unitedway.org/

U.S. Department of Justice. (2020). A guide to disability rights laws. https://www.ada.gov/cguide.htm#anchor 62335

U.S. Department of Labor. (n.d.). Workers' compensation. https://www.dol.gov/general/topic/workcomp

U.S. Department of Veterans Affairs. (2017). Geriatrics and extended care. https://www.va.gov/geriatrics/guide/longtermcare/VA_Community_Living _Centers.asp

U.S. Department of Veterans Affairs. (n.d.). VA disability compensation. https://www.va.gov/disability/#more-information-and-resources

U.S. Preventive Services Task Force. (2018). A and B level recommendations. https://www.uspreventiveservicestask force.org/uspstf/recommendation-topics/uspstf-and -b-recommendations

Warring, P., & Krieger-Blake, L. (2018). End of life care. In K.L. Mauk (Ed.), Gerontological nursing: Competencies for car. (4th ed., pp. 845–886). Jones & Bartlett Learning.

Weitzman, E. R., Salimian, P. K., Rabinow, L., & Levy, S.(2019). Perspectives on substance use among youth with chronic medical conditions and implications for clinical guidance and prevention: A qualitative study. PLoS One, 14(1), e0209963. https://doi.org/10.1371/journal.pone.0209963

Williams, D. (2015). Rehabilitation nursing: Now and into the future. In C. Lehman (Ed.), The specialty practice of rehabilitation nursing (7th ed., pp. 13–38). Association of Rehabilitation Nurses.

World Health Organization (n.d.). Depression. http://www.who.int/news-room/fact-sheets/detail/depression

World Health Organization. (2002). Towards a common language for functioning, disability and health ICF. http://www.who.int/classifications/icf/training/icfbeginnersguide.pdf

World Health Organization. (2007). International classificationof functioning, disability, and health. http://www.who.int/classifications/icf/en

World Health Organization. (2020). Rehabilitation. https://www.who.int/news-room/fact-sheets/detail/rehabilitation

Worthington, B. (2017). Elder suicide: A needless tragedy http://www.todaysgeriatricmedicine.com/news/exclusive_03.shtml

제 18 장

완화돌봄 Palliative Care

Kristen L. Mauk

개요

미국에는 만성질환자가 지속적으로 증가하고 있다. 특히 고령 노인이 증가하고 있어, 만성질환은 공중보건의 핵심 문제가 되고 있다. 미국의 주요 사망원인 5개-심장질환, 암, 만성폐질환, 사고, 뇌졸중- 중 4개가 만성질환이다(Centers for Disease Control and Prevention, National Center for Health Statistics, 2020a). 2017년에 심장질환과 암으로 인한 사망자 수는 120만 명 이상이었다. 만성질환은 장기간 지속되는 질병이며, 질병의 점진적인 악화와 장애로 쇠퇴하는 단계를 거친다. 이런 쇠퇴단계를 거치는 사람은 완화돌봄을 받을 수 있다.

국제적인 차원에서 보면 완화돌봄이 필요한 사람은 약 4,000만 명이며, 이 중 78%가 개도국이나 중진국에 거주한다(World Health Organization, WHO, 2020a). 세계보건기구(WHO, 2020a) 자료는 완화돌봄이 필요한 사람의 약 14%가 완화돌봄을 받고 있으나, 자원이 고갈된 국가에서는 10% 미만이라고 보고했다. 이런 충족되지 않은 욕구는 WHO와 세계완화관리동맹이 공동으로 발행한 생애말기 완화돌봄의 세계도감(Global Atlas of Palliative Care at the End of Life)에 처음으로 기술되었다. 완화돌봄과 비감염성 질환에 대한 요구는 개도국과 중진국에서 가장 많다(Worldwide Palliative Care Alliance, 2014). 전 세계에서 만성질환으로 인한 사망자의 약 80%는 개도국과 중진국에서 발생한다(WHO, 2020a). 생애말기 완화돌봄의 세계도감(2014a)은 국가가 더 보편적인 돌봄 방향으로 나아갈 때, 최근의 모든 건강관리체계에 완화돌봄을 필수적으로 포함하도록 강조한다.

2014년 5월에 열린 제67차 WHO 회의에서는 WHAT67.19 결의안이 통과되었다. 이 결의안은 또한 모든 나라가 완화돌봄 서비스를 강화하도록 요구했다(WHO, 2014a). 완화돌봄 조치는 WHO의 2013-2020 비감염성 질환 예방과 규제에 대한 국제적인 행동지침에 포함되었다. WHO(2020b)는 2019년 10월에 세계 호스피스와 완화관리의 날을 위해 "완화돌봄: 그것은 나의 관리, 나의 권리다"라는 구호를 내걸고 완화돌봄의 홍보를 위한 캠페인에 참여했다. 2030 WHO(2020b) 의제구호인 '누구도 소외되지 않은 세상(Leave no one behind)'은 국가의 정부들이 지속가능 발전목표 3을 성취하기 위해 전 세계적으로 완화돌봄을 도울 약 4,000만 명(최소 2,000만 명의 돌봄제공자를 포함한 총수)을 채우기 위한 완화돌봄 정책을 반드시 수립해야 함을 의미한다(para 2).

* 역사적 관점

완화돌봄은 호스피스 운동에서부터 성장했다. 호스피스는 간호철학이며, 동시에 보건의료제도의 한 형태이다. 현대 호스피스 운동의 창시자로 여겨지는 Dame Cicely Saunders는 간호사, 사회복지사, 의사로서의 교육을 받았으며, 1967년 영국 시든햄에서 성크리스토퍼 호스피스를 건립했다. 성크리스토퍼 호스피스는 최초로 연구와 교육을 병행했고, 통증과 증상관리 면에서 전인적 간호접근, 가정간호, 질병과정과 이후의 사별과정에서 가족에 대한 지지를 제공하는 혁신을 일으킨 것으로 알려졌다. Saunders의 업적을 토대로 완화돌봄서비스는 영국 전역과 세계로 퍼져나갔다. 간호의 선구자인 Florence Wald는 1971년에 미국에서 최초로 코네티컷의 뉴헤이븐에 호스피스를 건립하고 학제간 팀 활동을 주도했다(Coyle, 2015).

1990년대에 미국에서는 두 개의 보고서-예후와 결과에 대한 선호도, 치료의 위험을 이해하기 위한 보고서(SUPPORT, 1995)와 의학연구소(Institute of Medicine, IOM)의 보고서인 다가오는 죽음: 생애말기돌봄의 증진(Field & Cassel, 1997)-가 생애말기의 돌봄과 관련하여 많은 관심을 불러일으켰다. 이런 관심의 결과로 인해 생애말기돌봄의 증진은 돌봄에 대한 전국적인 핵심주제로 자리 잡게 되었다. 표준자료는 의학연구소에서 발간하는 '미국에서 죽어감: 생애말기에 개인의 선호도 존중과 삶의 질 향상'(IOM, 2015)이다.

또한 국립간호연구소(National Institute of Nursing Reach, NINR)는 2016년 9월에 최근(2016-2020)의 연구주제들을 발표했는데, 생애말기와 완화관리가 핵심연구에 들어 있었다. 다른 영역은 증상, 안녕감, 자가관리 등을 포함하고 있다(NINR, 2016).

* 완화돌봄, 생애말기돌봄, 호스피스돌봄의 구별

미국에서 행하는 완화돌봄에 대한 서술은 호스피스와 완화돌봄연합(National Coalition for Hospice and Palliative Care, NCHPC, 2018)에 의해 개발되었으며, 다음과 같이 서술한다.

> 완화돌봄은 통증과 다른 증상에 대한 전문적 사정과 관리, 돌봄제공자의 욕구 사정과 지지 그리고 간호조정이다. 완화돌봄은 순차적으로 중한 질병에 대한 신체적, 기능적, 심리적, 실용적, 영적으로 대응한다. 완화돌봄은 환자와 가족 중심의 간호이며, 질병의 스트레스와 증상을 완화시켜 질병과 함께 살아나가도록 제공한다. 중한 질병에 대한 간호계획의 조기통합을 통해 완화돌봄은 환자와 가족을 위한 삶의 질을 증진한다.(p. 1)

WHO(2020a)는 완화돌봄을 다음과 같이 정의한다.

> 완화돌봄은 생명을 위협하는 문제에 직면하는 환자(성인과 어린이)와 그들 가족의 삶의 질을 증진하는 접근이다. 완화돌봄은 신체적, 심리사회적, 또는 영적인 면에서 통증과 다른 문제에 대한 조기인식, 정확한 사정, 처치를 통해 고통을 완화하고 예방한다.(para 1)

그러므로 완화돌봄은 다음과 같은 서비스와 수행을 포함한다.

- 통증과 다른 고통스러운 증상에 대한 완화를 제공한다.
- 죽음을 정상적인 과정으로 인정하고 현실을 긍

정한다.

- 의도적으로 죽음을 서두르거나 지연시키지 않는다.
- 환자간호의 심리적인 면과 영적인 면을 통합한다.
- 환자가 가능하면 임종 시까지 활발하게 살도록 돕기 위한 지지체계를 제공한다.
- 필요시 사별상담을 포함한 환자와 가족의 요구를 해결하기 위해 다양한 팀 접근을 사용한다.
- 삶의 질을 향상하여 질병과정에 긍정적으로 영향을 주게 한다.
- 심각한 질병과정의 초기부터 생명연장을 위한 화학요법이나 방사선요법 등을 연계하여 적용한다(Coyle, 2015).

호스피스와 완화돌봄이라는 용어는 서로 교체하여 사용되고 있고, 인쇄 발행물이나 건강관리 전문가 사이에서도 그렇다. 증상관리와 완화돌봄에 대한 논의도 빠르게 생애말기돌봄 쪽으로 이동하고 있다. 완화돌봄을 받는다는 것은 대상자가 생애말기에 가까이 와있음을 의미하기도 하고 그렇지 않음을 의미할 수도 있다. 둘의 차이점은 명백하다. 완화돌봄을 받는 동안에 환자는 치료적 처치를 받지만 호스피스 돌봄을 받는 동안에는 치료적 처치를 받지 않는다. 예를 들어, 만성폐질환이나 심장문제 또는 뇌혈관질환으로 인해 고통받는 사람은 완화돌봄이 필요하지만 생애말기돌봄이나 호스피스 돌봄을 받는 사람에게는 치료적 처치가 필요하지 않다. 모든 호스피스 돌봄은 완화돌봄이며, 증상관리와 안위돌봄이다. 그러나 모든 완화돌봄이 생애말기돌봄이나 호스피스 돌봄은 아니다.

호스피스 간호사가 가정방문을 하여 Randy의 호스피스 입원을 위한 기록지 작성과 '섭취'에 대한 면담을 해야 했다. 나는 두 가지 질문이 있었다. Randy가 호스피스 돌봄을 받는 동안 식도확장이 허락될 것인지? 다행히도 영양섭취를 받는 것은 안위를 추구하는 것이므로 Randy는 허락이 될 것이다. 그러나 흉곽 내에서 자라는 암으로 인한 통증을 감소시킬 바람으로 오늘 밤에 Randy가 받는 방사선치료는 호스피스 돌봄의 일부분이 될 수 없다. 비록 그 방법이 통증관리를 위한 유일한 방법일지라도 말이다. -Pamala

완화돌봄증진센터(Center to Advance Palliative Care, CAPC,2018, 2020a)는 다음과 같이 폭넓은 설명을 제공한다.

- 완화돌봄은 중한 질병의 어느 단계에서나 어느 연령에서나 받을 수 있으며, 치료적인 처치가 제공된다.
- 완화돌봄은 증상중재에 초점을 둔 특수화된 간호이다.
- 완화돌봄의 목표는 환자와 그 가족의 삶의 질을 향상시키는 데 있다.
- 완화돌봄은 간호의 질을 향상하고 비용을 절감한다.
- 완화돌봄이 다루는 가장 흔한 질병은 심장질환, 암, 뇌졸중, 당뇨병, 신부전, 파킨슨병, 알츠하이머병이다.
- 완화돌봄이 완전히 미국 내 병원과 통합된다면, 매년 약 60억 달러를 절약할 수 있을 것이다.
- 15년이 경과하면서, 병원 내 완화돌봄은 급성장했다. 2016년까지 완화돌봄팀이 있는 병원은 1,800개 이상이었다.

완화돌봄증진센터(CAPC)가 주도하는 완화돌봄향상(Improving Palliative Care, IPAL)은 다양한 곳에서 완화간호의 증진과 통합을 촉진하도록 고안되었다. 첫 번째 사업은 중환자실에서의 완화돌봄향상(Improving Palliative Care in the ICU, IPAL-ICU)이었으며, 2010년 6월에 시작되었다. 두 번째 사업은 응급의학에서의 완화돌봄향상(Improving Palliative Care in Emergency Medicine, IPAL-EM)으로, 2011년 9월에 시작되었다. 그리고 세 번째 사업은 외래에서의 완화돌봄향상(Improving Outpatient Palliative Care, IPAL-OP)이었다. IPAL-EM(CAPC, 2020b)의 자문위원회는 응급실에서 사용할 도구를 개발했다. 이 도구는 환자와 가족을 위한 완화돌봄에 대한 이용도를 증가시킬 자료를 담고 있다. 이 도구에 담긴 자료는 다음과 같다.

- 요구도 사정과 사례 형성
- 프로그램 설계
- 규정에 대한 샘플과 임상도구
- 질적인 면을 측정하는 도구
- 임상 훈련과 관련된 자료
- 환자와 가족을 위한 정보
- 참고 도서관과 완화관리향상 자문위원

중환자실 완화돌봄향상(IPAL-ICU, CAPC, 2020c)은 중환자실에 입원한 환자와 가족이 완화돌봄을 더 많이 이용하도록 돕기 위한 것으로, 앞서 서술한 바와 같은 영역에서 유사한 도구를 소지하고 있다. 이런 축적된 자료는 완화돌봄향상(IPAL)의 주도로 탄생하게 되었다.

＊완화간호

Coyle(2015)은 완화간호의 독특한 특성으로 전인간호에 대한 철학을 기술했다. 완화간호는 환자에게 집중하는 능력, 많은 고통과 불쾌감을 대면하는 현장에 남아 경청하는 능력, 환자나 가족과 함께 깊게 교감하는 수준의 의사소통 등으로 조합된 최상의 임상적인 경쟁력이다. 인생 전반에 걸쳐, 질병과정, 환자의 죽음, 가족의 사별에 따라 다양한 시설에서 완화간호가 제공된다. 간호사의 환자나 가족과의 개인적인 관계는 치유관계에서 중요한 부분이다. 과학적 지식(효과적인 통증관리와 증상관리)이나 임상기술(정서적, 심리사회적, 영적 요구와 문화적 가치)과 함께 이런 치유관계는 간호의 핵심이며, 완화간호를 다른 전문 간호 분야와 분리한다. 간호철학이며 치료적 접근으로서, 완화간호는 모든 간호사가 수행할 수 있다.

＊완화돌봄에 대한 임상수행지침서

예후와 결과에 대한 선호도, 치료의 위험을 이해하기 위한 보고서(SUPPORT)나 의학연구소(IOM)보고서와 같은 유명한 연구는 만성적이고, 악화되는 장애가 있고, 삶이 제한된 질병을 가진 모든 사람을 위한 돌봄체계에 완화돌봄을 통합시킬 필요성을 인정하고 있다. 2004년에 미국 호스피스완화의료학회(American Academy of Hospice and Palliative Medicine, AAHPM)와 완화돌봄증진센터(CAPC), 호스피스완화간호협회(Hospice and Palliative Nurses Association, HPNA), 미국 사회복지사협회(National Association of Social Workers, NASW), 미국 호스피스완화돌봄기구(National Hospice and Palliative Care Organization, NHPCO), 미국 완화돌봄연구센터(National Palliative Care Research Center, NPCRC) 등은 질적 완화간호를 위한 임상수행 지침서(Clinical Practice Guidelines for Qualty Palliative Care, NCPQPC)를 최초로 만들었다. 이 지침서는 2009년에 개정되었고, 2013년 3월에 3차 개정되었으며, 가장 최근인 2018년에는 4차 개정이 이루어졌었다(NCHPC, 2018).

다양한 건강관리시설에서 완화돌봄이 활용되도록 의무가 부여되면서, 임상수행지침서는 완화돌봄에 접근, 지속성, 질적 보장을 위한 가정돌봄기관이나 호스피스시설, 지역센터, 병원 간 협력관계에 강조점을 두고 있다. 2013년에 만들어진 지침서에 8개 돌봄영역이 포함되었는데, 2018년까지 지침서 돌봄영역이 계속 지속되었으며(NCHPC,

2018), 영역은 다음과 같다.

- 1영역: 완화돌봄의 구조와 과정
- 2영역: 완화돌봄의 신체적인 면
- 3영역: 완화돌봄의 심리적이고 정신적인 면
- 4영역: 완화돌봄의 사회적인 면
- 5영역: 완화돌봄의 영적, 종교적, 실존적인 면
- 6영역: 완화돌봄의 문화적인 면
- 7영역: 임박한 생애말기 환자 간호
- 8영역: 완화돌봄의 윤리적·법적인 면

각 영역에서 가장 좋은 수행을 위한 요소는 2018년 지침서에 서술되어 있다.

임상수행지침서는 새로운 프로그램을 만들기 위해 매뉴얼이나 청사진으로 사용되고 프로그램 개발의 기준이 된다. 임상수행지침서는 최근 발전된 임상기술을 반영하기 위해 계속 개정되고 있다. 2013년 지침서의 7영역인 "생애말기 환자 간호"가 2018년 4차 개정지침서에서 "임박한 생애말기 환자 간호"로 주제가 변경된 것을 제외하고, 다른 영역은 4차 개정판에서 그대로 유지되었다(NCHPC, 2018). 이 지침서에서 완화돌봄의 기본적인 신조는 지속적인 환자와 가족 중심의 완화돌봄, 다른 의료시설과 연계한 포괄적인 완화돌봄, 심각한 질병이나 생명을 위협하는 진단일 경우 완화돌봄의 조기 도입, 학제간 협동적인 완화돌봄, 완화돌봄팀 구성원 간의 숙련된 임상기술과 의사소통, 환자와 가족의 신체적·심리적·정서적·영적인 고통과 불쾌감 완화, 질적인 면에 초점을 두기, 공정한 접근성 등이다(http://www.nationalconsensusproject.org). 4차 개정판에 첨가된 내용에는 지역사회 기반의 자원, 비통과 사별, 돌봄의 지속성에 대한 강조점을 포함되었다. 또한 주요 연구증거에 대한 참고문헌이 두드러진다.

*** 완화돌봄의 수행 장소**

완화돌봄은 병원, 요양원, 재활시설, 교정시설, 노숙자 보호시설, 또는 가정에서 제공될 수 있다(NCHPC, 2018). 어느 곳에서 제공되더라도 완화돌봄의 목적은 환자와 가족을 중심으로 한 의사결정, 관리의 지속성, 개방된 의사소통, 증상관리, 안위돌봄 등으로 모두 동일하다. 치료적 관리는 병원, 외래, 또는 가정에 기반을 둔 완화돌봄의 한 부분으로 이루어질 수 있을 것이다.

*** 완화돌봄에 관한 자료**

미국 완화돌봄등록기관(National Palliative Care Registry, NPCR, 2020)과 완화돌봄증진센터(CAPC)의 연구소는 완화돌봄과 관련된 가장 최근의 자료를 제공한다. 2019년에 병원 중심의 완화돌봄 프로그램은 소아 완화돌봄 자료 54개, 성인 및 기타 완화돌봄 자료 425개를 미국 완화돌봄등록기관에 제출했다. 핵심내용은 다음과 같다.

- 완화돌봄서비스는 5.6%까지 증가했다. 그러나 지난 1년 동안 입원환자 18명 중 1명이 완화돌봄에 대한 상담을 받았다.
- 입원환자를 위한 완화돌봄 프로그램의 인력이 적절하지 않았으며, 프로그램의 40% 미만이 의사, 면허간호사, 전문간호사, 사회복지사, 목사 등으로 구성된 완전한 다학제팀 접근으로 완화돌봄이 이루진다고 보고했다. 병원은 완화돌봄을 의뢰받아 입원한 모든 환자의 절반 이상에게 요구되는 서비스를 수행하고 있다. 그러나 성인 완화돌봄 프로그램의 절반 이하가 24/7보상을 받고 있다(NPCR, 2020).

완화돌봄에 대한 문제와 장벽

완화돌봄에 대한 장벽은 여러 가지 이유 때문에 존재한다. 주된 장애는 고통완화나 삶의 질보다는 생명연장과 치료를 강조하는 의학철학에서 비롯된다. 최근 미국의 급성기 건강관리체계는 급성질병의 처치, 상해의 처치, 완치에 초점을 둔다. 이런 건강관리체계는 만성질환과 장기적인 돌봄이 필요한 대상자에게는 매우 비효과적이다. 급성기 돌봄 모델에서 환자의 목표는 완치이지만, 완화돌봄에서는 그렇지 않다. 보험방식 또한 소비자에게 완치나 안위돌봄 중에서 한 가지를 선택하도록 강요한다. 일반 메디케어는 오로지 완치를 위한 처치에만 보상을 해주며, 안위돌봄에 대한 서비스는 메디케어 호스피스 혜택을 사용하도록 한다. 완치를 위한 치료를 받는 동안 완화돌봄을 받는 환자를 위한 메디케어 및 메디케이드 서비스센터(Centers for Medicare and Medicaid Services, CMS)의 새로운 선택사항은 메디케어 돌봄 모델(Medicare Care Model, MCM)이다(CMS, 2020). 이 선택사항을 통해 메디케어 수혜자는 다른 치료서비스를 받는 동시에 호스피스 제공자로부터 유사한 호스피스 돌봄을 받을 수 있다.

Ohlen 등(2013)은 암치료와 관리의 재활적이고 완화적인 목적에 대한 사회적 인식의 확대와 결부된 완화돌봄의 조합이 완화돌봄에 대한 최근의 설명과 견고하게 일치한다고 주장했다. 그러나 이런 접근은 완화돌봄이 죽어가는 환자만을 위한 것이라고 믿는 대부분의 건강관리전문가의 이미지와는 다르다.

* 완화돌봄의 수혜대상자 식별

필요한 완화돌봄을 받는 환자에 대한 하나의 장벽은 적절한 사람을 식별하는 기준의 결여이다. 표준화된 사정도구가 존재하지만 의료시설은 종종 자체적으로 도구를 개발한다. 표준화된 기준의 결여는 완화돌봄의 선택사항에 대해 환자와 의사소통을 하는 데 많은 어려움을 겪는 건강관리전문가로 하여금 적합한 환자가 완화돌봄을 받고 있는지 구별하기 어렵게 만든다.

환자를 적절하게 사정하기 위한 기준과 도구는 모두 사용 가능하다. 그러나 미국 전역에서 이런 기준과 도구의 사용이 동일하지가 않다. 게다가 이런 기준과 도구는 농촌 지역의 시설이나 지역사회 병원보다는 도시 지역에 있는 교육병원에서 더 널리 사용되고 있다.

CAPC 웹사이트(2020d)는 지역사회, 아동병원, 장기요양시설, 중환자병동, 기타 완화돌봄 상담기관에서 적절한 환자를 파악하기 위한 자료를 제공하고 있다. 또한 이 웹사이트는 전문가를 위해 다양한 장소에서 사용할 수 있는 다양한 선별검사 도구를 제공한다.

병원에 입원할 당시에 우선되는 완화돌봄 사정의 범주는 급성병원 입원 빈도, 증상조절의 어려움(신체적이나 심리적), 기능감퇴의 정도 등이다. 기타 고려되어야 할 범주들는 장기요양시설 거주 여부, 고령, 전이된 불치성 암, 호스피스 환자 경력 등이다. Churchill 등(2020)은 완화돌봄 선별검사도구의 사용이 세 개의 지역사회병원에서 완화돌봄 상담 건수를 증가시켰음을 발견했다.

Yen 등(2020)은 2개의 보편적인 도구를 병행하여 사용한 결과 생애말기서비스 또는 완화돌봄의 적절성을 더 잘 예측한다는 결과를 발견했다. 연구자들은 12개월 동안 생존과 완화돌봄의 필요성을 탐지할 때 예측 가능성을 높이기 위해 기습질문(surprise question, SQ)과 완화돌봄 선별검사도구(palliative and screening tool, PCST)를 병행하여 사용했다. 또한 DiLello 등(2018)은 진전된 질병범주의 타당도를 위해 의사와 간호사를 대상으로 병원전산망에서 완화돌봄 선별검사도구에 대한 피드백을 조사하고 분석했다.

세계보건기구(2018)는 지역사회 중심의 시설과 일차 건강관리시설의 서비스 제공자가 그들의 일상적 수행에 완화돌봄을 결합시켜야 한다는 합의점을 채택했다. 일차 건강관리를 위한 필수 완화돌봄 패키지(Essential Package of Palliative Care for Primary Health Care, EPPHC)는 인생 전반에 걸친 완화돌봄의 요구를 다루기 위한 최소한의 패키지로 개발되었다. 패키지의 내용은 다음과 같다.

- 일련의 안전한, 효과적인, 저렴한, 외래환자가 보편적으로 사용 가능한 의약품
- 간편하고 저렴한 장비
- 기본적인 사회적 지지
- 약품, 장비, 사회적 지지를 효과적이고 안전하게 제공하기 위해 요구되는 인적자원(WHO, 2018, p.19)

중환자관리 병동에서는 완화돌봄을 수행하는 데 여러 장벽이 존재한다. 이러한 장벽으로는 환자자신에 대한 비현실적인 견해, 가족과 의사의 중환자실 관리에 대한 기대, 완화돌봄과 중환자 돌봄이 상호 배타적이거나 순차적이라는 오해, 완화돌봄과 호스피스 돌봄 간의 혼동, 완화돌봄은 죽음을 재촉한다는 염려, 임상의사의 불충분한 훈련, 임상의사의 경쟁적인 요구, 제도와 문화의 변화에 따른 효과적인 접근방법의 적용실패 등이 있다(Aslakson et al., 2014b; WHO, 2018).

*** 완화돌봄의 필요성에 대한 환자의 뒤늦은 발견**

언제 만성질환의 치료에서 완화돌봄의 치료적 중재로 전환해야 할지에 대한 결정은 어렵다. 암 환자에게 완화돌봄의 필요성에 대한 진단적 범주는 점점 확실해지겠지만, 심부전 환자나 말기폐질환자는 완화돌봄에 대한 명확한 기준이 제시되지 않은 기타 범주의 대표적인 환자집단이다.

Fitzsimons 등(2007)은 질병 말기단계의 환자가 완화돌봄의 요구를 충족하지 못하는 이유에 대한 연구에서, 가장 놀라운 결과는 "환자의 완화돌봄 요구에 직면한 일부 임상전문가가 환자의 완화돌봄 참여에 적극적이지 못한 것"이었다(p. 321). 이런 임상의료전문가는 오랫동안 환자를 알아왔지만 성공적인 치료나 처치를 제공하지 못했기 때문에, 환자에게 완화돌봄이나 생애말기돌봄의 선택에 대해 논의하기를 주저했다.

Pittroff와 Hendricks-Ferguson(2020)은 질병과정의 말기단계보다 초기단계에서 성인 환자와 가족에게 언급되었다면, 그들이 완화돌봄의 선택을 더 선호했을 것이라는 결과를 얻었다. 이 코호트연구에서 환자는 가족과 함께 완화돌봄 선택사항에 대해 듣기를 바랐으며, 질병의 경과와 상관없이 선택권과 선택사항에 대해 듣기를 원했다. 연구 대상자의 대부분은 만일 치료가 계획대로 되지 않는다면 미리 선택사항에 대해 듣기를 선호했다.

Gidwani 등(2016)은 대상자의 실제 삶을 이해하기 위해 메디케어, 보훈부(Veterans Administration, VA), 그리고 퇴역군인-지불관리(VA-purchased care) 등에서 자료를 받아 연구를 수행하는 후향적 연구방법을 사용했다. 연구자들은 위 세 곳의 건강관리환경에서 완화돌봄 시기와 서비스 받기, 호스피스 돌봄 시기와 서비스 받기에 대한 관심을 가졌다. 대부분의 퇴역군인은 호스피스 돌봄(71%)을 받았으며, 완화돌봄(52%)은 더 적게 받은 것으로 나타났다. 연구자들은 보조적인 서비스가 추천된 시기와 이러한 서비스가 수행된 시기 간에 차이가 있었다는 결론을 내렸다. 또한 죽음의 예측에 대한 어려움이 보조적인 서비스의 미진한 사용을 완전히 설명하는 것이 아니라고 결론지었다(Gidwani et al., 2016).

* 완화돌봄에 대한 지식 부족

포괄적인 완화돌봄 프로그램이 제공하는 것에 대한 소비자와 지역사회의 이해 부족, 환자와 가족의 희망사항에 대한 부족한 의사소통, 그리고 죽음에 대한 부정 등이 완화돌봄 서비스를 순차적으로 제공하는 데 방해가 되고 있다(End-of-Life Nursing Education Consortium, ELNEC, 2016). 안타깝게도 완화돌봄이 호스피스와 아주 밀접하게 연관되어 있으므로 대부분의 일반인은 아직도 완화돌봄을 호스피스 돌봄과 동일한 것으로 인식하고 있다. 일반인과 심지어는 전문적인 건강관리제공자에게도 이 구별에 대해 설명하는 것이 종종 어렵다.

* 기타 요인

세계보건기구는 세계적으로 완화돌봄을 받는 사람에 대한 부가적인 장벽을 파악했다. 그 장벽은 다음과 같다.

- 많은 나라에서, 국가적인 완화돌봄에 대한 정책이나 전략적 계획, 임상지침 등의 결여
- 완화돌봄에 대한 초급, 중급, 전문인 훈련 프로그램의 결여
- 완화돌봄의 수행에 대한 훈련을 받고, 보수를 받으며, 공식적으로 책임을 지면서 입원환자와 외래환자에게 완화돌봄을 제공하는 정식직원 자리의 결여
- 가정에서의 완화돌봄을 위한 보험지불의 결여
- 마약성 진통제의 부작용, 중독, 전환에 대한 과도한 공포로 인해 규칙적인 마약성 진통제 처방을 극단적으로 제한하는 결과
- 모르핀 알약과 모르핀 주사제의 지역생산이나 중요성에 대한 경제적 혜택의 결여(WHO, 2018, p.9)

중재

환자 사정 시, 각 증상에 따라 고유한 사정이 이루어진다. 완화돌봄에서 전반적인 간호사정에 대한 기술은 다음과 같다.

* 간호사정

효과적인 증상관리는 체계적인 간호사정에서 시작한다. 연구결과들은 검증된 도구로 객관적인 증상에 대한 규칙적 사정을 지지한다. 규칙적인 간호사정의 이점은 그동안 간과되었거나 보고되지 않았던 증상을 찾아내는 것이며, 노인대상자에게서 더욱 그렇다(Pittroff & Hendricks-Ferguson, 2020). 동일한 타당도가 증명된 도구의 지속적인 사용과 확산은 임상수행과 연구결과의 비교를 촉진한다.

완화돌봄을 위한 최초의 간호사정은 표준화된 간호사정과 크게 다르지는 않다. 그러나 사정도구의 구성틀은 Ferrell(1995)이 개발한 삶의 질이라는 개념틀을 사용하며, 이 틀은 신체적, 심리적, 사회적, 영적인 안녕상태라는 4개의 영역을 포함한다(Glass et al., 2010). 질병의 경로에 따라 환자나 가족의 요구도가 변화하므로 포괄적인 사정은 4개의 각각 다른 단계에서 반드시 이루어져야 한다. 4개 단계는 (1) 진단 시, (2) 치료과정 시, (3) 치료 후(장기간 생존 또는 종말 단계), (4) 죽음이 임박한 기간 등이다(Glass et al., 2010, p. 87).

다른 사정 도구도 사용할 수 있다. 건강관리연구 및 질을 위한 기관(Agency for Healthcare Research and Quality, AHRQ)과 Aslakson 등(2017)은 어떤 방법으로든 완화돌봄 영역과 밀접하게 연계된 사정도구가 150개 이상임을 파악했다. 그러나 Glass 등이 열거한 모든 영역을 포함한 도구는 거의 없다. 이런 이유로 이 장에서는 다른 이전의 연구들과 마찬가지로 Glass 등(2010)의 연구결과를 계속 사용할 것이다. 예를 들어,

McIlfatrick and Hasson(2013)은 좀 더 간략한 총체적인 사정도구와 환자를 의뢰할 때 사용한 선별검사도구를 제시했다. 이들 도구에는 신체적 건강, 사회적 및 직업적 안녕, 정신건강 및 정서적 안녕, 가족과 친구 관계, 영적 안녕상태, 인식력과 결정력 등과 같은 영역이 포함되어 있다.

사정을 위한 면담이나 신체검진을 시작하기 전에 간호사가 먼저 환자와 관계를 형성하는 것이 중요하며, 환자와 그 가족과 관계를 발전시켜 나가는 초기 단계가 가장 중요하다. 다음 설명은 그러한 관계형성 시 고려할 사항이다.

- 환자와 가족에게 자신을 소개한다.
- 환자가 맞는지를 확인한다.
- 환자가 자신을 어떻게 불리기를 원하는지 확인한다.
- 환자와의 상호작용에 대한 목적과 함께 할 수 있는 시간을 설명한다.
- 환자를 사정하기 전에 환자의 허락을 받는다. 또한 어떤 환자는 가족이 옆에 있기를 원하고 어떤 환자는 그렇지 않다는 점을 기억한다.
- 문화적으로 가까운 거리두기를 좋아하면 환자 가까이에 자리한다.
- 환자가 알고 있는 자신의 질병에 대해, 그리고 현재까지 어떻게 알게 되었는지 말하도록 안내한다.
- 환자를 방해하지 않도록 조심한다. 탐색, 반영, 명료화, 공감하며 반응하기, 그리고 구체적인 답을 하도록 돕기 위해 개방된 질문 등의 대화 기술을 사용한다(Glass et al., 2010, p.88).

완화돌봄을 받는 환자는 매우 아프고, 과거에 이미 여러 번 대답했던 질문에 대해 대답할 힘이나 인내심, 또는 관심 등이 사라진 경우가 많다. 그러므로 우선되는 증상을 토대로 개인에 맞춰진 사정을 해야 한다. 사정하는 동안에 자주 일어나는 이슈 중 하나는 환자가 치명적인 상황에 처할 때 어떤 처치를 할 것인지를 논의하고 결정하는 것이다. 이런 문제를 공개적으로 논의하기는 쉽지 않다. 환자와 가족에게 이 주제를 이야기하는 방법을 하나 소개한다. "우리는 최선을 다하지만 최악의 상황에 대한 준비도 해야 한다. 만일 우리의 노력에도 불구하고 당신의 심폐기능이 멈춘다면, 우리가 당신을 살리기 위해 어떤 노력을 하기를 원하는가?"(Glass et al., 2010, pp. 88-89).

2012년 3월에 Randy가 호스피스 돌봄에 들어갔을 때 '소생술 안 함'이라는 칸에 서명하라는 요청을 받았다. 그는 호스피스 돌봄의 목적을 충분히 알고 있었지만 아직은 서명할 수 없었다고 내게 말했다. Randy와 나는 3~6개월 동안 잘 버티거나 또는 폐까지 전이된 암이 혹시 조금씩 줄어들 수 있지 않을까라는 희망을 갖기도 했다. 나는 Randy가 서명하지 않는 것을 타박하지 않았다. 그것은 Randy의 결정이었기 때문이다. 그러나 곧 암과의 싸움에서 그가 질 것이 명확해졌다. Randy가 죽기 약 2주 전, 아직 정신이 있을 때, 나는 Randy에게 서명할 것을 요청했다. Randy는 아무런 말없이 서명을 했다.

-Pamala

심리사회적인 면을 사정할 때는 다음과 같은 요인이 포함된다.

- 신체적, 심리사회적, 영적인 상실의 유형을 결정한다.
- 정서적인 반응을 관찰한다.
- 요구하는 정보가 무엇인지를 사정한다.
- 대처하는 양상을 파악한다.
- 조절에 대한 요구를 사정한다.

추가적으로, 간호사정은 정상 및 비정상적인 비탄과 우울에 대한 구분을 포함해야 한다(Glass et al., 2010,p.90).

Mateo-Ortega(2018)는 완화돌봄을 받는 복잡한 환자에게 심리사회적 간호를 제공하는 효과를 파악하기 위해 8,333명의 환자를 대상으로 유사-실험연구, 전향적 연구, 다중심(multicener)연구, 한 집단 사전-사후 테스트연구를 수행했다. 심리사회적인 관리를 수행한 29개 팀은 먼저 대상자의 감정, 불안, 정서적 불쾌감 등을 사정했다. 전문가에 의한 심리사회적 중재가 환자의 고통을 감소시켰다는 결과를 얻었는데, 특히 심리가 복잡한 환자인 경우에 그러했다.

영적 안녕상태 사정은 환자의 포괄적인 사정에서 가장 중요한 부분이다. 건강관리연구 및 질을 위한 기관(Aslakson et al., 2017)은 완화돌봄에서 나타난 영적인 면의 차이를 인식했다. 심각하거나 치명적인 질병의 진단이 내려진 후에 다양하고 많은 영적 문제가 발생한다. 또한 질병 궤적에 따라 병이 악화되면, 더 많은 질문이 제기된다. 환자는 "왜 나지?", "이것이 의미하는 것은 무엇인가?", "사후에 삶이 있는가?" 등의 질문을 하기 시작한다. Maslow(1987)의 이론은 인간의 욕구를 계층화하여 가장 기본적인 신체적이고 생존경쟁적인 욕구로부터 점차 위로 올라가는 욕구 단계를 제시했다. 따라서 환자는 이미 기본적인 욕구를 어느 정도 충족한 후에 위와 같은 추상적인 질문을 한다.

완화돌봄에 대한 고전적인 논문의 저자인 Clooen Scanlon(1989)은 사정에서 두 가지의 중요한 질문은 "당신의 가장 중요한 관심사는 무엇입니까?" 그리고 "제가 어떻게 도와드릴까요?" 라고 제시했다.

* 완화돌봄의 목표 정하기

완화돌봄의 중재는 간호목표에 따라 논리적으로 전개된다. 따라서 완화돌봄의 첫 번째 단계에서 해야 할 일은 간호목표를 수립하는 것이다. 만성적이고, 더 악화되고, 생명을 위협하는 질병상태에서 통증과 다른 증상을 완화하고, 삶의 질을 개선하며, 자기통제를 느끼도록 하는 현실적이고 성취 가능한 간호목표를 세우는 것이 환자와 가족에게 매우 중요하다.

간호목표를 세우기 위해서는 환자와 가족과 함께 논의해야 한다. 많은 경우에 간호의 목표는 환자나 가족 중심의 목표가 아니라 건강관리전문가 중심의 목표가 되고 있다. 간호제공자는 환자나 가족의 말을 더 경청하고 자신의 말을 줄여야 한다. 개방적이고 탐색적 질문은 환자나 가족과 면담할 때 매우 유용하며, 다음 단계가 제안되었다(APC, 2020, para 1).

- 환자의 상태에 대한 환자나 대리인의 이해를 끌어낸다.
- 새로운 소식을 나누기 위해 허가를 받는다.
- 질병과정에서 무엇이 환자에게 가장 중요한 것인가를 끌어낸다.
- 환자의 가치가 간호 선택권에 영향을 주므로 환자의 가치를 탐색하거나, 또는 환자의 목표와 가치를 탐색하도록 대리결정자를 유도한다.

간호목표는 환자가 질병 궤적을 역동적으로 대처하도록 한다. 환자와 건강관리전문가가 새로운 목표를 논의하게 만드는 여러 상황이 발생하는데, 예를 들면, 일반적인 사전 관리계획 세우기, 새로운 진단, 치료방법의 변화, 새로운 의료전문가에게 환자를 이송하거나 새로운 시설로 이동(가장 흔히 제기되는 상황), 질병치료나 중재가 더 이상 효과가 없거나 바람직하지 않을 때 등이다(CAPC, 2020e).

* 의사소통

의사소통은 완화돌봄의 핵심술기이다. 그러므로 건강관리전문가가 환자나 가족과 어떻게 적절하게 의사소통을 해야 하는지 이해하는 것이 중요하다.

하지만 의사소통에 대한 정의는 다양하다. 많은 사람은 의사소통이 정보전달이라고 생각한다. Dahlin과 Wittenberg(2019)는 의사소통이 완화간호를 제공하는 간호사에게 필수적인 능력이며, 의사소통을 하는 양쪽 대상자에 의한 상호적인 의미창출이라고 제안한다.

의사소통에는 2개의 핵심법칙이 있다. 첫째, 사람들은 의사소통을 하지 않을 수가 없다. 아주 단순하게 들리지만, 전문적인 간호제공자의 모든 말이나 행동, 얼굴표정, 눈짓, 접촉, 목소리 톤 등이 적극적으로 의사소통을 하는 것이라는 점을 그들에게 상기시켜야 한다. 침묵조차도 환자나 가족에게 "뭔가를 말한다." 둘째, 모든 메시지는 내용 차원과 관계 차원의 두 가지 의미를 갖고 있다. 내용 차원은 지시, 진단, 격려, 지지 등이 될 것이다. 반면 관계 차원의 의미는 말을 어떻게 하는가에 따라 결정된다. 예를 들어, 간호사가 환자에게 물어보면서 차트를 보고 있는지? 간호사가 환자와 눈을 맞추고 있는지? 간호사가 환자의 침상 가까이에 있지 않고 입구 근처에 서 있는지? 간호사가 기계적인 목소리 톤으로 인사를 하는지 또는 진실로 환자를 걱정하는 말을 하는지? 등이다. 환자는 관계 차원의 의미에 따라 간호사가 묻는 질문을 해석하려고 할 것이다(Wittenberg-Lyles et al., 2013, pp. 3-4).

의사소통은 다양한 요인에 의해 영향을 받는다. 이런 요인은 환자와 가족의 교육 수준, 건강정보, 문화적 요소, 영어가 모국어인지 또는 외국어인지 등의 언어문제, 스트레스, 불안감, 의학적 용어나 속어 사용, 주제에 대한 이해 등이 해당하지만 이런 요인에만 국한된 것은 아니다.

경청은 건강관리전문가가 환자나 가족과 함께 의사소통하고 이해할 수 있는 가장 중요한 방법 중 하나이다. 많은 임상의료인은 환자나 가족의 말을 "경청하지 않거나" 또는 "듣지 않는다." 대신 그들은 자기 말만 하려고 한다. 일반적으로 간호제공자는 너무 이야기를 많이 하고 아주 조금 듣는다. 어떤 간호제공자는 침묵을 두려워하고 누군가 말을 해야 한다고 느끼는데, 대개 자신이 말을 해야 한다고 느낀다. 그러나 침묵은 강력한 의사소통 도구이다. 침묵은 환자와 간호제공자가 조금 전의 대화를 생각하고, 생각했던 내용을 정리하고, 질문할 것을 탐색하는 시간이다.

의사소통의 문제는 임상의가 환자에게 나쁜 소식이나 나쁜 예후에 대해 이야기를 할 필요가 있을 때 나타난다. 임상의가 얘기할 내용에 대한 불편함을 느끼므로 이런 이야기가 지연되는 경우가 많다. 그러나 환자보호를 위한 노력에서 간호제공자는 일부만 귀띔을 해준다. 애매한 진술이 환자와 가족에게 단기간의 위안이 될지는 몰라도 장기적으로는 환자와 전문가 사이의 신뢰나 관계에 부정적인 영향을 미친다. 정직하게 소통해야만 희망과 열망이 현실에 기반하여 형성될 수 있다.

Wittenberg-Lylesr 등(2013)은 의사소통에 대한 명확한 7가지 원리를 가지고 근거기반의 의사소통 모델을 개발했다. COMFORT 모델의 개괄적인 형태는 다음과 같다.

C : 의사소통(Communication, 임상적 설명 수행)
  : 아프기 전의 환자에 대한 성찰(질문)
  : 환자를 개인으로 기억(경청)
  : 이야기 재구성(이야기를 대화로 사용)
O : 오리엔테이션과 의견(Orientation and opinion)
M : 충분한 의사소통(Mindful communication)
  : 감정에 대한 인식
  : 판단을 회피
  : 적응력
F : 가족 돌봄제공자(Family caregivers)
  : 돌봄제공자 의사소통 도구
  : 환자와 가족의 정보 욕구

: 통증에 대한 관심과 반응
: 사정에 대한 정확성과 반응
O : 개방하기(Openings)
: 주제 설명
: 주제에 대한 조언
: 삶의 질을 조합하기
: 영적인 면 점검
R : 관련짓기(Relating)
T : 의사소통(Communication)(Ragan, 2016, pp. 6-7)

Dahlin과 Wittenberg(2019)는 나쁜 소식을 전할 때, 다음은 지침을 고려하도록 제안한다.

- 회의를 준비한다. 환자와 함께 누가 참석하기를 원하는지 결정한다. 건강관리제공자가 반드시 참석하도록 팀과 함께 결정한다.
- 조용하고 편안한 물리적 환경을 조성한다. 환자와 모든 참석자가 앉아서 집중할 수 있게 한다. 만일 통역이 필요하면 통역자를 배석시킨다.
- 회의에서 의료진의 목표를 명확하고 분명하게 말하는 것처럼 환자의 목표가 무엇인지도 명확하게 물어본다.
- 환자와 가족이 환자의 상태에 대해 무엇을 알고 있으며, 무엇이 논의되었는지 확인한다.
- 환자의 상태에 대해 개괄적인 설명을 제공한다.
- 전할 소식에 대해 경고한다. - "안타깝게도, 나는 여러분께 전할 나쁜 소식이 있다" 또는 "나는 상황이 이렇게 되기를 원하지 않았다"- 그리고 소식을 계속 전하기 전에 잠깐 멈춘다.
- 조용히 앉아서 환자와 가족이 정보를 이해하도록 시간을 준다. 환자가 반응하도록 기다린다. 침묵이 지난 후 환자에게 "내가 당신에게 심각한 소식을 말했는데, 당신의 생각을 편안하게 말해줄 수 있을까요?"라고 묻는다.
- 주의 깊게 경청하고 환자와 가족의 감정을 이해한다. 그들에게 질문할 기회를 준다.
- 설명을 요약하여 제공하고 후속조치에 대한 설명서를 준다.

완화돌봄에서 의사소통에 대한 정보는 아주 많다. 포괄적인 문헌고찰을 위해서는 Wittenberg 등이 최근 편집한 완화돌봄 의사소통에 대한 교과서(Textbook of Palliative Care Communication)를 참조한다.

인터넷 사용은 블로그와 공식적인 지지그룹들에 의한 정보교환을 통해 만성질환자와 가족의 간호에 대해 여러 측면에서 도움을 주고 있다. 완화돌봄에 대한 인터넷상의 건강중재의 효과와 정보욕구에 대한 체계적인 문헌고찰 결과, 그러한 환자와 가족에게 인터넷이 큰 힘이 되고 있었다(Capurro et al., 2014). 이 저자들은 연구를 위해 두 가지의 질문을 했다.

- 인터넷상의 어떠한 중재전략이 완화돌봄에 효과적으로 사용되고 있는가?
- 완화돌봄 과정에서 참여자들이 요구하는 정보는 무엇이라고 알려져 있는가?

저자들은 17개 논문을 고찰했다. 아프리카에서 연구한 1개의 연구를 제외한 모든 연구는 선진국에서 수행되었다. 안타깝게도 모든 연구가 무작위 대조그룹 방법을 사용하지 않았고, 환자에게서 나타난 임상결과를 서술하지도 않았기 때문에 환자를 위한 완화돌봄의 인터넷 건강중재를 지지할 근거는 제한되었다.

가장 흔히 사용되는 중재는 전화를 사용한 것이었고, 다른 중재는 간략하게 기록하는 것이었다. 8개 연구는 인터넷을 통한 간호중재가 완화돌봄의 더 나은 질적 간호, 의사소통 개선, 기록의 감소, 비용절감 측면에서 효과적이었다고 서술했다(Capurro et al., 2014). 통증관리와 관련된 정보,

즉 추천할 약의 조합이나 용량과 같은 내용이 가장 원하는 정보로 나타났다. 비공식적인 돌봄제공자도 완화돌봄에 중요한 참여자였으나 이들은 메타분석에서 고찰된 어느 연구에도 포함되지 않았다.

*** 외래환자 완화돌봄의 조기통합**

초기 외래환자와 가정 중심의 완화돌봄에 대한 무작위 실험연구의 체계적인 문헌고찰 결과, 우울증상, 간호제공자의 삶의 질, 사전연명의료의향서 등에서 향상된 변화를 보였으며, 공격적인 생애말기 돌봄, 병원입원율과 기간, 돌봄제공자의 부담, 의료비 등은 감소된 것으로 나타났다(Davis et al., 2015).

연구방법으로는 외래환자의 완화돌봄에 대한 무작위 실험연구가 15편이었고, 가정 중심의 완화돌봄 연구가 13편이었다. '조기(early)'에 대한 정의는 다양했지만, 어느 연구에도 '평소의 돌봄'에 대한 정의는 없었다. 전반적으로 최근 연구는 모든 관련된 요인의 측정기간이 짧은 편이었다.

*** 임상중재**

중환자실의 간호중재에 대한 체계적인 문헌고찰 결과는 환자의 이질성에도 불구하고 완화돌봄 중재가 병원과 중환자실 입원기간을 감소시켰으며, 병원에서의 사망률과 가족의 만족감에 변화는 없었다(Aslakson et al., 2014a). 중재는 포괄적인 지지간호팀에게 의뢰하기, 가족에게 정보책자를 제공하기, 윤리적인 주제 상담하기, 중환자간호사와 의사소통하기, 임상전문가 교육하기 등이었다.

20년간의 연구결과에서 심하게 아픈 환자가 가장 흔히 경험하는 불쾌한 증상 세 가지는 통증, 호흡곤란, 갈증이었다. 학제간 중환자실완화돌봄증진심의회(Interdisciplinary Advisory Board of the Improving Palliative Care in the ICU, IPAL-ICU)는 통증, 호흡곤란, 갈증과 관련된 사정과 중재에 초점을 두고 체계적인 문헌고찰을 수행했다. 문헌고찰 결과에서 타당하고 신뢰할 수 있는 증상에 대한 사정방법과 세 가지 흔하고 불쾌한 증상에 대한 일련의 중재기술을 발견했다(Puntillo et al., 2014).

Radbruch(2017)는 다음과 같이 완화관리에서 가장 흔히 보이는 11개 증상을 열거했는데, 간호사는 이에 대한 임상능력을 반드시 지녀야 한다고 했다(p. 242).

- 식욕부진
- 변비
- 우울
- 호흡곤란
- 오심과 구토
- 호흡기계 분비물
- 불안
- 섬망
- 설사
- 피로
- 통증

완화돌봄 환자 501명을 대상으로 한 연구에서, Carrasco-Zafra 등(2020)은 환자의 복잡성을 조사했다. 연구자들은 연구대상자 중 약 45%는 복잡성이 높은 집단으로, 약 44%의 환자는 보통 복잡성 집단으로 분류되는 것을 파악했다. 높은 복잡성 수준을 지닌 집단에서 가장 흔한 두 가지 이유는 가족이나 돌봄제공자의 지지 부족과 증상관리의 결여로 나타났다. 그러므로 간호사는 완화돌봄을 받는 환자가 수준 높은 간호능력과 기술을 요구할 것이라는 점을 추측할 수 있다.

*** 심부전 환자 완화돌봄**

미국의 사망원인 1위는 심혈관질환이지만 심혈관질환자의 완화돌봄에 대한 연구는 아주 제한적이다. 약 620만 명의 미국인이 심부전(Heart Failure, HF)을 앓고 있으며(CDC, 2020b) 2030년이면 환자 수는 거의 2배가 될 것으로 예측된다(Hupcey et al., 2016). 높은 심부전 발생률과 동반하는 것은 처음 진단 후 5년 이내에 사망률이 약 50%에 육박한다는 점이다. 심부전 환자의 제한된 수명이 어느 시점에서든 완화관리에 대한 논의를 보증하는 것처럼 보이지만, 그러한 대화는 거의 발생하지 않는다. 분명히 이런 환자는 완화돌봄 서비스를 받을 수 있다.

미국 심장학회(American College of Cardiology Foundation, ACC)와 미국 심장협회(Americal Heart Association, AHA)의 심부전 관리에 대한 지침서는 심부전 D단계 또는 생애말기에 완화돌봄을 받도록 추천하고 있다. 완화돌봄은 치료적 처치에 대한 취소를 하지 않아도 동시적인 간호를 허용한다. 심부전 증상이 있는 33명의 성인 외래환자와 가족 돌봄제공자 20명을 면담한 질적 연구 결과, 연구에 참여한 대상자는 심부전 D단계나 생애말기보다는 질병 초기단계에서부터 완화돌봄을 원했다. 즉, 참여자는 심부전 질병관리와 동시에 완화돌봄을 받고자 했다. 면담결과 나타난 주제는 질병의 진행과정과 제한점에 적응하는 동안 조기에 지지, 증상의 완화, 팀 접근을 사용한 가족 돌봄제공자의 참여 등이었다(Bekelman et al., 2011).

Howlett(2011)은 심부전 초기부터 말기까지 모든 단계에서 완화돌봄이 제대로 제공되지 않고 있음을 보여주었다. 심부전 환자는 높은 수준의 부담스러운 증상을 경험한다. Howlett은 암 환자와 비교할 때 심부전 환자의 완화돌봄 자원에 대한 접근이 적으며, 입원환자 간호나 심혈관관리 수행절차에 더 많이 접근한다고 언급했다. 대부분의 심부전 환자에게 완화돌봄을 제공하기 어렵게 만드는 것은 심장질환 말기와 관련된 특징적인 증상이 아니라 불안, 식욕부진, 불안정한 기분과 수면, 성격변화, 불안정한 인지기능 등과 같은 증상이었다. 이러한 증상은 심혈관관리 상황에서 거론되지 않는다(p.145).

Rogers 등(2017)은 심부전 완화돌봄증진심의회(PAL-HF)를 통해 심부전환자 완화돌봄의 효과를 평가하기 위해 무작위로 배정된 임상실험을 수행했다. 연구결과는 환자를 위해 완화돌봄을 제공하는 동안 생명을 더 연장시키지는 않았으나 삶의 질을 유의미하게 증진한 것으로 나타났다. 심부전 환자를 위한 완화돌봄은 불안과 우울을 감소시키고 영적인 안녕과 삶의 질을 증진시키는 면에서 효과적이었다(CAPC, 2020f).

Siouta 등(2016)은 심부전과 만성폐쇄폐질환(COPD)을 가진 환자의 통합적인 완화간호에 대한 체계적인 문헌고찰을 수행했다. 고찰은 유럽의 지침과 인터넷 경로 등에 등록된 문헌으로 한정되었다. 논쟁 대상은 심부전과 만성폐쇄폐질환 환자에 대한 완화관리의 적용범주를 결정하는 것이었다. 이 두 질환의 질병경로는 매우 다양하고 추후 예측을 어렵게 만든다. 고찰된 대부분의 문헌에는 치료의 선택사항에 대한 의사소통을 증가시킬 필요성이 있는 것으로 나타났다. 그런데 이런 결과를 성취하기 위한 단계-앞서가는 관리계획과 지속적인 목표의 조정 등-는 문헌고찰에 거의 나와 있지 않았다. 결과적으로 이 연구는 심부전과 만성폐쇄폐질환자의 완화돌봄이 필요하다는 인식이 증가하고 있음을 파악했다. 그러나 의뢰기준에 대한 강조가 없어, 적절한 환자의뢰는 거의 진전되지 않았다(p. 9).

중증 심부전환자를 위한 가정 중의 완화돌봄 프로그램에 대한 문헌고찰은 완화돌봄이 30일 이내의 재입원 예측을 감소시키는 것으로 나타났다. 또한 환자는 통증과 증상 및 심리적 스트레스가 감소했다(Enguidanos & Portanova, 2014).

*** 사전돌봄계획**

환자자율성의 원리와 환자승낙서의 법적 원칙에 근거하여, 사전돌봄계획(Advance Care Planning, ACP)은 환자가 자신의 치료에 대한 결정을 내리지 못하게 되면 승낙서의 내용이 우대된다는 확신을 돕는다(Blackford & Street, 2016). 사전돌봄계획의 세 가지 핵심내용은 (1) 돌봄의 선택사항과 선호하는 처치를 탐색하고 정보를 제공하기 위해 안내된 논의; (2)대리 결정권자나 유사한 역할자의 지목; (3)선호하는 돌봄에 대한 대상자의 소망을 표현하고 기록하기(p. 285)이다.

1995년에 만들어진 환자 자기결정법(Patient Self-Determination Act)은 모든 병원에서 환자에게 사전연명의료의향서의 소지에 대해 물어볼 것을 요구한다. 또한 치료에 대해 결정하기 전에 환자, 가족, 의료전문가 간에 환자의 예후, 선호도, 간호목표 설정에 대한 논의를 하도록 권고한다(Hanson & Winzelberg, 2013). 완화돌봄의 목표는 생명을 위협하는 중증질병 환자의 가치, 믿음, 문화를 반영해야 한다. 이러한 논의 후, 다음으로 해야 할 단계는 사전연명의료의향서의 완성이다.

환자 자기결정법이 25년 이상 사용되고 있지만 아직도 일반인에게는 익숙하지 않은 개념으로 남아 있다. 암 환자에게는 사전돌봄계획에 대한 논의가 풍부하지만, 암 진단 외의 치매, 폐질환, 신장질환 또는 심혈관질환 환자에게는 사전돌봄계획에 대한 논의가 제한적이다.

소비자와 건강관리전문가는 이러한 문제를 다룰 때, 예를 들어, 실용적 생명윤리센터(Center for Practical Bioethics)를 통해 개발된 보살피는 대화 프로그램과 같은 다양한 자원을 활용할 수 있다(n.d.). 이런 책자들은 구입 가능하며, 가족이 서로 말하기 힘든 의료처치와 관한 환자의 가치나 소원을 논의하도록 돕는다.

또한 사전연명의료의향서의 완성을 위한 각 주정부의 요구되는 양식과 절차를 잘 파악하는 것이 중요하다. 각 주마다 절차와 양식이 다르고 서류의 명칭도 다양하다. 사전연명의료의향서의 기본적인 2가지 양식은 (1) 건강관리에 대한 위임장(이 서류에는 환자가 더 이상 결정을 내릴 수 없을 때 결정을 내릴 수 있는 가장 적임자를 지정한다), (2) 의사에게 지시사항(유언, 이 서류에는 환자가 스스로 말할 수 없을 때 어떠한 유형의 관리와 절차를 원하는지 또는 거부하는지를 의사에게 알려준다. 예를 들면, 인공영양공급, 수분공급, 인공호흡 등을 어떻게 할 것인지 기록되어 있다)이다.

* 건강관리전문가의 교육

일반인의 완화돌봄에 대한 교육은 필수적이다. 환자나 가족과 소통할 때 호스피스와 완화돌봄 간에 혼동이 있어서는 안 된다. 일반인의 교육은 건강관리전문가의 교육과 함께 시작된다. 건강관리전문가는 완화돌봄, 호스피스 돌봄, 생애말기 돌봄의 차이를 명확하게 이해해야 한다.

미국 간호대학협의회(American Association of Colleges of Nursing, AACN)와 도시희망국립의료센터(City of Hope National Medical Center, CHNMC)는 2000년 2월에 생애말기간호교육협력단(End-of-Life Nursing Education Consortium, ELNEC, 2016)을 구축하고 확산시키기 위해 로버트 우드 존슨 재단(Robert Wood Johnson Foundation, RWJF)으로부터 대부분의 지원을 받았다.

생애말기간호교육협력단의 최초 핵심 과정이 2001년 1월 캘리포니아 패서디나에서 열렸다. 의료시설간호사, 아동간호사, 종양간호사, 노인간호사, 간호교육자를 위한 책자와 학사, 대학원, 평생교육 과정의 책자가 개발되었으며, 교수자훈련(train-the-trainer) 방법이 활용되었다. 2017년 1월에는 간호학부 학생이 온라인으로 완화돌봄 모듈을 학습할 수 있게 되었다.

간호대학 교수는 중증 만성질환자를 돌보는 다음 세대의 교육에서 핵심적인 역할을 맡고 있다. 2016년 2월에 미국 간호대학협의회는 모든 간호학부 학생에게 완화돌봄능력을 전달했다. 간호학생교육을 위한 완화능력과 조언(Pallative competencies and Recommendations for Educating Nursing Students, CARES)이라는 문서는 간호학부생이 졸업할 때까지 반드시 성취해야 할 17가지 능력을 나열한다. 이런 능력은 간호실무를 위한 학사과정교육의 핵심(Ferrll et al., 2016)과 맥을 같이 한다. 17가지 능력은 http://www.aacn.nche.edu/elnec에서 찾아볼 수 있다.

Sarabia-Cobo 등(2016)은 학사과정 간호학부 학생에게 완화돌봄 학습을 위한 단순한 시뮬레이션 프로그램을 개발했다. 간호학부생 68명을 대상으로 한 연구에서 이 프로그램을 적용한 결과, 저렴한 비용으로 개발한 임상 시나리오가 학습에 효과적이고, 학생 간의 의사소통술을 향상시킨 것으로 나타났다.

복잡한 시뮬레이션 프로그램은 생애말기돌봄 학습을 위한 간호학사 교과과정에 성공적으로 조합되도록 사용되었다. 시뮬레이터는 죽어가는 환자 역할, 간호학생은 호스피스 돌봄/완화돌봄을 제공하는 간호사 역할, 그리고 교수요원은 환자 딸의 역할을 수행했다(Montgomery et al., 2016).

* 완화돌봄 연구

완화돌봄에 대한 연구에는 다양한 연구방법이 필요하다(Farrell, 2010). 연구자들은 대상자가 느끼는 부담감을 주의 깊게 측정해야 한다. 완화돌봄 대상자와 생애말기 대상자에게 '시간'은 매우 귀중하므로 의미 있는 연구에 이러한 시간이 이용되어야 한다. 질적 연구방법은 특히 환자의 생생한 삶의 경험(lived experience)을 기술하기 위해 필요하다.

노인의학과 완화의학의 지도자들은 노인의 돌봄요구를 충족시키고 건강돌봄의 질을 향상시키고 비용효과를 증진하기 위해 노인의료와 완화의료를 통합한 사례를 만들고 있다. 이러한 통합의 필요성이 잘 인식되고 있으나 노인의 완화돌봄을 지지하는 근거기반 지식은 아직 충분하지 않으므로 앞으로 더 많은 지식축적이 이루어져야 한다. 완화돌봄 연구에 관심이 있는 간호사를 위한 특수훈련은 이 영역에 대한 연구를 수행하기 위한 준비학습에 도움이 될 수 있다(Pittroff & Hendricks-Ferguson, 2020).

완화돌봄 결과를 측정하는 데 사용되는 도구는 다양하다. 그러나 각 도구는 임상결과, 삶의 질, 안녕감 등의 측정요인에 따라 고유의 개념 틀을 갖고 있다. 이러한 도구로는 에드몬톤 증상평가척도(Edmonton Symptom Assessment Scale, ESAS), 역학연구센터 우울척도(Center for Epidemiological Studies-Depressong Scale, CES-D), 카르노프스키 수행척도(Karnofsky Performance Scale, KPS) 등이 있다.

신뢰도와 타당도가 좋은 또 다른 도구로는 만성질환치료의 기능적 사정(Functional Assessment of Chronic Illness Therapy, FACIT)이라는 척도가 있다. 삶의 질과 관련하여 자가보고식의 다면적인 측정(FACIT-G)은 질병과 세부적 증상의 하위척도로 사용될 수 있다(Lyons et al., 2009). FACIT-G 척도는 27개 항목으로 구성되고, FACIT-PAL 척도는 완화돌봄의 하위척도이며, 19개 항목이 추가된다.

환자를 완화돌봄 서비스기관에 의뢰하는 과정에서 지속적으로 나타나는 문제 중 하나는 건강관리전문가가 환자의 생존 정도를 정확하게 예측하기가 불가능하다는 점이다. 그러므로 환자가 요구하는 서비스에 대한 예측 또한 불가능하다.

결과적으로 환자를 위한 적절한 서비스에 대한 파악이 늦는 경우가 있다. White 등(2016)은 이전의 문헌고찰은 암 환자 생존률에 대한 예측만 다루었으나, 체계적인 문헌고찰에 암 환자와 기타 암 환자가 아닌 다른 환자를 포함했다. 관련 논문들은 여러 데이터베이스를 탐색하여 2015년 6월까

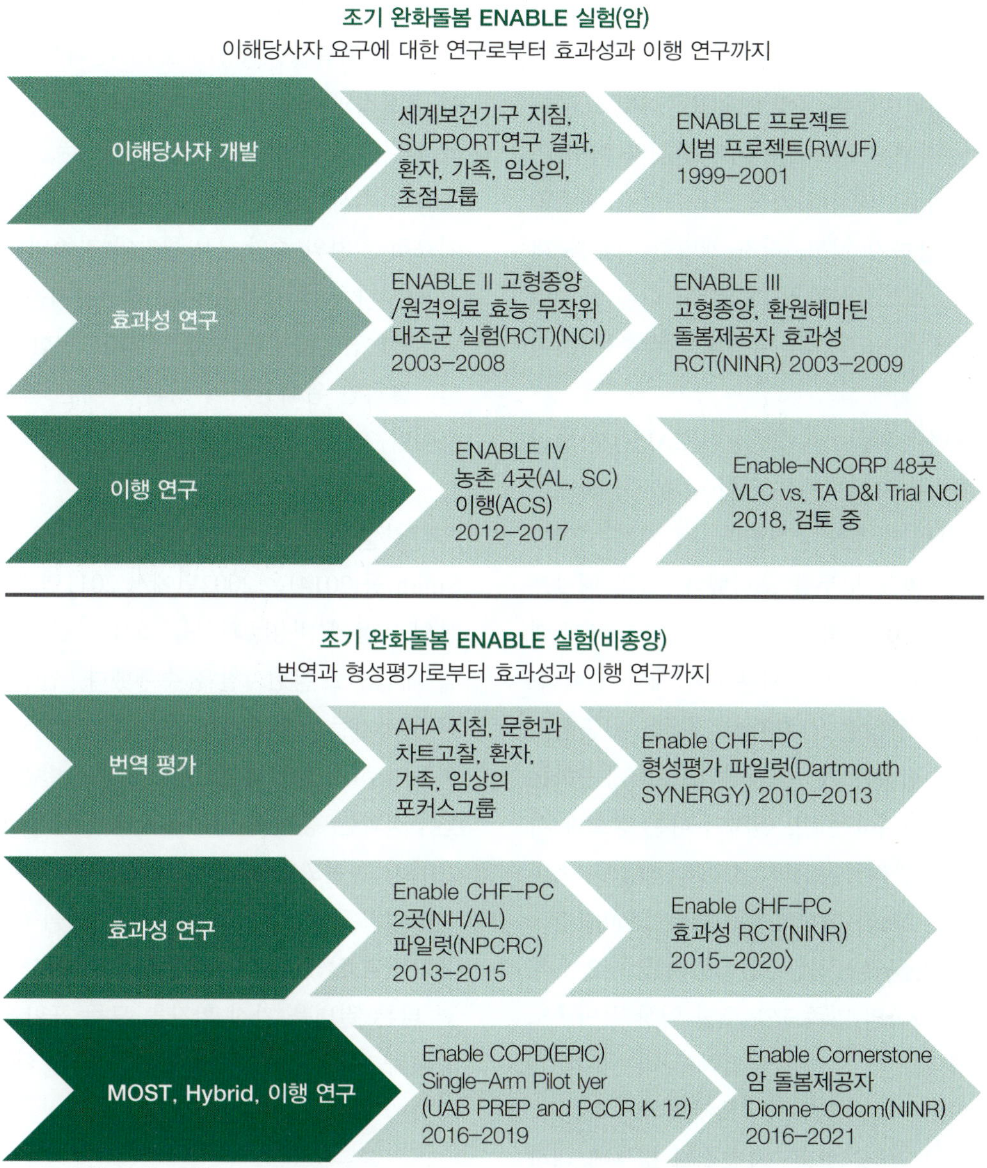

그림 18-1 조기 완화돌봄 ENABLE 실험(암과 비종양)

출처 Rural Health Information Hub. (2020). Project ENABLE (Educate, Nurture, Advise, Before Life Ends) [online] https://www.ruralhealthinfo.org/project-examples/956

지 수집했다. 연구자들은 거의 30년 동안 이루어진 1만 2,000개가 넘는 추후예측에 대한 연구 중 총 4,642개 논문을 문헌고찰에 포함했다. 생존에 대한 예측은 86일부터 93일까지 다양하게 나타났다. 연구자들은 임상의의 예측이 자주 부정확하게 나타나는 점을 보고했다(White et al., 2016).

앞에서 논의되었던 생애말기 전의 교육, 영양, 상담(Educate, Nurture, Advise, Before Life Ends, ENABLE) 프로젝트는 약 20년 동안 이어져 왔고, 이 중 몇 사업은 지속적으로 기금을 지원받고 있다. 암 진단을 받은 자와 암이 아닌 다른 진단을 받은 자의 완화돌봄 상황에서 연구계획에 대한 요약은 그림 18-1에 나타나 있다.

성과

완화돌봄의 성과측정은 무엇보다 표준화된 도구사용에 일관성이 없으므로 계속 추적하기가 어렵다. 안타깝게도 대부분의 완화돌봄 프로그램은 표준화된 지표를 사용하지 않고, 각자 개발한 지표를 계속 사용한다. 호스피스와 완화의학도 다른 프로그램들처럼 똑같은 표준화된 설명력을 갖추는 것이 중요하다.

2008년에 완화돌봄증진센터(CAPC)는 병원 중심의 완화돌봄 프로그램을 위한 성과지표를 개발하기 위해 합의 패널을 소집했다. 이 지표는 임상지표와 소비자지표 모두를 포함했다. 합의 패널은 임상지표를 위한 4개 핵심영역에 동의했다. 4개 핵심영역은 증상사정도구를 사용하여 매일 신체적·심리적·영적인 증상을 사정하는 것, 환자 중심의 간호목표를 수립하는 것, 환자와 간호를 제공하는 가족구성원을 지지하는 것, 환자가 다른 장소나 시설로의 이동을 관리하는 것이다. 합의 패널은 소비자지표를 위한 2개의 핵심영역을 개발했으며, 반드시 만족도 사정을 추적하는 것에 합의했다. 2개 지표는 환자와 가족의 만족도와 추천 임상의 만족도이다. 각 영역은 각 시설에서 답해야 하는 4개 질문을 담고 있으며, 질문내용은 측정되어야 하는 자료, 측정 절차, 측정 결과, 자료수집 도구에 대한 것이다(Weissman et al., 2010, p. 179).

임상 성과

완화돌봄의 성과에 대한 연구는 계속 발전하고 있으며, 생애말기와 관련된 폭넓은 영역에 대한 합의를 이루어나가고 있다. 이런 합의점은 신체적 증상과 심리사회적 증상, 사회적 관계, 영적 또는 철학적 믿음, 희망, 기대와 의미, 만족감, 경제적 고려사항, 건강관리전문가와 가족의 경험 등이다.

완화돌봄증진센터(2015)가 파악한 완화돌봄의 주요성과 4가지는 (1) 통증과 다른 불쾌한 증상의 완화, (2) 관리목표와 처치계획 수립과 관련하여 명확한 의사소통과 결정내리기, (3) 삶의 연장이나 치료적 처치의 중단, (4) 환자와 가족의 만족감 증가 등이다. 완화돌봄의 다음 발전단계는 과학의 발달, 간호전달체계의 발달, 전달을 위한 수단의 발달, 질적인 완화관리의 성과에 대한 평가의 발달 등이다.

* 비용 절감

Smith 등(2014)은 2002년에서 2011년까지 완화돌봄의 비용과 비용효과성을 조사한 전 세계의 연구를 대상으로 문헌고찰을 수행했다. 연구결과를 통해 연구자들은 완화돌봄집단이 비돌봄집단에 비해 비용이 적게 든다는 일관된 양상을 발견했고 몇몇 연구결과는 통계적으로 유의미했다(Smith et al., 2014). 논문고찰의 주된 초점은 직접비용에 대한 것이었고, 개인적으로 지불한 비공식적인 비용은 포함되지 않았다. 연구대상자는 암 환자와 암이 아닌 다른 질병을 가진 환자를 모두 포함했고, 병원 중심과 가정 중심의 완화돌봄을 받는 환자를 포함했다.

* 삶의 질

Temel 등(2010)이 전이된 폐암 환자를 대상으로 조기 완화돌봄에 대한 무작위 대조군실험(RCT)을 수행한 결과에서 실험그룹은 삶의 질과 정서적인 면에서 통계적으로 유의미하게 증가한 것을 보였다. 조기 완화돌봄을 받은 환자에게 덜 공격적인 돌봄이 제공되었으나 더 오래 생존하는 결과가 나타났다. 이 실험연구는 완화돌봄의 조기도입이 긍정적인 결과를 보였다는 점에서 완화돌봄 연구의 이정표가 되는 연구였다.

그러나 아직까지 악성 암을 진단받은 환자에 대한 중재효과를 검증하는 게재논문은 소수에 불과하다. Bakitas 등(2009)은 악성 암 환자를 대상으로 삶의 질, 증상 강도, 정서, 환자가 사용하는 자원 등에 대한 간호 중심의 중재효과를 검증하는 ENABLE 프로젝트로 무작위 대조군실험을 수행했다. 이 실험연구 대상은 322명이였으며, 기간은 2003년 11월부터 2008년 5월까지였고, 전문간호사가 ENABLE 프로젝트를 주도했다. 이 연구는 실험군(n=161)과 대조군(n=161)으로 나누어 실험군에게는 다면적이고 심리교육적인 중재를 매주 4회 그리고 매월 1회 추후 중재를 환자가 사망하거나 연구가 끝날 때까지 제공했고 대조군은 일반적인 관리만 제공했다. 중재를 받은 실험군과 일반관리를 받은 대조군을 비교한 결과, 실험군이 삶의 질과 정서에서 더 높은 점수를 보였고, 만성질병치료의 기능적 사정척도(FACIT-PAL)로 측정한 결과에서는 증상의 강도가 호전된 것으로 나타났으며, 입원일수 및 응급실과 중환자실 방문횟수는 감소했다.

Bakitas 등(2009)의 후속연구에서, 연구자들은 ENABLE II 연구 참여에 대해 환자의 관점을 조사했는데, 환자가 받은 혜택은 향상된 문제해결능력, 증가된 대처능력과 권한 및 지지를 받는 든든한 느낌이나 확신감 등이었다. 임상실험연구의 참여와 관련하여 나타난 다른 세 가지 주제는 과학에 기여하고 미래 환자를 돕는 느낌, 설문지 완성을 통한 통찰력 증가, 실험이나 중재 측면의 개선이었다(Maloney et al., 2013).

ENABLE III 무작위 대조군 실험연구는 악성 암 환자의 비공식적인 가족돌봄제공자를 대상으로 조기 완화돌봄의 효과와 지연된 완화돌봄의 효과에 대한 차이를 비교했다. 연구는 환자의 이득을 조사하기 위해 수행되었지만, 비공식인 가족 돌봄제공자에 대한 관심은 거의 두지 않았다. 사실, ENABLE II 연구 결과는 비공식인 가족 돌봄제공자가 환자를 위한 조기 완화돌봄에서 받은 혜택이 없었음을 보여주었었다. 이 연구는 비공식인 가족 돌봄제공자와의 전화통화를 기반으로 제공한 간호중재 효과를 포함했다. 비공식적인 가족 돌봄제공자는 환자가 악성 암을 진단받은 직후부터 전화로 간호중재를 제공받았다. 결과적으로 실험군의 대상자는 대조군에 비해 삶의 질이 증가하고, 우울증이 감소했으며, 간호부담감이 낮은 것으로 나타났다(Dionne-Odom et al., 2015).

지난 10년간 ENABLE 프로젝트는 여러 다른 형식을 취해왔고 다양한 종류의 기금으로 진행되어 왔다. 전반적으로 ENABLE 프로젝트에 참여한 환자와 돌봄제공자는 더 높은 삶의 질과 더 낮은 우울점수를 보고했다(Rural Health Information Hub, 2020). ENABLE IV 프로젝트(2012-2017)는 미국 암협회(American Cancer Society, ACS)로부터 기금을 받았으며, 연구수행을 위해 앨라배마주와 사우스캐롤리나주의 인종적으로 다양한 농촌 지역에서 서비스를 제공하는 암센터를 활용했다. ENABLE CHF-PC(Comprehensive Heart Failure-care; 2010-현재)는 심부전 환자와 간호를 제공하는 가족이 사용가능한 ENABLE 프로그램을 조정했다. ENABLE CHF-PC는 완화돌봄 전문인과의 대면상담, 매주 간호사의 원격의료 코치(환자에게 6회, 돌봄제공자에게 4회), 매달 후속조치 등의 프로그램을 통합했다(para 8).

ENABLE-CORNERSTONE(2017-현재)은 전문지식이 없는 평범한 운영자 주도의 중재를 평가하기 위해 의료환경이 열악한 농촌 지역 또는 악성 암 환자를 돌보는 아프리카계 미국인 가족 돌봄제공자 60명을 대상으로 수행한 무작위 대조군 실험 예비연구이다. ENABLE V(2018-2023) 프로젝트는 "근거중심실무의 채택, 적응, 통합, 확장성을 증진하고, 환자의 차이를 감소시키며, 종양관리

실무에 ENABLE의 통합을 증진시키는 방법(para 10)에 대한 지식을 생산하기 위한 장기적인 목적을 갖고 있다.

근거기반실무

Riahi와 Khajehei(2019)는 생애말기에 있는 사람들의 완화돌봄을 향상시키기 위한 가장 효과적인 전략을 결정하기 위해 13개 논문을 대상으로 통합적인 문헌고찰을 수행했다. 문헌고찰 결과, 연구자들은 다음과 같이 7개 주제를 발견했다.

- 간호의 지속성
- 영적 간호
- 의사소통
- 사전 간호계획
- 통증 관리
- Liverpool Care Pathway(LCP)
- 법적, 윤리적 고려사항

파악된 주요 주제는 생애말기의 안위 제공 및 완화돌봄의 포괄적 접근의 중요성이었다. 의사소통(11개 문헌에서 강조하고 있음)과 통증관리는 고찰한 문헌에서 흔하게 강조하고 있었다. 의사소통은 간호를 향상시키는 아주 중요한 요인으로 관심을 두고 있었다. 흥미롭게도 영적 간호는 6개 논문에 나타났는데, 완화돌봄에서 인생말기의 중재를 향상시키기 위해 간호학생에게 기본 교육과정의 임종간호에서 영적 간호를 교육시킬 필요성을 추전하고 있다.

전반적으로, 중재연구들의 공통목표는 "인생말기를 대면하는 많은 노인 환자에게 열정적이고, 수행 가능하고, 지속적이며, 높은 질적 수준의 간호를 제공하는" 것이었다(p. 327).

출처 Riahi, S., & Khajehei, M.(2019). Palliative Care: A systematic review of evidence-based interventions. Critical Care Nursing Quarterly, 42(3), 315–329. https://doi.org/10.1097/CNQ.0000000000000269

사례 연구

01 John은 39세 남성으로 1년 전에 췌장암 진단을 받았다. 그의 암을 치료하기 위한 표준 화학요법 프로토콜은 효과적이지 않았고, 건강이 악화되었다. John은 가까운 주에서 실시한 임상실험연구에 실험대상자로 참여했다. 더 이상 그의 건강상태가 실험연구의 범주에 맞지 않게 되자, 실험연구가 끝나기 전에 John은 원래 그를 진료했던 종양과 의사의 진찰을 받기 위해 오늘 내원했다. John과 15년 동안 살아온 아내 Mishell은 제정신이 아니었다. 그들은 즉시 종양의사와 종양전문간호사인 당신을 만났다. 의사는 John과 Mishell에게 완화돌봄보다 더 나은 다른 선택은 없으며, 곧 이어 생애말기돌봄을 받게 될 것이라고 분명하게 설명했다. 의사가 진료실을 나간 후, 당신은 John, Mishell과 함께 남게 되었다. 그들은 당신을 향해 "우리는 이런 상황을 이해할 수 없어요! 왜 더 이상 다른 선택이 없나요? John은 지금 겨우 39살입니다! 우리는 5살, 9살,12살인 세 아이가 있어요. 아이들은 아빠를 잃을 수 없어요!"라고 말한다. 그들은 완화돌봄에 대해 전혀 들은 적이 없다고 말하고, 그것이 다른 치료선택인지 궁금해한다.

토론 문제

01 John과 Mishell에게 당신의 첫 반응은 무엇인가?
02 오후에 이 부부와 함께 하는 당신의 목표와 이 부부의 목표는 무엇인가?
03 당신이 이 부부에게 제공할 수 있는 완화돌봄의 예를 들어본다.

사례 연구

02 Brown은 80세 남성으로 혼자 살며, 약 20년 전에 진단받은 만성폐쇄폐질환을 앓고 있고, 최근 중기 치매를 진단받았다. 그는 분당 2L의 지속적인 산소요법에 의존하고 있다. 만성폐쇄폐질환 이외에 건강력에는 대장암과 대장루 수술 그리고 최근 진단받은 뇌암이 포함되어 있다. 아내는 2년 전에 사망했는데, 당시에 Brown은 기관내삽관술을 거부하는 사전연명의료의향서를 작성했다. 그는 지역의 독립적인 요양시설에서 살면서 일상생활기능은 절반 정도 독립적이었으나 도구일상활동은 아들의 도움이 필요했다. Brown의 폐전문의는 최근 실시한 폐기능검사와 임상병리검사 결과, 그리고 지난 한 해 동안 폐렴으로 3차례 병원에 입원한 사실을 토대로 그가 완화돌봄에서 호스피스 돌봄으로 전환될 것으로 생각하고 있다.

토론 문제

01 당신은 Brown과 그의 아들을 만나고 있다. 이 주제를 꺼내는 방법은 무엇인가?

02 그들은 Brown이 생의 말기에 도달하고 있다고 생각한다. 당신이 그들과 함께 이 주제에 대해 논의할 방법을 서술한다.

03 Brown은 만성폐쇄폐질환이 악화되면 병원에 입원하기를 원하지만 기관내삽관시술은 원하지 않는다. 만일 그가 미래에 병원에 입원할 필요가 있다면 그들과 사전연명의료의향서에 대해 어떻게 협력할 것인가?

학습문제

01 85세 남성이 심부전 진단을 받은 시점과 질병단계가 악화되는 시점의 돌봄목표가 어떻게 달라지는가를 서술한다.

02 호스피스 돌봄은 완화돌봄이지만 모든 완화돌봄이 호스피스 돌봄은 아니라는 뜻을 설명한다.

03 NCPQPC에 따른 생애말기돌봄의 영역을 열거한다.

04 심하게 삶을 제한하는 질환이 있는 사람을 위한 완화돌봄의 장벽을 파악한다.

05 완화돌봄에 대한 당신의 비전은 무엇인가?

06 완화돌봄에 대한 당신의 계속교육에 사용한 온라인 자원 3개를 열거한다.

07 온라인을 이용하여 완화돌봄 대상자 가족 중 돌봄제공자를 위한 적절한 지지정보를 찾는다.

08 완화돌봄과 호스피스 돌봄의 차이점을 표로 작성한다.

참고문헌

Internet Resources

American Association of Colleges of Nursing, End-of-Life Care: http://www.aacn.nche.edu/elnec/about/fact-sheet

American Pain Society: http://www.ampainsoc.org

Center to Advance Palliative Care: www.capc.org

Edmonton Zone Palliative Care Program: http://www.palliative.org

Hospice and Palliative Nurses Association: http://hpna.advancingexpertcare.org/National Coalition for Hospice and Palliative care: https://www.nationalcoalitionhpc.org/ncp

National Consensus Project for Quality Palliative Care: http://www.nationalconsensusproject.org

National Hospice and Palliative Care Organization: http://www.nhpco.org

National Palliative Care Research Center: http://npcrc.org

Oncology Nursing Society: https://www.ons.org

Palliative Care: https://getpalliativecare.org/

References

Aslakson, R. A., Cheng, J., Vollenweider, D., Galusca, D., Smith, T. J., & Pronovost, P. J. (2014a). Evidence-based palliative care in the intensive care unit: A systematic review of interventions. Journal of Palliative Medicine, 17(2), 219–235. https://doi.org/10.1089/jpm.2013.0409

Aslakson, R., Dy, S. M., Wilson, R. F., Waldfogel, J. M., Zhang, A., Isenberg, S. R., Blair, A., Sixon, J., & Robinson, K. A. (2017). Assessment tools for palliative care. Technical Brief No. 30 (Prepared by Johns Hopkins University under Contract No. 290-2015-00006-I.) AHRQ Publication No. 14-17-EHC007-EF. https://doi.org/10.23970/AHRQEPCTB30

Aslakson, R. A., Curtis, J. R., & Nelson, J. F. (2014b). The changing role of palliative care in the ICU. Critical Care Medicine, 42(11), 2418–2428. https://doi.org/10.1097/CCM.0000000000000573

Bakitas, M., Lyons, K. D., Hegel, M. T., Brokaw, F. C., Seville, J., Hull, J. G., Li, Z., Tosteson, T., Byock, I. R., & Ahles, T. A. (2009). Effects of a palliative care intervention on clinical outcomes in patients with advanced cancer. Journal of the American Medical Association, 302(7), 741–749. https://doi.org/10.1001/jama.2009.1198

Bekelman, D. B., Nowels, C. T., Retrum, J. H., Allen, L. A., Shakar, S., Hutt, E., Heyborne, T., Main, D. S., & Kutner, J. S. (2011). Giving voice to patients' and family caregivers' needs in chronic heart failure: Implications for palliative care programs. Journal of Palliative Medicine, 14(12), 1317–1324. https://doi.org/10.1089/jpm.2011.0179

Blackford, J., & Street, A. F. (2016). Advance care planning. In E. Wittenberg, B. R. Ferrell, J. Goldsmith, T. Smith, S. L. Ragan, M. Glajchen, & G. F. Handzo (Eds.), Textbook of palliative care communicatio.(pp. 285–293). Oxford University Press.

Braun, L. T., Grady, K. L., Kutner, J. S., Adler, E., Berlinger, N., Boss, R., Butler, J., Eguidanes, S., Fribert, S., Gardner, T. J., Higgins, P. , Holloway, R., Konig, M., Meier, D., Morrissey, M. B., Quest, T. E., Wiegard, D. L., Coombs-Lee, B., Fitchett, G., & AITA Advocacy Coordinating Committee. (2016). Palliative care and cardiovascular disease and stroke: A policy statement from the American Heart Association/American 540 Chapter 18 Palliative Care Stroke Association. Circulation, 134(11), e198–e225. https://doi.org/10.1161/CIR.0000000000000438

Capurro, D., Ganzinger, M., Perez-Lu, J., & Knaup, P.(2014). Effectiveness of eHealth interventions and information needs in palliative care: A systematic literature review. Journal of Medical Internet Research, 16(3), 372. https://doi.org/10.2196/jmir.2812

Carrasco-Zafra, M. I., Gómez-García, R., Ocaña-Riola, R., Martín-Roselló, M. L., & Blanco-Reina, E. (2020). Level of palliative care complexity in advanced cancer patients: A multinomial logistic analysis. Journal of Clinical Medicine, 9(6), 1960. https://doi.org/10.3390/jcm9061960

Centers for Disease Control and Prevention. (2018). COPD. https://www.cdc.gov/copd/index.html

Center for Practical Bioethics. (n.d.). Caring conversations. https://practicalbioethics.org/resources /caring-conversations

Centers for Disease Control and Prevention, National Center for Health Statistics. (2020a). Leading causesof death. https://www.cdc.gov/nchs/fastats/leading-causes-of-death.htm

Centers for Disease Control and Prevention. (2020b). Heart failure. https://www.cdc.gov/heartdisease/heart_failure.htm

Centers for Disease Control and Prevention. (2020c). Stroke facts. https://www.cdc.gov/stroke/facts.htm

Centers for Medicare and Medicaid (CMS). (2020). Medicare choices model. https://innovation.cms.gov/innovation-models/medicare-care-choices

Center to Advance Palliative Care (CAPC). (2015). Palliative care facts and stats. https://media.capc.org/filer_public/a5/3f/a53fa9bd-5e5c-4b1a-8462-d0f1bbc965dc /capc_press-kit_oct2015_.pdf

Center to Advance Palliative Care (CAPC). (2018). Growthof palliative care in U.S. hospitals: 2018 snapsho.(2000 – 2016). CAPC.

Center to Advance Palliative Care (CAPC). (2020a). About palliative care. https://www.capc.org/about/palliative-care/

Center to Advance Palliative Care (CAPC). (2020b). Integrating palliative care practices into the emergency department.https://www.capc.org/toolkits/integrating-palliative-care-practices-in-the-emergency-department/Center to Advance Palliative Care (CAPC). (2020c). Integrating palliative care practices in the ICU. https://www.capc.org/toolkits/integrating-palliative-care-practices-in -the-icu/

Center to Advance Palliative Care (CAPC). (2020d). Patient identification and assessment. https://www.capc.org/toolkits/patient-identification-and-assessment/

Center to Advance Palliative Care (CAPC). (2020e). Clarifying goals of care. https://www.capc.org/training/communication-skills/clarifying-goals-of-care/

Center to Advance Palliative Care (2020f). A comparison of hospitalized patients with heart failure and cancer referred to palliative care. https://capc.org/blog/comparisoin -hospitalized-patients-heart-failure-and-cancer-referred-palliative-care

Churchill, I., Turner, K., Duliban, C., Pullar, V., Priestley, A., Postma, K., & Law, M. (2020). The use of a palliative care screening tool to improve referrals to palliative care services in community-based hospitals:A quality improvement initiative. Journal of Hospice & Palliative Nursing, 22(4), 327–334. https://doi.org/10.1097/NJH.0000000000000664

Collins, R., & Matzo, M. (2016). For advanced cancer, what treatment is next? American Journal of Nursing, 116(10), 50–53. https://doi.org/10.1097/01.NAJ.0000503302.07015.7d.

Coyle, N. (2015). Introduction to palliative nursing care. In B. R. Ferrell, N. Coyle, & J. A. Paice (Eds.), Oxford textbook of palliative nursing [electronic source] (4thed.). Oxford University Press.

Dahlin, C., & Wittenberg, E. (2019). Communication in palliative care. In B. R. Ferrell & J. Paice (Eds.), Oxford textbook of palliative nursing [electronic source] (5thed.). Oxford University Press.

Davis, M. P., Temel, J. S., Balboni, T., & Glare, P. (2015). A review of the trials which examine early integrationof outpatient and home palliative care for patients with serious illness. Annals of Palliative Medicine, 4(3), 99–121. https://doi.org/10.3978/j.issn.2224-5820.2015.04.04

DiLello, L. C., Mulvihill, K., Carpini, J. D., Shah, R., Hermanowski, J., & Chaubey, D. (2018). Content validationof advanced illness criteria of a palliative care screening tool. Journal of Palliative Medicine, 21(11), 1604–1608. https://doi.org/10.1089/jpm.2017.0703

Dionne-Odom, J. N., Azuero, A., Lyons, K. D., Hull, J. G., Tosteson, T., Li, Z., Frost, J., Dragnev, K. H., Akyar, I., Hegel, M. T., & Bakitas, M. A. (2015). Benefits of early versus delayed palliative care to informal family caregivers of patients with advanced cancer: Outcomes from the ENABLE III randomized controlled trial. Journal of Clinical Oncology, 33(13), 1446–1452. https://doi.org/10.1200/JCO.2014.58.7824

Eastman, P., & Le, B. (2019). The role of palliative care in stroke. Journal of the Neurological Sciences, 405, 64. https://doi.org/10.1016/j.jns.2019.10.181

End-of-Life Nursing Education Consortium. (2016). ELNEC fact sheet. www.aacn.nche.edu/elnec/FactSheet.pdf

Enguidanos, S., & Portanova, J. (2014). The provision of home-based palliative care for those with advanced heart failure. Current Opinion in Supportive and Palliative Care, 8(1), 4–8. https://doi.org/10.1097/SPC.0000000000000024

Ferrell, B. R. (1995). The impact of pain on quality of life:A decade of research. Nursing Clinics of North America, 30, 609–624.

Ferrell, B. R. (2010). Palliative care research: Nursing response to emergent society needs. Nursing Science Quarterly, 23(3), 221–225. https://doi.org/10.1177/0894318410371842

Ferrell, B. R., Malloy, P., Mazanec, P., & Virani, R. (2016). CARES: AACN's new competencies and recommendations for educating undergraduate nursing students to improve palliative care. Journal of Professional Nursing, 32(5), 327–333. https://doi.org/10.1016/j.profnurs.2016.07.002

Field, M. J., & Cassel, C. K. (Eds.). (1997). Approaching death: Improving care at the end of life. Committee on Care at the End of Life, Division of Health Care Services, Institute of Medicine. National Academies Press.

Fitzsimons, D., Mullan, D., Wilson, J. S., Bonway, B., Corcoran, B., Dempster, M., Gamble, J., Stewart, C., Rafferty, S., McMahon, M., MacMahon, J., Mulholland, P., Stockdale, P., Chew, E., Hanna, L., Brown, J., Ferguson, G., & Fogarty, D. (2007). The challenge of patients' unmet palliative care needs in the final stagesof chronic illness. Palliative Medicine, 21(4), 313–322. https://doi.org/10.1177/0269216307077711

Gidwani, R., Joyce, N., Kinosian, B., Faricy-Anderson, K., Levy, C., Miller, S. C., Ersek, M., Wagner, T., & Mor, V. (2016). Gap between recommendations and practiceof palliative care and hospice in cancer patients. Journal of Palliative Medicine, 19(9), 957–963. https://doi.org/10.1089/jpm.2015.0514

Glass, E., Cluxton, D., & Rancour, P. (2010). Principlesof patient and family assessment. In B. R. Ferrell & N.Coyle (Eds.), Textbook of palliative nursing (3rd ed., pp.87–105). Oxford University Press.

Hanson, L. C., & Winzelberg, G. (2013). Research priorities for geriatric palliative care: Goals, values and preferences. Journal of Palliative Medicine, 16(10), 1174–1179. https://doi.org/10.1089/jpm.2013.9475

Howlett, J. G. (2011). Palliative care in heart failure:Addressing the largest care gap. Current Opinion in Cardiology, 26(2), 144–148. https://doi.org/10.1097/HCO.0b013e3283437468

Hupcey, J. E., Kitko, L., & Alonso, W. (2016). Patients' perceptionsof illness severity in advanced heart failure. Journal of Hospice & Palliative Nursing, 18(2), 110–114. https://doi.org/10.1097/NJH.00000000000229. Institute of Medicine. (2015). Dying in America: Improving quality and honoring individual preferences near the endof life. National Academies Press.

Iyer, A. S., Dionne-Odom, J. N., Ford, S. M., Crump

Tims, S. L., Sockwell, E. D., Ivankova, N. V., & Bakitas, M. A. (2019). A formative evaluation of patient and family caregiver perspectives on early palliative care in chronic obstructive pulmonary disease across disease severity. Annals of the American Thoracic Society, 16(8), 1024–1033. https://doi.org/ 10.1513/AnnalsATS.201902-112OC

Iyer, A. S., Dionne-Odom, J. N., Khateeb, D. M., O'Hare, L., Tucker, R. O., Brown, C. J., Dransfield, M. T., & Bakitas, M. A. (2020). A qualitative study of pulmonary and palliative care clinician perspectives on early palliative care in chronic obstructive pulmonary disease. Journal of Palliative Medicine, 23(4), 513–526. https://doi.org/ 10.1089/jpm.2019.0355

Lyons, K. D., Bakitas, M., Hegel, M. T., Hanscom, B., Hull, J., & Ahles, T. A. (2009). Reliability and validity of the Functional Assessment of Chronic Illness Therapy—Palliative Care (FACIT-PAL) Scale. Journal of Pain and Symptom Management, 37(1), 23–32. https://doi.org/10.1016/j .jpainsymman.2007.12.015

Maloney, C., Lyons, K. D., Zhongze, L., Hegel, M., Ahles, T. A., & Bakitas, M. (2013). Patient perspectives on participation in the ENABLE II randomized controlled trial of a concurrent oncology palliative care intervention: Benefits and burdens. Palliative Medicine, 27(4), 365–383. https://doi.org/10.1177/0269216312445188

Maltoni, M., Scarpi, E., Dall'Agata, M., Zagonel, V., Bertè, R., Ferrari, D., Broglia, C. M., Bortolussi, R., Trentin, L., Valgiusti, M., Pini, S., Farolfi, A., Gardini, A. C., Nanni, O., & Amadori, D. (2016). Systematic versus on-demand early palliative care: Results from a multicentre, randomised clinical trial. European Journal of Cancer, 65, 61–68. https://doi.org/10.1016/j.ejca.2016.06.007

Maslow, A. H. (1987). Motivation and personality (3rd ed.).

Scott-Foreman Wesley.

Mateo-Ortega, D., Gómez-Batiste, X., Maté, J., Beas, E., Ela, S., Lasmarias, C., & Limonero, J. T. (2018). Effectiveness of psychosocial interventions in complex palliative care patients: A quasi-experimental, prospective, multicenter study. Journal of Palliative Medicine, 21(6), 802–808. https://doi.org/10.1089/jpm.2017.0355

McIlfatrick, S., & Hasson, F. (2013). Evaluating a holistic assessment tool for palliative care practice. Journalof Clinical Nursing, 23, 1064–1075. https://doi.org/10.1111/jocn.12320

Molidor, S., Overbaugh, K. J., James, D., & White, C. L.(2018). Palliative care and stroke: An integrative reviewof the literature. Journal of Hospice & Palliative Nursing, 20(4), 358–367. doi: 10.1097/NJH.0000000000000450

Montgomery, M., Cheshire, M., Johnson, P., & Beasley, A.(2016). Incorporating end-of-life content into the community health nursing curriculum using high-fidelity simulation. Journal of Hospice & Palliative Nursing, 18(1), 60–65. https://doi.org/10.1097/NJH.0000000000000211

National Coalition for Hospice and Palliative Care. (2018). National Consensus Project for Quality Palliative Care:Clinical practice guidelines for quality palliative care (4th ed). National Coalition for Hospice and Palliative Care. https://www.nationalcoalitionhpc.org/ncp

National Comprehensive Cancer Network. (2015). Clinical practice guidelines in oncology: Palliative care. http://www.nccn.org/professionals/physician_gls/f_guidelines.asp#

National Institute of Nursing Research. (2016). The NINR strategic plan: Advancing science, improving lives. http://www.nih.ninr.gov

National Palliative Care Registry. (2020). Five key insights on hospital palliative care programs. https://www.capc.org/blog/five-key-insights-hospital-palliative-care-programs/

Ohlen, J., Gustafsson, C. W., & Friberg, F. (2013). Making sense of receiving palliative treatment. Cancer Nursing, 36(4), 265–273. https://doi.org/10.1097/NCC.0b013e31826e96d9

Pittroff, G., & Hendricks-Ferguson, V. (2020). Preferences to receive information about palliative care for adult patients. Journal of Christian Nursing, 37(2), 88–93. https://doi.org/10.1097/CNJ.0000000000000710

Puntillo, K., Nelson, J. E., Weissman, D., Curtis, R., Weiss, S., Frontera, J., Gabriel, M., Hays, R., Lustbader, D., Mosenthal, A., Mulkerin, C., Ray, D., Bassett, R., Boss, R., Brasel, K., & Campbell, M. (2014). Palliative care in the ICU:Relief of pain, dyspnea, and thirst: A report from the IPAL-ICU advisory board. Intensive Care Medicine, 40(2), 235–248. https://doi.org/10.1007/s00134-013-3153-z

Radbruch, L. (2017). Identifying palliative care patients and assessing their needs. In X. Gomez-Batiste & S. Conno.(Eds.) Building Integrated Palliative Care Programs and Services. https://eprints.lancs.ac.uk/id/eprint/86385/1/Gomez_Batiste_X_Connor_S_Eds._Building_Integrated_Palliative_Care_Programs_and_Services._2017.pdf# page=227

Ragan, S. L. (2016). Overview of communication. In E. Wittenberg, B. R. Ferrell, J. Goldsmith, T. Smith, S. L. Ragan, M. Glajchen, & G. F. Handzo (Eds.), Textbookof palliative care communication (pp. 1–9). Oxford University Press.

Riahi, S., & Khajehei, M. (2019). Palliative care: A systematic review of evidence-based interventions. Critical Care Nursing Quarterly, 42(3), 315–328. https://doi.org/10.1097/CNQ.0000000000000269

Rogers, J. G., Patel, C. B., Mentz, R. J., Granger, B. B., Steinhauser, K. E., Fiuzat, M., Adams, P. A., Speck, A., Johnson, K. S., Krishnamoorthy, A., & Yang, H., (2017). Palliative care in heart failure:The PAL-HF randomized, controlled clinical trial. Journal of the American College of Cardiology, 70(3), 331–341. https://doi.org/10.1016/j.jacc.2017.05.030

Rural Health Information Hub. (2020). Project ENABL.(Educate, Nurture, Advise, Before Life Ends) [online]. https://www.ruralhealthinfo.org/project-examples/956

Salins, N., Ramanjulu, R., Patra, L., Deodhar, J., & Muckaden, M. A. (2016). Integration of early specialist palliative care in cancer care and patient related outcomes: A critical review of evidence. Indian Journal of Palliative Care, 22(3), 252. https://doi.org/10.4103/0973-1075.185028

Sarabia-Cobo, C. M., Alconero-Camarero, A. R., Lavin-Alconero, L., & Ibanez-Rrementeria, I. (2016). Assessment of a learning intervention in palliative care based on clinical simulations for nursing students. Nurse Education Today, 45, 219–224. https://doi.org/10.1016/j.nedt.2016.08.014

Scanlon, C. (1989). Creating a vision for hope: The challengeof palliative care. Oncology Nursing Forum, 16, 491–496.

Siouta, N., vanBeek, K., Preston, N., Hasselaar, J., Hughes, S., Payne, S., Garralda, E., Centeno, C., van der Eerden, M., Groot, M., Hodiament, F., Radbruch, L., Busa, C., Csidos, A., &. Menten, J. (2016). Towards in tegration of palliative care in patients with chronic heart failure and chronic obstructive pulmonary disease: A systematic literature review of European guidelines and pathways. BMC Palliative Care, 15(18), 1–12. https://doi.org/10.1186/12904-016-0089-4

Smith, S., Brick, A., O'Hara, S., & Normand, C. (2014). Evidence on the cost and cost-effectiveness of palliative care:A literature review. Palliative Medicine, 28(2), 130–150. https://doi.org/10.1177/0269216313493466

Steigleder, T., Kollmar, R., & Ostgathe, C. (2019). Palliative care for stroke patients and their families: Barriers for implementation. Frontiers in Neurology, 10, 164. https://doi.org/10.3389/fneur.2019.00164

SUPPORT Principal Investigators. (1995). A controlled trial to improve care for seriously ill, hospitalized patients:The study to understand prognoses and preferences for outcomes and risks of treatments (SUPPORT). Journalof the American Medical Association, 274, 1591–1598.

Temel, J. S., Greer, J. A., Muzikansky, A., Gallaher, E. R., Admane, S., Jackson, V. A., Dahlin, C. M., Blinderman, C. D., Jacobsen, J., Pirl, W. F., Billings, J. A., & Lynch, T. J. (2010). Early palliative care for patients with metastatic non-small cell lung cancer. New England Journal of Medicine, 363, 733–742. https://doi.org/10.1056/NEJMoa1000678

Weissman, D. E., Morrison, R. S., & Meier, D. E. (2010). Center to Advance Palliative Care clinical care and customer satisfaction metrics consensus recommendations. Journal of Palliative Medicine, 13, 179–184. https://doi.org/10.1089.jpm.2009.0270

White, N., Reid, F., Harris, A., Harries, P., & Stone, P.(2016). A systematic review of predictions of survival in palliative care: How accurate are clinicians and who are the experts? PLoS One, 11(8), e0161407. https://doi.org/10.1371 /journal/pone.0161407

Wittenberg, E., Ferrell, B. R., Goldsmith, J., Smith, T., Ragan, S. L., Glajchen, M., & Handzo, G. F. (Eds..(2016). Textbook of palliative care communication. Oxford University Press.

Wittenberg-Lyles, E., Goldsmith, J., Ferrell, B., & Ragan, S. L. (Eds.). (2013). Communication in palliative nursing. Oxford University Press.

World Health Organization. (2014a). First ever global atlas identifies unmet need for palliative care. http://www.who.int/mediacentre/news/releases/2014/palliative-care-20140128/en/References 543

World Health Organization. (2014b). Strengthening of palliative care as a component of comprehensive care throughout the life course. http://apps.who.int.iris/handle/1-776/162863

World Health Organization. (2018). Why palliative care is an essential function of primary health care. https://www.who.int/docs/default-source/primary-health-care-conference/palliative.pdf?sfvrsn=ecab9b11_2&ua=1

World Health Organization. (2020a). Palliative care. https://www.who.int/news-room/fact-sheets/detail/palliative-care

World Health Organization. (2020b). Palliative care. https://www.who.int/health-topics/palliative-care

Worldwide Palliative Care Alliance. (2014). Global atlasof palliative care at the end of life. http://www.thewpca.org/resources/global-atlas-of-palliative-care/

Yen, Y. F., Lee, Y.-L., Hu, H. Y., Sun, W.-J., Ko, M. C., Chen, C.-C., Wong, W. K., Moriskey, D. E., Huang, S.-J., & Chu, D. (2020). Early palliative care: The surprise question and the palliative care screening tool—better together. BMJ Supportive & Palliative Care. http://dx.doi.org/10.1136/bmjspcare-2019-002116

제 19 장

보완통합건강 Complementary and Integrative Health

Pamala D. Larsen

개요

치료가 어려운 만성질환과 말기질환은 서양의학 치료방법으로 회복되지 않을 수 있다. 간혹 만성 질환을 앓고 있는 환자는 자신의 증상을 완화시키기 위해 서양(대중)의학보다는 다른 대안을 찾는다. 예를 들면, 관절염 혹은 만성 허리통증은 서양의학에는 완치방법이 없고 부작용 없이 1년 365일 동안 복용할 수 있는 진통제도 없기 때문이다. 그렇기 때문에 만성질환이 있는 사람은 다른 치료방법을 시도하고 싶은 동기가 유발된다. 이러한 대체요법을 이용한 성인은 2012년 국가건강 설문조사(NHIS)에서 33.2%인 것으로 나타났다. 그러나 이 수치는 2007년보다 거의 5% 줄어든 비율이다(Clarke et al., 2015). 만성질환이 있는 사람의 수가 증가하면서 전통적인 건강관리전문가에게 환자들이 이용하고 있는 대체요법과 통합적인 의학치료의 차이점에 대한 인식을 갖도록 하는 것이 중요해졌다.

* 국립보완통합건강센터

국립보완통합건강센터(National Center for Complementary and Integrative Health, NCCIH)는 1991년 미국 국립보건원(NIH)의 한 부서로 시작되었다. 초기에는 대체의학사무처로 설립되었다가 국립보완대체의학센터로 재명명되었고, 2014년 마침내 현재의 명칭변경이 승인되었다. NCCIH는 보완통합건강 접근에 대한 과학적이며 공중보건 문제에 대한 연구를 수행했다. 이는 유망한 것, 도움이 되는 것과 그 이유, 실행되지 않는 것, 무엇이 안전한지를 결정하는 데 효과적이다(NCCIH, 2020a).

NCCIH의 사명은 엄격한 과학적 조사, 대체통합건강중재의 유용성과 안전, 건강 돌봄 의사결정을 안내하기 위한 연구 기반 정보제공으로 정의되었으며, 그 역할은 건강과 건강 돌봄을 증진시키는 데 있다(NCCIH, 2020b). 2016-2020년 NCCIH의 전략적 계획에 대한 과학적 목표는 미국 국립보건원의 광범위한 전략적 계획, 2016-2020: Turning Discovery and Health에 제시되었다. 2021-2025년에 대한 전략적 계획도 시작되었다. 우선순위는 다음과 같다.

- 통증에 대한 비약물적 관리
- 자연요법의 효과와 기전

- 천연제품의 생물학적 특징을 확립하기 위한 혁신적 접근
- 생애에 걸친 질병예방과 건강증진
- 보완적 건강접근 및 이 접근을 건강관리에 통합하는 것을 평가하기 위한 혁신적인 연구기법을 사용하는 임상실험
- 임상연구에 대한 이해와 과학적 문헌을 강화하기 위한 의사소통전략과 도구(NCCIH, 2020c)

* 정의

대체, 보완, 통합의학(integrative medicine)은 NCCIH에 의해 정의되었다. 대체(alternative)는 관습적인 의학을 대신해서 비주도적인 접근을 이용하는 것을 말한다. 보완(complementary)은 관습적인 의학과 함께 비주도적인 접근을 이용하는 것이다. 통합의학(integrative medicine)은 관습적인 건강관리 접근을 비관습적인 의학과 조합하는 문헌상의 또 다른 용어이다. 시간이 지나면서 일부 대체요법은 의료의 보완요법으로 발달했는데, 통증관리에 이용되고 있는 마사지와 명상요법 등이 그 예이다.

이 장에서는 보완대체요법(Complementary and Alternative Medicine, CAM)과 보완통합요법(Complementary and Integrative Medicine, CIM)을 혼용해 사용할 것이다. 현재 사용되고 있는 대부분의 치료는 통합이 아닌 보완대체요법이다.

* 보완건강요법

NCCIH는 보완건강요법을 다음의 두 가지 범주로 분류했다.

- 천연제품
- 심신수련

천연제품에는 약초, 비타민과 무기질 그리고 활성균이 있다. 전형적으로 이러한 제품은 식이보충제로 판매된다. 심신수련은 침술, 마사지 요법, 명상, 태극권, 운동요법, 척추도수치료 등이 포함되며 대부분 훈련된 실무자가 수행한다. 일부 보완적인 접근에는 이러한 범주에 적합하지 않은 것이 있는데, 전통치료사, 아유르베다 의학, 전통 중국의학, 동종요법, 자연요법 등이 있다.

* 2012 국가건강설문조사-성인대체의학

2012년 성인대체의학에 대한 국가건강설문조사(NHIS-ALT)는 이 치료요법을 이용한 아동 1만 7,321명과 성인 8만 8,962명의 자료를 제공했다. 자료에서 18세 이상 성인의 33.2%, 아동의 11.6%가 12개월 동안 보완요법을 사용해온 것으로 나타났다(NCCIH, 2020d). 다음은 성인이 가장 많이 이용한 10종류의 보완요법이다.

- 천연제품 17.7%
- 심호흡 10.9%
- 요가, 태극권, 기공 10.1%
- 카이로프락틱, 관절도수치료 8.4%
- 약물 8.0%
- 마사지 6.9%
- 특별 식이 3.0%
- 동종요법 2.2%
- 점진적 이완 2.1%
- 명상 1.7%

이 조사에 참여한 성인들이 사용한 가장 흔한 천연제품은 생선기름 보충제, 글루코사민, 콘드로이친 또는 복합 보충제였다.

* NHIS의 2002, 2007, 2012년도 자료 분석경향

2015년 Clarke 등은 NHIS 2002, 2007, 2012년의 자료에서 나타난 경향을 분석했다. 이 3개 연도의 시점에 걸쳐 보완적 건강접근의 전반적인 사용을 비교하기 위해 수년에 걸쳐 변화된 접근법은 어느 한 가지 치료에 대한 가장 좁혀진 정의로 제한되었

다(Clarke et al., 2015, p. 2). 3회의 조사에서 몇 가지 경향이 나타났다.

- 비비타민, 비미네랄 식이보충제는 2002, 2007, 2012년도 3시점 모두에서 가장 흔히 이용한 보완적 건강접근이었으며, 2012년 이용자 비율은 17.7%였다.
- 심호흡 운동은 3시점에서 두 번째로 많았다. 2012년 이 운동을 이용한 성인은 10.9%였다.
- 2012년 요가, 태극권, 기공은 10.1%로 점차 증가했다. 셋 중 요가의 이용이 가장 많았다.
- 동종용법, 침, 자연요법의 이용은 비록 많지 않았지만 의미 있게 증가했다.
- 카이로프락틱, 척추 도수치료는 3시점 모두에서 4번째로 흔히 이용했다.
- 명상은 3시점 모두에서 5번째로 많이 이용했다(Clarke et al., 2015, pp. 3-4).

* 2017년 국민 건강지수 조사

미국 보건복지부는 2002년, 2007년, 2012년에 보완 및 대체 건강요법 사용에 관한 방대한 수의 질문에 대한 데이터를 수집했다. 2017년에는 2002년, 2007년, 2012년 조사에 비해 제한된 수의 CAM 사용에 대한 질문이 있었다(Wang et al., 2019). 이 장에는 사용 가능한 몇 가지 데이터가 포함되어 있다.

* 사용자

이전의 연구는 인종과 민족성에 따른 보완적인 건강접근의 사용에 대한 다양성이 언급해왔다. 2012년 NIH는 히스패닉과 비히스패닉계 흑인 성인은 3번의 조사에서 보완적 건강접근의 이용이 감소한 반면 비히스패닉계 백인은 사용이 증가했다고 보고했다(Clarke et. al., 2015). Widder와 Anderson(2015)은 일반적인 CAM 사용자는 여성, 중년기, 대학졸업, 건강인지도가 낮은 자와 높은 수준의 영성소유자였음을 발견했다. 또한 그들은 중증의, 만성적, 장기질환을 앓고 있는 경향이 있었다. 그러나 2012년 NIH에서는 요가를 수련하고 천연제품을 사용한 많은 응답자가 이러한 치료법이 질병과 관련이 있는 것이 아니라 건강과 관련된 것으로 간주하고 있었다. 건강을 위해 CAM을 사용하는 사람들의 자료는 질병을 치료하기 위해 CAM을 사용하는 사람들과 의미 있는 차이를 보였다. 예를 들면, 2012년도 자료에 따르면 보완적 접근을 이용하는 건강 지향적 이용자는 일반적으로 건강한 사람으로서, 기존 의료서비스 사용률이 낮으며 전반적으로 건강행위를 유지하는 것으로 나타났다 (NCCIH, 2018a).

또 다른 연구에서는 '다른' 사용자를 보여주었다. 65세 이상의 노인에 대한 처방약과 한약제품의 동시 사용을 조사한 Agbabiaka 등의 체계적인 검토에 따르면 사용자는 일반적으로 여성, 노인, 고등학교 교육 미만의 학력으로 만성질환을 앓고 있었고, 소득 수준이 낮았다(Agbabiaka et al., 2017).

2017년 국민건강보험공단 자료를 살펴보면 미국 성인의 11.4%가 심혈관 진단을 받았다. 또 다른 30.2%는 심혈관의 위험을 보고했지만 진단은 받지 않았다. 이들 중 심혈관질환자 31.8%와 심혈관 위험요인이 있는 사람의 29.7%가 보완요법을 사용한 것으로 나타났으며, 가장 일반적으로 사용된 치료법은 요가와 영적인 명상이었다. 이 비율은 2017년 NHIS의 일반 인구통계와 크게 다르지 않았는데, 일반인의 31.2%가 보완의학을 사용했다.

2012년 NHIS는 복합만성질환자의 CAM 사용에 대해 질문을 했는데 조사에 참여한 3만 3,557명 중 33.8%가 2가지 이상의 만성질환을 보고했으며, 종합비타민과 종합미네랄이 가장 일반적으로 이용되었다. 2가지 이상의 만성질환이 있는 성인은 만성질환이 없는 성인에 비해 종합비타민제, 종합미네랄, 허브, 심신요법, 카이로프락틱 또는 도수요법, 마사지, 운동요법, 특수 식이요법, 침술, 자연요법 또는 일부 조합을 사용할 가능성이 더 높았다(Falci et. al., 2016).

미국의 여러 지역에서 CAM을 사용하는 데는 약간의 차이가 있었는데, 심호흡, 명상을 동반한 요가는 태평양 연안 및 산악 지역에서 전국 평균보다 약 40% 더 높았고, 카이로프락틱이나 도수요법은 미국 서부와 중북부 지역에서 두 배 더 높았다. 비비타민, 비미네랄 식이보충제의 사용은 산악지역, 태평양 연안 및 서부, 중북부 지역에서 가장 높았다(Peregoy et. al., 2014)

Judson 등(2017)은 암 환자를 대상으로 한 종단적 연구를 보고했다. 플로리다주 탬파에 위치한 모피드 암센터에 등록된 8만 4,000명 중 2003년 1월부터 2014년 1월까지 18만 7,639명의 환자가 설문지에 응답을 했다. 이들 중 18만 5,000명 이상(87.2%)이 지난 12개월 동안 어떤 형태로든 보완요법을 사용했다고 인정했다. 보완요법 사용자는 60~69세의 비히스패닉/라틴계 백인 여성, 기혼, 교육 수준이 높은 경향이었으며, 가장 일반적으로 사용되는 요법은 비타민/미네랄, 허브 및 기타 보충제인 반면 가장 인기 있는 심신 중재요법은 영적 치유와 기도, 심호흡 이완 및 요가였다(Judson et al., 2017).

* 비용

2012년 NHIS에 의하면, 지난 12개월간 미국인은 보완적인 건강접근에 대한 본인부담금으로 총 302억 달러를 지출했으며, 성인의 경우 283억 달러, 어린이의 경우 19억 달러를 지출했다. 이는 2012년 미국 전체 의료지출 비용 2조 8,200억 달러의 1.1%에 해당하며, 전체 본인부담 의료지출의 9.2%에 해당한다. 또한 미국인은 보완요법 실무자의 방문에 147억 달러를 본인 부담금으로 지출했는데, 이는 소비자가 일반 의료인을 만나기 위해 지출한 본인부담금의 약 30%에 해당한다(HCCIH, 2016a). 미국인은 천연제품에 128억 달러를 본인부담금으로 지출했는데, 이는 처방약에 본인부담금으로 지출한 금액의 약 25%에 해당한다. 통증치료를 위한 보완요법의 사용으로 환산하면 허리통증 관리에 85억 달러, 목통증 치료에 36억 달러, 관절통증관리에 23억 달러가 지출되었다(Nahin et al,. 2016).

일반적인 CAM/CIM 치료법

보완대체요법은 환자에게 긍정적, 부정적 또는 중립적인 영향을 미칠 수 있다. 이 섹션에서는 일반적인 보완대체요법에 대해 그들의 이용을 지지하거나, 지지하지 않을 수 있는 연구들에 대해 설명하고자 한다.

* 천연제품

천연제품에는 다양한 허브보충제, 비타민, 미네랄 및 기타 천연제품이 포함된다. 이름에서 알 수 있듯이 허브보충제는 식물로 만들어지며 건강보조식품으로 판매된다. 많은 처방약과 일반의약품도 식물성 제품으로 만들어진다. 그러나 해당 제품에는 정제된 성분만 함유되어 있다. 연방정부는 주로 미국 식품의약국(FDA)을 통해 식이보충제를 규제하고 있다. 식이보충제에 대한 규정은 처방약이나 일반 의약품에 대한 규정과 동일하지 않으며 천연제품에 대한 지침은 덜 엄격하다. 예를 들면, 제조업체는 식이보충제를 시판하기 전에 그 안전성과 유효성을 입증할 필요가 없다. 또한 FDA의 면책조항은 각 건강보조식품 라벨에 해당 제품이 '어떤 질병을 진단, 치료, 예방 또는 치유하기 위한 것이 아니다'라는 점을 분명히 명시하도록 되어 있다(Owens et al,. 2014). 식이보충제가 시장에 출시되면 FDA는 안전성과 제품정보를 모니터하고 연방거래위원회(FTC)는 광고를 모니터한다.

식이보충제는 1994년 의회에서 통과된 식이보충제 건강 및 교육법(DSHEA)이라는 법률에 정의되어 있다. DSHEA에 따르면 건강보조식품은 (1) 식사를 보충하기 위함, (2) 하나 이상의 식이 성분(비타민, 미네랄, 허브 또는 기타 식물, 아미노산 및 기타 특정 물질)을 포함, (3) 경구 복용토록 의도됨, (4) 식이보충제로 표시되어 있다(NCCIH, 2020e).

2019년에는 식물안전 컨소시엄(Botanical Safety Consortium, BSC)이 설립되었다. 이 컨소시엄은 FDA와 NIH 간의 협력이다. 국립환경보건과학연구소, 비영리기관인 보건환경과학연구소의 협력은 최신 독성학 도구를 사용하여 기존 식물의 안전성과 독성정보를 통합하기 위한 과학적 기반을 제공한다(BSC, 2020).

NCCIH 웹사이트는 허브와 식물에 관한 일련의 정보자료를 제공한다. 이 팩트 시트에는 제품에 대한 일반적인 이름, 출처, 잠재적인 부작용 및 주의사항, 과학에 기반한 내용뿐 아니라 다른 정보에 대한 링크도 나와 있다(NCCIH, 2020f). 지난 20년 동안 허브와 약초의 사용은 크게 증가했다.

천연제품을 사용하는 많은 사람은 주로 온라인으로 제품을 구매한다. Owens 등(2014)은 13개의 일반적인 약초에 대한 온라인 검색을 수행하고 각각에 대한 상위 50개 웹사이트를 조사했는데, 조사목적은 임상적 당위성, 경고 및 기타 안전정보를 검토하는 것이었다. 결과는 다음과 같다.

- 잠재적인 부작용, 약물 상호작용 및 기타 안전에 관한 정보를 제공하는 소매 사이트는 8% 미만이었다.
- 의료전문가와의 상담을 권장하는 비율은 10.5%에 불과했다.
- 자신의 주장을 뒷받침하기 위해 과학적 문헌을 인용한 비율은 3% 미만이었다.
- 환자의 의견과 사용후기가 널리 이용되었으며, 이러한 의견은 질병에 대한 주장으로 간주될 수 있다(Owens et al,. 2014, pp. 113-114).

보충제를 복용하는 경우 라벨의 지시에 따라야 한다. 보충제를 더 많이 복용하면(이 제품은 처방전 없이 살 수 있는 의약품이기 때문에 아마도 '더 안전할 것'이라고 환자가 가정할 수 있기 때문에) 심각한 해를 끼칠 수 있다. 많은 건강보조식품들이 '천연'이라는 용어를 사용하거나 '천연원료'에서 유래했다고 말한다. 그러나 '천연'이 안전하다는 의미는 아니다. 허브보충제에는 생산자가 알 수도 있고 알지 못할 수도 있는 수십 가지 화합물이 포함될 수 있다는 점을 사용자는 알아야 한다.

허브와 약물의 상호작용

허브제품 사용자는 주치의(PCP)에게 해당 제품의 사용 사실을 알리는 것이 중요하다. 그러나 사용자가 이 정보를 공유하는 것은 일반적이지 않은데, 환자는 주로 허브가 '천연'이라고 믿기 때문에 사용 시 위험이 있을 수 있기 때문이다. 어떤 경우에는 처방약이 건강보조식품과 잘 상호작용하지 않을 수도 있다. 예를 들면, 우울증에 흔히 복용되는 보충제인 세인트 존스 워트(St. John's wort)는 많은 처방약과 상호작용하여 효과를 떨어뜨린다(NCCIH, 2017a). 세인트 존스 워트는 약물을 비활성물질로 바꾸는 과정을 증폭시킨다.

처방약과 한약의 동시 사용은 노인에게 큰 관심사이다. 노인에게서 두 가지 유형의 약물을 모두 사용하는 비율은 5.3~88.3%이다. 체계적인 검토과정에서 연구자들은 가장 많이 동시에 병용되는 처방약에는 항고혈압제, 베타차단제, 이뇨제, 항고지혈증제, 항응고제, 진통제, 항히스타민제, 항당뇨병제, 항우울제 및 스타틴이 포함되어 있음을 확인했다. 가장 일반적으로 사용되는 약초에는 은행나무, 마늘, 인삼, 세인트 존스 워트, 에키네시아, 쏘팔메토, 달맞이꽃 오일 및 생강 등이 있다. 검토 과정에 포함된 22개 연구 중 6개만이 참여자들에게 허브제품 사용을 의료전문가에게 공개했는지 물었다. 관찰된 추세는 없었으며, 참여자의 12~78%가 의료전문가에게 이러한 제품 사용에 대해 알렸다고 했다. 여러 연구에서 보고된 참여자들은 이러한 제품의 사용 공개에 대해 의료전문가가 요청한 경우에만 가능하며, 정보를 자발적으로 제공하지 않았다(Agbabiaka et al., 2017).

에키네시아

에키네시아(echinacea)는 신체의 면역반응을 자극할 수 있는 면역 강화 허브로 홍보되고 있다. NCCIH의 최근 연구에 따르면 에키네시아가 면역세포에 미치는 영향은 에키네시아 식물 내 박테리아의 유형과 양에 따라 달라질 수 있는데, 그러나 이러한 결과는 실험실에서 나온 것이며, 사람을 대상으로 한 연구가 아니다(NCCIH, 2020g).

Cochrane Collaboration 연구에서는 감기 예방 및 치료를 위한 에키네시아의 사용을 조사했다(Karsch-Volk et al., 2014). 이는 허브의 가장 일반적인 사용분야이기 때문이다. 대부분의 소비자와 의사는 '에키네시아'라는 이름의 제품이 실제로 다양한 식물재료 사용, 추출방법 및 기타 구성요소 추가로 인해 크게 다르다는 사실을 인식하지 못한다. 에키네시아 제재와 위약에 대한 총 33건의 비교를 포함하여 4,631명의 참가자를 대상으로 한 24건의 이중맹검실험이 연구의 포함기준을 충족했다. 임상실험 중 10개는 편향 위험이 낮았고, 6개는 편향 위험이 불분명했으며, 8개는 편향 위험이 높았다. 적어도 한 번 감기에 걸린 환자 수를 보고한 12가지 예방 비교 중 통계적으로 유의미한 차이는 발견되지 않았으나 사후 분석에 따르면 에키네시아 사용 시 감기 위험을 10~20% 줄일 수 있는 것으로 나타났다. 감기 지속기간을 보고한 7건의 치료 실험 중 단 한 건만이 위약에 비해 에키네시아의 유의미한 효과를 보여주었다.

최신 연구에서 연구자들은 상부호흡기 감염의 예방 및 치료를 위한 에키네시아 사용에 대한 체계적인 검토와 메타 분석을 수행했다. 에키네시아는 널리 사용되며, 2012년에는 미국 성인이 사용하는 가장 인기 있는 허브 건강보조식품이었다(David & Cunningham, 2019). 연구자들은 많은 연구결과에서 상당히 편향된 보고 내용들을 발견했는데, 대부분의 실험에서 연구자들은 등록된 프로토콜을 식별할 수 없었고 많은 실험에서 확립된 결과를 보고하지 못했다. 이는 다중비교 및 보고편향 가능성을 나타낸다(p. 22). 이 검토에서는 에키네시아가 상부호흡기 감염 발병에 예방효과가 있을 수 있다는 일부 증거를 보여주었지만 그 결과가 임상적으로 의미가 있는지 여부는 논쟁의 여지가 있다. 에키네시아가 감염기간에 영향을 미친다는 증거는 없다.

호주, 독일, 캐나다 및 미국의 연구자들은 코로나19 및 기타 호흡기 감염의 예방 또는 치료에 대한 에키네시아의 효과를 검토했다. 17개의 연구가 검토에 포함되기 위한 기준을 충족했는데, 17개 연구는 모두 이중맹검, 위약대조, 무작위 임상실험이었다. 대부분의 연구는 감기의 예방과 치료를 평가하기 위해 고안되었다. 안타깝게도 코로나19와 유사한 질환의 예방이나 치료에 에키네시아를 사용한 연구는 발견되지 않았다. 연구 중 10개는 에키네시아 사용에 대해 긍정적인 지지를 얻었으며, 5개는 편향 위험이 높은 것으로 평가되었고, 5개는 편향 위험이 낮은 것으로 평가되었다(Aucoin et al., 2020).

은행나무 빌로바

세계에서 가장 오래된 수종 중 하나인 은행나무는 전통 중국의학에서 오랜 역사를 가지고 있다. 은행나무잎 추출물은 다양한 질병에 대한 건강보조식품으로 사용되는데, 이를 사용하면 치매 진행을 예방하거나 늦출 수 있다는 연구결과가 있다. 그러한 연구의 대부분은 중국에서 이루어졌다. 그러나 다음 연구에서 알 수 있듯이 다양한 체계적 검토는 치매 진행을 늦춘다고 말하는 사람도 있고 은행나무와 위약 사이에 차이가 없다고 말하는 등 다양한 결과를 뒷받침하고 있다. NCCIH는 2020년 은행나무가 치매나 인지 저하를 돕거나 예방하지 않으며, 알츠하이머 관련 치매가 악화되는 것을 예방하지 않는다고 업데이트 했다(NCCIH, 2020h).

아마도 은행나무에 대한 가장 잘 알려진 연구는 은행나무 평가 기억 연구(Gingko Evaluation Memory Study, GEMS) 그룹에서 수행되었을 것이다. 이 무작위, 이중맹검, 위약대조 연구는 2000년부터 2008년 사이에 미국 5개 대학 의료센터에서 수행되었으며, 평균 환자 추적기간은 6.1년이었다. 이 연구에는 3,000명의 노인이 참여했다. 중재는 은행나무 빌로바 120mg 추출물을 하루 2회 복용하는 실험그룹으로 구성되었으며, 대조군에게는 위약을 투여했다. 연구자들은 은행나무가 정상적인 인지능력을 가진 노인이나 경도인지장애(MCI)가 있는 노인의 전반적인 치매 발병률이나 알츠하이머병 발병률을 줄이는 데 효과적이지 않다고 결론지었다. 이 연구는 NCCIH의 일부 자금 지원을 받았다(DeKosky et al., 2008).

Birks와 Evans의 2009년 Cochrane 체계적 검토에서는 은행나무 사용과 관련된 36개의 무작위 임상실험을 조사했는데, 대부분의 임상실험은 규모가 작고 기간이 짧았다. 저자의 결론은 이 제품이 인지, 일상활동, 우울증에 미치는 효과에 대해 일관성 없는 결과가 있었다는 것이며, 은행나무 사용과 위약 사용에는 차이가 없었다. 이후 업데이트된 자료는 없었다.

은행나무의 효과를 연구하는 세 가지 다른 체계적인 검토에서는 서로 다른 결론이 나왔다. Tan 등(2015)은 검토를 통해 '인지, 기능, 행동 및 임상 전반적인 변화의 감소를 안정화하거나 늦추는 데 은행나무의 전반적인 이점'이 있다고 결론지었다(p. 597). 신경인지장애에 관한 아시아 전문가 임상그룹(Kandiah et al., 2019)은 경도~중등도 치매 환자뿐만 아니라 경도인지장애 환자에게 은행나무를 사용하면 인지능력이 크게 개선된다는 사실을 발견했다. 기능, 신경정신과적 증상, 일상활동, 삶의 질을 위약과 비교했다(p. 288). 마지막으로 Yuan 등(2017)은 체계적인 검토에서 은행나무를 최소 5개월 동안 하루 200mg 이상의 용량으로 투여할 때 치매 환자에게 잠재적으로 유익한 효과가 있다고 보고했다(p. 1).

세인트 존스 워트

세인트 존스 워트(St. John's wort)는 다양한 질환에 사용되지만 우울증 치료에 가장 일반적으로 사용된다. 세인트 존스 워트에서 특히 주목할 점은 안전문제이다. 특징적으로 세인트 존스 워트의 사용은 많은 약물의 효과를 약화시킨다. 이러한 약물에는 항우울제, 피임약, 사이클로스포린, 일부 심장 약물(디곡신 및 이바브라딘 포함), 일부 HIV 약물, 일부 암 약물, 와파린 및 심바스타틴 등이 있다(NCCIH, 2020i).

우울증에 대한 이 약초의 사용에 대한 두 가지 검토는 논의할 가치가 있다. Apaydin 등(2016)은 세인트 존스 워트와 주요 우울증 장애 치료에 대한 체계적인 검토를 실시했다. 6,993명의 환자를 조사한 35개의 연구가 검토에 포함되었다. 연구결과에 따르면 세인트 존스 워트는 경증 및 중등도 우울증의 증상 개선효과를 손상시키지 않으면서 부작용이 적고 항우울제에 대한 대체 약초라는 사실이 밝혀졌다(p. 21). 우울증 증상의 개선은 치료 반응율과 표준 임상 척도에서 나타났다. 연구자들은 세인트 존스 워트와 주요 우울증 장애에 관련된 중요한 연구를 찾을 수 없었다. 경증 및 중등도 우울증에 대한 단독요법으로 제공되는 세인트 존스 워트는 증상 개선에 있어 위약보다 우수하다(p. 23).

세인트 존스 워트의 치료반응과 부작용의 안전성/발생률을 선택적 세로토닌 재흡수 억제제(SSRI)와 비교한 연구의 메타분석(Ng et al.,2015)에는 27개 연구가 있었다. 메타분석에는 다양한 국가의 연구가 포함되었는데, 일반적으로 중국의 연구는 방법론적 질이 낮고 선택편향, 탐지편향, 감소편향과 같은 편향 위험이 더 높았다(p. 216). 27개 임상실험에서는 경증에서 중등도의 우울증 환자의 경우 세인트 존스 워트는 SSRI와 비교했을 때 비슷한 효능과 안전성을 보였다. 그러나 메타분석에 포함된 연구는 단기(4~12주) 연구였기 때문에 장기간 사용에 대한 의문은 제기할 수 없었다. NICE(National Institute for Health and Care Excellence)는 다양한 브랜드와 배치 간의 효능 차이에 대한 지속적인 우려와 사용 및 적절한 복용량에 대한 규제가 부족하기 때문에 우울증에 세인트 존스 워트 사용을 권장하지 않는다(p. 219).

* 심신수련

심신수련은 뇌, 마음, 신체 및 행동 간의 상호작용에 중점을 두며 그 의도는 마음을 이용하여 신체기능을 향상시킴으로써 건강을 증진하는 것이다(NCCIH, 2017b). 심신수련의 공통목표는 불안, 두려움, 공포, 분노, 억울함, 우울증 및 고통의 영향을 줄이는 동시에 행복감을 촉진하는 것이다(Deng, 2019, p. 344). 이 범주에는 광범위한 관행이 포함되는데, 이 장에서는 침술, 요가, 마음챙김 및 명상에 대해 논의한다(표 19-1).

2017년 국민건강 면담 설문조사에서는 여러 가지 심신 관행의 사용을 조사했다. 아마도 가장 큰 관심은 2002년 NHIS 이후 이러한 기술의 실행이 증가했다는 점일 것이다. 요가, 태극권, 기공(YTQ)은 수천 년 동안 중국과 인도에서 건강증진과 질병예방을 위해 널리 사용되어 왔다. 일반적으로 기공은 신체 움직임, 호흡운동, 명상을 통합하는 공통요소를 공유한다. 새로운 증거는 정기적으로 기공을 실천하면 상당한 건강상의 이점이 있음

표 19-1 심신 수련

접근	치료방법	이론적 근거
침 요법	다양한 기술을 사용하여 신체의 점을 자극하는 일련의 절차를 설명한다. 과학적으로 가장 많이 연구된 침술기술은 손으로 조작하거나 전기자극을 통해 얇고 단단한 금속바늘을 피부에 관통시키는 것이다.	에너지 통로를 따라 있는 지점을 조작하여 균형을 회복한다. 침술은 한의학의 일부이다.
요가	신체적 자세, 호흡 운동, 명상, 휴식을 결합한다.	스트레스 대처기전과 심신 인식을 향상시킨다.
명상과 마음챙김	만트라 명상, 이완, 마음챙김 명상, 선불교 명상과 같은 일련의 기술을 말한다: 특정 자세, 집중된 주의, 산만함에 대한 열린 태도와 같은 기술	이 수련은 개인이 영적인 인식이나 마음챙김의 높은 수준에 도달하는 데 도움이 된다고 믿는다.
태극권과 기공	특정 동작이나 자세, 조화로운 호흡 및 정신 집중으로 결합한 전통 중국의학요법이다. 태극권은 흔히 움직이는 명상이라고 불린다.	음양의 중국 개념을 통합한다. 태극권 수련은 음과 양의 건강한 균형을 지원하여 기(생명 에너지 또는 생명력)를 따르는 데 도움이 된다.

출처 NCCIH, 2012, 2016g, 2016i, 2016k, 2016l, 2016m, 2016n.

을 시사한다(Wang et al., 2019, p. 755).

2002년에는 기공 사용률이 5.8%, 2007년 6.7%, 2012년 9.8%, 2017년 14.5%였다($p<0.001$). 대부분의 모든 인구통계학적 그룹에서 유병율은 증가했다. 네 가지 설문조사 모두에서 여성이 남성보다 기공 사용비율이 더 높았다(p. 756). 대부분의 사용자는 18~44세 백인 여성으로 체중이 정상이고 서부에 거주하며 교육 수준이 높았다(Wang et al., 2019, p. 760).

일부 연구자들은 운동 기반의 보완적이고 통합적인 건강치료법의 사용을 Engel의 건강 및 질병에 대한 생물심리사회적 모델의 일부로 보고 있다(Bolton et al., 2020). Engel은 질병을 생의학적인 것으로 보지 않았는데, 그러한 틀을 사용하는 것은 질병의 사회적·심리적·행동적 차원을 위한 여지를 허용하지 않았기 때문이다(Engel, 1977).

요가

요가는 고대 인도철학에 역사적 기원을 둔 심신수련으로 기술, 명상, 휴식이 포함된 신체적인 자세, 호흡으로 구성된 명상적인 움직임 수련이라고 볼 수 있다(NC-CIH, 2019a). 요가 학교는 수없이 많다. 미국과 유럽에서 가장 일반적으로 행해지는 요가인 하타요가(Hatha yoga)는 자세(아사나)와 호흡운동(프라나야마)을 강조한다. 하타요가의 주요 스타일로는 Iyengar, Ashtanga, Vini, Kundalini 및 Bikram 요가가 있다(NCCIH, 2019a). 요가는 2017년 NHIS 보고에서 미국 성인이 가장 일반적으로 사용되는 보완적인 건강 접근방식이었다(Clarke et al., 2018). 이용률은 2012년 9.5%에서 2017년 14.3%로 증가했다.

Danhauer 등(2017)은 암 치료 중의 요가 요법에 대한 검토를 실시했다. 검토된 연구에는 무작위 대조실험(RCT)과 비RCT가 포함되었다. 소아를 대상으로 한 4개 연구를 포함하여 총 25개 연구를 검토했다. 연구자들은 암 치료를 받는 성인, 특히 유방질환이 있는 여성에게 요가를 권장할 만큼 충분히 유효한 연구가 가능하다고 결론지었다. 결과는 또한 요가가 정신건강, 피로, 수면의 질 및 기타 삶의 질 측면에서 치료 관련 변화를 개선하거나 완화할 수 있음을 시사했다.

요가의 사용이 증가함에 따라 Cochrane 체계적 검토에서는 질병 예방 및 치료에 요가를 사용하는 방법에 대한 최근 몇 가지 검토를 수행하게 되었다. Hartley 등(2014)은 심혈관질환의 일차 예방에 대한 모든 유형의 요가 사용을 조사했다. 최소 3개월 동안 지속되었으며 건강한 성인 또는 심혈관질환 위험이 높은 사람을 대상으로 한 RCT가 검토되었다. 검토된 11개 임상실험 중 대부분은 연구에서 제공된 세부사항이 부족하여 성능편향의 위험이 있었다. 저자들은 요가가 이완기 혈압, 고밀도 지질단백질(HDL) 콜레스테롤, 중성지방에 유리한 효과를 가지고 있다는 증거가 일부 있지만 저밀도 지질단백질(LDL) 콜레스테롤에는 효과가 불분명하다고 결론지었다. 그러나 결과는 탐색적인 것으로만 간주되어야 한다(Hartley et al., 2014).

비특이성 요통은 흔한 질환이다. Cochrane 검토에서는 요가가 요통에 미치는 영향을 확인하기 위해 12개의 RCT(미국 7개, 인도 3개, 영국 2개)를 조사했다. 모든 임상실험에서는 요가를 중재하지 않거나 운동하지 않는 중재군과 비교했다. 저자들은 비운동 대조군에 비해 요가가 3개월과 6개월 시점에 허리 관련 기능에 약간에서 중간 정도의 개선을 가져온다는 근거는 확실성이 낮거나 중간 정도라고 결론지었다. 허리 관련 통증에 대해 요가와 다른 운동 사이에 차이가 있는지는 불확실하다(Wieland et al., 2017).

뇌졸중 재활에서 요가의 효능을 결정하기 위한 최근 Cochrane 검토에서는 단 두 가지 연구결과만 밝혀졌다. 뇌졸중 재활치료로서 요가의 효과나 안전성을 확인하거나 반박하기에는 정보가 부족했다(Lawrence et al., 2017).

Saper 등(2017)은 중등도 및 중증 만성 요통이 있는 사람을 대상으로 요가와 물리치료의 사용을 비교하기 위해 무작위 비동등성 실험을 실시했다. 학술 안전망 내에 있는 샘플병원과 7개 지역사회 보건센터에는 비특이성 만성 요통을 앓고 있는, 주로 저소득층의 인종적으로 다양한 성인 320명이 포함되었다. 12주간의 연구 결과, 수동 요가 프로그램이 기능 및 통증 개선에 있어 물리치료와 유사한 것으로 나타났다.

Park 등(2020)은 기공을 포함한 활동 기반 심신 중재를 검토하고 만성 요통에 대한 효과를 살펴보았다. 32개 연구에 대한 이 검토에서 기공은 요통 치료에 효과적인 것으로 나타났으며, 통증 감소 또는 심리적 고통(우울증 및 불안) 완화와 같은 긍정적인 결과를 보고했다.

침 요법

침술은 의사가 신체의 특정 부위를 자극하는 기술로, 가장 흔히 얇고 멸균된 바늘을 피부에 삽입한다. 침술은 점점 더 널리 보급되는 CAM 치료법 중 하나로 중국에서 유래되었으며, 2,000년의 역사를 가지고 있다. 이는 또한 중국 전통의학의 핵심 구성요소 중 하나이다(Cui et al., 2017). 미국에서 침술의 가장 일반적인 용도는 통증, 특히 만성 통증, 골관절염 및 두통이었다(NCCIH, 2016b). NHIS에는 2002년, 2007년, 2012년 각각 미국 성인의 4.2%, 6.3%, 6.4%가 침술을 사용한 것으로 나타났다(Cui et al., 2017).

침술과 관련된 위험에는 의료인의 자격과 역량이 대표적이며, 바늘에 대한 안전문제도 계속해서 제기되고 있다. FDA는 침술 바늘을 규제하고 특정 표준에 따라 제조 및 라벨링되도록 요구하고 있다. 예를 들면, 바늘은 멸균되고 무독성이어야 하며, 자격을 갖춘 의료인만이 일회용으로 사용할 수 있다는 라벨이 붙어 있어야 한다(NCCIH, 2016b). 전반적으로 침술로 인한 합병증은 FDA에 보고된 바가 상대적으로 적지만 대부분의 합병증이 발생하는데, 이는 바늘의 부적절한 소독과 부적절한 시술절차로 인해 발생한다. 각 환자는 밀봉된 포장지에서 꺼낸 새 일회용 바늘 세트를 사용해야 하며, 침을 몸에 삽입하기 전에 침술부위를 알코올이나 다른 소독제로 닦아야 한다. 보고된 부작용으로는 감염, 장기 천공, 폐 허혈, 중추신경계 손상 등이 있다(NCCIH, 2016b). 침술은 만성 통증이 있는 사람이 고려해볼 만한 합리적인 선택인 것으로 보이나 침술에 대한 임상진료지침은 일관성이 없다. 현재 연구에 따르면 기대, 믿음 등 침술과 관련이 없는 많은 요인이 통증에 대한 침술의 유익한 효과에 중요한 역할을 할 수 있음을 시사하고 있다(NCCIH, 2016b).

Perry 등(2017)은 CAM 접근법과 이 접근법의 섬유근육통의 효과에 대한 체계적인 검토를 수행했다. 침술이 무치료나 표준치료에 비해 통증을 개선한다는 근거의 질은 낮았지만, 가짜 침술보다 나을 것이 없다는 좋은 근거는 있었다.

3편의 Cochrane 체계적 문헌고찰은 침술에 대한 최근 연구결과를 설명했다. 2개의 대규모 임상실험에서 침술을 급성 두통 치료를 위한 일상적인 치료와 비교했지만, 각 임상실험은 대조군의 기본 두통 빈도와 관리방식이 달랐다(Linde et al., 2016a). 두통 빈도가 50% 이상 감소한 사람의 비율은 대조군에 비해 침술군에서 훨씬 더 높았다. 침술과 가짜 침술을 비교한 실험에서, 침술을 받은 표본의 51%는 가짜 침술을 받은 표본의 43%에 비해 두통 빈도가 최소 50% 감소했다. 침술을 물리치료, 마사지 또는 운동과 비교한 임상실험에서는 편향 위험이 높았으며 결론에 도달하지 못했다.

Linde 등(2016b)은 침술 치료 후와 추적관

찰 시 편두통 빈도를 조사했는데, 침술은 침술을 받지 않은 경우에 비해 두통 빈도의 적당한 감소와 관련이 있었다. 침술은 약물예방보다 편두통 빈도를 훨씬 더 많이 감소시켰다. 이 조사에서 저자들은 2009년 연구의 내용을 업데이트하여, 침술이 가짜 치료에 비해 효과가 있다고 결론지었다.

Kong 등(2019)은 만성 B형 간염에서 통증 치료를 위해 침술이 사용된다는 증거를 조사했다. 8개의 RCT는 침술을 중재하지 않는 것과 비교했다. 모든 RCT에는 각 결과에 대한 높은 편향성, 결과의 부정확성 및 출판 편향의 전반적인 위험이 있었다. 모든 실험은 중국에서 수행되었다. 또한 79개의 다른 임상실험에는 조사에 필요한 방법론적 정보가 부족했다.

명상과 마음챙김

명상과 마음챙김은 모두 현재 순간의 인식을 배양한다는 점에서 유사하나 각 용어는 연구조사에서 다르게 사용되고 정의될 수 있다. NCCIH는 동일한 사실 자료 내에서 두 개념을 모두 논의하며 서로를 분리하지 않고 있다. NCCIH(2016c)에 따르면 명상에는 다양한 유형이 있지만 대부분 (1) 방해요소가 거의 없는 조용한 위치, (2) 특정하고 편안한 자세(앉기, 눕기, 걷기), (3) 주의집중(특별히 선택한 단어나 세트 또는 단어, 대상 또는 호흡 감각) 및 (4) 열린 태도의 네 가지 공통요소가 있다. 마음챙김은 현재 순간에 대한 의도적이고 비판단적인 의식 인식으로 정의된다(Kachan et al., 2017, p. 1). 추후 논의되는 Rusch 등의 연구와 같은 다른 연구에서는 이 개념을 마음챙김 중재라고 한다. 아마도 향후 연구에서는 각 용어를 더 명확하게 설명할 수 있을 것이다.

지난 수십 년 동안 마음챙김 기반 중재(Mindfulness-based Intervention, MBI)와 마음챙김 기반 치료(Mindfulness-based therapy, MBT)가 주목을 받았다. 마음챙김 기반 스트레스 감소 및 마음챙김 기반 재발 예방과 같은 프로그램은 만성 통증, 기분장애, 약물남용과 같은 만성 임상문제뿐만 아니라 건강한 인구의 스트레스 치료에도 사용되었다(Kachan et al.,2017). 일반적인 MBI 프로그램에는 태극권이나 기공을 일부 포함하여 주로 요가를 기반으로 하는 마음챙김 명상과 마음챙김 움직임의 조합이 포함될 수 있다.

마음챙김의 개념은 MBT에서 사용된다. Khoury 등(2013)은 마음챙김 기반 치료에 대한 포괄적인 효과 크기의 메타분석을 수행했다. 그들의 연구 목적은 (1) 이용 가능한 최대 데이터를 사용하여 치료 효과의 크기를 정량화하는 것, (2) MBT에서 마음챙김의 역할을 조사하고 정량화하는 것, (3) 중재자 변수를 탐색하는 것이었다. 메타분석에는 다양한 연령, 성별, 임상 프로필을 가진 1만 2,145명의 참가자를 대상으로 한 209개의 연구가 포함되었다. 결과에 따르면 MBT는 신체적 또는 정신적 상태를 치료하는 것보다 심리적 장애를 치료하는 데 더 효과적이었다. 놀랍게도 이 연구에서 독특한 개념으로서의 마음챙김은 209개 연구 중 45%에서만 측정되었다. 또한 MBT는 전통적인 인지행동치료보다 효과적이지 않았다(p. 769).

최근에는 마음챙김 명상이 수면장애에 대한 대안치료법으로 여겨져 왔는데, 마음챙김 명상은 수면의 질에 기여할 수 있는 다양한 인지 및 감정 과정을 목표로 하는 것으로 생각된다(Rusch et al., 2019). 이 메타분석의 결과는 마음챙김 명상이 근거기반 수면 치료와 유사하게 효과적이라는 것을 시사했으나 증거의 강도는 낮았으며 추가연구가 필요했다.

명상 이용률은 2012년 4.1%에서 2017년 NHIS 14.2%로 급증했고, 명상의 사용은 다른 연령층에 비해 45~64세 성인에서 더 높았다(Clarke et al., 2018). 명상의 사용은 비히스패닉계 백인과 비히스패닉 흑인을 히스패닉 성인과 비교했다.

Kachan 등(2017)은 세 가지 설문조사를 통해 미국인의 마음챙김 기반 수련을 구체적으로 검토했다. 연구자들은 명상, 요가, 태극권, 기공을 마음챙김 기반 수련으로 간주했다. 연구결과는 다음과 같다.

- 요가 이용률은 2002년 6%에서 2012년 NHIS 11%로 거의 두 배 증가했다.
- 2012년 NHIS 조사에서는 근로자 7명 중 약 1명이 마음챙김 기반 수련을 적어도 한 번 사용한다고 보고했다.
- 사무직 근로자는 생산직 근로자보다 요가나 명상에 참여할 가능성이 더 높았다. 가구소득과 교육 수준의 차이를 통제한 후에도 생산직 근로자는 사무직 근로자에 비해 그러한 관행에 참여할 가능성이 여전히 낮았다(Kachan et al., 2017).

* 기타 보완대체요법

광범위한 '기타' 범주에는 아유르베다 의학, 전통 중국의학(TCM), 동종요법, 자연 요법과 같은 전통 치료와 전체 의료시스템이 포함된다.

전통 중국의학

전통 중국의학(Traditional Chinese Medicine, TCM)은 고대 중국에서 시작되었으며, 수 천년에 걸쳐 발전해왔다. TCM 실무자는 약초, 뜸, 침술, 태극권, 기공, 추나(중국 치료마사지)와 같은 다양한 심신요법을 사용한다.

일반적으로 TCM의 효과를 뒷받침하는 엄격한 과학적 증거가 부족하나(NCCIH, 2019b), TCM에 대한 믿음은 다음과 같다.

- 인간의 몸은 더 큰 주변 우주의 축소판이다.
- 상반되지만 보완적인 두 힘의 조화, 음과 양은 건강을 지원한다. 질병은 이 두 힘 사이의 불균형으로 인해 발생한다.
- 불, 흙, 나무, 금속, 물의 다섯 가지 요소는 모든 현상을 상징한다.
- 신체를 통해 흐르는 필수 에너지인 기(Qi)는 건강을 유지하는 데 있어 다양한 기능을 수행한다 (2019b).

TCM에 사용되는 약초는 종종 미국에서 식이 보충제로 판매되는데, 이미 언급한 바와 같이 FDA는 식이보충제를 규제하지 않고 있다. 이러한 제품 중 일부는 안전할 수 있지만 다른(일부) 제품은 안전하지 않을 수도 있다. 한약 제품이 약물, 독소 또는 중금속으로 오염되었거나 나열된(제시한) 성분을 포함하지 않는다는 일부 보고가 있다. 또한 서양 의약품과 중국 약초의 상호작용으로 인해 독성 결과가 나타날 수도 있다. 에페드라(마황)와 같은 특정 허브는 심장마비 및 뇌졸중과 관련이 있다. 2004년에 FDA는 미국에서 마황 함유 보충제의 판매를 금지했다. 그러나 이 금지는 TCM 치료법에는 적용되지 않았다(NCCIH, 2019b).

심혈관계 질환이 세계 사망원인 1위이기 때문에 중국 연구자들은 TCM이 심혈관질환에 미치는 영향을 증명하기 위해 연구자료를 확인했다. 중국에서는 서양의학, TCM, 통합의학을 경험한 환자의 71% 이상이 통합적 접근법을 선호했으며, 18%는 가장 선호하는 치료접근법으로 TCM을 선택했다(Hao et al., 2017). 2006년부터 2016년까지의 관련 연구가 검토에 포함되었다. 총 56개의 연구, 즉 영어로 작성된 21개, 중국어로 작성된 35개의 연구가 포함되었다. 연구자들은 현재 이용 가능한 TCM 연구자료에 결함이 있고 표본크기가 작으며 결과가 다양하다고 결론지었다.

체계적인 검토를 통해 TCM이 건강 관련 삶의 질(HRQOL) 및 비용효율성에 미치는 영향을 평가했다(Zhang et al., 2012). 저자가 문헌을 검색한 결과 다양한 질환을 가진 사람에게 적용되는 광범위한 TCM 치료법을 다루는 31개 문헌이 밝혀졌다. HRQOL은 주로 SF-36 기반 척도로 측정되었다. 그러나 분석결과는 TCM의 효과에 대해서는 결론이 나지 않았다. 비용효율성을 측정한 10개 문헌 중 대다수는 TCM 치료법이 비록 비용은 더 높지만 '더 나은 결과'를 가져온다고 보고했다. 그러나 저자는 그들의 연구에 어떤 TCM 치료법이 포함되었는지에 대한 정의를 제공하지 않았다.

쟁점

대체 및 보완 요법에 관한 쟁점으로는 연구, CAM의 안전 및 규정, CAM 실무자, 서양의학과 CAM 의료서비스 제공자 간의 협력이 대표적이다.

* 연구

대체요법과 보완요법을 평가하기 위해 엄격한 연구를 설계하려고 할 때 여러 가지 과제가 있다. 올바른 치료법, 투여할 양, 치료를 받을 모집단을 결정하는 것은 유효성 검사를 위한 필수 매개변수이지만 실제로 이러한 매개변수가 표준화되지 않은 경우 특히 어렵다.

CAM 연구에 대한 비판은 다음과 같다.

- 가설 검정을 사용하지 않는다.
- 작은 샘플이 사용된다.
- 무작위 대조군 실험(RCT) 방법론을 사용하지 않는다.
- 객관적인 척도보다는 환자의 주관적인 반응에 의존한다.
- CAM 치료법은 표준화가 부족하여 연구의 복제가 불가능하고 따라서 치료법의 메타분석이나 종합이 어렵다.

Bausell(2009)은 영향력이 큰 4개의 저널에서 CAM 효율성에 초점을 맞춘 45개의 RCT를 검토했다. 뉴잉글랜드 의학저널, 미국 의학협회 저널, 내과 연보, 내과 기록보관소의 검토는 RCT를 선택하기 위해 위약 대조군의 존재, 중간 정도의 감소, 그리고 각 그룹당 표본 수는 50명 혹은 그 이상이라는 세 가지 타당성 기준에 따랐다. 세 가지 기준을 모두 충족하는 26개 실험 중 단 2개만 CAM 요법 사용을 지지하는 것으로 판단되었으며, 19개 실험 중 절반 이상(55.5%)이 기준 중 하나 이상을 충족하지 못했다. 그러나 연구에서는 CAM 치료의 긍정적인 결과가 보고되었다($p<0.001$). 긍정적인 결과가 있는 두 개의 임상실험 중 하나는 테스트한 제품을 판매하는 약초 회사에서 자금을 지원하고 작성했으며, 다른 하나는 신뢰성이 의심스러운 위약 대조 그룹을 사용했다(p. 349).

미국의 CAM 및 통증 관리에 대한 근거기반평가에 관한 Nahin 등(2016)의 보고에서는 일부 CAM 연구의 문제를 논의했다. 특정 연구에서 그들은 두 가지 요인 때문에 미국의 연구만 사용하기로 결정했다. 첫째, 미국의 독특한 의료시스템과 세계의 다른 의료시스템은 일반적인 진료나 표준진료가 유사하다는 것을 의미한다. 따라서 주어진 보완적 접근법이 다른 국가에서 일반적인 진료보다 더 나은 성과를 거두는지의 여부는 해당 접근법이 미국에서 어떻게 구현될 것인지를 반영하지 못할 수도 있다(p. 3). 또 다른 혼란스러운 문제는 침술사, 척추지압사, 자연요법 의사의 교육 및 면허가 국가마다 다르며, 식이보충제의 마케팅, 규제 및 사용도 국가마다 크게 다르다는 점이다. 예를 들면, 독일에서는 모든 침술이 의사에 의해 시행되는 반면, 미국에서는 침술은 자격증을 갖춘 침술사가 시행한다.

일부 사람은 CAM 연구가 반드시 가설 중심이 되지 않아야 한다고 제안한다. 이 가정은 많은

CAM 치료법이 수백 년 동안 사용되어 왔다는 사실과 관련이 있다. 따라서 가설검정이 필요하지 않다(Amri et al., 2011). 그러나 이러한 접근방식은 근거기반 관행 및 과학적 과정에 위배된다.

단순히 존재한다는 이유만으로 기존 데이터 세트를 사용하면 답이 없는 질문이 많이 남는다. 큰 존재임에도 불구하고 대규모 자료가 연구의 매력을 끌 수 있지만 다음 질문으로 인해 이 자료의 사용이 비실용적일 수 있다(Sibbritt & Adams, 2012). CAM은 어떻게 정의되는가? 카이로프랙틱 의사는 대체의사로 간주되는가 아니면 전통의사로 간주되는가? CAM은 자가처방인가? CAM 실무자는 자신의 제품이 RCT에서 효능을 나타내지 못할 때 종종 화를 내며, 다른 연구방법론이 긍정적인 효과를 나타낼 것이라고 생각하는 경우가 많다.

Haller(2014)는 RCT가 CAM 치료연구에 적합하지 않을 수 있다고 덧붙였다. 일부 사람들은 CAM 치료법이 기존 접근법과 결합되어야 한다고 생각하지만 일반적으로 모든 치료법은 여러 양식으로 구성되며 CAM은 그중 하나일 뿐이다. 그러나 연구자는 치료법을 병용하는 경우 CAM이 '변화를 가져왔는지' 여부를 알 수 없다(Fonnebo et al., 2012).

편향성은 CAM에 대한 Cochrane 리뷰에서 언급된 반복되는 문제이다. 두 가지 유형의 편향성이 CAM 연구에 영향을 미칠 수 있다. 첫째, 출판편향이 발생할 수 있는데, 이는 하위 저널이 긍정적인 결과가 있는 연구만 보고하는 경향을 나타낸다는 것이다. 또한, CAM 연구자와 다른 연구자는 출판물에 있어서 덜 선별적인 저널을 찾을 수도 있다. 즉, 이들 저널은 제출된 대부분의 내용을 출판하며, 사용된 연구방법론에는 거의 관심을 두지 않는다. 둘째, 과학계 외부에서는 거의 논의되지 않지만 문화적 편견이 발생할 수 있는데, 일부 국가의 연구는 거의 긍정적인 결과만 산출하는 경향이 있다는 사실에서 알 수 있다.

Hao 등(2017)은 TCM과 심혈관질환에 초점을 맞춘 RCT를 검토하면서 긍정적인 결과만 발표되었기 때문에 출판편향성이 문제라고 지적했다. 또한 결과는 TCM 저널에만 발표되었으며, 연구에 필요한 기타 데이터가 부족했다.

Witt(2011)는 CAM 및 기타 치료법과 관련된 모든 연구에 수반되는 또 다른 문제를 지적했는데 일부 개인이 다른 개인보다 치료법에 더 잘 반응하는 이유는 아직 알려져 있지 않다. 이상적인 RCT에는 '응답자'만 포함된다. 침술을 조사한 연구에는 이전에 침술에 반응한 환자만 포함되는데 이러한 환자는 가짜 침술과 '진짜' 침술을 구별할 수 있을 것이다. 불행하게도 응답자만(잘 반응하는 사람만) 선택하면 결과의 외적 타당성이 크게 감소한다(Witt, 2011, p. 219).

* CAM의 안전과 규제

안전성은 특정 치료법에 따라 달라지며, 각 보완제품이나 관행은 자체적으로 고려해야 한다. 명상이나 요가와 같은 심신수련은 일반적으로 적절히 수련할 경우 건강한 사람에게 안전한 것으로 간주된다(NCCIH, 2017b). 하지만 우리는 건강보조식품에 대해 모르는 것이 많다. 예를 들면, 이러한 제품의 안전성에 대해서는 알려진 바가 거의 없다. 그 이유 중 하나는 제조업체가 식이보충제를 대중에게 공개하기 전에 식이보충제의 안전성과 유효성을 입증할 필요가 없기 때문이다. Wardle과 Adams(2012)는 서로 다른 제조업체의 '명목상' 동일한 식물 사이, 심지어 동일한 식물의 서로 다른 배합 사이에도 상당한 안전성과 효능 차이가 있음을 시사했다(p. 212). 규제 기전은 우수한 제조공정과 같은 원칙에 초점을 맞추지만 원자재와 관련된 재배 및 제조방법과 같이 CAM 제품의 품질에 영향을 미치는 다른 문제로 확장되는 경우는 거의 없다(p. 212).

NCCIH는 또한 제품 오염 가능성에 대해 경고한다. 숨겨진 처방약이나 기타 화합물이 일부 제품, 특히 체중감량을 위해 판매되는 건강보조식품에서 발견되었다.

연방거래위원회(FTC)는 최근 자사제품이 코로나19 예방 또는 치료에 유용하다는 근거 없는 주장을 하는 기업에 20통의 경고장을 추가로 발송했다. FTC는 현재 근거 없는 주장에 대해 350개 회사에 경고장을 보냈다. 제품에는 식이보충제, 정맥 비타민 C, 구슬팔찌, 오존요법 및 정수시스템이 포함되었다(FTC, 2020).

의료전문가와 소비자를 위해 NCCIH 웹사이트에는 경고 및 권고 사항이 나열된 페이지가 있다. 예를 들면, 2020년 10월 FDA는 블러드 뿌리 식물로 만든 부식성 국소용 제품인 블랙연고(상귀나리아 카나덴시스, 점이나 피부암 치료제로 광고됨)에 대해 피부에 영구적인 손상을 줄 수 있으며 국소사용이 승인되지 않았다고 경고했다. 암의 대체치료법으로도 판매되는 식이보충제인 염화세슘이 낮은 혈청 칼륨을 유발하여 심장 부정맥을 유발할 수 있다는 또 다른 경고가 있었다. 또한 Maison Terre의 유기농 골든 씰 뿌리 분말은 미생물 오염으로 인한 리콜 통지가 있었다(NCCIH, 2020j).

* CAM 실무자

CAM 실무자 사이에는 상당한 차이가 있다. 환자는 전통적인 의료전문가를 신중하게 선택하며, CAM 의사도 마찬가지이다. 그러나 문제는 여전히 남아 있는데, 누가 CAM 실무자로 식별되는가? 확실히, 건강보조식품과 같은 다양한 천연제품을 판매하는 건강식품 매장의 점원이 의사라고 가정할 수는 없다. 그러나 문제의 진실은 이러한 개인이 특정 제품의 이점에 대해 고객에게 조언을 제공하는 경우가 많다는 것이다. 이러한 개인은 제품에 대해 부정확하거나 불완전한 지식을 갖고 있을 수도 있고, 단지 판매를 위해 제품에 대해 허위 주장을 할 수도 있다(Wardle & Adams, 2012).

CAM 실무자 자격을 인증하기 위한 표준화된 국가 시스템은 없다. 주정부는 실무자가 주에서 일하기 위해 갖춰야 할 자격증을 결정할 책임이 있다. 50개 주 전체와 워싱턴 D.C.에서 카이로프랙틱 의사는 공인 카이로프랙틱 의사(DC)여야 하며 합격증이 있어야 한다. 특별 주시험, NBCE(National Board of Chiropractic Examiners)에서 관리하는 시험, 또는 둘 다는 오직 17개 주와 워싱턴 D.C.에서만 자연요법 의사를 허가한다. 대부분의 주에서는 마사지 치료사에게 면허 취득을 요구하여 규제하고 있다(NCCIH, 2018b). NCCIH는 보완의료종사자의 임상 훈련, 자격증 취득 또는 면허 취득에 관여하지 않는다.

1982년에 설립된 NCCAOM(국가 침술 및 한의학인증위원회)은 침술 및 한의학 실무에서 초급 수준의 역량을 검증하는 유일한 국가기관이다. NCCAOM 인증 또는 NCCAOM 인증시험 합격점수는 47개 주와 워싱턴 D.C.에서 침술사 면허를 취득할 수 있는 역량을 문서화한다. 모든 NCCAOM 인증 프로그램은 현재 국가인증기관위원회의 인증을 받았다.

NCCAOM은 NCCAOM 인증 유자격자를 통해 대중에게 침술 및 한의학 치료의 이점에 대한 정보를 제공한다. 이 기관은 침술, 한약학, 한의학, 아시아 신체요법 등 4가지 인증 프로그램을 제공하고 있다. NCCAOM 웹사이트에는 면허가 있는 의사목록이 있는데, 이는 개인이 NCCAOM 인증 의료인을 찾는 데 도움을 주기 위한 자발적인 움직임이다(NCCAOM 의료인 찾기 디렉터리). NCCAOM 등록소는 주면허 발급기관, 보험회사 및 일반 대중이 개인의 인증 여부를 확인하는 데 사용하도록 고안된 모든 NCCAOM 인증 유자격자

목록이다(NCCAOM, n. d?).

일부 CAM 실무에서는 CAM 실무자가 제품판매에 관여할 때 이해상충이 발생할 수 있다. 예를 들면, 호주에서는 자연요법사 중 98%가 진료소를 운영하고 있어서 의사가 자신의 약국에서 만드는 특정 건강보조식품을 처방하는 것이 이해상충으로 보일 수 있다(Wardle & Adams, 2012, p. 215).

*** 패러다임 쟁점**

동종요법 의료에 대한 일부 비판자들은 의사들이 사리사욕 때문에 입법자들이 대체 및 보완 의료 서비스 제공자의 진료범위를 제한하고 만성질환이 있는 개인의 선택을 제한하도록 설득했다고 주장해왔다. 그들은 의사들이 병원, 제약회사, 지급인(즉, 보험회사 및 기타 환급처)과 긴밀히 협력하기 때문에 이들 조직이 비전통적인 의료서비스 제공자와의 제휴를 피하도록 설득했다고 믿고 있다. 따라서 이러한 비판자들에 따르면, 의사, 병원, 제약회사 및 보험회사는 이러한 관행을 제한하고 가능한 경우 경쟁력 있는 의료서비스를 제공하는 비의사 개업의를 기소하는 정책과 법률에 영향을 미쳤다.

궁극적으로, 동종요법 의료 패러다임의 지지자와 대체적이고 보완적인 의료 패러다임의 지지자 사이에 충돌이 존재한다. 동종요법 의료 패러다임의 옹호자는 정부규제가 안전을 증진하고 만성질환자에게 제공되는 치료가 효과적이라는 것을 보장하는 과학적 근거에 기초하고 있다고 믿는다. 비동종요법 의료 패러다임의 옹호자는 개인이 정보와 치료에 접근할 수 있어야 하고, 혜택과 위험을 평가할 자유가 있어야 하며, 궁극적으로 어떤 형태의 건강관리를 추구할지 스스로 결정할 수 있어야 한다고 믿는다. 미국에서 CAM 사용이 증가함에 따라 CAM 제공자와 전통적인 의료서비스 제공자가 환자 치료를 개선하기 위해 협력할 수 있는가? CAM 실무자가 많고 CAM이 국민 사이에서 널리 사용되는 호주에서도 통합의학 모델을 실제로 구현하기 어려운 것으로 입증되었다. 통합돌봄을 받거나 통합돌봄에 CAM 접근방식이 적용되고 있는지에 대한 의문이 제기된다. Hunteret 등(2012)은 환자에게 CAM 전문가가 있더라도 생의학 모델이 살아 있고 건강하다는 결론을 내렸다.

의사는 CAM 실무자에게 거의 관심을 기울이지 않고 의료팀의 리더십을 계속 유지할 것이다. Stub 등(2016)은 CAM을 사용하는 암 환자를 대상으로 전통적인 의료전문가와 CAM 제공자 모두의 위험에 대한 인식과 이러한 위험에 대한 의사소통을 조사했다. 연구자들은 네 가지 주요 주제를 확인했다. (1) CAM과 전통적인 의료전문가 간의 치료 개념과 철학적 가치의 차이, (2) 독성으로 인한 보완 제품 및 약초의 부작용, (3) 이용 가능한 과학적 근거가 부족하여 CAM 치료를 권장하기 어려운 종양학자, (4) 전통적인 의료전문가 사이에서 CAM에 대한 지식의 부족. 마지막으로, 전통적인 의료전문가와 CAM 제공자 간에는 대화가 없었다.

NCCIH는 최근 미국 의사들이 환자에게 CAM을 어느 정도 추천하는지에 대한 연구를 완료했다. 데이터는 진료소 의사를 대상으로 전국을 대표하는 설문조사인 NAMCS PII(National Ambulatory Medical Care Survey)의 2012년 의사 유도 인터뷰에서 나온 것이다. 데이터에 따르면 미국 의사의 53.1%가 지난 12개월 동안 환자에게 CAM 치료를 권장한 것으로 나타났다. 여성 의사는 남성 의사보다 CAM 치료를 권장할 가능성이 더 높았다. 일반/가정의는 여러 의사 전문 분야보다 CAM을 추천할 가능성이 더 높았다. 소아과 의사는 CAM을 권장할 가능성이 가장 낮았다. 마사지요법은 가장 일반적으로 권장되는 CAM 요법이었고 카이로프랙틱/도수요법, 허브/비비타민 보충제, 요가, 침술이 그 뒤를 이었다(Stussman et al., 2020).

중재

* 건강관리전문가의 자기반성

건강관리전문가들은 자신의 삶의 경험, 신념 및 가치의 필요성을 인식하고 있는 만성질환자의 돌봄에서 보완적 치료의 역할을 고려하고 있다. 건강관리전문가가 자신의 신념과 편견을 이해하는 것은 만성질환을 앓고 있는 사람과 함께 있고 그들의 두려움, 우려, 동기 및 요구사항을 이해하는 데 필수적이다. 환자는 자신의 치료에 대한 현명한 선택을 방해할 수 있는 건강관리전문가의 개인적인 편견으로 인해 부담을 받아서는 안 된다.

* 환자와 건강관리전문가 사이의 대화

2012년 NHIS 데이터에 따르면 CAM을 사용하는 성인 중 42.3%가 가장 많이 사용하는 CAM 방식을 일차 의료전문가에게 공개하지 않은 것으로 나타났다. 비공개는 요가와 명상을 사용하는 개인 사이에서 가장 흔했고, 약초 및/또는 보충제와 침술 사용자 사이에서는 흔하지 않았다. CAM에 사용에 대해 주치의에게 알리지 않은 두 가지 주요 이유는 (1) 의사가 CAM에 대해 묻지 않았고, (2) 설문조사 참가자는 의사가 CAM 사용에 대해 알 필요가 없다고 믿었기 때문이다(Jou & Johnson, 2016). 처방약과 약초를 모두 사용하는 노인을 체계적으로 검토한 결과, 많은 참가자는 약초가 '해롭지 않기' 때문에 주치의에게 약초 사용에 대해 알릴 필요가 없다고 느꼈다(Agbabiaka et al., 2017).

체계적인 검토 및 메타분석에서 Foley 등(2019)은 환자의 전통적인 건강관리전문가에게 CAM 사용에 대한 공개를 조사했다. 전반적으로 공개비율은 연구마다 7%에서 80%까지 상당히 다양했다. 분석결과 공개율 개선에 대한 책임이 누구에게 있는지에 대한 믿음에도 차이가 있는 것으로 나타났다. 일부 연구에 따르면 CAM 사용에 관한 의사소통은 제공자 주도보다는 환자 주도로 이루어졌으며, 다음과 같은 경우 공개비율이 더 높아졌다. 건강관리전문가는 환자 자원봉사 정보와 비교하여 CAM에 대해 구체적으로 질문했다. 특히 주목할 점은 식이보충제에 대한 공급자의 질문이 공개비율을 두 배 이상 증가시켰다는 점이다.

CAM 사용자에게 공통적으로 보이는 한 가지는 서양의학의 접근방식에 비해 자신의 치료가 개인화되어 있다고 느낀다는 것이다. 실제로, 근거기반실무 분야에서는 실무의 세 번째 기둥인 환자 선호도가 직접 실무에서 간과되는 경우가 많았다. 따라서 치료에 대한 강력한 근거가 있더라도 치료가 개인에게 개별화되지 않았을 수 있다. 사람들이 CAM 치료법에 끌리는 이유 중 하나는 환자 중심적이고 전체적이며 개별화되어 있기 때문이라고 제안되었다(Foley & Steel, 2017).

이 저자는 아마도 CAM을 사용하는 사람들, 특히 명상이나 요가를 사용하는 사람은 그것이 건강행동으로 인식될 수 있는 범위를 벗어나는 것으로 간주하지 않을 것이라고 언급했다. 두 가지 관행 모두 '정상적인' 행동으로 잘 받아들여지고 있으며, 설문조사 응답자들은 이를 CAM 관행으로 간주하지 않을 수도 있다.

* CAM 실무자 선택

CAM 실무자에 따르면 모든 치유는 자가치유이며, CAM 실무자의 역할은 환자가 스스로 치유할 수 있도록 권한을 부여하는 것이다. 이 관점은 환자가 자신의 건강을 책임지고 이에 대해 개별적인 책임을 져야 한다고 가정한다. 따라서 실무자는 환자의 역할 모델이 되어야 한다(Kotsirilos et al., 2011).

서양의학 전문의를 선택할 때와 마찬가지로 보완건강 전문의를 철저하게 찾는 것이 중요하다. NCCIH(2020k)는 해당 선택과정에서 몇 가지 팁을 제공하고 있다.

1. 해당 지역의 실무자 이름이 필요한 경우 먼저 담당 의사나 기타 건강관리서비스 제공자에게 문의 바람. NCCIH는 귀하를 실무자에게 소개할 수 없음.
2. 교육, 훈련, 면허 및 인증(자격)을 포함하여 잠재적인 실무자에 대해 최대한 많이 알아보기 바람. CAM 실무자의 자격증은 주마다, 분야마다 크게 다름.

실무자를 찾으면 다음 단계에 따라 과정 전반에 걸쳐 가이드라인을 얻을 수 있다.

1. CAM 실무자가 귀하의 전통적인 의료전문가와 협력할 의향이 있는지 알아보기 바람. 조화로운 진료와 의사소통은 양질의 진료에 필수적임.
2. CAM 실무자에게 귀하의 모든 건강상태를 설명하고 귀하와 같은 질환을 가진 사람과 협력한 실무자의 교육 및 경험을 알아보기 바람. 실무자는 귀하의 특정 요구사항과 귀하의 안녕과 질병을 이해하고 있는가? 그 반대의 경우도 마찬가지인가? 일부 건강상태는 CAM의 안전성에 영향을 미칠 수 있다는 점을 주의하기 바람.
3. 달리 입증될 때까지 귀하의 건강보험은 CAM 치료에 대한 보장을 제공하지 않을 것이라고 가정하기 바람. 귀하의 보험이 특정 CAM 접근법을 보장하더라도 제한사항이 적용될 수 있음.
4. 귀하가 사용하고 있는 보완적 접근법과 귀하를 치료하고 있는 모든 실무자에 대해 모든 의료전문가에게 알리기 바람. 전체 공개는 귀하의 건강을 더 잘 관리하는 데 도움이 됨(NCCIH, 2020k).

성과

만성질환자를 돌보는 건강관리전문가는 보완치료에 대한 개방적인 관점과 과학적, 근거기반 관점의 균형을 잘 맞춰야 한다. 건강관리전문가는 상식을 바탕으로 동정심, 유연성 및 과학적 임상적 우수성에 대한 신임을 결합하여 동종요법과 비동종요법 의료 간의 격차를 해소할 수 있는 독특한 위치에 있다. CAM 실무자와 기존 실무자가 함께 일할 수 없는 경우, 최소한 내담자가 편안함을 느낄 수 있도록 안전한 환경을 제공해야 한다.

CAM 사용에 대한 정보는 공유할 수 있으나 이 장의 다른 부분에서 언급한 바와 같이, 때때로 CAM과 전통의학의 조합은 고객에게 안전문제를 초래한다. 모두가 원하는 최종 결과는 고객의 안전하고 수준 높은 진료이다.

근거기반실무

1990년 이후 심혈관질환은 선진국과 개발도상국 모두에서 주요 사망원인이 되었다. 2016년에는 심혈관질환으로 인해 전체 사망자의 거의 3분의 1이 발생했으며, 이는 전 세계적으로 약 1,790만 명에 달한다. 이 연구에서는 2017년 국민건강 면담 설문조사(NHIS)의 데이터를 사용하여 심혈관질환 및/또는 심혈관질환 위험요인이 있는 성인의 기존 및 보완돌봄 이용률과 두 가지 건강관리 범주 간의 연관성을 확인했다. 2017년 NHIS에서는 미국 성인의 11.4%가 심혈관질환 진단을 받았고, 또 다른(그 외에) 30.2%는 심혈관질환 위험요인을 보고했지만 진단은 없었다.

심혈관질환 환자 사이에서 기존 의학과 보완의학의 동시사용이 발생했으며 위험요인이 있는 환자에서 더욱 두드러졌다. 전체적으로, 심혈관질환 환자의 31.8%와 이 질환의 위험요인이 있는 개인의 29.7%가 보완요법을 사용했다. 이 수치는 2017년 국민건강보험공단의 일반 인구통계와 크게 다르지 않다. 일반 인구 중 31.2%가 일종의 보완의학을 사용했다. 그러나 압도적으로 심혈관질환 환자와 이 질환의 위험요인이 있는 환자는 전통 서양의학과 함께 보완의학을 사용했다.

출처 Kohl, W. K., Dobos, G., & Cramer, H. (2020). Conventional and complementary healthcare utilization among U.S. adults with cardiovascular disease or cardiovascular risk factors: A nationally representative survey. Journal of the American Heart Association, 9, e014759.

사례 연구

01 당신의 가장 친한 친구 중 한 명인 Abby는 다발경화증(MS)을 앓고 있다. 불행하게도 그녀는 다발경화증(MS)의 치료약물에 일관되지 않게 반응해왔다. 각각의 약이 한동안 도움이 되었지만 악화의 심각성과 지속기간이 증가했다. Abby는 증상 때문에 35세에 일을 그만뒀고, 초등학교에 다니는 두 자녀를 돌볼 힘도 거의 없어졌다.

Abby는 여러 가지 보완요법을 고려하고 있으며 심지어 신경과 전문의의 치료를 떠나 '내 말을 들어줄 사람'을 찾을 수 있다는 생각을 하고 있다고 털어 놓았다. Abby는 정기적으로 자연요법 의사를 만나 그녀에게 갈 생각을 하고 있는 친구와 이야기를 나눴다. Abby는 간호사이며 친구인 귀하의 판단을 존중한다. 당신은 그녀에게 보완요법에 관해 무슨 말을 해도 이길 수 없다고 생각하고 있다.

토론 문제

01 당신은 건강관리전문가로서 이러한 상황에서 직면하게 될 윤리적 질문을 확인한다.
02 친구에게 현명하게 조언하는 방법은 무엇인가?
03 Abby의 전통적인 약이 그녀에게 효과가 없다는 그녀의 주장을 어떻게 반박할 수 있는가? 당신은 Abby에게 뭐라고 말할 것인가?

사례 연구

02 Duncan은 75세 여성으로, 심부전 악화로 병원에 입원했는데 그녀의 2형당뇨병은 경구 약물치료에 잘 반응하지 않고 있다. 초기 인터뷰 때 그녀의 지갑에 알약 봉지가 들어 있는 것을 볼 수 있었다. 알약에 관해 질문을 받자 Duncan 씨는 "아, 그거요? … 글쎄, 내가 힘을(활력을) 유지하고 기분을 좋게 만들기 위해 먹는 거예요." 병을 보면 처방약이 아니라는 것을 알 수 있지만 그것이 무엇인지는 알 수 없었다. 당신은 그것이 건강보조식품이라는 직감을 갖고 있으며, 이것이 Duncan의 건강에 어떤 영향을 미칠지 궁금하다. 그녀는 심부전, 당뇨, 갑상샘저하증으로 인해 약을 처방받고 있다.

Duncan은 결혼한 적도 없고 자녀도 없다. 그녀의 가장 가까운 친척은 언니와 오빠, 그리고 여러 명의 조카이다.

토론 문제

01 그녀의 지갑에 있는 '활력' 알약이 무엇인지 확인하기 위해 어떻게 Duncan의 신뢰를 얻을 수 있는가?
02 이 문제에 대해 Duncan의 가족에게 접근하는 것이 적절한가? 그 이유는 무엇인가?
03 당신이 건강보조식품에 대해 부정적인 믿음을 가지고 있고 그것이 환자에게 별로 가치가 없다고 가정해본다. 당신의 편견이 그녀의 돌봄을 방해하지 않고 어떻게 Duncan을 보살필 수 있는가?

학습문제

01 CAM과 관련된 자신의 가치와 신념에 대해 반추해본다.

02 보완요법을 이용한 연구를 설계하는 것이 어려운 이유는 무엇인가?

03 식이보충제와 관련된 안전 문제에는 어떤 것들이 있는가?

04 비동종요법 치료에 대한 건강관리전문가의 자기인식은 만성질환이 있는 개인에게 편견 없는 치료를 제공하는 능력에 어떤 영향을 주는가?

05 건강관리전문가는 만성질환을 앓고 있는 개인이 보완 및 대체 요법에 관한 결정을 내릴 수 있도록 어떻게 도울 수 있는가?

06 CAM 사용에 대해 고객과 어떻게 논의할 수 있는지 설명한다.

참고문헌

Agbabiaka, T. B., Wider, B., Watson, L. K., & Goodman, C. (2017). Concurrent use of prescription drugs and herbal medicinal products in older adults: A systematic review. Drugs and Aging, 34, 891–905. https://doi.org/10.1007/s40266-017-0501-7

Amri, H., Abu-Asab, M., Jonas, W. B., & Ives, J. A. (2011). Laboratory research and biomarkers. In G. T. Lewith, W. B. Jonas, & H. Walach (Eds.), Clinical research in complementary therapies: Principles, problems and solutions (2nd ed., pp. 73–98). Elsevier.

Apaydin, E. A., Maher, A. R., Shanman, R., Booth, M. S., Miles, J. N. V., Sorbero, J. E. & Hempel, S. (2016). A systematic review of St. John's wort for major depressive disorder. Systematic Reviews, 5, 148. https://doi.10.1186/s13643-016-0325-2

Aucoin, M., Cooley, K., Saunders, P. R., Care, J., Anheyer, D., Medina, D. N., Cardozo, V., Remy, D., Hannan, N., & Garber, A. (2020). The effect of echinacea spp. on the prevention or treatment of COVID-19 and other respiratory tract infections in humans: A rapid review. Advances in Integrative Medicine, 7, 203–217. https://doi.org/10.1016/j.aimed.2020.07.004

Bausell, R. B. (2009). Are positive alternative medical therapy trials credible? Evidence from four high-impact medical journals. Evaluation and the Health Professions, 32(4), 349–369.

Birks, J., & Evans, J. G. (2009). Gingko biloba for cognitive impairment and dementia. Cochrane Databaseof Systematic Reviews. https://doi.10.1002/14651858.CD003120.pub3

Bolton, R. E., Fix, G. M., Lukas, C. V., Elwy, A. R., & Bokhour, B. G. (2020). Biopsychosocial benefitsof movement-based complementary and integrative health therapies for patients with chronic conditions. Chronic Illness, 16(1), 41054. doi:10.1177/1742395318782377

Botanical Safety Consortium(2020). Botanical Safety Consortium. http://botanicalsafetyconsortium.org/Clarke, T. C., Barnes, P. M., Black, L. I., Stussman, B. J., & Nahin, R. L. (2018). Use of yoga, meditation, and chiropractors among U.S. adults aged 18 and over. National Center for Health Statistics (NCHS) Data Brief no. 325. NCHS.

Clarke, T. C., Black, L. I., Stussman, B. J., Barnes, P. M., & Nahin, R. L. (2015). Trends in the use of complementary health approaches among adults: United States, 2002–2012. National Health Statistics Reports, 79, 1–16.

Cui, J., Wang, S., Ren, J., Zhang, J., & Jing, J. (2017). Useof acupuncture in the USA: Changes over a decad.(2002–2012). Acupuncture Medicine, 35, 200–207.doi:10.1136/acupmed-2016-011106.

Danhauer, S. D., Addington, E. L., Sohl, S. J., Chaoul, A., & Cohen, L. (2017). Review of yoga therapy during cancer treatment. Supportive Care in Cancer, 25(4), 1357–1372.

David, S., & Cunningham, R. (2019). Echinacea for the prevention and treatment of upper respiratory tract in fections: A systematic review and meta-analysis. Complementary Therapies in Medicine, 44, 18–26. https://doi.org.10.1016/j.ctim.2019.03.011

DeKosky, S. T., Williamson, J. D., Fitzpatrick, A. L., Kronmal, R. A., Ives, D. G., Saxton, J. A., Lopez, I. L., Burke, G., Carlson, M. C., Fried, L. P., Kuller, L. H., Robbins, J. A., Tracy, R. P., Woolard, N. F., Dunn, L., Snitz, B. E., Nahin, R., & Furberg, C. D. for the Gingko Evaluation of Memory (GEM) Study Investigators.(2008). Ginkgo biloba for prevention of dementia:A randomized controlled trial. Journal of the American Medical Association, 300(19), 2253–2262.

Deng, G. (2019). Integrative medicine therapies for pain management in cancer patients. Cancer Journal, 25(5), 343–348. doi.10.1097/PPO.0000000000000399

Engel, G. L. (1977). The need for a new medical model:A challenge for biomedicine. Science, 196(4286), 129–136. doi: 10.1126/science.847460

Falci, L., Shi, Z., & Greenley, H. (2016). Multiple chronic conditions and use of complementary and alternative medicine among U.S. adults: Results from the 2012 National Health Interview Survey. Preventing Chronic Disease, 13, 150501. https://dx.doi.org/a0.5888/pcd13.150501

Federal Trade Commission. (2020). FTC sends letters warning 20 more marketers to stop making unsupported claims that their products and therapies can effectively prevent or treat COVID-19. https://www.ftc.gov/news-events/press-releases/2020/11/ftc-sends-letters-warning-20-more-marketers-stop-making

Foley, H., & Steel, A. (2017). The nexus between patient-centered care and complementary medicine:Allies in the era of chronic disease? Journal of Alternative and Complementary Medicine, 23(3), 158–163.doi:10.1089/acm.2016.0386

Foley, H., Steel, A., Cramer, H., Wardle, J., & Adams, J. (2019). Disclosure of complementary medicine use to medical providers: A systematic review and meta-analysis. Scientific Reports, 9, 1573. https://doi.org/10.1038/x41598-018-38279-8

Fonnebo, V., Grimsgaard, S., Walach, H., Rittenbaugh, C., Norheim, A., MacPherson, H., . . . Aicken, M.(2012). Researching complementary and alternative treatments: The gate keepers are not at home. In J. Adams, G. J. Andrews, J. Barnes, A. Broom, & P. Magin (Eds.), Traditional complementary and integrative medicine: An international reader (pp. 196–203). Palgrave Macmillan.

Haller, J. S. (2014). Shadow medicine. Columbia University Press.

Hao, P., Jiang, F., Cheng, J., Ma, L., Zhang, Y., & Zhao, Y.(2017). Traditional Chinese Medicine for cardiovascular disease. Journal of the American College of Cardiology, 69(24), 2952–2966. http://dx.doi.org/10.1016/j.jacc.2017.04.041

Hartley, L., Dyakova, M., Holmes, J., Clarke, A., Lee, M. S., Ernst, E., & Rees, K. (2014). Yoga for the primary prevention of cardiovascular disease. Cochrane Database of Systematic Reviews, 5, CD010072. doi:10.1002/14651858.CD10072.pub2

Hunter, J., Corcoran, K., Phelps, K., & Leeder, S. (2012). The integrative medicine team: Is biomedical dominance in evitable? Journal of Alternative and Complementary Medicine, 18(12), 1127–1132.

Jou, J., & Johnson, P. J. (2016). Nondisclosure of complementary and alternative medicine use to primary care physicians: From the 2012 National Health Interview Survey. Journal of the American Medical Association, 176(4), 545–546.

Judson, P. L., Abdallah, R., Xiong, Y., Ebbert, J., & Lancaster, J. M. (2017). Complementary and alternative medicine use in individuals presenting for care at a comprehensive cancer center. Integrative Cancer Therapies, 16(1), 96–103. doi:10.1177/1534735416660384

Kachan, D., Olano, H., Tannenbaum, S. L., Annane, D. W., Mehta, A., Arheart, K. L., Fleming, L. E., Yang, X., McClure, L. A., & Lee, D. J. (2017). Prevalence of mindfulness practices in the US workforce: National Health Interview Survey. Preventing Chronic Disease, 14, E01. doi:10.5888/pcd14.160034

Kandiah, N., Ong, P. A., Yuda, T., Ng, L.-L., Mamum, K., Merchant, R. A., Chen, C., Domingueq, J., Marasigan, S., Ampril E., Nguyen, V. T., Yusoff, S., Chan, Y. F., Yong, F. M., Krairit, O., Suthisisang, C., Senanarong, V., Ji, Y., Thukral, R., & Ihl, R. (2019). Treatment of dementia and MCI with and without cerebrovascular disease: Expert consensus on the use of ginkgo biloba extract EG b761. CNS Neuroscience and Therapeutics, 25, 288–298. doi:10.1111/cns.13095

Karsch-Volk, M., Barrett, B., Kiefer, D., Bauer, R., Ardjomand-Woelkart, K., & Linde, K. (2014). Echinacea for preventing and treating the common cold. Cochrane Database of Systematic Reviews, CD000530. doi:10.1002/14651858.CD000530.pub3

Khoury, B., Lecomte, T., Fortin, G., Masse, M., Therien, P., Bouchard, V., Chapleau, M.-A., Paquin, K., & Hofmann, S. G. (2013). Mindfulness-based therapy: A comprehensive meta-analysis. Clinical Psychology Review, 33, 763–771. http://dx.doi.org/10.1016/j.cpr.2013.05.005

Kohl, W. K., Dobos, G., & Cramer, H. (2020). Conventional and complementary healthcare utilization among U.S. adults with cardiovascular disease or cardiovascular risk factors: A nationally representative survey. Journal of the American Heart Association, 9, e014759. doi:10.1161/JAHA.119.014759

Kong, D. Z., Liang, N., Yang, G. L., Zhang, Z., Liu, Y., Yang, Y., Liu, Y. X., Wang, Q. G., Zhanag, R., Zhang, H. Y., Nikolova, D., Jakobsen, J. C., Gluud, C., & Liu, J. P. (2019). Acupuncture for chronic hepatitis B. Cochrane Database of Systematic Reviews, CD013107. doi:10.1002/14651858.CD013107.pub2

Kotsirilos, V., Vitetta, L., & Sali, A. (2011). A guide to integrative and complementary medicine. Elsevier. Lawrence, M., Celestino, F. T., Matozinho, H. H. S., Govan, L., Booth, J., & Beecher, J. (2017). Yoga for stroke rehabilitation. Cochrane Database of Systematic Reviews, CD011483. doi:10.1002/1465/1858.CD011483.pub2

Linde, L., Allais, G., Brinkhaus, B., Fei, Y., Mehring, M., Shin, B. C., Vickers, A., & White, A. R. (2016a). Acupuncture for the prevention of tension-type headaches. Cochrane Database of Systematic Reviews, CD007587. doi:10.1002/14651858.

pub2

Linde, L., Allais, G., Brinkhaus, B., Fei, Y., Mehring, M., Vertosick E. A., Vickers, A. & White, A. R. (2016b). Acupuncture for the prevention of episodic migraine. Cochrane Database of Systematic Reviews, CD001218. doi:10.1002/14651858.CD001218.pub3

Nahin, R. L., Boineau, R., Khalsa, P. S., Stussman, B. J., & Weber, W. J. (2016). Evidence-based evaluation of complementary health approaches for pain management in the United States. Mayo Clinical Proceedings, 91(9), 1292–1306. doi:10.1016/j.mayocp.2016.06.007

National Center for Complementary and Integrative Health. (2016a). Paying for complementary and integrative health approaches.https://www.nccih.nih.gov/health/paying-for-complementary-and-integrative-health-approaches.

National Center for Complementary and Integrative Health. (2016b). Acupuncture: In depth. https://www.nccih.nih.gov/health/acupuncture-in-depth

National Center for Complementary and Integrative Health. (2016c). Meditation: In depth. https://www.nccih.nih.gov/health/meditation-in-depth

National Center for Complementary and Integrative Health. (2017a). St. John's wort and depression. https://www.nccih.nih.gov/health/st-johns-wort-and -depression-in-depth

National Center for Complementary and Integrative Health. (2017b). Mind–body practices. https://nccih.nih.gov/health/mind-and-body-practices

National Center for Complementary and Integrative Health. (2018a). Wellness and well-being. https://www.nccih.nih.gov/health/wellness-and-well-being

National Center for Complementary and Integrative Health. (2018b). Credentialing, licensing and education. https://www.nccih.nih.gov/health/credentialing-licensing-and-education.

National Center for Complementary and Integrative Health. (2019a). Yoga: What you need to know. https://www.nccih.nih.gov/health/yoga-what-you-need-to-know

National Center for Complementary and Integrative Health. (2019b). Traditional Chinese Medicine: What you need to know. https://www.nccih.nih.gov/health/traditional-chinese-medicine-what-you-need-to-know

National Center for Complementary and Integrative Health. (2020a). NCCIH at a glance. https://www.nccih.nih.gov/about National Center for Complementary and Integrative Health. (2020b). NCCIH facts at a glance and mission. https://www.nccih.nih.gov/about/nccih-facts-at-a-glance-and-mission National Center for Complementary and Integrative

Health. (2020c). 2016 strategic plan. https://www.nccih.nih.gov/about/nccih-2016-strategic-plan National Center for Complementary and Integrative

Health. (2020d). Statistics on complementary and integrative health approaches. https://www.nccih.nih.gov/research/statistics-on-complementary-and-integrative-health-approaches

National Center for Complementary and Integrative Health. (2020e). Using dietary supplements wisely. https://www.nccih.nih.gov/health/using-dietary-supplements-wisely

National Center for Complementary and Integrative Health. (2020f). Herbs at a glance. https://www.nccih.nih.gov/health/herbsataglance

National Center for Complementary and Integrative Health. (2020g). Echinacea. https://www.nccih.nih.gov/health/echinacea

National Center for Complementary and Integrative Health. (2020h). Dietary supplements and cognitive function: Dementia and Alzheimer's. https://www.nccih.nih.gov/health/providers/digest/dietary-supplements-and-cognitive-function-dementia-and -alzheimers-disease-science?nav=govdCD

National Center for Complementary and Integrative Health. (2020i). St. John's wort. https://www.nccih.nih.gov/health/st-johns-wort

National Center for Complementary and Integrative Health. (2020j). Alerts and advisories. https://www.nccih.nih.gov/news/alerts

National Center for Complementary and Integrative Health. (2020k). Six things to know when selecting a complementary health practitioner. https://www.nccih.nih.gov/health/tips/things-to-know-when-selecting-a-complemementary-health-provider

National Certification Commission for Acupuncture and Oriental Medicine [NCCAOM]. (n.d.). http://wwwnccaom.org/about-us/

Ng, Q. X., Venkatanarayanan, N., & Ho, C. Y. H. (2015). Clinical use of Hypericum perforatum (St. John's wort) in depression: A meta-analysis. Journal of Affective Disorders, 210, 211-221. http://dx.doi.org/10.1016/j.jad.2016.12.048

Owens, C., Baergen, R., & Puckett, D. (2014). Online sources of herbal product information. American Journal of Medicine, 127, 109–115. doi:10.1016.j.amjmed.2013.09.016

Park, J., Krause-Parello, C. A., & Barnes, C. M. (2020). A narrative review of movement-based mind–body interventions. Holistic Nursing Practice, 32(1), 3–23. doi:10.1079/HNP/0000000000000360.

Peregoy, J. A., Clarke, T. C., Jones, L. I., Stussman, B. J., & Nahin, R. L. (2014). Regional variation in use of complementary health approaches by U.S. adults. National Center for Health Statistics, Centers for Disease Control and Prevention, NCHS Data Brief No. 146, April 2014.

Perry, R., Leach, V., Davies, P., Penfold, C., Ness, A., & Churchill, R. (2017). An overview of systematic reviewsof complementary and alternative therapies for fibromyalgia using both AMSTAR and ROBIS as quality assessment tools. Systematic Reviews, 6(1), 97. doi:10.1186/s13643-017-0476-6

Rusch, H. L., Rosario, M., Levison, L. M., Olivera, A., Livingston, W. S., Wu, T., & Gill, J. M. (2019). The effect of mindfulness meditation on sleep quality: A systematic review and meta-analysis of randomized controlled trials. Annals of the New York Academy of Science, 1445(1), 5–16. doi:10.1111/nyas.13996

Saper, R. B., Lemaster, C., Deelitto, A., Sherman, K. J., Herman, P. M., Sadilova, E., Stevans, J., Keosaian, J. E., & Cerrada, C. J. (2017). Yoga, physical therapy or education for chronic low back pain: A randomized noninferiority trial. Annals of Internal Medicine, 167(2), 85–94. doi:10.7326/M16-2579

Sibbritt, D., & Adams, J. (2012). Utilizing existing data sets to investigate complementary and alternative medicine consumption: Cohort studies and longitudinal analyses. In J. Adams, G. J. Andrews, J. Barnes, A. Broom, & P. Magin (Eds.), Traditional complementary and integrative medicine: An international reade.(pp. 26–34). Palgrave Macmillan.

Stub, T., Quandt, S. A., Arcury, T. A., Sandberg, J. C., Kristoffersen, A. E., Musial, F., & Salamonsen, A.(2016). Perception of risk and communication among conventional and complementary health care providers involving cancer patients' use of complementary therapies: A literature review. BMC Complementary and Alternative Medicine, 16, 353. doi:10.1186/s12906-016-1326-3

Stussman, B. J., Nahin, R. R., Barnes, P. M., & Ward, B. W. (2020). U.S. physician recommendations to their patients about the use of complementary health approaches. Journal of Alternative and Complementary Medicine, 26(1), 25–33. doi:10.1089/acm.2019.0303

Tan, M.-S., Tan, C.-C., Wang, H.-F., Meng, X.-F., Wang, C., Jiang, T., Zhu, X.-C., & Tan, L. (2015). Efficacy and adverse effects of gingko biloba for cognitive impairment and dementia: A systematic review and meta-analysis. Journal of Alzheimer's Disease, 43, 589–603. doi:10.3233/JAD-140837

Wang, C., Li, K., Choudhury, A., & Gaylord, S. (2019). Trends in yoga, tai chi and qigong use among U.S. adults, 2002–2017. American Journal of Public Health, 109(5), 755–761.

Wardle, J., & Adams, J. (2012). Indirect risks of complementary and alternative medicine. In J. Adams, G. J. Andrews, J. Barnes, A. Broom, & P. Magin (Eds.), Traditional complementary and integrative medicine:An international reader (pp. 212–219). Palgrave Macmillan.

Widder, R. M., & Anderson, D. C. (2015). The appealof medical quackery: A rhetorical analysis. Research in Social and Administrative Pharmacy, 11, 288–296.

Wieland, L. S., Skoetz, N., Pilkington, K., Vempati, R., D'Adamo, C. R., & Berman, B. M. (2017). Yoga treatment for chronic non-specific low back pain. Cochrane Database of Systematic Reviews, CD010671.doi:10.1002/14651858.CD0101671.pub2

Witt, C. M. (2011). Acupuncture. In G. T. Lewith, W. B. Jonas, & H. Walach (Eds.), Clinical research in complementary therapies: Principles, problems and solution.(2nd ed., pp. 217–234). Elsevier.

Yuan, Q., Wang, C.-W., Shi, J., & Lin, Z.-X. (2017). Effectsof Ginkgo biloba on dementia: An overview of systematic reviews. Journal of Ethnopharmacology, 195, 1–9.http://dx.doi.org/10.1016/j.jep.2016.12.005

Zhang, F., Kong, L., Zhang, Y., & Li, S. (2012). Evaluationof impact on health-related quality of life and cost effectiveness of Traditional Chinese Medicine: A systematic review of randomized clinical trials. Journalof Alternative and Complementary Medicine, 18(12), 1108–1120.

제 20 장

건강정책 Health Policy

Anne Deutsch

개요

만성질환자에게 효과적이고, 환자 중심적이며, 시의적절하고, 비용지불이 가능하며, 평등한 양질의 건강관리서비스에 접근하는 것은 중요하다. 비록 많은 미국인이 양질의 건강관리서비스를 받고 있지만, 다양한 건강관리서비스가 발생하는 동안 모든 환자가 양질의 건강관리서비스를 이용하는 것이 가능하지는 않다(Institute of Medicine, IOM, 2001; Kohn, Corrigan, & Donaldson, 2000). 질적 문제에는 필요한 서비스의 미흡한 이용, 불필요한 서비스의 과다 이용, 받아들이기 어려운 수준의 과오 등이 포함된다(IOM, 2001; Kohn et al., 2000). 건강관리전문가가 환자를 관리할 때 수행하고 경험하는 많은 일은 법, 규제, 다른 정책에 의해 영향을 받는다. 예를 들면, 정책의 변화는 개인과 가족의 건강보험을 이용 가능하게 하고 감당할 수 있게 할 뿐만 아니라 가정건강서비스, 외래치료, 내구성 있는 의료장비 등을 보장한다. 나아가 건강정책의 변화는 건강관리전달체계와 질적인 관리전달에 긍정적 또는 부정적으로 영향을 미칠 수 있다. 예를 들어, 정책은 간극이 존재할 때를 알아차리고 질을 높이기 위한 기회에 집중한다.

간호사는 점차 중요한 건강정책문제에 대한 지식을 갖고 정책을 개발하고 다듬는 데 기여할 것으로 기대된다. 건강정책의 이해는 정책결정 과정을 통해 영향을 미치므로 국민건강과 건강관리전달체계 개선을 원하는 간호사에게는 기본이 된다. 간호사는 국민건강, 환자간호와 간호실무에 영향력을 지니기 위해 (1) 현재의 건강정책을 사정하고 이해하며, (2) 그러한 건강관리정책의 강점과 한계를 구분하여, (3) 만성질환자와 그들을 돌보는 사람들을 위한 관리를 개선하는 건강정책의 변화에 영향을 주도록 행동할 수 있을 것이다.

* 정책의 정의

정책이란 다른 사람의 행동, 의사결정, 행위를 유도하기 위해 만든 공식적 혹은 권위적 결정으로 정의할 수 있다(Longest, 2015). 건강정책이란 건강과 건강관리에 영향을 주고자 의도된 결정으로 건강을 유지하고 건강추구에 영향을 미치는 것을 의미한다(Longest, 2015).

미국의 건강전달체계는 사적 분야와 공공분야 정책이 복합적으로 섞여 있다. 사적 분야 정책은 사적 보험회사나 제약회사와 같은 사기업의 임원들에 의해 결정된다. 반면, 보건정책결정은 정부의 세 분야(행정, 입법, 사법) 중에서, 또는 정부 수준(연방, 주, 지역)에 의해서 결정된다(Longest, 2015). 연방법의 예로는 2015년 MACRA(Medicare Access and CHIP Reauthorization Act), 21세기 치료법, 뇌졸중, 관절염, 알츠하이머병과 당뇨병과 같은 만성질환과 관련된 연구를 지원하기 위한 국립보건원(NIH)의 자금 지원 등이 있다. 지방정부의 예로는 공공건물에서 흡연을 금지하는 시나 자치정부가 포함된다. 주나 지방의 건강관리 당국에는 양로원과 주간보호센터의 수질 감시와 최소한의 안전요구를 제시하는 정책이 있다.

인구의 건강은 행위, 물리적·사회적 환경, 건강전달서비스에의 접근을 포함한 많은 요인에 의해 결정되므로, 건강정책에 대한 토론은 보다 광범위하면서도 초점을 맞출 수 있어야 한다. 이 장에서는 우선적으로 건강관리서비스에의 접근과 전달에 관해 설명한다.

* 미국 건강관리산업의 주요 이해집단

미국 건강관리전달체계의 중요한 측면(Knickman & Kovner, 2015; Young & Kroth, 2017)은 다양성과 대규모 이해집단들로서 도전적인 정책을 개발하고 수정하는 과정을 만들 수 있다는 것이다. 건강정책은 공통 특성을 가진 사람(예: 간호사, 노인, 기능에 제한이 있는 사람, 가난한 사람 등)이나 어떤 유형의 조직(예: 병원, 노인전문요양시설, 건강계획, 생명공학기술 회사, 고용주 등)에 영향을 줄 수 있다. 이해집단의 이익 수준과 건강정책의 변화에 대한 지지나 반대는 사안에 따라 다양하며, 어떤 이해집단은 한 가지 사안에는 동의하지만 다른 사안에는 동의하지 않는다(Knickman & Elbel, 2018; Young & Kroth, 2018). 대부분의 이해집단들은 핵심사안의 앞날을 안심할 수 없다. 예를 들어, 소비자가 주요 이해집단이라면, 그들은 포괄적 보험지불, 양질의 건강관리전달, 낮은 개인비용 지출을 선호하는 경향이 있으며, 관리에 대한 제한된 접근과 환자의 지불 증가를 반대하는 편이다.

두 번째의 이해집단은 개인(예: 간호사)과 독립기관(예: 병원)을 포함하는 제공자로 그들은 수입유지, 자율성, 포괄적 보험지불을 선호하고, 제공자 지불제한(limits on provider payments)을 반대하는 경향이 있다. 또 다른 이해집단은 세금납부자로 제공자 지불제한을 선호하고 높은 세금을 반대하는 편이다. 규제기관(정부) 또한 하나의 이해집단이다. 그들은 제공자에 의한 폭로와 보고, 비용제한, 관리에의 접근, 양질의 건강관리를 선호하며, 과다활용, 기만, 남용에 대해 우려한다. 고용주는 비용제한, 행정적 간편성, 비용전이의 배제를 선호하고, 정부의 규제에 반대하는 경향이 있다. 제약산업, 생명공학회사, 보조기술판매자, 공급자는 포괄적 보험지불을 선호하고 공급자 지불에 반대하는 반면, 사보험회사는 기업의 자율성을 선호하는 경향이 있다.

미국 뇌졸중협회(American Stroke Association)나 마비장애 퇴역군인협회(Paralyzed Veterans Association)와 같은 소비자 조직은 연구와 공교육을 위한 비용보장에 초점을 둔다.

쟁점

* 미국의 건강관리: 세분화된 건강관리제공제도

미국은 단일 국가건강전달체계나 건강보험제도가 없다. 그럼에도 불구하고 정책입안자는 노인이나 기능장애인, 저소득인, 아동과 같은 부류의 인구집단을 위해 건강보험지불을 지원하는 정책을 시행한다. 이로 인해 노인, 특정 청소년 장애인, 말기 신장질환자(Medicare), 저소득층 성인과 어린이, 임산부(Medicaid), 보험이 없는 아동의 건강보험 프로그램(Children's Health Insurance Program, CHIP) 등 별도의 보험보장 프로그램이 탄생했다. 정책입안자들은 또한 퇴역군인회 조직을 통해 국가에 봉사한 사람(퇴역군인), 원주민 건강서비스를 통해 아메리칸 원주민 및 알래스카 원주민, 근로자 보상을 통해 고용과정에서 상해를 입은 사람에게 건강보험 혜택을 제공한다. 공적자금 프로그램과 사적기금의 건강보험지불의 존재가 분해되면서 복잡한 건강관리전달체계를 초래했다. 이러한 제도를 더 잘 이해하기 위해 사적·공적 자금 선택을 포함한 개괄적인 건강보험을 제시하고자 한다.

* 건강보험

건강보험은 건강관리비용을 지불하는 보험보장 유형으로 보통 의료, 수술 및 처방약 비용을 지불한다. 65세 미만의 미국인은 고용주를 통해 민간 건강보험에 가입할 수 있으며, 65세 이상의 거의 모든 개인은 메디케어(Medicare)를 통해 보장을 받는다. 메디케이드(Medicaid)와 아동을 위한 건강보험 프로그램(Children's Health Insurance Program; CHIP)은 수백만 명의 노인 외에 저소득인과 아동을 위한 보험을 제공한다. 건강보험을 제공하지 않는 고용주를 위해 일하는 개인, 자영업자 또는 실업자는 상업회사를 통해 또는 '2010년 환자보호 및 저렴한 의료법(Patient Protection and Affordable Care Act of 2010, ACA)'에 의해 설립된 보험거래소를 통해 보험을 구매할 수 있다. 이러한 변경은 개인을 다양한 상업적 보험상품과 연결하고 연방정부가 연방 빈곤 수준 소득의 138~400%에 해당하는 가족에 부과되는 보험금을 대신하여 보조하는 것이다(Knickman & Elbel, 2018). ACA는 보장 범위를 확대하고 메디케이드 프로그램을 확대하여 건강보험에 가입한 사람의 수를 늘렸다. 만성질환자를 위한 중요한 정책 변화는 기존 건강상태로 인해 어느 누구도 건강보험 보장을 거부당할 수 없다는 ACA의 의무였다. 그러나 프로그램 제한과 고용주 기반 보장의 격차로 인해 많은 사람이 건강보험에 가입하지 못하고 있다. 2019년에는 2,610만 명(8%)의 미국인이 연중 어느 시점에서도 건강보험에 가입하지 않았다(Keisler-Starkey & Bunch, 2019). 2020년에는 코로나19 팬데믹으로 인해 실업률이 높아지면서 무보험자 수가 증가했다.

그러나 건강보험 지불이 언제나 관리가 가능하도록 보장하는 것은 아니다. 특별한 서비스에 대해서는 제한을 두기도 하는데 행동건강관리, 예방관리, 급성기 이후 관리, 장기적 관리, 재해에 의한 질병이나 사고, 그리고 정신과적 관리 등이 그 예가 된다. 대부분의 건강보험에는 서비스의 남용을 막고 비용을 줄이기 위해 자기부담금이나 공제액이 포함되어 있다. 자기부담금과 높은 공제액은 환자가 만성질환 관리를 위해 필수적인 진료를 단념시킬 수 있다. 이는 특히 저소득층에게 문제가 된다. 비용의 상승은 심지어 보험이 있는 만성상태의 사람에게도 큰 문제가 되었다. 2019년에는 19~64세 미국 성인 중 약 21.3%가 보험이 부족했는데, 즉 보험은 있었지만 필요한 모든 것을 보장하지 않았거나 보험이 시작되기 전에 지불해야 할 공제액이 높았다(Collins et al., 2020). 무보험 또는 부분보험 가입 성인 중 절반은 의료비 지불에 어려움을 겪고 있거나 시간이 지남에 따라 의료 부채를 지불하고 있다고 보고했다. 또한, 의료비 납부에 문제가 있다고 신고한 개인은 신용등급 하락, 예금 고갈 등의 재정적 문제를 경험하고 있었다(Collins et al., 2020).

전통적 혹은 관습적 건강보험

1970년대에 가장 일반적인 건강보험의 유형은 전통적인 서비스별 요금(traditional fee-for-service,

FFS)이었다. 이러한 전통적 건강보험계획은 일반적으로 보험가입자가 건강관리제공자를 선택할 수 있도록 했으며, 건강관리제공자는 보험회사의 최소한의 감독으로 대부분의 건강관리 결정을 했다. 보장된 서비스에는 입원과 같은 급성관리서비스, 투약, 의료장비 등이 포함되지만 예방이나 건강유지, 지지적인 건강관리서비스는 거의 포함되지 않았다. 이러한 유형의 제한된 서비스 보장은 만성상태의 예방과 장기적 건강관리서비스를 필요로 했다. 전통적 혹은 관습적 유형은 현저하게 감소했다(Young & Kroth, 2018).

전통적인 서비스별 요금계획의 주요 문제는 의료서비스 이용에 대한 통제력이 부족하여 높은 비용이 발생한다는 것이다. 이러한 계획에서는 의료서비스 제공자와 소비자가 비용을 통제하는 데 대한 인센티브가 거의 없다. 따라서 증가하는 서비스 비용을 충당하려면 보험료를 인상해야 한다. 보험료 상승은 고용주에게 중요한 문제가 되며, 고용주는 직원의 보험료를 일부만 지불할 수도 있다.

건강관리기관과 고액공제 건강계획

제공되는 보험이 계속 증가함에 따라 고용주들은 피고용인에 대한 지불제공에 있어 비용이 낮은 선택사양을 찾아야만 했다. 고용주를 위한 한 가지 해결안은 건강관리기관(managed care organizations, MCOs) 선택과, 건강보험에 대해 고액공제보험(high deductible plans, HDPs) 선택이었다. 건강관리기관은 일반적으로 비용을 유지하고 돌봄의 전달을 관리하는 건강보험을 뜻한다(Teitelbaum & Wilensky, 2013). 건강관리기관은 건강유지기관(health maintenance organizations, HMOs), 진료계약기관(preferred provider organizations, PPOs), 판매시점 서비스기관(point-of-service, POS)의 계획들로 분류될 수 있다. 1990년대 많은 사람은 이 제도가 건강을 증진하고 질병예방에 도움을 주어 비용을 절감할 수 있으리라는 희망을 갖게 되었다. 건강관리기관은 예방관리서비스를 제공하는 데 표준 프로토콜을 활용함으로써 서비스의 부적절한 과용을 없애고 장점을 제시할 수 있으리라 여겼다. 대부분의 전문가는 그 주요 체계가 건강관리기관, 특히 비용 통제를 강조해온 건강유지기관을 변화시킬 것이라는 데 동의했다.

소비자 중심 건강보험이나 특약이 포함된 고액공제 건강보험(high-deductible health plans with savings options, HDHP/SO)은 보험료는 낮지만 공제액이 높고 본인 부담금 한도가 높은 건강보험계획이다. 이러한 계획에서는 건강서비스를 추구하는 데 재정적으로 방해가 된다.

2020년 고용주를 대상으로 한 설문조사에 따르면 건강보험(고용주와 근로자 부담금 합산)의 평균 연간 보험료는 단일 보장의 경우 7,470달러였으며, 가족에 대해서는 2만 1,342달러였다. 평균적으로 근로자는 단독은 17%, 가족에 대해서는 27%를 출자했다(Claxton et al., 2020). 고용주 건강보험계획은 PPO에 등록된 근로자 47%, HDHP/SO에 의한 보장 31%, HMO에 의한 보장 13%, POS 계획에 의한 보장 8%, 전통적인 계획에 의한 보장 1%로 분포되어 있었다(Claxton et al., 2020).

메디케어

메디케어는 1965년 사회보장법 제18조(노인 및 장애인 건강보험)를 통해 시행되었으며, 2019년에는 약 6,100만 명에게 건강보험 혜택을 제공했다(Klees et al., 2019). 2018년 메디케어 지출은 약 7502억 달러(Hartman et al., 2020)였으며, 전국 의료지출의 21%를 차지했다(Hartman et al., 2020).

메디케어는 다음과 같은 4가지 구성을 포함한다.

- **Part A**: 병원보험(hospital insurance). 병원보험에는 병원입원환자, 가정건강관리 방문간

호(숙련간호), 호스피스 돌봄, 전문요양시설(skilled nursing facility, SNF) 입원에 대한 보험 등이 포함된다. 대부분의 메디케어 수혜자는 병원보험계획에 대해 매달 지불하지는 않지만(2021년의 경우 수혜기간당 1,484달러), 1회 입원이나 1회 연장입원(2021년도에 61~90일 사이는 하루 371달러, 90일 이후는 각 '잔여 생존시간'에 대해 741달러)에 대해 공동보험을 지불한다. 자격을 갖춘 전문요양시설에 대해 연장기간에 대한 공동보험(21~100일간 매일 185달러 50센트, 100일 이후는 전액)의 요건이 있다(Centers for Medicare and Medicaid Services CMS, 2020b). 메디케어 Part A는 고용주와 피고용이 납부하는 세금에 따라 병원보험신탁기금을 통해 재원이 마련된다.

- **Part B**: 추가 의료보험(supple-mental medical insurance). 추가 의료보험에는 의사, 외래환자, 가정보건, 예방서비스가 포함된다. 이는 연방 세금과 수혜자들이 납부하는 보험료(2021년 대부분의 사람들이 한 달에 148달러 50센트 납부)에 의한 병원보험신용기금을 통해 재정이 마련된다(CMS, 2020b). 메디케어의 Part A 보장을 받는 많은 사람은 Part B에 가입한다. 연간 230달러의 수수료 차감이 허용된다(CMS, 2020b)
- **Part C**: 메디케어 우선지원(Medicare Advantage). 메디케어 우선지원 프로그램은 수혜자가 메디케어 Part A와 Part B 보장에 대한 대안으로 사적 건강보험에 등록할 수 있다. 메디케어 우선지원은 병원과 의사진료(2021년 89%), 처방약 지불을 포함하여 보장한다(Biniek et al., 2020). 계획에는 진료계약기관(PPOs), 공급자후원기관(provider-sponsored organization, PSOs), 민간의 전통적 서비스별 요금 보험(FFS plan), 의료저축계정과 연결된 고액공제계획(high-deductible plans, HDPs), 그리고 메디케어와 메디케이드를 둘 다 이용할 수 있는 개인을 위한 특별요구 프로그램(special needs programs, SNPs)을 포함한다. 이 보험은 메디케어가 보장하는 이익을 제공하도록 메디케어로부터 지불받는다. Part C는 A, B, D와 별도의 재정지원을 받지 않는다. 메디케어 혜택 등록자는 일반적으로 매달 Part B 보험료를 지불하며, 40%는 추가비용을 지불한다(프리미엄을 지불하지 않는 사람을 포함하여 처방약 플랜이 있는 경우 2020년 평균 보험료는 매월 21달러였다(Biniek et al.,2020). 2019년에는 메디케어 수혜자의 약 37%(2,300만 명)가 메디케어 혜택에 등록되었다(Klees et al., 2019).
- **Part D**: 처방약 혜택(prescription drug benefit). 처방약 혜택은 메디케어를 계약한 사보험회사를 통해 청약한 약물에 대해 보장하는 자발적 프로그램의 하나이다. 선택한 계획에 따라 범위는 다양하다. 처방약 혜택은 세금, 수혜자 특약 그리고 메디케어와 메디케이드가 있는 개인을 위한 주정부 지불로 재원이 마련된다. 2018년에는 메디케어 등록자의 약 76%(4천 6백만 명)가 파트 D 약품 보장을 받았다(Klees et al., 2019).

메디케어 서비스는 포괄적이고 명확하게 정의된 것처럼 보일 수 있지만, 모든 건강보험 프로그램과 마찬가지로 특정 법률이나 행정규정을 통해 정책이 구현되는 방식을 평가할 때 서비스가 포괄적이거나 명확하게 정의되지 않은 경우가 많다. 예를 들면, 메디케어는 의학적으로 필요한 간헐적이거나 시간제 전문간호, 혹시 계속되는 요구가 있을 때 물리치료, 언어병리치료 서비스, 작업치료서비스를 보장한다. 메디케어를 통한 가정건강관리를 받기 위한 개인은 다음의 자격요건을 충족해야 한다. (1) '집에 있어야' 한다. (2) 의사나 건강관리제공자는 그 사람이 가정건강서비스가 필요하다는 것을 증명하기 전에 직접 만나야 한다. (3) 의사가 치료를 처방해야 한다. (4) 그 사람은 숙련된 간호 및 물리요법 혹은 언어요법이 필요해야 한다. (5) 서비스는 메디케어 프로그램에 참여하는 인증된 가정건강기관(home health agency)에 의해 제공되어야 한다(U.S.Department of Health and Human Services & Centers for Medicare and Medicaid Services, 2016). 또한 중요하게 언급되어야 할 점은 메디케어는 만성질환이나 장애인의 경우 장기요양을 보장하지 않는다는 점이다.

메디케이드

메디케이드(Medicaid)는 1965년 사회보장법 19조에 대한 수정안으로 1966년에 시행되었다(Klees et al., 2019). 메디케이드는 저소득층에게 건강보험을 제공하기 위해 마련되었다. 각 주는 프로그램을 규정했으며, 연방과 주정부가 함께 기금을 조성한다. 일부 주에서는 관리 의료계획에 등록해야 하지만 메디케이드 관리 의료 및 비관리 의료 옵션을 사용할 수 있다. 메디케이드 지출(연방 및 주)은 2018 회계연도에 약 6,050억 달러였다(Klees et al., 2019). 메디케이드 등록은 지난 10년 동안 ACA 통과 이후 증가했다가 감소한 후 2020년 코로나19 팬데믹 기간 동안 다시 증가하는 등 변동이 심했다. 2019년 8월 메디케이드 월간 등록자 수는 6,460만 명이었고, 2020년 7월까지 등록자는 6,880만 명으로 증가했다(CMS, 2020c).

메디케이드는 광범위한 건강 및 장기치료 서비스(기관 및 지역사회 기반 치료)를 보장하지만, 이 보장은 주 차원에서 관리되기 때문에 주마다 다르며 보장 대상자에 차이가 있다(Klees et al., 2019). 상응하는 연방자금을 받기 위해서 주 메디케이드 프로그램은 입원환자 및 외래환자 병원 진료, 의사 및 가정간호사 서비스와 같은 특정 기본 의료서비스를 제공해야 한다. 보장되는 서비스에는 장기건강관리, 정신건강관리, 장애인에게 필요한 서비스 및 지원이 포함된다. 메디케이드는 자격이 있는 아동을 위한 포괄적인 서비스를 보장한다. 메디케이드는 또한 처방약, 안경, 보청기와 같은 서비스에도 적용되며, 장애를 가진 사람들과 메디케어에 등록된 노인('이중자격'으로 알려진) 그리고 일정 수준 이하의 수입이 있는 사람에게도 보장된다. 저소득층 메디케어 수혜자를 위한 이 보장은 개인에게 보험료, 공제액 및 공동보험을 지원한다. 이러한 저소득 메디케어 수혜자에 대한 보장은 특약, 공제, 공동보험(premiums, deductibles, coinsurance)으로 지원한다.

2018년 메디케이드 프로그램은 요양시설 서비스(장기요양)에 490억 달러를 지불했는데, 이는 전국 요양시설 관리비용의 28% 이상에 해당하며, 가정 건강기관서비스에는 전국 가정 건강관리비용의 35% 이상인 356억 달러 이상을 지불했다(Klees et al., 2019).

어린이 건강보험 프로그램

1997년의 균형예산법(Balanced Budget Act)은 메디케이드 수혜자 조건에 맞지 않는 비보험 아동을 도움으로써 CHIP(사회보장법 제21조)을 통해 아동에게 건강보험 적용범위를 확대했다. 2018 회계연도에 CHIP 지출액은 55억 달러였다. 2020년 7월에는 약 670만 명의 아동이 CHIP에 등록되었으며 이는 2019년 8월보다 2.4% 증가한 것이다(CMS, 2020c). 메디케이드와 유사하게 아동을 위한 건강보험 프로그램은 주정부를 통해 관리되며, 주에 따라 제공하는 프로그램의 유형이 다양하다. 고용주 보험 적용범위가 감소하면서 보험이 없는 아동의 비율은 증가했다. 건강보험이 없는 가정에서는 자녀가 질병으로 인한 합병증과 같은 만성질환을 예방하기 위해 치료를 받지 않는 경우가 많으며, 예방접종이나 치료 부족으로 인한 장애(예, 중이염으로 인한 청력상실)를 예방하기 위한 치료를 받지 못하는 경우가 잦다.

* 비용, 접근 그리고 질

비용

건강관리전달에 증가하는 비용은 수십 년간 정책결정자에게는 하나의 도전이었다. 2018년 미국은 의료에 약 3조 6,000억 달러를 지출했는데, 이는 1인당 평균 1만 1172달러에 해당된다(Hartman et al., 2020). 1970년 미국 국내총생산(GDP)의 7.2%를 차지했던 국민 건강지출은 2018년 GDP의 17.9%로 증가했다(Hartman et al., 2020). 미국 건강관리 지출은 연방정부(28%), 가계(28%), 민간기업(20%), 주 및 지방 정부(17%), 기타 민간수입(7%)으로 충당된다(Hartman et al. al., 2020). 비용증가의 원인은 노인인구 증가, 건강관리기술의 진보, 서비스 이용 증가, 인건비 증가 그리고 약물비용의 증가와 의료과실 보험비용 증가 등을 포함한 여러 요인에 기인할 수 있다. 2018년의 서비스 혹은 제품 유형별 의료비 지출은 병원 진료(33%), 의사 및 임상서비스(20%), 소매 처방약(9%), 기타 건강, 주거 및 개인 관리서비스(5%), 요양시설 및 지속적 치료 종료 공동체(5%), 치과 서비스(4%), 가정건강관리(3%), 기타 전문서비스(3%), 기타 비내구성 의료제품(2%) 및 내구성 의료장비(2%)였다(Hartman et al., 2020). 거의 모든 사람이 건강관리비용의 상승이 문제라는 데 동의하지만, 비용통제를 목표로 하는 정책개발은 하나의 도전이었다. 왜냐하면, 하나 이상의 이해관계 집단이 돈을 덜 받거나 관리를 위한 접근이 더 제한되었기 때문이다. 비용통제를 위해 제안된 해결책에는 관리적 돌봄, 정보기술 이용, 근거기반관리, 관리주체, 처방약 비용통제, 메디케어와 메디케이드 지불개혁, 이용경쟁, 거짓의 예방과 발견 그리고 가격통제가 포함된다.

1980년대에 기관의 비용을 줄이기 위한 노력의 일환으로 메디케어는 급성관리 병원에 대한 사전 비용기반 지불제도(retrospective cost-based payment system)에서 사후 지불제도(prospective payment system)로 전환하기 시작했다. 1983년 급성관리를 위한 입원 전 지불제도의 구현으로 급성관리기간이 단축되고, 전문간호시설, 입원재활시설, 가정건강기관 및 장기관리병원을 포함한 급성기 이후 관리환경에서 제공되는 관리의 활용도가 증가했다. 1998년부터 시작된 급성기 이후 관리에 대한 사전지불제도의 실시로 몇 년간 메디케어 급성기 이후 지출은 감소했으나, 환자가 관리기간 중 여러 급성기 관리환경에서 점점 더 많은 관리를 받기 시작함에 따라 전체적인 급성기 이후 지출이 증가했다.

점차 더 세분화되는 미국 건강관리제도에 대한 우려로 인해 현재 양적으로 보상하는(예를 들면, 별도로 지불하는 복합적 급성기 이후 체류에 따르는 급성관리) 제공자 중심의 건강관리전달체계로부터 효율적이고 고품질의 안전한 관리를 지향하는 환자 중심의 에피소드 기반 체계(episode-based system)로 전환하는 몇 가지 개선방향이 진행되고 있다.

건강관리서비스 이용

개인이 건강관리서비스에 동등하게 접근하지 못하는 데는 다양한 원인이 있다. 필요한 서비스에 접근이 감소하는 가장 일반적인 이유는 비용을 지불 할 능력이 부족하기 때문이다(Young & Kroth, 2018). 개인과 가족이 보험에 가입하지 않았거나 가입이 미흡할 때 그들은 평소 관리자원이 부족하고, 검진과 예방관리 없이 지내기도 하며, 필요한 의학적 관리를 지체하거나 포기하기도 하며, 자신의 관리에 좀 더 보험비를 지불하는 사람보다 아프거나 일찍 사망하는 것으로 보인다. 이렇게 접근이 부족하면, 만성질환으로 인한 부담이 더욱 증가한다. 2019년의 설문조사에 따르면 미국 성인의 절반이 자신이나 가족이 비용 문제로 지난 1년간 의료나 치과 치료를 연기하거나 생략하거나 대체요법을 사용했다고 보고했으며, 약 8명 중 1명은 결과적으로 자신의 건강상태가 더 악화되었다고 했다. 또한 성인의 29%는 비용 때문에 전 해에 처방된 대로 약을 복용하지 않았다고 보고했다(Kirzinger et al., 2019).

또한 개인은 관리, 특히 전문적 관리에 접근하는 데 제한적일 수 있다. 왜냐하면 건강관리요원과 시설이 그들의 거주지(예: 지방)에서 멀거나, 문화적으로 허용되지 않거나 필요한 유형의 관리를 제공할 수 없기 때문이다(Young & Kroth, 2018).

질

질(quality)이란 "개인과 집단을 위한 건강서비스가 원하는 건강결과의 가능성을 증가시키고 현재의 전문지식과 일치하는 정도"라고 정의할 수 있다(IOM, 2006, p. 468). 의학연구소(IOM, 2006)는 건강관리의 질이 향상되고 있는지를 알아내는 유일한 방법은 표준화된 질 측정도구를 이용하여 수행을 문서화하는 것이라고 했다. 질 측정이란 용어는 "원했던 건강관리과정이나 결과가 성취되었는지 혹은 지지적인 건강관리전달이 원하는 정도의 구조를 갖추고 있는지에 대한 단계적 계량화"라고 정의되었다(IOM, 2006, p. 42).

질 측정(질 지표, 수행척도, 수행지표로도 알려진)은 시설 간 그리고 시간에 따른 비교를 어느 정도 허용하는 하나의 방법에서 건강관리 수행을 평가한다. 질 측정은 공개 보고, 질 개선 그리고 수행기반 지불(즉, 수행 당 지불) 활동을 통해 관리를 개선시킨다(IOM, 2006). 질 정보의 공개적 보고를 지지하는 사람은 그것이 최상의 관리를 제공하는 공급자를 구별함으로써 환자, 의뢰 의사, 건강관리 구매자가 더 나은 정보를 바탕으로 더 나은 선택을 하는 데 도움이 된다고 주장한다. 질 측정의 또 다른 용도는 성과자료(예: 성과별 지불 프로그램)를 기반으로 더 나은 관리의 질을 입증하는 제공자에게 보상하는 것이다. 메디케어와 메디케이드 서비스 센터(Centers for Medicare and Medicaid Services, CMS), 민간부문의 지불자는 공개보고와 수행기반 지불에 대해 질 측정방식을 이용하는 데 있어 선도자였으며 의사, 급성기관리 병원 및 급성기 후 관리제공자에 대한 질 보고 및 가치기반 구매 프로그램 전반에 걸쳐 수백 가지의 질 측정을 했다.

질 측정방법에 대한 몇 가지 분류체계가 존재한다. Donabedian(2005)은 질 측정으로 가장 주목할 만한 것을 구조지표(structure measures), 과정지표(process measures), 성과지표(outcome measures)로 분류했다. 구조지표는 어떤 특정 기전이나 체계가 존재하는지, 과정지표는 어떤 특정 활동을 추적하는지, 성과지표는 질병에서 초래되는 기능상태, 이환율, 사망률과 같은 최종 관리의 성과를 알려주는지를 설명하는 것이다.

의학연구소(IOM, 2001)는 6개의 건강관리 전달 목표인 안전, 효과성, 환자 중심 돌봄, 적시성, 효율성, 형평성에 기초하는 질 지표를 위한 또 다른 분류체계를 제안한다. 안전은 관리결과로 환자에 대한 상해를 피하는 것을 의미한다. 효과성이란, 과학적 지식에 기초한 서비스를 모두에게 유익하도록 제공하고, 유익하지 않은 것은 제공되지 않도록 하는 것을 의미한다. 환자 중심 돌봄이란 환자 개개인의 선호, 요구, 가치를 존중하고 반응하는 돌봄을 의미한다. 적시성은 대기시간을 감소시키는 관리를 의미한다. 효율성은 장비, 물품, 아이디어, 에너지를 포함하여 낭비를 피하는 것을 의미한다. 형평성은 개인의 특성(예: 성별, 민족, 지리적 위치, 사회경제적 상태)에 따라 질이 달라지지 않도록 관리하는 것이다.

의학연구소(IOM, 2001)는 품질격차해소(Crossing the Quality Chasm) 보고서에서 관리를 향상시키기 위해 재설계 된 건강관리과정에 대한 10개 규칙을 다음과 같이 제안했다.

1 **지속적인 치유관계에 기반한 관리.** 관리는 하루 24시간, 주 7일 동안 이용 가능해야 하며, 직접적인 대면만이 아니라 인터넷, 전화 등의 수단으로 관리에 접근할 수 있어야 한다.

2 **환자의 요구와 가치에 기반한 주문 제공.** 관리체계는 환자의 가장 일반적인 유형의 요구에 부합해야 하며, 환자의 선택과 기호에 반응하는 능력을 가져야 한다.

3 **통제자원으로서의 환자.** 환자에게 의사결정을 공유하기 위해 필요한 정보와 기회가 주어져야 한다.

4 **공유된 지식과 자유롭게 흐르는 정보.** 환자는 자신의 의료정보와 임상 지식에 접근할 수 있어야 한다.

5 **근거기반 의사결정.** 환자는 최고의 과학적 지식에 근거한 관리를 받아야 한다.

6 **안전.** 환자는 건강관리전달체계에 의하여 초래될 수 있는 상해로 부터 안전해야 한다.

7 **투명성.** 관리제도는 건강계획, 병원 또는 의사를 선택할 때 환자와 그 가족이 주어진 정보로 결정할 수 있도록 이용가능한 정보를 만들어야 한다.

8 **요구의 예측.** 체계는 환자의 요구를 예측해야 한다.

9 **지속적인 폐기물 감소.** 체계는 환자의 시간을 포함하여 자원을 낭비해선 안 된다.

10 **의사 간의 협력.** 의사와 기관은 관리와 통합의 더 큰 조정을 촉진하기 위해 활발하게 협력하고 의사소통을 해야 한다.

이러한 권장사항에서 제기되는 두 가지 주제인 환자참여와 관리조정은 한 명 이상의 건강관리전문가의 관리를 받을 수 있는 만성질환자 등을 위한 양질의 관리와 관련된 중요한 내용이다. 환자참여는 환자의 지식, 기술, 능력, 자신의 건강과 돌봄을 관리하겠다는 의지만이 아니라 긍정적인 행동을 촉진하는 방식으로 이러한 요소를 증가시키는 중재를 의미한다(James, 2013). 자신의 건강유지와 건강관리에 적극적으로 참여하는 환자는 그렇지 않은 환자에 비해 더 나은 결과와 더 낮은 비용을 보이는 경향이 있다(James, 2013).

또한 급성기 의료기관, 급성기 후 관리제공자, 외래 제공자를 포함하는 건강관리제공자 간에 협동적 관리 향상의 요구가 있다. 한 가지 계획은 환자 중심 의료원(patient-centered medical home)이라고 알려진 것으로, 비응급적인 일차, 이차, 삼차 관리뿐만 아니라 포괄적인 일차 관리서비스를 제공하는 건강관리환경을 포함한다. 의료시설(medical home)의 일차 관리제공자는 환자를 위한 관리를 지시하고 조정한다. 메디케어와 메디케이드 서비스혁신센터(CMS Innovation Center)는 건강증진에 대해 책임 있는 관리조직 및 일괄지불(Accountable Care Organizations and the Bundled Payments for Care Improvement) 계획과 같은 몇 가지 대안지불모델을 시행 중이다(http://www.innovations.cms.gov/initiatives/index.html). 이와 같은 새로운 관리모델에 대한 평가는 이러한 접근의 효과에 대한 통찰력을 제공하기 위해 시작되었으나, 어떤 관리모델이 초기에만 지속될지 또는 진화할지는 불투명하다.

환자의 관리를 개선시키기 위한 기회는 분명히 존재한다. 그럼에도 불구하고 환자를 포함한 제공자, 지불자, 정책결정자를 포함한 핵심 이해당사자에 대한 보상을 동등하게 하는 전달체계를 설계하는 것은 해결해야 할 숙제로 남아 있다.

중재: 건강정책 논의에 참여하기

공공정책은 미국의 건강관리전달체계에 큰 영향을 미쳤다. 많은 미국인이 기초적인 건강서비스를 이용할 수 있지만 그 제도는 처리하기 어렵고, 단편적이며 복잡하다. 정책개혁은 만성질환자에게 유리해질 가능성이 있으나, 또한 정책토론에 참여하게 해야 할 필요성도 있다. 정책토론에 참여하는 것은 간호사가 정책을 만들 기회를 제공해주며, 간호사가 대상자와 만성질환 간호를 주고받는 공동의 목표를 이룰 기회에 영향을 준다. 만성상태의 대상자와 가족이 정책과정과 정치의 힘을 이해하도록 돕는 것은 건강관리체계를 개선을 능동적으로 참여할 수 있는 역량을 강화하는 도움이 된다.

많은 정책문제는 만성질환자에게 건강보험의 근본적인 혜택, 관리비용, 관리의 질, 연구기금을 포함해 영향을 미친다. 즉, 정책에 영향을 미치게끔 중재하는 많은 기회가 있다. 또한 건강관리전달체계는 미국인의 건강과 건강유지에 일정 부분만 담당할 뿐이며, 건강관리자, 개인, 조직은 인구의 건강증진을 위해 공중보건단체, 지역사회조직, 학교, 기업 등이 건강에 영향을 미치는 문제를 확인하고 해결함으로써 인구의 건강을 개선해야 한다는 인식을 갖고 있다. 세계보건기구(WHO)와 미국 연방, 주, 지방 기관을 포함하는 공중보건은 코로나19 유행기간 내내 주요 문제였다.

* 영향력 있는 정책의 단계

공공정책은 (1) 정책수립(의제 설정 및 입법), (2) 정책수행, (3) 정책수정 등 몇몇 핵심단계에서 영향을 받을 수 있다(Longest, 2015). 각 단계에서 개인과 조직은 정책개발에 중요한 역할을 맡을 수 있으며, 이는 의료제공 및 인구건강에 중대한 영향을 미칠 수 있다.

첫 번째 단계인 정책수립은 문제 확인과 가능한 해결책을 의미하는 의제설정으로 시작한다. 사회여건의 변화나 가치와 신념이 변화함에 따라 새로운 의제항목이 더 중요해질 수 있다. 최근 의제에서 발견된 문제에는 감당이 가능한 건강보험, 환자안전, 질 및 건강관리에 대한 사기가 포함되었다. 일단 의제가 승인되면 정부 관리들은 의제가 설정되는 동안 확인된 문제들을 해결하기 위해 프로그램을 입법화하고 정책을 개발하거나 변경할 수 있다(Longest, 2015). 의회의 법안은 웹사이트(http;//www.govtrack.us/)에서 추적할 수 있다. 그러나 단지 소수의 의제만이 정책 수립이나 입법화에 도달한다.

법의 일부가 되는 문제의 경우 정책시행은 다른 의견을 제시할 수 있는 기회를 제공한다. 규칙제정을 포함하는 정책시행은 행정부의 책임이다. 보건사회국과 같은 행정부처와 질병통제예방센터(Centers for Disease Control and Prevention, CDC)는 이러한 법률의 시행을 감독한다.

마지막 단계인 정책수정은 시행된 결정과 정책을 검토하고 기존정책에 대한 결과와 인식, 기존정책의 현상이 평가될 때 발생한다.

* 간호중재: 활동단계

공공정책에 영향을 가하기 위해 간호사는 정책입안자에게 영향을 미치는 필수적인 기술을 학습할 필요가 있다. 핵심 사안에 대한 지식, 의사소통, 협동은 정치적 영향의 핵심요소이다.

법안이 위원회에 언제 제출되는지와 위원장과 위원을 아는 것은 영향력을 행사하는 데 도움이 될 수 있는 중요한 정보이다. 의회나 행정부 직원, 언론, 유권자와의 의사소통은 정책 입안에 영향을 미칠 수 있다. 경청을 포함한 능숙한 의사소통기술은 정치과정에 영향을 미칠 수 있다. 영향을 미치고자 하는 대상이 누군지, 그들의 활동에 어떻게 영향을 미치고자 하는지를 아는 것이 핵심요소이다.

이용할 수 있는 몇 가지 의사소통 접근법이 있다. 예를 들면, 간호사는 이메일로 메시지나 입장 설명을 보낼 수 있다. 또한 선출직 공무원과 정책지도자들은 일반적으로 메시지를 보낼 수 있는 메커니즘이 있는 자체 웹사이트를 보유하고 있다(Box 20-1). 특정 정책을 옹호하는 간호사는 규정이 고려 중일 때 공개의견 요청과 규칙제정에 대한 응답으로 편지와 의견을 제출할 수도 있다. 소통을 위한 다른 선택지는 정책입안자나 그들의 직원을 방문하고(Box 20-2) 공청회에서 증언하는 것이다. 마지막으로, 투표를 하고 다른 사람들을 투표하도록 하는 것이 중요하다.

어느 수준의 정부에서든 정책을 변화시키기 위한 작업에는 집단행동과 협동이 필요하다. 국가와 주의 전문가와 지역사회 조직 또한 그들의 조직이나 조직의 구성원에게 영향을 미치는 정책 구상을 위해 일한다. 예를 들어, 미국 간호협회는 건강관리 개혁, 메디케어 기금 형성, 간호교육 프로그램을 위한 기금조성을 포함하여 간호 및 간호사가 돌보는 환자와 관련된 중요한 문제를 많이 증언했다. 미국 심장협회는 심장질환과 뇌졸중과 관련된 세부 입법목표가 있다. 이는 조직이 명시한 목표에 영향을 미치는 정책 문제에 대해 대중에게 정보를 제공하는 등 정책 구상에서 개인 및 집단과 협력한다. 특히 지역 수준의 전문가 및 지역사회 조직은 훌륭한 멘토링 기회를 제공할 수 있다. 이러한 조직은 그들의 옹호전략을 개발하고 그러한 기술을 개발하는 데 도움이 될 능력 있는 인력을 찾는 경우가 많다. 미국 장애인협회와 같은 옹호집단은 공청회에서 증언하는 전문가나 장애인의 가족을 도울 수 있다.

때로는 다양한 집단(예: 이해당사자)과 전문인이 다른 문제에 대해서 동의하지 않더라도 공동 문제에 관해서는 함께 일할 수 있다. 정책 변화에

BOX 20-1 정책입안자와 직원에게 이메일, 편지, 팩스를 작성하기 위한 지침

정책입안자에게 편지를 보내는 것은 개인과 집단이 정책입안자와 연락을 주고받는 가장 쉽고도 효과적인 방법 중 하나이다.

1. 전문가가 될 것. 정책입안자에게 편지를 보낼 때는 적합한 형식의 주소를 사용한다. 정중한 어조를 사용하고 메시지를 분명하고 간결하게 하며 존중하는 마음으로 표현한다.
2. 당신이 누구이고, 왜 이 글을 작성하는지를 기술한다.
3. 간결하고 정확한 정보를 알린다.
4. 개인적 경험이나 환자 이야기에 대한 기술을 포함하여 편지를 개인화한다.
5. 정확하고 명확하게 작성한다.
6. 겸손하게 요청한다.
7. 하나의 자원으로 당신의 보조를 제공한다.
8. 정책입안자의 시간과 배려에 감사를 표한다.
9. 답장을 요청한다.
10. 약 한 달 안에 답장을 받지 못하면, 정책입안자에게 후속조치를 취한다.

출처 Association of Rehabilitation Nurses. (2020). Health policy toolkit. https://rehabnurse.org/about/advocacy/advocacy-toolkit

BOX 20-2 정책입안자 및 직원과의 회의 지침

1. 미리 준비하여 약속시간에 맞춰 도착한다. 첫 만남이 아니더라도 항상 자신을 소개한다. 자신이 등록간호사임을 밝히거나, 만일 대상자가 말을 하는 경우, 그 사람이나 가족이 앓고 있는 만성상태의 성격에 대해 공유하도록 한다.
2. 만남의 시간을 갖게 된 것에 대해 감사하고, 당신이 논의하고자 하는 주제를 간단하고 명확하게 밝힌다. 만일 특별한 법안이 있다면 그것의 번호, 제목, 당신의 입장 그리고 입법가가 바라는 바를 명시한다.
3. 당신의 입장을 설명하기 위해 실제 사례나 개인적인 내용을 제공한다.
4. 문제에 대한 정책입안자나 직원의 의견을 듣고 질문에 답한다.
5. 문제에 대한 정책입안자나 직원의 입장을 질문한다.
6. 문제에 대한 문서자료를 지참하여 정책결정자에게 남길 수 있도록 한다.
7. 명함 등 당신의 연락처를 남긴다.
8. 정책입안자의 요청을 요약한다.
9. 감사인사와 함께 방문을 마무리한다.
10. 서면으로 회의를 요약하고, 이러한 정보를 당신이 협력하고 있는 조직과 공유한다.

출처 Association of Rehabilitation Nurses. (2020). Health policy toolkit. https://rehabnurse.org/about/advocacy/advocacy-toolkit

영향력을 미치려면 인내, 끈기, 타협이 필요하다. 비슷한 가치와 신념, 그리고 소신을 공유하는 사람과 일하는 것은 변화를 위한 일을 할 때 큰 도움이 될 것이다.

여기에서 논의된 전략이 국가 수준에서 정책에 영향을 미치는 영향을 강조할지라도 동일한 전략이 일터나 지역사회 조직에서 정책입안자는 물론 지역이나 주 정책에 영향을 미칠 수 있다.

정책토론에 참여하는 것은 간호사에게 중요하다. 참여하지 않으면 만성질환자에게 제공하는 간호실무나 제공된 관리에 영향을 주는 중요한 결정에서 제외될 위험이 있다. 정책 토론에 참여하는 것은 엄청난 경험이 될 수 있다. 초보자로서 당신은 투표로 시작할 수 있다. 다음으로 당신이 열정을 느끼는 것에 대한 문제(예를 들면, 만성질환이 있는 당신의 환자가 보조장치나 장비를 얻을 수 없는)를 선택한다. 스스로 문제와 관련된 교육을 받고, 그 문제에 관심이 있는 다른 사람과 의사소통을 한다. 당신의 입장과 정당성에 대해 의사소통하고 주요 역할을 담당하는 사람에게 당신의 입장을 지지하는 연구나 자료를 제시한다. 당신의 이유가 정당함을 알고 당신, 당신의 대상자, 그리고 당신의 동료가 성취할 수 있는 정치적 영향력에 대해 자랑스럽게 생각하라.

성과

의학연구소(Institute of Medicine)는 개인 및 인구의 건강결과와 비용을 다루는 미국의 건강에 관한 공유 비전을 형성할 수 있는 핵심지표를 확인하기 위해 전문가위원회를 소집했다. 목표는 건강과 건강관리에 가장 중요한 것이 무엇인지 다루고 건강과 안녕을 위한 활력징후를 식별하는 것이었다(IOM, 2015). 보고서(IOM, 2015)에서 위원회는 건강한 사람, 진료의 질, 진료비용, 참여자라는 4가지 영역을 다루는 핵심 측정 세트를 설명했다.

건강한 사람의 영역 내에서 핵심요소는 수명(기대수명), 삶의 질(안녕), 건강행위(예: 과체중 및 비만, 중독성 행동, 의도하지 않은 임신), 건강한 사회적 환경(건강한 커뮤니티)이다. 돌봄의 질 영역 내에서 핵심요소는 예방(예방서비스), 돌봄에 대한 접근(돌봄접근), 보다 안전한 진료(환자 안전성), 적절한 치료(근거기반진료), 인간 중심 진료(환자의 목표에 맞는 진료)가 된다.

돌봄비용 영역 내에서 핵심요소에는 감당가능성(개인지출부담)과 지속가능성(인구의 지출부담)이 포함된다. 참여하는 사람 안에서 핵심요소는 개인 참여와 공동체 참여이다(IOM, 2015).

Healthy People(www.HealthyPeople.gov)은 미국 보건복지부가 10년마다 일련의 목적과 목표를 발표하는 또 다른 계획이다. Healthy People 2030은 이전 버전을 기반으로 구축된 현재 버전이다. Healthy People 2030는 건강과 안녕을 개선하기 위해 355개의 데이터 기반 국가 목표를 지정한다(National Academies of Sciences, Engineering, and Medicine, 2020). 목표는 건강상태(예: 심장병 및 뇌졸중, 정신건강 및 정신장애), 건강행동(약물 및 알코올 사용, 흡연), 인구(부모 또는 보호자, 장애인), 설정 및 시스템(환경건강, 건강관리), 사회적 건강 결정요인(경제적 안정성, 건강관리 접근성 및 품질, 이웃 및 건축 환경)의 5가지로 구성된다.

근거기반실무

연구조사의 증거에 따르면 건강정책은 개인의 건강과 치료비용에 영향을 미칠 수 있다. 다음 선택된 연구조사에서 다루는 정책 관련 문제에는 치료조정, 의사결정 공유 및 환자참여, 원격의료 및 지불개혁이 포함된다.

- Duru 등(2020)은 접근장벽과 사회적 결정요인을 목표로 하여 고비용, 높은 필요성, 메디케이드 수혜자를 위한 의료, 행동 및 사회적 지원을 통합하는 결합된 '전인적 돌봄'을 제공하도록 설계된 치료조정 프로그램을 평가했다. 그들의 치료조정 프로그램은 특정 메디케이드 프로그램에서 당뇨병 환자의 응급실 방문 및 입원 횟수를 줄였지만 다른 프로그램에서는 그렇지 않았다.
- Granados-Santiago 등(2020)은 만성폐쇄폐질환(입원)의 급성 악화 중에 공유된 의사결정 및 환자 참여 프로그램의 효과를 평가했다. 환자는 표준치료(대조군) 또는 의사결정 공유 및 환자참여의 개별화된 프로그램, 표준치료(중재군)를 받도록 무작위로 배정되었다. 공유된 의사결정 및 환자참여 프로그램에는 질병 정보에 초점을 맞춤형 건강관리, 건강관리, 환자의 선호도를 고려한 영양 및 운동관련 행동의 강화가 포함되었다. 공유된 의사결정 및 환자참여 프로그램에 참여한 환자는 입원 3개월 후 추적관찰 때 임상측정치가 크게 향상되었다.
- Lerman 등(2020)은 원격의료를 통해 돌봄제공자 교육을 제공한 18명의 실무자의 경험에 대해 보고하고 서비스 제공 중에 발생한 기술적 · 임상적 문제를 설명한다. 그들은 문제를 예방하고 해결하기 위한 전략과 사례 및 경험을 설명하는 자료를 포함하여 제시한다. 이 정보는 의료인이 원격의료서비스를 제공할 수 있도록 준비하는 데 도움이 될 뿐만 아니라 이 분야에 대한 추후연구를 안내하기 위한 것이다(Lerman et al., 2020).
- Ganguli 등(2020)은 전문가 보상에 비용절감 조치를 사용한 메디케어(Medicare) 공유 저축 프로그램인 '책임 있는 돌봄기관 (Accountable Care Organization)'이 더 나은 성과가 있었는지 여부를 조사했다. 그들은 전문가 보상에서 비용절감 조치를 사용했다고 보고하지 않은 '책임 있는 돌봄기관'의 특성을 비교하고 이 접근방식 사용과 '책임 있는 돌봄기관'의 절감액, 외래환자 지출 및 전문의 방문비율 사이의 연관성을 확정했다. 전문가에게 비용절감에 대한 인센티브를 제공하는 것은 '책임 있는 돌봄기관'의 단기절감 효과와 관련이 없다.

사례 연구

기관의 급성기 이후 돌봄을 간과하는 건강체계에서 일하는 간호사로서 당신은 급성기 이후 관리를 위한 체류와 퇴원 후 30일 안에 재입원을 하는 동안 발생한 건강관리 상태를 줄임으로써 관리를 개선할 수 있는 기회를 관찰한다. 많은 환자가 기능제한, 보조장비와 기구, 새로운 약, 여러 추후 의료예약과 함께 집으로 돌아간다. 당신은 급성기 후 돌봄으로부터 집으로 이동하는 것을 촉진할 수 있는 기회가 있다고 믿는다.

토론 문제

01 의료이용 질환을 줄이고 의료전환 문제를 개선하는 데 관심이 있는 잠재적 이해당사자는 누구이며, 이들 개인이나 단체와 어떻게 협력할 수 있는가?

02 어떠한 국가나 주요 옹호단체가 의료이용 질환을 줄이고 의료전환을 개선하기 위한 옹호활동에 자원을 제공하거나 도움을 줄 수 있는가?

03 각 환자가 조정된 약물목록을 받아야 하고 퇴원 때 특정요소가 포함된 전환기록을 제출하도록 하는 법안이 작성되었다면, 법안통과에 대한 지지 여부를 정하기 위해 법안에 대해 어떻게 더 알아보고 싶은가?

학습문제

01 건강정책과 관련하여 만성질환의 경향이 얼마나 중요한지를 기술한다.

02 메디케어와 메디케이드의 차이를 설명한다.

03 현재의 미국 건강관리체계가 어떻게 만성질환자에게 영향을 미치는지를 설명한다.

04 정치적 영향을 위한 핵심기술 요건을 구분하고, 그것이 얼마나 중요한지를 설명한다.

참고문헌

Internet Resources

How to Find and Communicate with Legislators and Stakeholders

House of Representatives: http://www.house.gov/representatives

Senators: https://www.senate.gov/senators/contact/Policy/

Political Resources

Tracking legislation: https://www.govtrack.us/State policy and politics: https://www.pewtrusts.org/en/research-and-analysis/blogs/stateline/about

Kaiser Family Foundation: http://kff.org/

Government Websites

Centers for Medicare and Medicaid Services: http://www.cms.gov

Department of Veterans Affairs: http://www.va.gov

U.S. House of Representatives and U.S. Senate:https://www.congress.gov/

Advocacy or Other Relevant Websites

American Association of People with Disabilities: http://www.aapd.com

American Heart Association: https://www.heart.org/American Nurses Association, government affairs:https://www.nursingworld.org/practice-policy/Centers for Disease Control and Prevention's Preventing

Chronic Disease journal: http://www.cdc.gov/pcd Consortium for Citizens with Disabilities: http://www.c-c-d.org

Families USA: http://www.familiesusa.org

Leading Age: http://www.leadingage.org

National Alliance for Caregiving: http://www.caregiving .org

National Respite Coalition: http://www.archrespite.org

Partnership to Fight Chronic Disease: http://www.fight chronic-disease.org

World Health Organization, Chronic Disease and Health Promotion: http://www.who.int/chp/en

References

Association of Rehabilitation Nurses. (2020). Health policy toolkit. https://rehabnurse.org/about/advocac y/advocacy-toolkit

Biniek, J. F., Freed, M., Damico, A., & Neuman, T.(Oct 29, 2020). Medicare Advantage 2021 spotlight:First look. Kaiser Family Foundation. https://www.kff.org/medicare/issue-brief/medicare-advantage-2021-spotlight-first-look/

Centers for Medicare and Medicaid Services. (2020a). Medicare costs at a glance. https://www.medicare.gov/your-medicare-costs/medicare-costs-at-a-glance

Centers for Medicare and Medicaid Services (2020b). Home health services. https://www.medicare.gov/coverage/home-health-services

Centers for Medicare and Medicaid Services. (2020c). Medicaid and CHIP enrollment trends snapshot through July 2020. https://www.medicaid.gov/sites/default/files/2020-10/july-medicaid-chip-enrollment-trend-snapshot.pdf

Claxton, G., Rae, M., Young G., McDermott, D., & Whitmore, H. (2020). Health benefits in 2020: Premiums in employer-sponsored plans grow 4 percent; Employers consider response to pandemic. Health Affairs, 39(11), 2018–2028. https://doi.org/10.1377/hlthaff.2020.01569

Collins, S. R., Gunja, M. Z., & Aboulafia, G. N. (2020, August). U.S. health insurance coverage in 2020: A looming crisis in affordability — Findings from the Commonwealth Fund Biennial Health Insurance Survey. Commonwealth Fund.

https://doi.org/10.26099/6aj3-n655

Donabedian, A. (2005). Evaluating the quality of medical care. Milbank Quarterly, 83(4), 691–729.

Duru, O. K., Harwood, J., Moin, T., Jackson, N. J., Ettner, S. L., Vasilyev, A., Mosley D. G., O'Shea, D. L., Ho, S., & Mangione, C. M. (2020). Evaluation of a national care coordination program to reduce utilization among high-cost, high-need Medicaid beneficiaries with diabetes. Medical Care, 58, S14–S21.

Dzau, V. J., McClellan, M. B., McGinnis, M., & Finkelman, E. M. (Eds.). (2017). Vital directions for health and health care. National Academy of Medicine.

Ganguli, I., Lupo, C., Mainor, A. J., Lewis, V. A., & Colla, C. H. (2020). Association between specialist compensation and accountable care organization performance. Health Services Research, 55, 722–728. https://doi.org/10.1111/1475-6773.13323

Granados-Santiago, M., Valenza, M. C., López-López, L., Prados-Román, E., Rodríguez-Torres, J., & Cabrera-Martos, I. (2020). Shared decision-making and patient engagement program during acute exacerbationof COPD hospitalization: A randomized control trial. Patient Education and Counseling, 103(4), 702–708.

Hartman, M., Martin, A. B., Benson, J., Catlin, A., & National Health Expenditure Accounts Team. (2020). National health care spending in 2018: Growth driven by accelerations in Medicare and private insurance spending: US health care spending increased 4.6% to reach $3.6 trillion in 2018, a faster growth rate than that of 4.2% in 2017 but the same rate as in 2016. Health Affairs, 39(1), 8–17.

Institute of Medicine (IOM). (2001). Crossing the quality chasm: A new health system for the 21st century. National Academies Press.

Institute of Medicine. (2006). Performance measurement:Accelerating improvement. National Academies Press.

Institute of Medicine. (2015). Vital signs: Core metrics for health and health care progress. National Academies Press.

James, J. (2013). Health policy brief: Patient engagement. Health Affairs. http://www.healthaffairs.org/healthpolicybriefs/brief.php?brief_id=86

Keisler-Starkey, K., & Bunch, L. N. (2019). U.S. Census Bureau Current Population Reports, P60-271:Health insurance coverage in the United States. U.S. Government Publishing Office. https://www.census.gov/content/dam/Census/library/publications/2020/demo/p60-271.pdf

Kirzinger, A., Muñana, C., & Wu, B. (2019). Data note: Americans' challenges with health care costs.

Kaiser Family Foundation. https://www.kff.org/health-costs/issue-brief/data-note-americans-challenges-health-care-costs/.

Klees, B. S., Eckstein, E. T., & Curtis, C. A. (2019). Brief summaries of Medicare & Medicaid Title XVIII and Title XIX of the Social Security Act. https://www.cms.gov/Research-Statistics-Data-and-Systems/Statistics-Trends-and-Reports/MedicareProgramRatesStats/SummaryMedicareMedicaid

Knickman, J. R., & Elbel, B. (Eds.). (2018). Jonas and Kovner's health care delivery in the United State.(12th ed.). Springer.

Kohn, L. T., Corrigan, J. M., & Donaldson, M. S. (2000). To err is human: Building a safer health system. National Academies Press.

Lerman, D. C., O'Brien, M. J., Neely, L., Call, N. A., Tsami, L., Schieltz, K. M., Berg, W. K., Graber, J., Kopelman, T., & Cooper-Brown, L. J. (2020). Remote coachingof caregivers via telehealth: Challenges and potential solutions. Journal of Behavioral Education, 29(2), 195–221.

Longest, B. B. (2015). Health policymaking in the United States (6th ed.). Health Administration Press.

National Academies of Sciences, Engineering, and Medicine. (2020). Leading health indicators 2030: Advancing health, equity, and well-being. National Academies Press.

U.S. Department of Health and Human Services & Centers for Medicare and Medicaid Services. (2020). Medicare & you, 2021. CMS.

Young, K., & Kroth, P. (2018). Sultz & Young's health care USA (9th ed.). Jones & Bartlett Learning.

ㄱ

ㄴ

ㄷ

ㅁ

ㅂ

만성질환 영향과 중재 제11판

CHRONIC ILLNESS IMPACT AND INTERVENTION

| 발행일 2025년 9월 1일 초판 1쇄 발행

| 옮긴이 공은숙·김남초·김춘길·김희경·송미순
안수연·이영휘·장성옥·조명옥·최경숙

| 발행인 박 종 성

| 발행처 사이플러스 Science plus

| 주 소 (우) 07202 서울특별시 영등포구 양평로 30길 14
세종앤까뮤스퀘어 1106호

| 전 화 02-332-6171

| 팩 스 02-332-6185

| 등 록 2005.10.20. 제2022-000100호

| ISBN 979-11-88731-89-3 93510 값 45,000원